U0211407

中华医学百科全书

临床医学

口腔医学（三）

国家出版基金项目
NATIONAL PUBLICATION FOUNDATION

中国协和医科大学出版社

图书在版编目 (CIP) 数据

口腔医学. 三 / 林久祥，赵铱民主编. —北京：中国协和医科大学出版社，2019. 5
（中华医学百科全书）

ISBN 978-7-5679-1018-8

Ⅰ . ①口…　 Ⅱ . ①林… ②赵…　 Ⅲ . ①口腔科学　 Ⅳ . ① R78

中国版本图书馆 CIP 数据核字（2019）第 067308 号

中华医学百科全书·口腔医学（三）

主　　编：林久祥　赵铱民

编　　审：邬杨清

责任编辑：吴翠姣　张　宇

出版发行：中国协和医科大学出版社
　　　　　（北京东单三条九号　邮编 100730　电话 010-6526 0431）

网　　址：www.pumcp.com

经　　销：新华书店总店北京发行所

印　　刷：北京雅昌艺术印刷有限公司

开　　本：889×1230　1/16

印　　张：27.75

字　　数：845 千字

版　　次：2019 年 5 月第 1 版

印　　次：2019 年 5 月第 1 次印刷

定　　价：320.00 元

ISBN 978-7-5679-1018-8

《中华医学百科全书》编纂委员会

总顾问　吴阶平　韩启德　桑国卫

总指导　陈　竺

总主编　刘德培

副总主编　曹雪涛　李立明　曾益新

编纂委员（以姓氏笔画为序）

米 玛	许 媛	许腊英	那彦群	阮长耿	阮时宝	孙 宁
孙 光	孙 皎	孙 锟	孙长颢	孙少宣	孙立忠	孙则禹
孙秀梅	孙建中	孙建方	孙贵范	孙海晨	孙景工	孙颖浩
孙慕义	严世芸	苏 川	苏 旭	苏荣扎布	杜元灏	杜文东
杜治政	杜惠兰	李 龙	李 飞	李 东	李 宁	李 刚
李 丽	李 波	李 勇	李 桦	李 鲁	李 磊	李 燕
李 冀	李大魁	李云庆	李太生	李曰庆	李玉珍	李世荣
李立明	李永哲	李志平	李连达	李灿东	李君文	李劲松
李其忠	李若瑜	李松林	李泽坚	李宝馨	李建勇	李映兰
李莹辉	李继承	李森恺	李曙光	杨 凯	杨 恬	杨 健
杨化新	杨文英	杨世民	杨世林	杨伟文	杨克敌	杨国山
杨宝峰	杨炳友	杨晓明	杨跃进	杨腊虎	杨瑞馥	杨慧霞
励建安	连建伟	肖 波	肖 南	肖永庆	肖海峰	肖培根
肖鲁伟	吴 东	吴 江	吴 明	吴 信	吴令英	吴立玲
吴欣娟	吴勉华	吴爱勤	吴群红	吴德沛	邱建华	邱贵兴
邱海波	邱蔚六	何 维	何 勤	何方方	何绍衡	何春涤
何裕民	余争平	余新忠	狄 文	冷希圣	汪 海	汪受传
沈 岩	沈 岳	沈 敏	沈 铿	沈卫峰	沈心亮	沈华浩
沈俊良	宋国维	张 泓	张 学	张 亮	张 强	张 霆
张 澍	张大庆	张为远	张世民	张志愿	张丽霞	张伯礼
张宏誉	张劲松	张奉春	张宝仁	张宇鹏	张建中	张建宁
张承芬	张琴明	张富强	张新庆	张潍平	张德芹	张燕生
陆 华	陆付耳	陆伟跃	陆静波	阿不都热依木·卡地尔		陈 文
陈 杰	陈 实	陈 洪	陈 琪	陈 楠	陈 薇	陈士林
陈大为	陈文祥	陈代杰	陈红风	陈尧忠	陈志南	陈志强
陈规化	陈国良	陈佩仪	陈家旭	陈智轩	陈锦秀	陈誉华
邵 蓉	邵荣光	武志昂	其仁旺其格	范 明	范炳华	林三仁
林久祥	林子强	林江涛	林曙光	杭太俊	欧阳靖宇	尚 红
果德安	明根巴雅尔	易定华	易著文	罗 力	罗 毅	罗小平
罗长坤	罗永昌	罗颂平	帕尔哈提·克力木			
帕塔尔·买合木提·吐尔根			图门巴雅尔	岳建民	金 玉	金 奇
金少鸿	金伯泉	金季玲	金征宇	金银龙	金惠铭	郁 琦
周 兵	周 林	周永学	周光炎	周灿全	周良辅	周纯武
周学东	周宗灿	周定标	周宜开	周建平	周建新	周荣斌
周福成	郑一宁	郑家伟	郑志忠	郑金福	郑法雷	郑建全
郑洪新	郎景和	房 敏	孟 群	孟庆跃	孟静岩	赵 平

赵　群　　赵子琴　　赵中振　　赵文海　　赵玉沛　　赵正言　　赵永强
赵志河　　赵彤言　　赵明杰　　赵明辉　　赵耐青　　赵继宗　　赵铱民
郝　模　　郝小江　　郝传明　　郝晓柯　　胡　志　　胡大一　　胡文东
胡向军　　胡国华　　胡昌勤　　胡晓峰　　胡盛寿　　胡德瑜　　柯　杨
查　干　　柏树令　　柳长华　　钟翠平　　钟赣生　　香多·李先加
段　涛　　段金廒　　段俊国　　侯一平　　侯金林　　侯春林　　俞光岩
俞梦孙　　俞景茂　　饶克勤　　姜小鹰　　姜玉新　　姜廷良　　姜国华
姜柏生　　姜德友　　洪　两　　洪　震　　洪秀华　　洪建国　　祝庆余
祝陈晨　　姚永杰　　姚祝军　　秦　川　　袁文俊　　袁永贵　　都晓伟
晋红中　　栗占国　　贾　波　　贾建平　　贾继东　　夏照帆　　夏慧敏
柴光军　　柴家科　　钱传云　　钱忠直　　钱家鸣　　钱焕文　　倪　鑫
倪　健　　徐　军　　徐　晨　　徐永健　　徐志云　　徐志凯　　徐克前
徐金华　　徐建国　　徐勇勇　　徐桂华　　凌文华　　高　妍　　高　晞
高志贤　　高志强　　高学敏　　高金明　　高健生　　高树中　　高思华
高润霖　　郭　岩　　郭小朝　　郭长江　　郭巧生　　郭宝林　　郭海英
唐　强　　唐朝枢　　唐德才　　诸欣平　　谈　勇　　谈献和　　陶·苏和
陶广正　　陶永华　　陶芳标　　陶建生　　黄　峻　　黄　烽　　黄人健
黄叶莉　　黄宇光　　黄国宁　　黄国英　　黄跃生　　黄璐琦　　萧树东
梅长林　　曹　佳　　曹广文　　曹务春　　曹建平　　曹洪欣　　曹济民
曹雪涛　　曹德英　　龚千锋　　龚守良　　龚非力　　袭著革　　常耀明
崔　蒙　　崔丽英　　庚石山　　康　健　　康廷国　　康宏向　　章友康
章锦才　　章静波　　梁显泉　　梁铭会　　梁繁荣　　谌贻璞　　屠鹏飞
隆　云　　绳　宇　　巢永烈　　彭　成　　彭　勇　　彭明婷　　彭晓忠
彭瑞云　　彭毅志　　斯拉甫·艾白　　　　葛　坚　　葛立宏　　董方田
蒋力生　　蒋建东　　蒋建利　　蒋澄宇　　韩晶岩　　韩德民　　惠延年
粟晓黎　　程　伟　　程天民　　程训佳　　童培建　　曾　苏　　曾小峰
曾正陪　　曾学思　　曾益新　　谢　宁　　谢立信　　蒲传强　　赖西南
赖新生　　詹启敏　　詹思延　　鲍春德　　窦科峰　　窦德强　　赫　捷
蔡　威　　裴国献　　裴晓方　　裴晓华　　管柏林　　廖品正　　谭仁祥
谭先杰　　翟所迪　　熊大经　　熊鸿燕　　樊飞跃　　樊巧玲　　樊代明
樊立华　　樊明文　　黎源倩　　颜　虹　　潘国宗　　潘柏申　　潘桂娟
薛社普　　薛博瑜　　魏光辉　　魏丽惠　　藤光生

梁文权　　梁德荣　　彭名炜　　董　怡　　温　海　　程元荣　　程书钧

程伯基　　傅民魁　　曾长青　　曾宪英　　裘雪友　　甄永苏　　褚新奇

蔡年生　　廖万清　　樊明文　　黎介寿　　薛　淼　　戴行锷　　戴宝珍

戴尅戎

《中华医学百科全书》工作委员会

口腔医学类

副主编（以姓氏笔画为序）

孙少宣　安徽医科大学口腔医学美学研究所

张富强　上海交通大学口腔医学院

赵志河　四川大学华西口腔医学院

巢永烈　四川大学华西口腔医学院

葛立宏　北京大学口腔医学院

学术委员

郭天文　空军军医大学口腔医学院

刘宝林　空军军医大学口腔医学院

王邦康　首都医科大学口腔医学院

李巍然　北京大学口腔医学院

编　委（以姓氏笔画为序）

丁　寅　空军军医大学口腔医学院

万呼春　四川大学华西口腔医学院

王　林　南京医科大学口腔医学院

王　虎　四川大学华西口腔医学院

王　勇　北京大学口腔医学院

王光护　安徽医科大学口腔医学美学研究所

王贻宁　武汉大学口腔医学院

尹　伟　四川大学华西口腔医学院

邓再喜　空军军医大学口腔医学院

白　丁　四川大学华西口腔医学院

白玉兴　首都医科大学口腔医学院

白石柱　空军军医大学口腔医学院

邝　海　广西医科大学口腔医学院

冯海兰　北京大学口腔医学院

吕培军　北京大学口腔医学院

朱智敏　　四川大学华西口腔医学院

刘　鹤　　北京大学口腔医学院

刘洪臣　　中国人民解放军总医院

刘福祥　　四川大学华西口腔医学院

池政兵　　上海交通大学口腔医学院

许天民　　北京大学口腔医学院

孙　竞　　同济大学口腔医学院

孙少宣　　安徽医科大学口腔医学美学研究所

苏　静　　首都医科大学口腔医学院

李　杨　　四川大学华西口腔医学院

李鸿波　　中国人民解放军总医院

李朝云　　四川大学华西口腔医学院

李德华　　空军军医大学口腔医学院

杨　璞　　四川大学华西口腔医学院

吴尚龙　　安徽医科大学口腔医学美学研究所

吴国锋　　空军军医大学口腔医学院

汪　俊　　上海交通大学口腔医学院

汪　隼　　上海交通大学口腔医学院

沈　刚　　上海交通大学口腔医学院

宋　鹰　　首都医科大学口腔医学院

张玉梅　　空军军医大学口腔医学院

张志君　　四川大学华西口腔医学院

张金宁　　上海交通大学口腔医学院

张春宝　　空军军医大学口腔医学院

张富强　　上海交通大学口腔医学院

陈　刚　　天津大学口腔医学院

陈吉华　　空军军医大学口腔医学院

范 兵	武汉大学口腔医学院
范宝林	北京大学口腔医学院
林久祥	北京大学口腔医学院
岳 莉	四川大学华西口腔医学院
金作林	空军军医大学口腔医学院
周 洪	西安交通大学口腔医学院
周建学	空军军医大学口腔医学院
周彦恒	北京大学口腔医学院
赵玉鸣	北京大学口腔医学院
赵志河	四川大学华西口腔医学院
赵铱民	空军军医大学口腔医学院
胡 民	武汉大学口腔医学院
柳 茜	四川大学华西口腔医学院
宫 苹	四川大学华西口腔医学院
秦 满	北京大学口腔医学院
夏 斌	北京大学口腔医学院
郭 斌	中国人民解放军总医院
黄远亮	上海东方医院
巢永烈	四川大学华西口腔医学院
葛立宏	北京大学口腔医学院
储冰峰	解放军总医院
曾淑蓉	四川大学华西口腔医学院

前　言

　　《中华医学百科全书》终于和读者朋友们见面了！

　　古往今来，凡政通人和、国泰民安之时代，国之重器皆为科技、文化领域的鸿篇巨制。唐代《艺文类聚》、宋代《太平御览》、明代《永乐大典》、清代《古今图书集成》等，无不彰显盛世之辉煌。新中国成立后，国家先后组织编纂了《中国大百科全书》第一版、第二版，成为我国科学文化事业繁荣发达的重要标志。医学的发展，从大医学、大卫生、大健康角度，集自然科学、人文社会科学和艺术之大成，是人类社会文明与进步的集中体现。随着经济社会快速发展，医药卫生领域科技日新月异，知识大幅更新。广大读者对医药卫生领域的知识文化需求日益增长，因此，编纂一部医药卫生领域的专业性百科全书，进一步规范医学基本概念，整理医学核心体系，传播精准医学知识，促进医学发展和人类健康的任务迫在眉睫。在党中央、国务院的亲切关怀以及国家各有关部门的大力支持下，《中华医学百科全书》应运而生。

　　作为当代中华民族"盛世修典"的重要工程之一，《中华医学百科全书》肩负着全面总结国内外医药卫生领域经典理论、先进知识，回顾展现我国卫生事业取得的辉煌成就，弘扬中华文明传统医药璀璨历史文化的使命。《中华医学百科全书》将成为我国科技文化发展水平的重要标志、医药卫生领域知识技术的最高"检阅"、服务千家万户的国家健康数据库和医药卫生各学科领域走向整合的平台。

　　肩此重任，《中华医学百科全书》的编纂力求做到两个符合：一是符合社会发展趋势。全面贯彻以人为本的科学发展观指导思想，通过普及医学知识，增强人民群众健康意识，提高人民群众健康水平，促进社会主义和谐社会构建；二是符合医学发展趋势。遵循先进的国际医学理念，以"战略前移、重心下移、模式转变、系统整合"的人口与健康科技发展战略为指导。同时，《中华医学百科全书》的编纂力求做到两个体现：一是体现科学思维模式的深刻变革，即学科交叉渗透/知识系统整合；二是体现继承发展与时俱进的精神，准确把握学科现有基础理论、基本知识、基本技能以及经典理论知识与科学思维精髓，深刻领悟学科当前面临的交叉渗透与整合转化，敏锐洞察学科未来的发展趋势与突破方向。

　　作为未来权威著作的"基准点"和"金标准"，《中华医学百科全书》编纂过程中，制定了严格的主编、编者遴选原则，聘请了一批在学界有相当威望、具有较高学术造诣和较强组织协调能力的专家教授（包括多位两院院士）担任大类主编和学科卷主编，确保全书的科学性与权威性。另外，还借鉴了已有百科全书的编写经验。鉴于《中华医学百科全书》的编纂过程本身带有科学研究性质，还聘请了若干科研院所的科研管理专家作为特约编审，站在科研管理的高度为全书的顺利编纂保驾护航。除了编者、编审队伍外，还制订了详尽的质量保证计划。编纂委员会和工作委员会秉持质量源于设计的理念，共同制订了一系列配套的质量控制规范性文件，建立了一套切实可行、行之有效、效率最优的编纂质量管理方案和各种情况下的处理原则及预案。

《中华医学百科全书》的编纂实行主编负责制，在统一思想下进行系统规划，保证良好的全程质量策划、质量控制、质量保证。在编写过程中，统筹协调学科内各编委、卷内条目以及学科间编委、卷间条目，努力做到科学布局、合理分工、层次分明、逻辑严谨、详略有方。在内容编排上，务求做到"全准精新"。形式"全"：学科"全"，册内条目"全"，全面展现学科面貌；内涵"全"：知识结构"全"，多方位进行条目阐释；联系整合"全"：多角度编制知识网。数据"准"：基于权威文献，引用准确数据，表述权威观点；把握"准"：审慎洞察知识内涵，准确把握取舍详略。内容"精"："一语天然万古新，豪华落尽见真淳。"内容丰富而精炼，文字简洁而规范；逻辑"精"："片言可以明百意，坐驰可以役万里。"严密说理，科学分析。知识"新"：以最新的知识积累体现时代气息；见解"新"：体现出学术水平，具有科学性、启发性和先进性。

《中华医学百科全书》之"中华"二字，意在中华之文明、中华之血脉、中华之视角，而不仅限于中华之地域。在文明交织的国际化浪潮下，中华医学汲取人类文明成果，正不断开拓视野，敞开胸怀，海纳百川般融入，润物无声状拓展。《中华医学百科全书》秉承了这样的胸襟怀抱，广泛吸收国内外华裔专家加入，力求以中华文明为纽带，牵系起所有华人专家的力量，展现出现今时代下中华医学文明之全貌。《中华医学百科全书》作为由中国政府主导，参与编纂学者多、分卷学科设置全、未来受益人口广的国家重点出版工程，得到了联合国教科文等组织的高度关注，对于中华医学的全球共享和人类的健康保健，都具有深远意义。

《中华医学百科全书》分基础医学、临床医学、中医药学、公共卫生学、军事与特种医学和药学六大类，共计144卷。由中国医学科学院/北京协和医学院牵头，联合军事医学科学院、中国中医科学院和中国疾病预防控制中心，带动全国知名院校、科研单位和医院，有多位院士和海内外数千位优秀专家参加。国内知名的医学和百科编审汇集中国协和医科大学出版社，并培养了一批热爱百科事业的中青年编辑。

回览编纂历程，犹然历历在目。几年来，《中华医学百科全书》编纂团队呕心沥血，孜孜矻矻。组织协调坚定有力，条目撰写字斟句酌，学术审查一丝不苟，手书长卷撼人心魂……在此，谨向全国医学各学科、各领域、各部门的专家、学者的积极参与以及国家各有关部门、医药卫生领域相关单位的大力支持致以崇高的敬意和衷心的感谢！

《中华医学百科全书》的编纂是一项泽被后世的创举，其牵涉医学科学众多学科及学科间交叉，有着一定的复杂性；需要体现在当前医学整合转型的新形式，有着相当的创新性；作为一项国家出版工程，有着毋庸置疑的严肃性。《中华医学百科全书》开创性和挑战性都非常强。由于编纂工作浩繁，难免存在差错与疏漏，敬请广大读者给予批评指正，以便在今后的编纂工作中不断改进和完善。

刘德培

凡　例

一、《中华医学百科全书》（以下简称《全书》）按基础医学类、临床医学类、中医药学类、公共卫生类、军事与特种医学类、药学类的不同学科分卷出版。一学科辑成一卷或数卷。

二、《全书》基本结构单元为条目，主要供读者查检，亦可系统阅读。条目标题有些是一个词，例如"釉丛"；有些是词组，例如"上颌发育"。

三、由于学科内容有交叉，会在不同卷设有少量同名条目。例如《病理生理学》《心血管病学》都设有"高血压"条目。其释文会根据不同学科的视角不同各有侧重。

四、条目标题上方加注汉语拼音，条目标题后附相应的外文。例如：

kǒuqiāng zhèngjīxué
口腔正畸学（orthodontics）

五、本卷条目按学科知识体系顺序排列。为便于读者了解学科概貌，卷首条目分类目录中条目标题按阶梯式排列，例如：

口腔正畸学 ……………………………………………………………………………

正常𬌗 ……………………………………………………………………………………

　理想正常𬌗 …………………………………………………………………………

　个别正常𬌗 …………………………………………………………………………

六、各学科都有一篇介绍本学科的概观性条目，一般作为本学科卷的首条。介绍学科大类的概观性条目，列在本大类中基础性学科卷的学科概观性条目之前。

七、条目之中设立参见系统，体现相关条目内容的联系。一个条目的内容涉及其他条目，需要其他条目的释文作为补充的，设为"参见"。所参见的本卷条目的标题在本条目释文中出现的，用蓝色楷体字印刷；所参见的本卷条目的标题未在本条目释文中出现的，在括号内用蓝色楷体字印刷该标题，另加"见"字；参见其他卷条目的，注明参见条所属学科卷名，如"参见□□□卷"或"参见□□□卷□□□□"。

八、《全书》医学名词以全国科学技术名词审定委员会审定公布的为标准。同一概念或疾病在不同学科有不同命名的，以主科所定名词为准。字数较多，释文中拟用简称的名词，每个条目中第一次出现时使用全称，并括注简称，例如：甲型病毒性肝炎（简称甲肝）。个别众所周知的名词直接使用简称、缩写，例如：B超。药物名称参照《中华人民共和国药典》2015 年版和《国家基本药物目录》2012 年版。

九、《全书》量和单位的使用以国家标准 GB 3100~3102—1993《量和单位》为准。援引古籍或外文时维持原有单位不变。必要时括注与法定计量单位的换算。

十、《全书》数字用法以国家标准 GB/T 15835—2011《出版物上数字用法》为准。

十一、正文之后设有内容索引和条目标题索引。内容索引供读者按照汉语拼音字母顺序查检条目和条目之中隐含的知识主题。条目标题索引分为条目标题汉字笔画索引和条目外文标题索引，条目标题汉字笔画索引供读者按照汉字笔画顺序查检条目，条目外文标题索引供读者按照外文字母顺序查检条目。

十二、部分学科卷根据需要设有附录，列载本学科有关的重要文献资料。

目　录

kǒuqiāng zhèngjīxué

口腔正畸学（orthodontics）

研究儿童牙颌颅面的生长发育和在儿童生长发育过程中各种原因造成错殆畸形的机制，利用各类矫正方法矫治错殆畸形，恢复或改善口颌系统正常形态和功能的学科。

简史 自古以来人类就有牙拥挤、排列不齐及牙弓前突等问题。为解决这些问题所进行的尝试可追溯到公元前 1000 年。1850 年，美国医生诺尔曼·金斯利（Norman Kingsley）出版了较系统描述口腔正畸学的教材《口腔畸形》，并开始采用拔牙措施、排齐牙及使用口外力矫治牙前突等，但当时医生们很少关注咬合关系。1890 年左右美国口腔医生安格尔（Angle）开始强调咬合关系的重要性，提出了"理想殆"概念及牙弓决定基骨的理论。1899 年安格尔又提出了安氏错殆畸形分类法，首次简明清晰地描述了天然正常殆，将错殆畸形划分为几个重要类型。1925 年安格尔发明了方托槽及方丝弓矫正装置，开启了现代口腔正畸学时代，安格尔被后人称为现代口腔正畸学之父。安格尔反对使用口外力，主张不拔牙矫正。由于不拔牙矫正，有时扩弓过度，致使不少病例矫治后复发，并破坏了牙殆与颜面的协调。后来，安格尔的两位学生美国口腔医师特威德（Tweed）和澳大利亚口腔医师贝格（Begg）分别于 20 世纪 40 年代及 30 年代重新引入了拔牙矫治，并分别发明了特威德（Tweed）方丝弓矫正技术及贝格（Begg）细丝弓矫正技术，成为非直丝弓时代正畸界的两大派别。特威德（Tweed）方丝弓矫正技术后来发展成特威德-梅里菲尔德（Tweed-Merri-field）方丝弓矫正技术，成为当时固定矫治器的主流技术，现仍经常作为固定矫正技术的基础。贝格细丝弓矫正技术开创了轻力矫正时代，对口腔正畸的发展产生重要影响。20 世纪初叶，欧洲相继出现了通过早期使用各种功能性颌骨矫形技术来改良上下颌骨关系，美国则以口外力实现这一目标。1931 年美国放射科医师布罗德布德（Broadbend）首先使用 X 线头颅侧位定位片进行 X 线头影测量和分析，此后产生了一些不同的 X 线头影测量分析方法，使正畸医师对错殆畸形表现的深部机制、矫治前后的变化及颅面生长发育等逐步有了深入的认识，X 线头影测量方法成为口腔科各专业特别是口腔正畸及正颌外科等专科临床诊断、治疗设计及临床研究工作的重要手段。20 世纪 70 年代美国口腔正畸医师安德鲁斯（Andrews）提出了最佳自然殆六要素：磨牙关系、牙冠倾斜度、牙冠倾度（转矩）、牙无旋转、邻牙紧密接触、殆平面平坦或轻度施佩（Spee）曲度。这可从牙列的殆面、矢状面及冠状面的正交投影图上观察到上述的三维表现。在此基础上，安德鲁斯研发出直丝弓矫治器，开启了直丝弓矫治时代。之后，陆续出现了罗思（Roth）直丝弓矫正技术、MBT 直丝弓矫正技术等。固定矫治器的发展趋势是低摩擦力轻力矫治，诸如倾移-方托槽（Tip-Edge）矫治器、自锁托槽矫治器及传动矫治器等均属于这个范畴。20 世纪 60 年代末、70 年代初，种植体支抗开始在正畸临床应用，可避免口外力支抗的一些弊端，它具有独特的优势，是正畸支抗的重要进展。随着一些特殊职业的需要及隐私的需求，隐形矫治应运而生。20 世纪 70 年代舌侧矫治器问世，由于传统舌侧矫正装置设计不够完善，临床治疗中出现了一系列问题，到 20 世纪 80 年代中期进入低谷。20 世纪 90 年代至 21 世纪初，舌侧矫治器经过不断的改进，涌现出德国口腔正畸医师威希曼（Wiechmann）研发的个性化舌侧矫治器、意大利口腔正畸医师斯库佐（Scuzzo）和日本口腔正畸医师竹本（Takemoto）合作研制出的舌侧直丝弓矫治器，后来取二位医师名字的第一个字母加上托槽（bracket），改名为 STb 舌侧矫治器，以及中国自主研发出的 eBrace 舌侧矫治器，这些舌侧矫治器部分克服或完全克服了传统舌侧矫治器的不足，使舌侧正畸得到了复兴，在欧洲及亚洲等地出现了新的流行热潮。1997 年美国 Align 公司应用数字化模型重建技术和激光快速成形技术，研发出无托槽隐形矫治器，2004 年中国自主研发的无托槽隐形矫治器开始应用于正畸临床。

口腔正畸学已有 100 多年的历史，20 世纪 30 年代在美国率先成为独立专科及一级学会，20 世纪 60 年代后发达国家的口腔正畸已普及到相当的程度。中国在 20 世纪 40 年代先后由毛燮均、陈华及席应忠等教授将口腔正畸引入中国，20 世纪 50 年代初数所医学院校成立口腔正畸诊室，归于口腔修复科（当时称口腔矫形科），全国专职从事口腔正畸的医师不足 100 人。20 世纪 60 年代初，中国口腔正畸学奠基人之一毛燮均教授提出了毛燮均错殆畸形分类法，一直在国内沿用至今。20 世纪 70 年代末、80 年代初，各医学院校及口腔医院的口腔正畸相继独立成科，开始引进和跟踪国外的先进技术，从此，国内口腔正畸的发展突飞猛进。21 世纪初叶，口腔正畸在全国已得到普及，整体水平接近发达国家，某些方面达到国际先进水准。国内研发具有中国自主知识产权的新的先进矫正技术及诊断技术等初见端倪。口腔正畸已归为大学本科毕业后教育的范畴，通过研究生培养及大学本科毕业后进修继续教育培养出大量的专职从事正畸的医师，2010 年开始口腔正畸专科医师准入试点工作，由卫生部授予了首批国内口腔正畸专科医师资格。据不完全统计，2017 年中国大陆专职从事临床正畸专业的专职医师近 4000 人。

研究对象　世界卫生组织将错𬌗畸形定义为牙面异常，指出其不但影响外观，有时还可影响口腔功能。世界卫生组织尚未制定统一的错𬌗畸形流行病学调查标准，因此各国学者们报道的错𬌗畸形患病率差异较大，但是错𬌗畸形在各国均属于高发生率是公认的事实。

口腔正畸学本质上属于临床学科，包括正畸的临床研究及基础研究。其临床研究主要以探索临床治疗错𬌗畸形为主；在生长发育尚未完成的 18 岁之前的时期，主要采用矫治器矫治错𬌗畸形；在生长发育活跃期常应用矫形矫治器进行早期矫治，在成人前的恒牙期一般以固定矫治器为主进行积极矫治。在生长发育完成的成人期，非骨性错𬌗畸形可采用非手术矫治方法，骨性错𬌗畸形多采用正畸-正颌手术联合治疗或选择性地应用非手术矫治方法。与欧美地区相比，骨性Ⅲ类错𬌗畸形在亚洲等地属于高发区。鉴于该畸形随着年龄的增长有加重的趋势，学者们多主张早期采

用整形矫治。不少患者矫治后又复发或到恒牙期才来就诊，这时常常被诊断为手术适应证，由于成人之前的恒牙期仍具有生长发育潜力，一般不适于手术，需等到生长发育完成的成人时期，更有不少患者及家属不愿意接受手术治疗；然而这时正是患者心理成长的重要时期，如果得不到及时治疗，将承受不良的心理压力影响。经过多年的努力及探索，20 世纪 80 年代末、90 年代初非手术矫治恒牙期乃至成人骨性Ⅲ类错𬌗畸形取得了突破性进展。

以往正畸医师，主要关注硬组织，认为只要牙和颌骨关系正常就达到了矫治目标。现代正畸治疗目标已转变为软组织理念，即正畸及矫形治疗的目标和限度取决于面部的软组织而不决定于牙和颌骨。随着面部及口腔的软组织矫治日益受到关注，临床矫治理念也就转变为先决定面部的软组织关系，再确定牙及颌骨应如何移动或改变，以达到这样的软组织关系。这也是患者及其家属最重视的治疗目标。

除了治疗错𬌗畸形，口腔正畸学研究内容还包含对口腔牙颌颅面生长发育，以及错𬌗畸形病因、发生发展、矫治机制、矫治方法、矫治器、矫正技术及相关的临床基础研究等。

研究方法　以往的口腔正畸临床研究多借助于 X 线头影测量手段，CBCT 的问世将使临床研究更加可靠及精确。口腔正畸数字化的研究已结出丰硕成果，如无托槽隐形矫治器、个性化舌侧矫治器等已逐步在临床应用推广。进入 21 世纪以来，正畸临床实践及研究出现了新的趋势，即越来越重视循证医学的作用。强调衡量临床实践及研究的金标准是随

机临床对照试验，以获得临床最佳证据。当然，由于临床或伦理等原因，有时或时常难以进行临床随机对照试验。如对于拔牙和非拔牙矫治的临床对照试验就会遇到伦理问题等，要克服这些伦理等问题非常困难且花费巨大，还需要长时间的随访来验证远期效果。鉴于此，另一种代替循证的试验方法是设计良好的回顾性研究，仍然是必不可少的。验证一个治疗方法是否有效的最好方法，可采用试验组和对照组的比较。为了使对比有意义，两组必须在治疗前等价。如果治疗前两组不一致，那么就没有证据可以说明治疗后有差别。然而，对于正畸治疗制订对照组也有很多困难。主要的问题是对照组必须要长时间随访，像治疗组一样，而且通常需要序列的 X 线片。当前，对未做正畸治疗的儿童拍摄 X 线片显然是不现实的。这就意味着，只能用 20 世纪中叶的正常𬌗纵向资料，作为对照组进行纵向的研究，特别是生长方面的研究。但是要注意到这种研究的局限性，即现在的正常𬌗及其生长发育与数十年前可能有所变化。

与邻近学科关系　口腔正畸学属于口腔医学的分支学科，与其他口腔专业学科有着密切的关系。某些牙周病可因正畸矫治得以改善；而正畸治疗不当也可造成牙周炎或牙周病等。有些颞下颌关节病可能与错𬌗畸形有关，因而一些颞下颌关节病的治疗需要正畸治疗配合。严重的成人骨性错𬌗畸形常常需要正畸与正颌外科合作完成治疗。

口腔正畸学与一般医学基础学科及生物学科也有着广泛的联系。错𬌗畸形大多在儿童生长发育过程中形成，因而儿童正常的

牙颌颅面生长发育成为口腔正畸学的重要基础内容。不少错𬌗畸形的形成有明显的遗传因素乃至演化背景。因而，遗传学及人类学与口腔正畸专业亦密切相关。此外，由于口腔正畸的过程是牙颌骨接受各种矫治力的过程，因而生物力学内容又成为口腔正畸矫治基础和临床研究中的重要方面。牙受力后牙周膜、牙槽骨组织发生一系列（包括生理生化的生物特征等）变化，成为牙移动生物学的专门内容。口腔正畸的进展一直与材料学的发展紧密相关，如粘合材料、金属矫正弓丝材料、生物陶瓷材料的发展也促进了口腔正畸的发展。计算机系统也逐步用以研究错𬌗畸形的机制、诊断分析、矫治设计、预后预测等领域。

（林久祥）

zhèngchánghé
正常𬌗（normal occlusion）　牙大小、形态及排列正常，上下牙弓的𬌗关系正常，上下颌骨大小、形态及相互关系正常，口肌及面肌的发育及功能正常，颞下颌关节的结构及功能正常的咬合关系。口腔正畸专业中所涉及的正常𬌗主要是从形态解剖学的层面上界定的，它分为理想正常𬌗和个别正常𬌗。若从更广泛的层面界定，正常𬌗可分为理想正常𬌗、个别正常𬌗、最佳自然𬌗和罗思功能𬌗。理想𬌗是美国口腔正畸医师安格尔（Angle）当年追求的标准，但是，学者研究表明，理想𬌗严格地说，几乎是不存在的。𬌗与身体其他器官一样，以变异的形式存在于自然界中，人与人之间各不相同；因此，不能企图将每个人统一于理想𬌗的标准。后来，学者们提出个别正常𬌗的概念，即凡轻微的错𬌗畸形、对

生理过程无大妨碍者，都可列入正常𬌗的范畴。随后，20世纪60年代，美国口腔正畸医师安德鲁斯（Andrew）医生提出了正常𬌗的6项标准，即𬌗的最佳自然状态。美国口腔正畸医师罗思（Roth）也从功能的角度诠释了罗思功能𬌗的标准内容。理想正常𬌗不符合人体的客观需要和实际，正畸临床矫治标准应以个别正常𬌗为依据。未经正畸治疗的正常𬌗群体中牙𬌗可能存在着某些差异，但基本上都符合最佳自然𬌗的6项标准，这也是正畸治疗的目标。

（白玉兴）

lǐxiǎng zhèngchánghé
理想正常𬌗（ideal normal occlusion）　正常、理想、协调的𬌗。又称安格尔理想𬌗。由美国口腔正畸安格尔（Angle）提出。安格尔认为，一个正常、协调的咬合关系应具有以下特征：牙弓内每一颗牙都与邻牙保持理想的邻接关系，每一颗上颌牙都与下颌牙保持理想的咬合关系，必须保存全口32颗恒牙。

理想正常𬌗的概念源于安格尔医生命名的具有最理想咬合关系的"古老头颅"，它具有以下特点：①双侧上、下颌骨内各有8颗牙，均排列整齐、无拥挤、无旋转。②上、下颌骨内的牙具有非常协调的咬合关系，且上颌第一恒磨牙的近中颊尖咬合于下颌第一恒磨牙的近中颊沟，上颌尖牙咬于下颌尖牙与第一前磨牙的交界处，上颌第一前磨牙咬于下颌第一前磨牙与第二前磨牙的中间，上颌第二前磨牙咬于下颌第二前磨牙与第一磨牙中间。上颌前牙覆盖下颌前牙近切缘的1/4牙冠。③上颌咬合面特点：双侧中切牙唇面整齐呈轻微弧形。双

侧切牙因较薄，其唇面较中切牙的唇面稍向腭侧，故在近中与远中处各有一个内收弯。尖牙有明显的凸出，呈尖牙区弧形突起。第一、第二前磨牙颊面整齐，在同一直线上。第一磨牙颊面较凸出，故在其与第二前磨牙中间形成外展弯。④下颌咬合面特点：下颌4颗切牙呈整齐弧形。尖牙向唇侧突出，与侧切牙交界处形成外展弯。第一磨牙颊面较凸出，故在其与第二前磨牙中间形成外展弯。

（白玉兴）

gèbié zhèngchánghé
个别正常𬌗（individual normal occlusion）　正常范畴内、彼此之间又有所不同的个体𬌗。凡轻微的错𬌗畸形，对生理过程无大妨碍者，都可列入正常𬌗范畴。

个别正常𬌗形态方面表现：上下牙弓形态正常，牙排列整齐，上下前牙、后牙覆𬌗、覆盖关系正常，尖牙、磨牙中性关系，上下颌间位置及与颅面位置关系基本正常。功能方面表现：咬合运动正常，咬合运动时无早接触及𬌗干扰，正中关系位与正中𬌗位关系正常。

若有因错𬌗畸形造成的关节功能、下颌运动、吞咽运动等异常，均应恢复正常。个别正常𬌗应符合最佳自然𬌗和罗思功能𬌗的标准。绝大多数正常𬌗个体均以个别正常𬌗的形式存在，这符合生物变异的客观规律，因而对于错𬌗畸形的矫治标准应该是个别正常𬌗，而不是理想正常𬌗。

（白玉兴）

zuìjiā zìránhé
最佳自然𬌗（naturally optimal occlusion）　美国口腔正畸学家安德鲁斯（Andrews）1972年通过研究120例未经正畸治疗的自

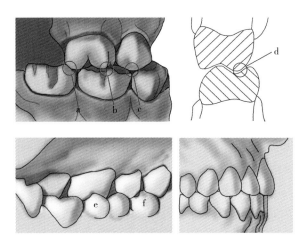

图 1　牙弓间关系示意

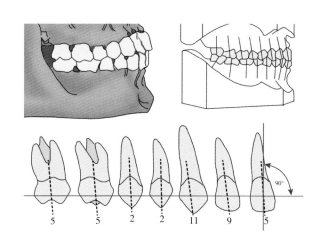

图 2　冠斜度示意

然牙列得出的最佳标准的殆。其标准如下。

牙弓间关系 ①上第一恒磨牙的近中颊尖咬合于下第一恒磨牙的近中颊沟。②上第一恒磨牙的远中边缘嵴咬合于下第二恒磨牙的近中边缘嵴。③上第一恒磨牙的近中舌尖咬合于下第一恒磨牙的中央窝。④上下双尖牙的颊尖咬合于对殆牙的颌间隙。⑤上颌双尖牙舌尖咬合于下颌双尖牙的中央窝。⑥上颌尖牙咬合于下颌尖牙与第一双尖牙的邻间隙，且其牙尖略偏近中。⑦上切牙覆盖下切牙，上下牙弓中线一致（图1）。

冠角或冠斜度 临床冠面轴与平面垂线的交角，代表牙冠的近、远中倾斜度（图2）。临床冠面轴向近中倾斜时，冠角为正值；向远中倾斜时，冠角为负值。最佳自然殆的所有牙冠角均为正值，即近中倾斜，且同类牙的冠角大致相同。

冠倾度或转矩度 临床冠面轴点纵向切线与殆平面垂线的交角，反映牙冠的唇（颊）舌向倾斜度。牙冠向唇（颊）向倾斜时，冠倾斜度为正值；向舌向倾斜时，冠倾斜度为负值（图3）。①大多数上切牙牙冠倾度为正值，而下切牙牙冠倾度为轻度负值，上下

切牙间冠交角小于180°。②上中切牙冠倾度大于上侧切牙；尖牙和前磨牙的冠倾度为负值而且大小相同；上第一和第二磨牙冠倾度相同，均为负值，且都大于尖牙和前磨牙。③下颌牙牙冠倾度均为负值，且从切牙到第二磨牙逐渐增大。

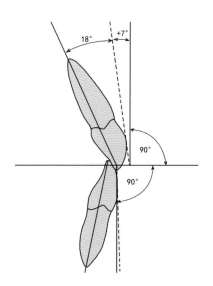

图 3　冠倾度示意

旋转 最佳自然殆中牙没有扭转。

邻面接触 相邻牙应该紧密接触，无间隙，除非牙有近远中宽度不协调，邻牙应互相接触。

曲线 正常殆曲线较为平直，或稍有曲度。施佩（Spee）曲线

深度不应超过 2.5mm。施佩曲线深时，上颌牙列的咬合面积不能充分利用；而反向施佩曲线过大时，下颌牙列的咬合面积不能充分利用（图4）。

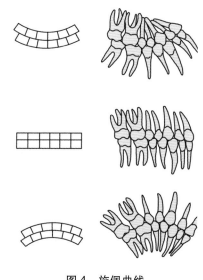

图 4　施佩曲线

最佳自然殆6项标准可以作为自然牙列生长发育结束后牙殆关系的一个参照标准。

（许天民）

Luósī gōngnénghé

罗思功能殆　（Roth functional occlusion）　强调正中殆位与正中关系位应该一致、髁状突应该位于关节窝的前上方位置、正畸治疗不能改变髁状突位置等的殆。

由因改良直丝弓矫治器而著称的美国正畸医师罗思（Roth）提出的一种基于𬌗学观点的正常𬌗概念。但由于这些观点缺乏科学证据而未被主流正畸学界接受。

（许天民）

cuòhé jīxíng

错𬌗畸形（malocclusion）

由牙颌、颅面间关系不调而引起的各种畸形。又称牙颌畸形。世界卫生组织将错𬌗畸形称为牙面异常。儿童在生长发育过程中，由遗传因素或后天的环境因素，如疾病、口腔不良习惯、替牙异常等导致的牙、颌骨、颅面的畸形，如牙排列不齐、上下牙弓间的𬌗关系异常、颌骨大小形态位置异常等。这些异常的机制是牙量与骨量、上颌牙量与下颌牙量、上下牙弓、上下颌骨、颌骨与颅面之间的不协调。因而近代错𬌗畸形的概念已远不只是牙错位和排列不齐。错𬌗畸形主要影响外貌，常给患者造成不良的心理压力；有时影响口腔功能，甚至不利于全身的健康。

患病率 某些错𬌗畸形的患病率具有种族差异，如Ⅲ类错𬌗畸形在亚洲的患病率明显高于欧美白种人。尽管各国调查标准有所不同，所报道的患病率差异明显，然而均显示出较高的患病率数据。2000年中华口腔医学会口腔正畸专业委员会对中国大陆7个地区的25392名乳牙、替牙和恒牙初期组儿童和青少年以个别正常𬌗为标准，进行了错𬌗畸形患病率调查。调查结果按安氏错

𬌗分类法进行分类统计。结果显示错𬌗畸形患病率分别是：乳牙期为51.84%，替牙期为71.21%，恒牙初期为72.92%（表）。

随着时间的推移，错𬌗畸形患病率有增加的趋势。中华口腔医学会口腔正畸专业委员会2000年的调查报道显示出中国大陆近70%的患病率，比20世纪60年代所报道的48%上升约20%。通过对不同时代遗骸检查，科学家发现错𬌗畸形的患病率在数百年间就提高了数倍。造成这种现象的一个原因是人类的进化。化石资料记录了数千年来牙列的进化趋势，包括了单颗牙的尺寸变小、牙数量变少及颌骨体积变小。与原始人相比，现代人的颌骨发育很不充分。但与颌骨退化相比，牙退化更慢一些，研究表明，牙体积的逐渐变小至少需要十万年；与颌骨退化不匹配，可能就会引起拥挤和排列不齐。

牙列拥挤在近年来进一步增加的原因很复杂。部分可能与现代人的食物较软而造成咀嚼器官使用减少有关。在原始社会，进食没有加工或者部分加工的肉类和植物需要强大的颌骨，而牙可产生明显的磨耗，致使牙与颌骨相协调，很少发生牙列拥挤及第三磨牙阻生等。现代食物细软，牙磨耗明显减少，对颌骨的刺激显著减弱，导致颌骨减小明显，致使牙拥挤常常发生。

危害 ①错𬌗畸形可影响外观，因而可造成不利的心理影响。大量研究表明，严重的错𬌗畸形

会影响社会交往。排列良好的牙和令人愉快的笑容在所有的社会阶层都会产生积极作用，而排列不齐或是前突的牙则会产生消极作用。孩子们通常希望通过正畸治疗能带来社会交往及心理上的改善。这些问题并非"仅是美观"，而是会很大程度上影响患者的生活质量。②有些错𬌗畸形可影响口腔功能，如前牙开𬌗不利于前牙的切割功能，有时影响某些发音。③牙排列不齐不利于自洁，从而更易产生龋齿及牙周疾病等。④有些错𬌗畸形还影响口颌的生长发育，如一侧的锁𬌗可造成面部发育不对称。

治疗 包括预防性矫治、阻断性矫治、一般矫治及正畸-正颌联合治疗。

（林久祥）

cuòhé jīxíng fēnlèi

错𬌗畸形分类（classification of malocclusion）

错𬌗畸形的表现多种多样，主要表现为形态异常，但也影响口颌系统的功能、发育、健康和美观。为了便于临床诊断、矫治设计和科学研究，必须要有一个明确的分类标准，把复杂的畸形分类归纳。国内外学者提出了错𬌗畸形的多种分类方法，其中安氏错𬌗畸形分类法最具代表性，它具有一定的科学理论基础，简明、易懂，是国际上应用最广泛的错𬌗畸形分类方法。中国以毛燮均错𬌗畸形分类法影响最广，它将错𬌗畸形的症状、机制和矫治原则三者相结合，对正畸临床及科学研究具有重要的指导意义。

（沈刚）

gèbiéyá cuòhé

个别牙错𬌗（individual malocclusion）

个别牙偏离正常位置的畸形。又称个别牙错位（图）。出

表 中国儿童和青少年的错𬌗畸形患病率

组别	调查人数	错𬌗患病率	Ⅰ类错𬌗	Ⅱ类错𬌗	Ⅲ类错𬌗
乳牙期	5309	51.84%	26.80%	10.10%	14.94%
替牙期	10306	71.21%	35.78%	25.77%	9.65%
恒牙初期	9777	72.92%	38.52%	19.41%	14.98%

现唇向或颊向错位、腭向或舌向错位、近远中错位、高位、低位、旋转、斜轴、易位等。个别牙错位多见于混合牙列及恒牙列，表现为个别牙在牙列中位置不正、牙列不整齐、错位牙的间隙基本足够或略有不足。个别牙错位的病因如下：①当乳磨牙过早脱落，第一恒磨牙萌出时，可向近中错位。②恒牙早失，可以造成邻牙的近远中错位。③多生牙或乳牙滞留，占据了恒牙正常萌出位置，迫使恒牙错位萌出。④切牙萌出时期，牙量与骨量不协调，当中切牙萌出时，乳侧切牙脱落，侧切牙萌出时，乳单尖牙脱落，而恒尖牙胚位于侧切牙唇向高位，因此单尖牙萌出时，由于位置不足而在高位唇向萌出。⑤唇系带附着过低，可以使中切牙向远中错位。⑥口腔不良习惯：如啃指甲、吮指、舌习惯等均能造成不同程度的牙错位。⑦遗传及外伤等因素。

Ānshì cuòhé jīxíng fēnlèifǎ

安氏错𬌗畸形分类法 （Angle classification of malocclusion）

以上颌第一磨牙为基准对错𬌗畸形进行分类的方法。由美国口腔正畸医师安格尔（Angle）于1899年提出的错𬌗畸形分类法，是目前国际上应用最为广泛的一种分类方法。安格尔认为上颌骨固定于颅骨上，位置恒定，上颌第一恒磨牙位于上颌骨的颧突根之下，其位置相对恒定不易错位，因此称上颌第一恒磨牙为𬌗的关键，而错𬌗畸形均是由下颌、下牙弓在近远中向的错位引起的。因此，他以上颌第一磨牙为基准，将错𬌗畸形分为中性错𬌗、远中错𬌗与近中错𬌗3类。

安氏Ⅰ类错𬌗畸形　上第一恒磨牙的近中颊尖咬合于下第一恒磨牙的近中颊沟内，即磨牙关系为中性𬌗关系的畸形。又称中性错𬌗（图1）。如果口腔内全部牙排列整齐而无错位者，此时称为正常𬌗。安氏Ⅰ类错𬌗表现为

上下颌骨及上下牙弓的近远中关系正常，其磨牙关系为中性𬌗关系，且其他牙有错位，可表现出牙列拥挤、双牙弓前突、上牙弓前突，前牙深覆盖、深覆𬌗，前牙反𬌗、后牙颊舌向错位等。

安氏Ⅱ类错𬌗畸形　下颌或下牙弓处于远中位，磨牙关系为远中𬌗关系的畸形。又称远中错𬌗。若下颌后退1/4个磨牙或半个前磨牙的距离，即上下第一恒磨牙的近中颊尖相对时，称为轻度远中错𬌗关系。若下颌再后退，以至于上第一恒磨牙的近中颊尖咬合于下第一恒磨牙与第二前磨牙，则是完全远中错𬌗关系。①第一分类：磨牙为远中𬌗关系，上颌切牙唇向倾斜，可表现为前牙深覆盖、深覆𬌗，牙列拥挤和开唇露齿等（图2）。②第一分类亚类：磨牙关系一侧为远中𬌗关系，另一侧为中性𬌗关系，上颌切牙唇向倾斜（图3）。③第二分类：磨牙为远中𬌗关系，上颌切牙舌向倾斜，此类错𬌗可以伴有内倾性深

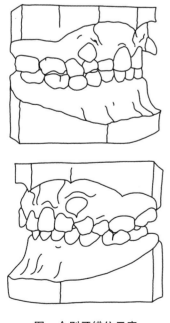

图　个别牙错位示意

（沈　刚）

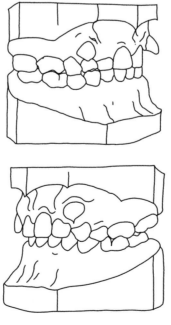

图1　安氏Ⅰ类错𬌗畸形，中性错𬌗

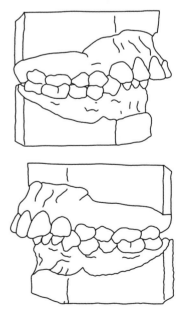

图2　安氏Ⅱ类错𬌗畸形，第一分类

覆𬌗（图4）。④第二分类亚类：磨牙关系一侧为远中𬌗关系，另一侧为中性𬌗关系，上颌切牙舌向倾斜（图5）。

安氏Ⅲ类错𬌗畸形　下颌或下牙弓处于近中位置，其磨牙关系为近中𬌗关系的畸形。又称近中错𬌗。若下颌向前移 1/4 磨牙或半个前磨牙的距离，即上第一恒磨牙的近中颊尖与下颌第一恒磨牙远中颊尖相对，则称为轻度近中错𬌗关系。若下颌向近中移位 1/2 个磨牙或一个前磨牙的距离，以至于上颌第一恒磨牙的近中颊尖咬合在下颌第一、第二恒磨牙之间，则是完全近中错𬌗关系（图6）。此类错𬌗可以伴有前牙对刃𬌗、反𬌗或开𬌗等症状。安氏Ⅲ类错𬌗亚类为磨牙关系一侧为近中𬌗，另一侧为中性𬌗（图7）。

（沈　刚）

Máoshì cuòhé jīxíng fēnlèifǎ

毛氏错𬌗畸形分类法 （Mao classification of malocclusion）

1959 年中国口腔正畸医师毛燮均以错𬌗畸形的机制、症状、矫治三者结合为基础对错𬌗畸形进行分类的方法。该分类法经 20 多年的临床应用，经过毛燮均、黄金芳等加以补充和修改，于 1983 年重新发表。毛氏分类法将错𬌗畸形分为 6 个分类，即毛氏Ⅰ类、毛氏Ⅱ类、毛氏Ⅲ类、毛氏Ⅳ类、毛氏Ⅴ类、毛氏Ⅵ类。

毛燮均分类法反映两个科学依据，即咀嚼器官的立体结构和咀嚼器官的形态演化。咀嚼器官在长、宽、高各方面有其正常范围。错𬌗畸形是脱离了正常范围的不协调表现。错𬌗畸形的成因繁多，演化是其中重要的因素之一，考虑分类法，不可忽略这一方面。

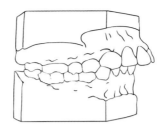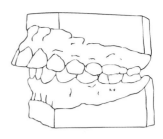

图3　安氏Ⅱ类错𬌗畸形，第一分类亚类

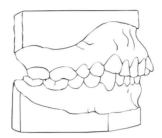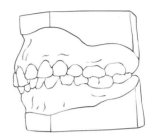

图4　安氏Ⅱ类错𬌗畸形，第二分类

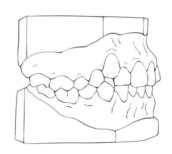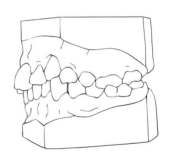

图5　安氏Ⅱ类错𬌗畸形，第二分类亚类

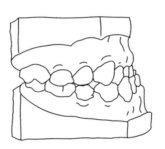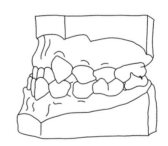

图6　安氏Ⅲ类错𬌗畸形

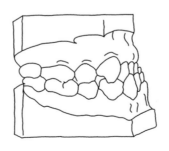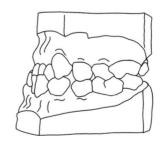

图7　安氏Ⅲ类错𬌗畸形亚类

毛氏Ⅰ类错𬌗畸形 牙量骨量不调的错𬌗畸形。有两个分类：毛氏Ⅰ¹类和毛氏Ⅰ²类错𬌗畸形。

毛氏Ⅰ¹类错𬌗畸形（图1）主要机制是牙量相对大于骨量。主要症状为牙拥挤错位。矫治原则为扩大牙弓，推磨牙向后，减数或减径。

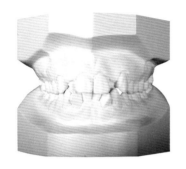

图1 毛氏Ⅰ¹类错𬌗畸形模型

毛氏Ⅰ²类错𬌗畸形（图2）主要机制为牙量相对小于骨量。主要症状为有牙间隙。矫治原则为缩小牙弓或结合修复治疗。

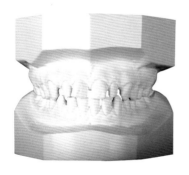

图2 毛氏Ⅰ²类错𬌗畸形模型

毛氏Ⅱ类错𬌗畸形 矢状方向或长度方向不调的错𬌗畸形。包含以下5个类别。

毛氏Ⅱ¹类错𬌗畸形 主要机制为上颌或上牙弓长度较小，或下颌牙弓长度较大，或为复合机制。主要症状为后牙为近中错𬌗，前牙为对刃𬌗或反𬌗，颏部可前突（图3）。矫治原则为矫正颌间关系。推下牙弓向后，或牵上牙弓向前，或两者并用。

毛氏Ⅱ²类错𬌗畸形 主要机制为上颌或上牙弓长度较大，或下颌或下牙弓长度较小，或为复合机制。主要症状为后牙为远中错𬌗，前牙深覆盖，颏部可后缩（图4）。矫治原则为矫正颌间关系。推上牙弓向后，或牵下牙弓向前，或两者并用。

毛氏Ⅱ³类错𬌗畸形 主要机制为上颌或上牙弓前部较小，或下颌或下牙弓牙弓前部较大，或为复合机制。主要症状为后牙中

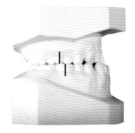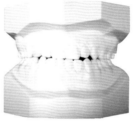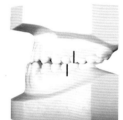

图3 毛氏Ⅱ¹类错𬌗畸形模型

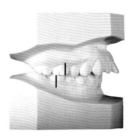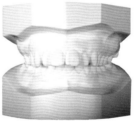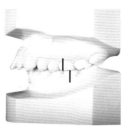

图4 毛氏Ⅱ²类错𬌗畸形模型

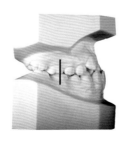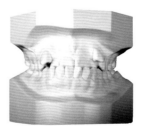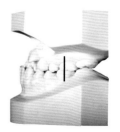

图5 毛氏Ⅱ³类错𬌗畸形模型

性𬌗，前牙反𬌗（图5）。矫治原则为矫治前牙反𬌗。

毛氏Ⅱ⁴类错𬌗畸形 主要机制为上颌或上牙弓前部长度较大，或下颌或下牙弓前部长度较小，或为复合机制。主要症状为后牙中性𬌗，前牙深覆盖（图6）。矫治原则为矫正前牙深覆盖，维持后牙𬌗关系。

毛氏Ⅱ⁵类错𬌗畸形 主要机制为上下颌或上下牙弓长度过大。主要症状为双颌或双牙弓前突（图7）。矫治原则为减数或减径，以减少上下牙弓突度，或推上下牙弓向后。

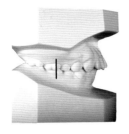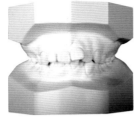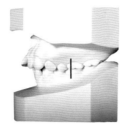

图 6　毛氏 II⁴ 类错𬌗畸形模型

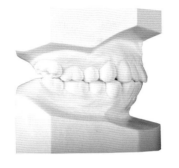

图 7　毛氏 II⁵ 类错𬌗畸形模型

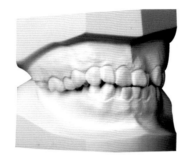

图 8　毛氏 III¹ 类错𬌗畸形模型

毛氏 III 类错𬌗畸形　宽度不调的错𬌗畸形。包含以下分类。

　　毛氏 III¹ 类错𬌗畸形　主要机制为上颌或上牙弓宽度较大，下颌或下牙弓宽度较小，或为复合机制。主要症状为上牙弓宽于下牙弓，后牙深覆盖或正锁𬌗（图8）。矫治原则为缩小上牙弓宽度，或扩大下牙弓宽度，或两者并用。

　　毛氏 III² 类错𬌗畸形　主要机制为上颌或上牙弓宽度较小，下颌或下牙弓宽度较大，或为复合机制。主要症状为上牙弓窄于下牙弓，后牙对刃𬌗、反𬌗或反锁𬌗（图9）。矫治原则为扩大上牙弓宽度，或缩小下牙弓宽度，或两者并用。

　　毛氏 III³ 类错𬌗畸形　主要机制为上下颌或上下牙弓的宽度过小。主要症状为上下牙弓狭窄（图10）。

　　矫治原则为扩大上下牙弓，或用肌功能训练矫治法。并加强营养及咀嚼功能，以促进颌骨及牙弓的发育。

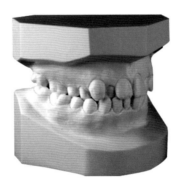

图 9　毛氏 III² 类错𬌗畸形模型

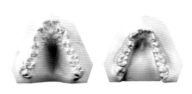

图 10　毛氏 III³ 类错𬌗畸形模型

毛氏 IV 类错𬌗畸形　高度不调的错𬌗畸形，包含以下 2 类。

　　毛氏 IV¹ 类错𬌗畸形　主要机制为前牙牙槽过高，或后牙牙槽过低，或为复合机制。主要症状为前牙深覆𬌗，可表现面下 1/3 过低（图11）。矫治原则为压低前牙，或升高后牙，或二者并用。

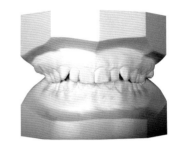

图 11　毛氏 IV¹ 类错𬌗畸形模型

　　毛氏 IV² 类错𬌗畸形　主要机制为前牙牙槽过低，或后牙牙槽过高，或为复合机制。主要症状为前牙开𬌗，可表现面部下 1/3 过高（图12）。矫治原则为升高前牙，或压低后牙，或二者并用，或需矫正颌骨畸形。

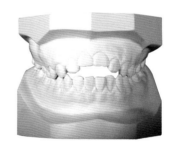

图 12　毛氏 IV² 类错𬌗畸形模型

　　毛氏 V 类错𬌗畸形　个别牙错位的错𬌗畸形。主要机制为由局部变化所造成的个别牙错位，不代表𬌗、颌、面的发育情况，也没有牙量骨量的不调。主要症状为一般错位表现有舌向、唇（颊）向、近中、远中、高位、低位、转位、易位、斜轴等情况。有时几种情况同时出现，如唇向-低位-转位等。按具体情况个别矫治处理。

毛氏Ⅵ类错牙合畸形 凡不能归入毛氏Ⅰ类错牙合畸形、Ⅱ类错牙合畸形、Ⅲ类错牙合畸形、Ⅳ类错牙合畸形、Ⅴ类错牙合畸形的特殊类型的错牙合畸形。其矫治可按情况处理。

(许天民)

cuòhé jīxíng bìngyīn

错牙合畸形病因

（etiology of malocclusion） 通过影响牙列、颌面部骨骼、神经、肌肉及咀嚼系统软组织的发生、生长和发育过程而导致错牙合畸形的形成因素。错牙合畸形形成的因素，包括先天因素和后天因素。错牙合畸形形成因素和机制错综复杂，其发生过程可能为单一因素或单一机制所致，也可能是多种因素和机制共同作用的结果。深入研究认识各种错牙合畸形形成的原因，对错牙合畸形进行有效的预防、正确的诊断和治疗设计都有十分重要的指导意义。

错牙合畸形先天因素 从受孕后直到胎儿出生以前，任何可以引起胎儿牙颌器官发生异常的因素。包括发育、营养、疾病、外伤等原因。先天因素不一定具有遗传性，但是遗传因素都是先天性的。

常见因素如下。①母体因素：妊娠期妇女的健康和营养状况直接关系到胎儿颌面部的生长发育，与错牙合畸形的形成密切相关。如妊娠期母体的营养不良、内分泌失调、外伤、过量放射线照射等，可引起胎儿的发育畸形。②胎儿因素：胎儿在发育早期，自身新陈代谢出现异常会造成先天发育畸形。胎儿在子宫内的环境异常，如胎位不正、羊水压力异常、脐带缠绕等，可使口面部受到异常外力而导致发育受阻或两侧发育不对称。③遗传因素：错牙合畸形

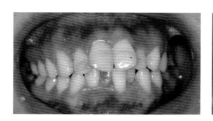
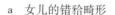

a 女儿的错牙合畸形

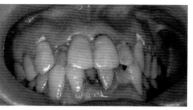

b 父亲的错牙合畸形

图1 父女表现相似的错牙合畸形

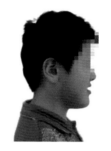

a 儿子的凹陷脸型

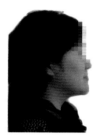

b 母亲的凹陷脸型

图2 母子表现相似的脸型

的重要致病因素。即子代继承和保留了亲代所具有的内部结构、外部形态和生理功能等特征，表现为子代和亲代具有的相似性（图1，图2）；子代与亲代之间、子代的个体之间并不完全相同而表现出特殊性和差异性，即为变异。错牙合畸形具有多基因的遗传特征，常表现为家族性遗传倾向，最典型的例子为德国皇族一家九代，代代均有下颌前突畸形（图3）。事实上，机体中本身存在着一个基本的遗传型，遗传因素决定着颅面部结构最终的形态。颅面骨骼特征的遗传率较高，而牙列特征的遗传率低。错牙合畸形的遗传因素来源于种族演化和个体发育。随着人类的种族演化发生和发展，从古人到现代人，错牙合畸形从无到有，从少到多，现已普遍存在。生存环境的变化导致直立行走，继而引起脑量增大、颅骨扩大、颌骨退化缩小的颅面

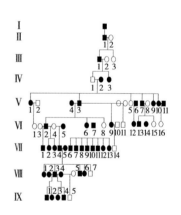

图3 德国皇族一家9代均有下颌前突畸形

外形；食物结构的变化导致咀嚼器官表现为功能退化、逐渐缩小的性状，而且肌肉最先，颌骨其次，牙退化最少，因此容易导致牙与颌骨的不协调而产生错牙合畸形。遗传因素通过两种途径影响错牙合畸形的形成：①牙大小与颌骨大小之间遗传性的不协调，即牙量和骨量不协调会产生牙列拥挤或牙列间隙。②上下颌大小、

形状之间的不协调，导致上下颌骨或牙列之间异常的关系。咀嚼器官以退化性性状的遗传占优势，如牙弓狭窄、下颌发育不足等特征更容易遗传到下一代。常见由于遗传因素所导致的错𬌗畸形主要有颜面不对称、牙列拥挤、牙列间隙、下颌前突、上颌前突、下颌后缩等，大多数中等程度的骨性错𬌗是遗传因素所致。

常见的先天性错𬌗畸形如下：①唇腭裂：颜面部畸形中最常见，以往认为系遗传因素所致，现代研究证明其与出生前的环境因素密切相关。母体缺乏核黄素时可发生下颌短小或腭裂，某些传染病及子宫内损伤也可引起唇裂或腭裂。②牙数目异常：常见为先天缺失牙和多生牙，可能由遗传因素引起，也可能在胚胎发育阶段因牙胚发育障碍而造成。③牙大小及形态异常：产生于牙发育中的形态分化阶段，与遗传有关。常见的为切牙和尖牙的锥形牙、切牙的畸形舌侧尖及釉质发育不全和融合牙等。④舌形态异常：舌形态及舌肌功能压力与牙弓大小及形态密切相关，巨舌症可使下牙弓异常宽大，出现大量散在间隙，造成反𬌗及开𬌗畸形。小舌症较少见，舌体过小不能构成对牙弓的正常功能压力，导致牙弓狭窄。⑤唇系带附着异常：上唇系带附着过低。婴幼儿时，唇系带较宽且附着低，随着牙萌出和牙槽嵴高度增加，唇系带纤维束逐渐萎缩、变薄变窄并退缩，若上唇系带纤维束没有萎缩，系带附着还在牙槽嵴顶，会使上颌中切牙之间出现间隙。

错𬌗畸形后天因素　出生以后可能导致错𬌗畸形的各种环境因素。包括疾病、乳牙期及替牙期局部障碍和口腔不良习惯等因素。

全身性疾病　除引起全身危害外还很可能造成错𬌗畸形的疾病。①某些急性或慢性疾病：急性病为多发于儿童时期的伴高热的出疹性急性传染病，如麻疹、水痘等，可引起釉质发育不全和牙体解剖形态异常。慢性病为长期消耗性疾病，如消化不良、胃肠炎、结核病等，破坏机体营养状况，妨碍牙颌骨正常生长发育。②内分泌功能异常：主要是垂体和甲状腺的功能亢进或不足时，会导致颌骨、牙发育障碍，常见有下颌前突、牙弓狭窄、恒牙早萌、牙槽骨钙化不全等。③营养不良：维生素、蛋白质、脂肪、碳水化合物及必要矿物质的摄取不足，会引起一系列营养不良性的发育畸形。

乳牙期及替牙期局部障碍　常见有乳牙早失、乳牙滞留、乳牙下沉、乳尖牙磨耗不足、恒牙早失、恒牙早萌、恒牙萌出顺序紊乱、恒牙异位萌出等。

功能因素　口腔功能包括咀嚼、吞咽、发音、呼吸、吮吸等，这些功能出现异常时，颌面部相应结构受到过强、过弱的刺激，会出现形态异常。

口腔不良习惯　包括吮指习惯（吮拇指、吮示指）、舌习惯（舔牙、伸舌、吐舌）、唇习惯（咬上唇、咬下唇、覆盖下唇）、偏侧咀嚼习惯、咬物习惯、睡眠习惯等，均会导致颌面及牙相应的畸形。

（王　林）

错𬌗畸形检查（examination of malocclusion）　正畸治疗计划的制订是一个逻辑过程，即检查、资料收集、分析病情、诊断、制订治疗计划、知情同意。对患者错𬌗畸形进行全面检查、收集资料，这是正确制订治疗方案的前提。检查内容包括以下几个方面：①收集基本资料及病史。②生长分析：分析判断患者的生长发育状态，决定不同矫治方案。③颜貌分析：包括正貌分析和侧貌分析。④口内检查：检查口腔内软组织、牙列及咬合情况。⑤模型分析：对正畸模型进行测量分析。⑥功能分析：检查颌位、下颌运动、颞下颌关节等口腔功能。⑦心理分析：分析不同年龄、不同畸形患者心理特点，以便采取不同的对策。

（赵志河）

错𬌗畸形牙列检查（dentition examination of malocclusion）　采用各种方法、工具及现代仪器，对错𬌗畸形患者的牙列进行全面检查，找出各种异常现象，并对检查所获得的资料进行综合分析。主要包括以下内容：①观察𬌗的发育阶段：用牙列式记录乳牙𬌗、替牙𬌗或恒牙𬌗。了解牙龄与年龄是否协调，以正常群体牙钙化的标准值为参考，确定牙发育正常与否。②有无乳恒牙的萌替障碍：根据全口牙替换情况，确定牙是否萌出过早或过迟，有无先天缺失。牙萌出顺序异常，常造成错𬌗畸形。恒牙列正常萌出的顺序：上颌一般为6、1、2、4、5、3、7或6、1、2、4、3、5、7；下颌一般为6、1、2、3、4、5、7或6、1、2、4、3、5、7。上颌尖牙和第二前磨牙常常同时萌出。③牙的基本性状如牙的数目、大小、形态等有无异常：检查牙的数目时，不仅要了解已萌出的牙，还应注意颌骨内正在发育或未发育的牙，一般应摄全颌曲面断层X线片，特别注意牙有无先天缺失。此外，多生牙，即超过正常数目的牙，也应引起注意。牙大小、形态异常：牙在发育过程中，因受遗传和环境的影响，出现大牙、小牙和不正常形态的牙。④是否有重要的错位牙：因牙胚位置异常引起错位的牙常有上颌尖牙、下颌第三磨牙、上颌切牙及下颌侧切牙；常见的外伤性错位牙为上颌中切牙，此类患者多有乳切牙外伤史。此外，牙也有易位萌出，常见 3 与 4 交换位置。⑤上下牙弓的矢状向、横向及垂直向关系有无异常：检查上下牙弓的关系，矢状向是否有前突或后缩造成Ⅱ类或Ⅲ类错𬌗畸形，横向是否有牙弓宽度过大或不足造成单侧或双侧后牙锁𬌗或反𬌗，垂直向是否有深覆𬌗或开𬌗。⑥是否有重要的错𬌗畸形表现：根据前面的检查情况做出错𬌗畸形诊断，如Ⅰ类、Ⅱ类、Ⅲ类错𬌗畸形，以及牙列拥挤、牙列间隙、后牙锁𬌗、反𬌗、深覆𬌗、开𬌗等，为制订矫治计划提供依据。

(赵志河)

cuòhé jīxíng móxíng fēnxī

错𬌗畸形模型分析 （model analysis of malocclusion）

对正畸牙颌模型进行全面分析，记录牙、牙槽骨、腭部及基骨形态和位置的检查。它是正畸与正颌外科研究儿童生长发育，错𬌗畸形形成的因素、机制、诊断和治疗设计及矫治前后变化必不可少的记录资料。

在检查与分析牙颌模型时，首先应明确以下概念（图）。①基骨弓：颌骨所形成的弓形，即根尖基骨的弓形，基骨相对恒定，它不因恒牙丧失、牙槽骨吸收及牙弓扩大等发生改变。②牙槽弓：指基骨上牙槽突的弓形部分，它位于基骨弓和牙弓之间。牙槽骨

随牙的萌出而生长，随恒牙的丧失而吸收，在正畸力的作用下发生改建，是正畸牙移动的基础。③牙弓：牙排列所形成的弓形。

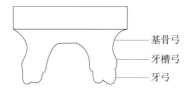

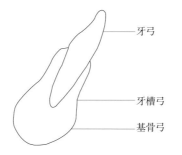

图　牙弓、牙槽弓和基骨弓的关系示意

牙弓
牙槽弓
基骨弓

基骨弓
牙槽弓
牙弓

模型分析包括以下内容：①检查牙弓、牙槽弓及基骨弓的形态、大小、对称性，是否协调，检查腭弓深度和上下中线。②牙的大小：牙过大或过小均是错𬌗畸形的病因，判断牙的大小涉及矫治方法的选择。③牙列拥挤程度或间隙：分析在牙弓内对牙大小即必需间隙与可利用间隙之间关系的分析称牙列间隙分析或拥挤度分析，为矫治设计提供依据。④上下颌牙间的牙量关系：博尔顿指数。⑤牙大小与基骨的关系：包括豪斯分析法、庞特分析法和诊断性或预测性排牙方法。⑥𬌗曲线的曲度：测量双侧下切牙切端至最后一个下磨牙的牙尖连线至𬌗面最低点的距离。⑦上下颌模型对合在正中𬌗时，观察上下牙弓的协调性及上下牙弓中线是否一致，检查前牙的覆𬌗覆盖是否正常，从近远中向观察磨牙关系，是中性𬌗、远中𬌗及近中𬌗，

颊舌向观察后牙是正常𬌗、对刃𬌗、反𬌗或锁𬌗。

(赵志河)

yáliè jiànxì fēnxī

牙列间隙分析 （dentition space analysis）

在牙弓内对牙大小，即必需间隙与可利用间隙之间关系的分析。又称牙列拥挤度分析。在混合牙列又称混合牙列分析，以确定牙弓内可利用间隙是否不足或过剩，为矫治设计提供依据。

恒牙列分析　步骤如下。

测量现有牙弓弧形长度　即可利用间隙（骨量）。①黄铜丝测量法：用直径为 0.5mm 的黄铜丝一根，分别从上下第一恒磨牙的近中触点开始，沿位置正常的触点及排列正常的切牙切缘弯至对侧第一恒磨牙的近中触点止，呈一规则弧形，如切牙位置异常应沿正常切牙切缘测量。然后拉直铜丝，用量尺测量其长度，一般应取 3 次测量的平均值，即为基骨弓能容纳前磨牙、尖牙和切牙排齐的可利用间隙。②分段测量法：把牙弓分成近似于直线的片段，再分段测量，求其总和（图）。

如需做全牙弓弧形长度测量时，应测至下颌第三磨牙的远中面，但有时第二、第三磨牙尚未萌出，因此牙弓后段的可利用间隙应包括目前的可利用间隙加估计的增量或称预测值，估计的增量为每年 3mm （每侧 1.5mm），直至女孩 14 岁、男孩 16 岁。因此用 14 或 16 减去患者的年龄，结果乘以 3 可得到患者增量的个体估计值。目前可利用间隙是在头侧位 X 线片上测量第一恒磨牙远中面到下颌升支前缘垂直于𬌗平面直线间的距离求得。目前可用间隙与估计增量值或预测值相加则得出牙弓后段的可利用间隙量，加

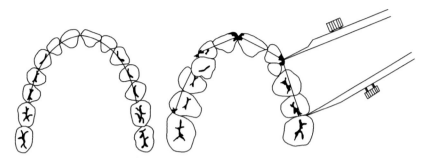

a 黄铜丝测量法　　　　b 分段测量法

图　测量现有牙弓弧形长度示意

上牙弓前、中段的可用间隙则为全牙弓的可用间隙量即全牙弓弧形长度。

计算排齐牙必需的间隙（牙量）　用游标卡尺或分规测量第一恒磨牙以前的前磨牙和前牙的牙冠宽度，其总和为必需间隙。

测量现有牙弓长度时，还需考虑下切牙的倾斜度、矢状𬌗曲线的曲度及可利用间隙与必需间隙的比较。①可利用间隙大于必需间隙，则产生牙列间隙。②可利用间隙等于必需间隙，则牙列排齐。③可利用间隙小于必需间隙，则牙列拥挤，差值即为拥挤度。一般分为 3 度：2~4mm 为轻度拥挤，4～8mm 为中度拥挤，8mm 以上为重度拥挤。

混合牙列分析　主要包括如下步骤。

测量必需间隙　在混合牙列期，由于有未萌出的恒牙，计算必需间隙时应估计未萌出的尖牙或第一、第二前磨牙的牙冠宽度，可用以下几种方法。

测量 X 线牙片　根据 X 线牙片上乳牙放大率与恒牙胚放大率相同的原理，对混合牙列进行分析。可用分规或游标卡尺测 X 线牙片上乳牙冠及其下方未萌恒牙冠宽；或直接在模型上或口内测乳牙冠宽，利用公式校正未萌尖

牙和前磨牙在 X 线牙片上的放大率。如果牙位置异常、扭转、倾斜，用此法则不准确。

预测法　有学者提出，下切牙总宽度与尖牙、前磨牙总宽度成正相关，因此，可用下颌恒切牙牙冠宽度总和预测上下颌尖牙、前磨牙的必需间隙，临床上 75% 概率值有参考价值。华西医科大学研究得出男、女相关系数有高度显著性差异，因此，查表时应按性别分别查取。1974 年有学者又提出了一种方便、不查表的方法。即：

上颌未萌尖牙、前磨牙的宽度 = 下切牙总宽度的一半 + 11.0mm

下颌未萌尖牙、前磨牙的宽度 = 下切牙总宽度的一半 + 10.5mm

侧切牙间距分析法　1987 年有学者提出，下颌左右侧切牙远中面间的距离约等于下颌尖牙、前磨牙的总宽度。其方法为用游标卡尺在口内直接测量双侧下颌侧切牙远中面间的距离，即为一侧下颌尖牙、前磨牙近远中的宽度的必需间隙量。该法精确、快速、实用。

测量可利用间隙　如前所述，用黄铜丝测量法或分段测量法。

测量磨牙调整间隙　在混合牙列期，磨牙调整时，牙弓长度

可能发生变化，应测量替牙间隙。方法：将上下颌模型对合在正中𬌗位，分别在上颌第一恒磨牙近中颊尖和下颌第一恒磨牙近中颊沟画线并延长到相对磨牙上，如两线重叠，表示磨牙不需调整，如两线间有一段距离，则需进一步分析。若该距离由下颌第一恒磨牙近中移动造成，则应在上颌可利用间隙内加上此距离；若该距离是由下颌乳磨牙未替换造成，则应在下颌可利用的牙弓长度内减去此距离。因此，现有可利用间隙±磨牙调整移动距离等于实际利用间隙。

实际的可利用间隙与必需间隙比较　见恒牙列分析。

（赵志河）

Bó'ěrdùn zhǐshù

博尔顿指数（Bolton index）

用于诊断上下牙弓中是否存在牙冠宽度不协调的上下颌牙间的牙量关系。即 Bolton 指数。博尔顿（Bolton）等研究发现，牙的排列及咬合正常与否，不但与牙及颌骨的绝对大小有关，亦与上下颌牙宽度的比率有关，因此他建立了前牙比和全牙比，用以确定牙量不调发生的区域，再查表计算得出不调的量。前牙比是从一侧尖牙到对侧尖牙 6 颗下前牙的宽度与 6 颗上前牙宽度之比。全牙比是从一侧第一恒磨牙到对侧第一恒磨牙 12 颗下颌牙的宽度与 12 颗上颌牙宽度之比。

博尔顿分析方法是以正常𬌗研究所得的标准值为依据。中国成都市博尔顿指数的正常均值及范围见图。

前牙比率　前牙比率=（6 颗下前牙宽/6 颗上前牙宽）×100 = 79.3。若患者的前牙比率小于 79.3，如下前牙宽正常，则表明 6 颗上前牙宽度相对过大。通过查

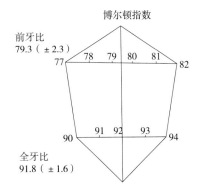

图 博尔顿指数的正常均值及范围（成都）

表可得到与 6 颗下前牙实际宽度相适应的 6 颗上前牙宽的理想值（表 1）。然后将 6 颗实际上前牙宽减去 6 颗上前牙宽的理想值，其差值为上颌前牙相对过多的牙量。若前牙的比率大于 79.3，如上前牙宽正常，则表明 6 颗下前牙宽度过大，查表得到与 6 颗实际上前牙宽对应的下前牙宽的理想值。然后将 6 颗下前牙实际宽度减去 6 颗下前牙理想值，其差为下前牙相对过多的牙量。

全牙比率 全牙比率 = （12 颗下颌牙总宽度/12 颗上颌牙总宽度）×100 = 91.8。若患者的全牙比率小于 91.8，表明上颌牙量过大。查表 2 得到与 12 颗下颌牙实际宽度相应的 12 颗上颌牙宽度的理想值。将 12 颗上颌牙实际宽度减去其理想值之差为上颌牙过多的牙量。若全牙比率大于 91.75，表明下颌牙量相对过大。查表 2 得到与 12 颗上颌牙实际宽度相应的 12 颗下颌牙宽度的理想值。然后将 12 颗下颌牙实际宽度减去其理想值之差为下颌牙过多的牙量。

（赵志河）

Háosī fēnxīfǎ

豪斯分析法（Howes analysis）

分析牙大小与基骨关系的方法。豪斯（Howes）研究发现，牙过大可导致牙列拥挤，基骨发育不足也可引起牙列拥挤。他提出了一个公式以确定患者的基骨能否容纳所有的牙，其方法如下。

测量 包括如下径线。

牙量（teeth measure，TM） 从第一恒磨牙起 12 颗牙的宽度。

前磨牙牙弓宽（premolar distance，PMD） 两侧第一前磨牙颊尖间距。

前磨牙基骨弓宽（premolar basal arch width，PMBAW） 用特制的游标卡尺在牙颌模型上第一前磨牙根尖基骨的颊侧测得第一前磨牙基骨弓宽度（图 1）。

表 1 上前牙和下前牙总宽度的理想值（mm）

3+3	3+3	3+3	3+3
40.0	30.9	48.0	37.1
40.5	31.3	48.5	37.4
41.0	31.7	49.0	37.8
41.5	32.0	49.5	38.2
42.0	32.4	50.0	38.6
42.5	32.8	50.5	39.0
43.0	33.2	51.0	39.4
43.5	33.6	51.5	39.8
44.0	34.0	52.0	40.1
44.5	34.4	52.5	40.5
45.0	34.7	53.0	40.9
45.5	35.1	53.5	41.3
46.0	35.5	54.0	41.7
46.5	35.9	54.5	42.1
47.0	36.3	55.0	42.5
47.5	36.7		

表 2 上颌牙和下颌牙总宽度的理想值（mm）

6+6	6+6	6+6	6+6
85	77.6	98	89.5
86	78.5	99	90.4
87	79.4	100	91.3
88	80.3	101	92.2
89	81.3	102	93.1
90	82.1	103	94.0
91	83.1	104	95.0
92	84.0	105	95.9
93	84.9	106	96.8
94	85.8	107	97.8
95	86.7	108	98.6
96	87.6	109	99.5
97	88.6	110	100.4

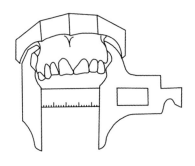

图 1 用 Boloy 尺测量第一前磨牙基骨弓宽度示意

基骨弓长度（basal arch length，BAL） 在中线上（腭中线）确定基骨弓的最前点 Downs'A 点到两侧第一恒磨牙远中面切线的垂直距离（图2）。

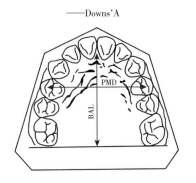

图 2 测量第一前磨牙牙弓宽度及基骨弓长度示意

计算 计算 PMD/TM、PM-BAW/TM、BAL/TM 的比率。豪斯指出，前磨牙基骨弓宽应约等于 12 颗上牙宽的 44%，基骨弓有足够的长度容纳所有牙。如果比率小于 37%，则表明患者基骨长度发育不足，需要拔除第一前磨牙；如果第一前磨牙基骨弓宽度大于第一前磨牙牙弓宽度，则可安全有效地扩大前磨牙区。华西医科大学研究发现，成都正常殆青少年的豪斯值与西方人有显著差异，第一前磨牙基骨弓宽度与牙量之间的比率正常均值：上颌为 48.73%，下颌为 47.02%。

（赵志河）

庞特分析法（Pont analysis）

Pángtè fēnxīfǎ

用上颌 4 颗切牙宽度来预测理想牙弓宽度、分析牙大小与基骨关系的方法（图）。由庞特（Pont）提出。庞特建立了庞特指数，即前磨牙及磨牙指数（4 颗上切牙宽/牙弓宽度）×100。其方法：①测量 4 颗上切牙宽度。②测量牙弓宽度：取上颌第一前磨牙中央窝间距，为前磨牙牙弓宽；取双侧上颌第一恒磨牙中央窝间距为磨牙牙弓宽度。③计算指数：（4 颗上切牙宽/牙弓宽度）×100。庞特指数可作为判断牙弓宽度的一项参考指标。由于该法对诊断牙弓宽度发育不足及扩弓治疗有一定价值，所以在欧洲广泛使用。

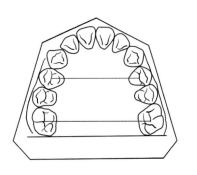

图 测量上颌第一前磨牙和第一恒磨牙间宽度示意

（赵志河）

三维数字牙颌模型（3D digital model of occlusion）

sānwéi shùzì yáhé móxíng

通过特定的三维测量方法和影像设备获取牙颌石膏模型表面一系列离散点的空间三维坐标数据——"点云"数据，在此基础上进行数据处理和曲面重建，获得一个逼近原型、包含形状信息的牙颌模型（图）。国际上常用的牙颌模型数字化方法主要有光学测量法和逐层扫描法。

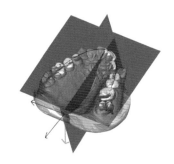

图 三维数字牙颌模型

光学测量法 光学测量法可以分为被动式和主动式。前者不需要额外的光源，在自然光照明下通过一定技术来检测物体三维信息；后者是指对被测物体投射特定的结构光，使之被物体调制，再经过解调得到被测物体表面形态的三维信息。

逐层测量法 可以分为层析扫描和三维工业 CT。前者将待扫描物体用特殊材料进行包埋，然后用数控机床逐层切削成薄片层，通过扫描仪获取每个薄片层的数码图像，通过软件将各层图像进行叠加，获得完整的数字化模型。层析扫描可以获得被扫描物体内部的三维信息，消除了三维光学测量法由于模型倒凹引起的扫描盲区，其缺点是破坏了被扫描物体。后者是使用 X 射线穿过欲成像物体的某个断层后投射至探测器，X 射线和探测器围绕物体旋转进行多角度的测量。所得测量的数据结果由计算机进行处理，通过相应的投影图像重建算法可以得出断层的二维 CT 图像。将一系列断层影像通过软件进行处理，获得物体的三维影像。工业 CT 的主要优点能无损地测量内外表面，尤其适用于内部结构复杂的物体，同时不受物体表面特性、成分和材料的影响。

与传统的石膏模型相比，数字化牙颌模型储存安全、方便，易于管理、检索和交流，因而不仅可以用于数字化诊断，而且可以用于辅助临床矫治，如用于托槽间接粘接、隐形矫治器制作等。随着科学技术的发展，数字化牙颌模型已经广泛应用于正畸临床、科研和教学等方面。

（许天民）

cuòhé jīxíng miàn-héxiàng fēnxī

错𬌗畸形面𬌗像分析 （facial and occlusal photograph analysis of malocclusion）

对错𬌗畸形患者的面貌软、硬组织和口内咬合状况进行检查，以对牙颌面畸形进行诊断的方法。

面像分析 包括以下情况。

正貌分析 ①面型：临床上分为均面型、长面型和短面型。②中线及对称性：常用正中矢状面作为评价面部中线的基线。③垂直比例：发际点至眉间点、眉间点至鼻下点、鼻点至软组织颏下点三部分长度是否均衡，鼻下点至下唇下缘与下唇下缘至软组织颏下点的比例及口裂位于鼻下点至软组织颏下点间的位置比例。④水平平面：通过双侧瞳孔的水平面（若两眼不在同一平面上，则通过瞳孔区做一条与地平面平行的水平参考线），以此为标准观察上牙弓水平面、下牙弓水平面以及颏平面是否平行。⑤面下1/3：包括上下唇长度、唇组织、唇与上前牙的关系、唇间隙、闭唇位等。

侧貌分析 ①面型：分为直面型、后缩面型（下颌后缩）及前突面型（下颌前突）。又可分为直面型、凸面型和凹面型。②鼻唇角：正常值为成年男性（86±13）°、女性（90±12）°；南方儿童为（102±11）°。③审美平面：鼻尖点与颏前点的切线为审美平面。④上下唇沟轮廓：唇沟的深浅表示唇肌张力的大小。⑤下颌角：根据下颌支后缘与下颌下缘的关系评估下颌角的大小。

𬌗像分析 包括以下情况。

前牙分析 ①覆盖：上下前牙切端的前后距离超过3mm以上者，称为深覆盖。下前牙切端位于上前牙切端之唇侧为反覆盖。②覆𬌗：上前牙冠覆盖下前牙冠超过1/3者称为深覆𬌗。上下前牙切端间无覆𬌗关系，垂直向呈现间隙者为前牙开𬌗。

后牙分析 若下颌后退1/4个磨牙或半个前磨牙的距离，即上下第一恒磨牙的近中颊尖相对时，称为轻度远中错𬌗关系。若下颌再后退，以至于上第一恒磨牙的近中颊尖咬合于下第一恒磨牙与第二前磨牙，则是完全远中错𬌗关系。若下颌前移1/4磨牙或半个前磨牙的距离，即上第一恒磨牙的近中颊尖与下第一恒磨牙远中颊尖相对，称为轻度近中错𬌗关系。若下颌向近中移位1/2个磨牙或1个前磨牙的距离，以至于上颌第一恒磨牙的近中颊尖咬合在下第一、第二恒磨牙之间，则是完全近中错𬌗关系。

𬌗曲线测量 测量双侧下颌牙弓矢状𬌗曲线曲度。

（赵志河）

chángguī miànxiàng

常规面像 （regular facial photo-graph）

常规记录患者颜面部的照片。具有固定的形式和观察内容。

正面像及正面微笑像 包括以下方面（图1）。

面型 面部两侧最外点间距为面宽；从发际到软组织颏下点间距为面高。中国四川籍美貌青年面高与宽之比为男性约1.36，女性约1.31。临床上表现为均面型：比例正常，上、下颌骨关系正常，肌功能正常，软组织对称、均衡、和谐。

中线及对称性 常用正中矢状面作为评价面部中线的基线。正常时，鼻嵴点、鼻尖点、上唇凹点、颏部中点及牙弓中线基本上位于正中矢状面上，左右眉、眼、耳、颧突、鼻翼、鼻唇沟、口角、颊、下颌角及同名牙均应对称。面部理想的比例为鼻翼宽约等于内眦间距，口裂宽约等于虹膜内缘间距。另外可将面部正面纵向分为五等分，以一只眼长为一等分，即两眼之间距离为一只眼的距离，从外眼角垂线至外耳孔垂线之间为一只眼的距离，整个面部正面纵向分为五只眼之距离。

垂直比例 正常人面部应有均衡的三等分。即发际点至眉间点、眉间点至鼻下点、鼻点至软组织颏下点三部分的长度基本相等；鼻下点至下唇下缘与下唇下缘至软组织颏下点各占1/2；口裂位于鼻下点至软组织颏下点间上1/3和下2/3交界的水平处。

水平平面 通过双侧瞳孔的水平面（若两眼不在同一平面上，则通过瞳孔区做一条与地平面平行的水平参考线），以此为标准观察：①上牙弓水平面：双侧上颌尖牙顶点之连线。②下牙弓水平面：双侧下颌尖牙顶点之连线。③颏平面：通过软组织颏下缘的切面。正常时这4条线彼此平行。

面下1/3 ①上、下唇的长度：上唇长度为鼻下点至上唇下缘间距。正常值为男性22.5±2.1mm，女性21±2mm。下唇长度为下唇上缘至软组织颏下点间距。正常值为男性43.4±3mm，女性41±3mm。上唇长度与下唇长度的正常比约为1∶2。②唇与上前牙的关系：从上唇下缘至上中切牙切缘的距离为上切牙暴露量。休息位上切牙暴露量男性为

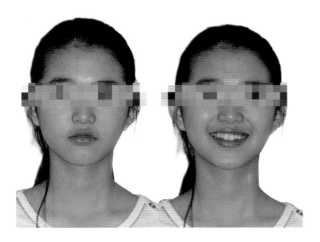

图1　正面像及正面微笑像

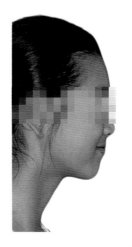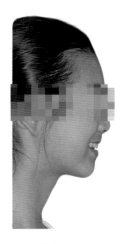

图2　侧面像及侧面微笑像

1.83mm，女性为 1.68mm；微笑时上切牙理想暴露量为牙冠3/4至牙颈缘，女性比男性稍多。③唇间隙：上唇下缘与下唇上缘间隙。正常值男性 2.0±1.8mm、女性为 1.9±12.12mm。④闭唇位：可反映骨和软组织间关系。若唇和骨长度平衡，唇从松弛分开位至唇闭合，唇、颊肌肉张力均正常。

侧面像及侧面微笑像　包括以下方面（图2）。

面型　直面型：额点至鼻下点、鼻下点至颏前点两条连线几乎重叠成一直线。

鼻唇角　正常值：成年男性为（86±13）°、女性为（90±12）°；南方儿童为（102±11）°。

审美平面　成人双唇均位于审美平面稍后，上唇稍后于下唇。

上、下唇沟的轮廓　正常时，上、下唇沟稍稍弯曲。

下颌角　正常时约125°。

常规面像可以记录不同阶段的颜面部特征，为检查诊断提供依据，对治疗前后进行比较。

　　　　　　　　　　（赵志河）

chángguī héxiàng

常规𬌗像（regular occlusal photograph）　常规记录患者口内牙位及咬合关系的照片。常规𬌗像具有固定的形式和内容。可以记录不同阶段的牙位和咬合关系，为检查、诊断提供依据，对治疗前后进行比较。常规𬌗像包括以下4方面。

口内正面像　位于最大牙尖交错位时的正面咬合像（图1）。观察内容包括上下前牙及牙列中线、前后牙覆盖情况、牙周状况及系带位置等。正常𬌗上下前牙排列整齐，近远中向倾斜角度正常，牙冠的切方斜向近中、龈方斜向远中，上下牙列中线一致，前后牙均为浅覆盖，牙周健康，系带附着正常。

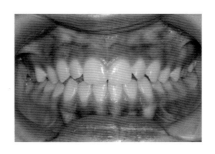

图1　口内正面像

上下牙列𬌗面像　分别包括上下颌牙列的𬌗面形态（图2），记录牙弓形态及对称性、牙排列位置及扭转情况、拥挤或间隙等内容。正常𬌗上下牙弓左右对称、形态大小协调，牙排列整齐、无扭转，无拥挤或间隙，上牙列从前牙舌窝至后牙中央窝的连线为光滑的曲线，与下牙列前牙切缘至后牙颊尖的连线协调。

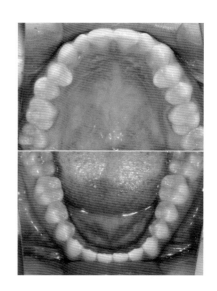

图2　上下牙列𬌗面像

口内侧面像　分别记录左右侧后牙的位置和咬合关系，前牙的覆𬌗覆盖关系，以及𬌗曲线（图3）。正常𬌗牙排列整齐，牙冠的切方斜向近中、龈方斜向远中，上颌第一恒磨牙的近中颊尖咬合于下颌第一恒磨牙的颊沟，远中颊尖的远中边缘嵴咬合于下颌第二磨牙的近中颊尖的近中边

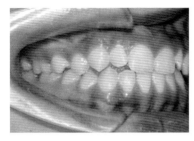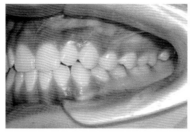

图3　口内侧面像

缘嵴，上颌第一恒磨牙的近中舌尖咬合于下颌第一恒磨牙的中央窝。上、下颌前磨牙的颊尖为尖对楔状间隙的关系，舌尖为尖窝关系，上颌尖牙正对下颌尖牙、第一前磨牙间楔状间隙，上切牙覆盖于下切牙，覆盖、覆𬌗正常，上颌补偿曲线及下颌施佩（Spee）曲线平或有轻微的曲度（图4）。

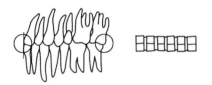

图4　正常𬌗侧面像尖窝关系及
　　　𬌗曲线示意

侧面覆𬌗覆盖像　记录前牙唇倾度及覆𬌗覆盖关系（图5）。

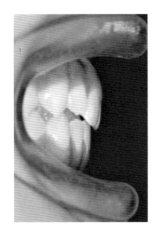

图5　侧面覆𬌗覆盖像

（赵志河）

miànbù sānwéi zhàoxiàng
面部三维照相（3D facial photograph）

通过特定的三维影像设备获取面部表面一系列离散点的空间三维坐标数据——"点云"数据，在此基础上进行数据处理和曲面重建，获得一个逼近原型、包含三维面部形状信息的数字化影像。

莫尔云纹法　最早的解决人体三维测量的方法，它用点光源或平行光源照射基准光栅，并在另一侧通过基准光栅观察物体，基准栅和试件栅之间的干涉形成莫尔条纹，所得的条纹图是等高线，即获得物体的三维信息。

立体摄影　采用视觉原理来获得同一场景的2幅不同图像。通过需要对物体上同一点在2幅图像上的2个像点的匹配和检测，可以得到该点的坐标信息。此方法的优点在于拍摄的时间很短，拍摄使用自然光源对人体较为安全，而且由于这种方法是基于图像的，所以数据的软组织纹理信息非常形象逼真。

激光扫描　将激光束投射到目标上并成像于另一台摄像机，在发射点、物点、像点之间形成一个三角形，利用几何原理计算出物点的深度信息。此方法的优点在于测量准确、原理简单、精度高、可重复性好。对曲面变化比较大的部位，如面中部也可以获得较为准确的信息。早期的激

光扫描仪不能获得面部的纹理信息。随着技术的发展，很多激光扫描仪增加了彩色电荷耦合器件图像传感器，同步获得面部的二维图像，通过图形学的方法，映射到扫描的三维数据上，增加了面部数据的真实感。同时扫描的速度和光源的安全性能也在不断提高。

结构光技术　基于光学干涉计的相位测量技术。采用一般的白光照明，将光栅产生的结构光投射到物体表面，由于物体表面的凸凹不平，光栅条纹受物体表面形状的调制，其条纹间的相位关系会发生变化，光栅图形产生畸变而携带有物体表面轮廓信息。用电荷耦合器件图像传感器把变形后的相移光栅图摄入计算机内，数字图像处理的方法解析出光栅条纹图像的相位变化量来获取被测物体表面的三维信息。此方法用于面部照相的优点在于所用光源为白光，较为安全，扫描的速度较快，适用于很多特殊人群；方法本身是基于图像处理的方法，可以在拍摄光栅图像同时获得纹理信息，获得的三维数据图像真实感较好。

面部三维照相能以一种安全、快捷、无辐射的方式采集面部三维数据，通过三维重建真实客观地反映面部的三维形态，并能通过非接触的方式对面部进行三维几何测量，实现定量分析。

（许天民）

kǒuqiāng zhèngjī X xiàn jiǎnchá
口腔正畸 X 线检查（X-ray examination of orthodontics）

正畸临床诊断需要进行口腔及颌面部X线检查，包括X线平片和三维X线射线影像检查。常用的X线平片有根尖片、全颌曲面断层X线片、头颅测量正位片、头

颅测量侧位片、手腕关节片；常用的三维射线影像检查主要是锥体束CT。

适应证 ①用于估计龋损、恒牙的先天缺失、多生埋伏牙、牙钙化情况、根吸收情况、牙槽嵴吸收情况。②可观察牙数目、牙胚发育情况，有无第三磨牙，两侧髁突及颌骨对称性等。③测量颅面部软、硬组织，了解畸形情况。

检查方法 主要通过各种X线机拍摄不同的X线片，主要的X线检查机器有牙片X线机、曲面体层摄影机、X线头影测量机、口腔体层X线摄影机。

临床意义 根尖片主要用于估计龋损、恒牙的先天缺失、牙槽嵴吸收及根周情况及根吸收情况。曲面断层片可全面观察牙数目、牙胚发育情况，还可估计牙轴倾斜度、有无第三磨牙、两侧髁突及颌骨对称性等。头颅侧位片可以测量分析牙、颌骨、侧貌以及颅骨之间的相互关系。头颅正位片可反映颅面横向和垂直向的问题，如宽度、对称性等。锥体束CT常用于显示阻生牙位置，及各个结构在三维方向上的位置关系。

（周　洪）

tóulú cèliáng cèwèipiān
头颅测量侧位片（lateral cephalometric radiograph）

在标准的头颅定位架、固定的投照距离和相对稳定拍摄条件的情况下拍摄的头颅侧位X线片。又称头颅侧位片，简称侧位片。使用头颅定位架拍摄头颅侧位片在1931年由美国学者布罗德本特（B. H. Broadbent）和德国学者霍夫拉特（H. Hofrath）分别报道。

适应证 安氏Ⅰ、Ⅱ、Ⅲ类错𬌗畸形、颅颌发育异常，了解颅面生长发育状态，评价颅面部软组织侧貌，研究颅面生长发育等。

检查方法 通过头颅定位架拍摄头颅侧位时的X线片，拍摄时保持头颅中心线距X线球管距离150cm，距胶片距离10～18cm。由于拍摄条件相对固定，拍摄位置可重复。拍摄后通过对X线片的描绘、定点和测量，并获取测量值。通过与正常值进行对比分析，了解错𬌗畸形的异常程度、部位以及颅骨、颌骨与牙之间的关系。头颅测量侧位片的测量方法有多种，唐斯（Downs）分析法、斯坦纳（Steiner）分析法等是经典的测量方法。

临床意义 通过对头颅侧位片的测量，可以定量分析颅面生长发育，客观评价颌骨的位置、大小以及相互关系，明确牙在颌骨上的位置关系（图）。对侧貌的测量分析还可以明确颌骨与侧貌之间的关系，评价侧貌的美观。因此，头颅侧位片广泛地应用在颅面部生长发育研究、错𬌗畸形诊断、错𬌗畸形疗效评价等方面。但是，不同的机器具有不同的放大率，在进行比较时要考虑放大率的因素。

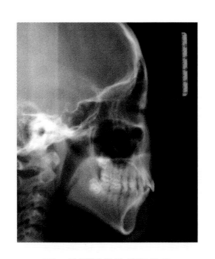

图　拍摄后的头颅侧位片

（周　洪）

tóulú cèliáng zhèngwèipiān
头颅测量正位片（posterior-anterior cephalometric radiograph）

在标准的头颅定位架、固定的投照距离和相对稳定拍摄条件的情况下拍摄的头颅正位X线片。又称头颅后前位片（图）。标准的正位片上岩骨和眼眶重叠，矢状缝应该成一条直线和蝶骨脊垂直，居于颅骨之正中。

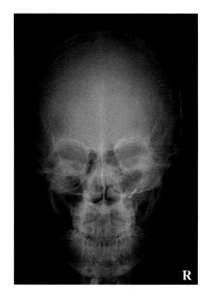

图　拍摄后的头颅正位片

适应证 适用于安氏Ⅱ、Ⅲ类错𬌗畸形手术患者的术中评估，颌面外伤的诊断，面部明显不对称患者病因的诊断及颞下颌关节性疾病的诊断等。

检查方法 通过头颅定位架拍摄头颅侧位时的X线片，拍摄时保持头颅中心线距X线球管距离150cm，距胶片距离10～18cm。将头颅定位仪的下圆盘转动90°，嘱患者坐于椅上，面向暗盒，然后转至外耳道口与耳塞相齐，再将两侧耳塞放进外耳道口内，此时，头矢状面与暗盒垂直，使眶耳线亦与暗盒平衡。

临床意义 主要用于观察颅骨的骨质、对称性、骨板的厚度及颅内的情况，颞下颌关节的对称性及颞下颌关节各部分的完整性。正畸学上通常用于对面部不对称畸形患者的评价和制订矫治计划。

(周 洪)

全颌曲面断层 X 线片 （panoramic radiograph）

quánhé qūmiàn duàncéng X xiànpiān

在曲面断层全景 X 线机上拍摄的全口牙位的颌骨断层片（图）。可以在一张胶片上显示双侧上下颌骨、上颌窦、颞下颌关节及全口牙等，即全口牙及整个颌骨被平面展开于曲面断层片，下颌骨升支、髁状突、喙突、下颌孔、行向前下的下颌管、前磨牙区根尖下方的颏孔均能显示。

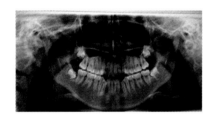

图　全颌曲面断层 X 线片

适应证　了解颅面生长发育状态，全面观察全口牙发育情况以及上下颌骨情况，是正畸诊断的辅助检查依据。

检查方法　投照时患者取立位或者坐位，颈椎呈垂直状态或稍向前倾斜，下颌颏部置于颏托正中，用前牙切缘咬在合板槽内，头矢状面与地面垂直，听眶线与听鼻线的分角线与地面平行，用额托和头夹将头固定。用 15cm×30cm 胶片，将装好胶片的暗盒固定在胶片架上。X 线管向头侧倾斜 5°~7°。层面选择在颏托标尺的零位。在拍摄时，胶片绕患者头部旋转。同时，X 线球管沿相

反方向绕其垂直轴旋转。带有夹缝的限线板位于胶片前，使得一次只曝光一部分，因此双侧颌面结构可以在同一张片子上得到连续显示。

临床意义　全口曲面断层片常用于观察上下颌骨肿瘤、外伤、炎症、畸形等病变及其与周围组织的关系。下颌位曲面断层片和上颌位曲面断层片主要用于观察下颌或上颌的病损，其所显示的相应影像常比全口牙位曲面断层片更为清楚。

(周 洪)

锥体束 CT （cone beam computed tomography，CBCT）

zhuītǐshù CT

采用锥形 X 射线束和二维探测器取代传统 CT 的扇形束和一维探测器进行扫描的 X 线诊断设备。锥形 X 射线束只需围绕患者旋转 1 周，即可获得三维重建所需的所有数据，实现所谓的直接体积重建。扫描过程中所获得的数字信息为原始数据，通过计算机软件可以对其进行一次重建和二次重建，重现不同方向上的三维图像，从而提高获取投影数据的速度和 X 射线的利用率；同时重建的体积图像的轴向分辨率也得到了很大的提高。CBCT 单次扫描获得的锥体束容积数据同时包含了软、硬组织，并允许计算机对数据进行二次重建，可分别在垂直于轴向、冠状向和矢状向的平面上生成二维多层重建影像，并提供"实时"显示模式，能同时显示某一部位在 3 个平面上的情况及变化，便于观察。

相较于传统的二维方法，CBCT 的最大优势在于能够进行三维重建，可以在重建影像上进行直观评价和三维测量。从 CBCT 图像中可以提取颅面部软、硬组织结构，理论上可以分割任意的

解剖结构，如骨骼、牙根、气道、关节等，还可以用于正畸临床上阻生牙和额外牙空间位置的判断及评估颞下颌关节及气道的情况。

(许天民)

头影测量分析 （cephalometric analysis）

tóuyǐng cèliáng fēnxī

对 X 线头颅定位影像进行测量，了解牙、颌及颅面软、硬组织的结构情况、相互间关系及内在机制的方法。也是口腔正畸及口腔外科等学科的临床诊断、治疗设计及研究工作的重要手段。布罗德本特（Broadbent）于 1931 年奠定了 X 线头影测量的定位基础，后来经不断完善，形成了多种 X 线头影测量分析方法，使该技术得以在正畸临床被广泛开展与应用。

主要用途如下：①研究颅颌面生长发育：通过对颅颌面生长发育的 X 线头影测量分析研究，可以明确儿童颅颌面生长发育机制，快速生长期的年龄、性别间差异，以及进行颅颌面生长发育预测。②牙、颌、颅、面畸形的诊断分析：通过 X 线头影测量对颅颌面畸形的个体进行测量分析，了解畸形的机制、主要性质及部位，是骨性畸形还是牙性畸形，对畸形做出正确的诊断。③确定错𬌗畸形的矫治设计：从 X 线头影测量分析中可以得出患者牙、颌、颅、面结构特征，根据错𬌗畸形的机制，确定颌骨与牙矫治的理想位置，从而制订出正确可行的矫治方案。④观察矫治中及治疗后牙、颌、颅、面形态结构变化：用以评价矫治中与矫治后，牙、颌、颅、面形态结构发生的变化，了解矫治器的作用机制和矫治后的稳定性及复发情况。⑤正颌外科的诊断和矫治设计：对需进行正颌外科手术的严重颅

颌面畸形患者颅颌面软、硬组织进行分析，得出畸形产生的主要机制，为正颌外科手术方案的制订提供充分的根据。⑥下颌功能分析：进行下颌运动、语言发音时的腭功能，息止𬌗间隙及下颌由息止𬌗位至正中咬合时髁突、下颌运动轨迹的功能研究。

（丁　寅　金作林）

tóuyǐng cèliáng biāozhìdiǎn

头影测量标志点（cephalometric landmark）

在 X 线头影测量片上用来构成一些测量平面、测量角度、测量线段与比例的点。头影测量标志点可分为两类：一类是解剖标志点，另一类是引伸点。常用的标志点如下（图1~4）。

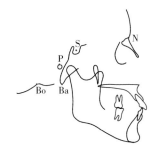

图1　颅部标志点

注：1. 蝶鞍点（S）；2. 鼻根点（N）；3. 耳点（P）；4. 颅底点（Ba）；5. 博尔顿点（Bo）

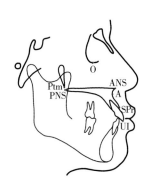

图2　上颌标志点

注：1. 眶点（O）；2. 翼上颌裂点（Ptm）；3. 前鼻棘点（ANS）；4. 后鼻棘点（PNS）；5. 上牙槽座点（A）；6. 上牙槽缘点（SPr）；7. 上中切牙点（UI）

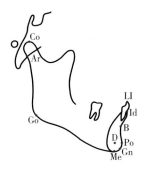

图3　下颌标志点

注：1. 髁顶点（Co）；2. 关节点（Ar）；3. 下颌角点（Go）；4. 下颌骨骨性联合的中心点（D点）；5. 下牙槽座点（B）；6. 下牙槽缘点（Id）；7. 下切牙点（LI）；8. 颏前点（Po）；9. 颏下点（Me）；10. 颏顶点（Gn）

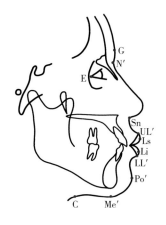

图4　软组织侧面标志点

注：1. 额点（G）；2. 软组织鼻根点（N′）；3. 眼点（E）；4. 鼻下点（Sn）；5. 上唇缘点（UL′）；6. 上唇突点（Ls）；7. 下唇缘点（LL′）；8. 下唇突点（Li）；9. 软组织颏前点（Po′）；10. 软组织颏下点（Me′）；11. 颈点（C）

颅部标志点　①蝶鞍点（S点）：蝶鞍中心点，位于 X 线侧位片影像的蝶鞍中心。②鼻根点（N点）：鼻额缝的最前点，代表面部与颅部的结合处。③耳点（P点）：外耳道的最上点。头影测量片上常以定位仪耳塞影像的最上点为机械耳点。但也有学者使用外耳道影像的最上点来代表解剖耳点。④颅底点（Ba点）：枕骨大孔前缘的中点，常作为后颅底的标志。⑤博尔顿（Bolton）点：枕骨髁突后切迹的最凹点。

上颌标志点　①眶点（O点）：眶下缘的最低点。②翼上颌裂点（ptm点）：翼上颌裂轮廓的最下点。此标志点代表上颌骨的后界和磨牙近远中向位置。③前鼻棘点（ANS点）：前鼻棘的前界。常作为确定腭平面的两个标志点之一。④后鼻棘点（PNS点）：硬腭后部骨棘的后界。与前鼻棘点共同构成腭平面。⑤上牙槽座点（A点）：前鼻棘点与上牙槽缘点间的上颌骨前部最凹点，反映上颌骨突度。⑥上牙槽缘点（SPr点）：上牙槽突的最前下点。此点位于上中切牙的牙釉质–牙骨质界处。⑦上中切牙点（UI点）：上中切牙切缘的最前点，代表上颌中切牙位置。

下颌标志点　①髁顶点（Co点）：髁突的最上点，反映髁突位置。②关节点（Ar点）：颅底下缘与下颌髁突颈后缘的交点。③下颌角点（Go点）：下颌角的后下点。可通过下颌升支平面与下颌平面交角的分角线与下颌角相交点来确定。④D点：下颌骨骨性联合的中心点。⑤下牙槽座点（B点）：下牙槽突缘点与颏前点间的下颌骨前部最凹点，反映下颌骨突度。⑥下牙槽缘点（Id点）：下牙槽突的最前上点。此点位于下中切牙的牙釉质–牙骨质界处。⑦下切牙点（LI点）：下中切牙切缘的最前点，反映下切牙位置。⑧颏前点（Po点）：颏部的最前点。⑨颏下点（Me点）：颏部的最下点。⑩颏顶点（Gn点）：即颏前点与颏下点的中点。

软组织侧面标志点 ①额点（G 点）：额部的最前点。②软组织鼻根点（N′点）：软组织侧面相应的鼻根点。③眼点（E 点）：睑裂的眦点。④鼻下点（Sn 点）：鼻小柱与上唇的交界点。⑤上唇缘点（UL′点）：上唇黏膜与皮肤的交界点。⑥上唇突点（Ls 点）：上唇的最突点。⑦下唇缘点（LL′点）：下唇黏膜与皮肤的交界点。⑧下唇突点（Li 点）：下唇的最突点。⑨软组织颏前点（PO′点）：软组织颏部的最前点。⑩软组织颏下点（Me′点）：软组织颏部的最下点。⑪颈点（C 点）：软组织颏部与颈部连接点。

（丁 寅 金作林）

tóuyǐng cèliáng píngmiàn

头影测量平面（cephalometric plane） 用于 X 线头影测量分析的参考平面。分基准平面与测量平面（图1，图2）。

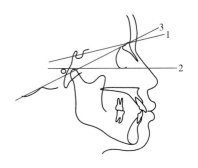

图 1 基准平面
注：1. 前颅底平面（SN 平面）；2. 眼耳平面（FH 平面）；3. 博尔顿平面（Bo-N 平面）

基准平面 在头影测量中作为基准且相对稳定的平面。由此平面与各测量标志点及其他测量平面间构成角度、线距、比例等测量项目。最常用的基准平面为前颅底平面、眼耳平面和博尔顿（Bolton）平面。①前颅底平面（SN 平面）：由蝶鞍点与鼻根点的连线组成。②眼耳平面（FH 平面）：由耳点与眶点连线组成。③博尔顿平面（Bo-N 平面）：由博尔顿点与鼻根点连接线组成。

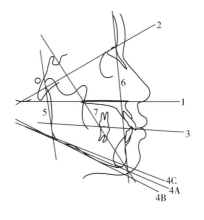

图 2 测量平面
注：1. 腭平面（ANS-PNS 平面）；2. 全颅底平面（Ba-N 平面）；3. 殆平面（OP 平面）：A. 第一恒磨牙的咬合中点与上下中切牙间的中点连线；B. 功能殆平面（未列出）4. 下颌平面（MP 平面）：A. 下颌角下缘与颏下点切线；B. 下颌下缘最底部切线；C. Go-Gn 连线；5. 下颌支平面（RP 平面）；6. 面平面（N-Po 平面）；7. Y 轴

测量平面 ①腭平面（ANS-PNS 平面）：后鼻棘与前鼻棘的连线。②全颅底平面（Ba-N 平面）：颅底点与鼻根点的连线。③殆平面（OP 平面）：一般有两种确定方法。一种是以第一恒磨牙的咬合中点与上下中切牙间的中点（覆殆或开殆的 1/2 处）的连线。另一种是自然或功能殆平面，由均分后牙殆接触点而得，常使用第一恒磨牙及第一乳磨牙或第一前磨牙的殆接触点。④下颌平面（MP 平面）：确定方法有3种。通过颏下点与下颌角下缘相切的线，下颌下缘最低部的切线，下颌角点与下颌颏顶点间的连线（G₀-Gₙ 连线）。⑤下颌支平面（RP 平面）：下颌升支及髁突后缘的切线。⑥面平面（N-Po 平面）：由鼻根点与颏前点的连线组成。⑦Y 轴：蝶鞍中心与颏顶点的连线。

（丁 寅 金作林）

tóuyǐng cèliáng xiàngmù

头影测量项目（cephalometric item） 分为角度测量、线距测量及线距比例测量。每一测量项目都有其特定的意义，反映相应的结构特征或变化趋势（图1~3）。

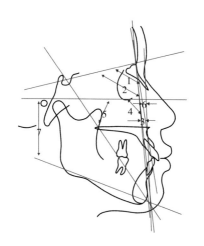

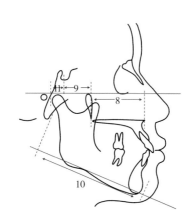

图 1 上下颌骨测量项目
注：1. SNA 角；2. SNB 角；3. ANB 角；4. 面角（NP-FH）；5. Y 轴角；6. 颌凸角（NA-PA）；7. 下颌平面角（MP-FH）；8. 上颌长（ANS-Ptm）；9. 上颌位置（S-Ptm）；10. 下颌长（Co-Po）；11. 下颌位置（S-Co）

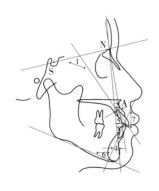

图2 上下前牙测量项目

注：1. U1-SN 角；2. U1-NA 角；3. U1-NA 距；4. L1-NB 角；5. L1-NB 距；6. L1-MP 角；7. 上下中切牙角（U1-L1）

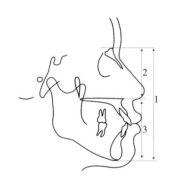

图3 面部高度测量项目

1. 全面高（N-Me）；2. 上面高（N-ANS）；3. 下面高（ANS-Me）；4. 上面高与全面高之比 N-ANS/N-Me×100%；5. 下面高与全面高之比 ANS-Me/N-Me×100%

上下颌骨测量项目 通常所用的基准平面为前颅底平面和眼耳平面。①SNA 角：由蝶鞍中心、鼻根点及上牙槽座点所构成的角。反映上颌骨相对于颅部的突度。②SNB 角：蝶鞍中心、鼻根点及下牙槽座点所构成的角。反映下颌骨相对于颅部的突度。③ANB 角：上牙槽座点、鼻根点及下牙槽座点构成的角。其反映上下颌骨的矢状向相对位置。④NP-FH（面角）：面平面与眼耳平面相交的后下角。反映下颌骨的凸缩关

系。⑤Y 轴角：蝶鞍中心与颏顶点的连线与眼耳平面相交的下前角。反映下颌骨的生长方向。⑥NA-PA（颌凸角）：由鼻根点至上牙槽座点连线与颏前点至上牙槽座点连线延长线的上交角。其反映了上下颌骨的凸缩关系。⑦MP-FH（下颌平面角）：下颌平面与眼耳平面的交角。反映下颌骨的生长方向。⑧ANS-Ptm（上颌长）：翼上颌裂点与前鼻棘点在眼耳平面上垂足间的距离。反映上颌骨矢状向长度。⑨S-Ptm（上颌位置）：翼上颌裂点与蝶鞍中心点在眼耳平面上垂足间的距离。反映上颌骨矢状向位置。⑩Co-Po（下颌长）：髁突后缘切线与颏前点切线在下颌平面上垂足间的距离。反映下颌骨长度。⑪S-Co（下颌位置）：髁突后切线与蝶鞍中心在眼耳平面上垂足间的距离。反映下颌骨矢状向位置。

上下前牙测量项目 ①U1-SN 角：上中切牙长轴与 SN 平面相交的下内角。反映了上中切牙唇倾度。②U1-NA 角：上中切牙长轴与鼻根点–上牙槽座点连线（NA）的交角。其反映了上中切牙唇倾度。③U1-NA 距：上中切牙切缘至鼻根点–上牙槽座点连线（NA）的距离。其反映了上中切牙凸度。④L1-NB 角：下中切牙长轴与鼻根点–下牙槽座点连线（NB）的交角。反映下中切牙唇倾度。⑤L1-NB 距：下中切牙切缘至鼻根点–下牙槽座点连线（NB）的距离。反映下中切牙凸度。⑥L1-MP 角：下中切牙长轴与下颌平面相交的上内角。反映下中切牙相对于下颌平面倾斜度。⑦上下中切牙角（U1-L1）：上中切牙长轴与下中切牙长轴的后交角。反映上下中切牙唇倾度。

面部高度测量项目 ①全面

高（N-Me）：鼻根点至颏下点的距离。②上面高（N-ANS）：鼻根点至前鼻棘点的距离。③下面高（ANS-Me）：前鼻棘至颏下点的距离。④上面高与全面高之比：N-ANS/N-Me×100%。⑤下面高与全面高之比：ANS-Me/N-Me×100%。

（丁 寅 金作林）

tóuyǐng cèliángtú chóngdié

头影测量图重叠（cephalometric superposition） 通过对不同阶段头影测量片描记图进行重叠，分析治疗前后或生长发育过程中颌骨与牙的空间位置变化。

头影测量重叠图能真实反映正畸临床治疗的效果，精确分析矫治带来的牙与颌骨改变。此外，头影测量图的重叠是对儿童颅颌面生长发育进行纵向研究的科学手段，有助于观察儿童颅颌面生长发育的趋势，评估不同阶段颅颌面生长发育的特征，以及生长发育加速期、高峰期与减速期的年龄。

头影测量图重叠分为颅底重叠、腭平面重叠、下颌平面重叠。观察上下颌骨的生长多用颅底重叠。多数观点认为，处于生长发育期儿童，蝶鞍点（S）点与鼻根点（N）点的位置相对稳定，而颅底点（Ba 点）随生长发育向后下移动。所以用前颅底平面重叠来评估上下颌骨的矢状向变化相对稳定，能较好满足临床观察与研究的需求。腭平面重叠，主要用于分析矫治前后上颌切牙与磨牙的位置改变，包括前后向变化（切牙唇舌向移动与倾斜度变化、磨牙近远中移动）与垂直向变化（切牙与磨牙压低与升高）等。下颌平面重叠主要用于分析矫治前后下颌切牙与磨牙位置的变化，包括前后向变化（切牙唇舌向移

动与倾斜度变化、磨牙近远中移动）与垂直向变化（切牙与磨牙压低与升高）等。

（丁　寅　金作林）

tóuyǐng cèliáng fēnxī fāngfǎ

头影测量分析方法（cephalometric analysis method）

对头颅定位片进行角度、线距及比例关系进行测量与分析，了解和评价牙颌面形态与结构的方法。主要用于分析颅颌面牙、骨骼与软组织间的位置关系，对错𬌗畸形机制进行分析，并做出诊断及矫治设计。X 线头影测量技术已有数十种头影测量分析法，各种分析方法的测量项目各不相同，无论何种方法都会将这些项目组合成为一个整体，对错𬌗畸形机制进行综合评价。常用的分析法有唐斯分析法、斯坦纳分析法、特威德分析法、怀利分析法、潘切兹分析法、霍尔德威分析法等。

（丁　寅　金作林）

Tángsī fēnxīfǎ

唐斯分析法（Downs analysis）

以眼耳平面为基准平面的 X 线头影测量分析方法。由美国口腔正畸医师唐斯（Downs）于 1949 年提出，因此得名。包括 10 项测量内容，内容较为完善，现仍在临床广泛应用（图 1，图 2）。

骨骼间关系测量 ①面角（NP-FH）：面平面与眼耳平面相交的下后角。反映下颌凸缩程度。②颌凸角（NA-PA）：NA 与 PA 延长线的上交角。反映上下颌骨凸缩情况。③上下牙槽座角（AB-NP）：AB 或其延长线与面平面的交角。反映上下颌牙槽基骨的矢状向相互位置关系。④下颌平面角（MP-FH）：下颌平面与眼耳平面的交角。反映下颌平面的倾斜度与面高。⑤Y 轴角（Y-FH）：Y 轴与眼耳平面相交的下

内角。反映下颌骨的生长方向。

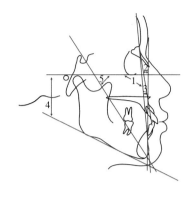

图 1　骨骼间关系测量

注：1. 面角（NP-FH）；2. 颌凸角（NA-PA）；3. 上下牙槽座角（AB-NP）；4. 下颌平面角（MP-FH）；5. Y 轴角（Y-FH）

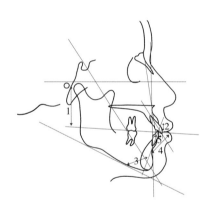

图 2　牙与骨骼间关系测量

注：1. 𬌗平面角（OP-FH）；2. 上下中切牙角（U1-L1）；3. 下中切牙-下颌平面角（L1-MP-FH）；4. 下中切牙-𬌗平面角（L1-OP-FH）；5. 上中切牙凸距（U1-AP）

牙与骨骼间关系测量 ①𬌗平面角（OP-FH）：𬌗平面与眼耳平面的交角。反映𬌗平面的前后向倾斜度。②上下中切牙角（U1-L1）：上下中切牙牙长轴的后交角。反映上下中切牙唇倾度。③下中切牙-下颌平面角（L1-MP-FH）：下中切牙长轴与下颌平面的交角。反映下中切牙相对于

下颌平面的倾斜度。④下中切牙-𬌗平面角（L1-OP-FH）：下中切牙长轴与𬌗平面相交的下前角。反映下中切牙相对于功能𬌗平面的倾斜度。⑤上中切牙凸距（U1-AP）：上中切牙切缘至 AP 连线的距离。反映上中切牙的凸度。

（丁　寅　金作林）

Sītǎnnà fēnxīfǎ

斯坦纳分析法（Steiner analysis）

以前颅底平面为基准平面的 X 线头影测量分析方法。由美国口腔正畸医师斯坦纳（Steiner）于 1953 年提出，因此得名。广泛应用于口腔正畸临床诊断分析与矫治设计，包括 14 项测量内容（图）。①SNA 角：蝶鞍中心-鼻根点-上牙槽座点成角。代表上颌基骨相对颅部的前后位置关系。②SNB 角：蝶鞍中心-鼻根点-下牙槽座点成角。代表下颌基骨相对颅部的前后位置关系。③ANB 角：上牙槽座点-鼻根点-下牙槽座点成角。此角为 SNA 与 SNB 角的差，代表上下颌基骨间的前后位置关系。④SND 角：蝶鞍中心-鼻根点-骨性下颌联合中点构成的角。代表下颌整体相对颅部的前后位置关系。⑤U1-NA 角：上中切牙长轴与 NA 连线的交角。代表上中切牙的唇倾度。⑥U1-NA 距：上中切牙切缘至 NA 连线的距离。此线距代表上中切牙的凸度。⑦L1-NB 角：下中切牙切缘与 NB 连线的交角。代表下中切牙的唇倾度。⑧L1-NB 距：下中切牙切缘至 NB 连线的距离。此线距代表下中切牙的凸度。⑨Po-NB 距：颏前点至 NB 连线的距离。此线距代表颏部突度。⑩U1-L1：上下中切牙长轴后交角。此角代表上下中切牙唇倾度。⑪OP-SN：𬌗平面与前颅底平面的交角。代表𬌗平面的倾斜度。⑫GoGn-SN：

GoGn 连线与前颅底平面交角。此角反映下颌平面的倾斜度及面部高度。⑬SL：蝶鞍点至颏前点向 SN 平面做垂线的交点间距离。代表下颌颏部相对颅底的前后位置关系。⑭SE：蝶鞍点至髁突后缘点向 SN 平面做垂线的交点间距离。代表下颌髁突相对颅底的前后位置关系。SL 及 SE 两项测量相结合，可了解下颌前后位置的变化及下颌生长发育情况。

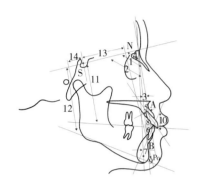

图 斯坦纳分析法

注：1.SNA 角；2.SNB 角；3.ANB 角；4.SND 角；5.U1-NA 角；6.U1-NA 距（mm）；7.L1-NB 角；8.L1-NB 距（mm）；9.Po-NB 距（mm）；10.U1-L1；11.OP-SN；12.GoGn-SN；13.SL（mm）；14.SE（mm）

（丁 寅 金作林）

Tèwēidé fēnxīfǎ

特威德分析法（Tweed analysis）

由眼耳平面、下颌平面、下中切牙长轴所组成的代表面部形态结构的三角测量分析方法。由美国口腔正畸医师特威德（Tweed）于 1945 年提出，因此得名。包括以下测量内容（图）：①眼耳平面－下颌平面角（FMA）：眼耳平面与下颌平面的交角（以下颌下缘的切线作为下颌平面）。此角反映下颌平面的倾斜度与面下部高度。②下中切牙－下颌平面角（IMPA）：下中切牙长轴与下颌平面交角。此角反映下中切牙相对于下颌平面的倾斜度。③下中切牙－眼耳平面角（FMIA）：下中切牙的长轴与眼耳平面的交角。此角反映下中切牙唇倾度。

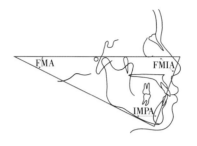

图 特威德分析法

注：1. 眼耳平面－下颌平面角（FMA）；2. 中切牙－下颌平面角（IMPA）；3. 下中切牙－眼耳平面角（FMIA）

特威德分析法中，不论错𬌗的部位在何处，均以下颌的分析为依据。特威德认为，FMIA65°是建立良好面型的重要条件。因而，FMIA65°成为矫治追求目标。在 3 项测量项目中，FMA 较难使用一般的正畸方法来改变，因而要达到 FMIA 的矫治目标，主要依靠改变下中切牙的位置与倾斜度来完成。

（丁 寅 金作林）

Wēitèsī fēnxīfǎ

威特斯分析法（Wits analysis）

用于测量上下颌骨前部的前后位置关系的头影测量分析方法。由美国口腔正畸医师雅各布森（Jacobson）于 1975 年提出。雅各布森认为，由于鼻根点位置的变异，会影响 SNA 与 SNB 角，此时 ANB 角不能确切反映出上下颌骨前部的前后位置关系。此外，当上下颌骨相对颅底平面发生顺时针或逆时针旋转时，也会影响 ANB 角的测量值。为此雅各布森提出了一种新的测量法来代替原先测量方法。

具体方法：分别从上、下牙槽座点 A、B 向功能性𬌗平面做垂线，两垂足分别为 Ao 点与 Bo 点，然后测量 Ao 点与 Bo 点间的距离，以反映上、下颌骨前部的前后位置关系（图）。

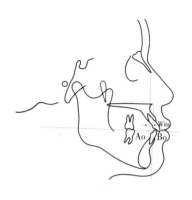

图 威特斯分析法（Ao-Bo 距离）

雅格布森从 21 个正常𬌗个体测量得出均值。他发现女性正常𬌗通常 Ao 点和 Bo 点相重合；而男性正常𬌗通常 Bo 点位于 Ao 点前方 1mm。所以女性正常𬌗"Wits"值为 0，而男性为－1mm（Bo 在 Ao 前方定为负值）。当"Wits"值过大，表示上、下颌骨为安氏Ⅱ类骨性错𬌗畸形，反之则为安氏Ⅲ类骨性错𬌗畸形。

（丁 寅 金作林）

Huáilì fēnxīfǎ

怀利分析法（Wylie analysis）

对牙颌面形态结构深度及高度进行测量的头影测量分析方法。1951 年美国学者怀利（Wylie）提出所有的测量主要是线距的测量。面部深度测量以蝶鞍点作为测量坐标，以眼耳平面为基准平面，由蝶鞍中心和所要测量的各标志点向眼耳平面做垂线，测量标志点垂足与蝶鞍点垂足之间距离，或测量标志点垂足之间的距离（图1，图2）。所有测量均以毫米为测量单位。

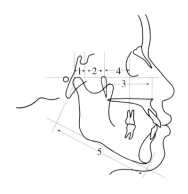

图1 深度测量
注：1. 髁突后切线-蝶鞍中心（Co-S）；2. 蝶鞍中心-翼上颌裂（Ptm-S）；3. 上颌长度（ANS-Ptm）；4. 翼上颌裂-上颌第一磨牙（Ptm-U6）；5. 下颌长度（Co-Po）

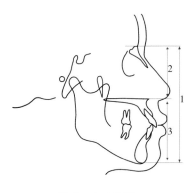

图2 高度测量
注：1. 全面高（N-Me）；2. 面上部高（N-ANS）；3. 面下部高（ANS-Me）；4. 面上部高占全面高之百分比 N-ANS/N-Me × 100%；5. 面下部占全面高之比 ANS-Me/N-Me×100%

深度测量 ①髁突后切线-蝶鞍中心（Co-s）：髁突后缘和蝶鞍中心向眼耳平面做垂线，两垂足间的距离。代表了下颌髁突的前后位置。②蝶鞍中心-翼上颌裂（Ptm-S）：蝶鞍中心垂线至翼上颌裂垂线间的距离。代表了上颌后界的前后位置。③上颌长度（ANS-Ptm）：翼上颌裂垂线至前鼻棘垂线间的距离。④翼上颌裂-上颌第一磨牙（Ptm-U6）：翼上颌裂垂线至上颌第一磨牙颊沟垂线间的距离。代表上牙弓的前后位置。⑤下颌长度（Co-Po）：此测量以下颌平面为基准平面。由髁突后缘做切线垂直下颌平面，再从颏前点做切线垂直下颌平面，测量两垂线间的距离。

高度测量 分别从鼻根点、前鼻棘以及颏下点做线与眼耳平面平行，测量各平行线之间的垂直距离。①全面高（N-Me）：鼻根点至颏下点间的距离。②面上部高（N-ANS）：鼻根点至前鼻棘点间的距离。③面下部高（ANS-Me）：是前鼻棘点至颏下点间的距离。④ N-ANS/N-Me × 100%：是面上部高占全面高之百分比。⑤ ANS-Me/N-Me × 100%：面下部高占全面高之百分比。

（丁　寅　金作林）

Pānqiēzī fēnxīfǎ

潘切兹分析法（Pancherz analysis）

对颌骨与牙槽骨矢状方向变化量进行测量的头影测量分析方法。1991年瑞典学者潘切兹（Pancherz）提出。通过测量治疗前后颌骨及牙槽骨矢状方向的线距变化，定量分析矢状向上下颌骨骨性及牙性的变化，常用于Ⅱ类错𬌗畸形功能矫治效果分析（图）。

头颅参照系统 以前颅底平面（NSL）为重叠平面，蝶鞍点（S点）为重叠点，𬌗平面（OL）为水平参照轴，过S点做OL的垂线OLP为垂直参照轴，分析治疗前后骨骼、牙位置、覆盖及磨牙位置的变化。

标志点 鼻根点（N），蝶鞍点（S），上牙槽座点（ss），下中切牙切缘点（ii），上中切牙切缘点（is），下磨牙前点（mi），上磨牙前点（ms），颏前点（Pg），髁顶点（Co），下颌角点（Go），颏下点（Me）。

测量平面 上中切牙切缘点和上颌第一恒磨牙远中颊尖点的连线（OL），通过S点垂直于OL的直线（OLP），前颅底平面（NSL），下颌平面（ML），𬌗平面倾斜度（OL/NSL），下颌平面倾斜度（ML/NSL）。通过ss、ii、is、mi、ms、Pg做OLP的垂线，分别记为ss/OLP、ii/OLP、is/OLP、mi/OLP、ms/OLP、Pg/OLP。

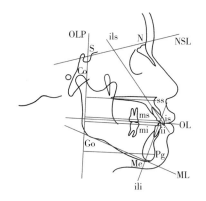

图 潘切兹分析法
注：1. 上中切牙切缘的位置（is/OLP）；2. 下中切牙切缘的位置（ii/OLP）；3. 上颌第一磨牙的位置（ms/OLP）；4. 下颌第一磨牙的位置（mi/OLP）；5. 前牙覆盖（is/OLP-ii/OLP）；6. 磨牙关系（ms/OLP-mi/OLP）；7. 上颌基骨的位置（ss/OLP）；8. 下颌基骨的位置（Pg/OLP）；9. Co点到OLP的距离（Co/OLP）；10. 下颌骨长度（Go/Me）；11. 上切牙角（ils/NSL）；12. 下切牙角（ili/ML）；13. 上下切牙角（ils/ili）

测量指标 ①上中切牙切缘的位置（is/OLP）。②下中切牙切缘的位置（ii/OLP）。③上颌第一磨牙的位置（ms/OLP）。④下颌第一磨牙的位置（mi/OLP）。⑤前牙覆盖（is/OLP-ii/OLP）。⑥磨牙关系（ms/OLP-mi/OLP），正值表示远中关系，负值表示近中关系。⑦上颌基骨的位置（ss/OLP）。⑧下颌基骨的位置（Pg/OLP）。⑨Co点到OLP的距离（Co/OLP）。⑩下颌骨长度（Go/Me）。⑪上切牙角（ils/NSL）：上切牙长轴与前颅底平面角。⑫下切牙角（ili/ML）：下切牙长轴与下颌平面角。⑬上下切牙角（ils/ili）。

测量项目 ①前牙覆盖（is/OLP-ii/OLP）。②磨牙近远中关系（ms/OLP-mi/OLP）。③上中切牙相对于上颌骨的位置（is/OLP-ss/OLP）。④下中切牙相对于下颌骨的位置（ii/OLP-pg/OLP）。⑤上颌第一磨牙相对于上颌骨的位置（ms/OLP-ss/OLP）。⑥下颌第一磨牙相对于下颌骨的位置（mi/OLP-pg/OLP）。

计算公式 如下所述。

覆盖减小量=骨性变化量+牙性变化量=（治疗前后下颌骨相对于OLP的位置变化量-治疗前后上颌骨相对于OLP的位置变化量）+（治疗前后下中切牙相对于下颌骨的位置变化量-治疗前后上中切牙相对于上颌骨的位置变化量）。

磨牙关系变化量=骨性变化量+牙性变化量=（治疗前后下颌骨相对于OLP的位置变化量-治疗前后上颌骨相对于OLP的位置变化量）+（治疗前后下颌第一磨牙相对于下颌骨的位置变化量-治疗前后上颌第一磨牙相对于上颌骨的位置变化量）。

骨性变化比例=骨性变化量/（骨性变化量+牙性变化量）×100%。

牙性变化比例=牙性变化量/（骨性变化量+牙性变化量）×100%。

（丁　寅　金作林）

Huò'ěrdéwēi fēnxīfǎ

霍尔德威分析法（Holdaway analysis）

以"H"线为基准平面，用于进行颌面部软组织测量的头影测量分析方法（图）。1983年美国学者霍尔德威（Holdaway）提出。将从上唇凸点至软组织颏前点的连线作为基准平面，称为"H"线，将该线与软组织N-B连线构成的角称为"H"角。即霍尔德威唇形分析的H线与H角。霍尔德威将白种人的正常侧貌标准：ANB角2°，H角7°~8°，下唇缘正好位于H线上，鼻部与上唇的比例协调，鼻顶点位于H线前方9mm（13岁），唇肌无紧张状态。

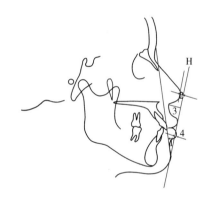

图 霍尔德威分析法
注：1. H角；2. 鼻尖点至H线距离（Pn-H）；3. 鼻下点至H线距离（Sn-H）；4. 下唇凸点至H线距离（LL-H）

中国人恒牙初期鼻尖点至H线距离（Pn-H）为0.6±2.2mm。鼻下点至H线距离（Sn-H）男性为9.9±2.1mm，女性为8.6±2.2mm。下唇凸点至H线距离（LL-H）为1.2±1.0mm。在生长过程中Pn-H距离逐渐增大，Sn-H距离却逐渐减小，而LL-H距离则无明显变化。

（丁　寅　金作林）

jisuànjī fǔzhù tóuyǐng cèliáng

计算机辅助头影测量（computer-generated cephalometrics）

将头影测量图上所确定的各测量标志点转换成坐标值，由电子计算机算出各测量项目的结果并进行统计分析的方法。

组成 由计算机主机及图形数值化仪、打印机、显示器、绘图仪、存储器（软、硬磁盘）等设备组成及测量分析软件。

优点 具有高精确性、高效率及进行大样本分析的特点，使之更加便利地用于临床正畸诊断设计、评价治疗效果。计算机辅助头影测量将X线头影测量技术从二维测量开始向三维测量及与立体摄影相结合的方向发展。

工作程序 ①标志点的确定：根据所需测量的项目在头影图上标出标志点。根据这些标志点，确定测量平面、角度、线距，以及线距比例等测量内容。②导入直角坐标系：头影图迹置于直角坐标系中，各标志点间的相互位置关系即固定，分为X轴与Y轴值。③从点坐标到测量值：从点坐标到测量值，包括角度、线距、投影距等不同形式。④数据的输入-图形数字化：在头影图迹上确定了标志点后，通过图形数字化仪，将图形上的标志点以坐标值的形式输入计算机。通过打印机打印测量结果，通过绘图仪绘出（按预定程序）颅颌面结构模式图。数据的输入也可通过对头颅侧位X片的直接扫描而输入计算机，而在显示器上的头颅侧位X片图像上直接定点输入。

（丁　寅　金作林）

shēngzhǎngfāyù fēnxī

生长发育分析（evaluation of growth and development）

通过一定的方法或手段，了解个体生

长发育的真实情况，以便为口腔正畸临床诊断、矫治设计及预后估计等提供科学依据的分析方法。

生长发育状况的正确估计对口腔正畸临床实践十分重要。例如，在替牙期或恒牙初期，如果能预测第三磨牙将来萌出间隙是否够或相差多少，将对矫治设计和远期预后估计十分有利，这就需要对下颌未来生长有比较有效的预测性评估；对于患者错𬌗畸形矫治的最佳时机，学者们普遍主张骨性错𬌗畸形应早期矫治，在替牙期甚至乳牙期，因为这时骨骼处在生长发育活跃期，骨骼可塑性较强，比较容易矫治，这就是骨性错𬌗畸形早期矫治的重要依据之一；选择针对治疗错𬌗畸形的方法首先取决于生长发育，正颌外科手术原则上应在生长发育完成后实施，功能性矫治器一般不宜用于生长发育已完成的患者。总之，患者生长发育状况与正畸诊断、治疗设计、治疗目标、治疗结果乃至治疗后的复发等，有着一定的或密切的关系。评估个体生长发育情况，仅靠年龄有时不准确，常常需要借助于其他指标，例如生物龄。

生物龄是年龄之外能够反映人体生长发育情况的指标。又可称为生理龄。人们常用年龄这个"天然指标"来估计个体的生长发育。年龄也能够反映个体生长发育的平均情况或一般情况。有学者认为，中国女性在 10~14 岁、男性 12~16 岁处于青春生长迸发期。但是，青春生长迸发期的开始时间及其高峰期，用年龄表示的个体差异相当大。大量的事实表明年龄不总是一个有效的评估生长发育指标。个体之间生长发育经常存在着差异，不仅存在性别差异，即使同性别个体未必同时到达青春期；也存在个体差异，处于同一年龄段的个体之间未必处于生长发育的同一阶段。这就需要引入年龄之外、能够反映生长发育真实情况的有效生物龄或生理龄，以便能正确地评价生长发育的客观情况。比较常用的生物龄有牙龄、骨龄、第二性征龄及身高龄等。

(林久祥)

yálíng

牙龄（dental age）

根据萌出牙的数目、种类及时间等评价个体所处发育阶段的指标。

主要反映牙萌出的年龄。有时也通过 X 线片来观察尚未萌出牙的牙胚形成、钙化程度（钙化龄）和牙冠或牙根形成的程度，作为评价标准。牙的萌出易受到许多外界因素的影响，如乳牙早失、乳牙滞留、恒牙错位萌出和骨粘连等，且个体差异较大，因而牙龄难以准确地反映个体的生长发育情况。

(林久祥)

shēngāolíng

身高龄（body height age）

以身高增长程度作为评价个体生长发育的指标。

身高增长是全身骨骼生长速率最有效的代表，它形成个体生长模式有效的历史性的估计，身高增长的速度与全身发育情况基本一致。一些研究表明，身高增长快的个体青春迸发期持续时间比发育慢的个体要短。成熟早的个体在青春期之后，比成熟晚的个体有较少的生长潜力。该方法较适合于初诊儿童年龄较小者，如果在矫治开始前能定期获得一系列身高增长观察的纵向记录，则可绘制出身高变化率的曲线图，然后，根据将该个体的身高增长曲线图与已知的群体平均增长图相比较，便可大概预测出青春快速生长期是否来临。虽然通过身高龄可以较准确地判断生长发育高峰期，然而其临床纵向资料记录不易获得，而且难以用来估计剩余生长量。

(林久祥)

dì-èrxìngzhēng líng

第二性征龄（secondary sexual character age）

以性成熟程度作为评价个体生长发育的指标。

青春期是生殖系统逐渐发育、个体开始达到性成熟的时期。因此，代表性成熟程度的第二性征的出现，通常预示着青春期的来临。第二性征在女性可包括乳房发育、体毛及阴毛出现、月经初潮等；男性可指体毛出现、外生殖器发育、嗓音变化等。月经初潮与身高生长迸发期高度相关，月经初潮几乎恒定地发生于青春迸发期顶峰之后。在月经初潮后，身高可增加 7.6~12.7cm，直到生长完成。这种生长的大部分发生于月经初潮后的第一年。学者们普遍认为，利用月经初潮评估女性青春迸发期，简便而比较准确。但是，该标志只有在月经初潮出现后才能使用，这时往往已错过生长发育加速期；因此，尚需要其他资料来帮助进一步分析个体处于生长发育的具体阶段。

(林久祥)

gǔlíng

骨龄（skeletal age）

以骨骼发育水平作为个体生长发育评价的指标。或指儿童、青少年骨骼发育水平同骨发育标准比较而求得的发育年龄。

骨龄与身高的增长密切相关，与月经初潮的相关性高。因此，以骨龄作为身体生长发育成熟程度的指标最为合适，并得到广泛应用。评价处于生长发育期个体的骨龄是根据骨骼 X 线片中骨化中心出现的数目、成熟程度、骨骺边缘结构及干骺端表面改形情况以及骨骺和干骺端融合或闭合程度来加以判断的。学者们发现手腕部的骨化中心比较多，比较便于判断骨龄。手腕骨含有 3 种骨结构：①长骨：由 3 个骨化中心（1 个骨干中心及 2 个骨骺中心）发育而成。②短骨：由两个骨化中心（1 个骨干中心及 1 个骨骺中心）发育而成。③圆骨：由 1 个骨化中心发育而成。其他多数部位的骨骼仅含有 1 种骨结构，缺乏多样性变化。手腕骨投照时，定位比较容易，更容易应用于临床实践。鉴于拍摄 X 线头颅侧位片已成为正畸临床的常规检查，一些学者试图应用颈椎骨骨龄替代手腕骨骨龄，以避免加拍手腕骨片。一些研究发现颈椎骨发育与手腕骨及全身生长发育密切相关，于 20 世纪 70 年代初取得了突破性进展，使得应用颈椎骨龄评价生长发育成为可能。

（林久祥）

shǒuwàngǔ gǔlíng fēnqīfǎ

手腕骨骨龄分期法 （hand-wrist maturation method） 根据 X 线片手腕骨发育情况评价个体生长发育的方法。

一般使用左手后前位手腕骨 X 线片，摄片范围应包括全部手指、腕部、桡骨及尺骨远端上方 2~3mm。手腕骨的结构应清晰可见，形成手腕骨 X 线图谱，如图所示。手腕部集中了大量的长骨、短骨、圆骨。其中，腕骨 9 块，掌骨 5 块，指骨 14 块，加上尺、桡骨和拇指内侧种籽骨，共 31 块。手腕骨具有明显的个性，手腕骨和骨骺的骨化、骨骺与骨干的融合都有一定的顺序，各继发骨化中心的出现、融合各有不同

时间，便于区别，集中反映了全身骨骼的生长成熟状况，且 X 射线图像的获取较为方便。一些学者用特殊的指标使骨成熟和青春期生长曲线相联系，这种方法强调手腕部单个骨的骨成熟而不是多个骨块的平均值，许多指标在文献中被描述，包括籽骨的骨化、钩状骨的发育、第三指中节指骨的状况等。这种方法比较简单，使用比较便捷，具有较高的应用价值。

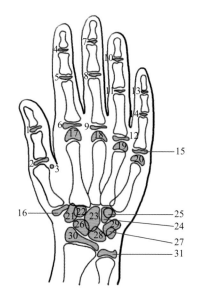

图　手腕骨 X 线解剖图谱示意

注：1. 第一指远中节指骨骺；2. 第一指近中节指骨骺；3. 籽骨；4. 第二指远中节指骨骺；5. 第二指中节指骨骺；6. 第二指近中节指骨骺；7. 第三指远中节指骨骺；8. 第三指中节指骨骺；9. 第三指近中节指骨骺；10. 第四指远中节指骨骺；11. 第四指中节指骨骺；12. 第四指近中节指骨骺；13. 第五指远中节指骨骺；14. 第五指中节指骨骺；15. 第五指近中节指骨骺；16. 第一掌骨骺；17. 第二掌骨骺；18. 第三掌骨骺；19. 第四掌骨骺；20. 第五掌骨骺；21. 大多角骨；22. 小多角骨；23. 头状骨；24. 钩状骨；25. 钩骨钩头；26. 三角骨；27. 豌豆骨；28. 月骨；29. 舟骨；30. 桡骨远中骨骺；31. 尺骨远中骨骺

（林久祥）

Géléifū hé Bùlǎng shǒuwàngǔ gǔlíng fēnqīfǎ

格雷夫和布朗手腕骨骨龄分期法 （Grave-Brown hand-wrist maturation method） 根据手腕骨的 14 项指标提出的综合评价青春生长发育状况的骨成熟评价系统的分期法。由格雷夫（Grave）和布朗（Brown）等于 1976 年提出，故此得名。该分期法将骨龄分为青春前加速期、青春高峰期和青春后减速期 3 期（图）。

青春前加速期 ①第二指近中节指骨骨骺与骨干等宽。②第三指中节指骨骨骺与骨干等宽（以上 2 阶段距离青春高峰期 2~3.3 年）。③钩状骨骨化一期。④豌豆骨骨化。⑤桡骨远中骨骺与骨干等宽（以上 3 阶段距离青春高峰期 1.1~1.7 年）。

青春高峰期 ①籽骨开始骨化。②钩状骨骨化二期。③第三指中节指骨骨骺呈帽状。④第一指近中节指骨骨骺呈帽状。⑤桡骨远中骨骺呈帽状；

青春后减速期 ①第三指远中节指骨骨骺与骨干融合（这一阶段距离青春高峰期后 1.5 年）。②第三指近中节指骨骨骺与骨干融合。③第三指中节指骨骨骺与骨干融合（以上 3 阶段距离青春高峰期后 2.3~4.6 年）。④桡骨远中骨骺与骨干融合。此期结束时，全部手腕骨融合，骨骼生长结束。

（林久祥）

Fēishénmàn shǒuwàngǔ gǔlíng fēnqīfǎ

菲什曼手腕骨骨龄分期法 （Fishman hand-wrist maturation method） 根据手腕骨 6 个解剖部位及 11 项骨成熟指标提出骨成熟评价系统的骨龄分期法。由菲什曼（Fishman）于 1981 年提出，故此得名。

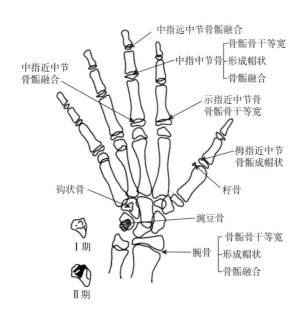

图　手腕骨骨化指标和区域

该系统把骨成熟分为4个阶段，即骨骺与骨干等宽、籽骨骨化、骨骺形成骺帽、骨骺与骨干融合（图1），这4个阶段集中于6个解剖部位：第一指、桡骨、第五指、第三指（近节指骨、中节指骨、远节指骨），并提出了11项骨成熟指标（skeletal maturity indicators，SMI）（图2）。这是一种有机的、相对简单的骨评估方法，此方法排除腕骨，因为骨化开始的顺序不规则，发生在腕骨比掌骨、指骨多。有学者将Fishman手腕骨成熟评价系统分为4期，即高峰前加速期、高峰期、高峰后减速期和生长结束期。分期具体如下。

a 骨骺骨干等宽　　b 骨化

c 骨骺形成帽状　　d 骨骺融合

图1　手腕骨骨成熟指标示意

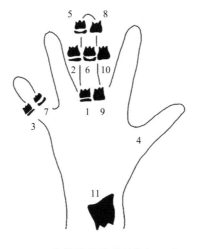

图2　菲什曼骨骼成熟指标示意

注：1. 第三指近节指骨骺骨干等宽；2. 第三指中节指骨骺骨干等宽；3. 第五指中节指骨骺骨干等宽；4. 籽骨骨化；5. 第三指远节指骨骺形成骺帽；6. 第三指中节指骨骺形成骺帽；7. 第五指中节指骨骺形成骺帽；8. 第三指远节指骨骺融合；9. 第三指近节指骨骺融合；10. 第三指中节指骨骺融合；11. 桡骨骺融合

高峰前加速期　骨骺与骨干等宽SMI 1～3。①第三指近节指骨（SMI 1）。②第三指中节指骨（SMI 2）。③第五指中节指骨（SMI 3）。

高峰期　骨化、骨骺形成骺帽SMI 4～7。④籽骨骨化（SMI 4）。⑤第三指远节指骨骺形成骺帽（SMI 5）。⑥第三指中节指骨骺形成骺帽（SMI 6）。⑦第五指中节指骨骺形成骺帽（SMI 7）。

高峰后减速期　骨骺与骨干融合SMI 8～9。⑧第三指远节指骨（SMI 8）。⑨第三指近节指骨（SMI 9）。

生长结束期　骨骺与骨干融合SMI 10～11。⑩第三指中节指骨（SMI 10）。⑪桡骨（SMI 11）。

（林久祥）

Hāgé shǒuwàngǔ gǔlíng fēnqīfǎ

哈格手腕骨骨龄分期法（Hägg hand-wrist maturation method）根据手腕骨发育的10个阶段观察指标所提出的骨龄分期法。1982年瑞典口腔正畸医师哈格（Hägg）等对比约克（Bjork）所选出的手腕骨X线片——拇指尺侧籽骨、第三指中节指骨、第三指远中指骨、桡骨骨骺4块骨块进行了研究，提出了10个阶段手腕骨发育观察指标：S，MP3-F，MP3-FG，MP3-G，MP3-H，MP3-I，DP3-I，R-I，R-IJ，R-J。哈格并据此将骨成熟过程分为3期，故此得名。

青春迸发期前　①第三指中节指骨骺骨干等宽（MP3-F）。

青春迸发期　②籽骨出现骨化（S）。③第三指中节指骨骺骨干等宽，骨骺中部增厚，远中界面与侧方边缘成直角（MP3-FG）。④第三指中节指骨骺继续增厚呈帽状，包绕骨干（MP3-G）。上述③和④可达到生长的高峰（PHV）。⑤第三指中节指骨骺开始融合（MP3-H）。⑥第三指远中节指骨骺融合（DP3-I）。

青春迸发期结束　⑦第三指中节指骨骺完全融合（MP3-I）。⑧桡骨骨骺开始融合（R-I）。⑨桡骨骨骺融合大部分完成，一侧或两侧仍有融合缝隙（R-IJ）。⑩桡骨骨骺完全融合（R-J）。

（林久祥）

jǐngzhuīgǔ gǔlíng fēnqīfǎ
颈椎骨骨龄分期法（cervical vertebral maturation method）

根据 X 线头颅侧位片的颈椎骨发育情况评价个体生长发育的方法。

正畸临床上常规要拍摄 X 线头颅侧位片，片中包括颈椎骨影像（图）。随着对生长发育研究的深入，学者们希望通过颈椎骨的观察，能够像手腕骨片那样评价生长发育的客观情况，以保护患者避免加照 X 线手腕骨片，并可减轻患者的经济负担。根据胚胎学和骨学，人的颈椎骨的钙化从胎儿开始，并随着年龄增长，颈椎骨不断地变化，直到成人期。头颅侧位片上可观察到从出生到完全成熟的颈椎发育过程。当然，这需要借助于一些研究成熟的观测方法进行评估。

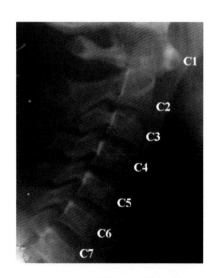

图　X 线头颅侧位片颈椎影像

（林久祥）

Lánpàsījī jǐngzhuīgǔ gǔlíng fēnqīfǎ
兰帕斯基颈椎骨骨龄分期法（Lamparski cervical vertebral maturation method）

根据颈椎骨发育的 6 个阶段观察指标所提出的骨龄分期法。1972 年美国口腔正畸研究生兰帕斯基（Lamparski）参照手腕骨骨龄分期方法，对颈椎骨的发育进行了研究，首次将颈椎骨形态变化分成 6 个阶段，提出了第一个颈椎骨骨龄分期法（cervical vertebral stages，CVS）（图）。故此得名。

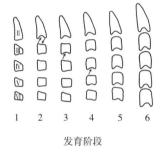

图　兰帕斯基颈椎骨骨龄分期

第 1 期（CVS 1）　各椎体下表面平直，上表面由后向前倾斜，呈锥形。

第 2 期（CVS 2）　第 2 颈椎椎体下表面凹陷，前部垂直高度增加。

第 3 期（CVS 3）　第 3 颈椎椎体下表面凹陷，其余颈椎椎体下表面仍然平直。

第 4 期（CVS 4）　所有椎体呈矩形，第 3 颈椎凹陷增加，第 4 颈椎有明显凹陷，第 5 和第 6 颈椎凹陷开始形成。

第 5 期（CVS 5）　所有椎体近似正方形，椎体间间隙减小，6 个椎体均出现明显凹陷。

第 6 期（CVS 6）　所有椎体的垂直高度均超过宽度，下缘凹陷很深。

（林久祥）

Bāqièdì jǐngzhuīgǔ gǔlíng fēnqīfǎ
巴切蒂颈椎骨骨龄分期法（Baccetti cervical vertebral maturation method）

参照下颌骨生长最高峰所提出的颈椎骨骨龄分期法。

1972 年，美国正畸医师兰帕斯基（Lamparski）测量 10~15 岁儿童第 2~6 颈椎的高度，观察颈椎在大小和形态上的变化，将颈椎骨形态变化分成 6 个阶段，得出颈椎骨骨龄的划分标准 CVS 1~6。美国正畸医师巴切蒂（Baccetti）等 2000 年高度评价了兰帕斯基的颈椎骨骨龄分期法，认为该方法确实能为下颌发育不足的最佳矫治时间提供参考。在 2002 年发表的文章中，巴克提等观察了 34 个未经正畸治疗的儿童每年 1 次连续 6 年的头颅侧位片，提出改良的颈椎骨龄分期法（cervical vertebrae maturation system，CVMS）；其中，认为以椎体（C2）下缘凹陷作为 CVS 1 和 CVS 2 的分界不太清晰，建议将 CVS 1 和 CVS 2 合为一个阶段 CVMS I，以 5 个成熟阶段 CVMS I~V 代替以前兰帕斯基的 CVS 1~6。2005 年作者进一步完善，重新提出了 6 期颈椎骨龄分期法（CS 1~6）（图）。故此得名。

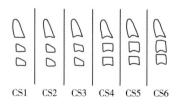

图　巴切蒂颈椎骨骨龄分期

第 1 期（CS 1）　第 2、3 和 4 颈椎椎体底部平坦，第 3 和 4 颈椎椎体由后向前呈梯形，即后面高大于前面高。下颌生长高峰一般在此期 2 年后出现。

第 2 期（CS 2） 第 2 颈椎体底部出现凹陷。第 3 和 4 颈椎体呈梯形。下颌生长高峰将于该期 1 年后发生。

第 3 期（CS 3） 第 2 和 3 颈椎椎体底部出现凹陷，第 3 和 4 颈椎椎体呈横向矩形。下颌生长高峰发生在该期。

第 4 期（CS 4） 第 2、3 和 4 颈椎体底部仍存在凹陷，第 3 和 4 颈椎体为横位矩形。下颌生长高峰的出现于该期前的 1~2 年。

第 5 期（CS 5） 第 2、3 和 4 颈椎体底部均为凹陷，第 3 和 4 颈椎体至少有一个呈正方形，另一个如果不是正方形，则为横向矩形。下颌生长高峰至少在此 1 年前结束。

第 6 期（CS 6） 第 2~4 颈椎椎体下缘均为凹陷。第 3 和第 4 颈椎的椎体至少有一个为纵向矩形。另一个颈椎的椎体如果不是纵向矩形，则为正方形。下颌生长高峰至少在此 2 年前结束。按照巴克提等人的观点，下颌生长高峰期在 CVMS Ⅱ 和 CVMS Ⅲ 之间，CVMS Ⅴ 发生在高峰期后至少 2 年，CVMS Ⅱ 代表最理想的开始颌骨矫形的时机，因为下颌生长高峰将在 1 年内来到。

（林久祥）

Hāsī'ěr jǐngzhuīgǔ gǔlíng fēnqīfǎ

哈斯尔颈椎骨骨龄分期法

（Hassel cervical vertebral maturation method） 对照菲什曼（Fishiman）手腕骨骨龄分期法，并参考兰帕斯基（Lamparski）颈椎骨骨龄分期法所提出的颈椎骨骨龄分期法。1995 年哈斯尔（Hassel）提出，故此得名。

该分期法将颈椎成熟分为 6 期（图）。

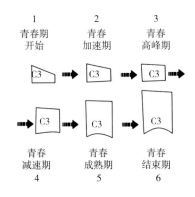

图 哈斯尔颈椎骨骨龄分期

青春期开始 表现第 2、3 及 4 颈椎底部平坦，形状由后向前呈锥形或楔形，表示青春生长期刚开始，尚有 80%~100% 的生长潜力；相当于骨成熟指标（skeletal maturity indicators，SMI）1 和 2 期。

青春加速期 第 2 及 3 颈椎底部开始出现凹陷，第 4 颈椎底部仍平坦，第 3、4 颈椎形状近于横位矩形，表示青春生长期进入加速阶段，尚有 65%~85% 的生长潜力；相当于 SMI 3 和 4 期。

青春高峰期 第 2、3 颈椎底部凹陷加深，第 3 颈椎底部开始出现凹陷，第 3、4 颈椎形状呈横位矩形，表示青春生长期进入高峰，尚有 25%~65% 的生长潜力；相当于 SMI 5 和 6 期。

青春减速期 第 2、3 和 4 颈椎底部均明显凹陷，第 3、4 颈椎形状偏于方形，表示青春生长期进入减速阶段，尚有 10%~25% 生长潜力；相当于 SMI 7 和 8 期。

青春成熟期 第 2、3 和 4 颈椎底部凹陷继续加深，第 3、4 颈椎形状近于正方形，表示青春期生长成熟，尚有 5%~10% 的生长潜力；相当于 SMI 9 和 10 期。

青春结束期 第 2、3 和 4 颈椎底部凹陷达最深，第 3、4 颈椎形状呈竖位矩形，表示青春生长完全完成，已无生长潜力；相当

于 SMI 11 期。

（林久祥）

jǐngzhuīgǔ gǔlíng dìngliàng fēnqīfǎ

颈椎骨骨龄定量分期法

（quantitative cervical vertebral maturation method） 参照菲什曼手腕骨骨龄分期法，通过测量颈 2、颈 3 及颈 4 的影响最显著的指标而得出的定量分期法。由中国口腔正畸医师林久祥、陈莉莉和许天民等于 2007 年提出，又称林－陈（Lin-Chen）颈椎骨骨龄定量分期法。

与颈椎骨龄关系最为密切、影响最为突出的颈 2、颈 3 及颈 4 3 个指标参数分别是第 4 颈椎高度与宽度之比（H4/W4）、第 3 颈椎前面高与后面高之比（AH3/PH3）及第 2 颈椎底角（@ 2）（图）。

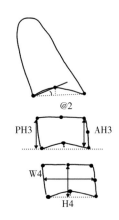

图 林－陈颈椎骨骨龄定量分期法重要指标参数示意

颈椎骨龄定量分期法包含计算颈椎骨龄的公式：

颈椎骨龄 $= -4.13 + 3.57 \times$ H4/W4 $+ 4.07 \times$ AH3/PH3 $+ 0.03 \times$ @ 2

该分期法将颈椎骨骨龄分为 4 期，即高峰前期、高峰期、高峰后期及结束期，每期具有量化指标，具体介绍如下。

高峰前期（QCVM Ⅰ） 加速期。颈椎骨骨龄值<1.74。

高峰期（QCVM Ⅱ） 1.74<颈椎骨骨龄值<2.62。

高峰后期（QCVM Ⅲ） 减速期。2.62<颈椎骨骨龄值<3.52。

结束期（QCVM Ⅳ） 颈椎骨龄值>3.52。

临床应用时，先测得患者 X 线头颅侧位片颈椎的 H4/W4、AH3/PH3 及 @2 三个参数的数值，然后代入上述颈椎骨骨龄公式，即得到该患者颈椎骨骨龄，再与上述 4 个期对照，属于哪个期一目了然，根据数据的多少，还可估计所在期的前后时段。显而易见，林-陈颈椎骨骨龄定量分期法不仅可以定性，而且可以定量获得个体生长发育所处的具体时段。

（林久祥）

kǒuqiāng gōngnéng jiǎnchá

口腔功能检查（evaluation of oral function）

错𬌗畸形检查中对口腔功能的检查，主要包括口腔功能、口腔不良习惯、颌位、下颌功能、𬌗干扰、颞下颌关节等检查。

口腔功能检查 主要检查发音、呼吸、咀嚼、吞咽等功能是否正常。

口腔不良习惯检查 是否有吮指、舌习惯、唇习惯、咬物、吸颊等不良习惯。

颌位检查 了解𬌗与颞下颌关节及肌肉是否协调，从而诊断𬌗与颌位是否协调。

下颌姿势位 又称息止颌位。患者直立或端坐，自然放松，两眼平视前方。正常时，上下牙无𬌗接触，存在 2～4mm（平均1.7mm）的间隙。此间隙是建立功能及面下垂直距离正畸改建的基础。测量方法，可直接在口内测上下切牙间距，也可用义齿垂直距离测量法，或在下颌姿势位和牙尖交错位各摄一张头颅侧位 X 线片进行测量或用 MKG 描记法精确地测出𬌗间隙。

下颌后退接触位与牙尖交错位的关系 令患者头后仰，引导其下颌向后，从下颌后退接触位（RCP）滑动到牙尖交错位（ICP）。若无干扰，下颌运动无障碍，可自由向前滑行 0.5～1mm 为"长正中"，表明 RCP 与 ICP 协调；如二者不协调，下颌向前滑行时产生偏斜移动。

下颌功能检查 有以下几种检查方法。

下颌运动检查 ①张口运动：检查张口度，可直接测量上下切牙切缘间距。正常𬌗儿童为32～53mm。常用患者的手指粗略地估计能容纳三指为正常，二指为中度张口受限，一指为重度张口受限，手指不能放入为牙关紧闭，超过三指为张口过度。若儿童张口受限或偏向一侧，提示双侧肌肉或颞下颌关节可能有病变或功能不正常。②侧向运动：以上中切牙中线为标准，在下中切牙唇面上做一标记，让患者在牙轻接触的条件下，下颌向一侧做最大运动，测量下切牙的标记线与上中线的距离，则为侧向运动的范围，平均为 2～10mm；左右同法测量。③前伸运动：让患者尽量前伸下颌测量上下切牙切缘间距，即为下颌最大前伸度，平均 3～10mm。也可用下颌运动描记仪精确地测量。④张口型：正常张口型的下颌直线下降，用"↓"表示；若向一侧偏斜，可用"↘"或"↙"表示。

下颌闭合道检查 下颌从姿势位向上、向前闭合到 ICP 的运动途径或轨迹称为下颌闭合道。正常时为向上、向前的圆滑弧线。

①正面观：让患者下颌处于姿势位，从正面观察患者闭口时的下颌轨迹是否直线向上，有无向一侧偏斜。在建𬌗的过程中，如果有𬌗干扰存在，可能导致下颌向一侧偏斜。②侧面观：让患者下颌处于姿势位，从侧面观察患者闭口时的下颌轨迹是否呈向上、向前的圆弧形，观察当有𬌗接触后下颌是否向前或向后滑动。青春期前，𬌗干扰或𬌗的异常引导，可以形成功能性 Ⅱ 类错𬌗畸形（闭合道改变方向向后滑行）和功能性Ⅲ类错𬌗畸形（闭合道改变方向向前滑行）。

检查闭合道应注意在无肌肉功能紊乱的前提下进行。

𬌗干扰检查 检查前伸运动中后牙𬌗干扰，将牙线或玻璃纸条放在后牙区，再让患者下颌前伸至上下中切牙对刃位。若后牙能咬住牙线或玻璃纸条，表明后牙有𬌗干扰。再同法检查侧方运动非工作侧𬌗干扰。

颞下颌关节检查 通过触诊、听诊及影像学检查判断髁状突的活动度。是否有压痛、弹响及摩擦音。一旦发现异常，提示可能患有颞下颌关节病。

（赵志河）

kǒuqiāng zhèngjī zhìliáo yuánlǐ

口腔正畸治疗原理（treatment principle of orthodontics）

通过使用矫治器产生力，将力作用于牙、颌骨和颞下颌关节，导致牙周围支持组织、颌骨周围骨缝或关节发生相应的改建，使牙或颌骨产生移动来达到功能和美观要求的理论。正畸医师通过了解力的作用机制及副作用，掌握正畸生物力学原理，制订出正确的治疗计划、施力方案，达到预期的矫治效果。

（赵志河）

zhèngjī shēngwùlìxué

正畸生物力学（orthodontic biomechanics）

错殆畸形的矫治中，借助各类力系统在牙周组织、颌骨等软、硬组织内部产生生物力学反应，使其发生组织学改建，以达到新的形态和功能的平衡的原理。在正畸治疗中，牙移动的过程通常可以分为两个阶段：生物力学阶段和生物学阶段。生物力学阶段指矫治器产生各种矫治力作用于牙，通过牙传递到牙周膜和牙槽骨，产生应力。生物学阶段指应力使牙周膜和牙槽骨发生组织学改建，产生牙移动。临床上，牙移动的过程十分复杂，由于作用于牙的各种矫治力不同，牙移动的类型也各不一致。牙移动的类型通常分为倾斜移动、整体移动、垂直移动和旋转移动，但从力学的观点来看，只有平动和转动两种基本方式，这两种基本的移动方式取决于旋转中心和阻力中心的位置关系。

（赵志河）

lì yǔ yáyídòng

力与牙移动（force and tooth movement）

正畸治疗的目的，是通过矫正牙、颌骨的畸形，从而达到功能和美观的要求。达到这一目的有各种方法和手段，这些治疗方法和手段的本质是"力"。正畸治疗是通过使用矫治器产生力，将力作用于牙、颌骨和颞下颌关节，导致牙周围支持组织、颌骨周围骨缝或关节发生相应的改建，使牙或颌骨产生移动来完成的。

正畸力下牙移动类型　①倾斜移动：指牙冠与牙根做相反方向的移动，这是一种最常见的移动类型。②整体移动：指牙冠与牙根做相同方向的等距离移动。③控根移动：指保持牙冠基本不动，只让牙根移动。转矩如唇（颊）舌向控根移动又称转矩移动。④垂直移动：是整体移动的另一种形式，只是其移动的方向是上下垂直的。按其上下的方向不同又分为伸出移动即向殆方垂直移动、压入移动即向根方垂直移动。⑤旋转移动：指牙体绕牙长轴的转动。

实际上，牙的移动往往不是呈单一类型，而是以上几种类型组合而成的复合类型。然而，从力学观点来看只有平动和转动两种最基本的方式。①平动：当一外力力线通过牙的阻力中心时，牙产生平动，此时旋转中心距阻力中心无穷远。②转动：当一力偶在以阻力中心为圆心在对应的等距离处反向作用于牙时，牙产生转动，此时旋转中心在阻力中心处。任何类型的牙移动都可以由单纯的平动和单纯的转动组合而成，即单纯的平动+单纯的转动=复合类型牙移动，因为单纯的平动由经过牙阻力中心的力（F）产生，单纯的转动由单纯的力偶矩（M）产生，所以，经过牙阻力中心的力+单纯的力偶矩=复合类型牙移动，可见 F 和 M 的变化要影响牙移动的类型。

牙移动控制原理　许多学者采用光弹法、激光全息干涉法等实验应力分析法，也有学者采用三维有限元分析等理论应力分析法来研究 M/F 比率和旋转中心位置的关系，结果发现 M/F 比率决定了牙移动的类型，其较小的变化都能引起牙移动类型较大的改变。牙移动的控制原理可以总结为：①M/F 比率决定了旋转中心的位置，从而控制牙移动的类型，通过调整 M/F 比率，可以获得我们所需要的牙移动类型（表）。

表　牙移动控制原理

				旋转中心位置	牙移动类型
M/F	M = 0		F = 0	无	不动
			F ≠ 0	在阻力中心到根尖之间	倾斜移动（非控制性）
	M ≠ 0	F ≠ 0	F = 0	在阻力中心	单纯转动
			M 与 M′ 同向	在阻力中心到根尖之间	倾斜移动（冠倾＞根倾）
			M = M′ (M/F = d)	在无穷远处	单纯平动
		M 与 M′ 反向	M ＞ M′ (M/F ＞ d)	在阻力中心到冠方无穷远之间	倾斜移动（根倾＞冠倾）
			M ＜ M′ (M/F ＜ d)	在阻力中心到根方无穷远之间	倾斜移动（冠倾＞根倾）

②旋转中心的位置依赖于 M/F 比率，而不单独依赖于 M 或 F。③虽然 M/F 比率决定了旋转中心的位置，但这是在阻力中心位置一定的情况下，如果周围约束环境变化而导致阻力中心位置改变，即使 M/F 比率一样，旋转中心的位置也不同。

（赵志河）

yátǐ zǔlì zhōngxīn

牙体阻力中心 （resistance center of tooth）

牙体运动约束阻力的简化中心。一般认为阻力中心的性质为：当外力力线穿过牙体阻力中心时，牙体将发生平动；当外力力线不穿过牙体阻力中心时，牙体将发生有平动和转动的复合运动。因此，牙体阻力中心位置与外力力线的关系，直接影响牙体受力后的移动趋势。所以，牙体阻力中心的定义、性质和位置是正畸治疗中的关键问题之一。

根据物理学原理我们知道，在二维平面内的任意一个封闭的几何图形，总有其一定的几何中心，当外力力线通过此形心作用时，该图形将沿此外力作用方向平移，该几何图形的阻力中心即为其形心；如果物体为质量空间中的自由体，当外力力线通过该自由体的质心作用时，也可使该自由体沿外力方向平移，该自由体的阻力中心即为其质心；如果自由体位于重力场内，其阻力中心即为其重心，此时该物体受到的约束力只有重力。牙体位于牙槽窝中，受到牙周膜和牙槽骨等牙周支持组织的约束，牙体的阻力中心即为牙周支持组织约束力的简化中心。当然，牙体本身也受到重力的约束，但牙体的重量与牙周膜强大的约束力相比，几乎可以忽略。因此，牙体阻力中

心与牙根形态和长度、牙根表面牙周膜的分布有关，如果牙周支持组织的解剖形态不变，那么，牙体的阻力中心也是一定的。大多数学者认为的牙体阻力中心位置：单根牙约位于牙根颈 1/3 与中 1/3 交界处的牙长轴上，多根牙位于根分叉下 1~2mm 处（图）。

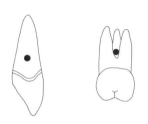

图　单根牙与多根牙的阻力中心

（赵志河）

yátǐ xuánzhuǎn zhōngxīn

牙体旋转中心 （rotation center of tooth）

牙体在外力作用下转动时所围绕的点。旋转中心随外力及力矩的变化而变化，它与阻力中心是两个完全不同的概念。20 世纪 50 年代，人们曾经认为牙体的旋转中心直接影响牙体受力后的移动趋势，因为牙体的倾斜移动总是绕旋转中心转动产生的，瑞士学者 Muhlemamn 于 1951 ~ 1960 年研究牙移动的系列文章大多在测量研究牙体的倾斜移动，认为牙体绕旋转中心转动，旋转中心的位置是决定牙体运动趋势的关键，但对旋转中心的根本性质讨论很少。20 世纪 60~70 年代的研究文献逐渐发现，旋转中心并非固定不变，且很难直观地找出旋转中心与所施作用力的关系，如正畸牙移动生物力学家及正畸学者博思通（Burstone）1969 年指出，牙移动与所施加的力呈对数函数关系，旋转中心决定于作

用在牙体上的力矩 M/F 比率，而不单独决定于力的大小。当 M/F 比率为 8/1 时，旋转中心在根尖，牙为倾斜移动；当 M/F 比率为 12/1 时，旋转中心在切缘，牙为控根移动；当 M/F 比率为 10/1 时，旋转中心在无穷远处，牙为整体移动（图）。

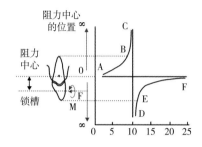

图　旋转中心与 M/F 的关系

（赵志河）

jiǎozhìlì

矫治力 （orthodontic force）

能够移动牙的力。这个力可以由口内矫治器上的弓丝或弹力牵引装置产生，也可以由口外矫正装置提供，亦可来源于口腔内的生理性力量。

临床上最常用矫治力分类是按照力的大小分为轻力和重力。但轻力和重力的标准却并不一致，有人认为 60gm 以下才算轻力，但也有人认为 200g 以下的力都可以算在轻力的范围，而 600gm 以上的力则通常被认为是重力。从力的作用效果，又可以分为正畸力和矫形力，前者力值小，作用范围局限，主要用于移动牙，如固定矫治器所使用的弓丝或皮圈力；而后者力值大，作用范围也大，能改变骨骼形态，如快速扩弓、口外弓、前方牵引等。还有一种比较有意义的分类是按力的作用周期分为持续力和间断力，持续

力指作用力的衰减很慢，患者在下次复诊时仍维持一定的力水平，如镍钛螺簧产生的力；间断力指力水平随着矫治器的摘戴或牙的移动很快降低至零的作用力，如活动矫治器。正畸移动牙最有效的是持续轻力，如果使用重力移动牙，则应使用间断重力，因为重力会使牙槽骨发生潜行性吸收，持续重力使发生潜行性吸收的部位没有修复的时间，对根周牙槽骨及牙根都会产生不良的影响。

(许天民)

gōngsī yǔ jiǎozhìlì
弓丝与矫治力 （arch wire and orthodontic force）

正畸使用的矫正弓丝通过其自身的弹力来排齐错杂的牙。弹性弓丝的特点可以用负荷-形变曲线或应力-应变曲线来描述。弓丝在拉伸、弯曲、扭转情况下，均可呈现出负荷-形变曲线，只是在这三种情况下，负荷与形变的大小和单位各不相同。当弓丝的变形处于其弹性限度之内，负荷与形变成正比；当弓丝的变形超出了弹性范围，弓丝会发生了塑性变形；弓丝过度变形则会造成断裂。如果将负荷除以弓丝的横截面积，变形以单位变形来表示，则可转化为应力-应变曲线。负荷-形变曲线或应力-应变曲线可以反映矫正弓丝的刚度、弹性模量、弹性限度、最大张力强度等力学性能。不同的弓丝产生的矫治力不同。

(许天民)

hégǔ jiǎoxínglì
颌骨矫形力 （intermaxillary orthopedic force）

对于上下颌骨关系的骨性异常，正畸治疗采用力值大、作用范围也大的能够改变骨骼形态的矫治力量。如快速扩弓、口外弓、前方牵引等。一般认为针对上颌骨骨缝的矫形力可以产生一定的骨改建效果，但针对下颌骨的矫形力治疗作用有限。但是正畸治疗对骨骼改建的能力是有限的。

(许天民)

zhèngjīyá yídòng guīlǜ
正畸牙移动规律 （rhythm of orthodontic tooth movement）

当牙受到一定的矫治力，矫治力就借牙传达到牙周膜，通过牙周纤维传导到牙周支持组织，引起一系列的组织改建，使牙移动，最后达到矫治目的的原理。本质上讲，正畸牙移动和牙的生物学移动无明显区别，然而因为正畸牙移动得更快，所以其组织变化更显著、更广泛。正畸牙移动一般被分为快速移动期、移动停滞期和缓慢移动期。快速移动期发生于牙受力后第1周内，牙移动特点为快速移动，其原因是牙受力后牙周膜和牙槽骨发生形变，牙周膜内液体流失而造成。移动停滞期发生在牙快速移动期后，牙移动基本停滞。停滞期的长短与玻璃样变的范围、骨的致密度、患者年龄相关。一般在儿童，移动停滞期持续2~4周，又称为移动迟缓期。缓慢移动期又称为牙移动继发期，在移动停滞期后，玻璃样变的组织被清除，压力侧牙槽骨表面开始直接骨吸收，牙又开始迅速移动，可以见到牙槽窝内壁有大量破骨细胞排列，形成骨吸收陷窝。牙周膜内牙周纤维重组，在牙移动反方向的牙周纤维受到牵拉，牙槽窝骨壁周围可见单核深染的成骨细胞。

当外力施加于牙上时，与牙移动方向相应的牙周组织面所承受的是压力，称为压力侧；与牙移动方向相反的牙周组织所承受的是牵引力，称为张力侧。①快速移动期：压力侧牙周膜组织被挤压而紧缩，牙周间隙变窄，血管受压，胶原纤维和基质降解、吸收，并分化出破骨细胞。牙槽骨表现轻度弯曲变形。张力侧牙周膜纤维被牵拉伸长，主纤维拉长沿张力方向排列，细纤维之间相互交错，牙周间隙增宽，胶原纤维和基质增生，并有成纤维细胞增生，成骨细胞分化，成骨细胞沿骨表面沉积为骨样组织，沿拉伸纤维束沉积并包埋。牙槽骨的表现为骨表面有新形成的骨小梁，顺施力方向排列，即过渡性骨小梁，后期再进行改建。②移动停滞期：压力侧牙周膜发生玻璃样变，即在光学显微镜下，牙周膜中均匀的无细胞结构的影像（图）。一般认为玻璃样变是无菌性坏死的组织，直径不超过1~2mm。玻璃样变的产生部分是解剖存在，部分是正畸力所致。无论力量如何轻微，在正畸牙移动的最初阶段，玻璃样变都不可避免会发生，但单位牙周膜所受力量大小可影响其发生的早晚和面积大小。牙整体移动时玻璃样变的概率比倾斜移动低，因为牙整体移动时应力在牙周膜中分布均匀。随后巨噬细胞出现，清除玻璃样变的组织。在玻璃样变形成和被清除这段时间，牙静止不动。压力侧牙槽骨发生潜掘性吸收，由于牙周膜发生了玻璃样变，破骨细胞不能形成，与牙周膜相邻的骨组织表面无骨吸收的现象，而位于骨硬板下方的骨髓腔表面则出现破骨细胞聚集、骨吸收的现象，称为骨的潜掘性吸收。张力侧牙周膜纤维停止继续拉伸，细胞增生变缓慢。③缓慢移动期：压力侧牙周膜的玻璃样变基本被清除，而由肉芽组织所代替，牙周间隙显著增宽。在玻璃样变组织消除后，如力量保持在一定限度内，将主要以直接吸收的方式破骨，即破骨细胞在修复后的肉芽组织表面，正对牙槽骨区发生骨吸收，并与间接骨吸收一起为牙移动的空间创造条件，同时也缓冲压力。张力侧细胞增生，骨质沉积加快，牙周纤维松弛，纤维经过调整，再排列与重新附着。

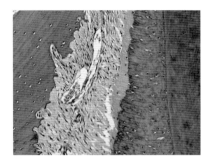

图　大鼠牙周膜的玻璃样变
（HE，20×）

（白玉兴）

yáyídòng lèixíng

牙移动类型（type of tooth movement）

牙受力后，因受力大小、部位不同，发生牙移动的方式也不同。通常情况下，由于牙的阻力中心在根部，而正畸力常作用于牙冠上，力和阻力中心之间的距离构成了力臂，所以单纯正畸力通常会引起牙的倾斜移动；如果要防止这种倾斜移动，就需要给牙一个反方向的力矩。这个力矩与正畸力之间的比值决定了牙移动是整体移动，还是控根移动；如果给牙单纯的力偶，则可以产生旋转移动；给牙𬌗龈向的力量，则会产生垂直移动。

只有了解牙的移动类型，正畸医师才会根据不同的情况对错𬌗牙施以不同的力和力矩，达到准确移动牙的治疗目标。

由于牙受力后整个改建移动过程常需 4 周时间，所以临床上患者多是 1 个月后复诊，以顺应外力所致的生理改建过程及周期，有利于牙的生理性移动。

（白玉兴）

yáyídòng shēngwùxué jīchǔ

牙移动生物学基础（biological basic of tooth movement）

正畸牙移动指牙在正畸力作用下发生的生理性牙移动，以达到正畸治疗的目标，这一过程是建立在牙周组织受力后所发生的生物学改建基础上，包括牙周膜、牙槽骨与牙骨质的改建。

当温和而持续的正畸矫治力作用于牙后，牙周组织一侧受牵拉，另一侧受压迫，代谢产生改变。压力侧牙周膜受挤压而紧缩，牙周间隙变窄，血管受压使得血流量减少，胶原纤维和基质降解吸收，并分化出破骨细胞。在破骨细胞作用下，压力侧牙槽骨的近牙周膜面，即固有牙槽骨发生吸收，表面出现蚕蚀状吸收陷窝。张力侧牙周膜纤维拉伸变长，牙周间隙增宽，胶原纤维和基质增生，成纤维细胞增生，成骨细胞分化。在成骨细胞作用下，张力侧牙槽骨的内侧面有新骨沉积，骨面覆盖一层淡红色的类骨质。正常情况下，牙骨质不像牙槽骨可以不断改建和重塑，而是较牙槽骨具有更强的抗吸收能力，这是正畸牙移动的基础。然而，当牙周膜纤维因适应牙功能的需要发生改建和更替时，牙骨质可以通过不断的增生沉积而形成继发性牙骨质，从而使新的牙周膜纤维重新附着于牙根，当牙的切缘和咬合面受到磨损时，也可以通过根尖部的继发性牙骨质的形成而得到一定的补偿。当牙根表面有小范围的病理性吸收或牙骨质折裂时，均可由继发性牙骨质的沉积而得到修复。

颌骨可塑性　颌骨通过破骨与成骨进行重塑的特性。

骨组织是人体中可塑性很大、适应性很强的组织。主要通过增生和吸收两个过程不断调整，进行量和质的变化，从而达到骨组织改建、重塑的目的。人类骨骼按照机械性能可以分为承重骨和非承重骨，其中承重骨占绝大多数。承重骨可以承受一定范围内的力学加载，从而产生应变。当骨应变超过骨改建上限阈值时，骨改建过程启动，局部增生强度增加以抵抗应变，从而增加承重骨强度。相反，当骨应变低于骨改建下线阈值时，失用性骨改建启动，松质骨和内侧皮质骨吸收，骨的整体强度下降。颌骨特别是牙槽骨是人体骨骼中改建最活跃的部分，力对牙槽骨的影响是通过牙与牙周膜传递的。咬合力作用于牙，通过牙周膜传导至牙槽骨。若咬合力引起的应变小于牙槽骨改建的下限阈值，局部骨代谢处于负平衡状态，以吸收为主，如缺牙后局部牙槽骨因缺乏力学刺激而出现骨吸收与萎缩；若咬合力过大使牙槽骨应变大于上限阈值时，可能造成局部骨组织的微损伤。正畸牙移动中，当牙受力后，压力侧牙周膜受压，牙槽骨受牙周膜纤维牵拉力应变减少，固有牙槽骨表面出现骨吸收。张力侧牙周膜纤维受牵拉，使得邻近的固有牙槽骨应变增大，出现骨形成，从而完成正畸牙槽骨的生物力学改建过程。颌骨可塑性是颌骨的重要生理特征，也是正畸治疗的生物学基础。

牙骨质抗压性　正畸加力时，牙槽骨出现正常的吸收与改建，而牙骨质具有一定的抗压力特性而不发生吸收的能力，可预防正畸治疗中的牙根吸收。牙骨质是包绕在牙根表面的薄层骨样组织，呈浅黄色，有 45%~50% 的无机物。组织结构与密质骨相似，由细胞和钙化的细胞间质组成，其硬度低于牙本质。

牙骨质可以分为无细胞牙骨质和有细胞牙骨质，无细胞牙骨质较薄，均匀分布在整个牙根部的牙本质表面；有细胞牙骨质稍厚，质较软，分布在无细胞牙骨质的外面及根尖 1/3 处。在生理状态下，骨组织既有吸收又有新生现象，而牙骨质随着年龄的增长不断地缓慢沉积，不易吸收。其营养主要来自牙周膜，并借牙周膜纤维与牙槽骨紧密相连。牙骨质中存在两种来源的胶原纤维，一种为外源性纤维，方向与牙根表面垂直并插入其中；另一种为内源性纤维，是成牙骨质细胞自身产生的胶原纤维，纤维方向与牙根表面平行。牙骨质在牙根表面分布不均匀，牙颈部很薄，从牙颈部到根尖部逐渐增厚。在同一正畸施力条件下往往只有牙槽骨的吸收，却没有或只有少量的牙骨质吸收。这是由于牙根表面总是覆盖着一薄层尚未钙化的类牙骨质，其对压力较牙骨质有更强的抵抗力，对深层牙骨质有保护作用。正常情况下，由于牙骨质具有较强的抗压性，不会出现明显的吸收。即便有轻度的吸收，在正畸治疗完成后也可以通过成牙骨质细胞的作用而得到修复。

牙周膜微环境　位于牙根与牙槽骨之间的由纤维、神经、血管、淋巴管等共同组成的结缔组织结构。牙周膜的宽度在不同人、不同牙位及不同功能状态下是不同的，平均宽度为 0.2mm。牙周膜纤维主要由胶原纤维和不成熟的弹性纤维组成，其中胶原纤维数量最多，构成牙周膜的主要成分，主要是 I 型胶原，少部分为 III 型胶原。牙周膜纤维由成纤维细胞合成，在细胞外聚合成纤维，再汇集成粗大的纤维束，并有一定的方向，称为主纤维。主纤维束之间为疏松的纤维组织，称为间隙纤维，牙周膜的血管和神经穿行其中。主纤维分布在整个牙周间隙内，它的一侧插入根面的牙骨质，另一端插入牙槽骨比较致密的硬骨板，从而使这两种钙化组织获得极好的软性连接。牙周膜纤维将牙固定在牙槽窝内，抵抗和调节牙所受的咀嚼压力，保持其稳定性。作为特殊的连接组织，牙周膜微环境的稳定性是正畸治疗的重要基础。正畸加力过程中，牙周膜发生相应的改变，而停止加力后，牙周膜纤维经过调整排列与重新附着，由改形的牙周膜将牙重新固定在新的位置，逐渐恢复正常的牙周膜宽度。牙周膜与牙槽骨及牙骨质的连接恢复正常，从而使牙在新的位置恢复正常解剖结构、形态与功能。

正畸牙周组织改建　正畸加力后牙根周围的牙周组织，包括牙周膜、牙槽骨与牙骨质将发生包括牙周膜纤维重新排列、血管充血与增生、牙槽骨吸收与增生等一系列生物学变化，是正畸牙移动的基础。

压力侧牙周膜受挤压而紧缩，牙周间隙变窄，血管受压使得血流量减少，胶原纤维和基质降解吸收，并分化出破骨细胞。在破骨细胞作用下，压力侧牙槽骨的牙周膜面，即固有牙槽骨吸收，表面出现蚕蚀状吸收陷窝。而与其相对应的松质骨表面出现新骨沉积，有成骨细胞出现。张力侧牙周膜纤维拉伸变长，牙周间隙增宽，胶原纤维和基质增生，成纤维细胞增生，成骨细胞分化。

在成骨细胞作用下，张力侧牙槽骨的内侧面有新骨沉积，骨面覆盖一层淡红色的类骨质。骨组织的改建还涉及牙槽骨内外骨板，也进行相应的增生和吸收，以维持原有的牙槽骨结构和骨量。松质骨内出现新生骨小梁，其方向都是顺着矫治力的方向横向排列，为过渡性骨。如矫治力过大，牙周膜中的血管可因过度受压而使局部缺血，或血管压迫而局部出血，导致血栓形成及无细胞的玻璃样变区。当牙周膜内细胞发生坏死后，局部的成骨与破骨活动也暂时终止，牙周组织的改建也停止。

颌骨改建　利用骨组织的应力可塑性与适应性特点，对颌骨施加一定的外力，通过骨增生与吸收过程的不断调整，使颌骨改形或重塑。颌骨作为面部的重要组成部分，其改建对于面部的形态与功能起着至关重要的作用，牙槽骨与颌骨改建是机体骨改建中最活跃的部分。颌骨改建是破骨与成骨平衡的生理过程，是颌骨的重要生理特征，也是面部矫形治疗的基础。如对于生长发育高峰期患者通过对上下颌骨施加前牵力可以促进上下颌骨生长，矫治上下颌骨发育不良畸形。颌骨的生长也依赖于颌骨的改建与重塑，颌骨生理性改建按照一定顺序、一定方向、一定速度有序进行。

上颌骨重塑　对上颌骨施加矫形力，促进或抑制上颌骨生长，使之发生骨改建与改形。矫形力作用在颌骨上可以使颌骨发生重塑、改变形态。上颌骨的发育异常主要表现为上颌前突与上颌发育不足。对于处于生长发育期的青少年，骨缝成骨与骨表面改建仍然存在一定潜能，此时应用矫形力作用于上颌可以起到重塑上颌骨形态，治疗上颌骨发育异常的目的。如可以使用头帽-口外弓作用于上颌，从三维方向上抑制上颌生长，矫治上颌前突畸形。根据不同的骨面型，选择不同牵引方向，可以达到不同的治疗效果。对于上颌骨发育不良畸形，也可以使用前方牵引器，对上颌施加前方牵引的矫形力。前方牵引器以额部和颏部作为支抗，牵张上颌4条骨缝，使其扩展而产生新骨沉积，促进上颌骨向前生长，矫治面中部凹陷畸形。

下颌骨重塑　对下颌骨施加矫形力，促进或抑制下颌骨生长，使之骨改建或改形。下颌骨的发育畸形可以表现为下颌前突或下颌后缩。对于处于生长发育期的青少年，应用矫形力作用于下颌，对下颌骨的形态与生长产生一定影响，达到重塑下颌骨形态，治疗下颌骨发育畸形的目的。对于下颌前突患者，可以使用头帽-颏兜影响下颌生长发育，作用力点位于下颌颏部，作用力通过髁突，一方面使下颌向下、向后发生顺时针旋转，另一方面使下颌后退，促使髁突改建。对于下颌后缩或下颌发育不良患者，可以使用下颌前移矫治器，如肌激动器、Twin-block、Herbst、Forcus等功能矫治器前导下颌，促进髁突改建，使下颌重新定位，达到刺激下颌生长、治疗下颌后缩的目的。

颌骨牵张成骨　在颌骨骨缝处施加一定的垂直于骨缝的拉力，促进骨缝处新骨形成，达到增加骨量的内源性骨组织工程技术。它通过将骨皮质切开，在切骨线两侧安放特制的牵张器，经过一定的延迟期（一般为7天）后，缓慢牵张切骨间隙（1~1.5mm/d），使切骨间隙不断增

宽，并激发机体组织再生的潜力，在牵张间隙内不断形成新生骨组织，同时使骨骼周围的肌肉、神经、血管、皮肤等同期延长，从而达到延长骨骼的目的。

对于上、下颌骨及牙槽骨的牵张成骨，是将切开的骨段通过牵张器逐渐分离以产生新骨。当骨段移动和延长到理想位置后，将牵张器固定，使新形成的骨组织逐渐改建为成熟的骨结构，并将牵张产生的缺隙融合。颌骨牵张成骨于20世纪90年代初开始应用于临床，广泛应用于治疗小下颌畸形、上颌后缩畸形及眶发育异常等颅面畸形。当上颌骨周围的所有附着都被切断后，在牵张力的作用下，颌骨可以产生多种方向的移动。骨缝组织在压力作用下，边缘会发生吸收，而在张力作用下会产生新骨。外科辅助快速扩弓是正畸领域使用最多的牵张成骨方式，外科辅助上颌前方牵引也是一种非常有效的牵张成骨治疗方式，尤其对于颅面发育不足的患者，口外支架式上颌骨牵张器比常规的上颌前牵面具对上颌矢状向和垂直向移动的效果更好。此外，应用牵张成骨还可以在牙槽骨产生新骨，并通过正畸将牙移入新骨中，这种方法可以用于尖牙快速内收或纠正牙量骨量不调。

机械力对牙及牙周组织损伤

在正畸治疗中，矫治力过大时，会造成牙、牙周组织不同程度损伤，延缓牙移动，延长矫治时间。

正畸引起的常见牙与牙周组织损伤为牙周膜细胞变性坏死、潜行性牙槽骨吸收，以及牙骨质与牙根吸收等变化。持续过大的矫治力可以引起局部破牙骨质细胞形成与活跃，引起牙根吸收。在牙根尖部表现为牙骨质与牙本

质的不可修复性吸收，使牙根变短。一些特殊的牙移动方式，如压低移动与转矩移动，牙根吸收的风险更大。持续过大的矫治力还会造成牙周膜中的血管因过度受压而使局部缺血，或血管压迫而造成局部出血，导致血栓形成及无细胞的玻璃样变形成。牙周膜细胞变性、坏死，以及牙槽骨微损伤的累积达到一定程度时，则可吸引破骨细胞至应力超载区域的牙槽骨，引发潜行性骨吸收。这种潜行性骨吸收以及牙周膜结构的损伤，使牙移动缓慢，并出现牙疼痛与松动。

牙周膜变性坏死　当正畸力过大时，引起牙周膜组织细胞与纤维正常结构消失，形成无细胞与纤维结构的区域的症状，是正畸牙周组织损伤的标志。在持续过大的矫治力作用下，由于牙周膜内液体不能被压缩，牙槽骨在受力瞬间发生形变。随后液体渗出牙周膜，牙向牙周膜间隙移动。继续重力加载使牙周膜内血管闭塞，受压区域牙周膜血供完全阻断。加力几小时之内，该区域内细胞逐渐死亡，呈现玻璃样变性。当牙周膜内细胞发生变性坏死后，局部的成骨细胞和破骨细胞的分化也就终止了。这些变性、坏死的细胞和组织要被吸收和清除，牙才会移动，这一过程通常需要5~7天甚至更长时间。所以，持续过大的矫治力作用于牙，不仅容易损伤牙和牙周组织，而且会减缓牙移动速度，使疗程延长。

牙周膜细胞是牙周膜中最常见的细胞，不断形成新的主纤维、牙骨质，并参与牙槽骨改建，对牙周组织的修复以及正畸治疗后的稳定性十分重要。

潜行性牙槽骨吸收　当正畸力过大时，牙槽骨表面的直接骨

吸收停止，而在牙槽骨深部发生"潜掘式"骨吸收的方式，是正畸牙周组织损伤的表现，其使牙移动速度减缓。牙槽骨是人体骨骼中改建最活跃的部分，正畸力对牙槽骨的影响是通过牙与牙周膜传递的。在大小适宜的矫治力作用下，压力侧牙周膜受压，牙槽骨受牙周膜纤维牵拉力应变减少，固有牙槽骨内表面直接出现骨吸收，称为直接骨吸收。而当矫治力过大时，牙周膜中的血管因过度受压而使局部缺血，导致血栓形成及无细胞的玻璃样变区。牙周膜细胞变性、坏死，以及牙槽骨微损伤的累积达到一定程度时，可吸引破骨细胞到达应力超载区域的牙槽骨，引发潜行性骨吸收。潜行性牙槽骨吸收不是发生于牙槽骨的内侧面，而是深入到牙槽骨内的一定区域，呈"潜掘式"骨吸收，也称间接骨吸收。相对于正常骨吸收形式，潜行性骨吸收造成的牙周组织损伤，使牙移动缓慢，并出现牙疼痛和松动。

牙骨质与牙根吸收　当正畸力过大时，导致受力牙的牙骨质与牙根发生吸收的现象，是正畸牙周组织损伤的表现。通常情况下，由于牙骨质具有较强的抗压性，不会出现明显的吸收。即便有轻度的吸收，在正畸治疗完成后也可以通过成牙骨质细胞的作用而得到修复。然而，持续过大的矫治力除了造成牙周组织损伤外，还会导致根尖区血管受压阻塞，造成局部循环障碍，组织透明样变，诱导破牙骨质细胞形成与聚集，造成根尖部牙骨质的过度吸收，甚至引起牙本质吸收，使牙根变短，出现明显的牙根吸收。牙根吸收是正畸治疗的副作用，在治疗中和治疗后都可能发生，影响牙健康和矫治效果的稳

定。学者认为，不恰当的矫治力和个体易感性是牙根吸收的主要原因。

牙骨质是包绕在牙根表面的薄层骨样组织，呈浅黄色，组织结构与密质骨相似，由细胞和钙化的细胞间质组成，其硬度低于牙本质。

（丁　寅　金作林）

cuòhé jīxíng jiǎozhìqì

错𬌗畸形矫治器 （malocclusion appliance）　治疗错𬌗畸形的装置。包括活动矫治器、功能矫治器、矫形力矫治器、固定矫治器、隐形矫治器等，不同矫治技术治疗错𬌗畸形的理念和方法不同，一般而言各种矫治技术都可以完成错𬌗畸形的矫治，但又各有所长。

（许天民）

huódòng jiǎozhìqì

活动矫治器 （removable appliance）　可由患者或医生自由摘戴、摘下时装置完整无损，用于纠正错𬌗畸形的矫治装置。它靠卡环的固位和黏膜的吸附作用进行固位，可根据需要在矫治器上增加弹簧等附件以产生矫治力，达到矫正错𬌗畸形的目的。

组成　由固位装置、施力装置和连接体组成。

固位装置　作用就是使活动矫治器可以稳定地戴在口内，不使其因为自身重力、矫治力和肌肉的作用而发生脱位。活动矫治器要具有固位良好，才能发挥作用。常见的固位装置有卡环和邻间钩。①卡环：是活动矫治器的主要固位装置，分为箭头卡环、单臂卡环和连续卡环等。②邻间钩：通常用于第一、第二前磨牙间或前磨牙与磨牙之间的装置，又称颊钩。该邻间钩仅适用于牙冠长、楔状隙明显的患者。

施力装置　为活动矫治器行使功能的部分，主要由各种弹簧组成。①双曲舌簧：多放置于切牙舌侧，舌簧平面与切牙舌面垂直。②双曲唇弓：主要用于内收前牙散隙，或减小覆盖。③扩弓簧：用于开拓间隙、扩大牙弓的作用。④导板：平面导板可以起到压低前牙，打开咬合作用；斜面导板可以导下颌向前，从而改善上下颌骨的位置关系的作用。

连接体　主要是将活动矫治器的施力部分和固位部分连接成一个整体，起到辅助固位的作用。

适应证　一般用于较简单的错𬌗畸形的矫治。①上前牙唇倾造成的深覆盖，同时存在间隙者，无明显的颌骨关系异常。②无显著拥挤的生长发育期深覆𬌗。③无明显颌骨关系异常及拥挤度过大的前牙反𬌗。④上颌牙弓狭窄所致的后牙反𬌗。⑤个别牙的扭转和倾斜。⑥牙釉质发育不全或口内龋病较高发的错𬌗畸形患者。⑦作为固定矫治器的辅助矫治装置。

应用　常用的活动矫治器包括上颌平面导板矫治器、上颌斜面导板矫治器、𬌗垫式活动矫治器、下颌塑料联冠斜面导板矫治器、口腔不良习惯矫治器、霍利保持器。

（周　洪）

shànghé píngmiàn dǎobǎn jiǎozhìqì

上颌平面导板矫治器 （maxillary flat bite plate appliance）　基托延伸在上前牙左右尖牙区域形成一咬合平面导板的活动矫治器（图）。

组成　由基托和固位邻间钩或单臂卡组成。

原理　戴入矫治器后，下前牙与平面导板均匀接触，上下后牙分离 3~4mm，从而使后牙脱离

殆接触，肌张力加大，促进后牙与周围牙槽组织的垂直向生长，增加后牙高度，同时，下前牙的生长受到抑制，前牙深覆殆得到矫治。

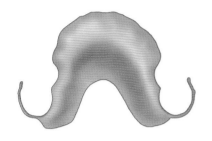

图　上颌平面导板矫治器

适应证　适用于下前牙过长、后牙萌出不足所形成的深覆殆。

矫治程序　在前牙形成的基托平面与殆平面平行，咬合时下前牙咬在导板上，上下后牙离开3～4mm，可借助咬合力使下前牙做压低移动，而下后牙因无咬合力作用可伸长，待后牙逐渐伸长建立殆接触后，用自凝塑料逐次再加高平面导板，直至深覆殆解除为止。平面导板不可一次增加得太高，后牙分开5～6mm，舌体就会填充到空隙中，出现最后一对磨牙先接触，而前磨牙区出现开殆的现象。如果深覆殆伴有上前牙舌向倾斜，可在平面导板舌侧龈缘处安装双曲簧，加力推上前牙唇向移动，解除下颌向前调位的障碍，前牙闭锁关系解除后下牙弓可以自动向前调位。

（周　洪）

shànghé xiémiàn dǎobǎn jiǎozhìqì

上颌斜面导板矫治器 （maxillary inclined bite plate appliance）

在上颌活动矫治器上前牙舌侧基托前缘做一斜向后下的斜面导板，导面与殆平面呈45°角的活动矫治器（图）。

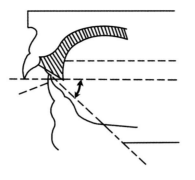

图　斜面导板示意

组成　由斜向后下的基托导板与固位装置构成。

原理　戴入矫治器后下前牙沿斜面向前上方滑动达正常覆殆、覆盖，并引导下颌前调，这时后牙分离无咬合接触，殆间距离加高，颌面肌肉张力增加，肌肉为了恢复原有张力而发生收缩，反射性地刺激牙槽骨增长，引导下颌骨或下牙弓向前移动，以纠正深覆殆、深覆盖、下颌后缩畸形。

适应证　①适用于上颌正常下颌后缩，磨牙远中关系。②下颌平面角较小或正常的前牙深覆盖伴有深覆殆的患者。③下前牙较直立。

禁忌证　①下颌平面角较大的深覆盖患者。②下前牙唇倾明显者应慎用。

矫治程序　由于后牙无咬合接触，后牙逐渐升高，待建立后牙新的尖窝接触关系后，下颌位置就会稳定，从而将远中错殆纠正为中性咬合关系。用于矫治前牙的深覆殆、深覆盖，上颌位置正常、下颌后缩，磨牙远中关系。对于下颌平面角较大的深覆盖患者，以及下前牙唇倾明显者应慎用。当上下颌牙弓宽度不协调时，可于该矫治器上加入分裂簧，开展上牙弓宽度，从而使得疗效更加稳定。

（周　洪）

hédiànshì huódòng jiǎozhìqì

殆垫式活动矫治器 （occlusal splint removable appliance）　用于纠正前牙反殆及解除咬合锁结的活动矫治器。

组成　由卡环、邻间钩、上前牙舌簧、基托和两侧后牙殆垫组成（图）。

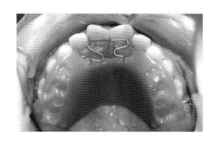

图　上颌殆垫舌簧矫治器

原理　解除咬合锁结关系，舌簧加力纠正前牙反殆或后牙反殆及锁殆。

适应证　常用于乳牙期或替牙期前牙反殆患者及单侧后牙反殆或锁殆患者。

矫治程序　分为上颌双侧后牙殆垫矫治器以及上颌单侧后牙殆垫矫治器。双侧殆垫用于矫治前牙反殆，在双侧后牙区设计解剖式殆垫，抬高咬合，殆垫的厚度以刚好解除前牙反殆为宜，并在上颌切牙舌侧设计双曲舌簧，舌簧加力推上前牙唇向移动，矫治前牙反殆。在上下前牙覆殆、覆盖关系正常、面部外形改善后，可逐渐分次磨低殆垫，每次磨去0.3～0.5mm直至全部磨除。后牙殆垫去除应该逐步进行，使后牙逐渐伸长，如果一次去除过多，容易形成不良舌习惯，舌体进入上下后牙之间的间隙，不利于后牙开殆的消失。遇需前方牵引者，可在矫治器位于尖牙近中伸出两个拉钩，与前牵面架相连，可有效牵引上颌向前。单侧𬌗垫是在正常咬合侧后牙设计解剖𬌗垫，解除患侧锁结关系，并在患侧放置双曲舌簧。

（周　洪）

xiàhé sùliào liánguān xiémiàn dǎobǎn jiǎozhìqì

下颌塑料联冠斜面导板矫治器（mandibular acrylic inclined bite plate appliance）

主要用于矫治乳牙或替牙期前牙反𬌗的活动矫治器（图）。

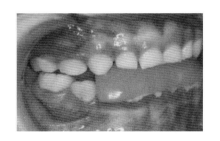

图　下颌塑料联冠斜面导板矫治器

适应证　一般适用于反覆𬌗深、反覆盖小，牙列较整齐的病例，不适用于上颌切牙参差不齐严重、反覆𬌗浅以及反覆盖大不能后退至对刃𬌗的患儿。

特点　下颌联冠式斜面导板体积较小，结构相对简单，患者易接受，是一种简单高效的矫治儿童乳牙期、替牙期前牙反𬌗的矫治装置。

原理　利用下前牙区塑料导板斜面解除反𬌗锁结及诱导反𬌗牙的前移；解除咀嚼肌张力过大所致的下颌的逆时针旋转生长，反覆𬌗深时所致的后牙萌出不足；刺激后牙牙槽的生长及牙的萌出。

矫治程序　制作时应在下颌后退的位置上进行，可用自凝树脂直接在口内完成，也可在石膏模型上完成。取模后，在下颌模型上将自凝塑料包住6个前牙，

做下前牙联冠。向上伸一斜面到反𬌗的上切牙舌侧，斜面与上牙轴呈45°，以引导上切牙向唇侧。如斜面太平，则垂直压入受力过大，不仅压低了切牙，也无引导上切牙向唇侧的力；斜度过陡，上切牙受力过大，不利于上切牙调整。若需移动4个上乳切牙向唇侧，可将舌侧基托向后牙舌侧延伸至下颌第二乳磨牙舌侧以增加下颌的支抗。就位后检查上下前牙的咬合情况，调磨早接触的牙。戴用1～2天后如无不适，即可练习用上前牙与导板进行咀嚼。

（周　洪）

kǒuqiāng bùliángxíguàn jiǎozhìqì

口腔不良习惯矫治器（bad oral habit appliance）

在一般机械性可摘矫治器上设置辅件，以阻止不良唇舌习惯、异常吞咽、口呼吸习惯及偏侧咀嚼习惯等，并同时矫治因不良习惯所致错𬌗畸形的活动矫治器。

组成　包括固位部分、连接部分和作用部分。固位部分如卡环、邻间钩；连接部分如基托；作用部分如腭舌刺（图1）、栅栏、腭珠、唇档丝（图2）及加力簧等，可根据患者的具体情况选取。腭舌刺用直径0.7～1.0mm的钢丝弯制，置于口腔的前腭部；栅栏、唇档丝用直径0.9～1.0mm的钢丝弯制；腭珠是设置在基托后部腭顶的可转动的小轮子，直径约5mm；唇弓或双曲舌簧根据不良习惯所致的错𬌗情况，用以矫治散隙或舌向错位牙。破除不良吮咬习惯的矫治器有腭网、唇档丝、唇挡、颊屏等；破除异常吞咽及吐舌习惯的矫治器有腭刺、腭网或腭屏；破除口呼吸习惯的前庭盾，应置于口腔前庭部分，双侧延至第一磨牙，前份与前突

的上切牙接触，双侧后份离开后牙2～3mm，以促进切牙压入、后牙弓扩大。

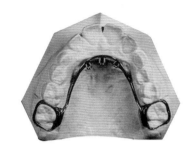

图1　舌刺

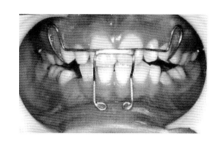

图2　唇档丝

原理　口腔不良习惯可因疲倦、不安全感、扁桃体肥大、鼻气道阻塞等复杂的生理、心理因素所引起，系一种儿童无意识行为，常见的有吮咬习惯、异常吞咽及吐舌习惯、口呼吸习惯、偏侧咀嚼习惯等。由于不良习惯可导致口颌系统在生长发育过程中受到异常的压力，破坏了正常肌力、咬合力的平衡、协调，从而造成牙弓、牙槽骨及颌骨发育及形态异常。口腔不良习惯维持的时间越长，错𬌗发生的可能性和严重程度就越大。因此，尽早破除不良的口腔习惯、阻断畸形的发展十分必要。口腔不良习惯矫治器通过在矫治器上设置辅件，破除异常习惯，引导牙弓、牙槽骨及颌骨的正常发育。

矫治程序　首先结合错𬌗畸

形的表现，仔细检查分析不良习惯行为所产生的异常作用力方向、强度和作用部位，并了解其发生的时间和频率以判断其顽固程度，为拟定不良习惯和错𬌗畸形的治疗方案提供有价值的资料。依据收集资料进行临床治疗时，首先要取得患儿的合作，然后依据诊断制作破除不良习惯矫治器，调整口腔肌功能。

注意事项 口腔不良习惯矫治器要求固位良好，否则容易造成软组织损伤。强调患者按医嘱戴用矫治器。矫治完成后，应分次拆除腭舌刺、唇档丝等，并强调口腔不良习惯矫治器应继续戴用半年以上。

（周 洪）

Huòlì bǎochíqì
霍利保持器（Hawley retainer）

由双曲唇弓、一对磨牙卡环及塑料基托组成的活动保持器。是最常用、历史最悠久的活动保持器，为霍利（Hawley）医生于1920年设计。

组成 由双曲唇弓、一对磨牙卡环及塑料基托组成。卡环一般根据要保持的位置以及第二磨牙萌出的情况，设计在第一或第二恒磨牙上，双曲唇弓横过尖牙的远中外展隙。这种保持器可以使牙小量移动，或通过调节唇弓关闭前牙少量间隙；可以根据保持的需要在唇弓上焊接各种附件，进行个别牙的压入、伸长或近远中移动；也可以在上颌切牙的舌侧基托上设计平面导板，使下颌切牙轻微与平面导板接触，保持前牙深覆𬌗的矫治效果。

特点 结构简单、制作容易、保持效果稳定，在临床上获得广泛使用。但是患者配戴后有较强异物感。

原理 通过唇侧的唇弓和腭

侧的塑料基板将牙列卡抱在一个固定位置，使牙列在此位置上磨合而不发生移位，即使发生一些移位，也可通过改变双曲唇弓的垂直曲大小来产生一定的矫治力，以消除移位。

矫治程序 取上下颌精确印模，灌制石膏模型，用直径0.8mm不锈钢丝弯制尖牙双曲唇弓，0.9mm不锈钢丝弯制恒磨牙单臂卡环，舌、腭侧铺自凝塑料基托，基托位于舌、腭侧龈缘临床牙冠最大周径以上，最后打磨抛光，临床试戴。嘱24小时除进食以外的时间连续戴用。

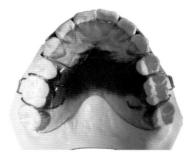
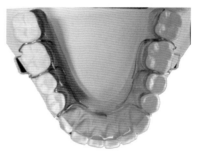

图　霍利保持器

（周 洪）

gōngnéng jiǎozhìqì
功能矫治器（functional appliance）

通过改变口腔颌面部肌功能，从而促进牙颌面生长发育来达到治疗或预防错𬌗畸形目的的矫治装置。又称功能性矫治器。

原理 功能矫治器本身不产生机械力，矫治力来自被牵张的肌、韧带及纤维，其作用原理主

要体现在：①通过咬合重建改变下颌位置，引发神经-肌反射，产生肌收缩力；肌的收缩力通过矫治器部件传递到牙、牙槽、颌骨、关节等软、硬组织，矫治畸形，促进生长发育。②消除唇颊舌肌对牙列的作用，重建牙列内外动力平衡，达到扩弓、移动牙列的效果。③唇挡、颊屏等在口腔前庭伸展，牵拉骨膜，刺激这些部位骨生长。④通过上下牙列间的𬌗垫控制（阻止或促进）牙萌出，选择性改变牙的萌出道。

分类 根据其作用特点，功能矫治器现列举如下几种。①肌激动器：矫治器在前移下颌的同时控制牙的萌出，从而调节上下颌骨的矢状向关系，并通过矫治器其他附件产生垂直向及水平向的控制作用。②功能调节器：以黏膜支持为主，其主要作用部位在口腔前庭，矫治器通过唇挡和颊屏改变口周肌的动力平衡而影响牙弓、颌骨的发育。③双𬌗垫矫治器：是一种可全天戴用的功能性矫治器，通过功能性前移下颌，刺激下颌骨生长。

（沈 刚）

jījīdòngqì
肌激动器（muscular activator）

通过改变下颌位置刺激咀嚼肌肌群，由此产生的力通过矫治器传递到牙、颌骨，起到功能性颌骨矫形作用的功能矫治器。由安德鲁斯（Andresen）设计发明的最为经典，也称安德鲁斯矫治器，主要用于矫治青春发育高峰期安氏Ⅱ类错𬌗畸形。

组成 主要由塑料部分和钢丝部分组成（图）。塑料部分上颌覆盖整个腭盖，下颌延伸至口底，向后达第一恒磨牙远中。上下颌塑料托在𬌗间相连续，使矫治器成为一个整体，并在前牙和后牙

区形成矫治器的两个功能部分。①下切牙塑料帽：如果塑料帽仅盖住下切牙，则在阻碍下切牙垂直萌出的同时不影响其唇向移动；若不需要下切牙唇向移动，塑料帽应包盖住下切牙切端1/3。②后牙导斜面：控制、引导后牙的垂直萌出。钢丝部分主要是上颌双曲唇弓。双曲唇弓位于上颌尖牙之间，可将肌的矫治力传导至上前牙，如果上前牙腭侧基托被调磨缓冲，上前牙在唇弓的作用下将向腭侧倾斜移动。

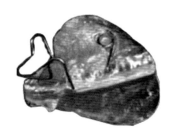

图 肌激动器

原理 肌激动器无内在力系统，不能主动施力，其矫治力来源于咀嚼肌，当患者咬合时，原来的肌平衡被打破，下颌下肌群和提下颌肌群被牵拉，产生力量发挥矫治作用。下颌下肌群被牵拉而反射性地拉下颌向后，由于下颌–矫治器–上颌已连为一体，这一向后的力通过牙导面和唇弓传至整个上牙和上颌，使其向前的发育受到抑制。与此同时，下颌本身虽受到向后的拉力，但其位置被固定，因此矫治器对下牙弓施以向前的推力；下颌位置被导向前，下颌髁突处于前伸状态，刺激髁突的生长发育和下颌关节窝的改建，从而促进下颌向前的发育。肌激动器所产生的肌力是一种矫形力，试验证明，下颌每向前移动1mm，可产生100g的力；若下颌垂直打开8mm，将产生500g以上的肌牵拉力。由于上、下后牙垂直萌出的方向不同，上后牙向下、向前，而下后牙垂直向上，肌激动器通过后牙导斜面控制上、下后牙的垂直萌出差异以调整磨牙关系。在Ⅱ类错𬌗畸形的治疗中，抑制上后牙的垂直萌出而促进下后牙自由萌出，有利于建立Ⅰ类磨牙关系。

适应证 主要用于安氏Ⅱ类1分类错𬌗畸形的矫治；安氏Ⅱ类2分类错𬌗畸形在上前牙唇向开展变为安氏Ⅱ类1分类错𬌗畸形后也可应用。也可用于治疗功能性安氏Ⅲ类错𬌗畸形或轻度骨性Ⅱ类错𬌗畸形，但临床上应用较少。

矫治程序 ①初戴：应先让患者习惯，每天戴用3~4小时，当逐渐习惯后应增加戴矫治器的时间。矫治器初次戴用1~2周复诊，注意检查颞下颌关节区有无不适或压痛，咬肌、颞肌有无压痛、口内唇、舌侧黏膜与龈组织有无压痛。②复诊：一般4~6周复诊一次，复诊时应取下矫治器检查牙排列情况有无改善，牙弓长度、宽度有无变化、前牙覆𬌗、覆盖是否减小，后牙关系有无改善以及咬合情况等。根据不同的畸形与需要调改诱导面、扩弓加力等，以引导颌骨与牙发生所需要的移动。

注意事项 矫治器体积较大，戴入后影响发音、咀嚼，一般仅在夜间戴用。每天最好能戴用14小时，戴得时间越长，疗效出现的越快。疗程通常为1年左右，之后根据替牙情况考虑进入二期固定矫治器治疗。

（沈 刚）

gōngnéng tiáojiéqì

功能调节器 （function regulator，FR）

通过使牙槽骨扩大、牙弓整体向颊侧移动的功能矫治器。其目的是建立正常的口腔功能，引导并促进牙颌正常发育。由德国口腔正畸医师弗兰克尔（R. Frankel）在20世纪60年代设计的活动矫治器（图），又称弗兰克尔矫治器。矫治器大部分结构位于口腔前庭，特点是颊屏离开牙弓，阻挡唇颊肌的压力，使牙弓扩大，以及颊屏、唇挡的边缘延伸至前庭沟底刺激骨膜下骨质增生使牙槽基骨弓扩大。根据其设计特点及适应证，功能调节器可以分为FR-Ⅰ、FR-Ⅱ、FR-Ⅲ及FR-Ⅳ4种类型，临床常用FR-Ⅲ。FR-Ⅲ适用于替牙期或恒牙初期的功能性反𬌗、下颌可后退的轻度骨性反𬌗。

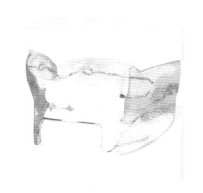

图 FR3功能调节器

组成 大致可分为树脂和钢丝两部分，下面以FR-Ⅲ为例介绍功能调节器的结构。

树脂部分 ①上唇挡：位于上颌切牙上方的前庭沟处，左右各一。其作用是消除上唇对上颌的压力，同时牵拉邻近的骨膜，刺激牙槽骨唇面的骨沉积。②颊屏：左右各一。由上颌前庭沟延伸至下颌前庭沟底，远中盖过最后一颗牙，近中达尖牙的远中。颊屏的上颌部分与上牙槽间有3mm的空隙，可以消除颊肌对上颌侧方的压力而使其扩展。颊屏与下牙槽相贴合，颊肌压力可传达到下颌而抑制其生长。

钢丝部分　位于上颌部分的所有钢丝部件，包括前腭弓、腭弓、支托以及上唇挡连接丝的设计都应做到不影响上颌和上牙弓向近中方向的移动。①上唇挡连接丝：将左右两侧的唇挡和颊屏连接成一体。②下唇弓：将两侧颊屏的下部连成一体。下唇弓与下前牙唇面相贴，因此可以协助保持下颌的后缩位置并将矫治力传递至下前牙。③前腭弓：由颊屏引出，从上尖牙与第一前磨牙间的间隙通过𬌗面，在前腭部形成弓形，弓的前部紧贴上切牙舌隆突的𬌗方。前腭弓的作用是将矫治力传递至上前牙同时限制其萌出。④腭弓：由颊屏引出，从最后一颗磨牙的远中龈部通过。腭弓在腭中线处形成稍向前凸的曲，当牙槽宽度增加而与颊屏接触时，此曲可用来向外侧稍稍扩展颊屏。⑤𬌗支托：上、下𬌗支托保持必要的咬合打开，以利前牙反𬌗的矫正。

原理　FR与其他功能矫治器的最大区别在于，其主要作用部位在口腔前庭区，用唇挡、颊盾遮挡住唇、颊肌，使发育中的牙列免受异常口周肌功能影响，从而开创了一个环境，使牙弓、颌骨在长、宽、高3个方位上能最大限度地发育，唇挡、颊屏可以牵拉前庭沟处的骨膜，刺激该部的牙槽骨生长。通过使牙槽骨扩大，牙弓整体向颊侧移动，建立正常的口腔功能间隙，引导并促进牙颌正常发育。

矫治程序　包括以下方面。

咬合重建　下颌取后退位。咬合打开以解除前牙反𬌗为准，一般磨牙区分开2~3mm，反覆𬌗深者可能较此为大，前牙开𬌗者较小。功能因素造成的下颌偏斜应予以矫正。

印模制作　治疗成功取决于矫治器的合适，因此准确的印模特别重要。托盘要选择合适，过高或过低的托盘将人为地增加或降低前庭沟的高度，过宽的托盘将向外牵拉软组织使前庭沟变浅。为准确起见，有条件时可使用个别托盘。

矫治器制作　将工作模及咬合重建记录交由技工室完成制作。

临床应用　试戴1~2周后检查与唇挡、颊屏相邻的前庭沟和系带是否有压迫，检查戴矫治器时唇的封闭状态与发音，轻度唇闭合不全和语言不清在患者进行有意识地训练后会很快消失。要求全天24小时戴用，每天至少戴用12小时。

前牙反𬌗一般在治疗3个月左右解除，此时应当去除上颌𬌗支托。磨牙建𬌗在6~9个月，1年左右可以结束治疗。对于上颌发育不足较明显的病例，在治疗过程中，随着上牙槽向前的发育，唇挡与牙槽逐渐贴近，此时可以将上唇挡适当前移以增加对上颌生长的刺激。

（沈　刚）

shuānghédiàn jiǎozhìqì

双𬌗垫矫治器（twin-block appliance）　通过𬌗力使下颌功能性移位、对支持骨产生持久的功能刺激的功能矫治器。1973年由克拉克（Clark）设计发明。

组成　由𬌗垫、固位装置、上唇弓及附件组成（图）。其发挥功能作用的关键结构是𬌗垫。上颌𬌗垫覆盖磨牙和第二前磨牙𬌗面，并在第二前磨牙的近中边缘嵴处形成向远中的斜面，斜面与𬌗平面呈70°。下颌𬌗垫覆盖前磨牙区𬌗面，在第二前磨牙远中边缘嵴处形成向近中70°的斜面。上

下𬌗垫在第二前磨牙区70°斜面的咬合接触关系将下颌引导并保持在前伸位置。

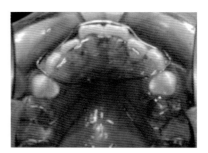
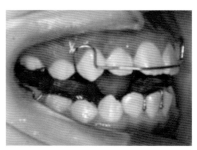
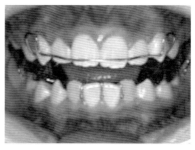
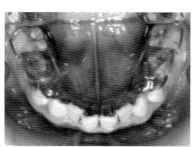
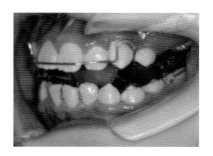

图　双𬌗垫矫治器

原理　通过下颌的功能性前移，利用𬌗力传递到覆盖后牙的

殆垫斜面上，改变自然牙列中承受殆力的斜面方向，产生有利于正常颌面型生长的力，通过前导下颌，刺激髁突生长，促进颞下颌关节窝改建，是一种符合生长发育期患者生理特点的合理矫治方法。当双殆垫矫治器将下颌保持在前伸位时，髁突就移位至前下方，连接髁突后方与关节窝的关节盘韧带被拉伸，并影响周围组织。

适应证 主要应用于儿童生长发育旺盛期及混合牙列期，这是较好的治疗期。恒牙列早期也可以使用，因功能矫治器是通过改变神经肌肉的活动而影响骨生长和牙殆发育的。故当面部生长接近完成时，功能矫治器的疗效就受到限制。

矫治程序 在临床应用中，双殆垫矫治器能够全天 24 小时戴用，包括进食时，所以矫治效果发挥更充分；另外，由于上下矫治器是分体式，更容易前导下颌同时扩弓，所以更适合需要上颌扩弓的病例。上、下殆垫分步磨除，有利于前牙深覆殆的解除，同时在磨牙与前磨牙之间的殆平面会出现台阶，需要后期调整。

（沈 刚）

jiǎoxínglì jiǎozhìqì

矫形力矫治器 （orthopedic appliance）

以腭、枕、颈、额等结构作为抗基，为移动粗壮牙或一组牙向近远中方向、水平方向和垂直方向的三维空间移动，以及促进（或抑制）上下颌生长发育，改变骨骼生长方向，提供足够的支抗能力，以达到矫治错殆与颌面部畸形目的的矫治装置。

矫形力矫治器由口内装置和（或）口外装置构成。口内矫形装置最常见的是上颌扩展器，通过矫形力水平向牵张尚未闭合的腭

中缝，刺激骨缝内新骨沉积，从而增加上颌牙弓宽度。口外矫形力装置的组成包括支抗部件、口内部件、连接部件和力源部件等。支抗部件是正畸反作用力的承受载体，均在口外发挥作用；口内部件是正畸作用力的承受载体，以此带动牙的移动或牙槽、颌骨生长量与方向的变化；连接部件是连接口外支抗部件与口内作用部件的装置，主要包括口外弓与 J 形钩；力源部件是口外支抗矫治器的施力来源，常见的有橡皮圈、弹性带等。

矫形力又称整形力，作用力范围大、力量强，主要作用在颅骨、颌骨上，能使骨骼形态改变，打开骨缝，对颜面形态改变作用大。矫形力矫治器通过释放较大的矫形力，促进或抑制颌骨的生长，改变其生长方向、空间位置和比例关系，引导颅颌面正常生长。常见的矫形力矫治器包括头帽-口外唇弓矫治器、上颌前方牵引矫治器、头帽颏兜矫治器等。儿童早期使用的前牵器、头帽、颏兜等，能对上下颌的生长发育产生影响，同时改变面部形态。使用扩弓螺旋器快速开展腭中缝也属于矫形力矫治器。

（周 洪）

tóumào-kǒuwàichúngōng jiǎozhìqì

头帽-口外唇弓矫治器 （headgear and face-bow appliance）

由头帽和口外唇弓两部分组成，用作增强后牙支抗或推磨牙向远中，以及用于抑制上颌骨生长的矫形力矫治器。1866 年美国医生金斯利（Kingsley）首次使用，进入 20 世纪 40 年代，随着特威德（Tweed）技术的广泛应用，口外唇弓也被普遍使用。口外弓既可以作为口腔正畸矫治器的辅助装置，又是对颌面畸形进行矫形治

疗的矫治器。

组成 由头帽和口外唇弓两部分组成（图）。

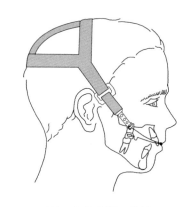

图 高位牵引口外弓

原理 头帽口外弓有两种作用：一种是作为一种独特的矫治方法，对处于青春快速发育期的儿童的颌骨畸形进行生长改良治疗，其生物学基础是上颌骨与周围的额骨、颧骨、颞骨、蝶骨等以骨缝的形式相连，外力压迫可以改变上颌骨的生长方向及生长量；另一种作用是作为其他矫治方法的辅助装置，通过口外支抗起增加支抗或移动磨牙的作用。

适应证 ①加强磨牙支抗。②远中移动磨牙。③限制上颌发育：高位牵引对上颌骨与上后牙产生远中向和垂直向压入的力，适用于下颌平面角较大的高角患者；低位牵引适用于下颌平面角较小的患者，可使下颌骨产生顺时针方向旋转；联合牵引可以在垂直向和水平向上进行更为全面的抑制。

矫治程序 一般情况下每侧磨牙受到 200~300g 的作用力，可产生加强支抗或远中移动磨牙的作用；而当每侧磨牙受到 350~500g 作用力时，便可使上颌骨受到矫形力，抑制上颌生长。高位牵引时，外弓要稍短。低位牵引

时，外弓要稍长。牵引时间每天至少 10 小时以上。

（周 洪）

shànghé qiánfāng qiānyǐn jiǎozhìqì
上颌前方牵引矫治器（maxillary protraction appliance）

以额垫、颏兜作为复合支抗部件、面具牵引支架作为连接部件，活动或固定矫治器作为口内部件的口外支抗的矫形力矫治器。其牵引力向前向下，用于刺激上颌骨生长（图）。

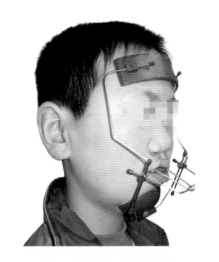

图 上颌前方牵引矫治器

组成 由口外、口内装置及连接两部分的牵引皮圈组成。

原理 颅面部的 4 个骨缝即额颌缝、颧颌缝、颧颞缝、翼腭缝对颅面的生长发育起着重要作用。上颌骨生长主要靠骨缝的骨沉积和表面骨的生长两种方式。进行上颌骨前方牵引，使其 4 个骨缝得以扩展，从而有新骨沉积，同时对上颌骨尤其前部的骨膜牵张，也促进了上颌骨的向前生长。口外上颌前方牵引矫治器是以额和颏两处为抗基部位，因此，在促进上颌及上牙弓向前生长的同时，也可使得下颌骨向下、向后呈顺时针方向旋转，还有抑制下颌向前生长的作用。

适应证 可应用于各种原因所致的面中部后缩，包括上颌向前发育不足或伴有下颌发育过度的安氏Ⅲ类骨性错𬌗畸形，以及唇腭裂术后上颌发育不足等。

矫治程序 前方牵引矫治器大致有 3 种：希克曼（Hickman）颏兜、面弓、德莱尔面具。其中德莱尔面具是最为常用的前方牵引器之一。矫形力矫治器均应在儿童生长发育迸发期到来之前应用，前方牵引矫治应在儿童的第一恒磨牙和 4 颗上颌切牙萌出后即行开始，这是最好的时机，否则随着年龄增长，前方牵引的矫治效果多为牙的移动而不是骨骼的变化。牵引力每侧小于 500~800gm，戴用时间每天不得少于 14 小时，一般在前牙建立 2~4mm 覆盖时方能停止牵引。另外，在前方牵引矫治前一周内快速扩弓打开腭中缝，干扰骨缝系统，即使对于不需扩弓者，也提倡口内增加快速腭开展装置。

注意事项 必须在生长发育期使用。一般认为 8~10 岁效果最好，最晚不晚于 14 岁，岁数越大，矫形作用越小。因为上颌前方牵引装置除了对于上颌骨的矫形作用外，对上颌牙弓也具有一定的影响，因此，前方牵引还可以使得上前牙唇倾、磨牙前移。

（周 洪）

tóumào kēdōu jiǎozhìqì
头帽颏兜矫治器（headgear and chin cap appliance）

对颌骨起矫形作用的矫形力矫治器。

组成 由头帽、颏兜和弹性带组成。

原理 由作用部分、支抗部分、矫治力 3 部分组成。力的作用部分是颏兜，对颏部施加作用力；头枕部的头帽作为支抗部分；头帽与颏兜之间的弹性橡皮圈为矫治力部分。支抗部分在口外，作用力的受力部分亦在口外，其作用就是力图抑制下颌向前生长和下颌功能性前伸（图）。头帽颏兜的作用机制有两方面，一是迫使下颌位置改变，二是抑制下颌生长。但是对于头帽颏兜是否能够抑制下颌骨生长仍然存在争议。大多数学者认为，头帽颏兜不能改变下颌应有的生长长度，但可以改变下颌的生长方向。对于低角型或下面高较小的安氏Ⅲ类骨性错𬌗畸形病例，头帽颏兜可使下颌骨产生向下、向后的旋转，而改变下颌骨原有的生长方向，使得上下颌骨在矢状向的关系变得协调。

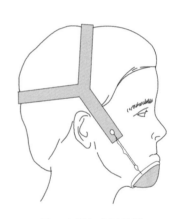

图 头帽颏兜矫治器

适应证 适用于前下面高较短的低角安氏Ⅲ类骨性错𬌗畸形；轻度的下颌前突畸形患者，且下颌可后退至前牙对刃位置；下颌切牙位置基本正常或稍唇倾者。对于高角面型安氏Ⅲ类骨性错𬌗畸形或患者有严重下颌前突的，不宜使用头帽颏兜，理想的治疗方法是正畸与外科联合治疗。

矫治程序 通常情况下牵引力方向应从颏部直接对着髁状突，是下颌产生向下、向后的旋转。

注意事项 考虑到下颌生长的年龄跨度较大，治疗周期也应相对延长，一般男孩要治疗到16~17岁，女孩要治疗到14~15岁以后才能停止使用颏兜。

（周 洪）

gùdìng jiǎozhìqì

固定矫治器 （fixed appliance）

患者不能自行摘戴的矫治器。一般可分为方丝弓矫治器和隐形矫治器、直丝弓矫治器。固定矫治器由方丝弓类矫治器发展而来，自锁矫治器主要是简化了弓丝的结扎方式。不同固定矫治器使用方法不同，因而形成各种固定矫治技术。

（许天民）

fāngsīgōng jiǎozhìqì

方丝弓矫治器 （edgewise appliance）

由带环、托槽、颊面管、弓丝和其他附件组成的固定矫治装置。方丝弓矫治技术是由美国口腔正畸医师安格尔（Angle）提出，历经特威德（Tweed）、梅里菲尔德（Merrifield）等正畸学家改进，不断完善而形成的一种正畸固定矫治技术流派。包括特威德-梅里菲尔德方丝弓矫治器、片段弓方丝弓矫治器、布萨双力方丝弓矫治器、2×4方丝弓矫治器、多曲方丝弓矫治器和贝格细丝弓矫治器。

组成 托槽是方丝弓矫治器的重要组成部分，通过粘接剂直接粘接在牙上，弓丝通过托槽对牙施加各种类型的矫治力，其基本结构为中部容纳弓丝的水平槽沟，及两端固定弓丝所用的结扎丝沟，按形态和制作材料可分为多种类型。其原理一是通过弯曲弓丝的形变复位使牙移动；二是利用稳定弓丝做固定和引导，利用矫治器的附件，如弹性圈或螺旋弹簧使牙移动。

矫治步骤 ①排齐和整平：排齐指水平方向上矫治错位的牙，整平指在垂直方向上矫正牙的高低和不正常的𬌗曲线。②关闭拔牙间隙和调整磨牙关系：通过前牙的适度内收及上下颌前后牙的差异移动，获得正常的前牙和磨牙关系，减少牙弓凸度，改善软组织侧貌。③咬合关系的精细调整：对牙进行局部微调以达到理想的咬合关系。④保持：患者矫治器去除后应进行保持，如霍利（Hawley）保持器、透明保持器、牙正位器或改良的功能性保持器等。

（白 丁）

Tèwēidé-Méilǐfēiěrdé fāngsīgōng jiǎozhìqì

特威德–梅里菲尔德方丝弓矫治器 （Tweed-Merrifield edgewise appliance）

以有序的支抗预备和向前向上的方向性力系统为主要特点的方丝弓矫治器。在美国口腔正畸医师安格尔（Angle）提出的方丝弓技术基础上，经特威德（Tweed）和梅里菲尔德（Merrifield）（图）逐步改进而形成。

特威德提出拔牙矫治和支抗预备的概念，开始关注面部的美观、明确牙列的前方限制及精确的矫治调整。梅里菲尔德的关注主要有牙列的大小（三维）、下面高的诊断、有序地移动牙、有序的预备支抗等。特威德–梅里菲尔德方丝弓矫治器提供了精确有效的矫治手段，其矫治理念影响了其他矫治技术。

组成 使用的托槽或槽沟无厚度变化，无预成转矩和倾斜度，槽沟和颊面管的规格为0.022英寸（宽度）×0.028英寸（深度）。矫治过程中只使用不锈钢方丝，常用尺寸有0.017英寸×0.022英寸、0.018英寸×0.025英寸和0.0215英寸×0.028英寸。完成一个病例，一般下颌需要3根弓丝，上颌需要3~4根弓丝。

原理 包括以下几点。

序列弯曲 通过在弓丝上依次弯制3个序列弯曲，对牙进行有控制和精确的移动。第一、第二序列可在圆丝和方丝上弯制，第三序列只能在方丝上完成。①第一序列弯曲：在弓丝的水平向做的弯曲，分为内收弯（弯曲的弧度向内凹）和外展弯（弯曲的弧度向外凸），表现了正常牙弓形态的自然生理弧度。上颌的第一序列弯曲包括中切牙与侧切牙间的内收弯，侧切牙与尖牙间、第二前磨牙与第一磨牙间的外展弯，以及弓丝插入颊面管末端段的舌向弯曲。下颌的第一序列弯曲包括侧切牙与尖牙间、第一前磨牙及第二前磨牙与第一磨牙间触点远中1mm处的外展弯，弓丝插入颊面管末端段的舌向弯曲。第一序列弯曲可以对轻度错位扭转的牙进行矫治，严重错位的牙则需另外弯制矫治弹簧曲改正。②第二序列弯曲：在弓丝的垂直向做的弯曲，分为后倾弯、末端后倾弯、前倾弯和轴倾弯，此类弯曲可以升高/压低或者前倾/后倾牙。后倾弯常位于第一、第二前磨牙和第一磨牙区，使后牙升长、前牙压低，同时有防止支抗牙前倾的作用，故适用于前牙深覆𬌗和内收前牙的治疗。前倾弯与后倾弯相反，有后牙压低和前牙伸长的效果，故常见于前牙开𬌗的治疗。除前牙开𬌗外，末端后倾弯为所有错𬌗畸形矫治的常规弯曲，有压低前牙和远中倾斜后牙（增加支抗）的作用。实际上，单独使用末端后倾弯，对前磨牙亦有压低作用，这将抵消前牙压低的效果。因此对于深覆𬌗，前磨牙区还要弯制后倾弯，这将加速前牙的压低效果，迅速减小覆殆。同理，前牙开殆则使用末端前倾弯和前倾弯。轴倾弯主要应用于上颌中切牙和侧切牙，保持切牙正常的轴倾度，建立良好的前牙美学。正常殆下切牙轴倾度不大，故下颌不做轴倾弯。③第三序列弯曲：即转矩，方丝沿弓丝长轴扭转一定角度，主要对牙进行控根移动，从唇舌向控制牙，同时在拔牙病例中使移动的牙保持根平行。包括根舌向（冠唇向）转矩和根唇向（冠舌向）转矩。下颌第三序列弯曲的反作用可对所有下颌起互为补充的作用，而上颌前牙段和后牙段的转矩互为拮抗，故上颌需分次分段完成，每次只能在一个方向一个区段施加第三序列弯曲。

顺序性和方向性 ①有序地安装矫治器：首先安放所有前牙、第二磨牙和第二前磨牙的矫治器，侧切牙在开始的 3~4 个月内一般不结扎。第一次复诊时粘接上颌第一磨牙的带环，第二次复诊时粘接下颌第一磨牙的带环，有序地结扎错位的前牙。②有序地移动牙：矫治中有序地移动个别或少数几颗牙，能够有效地快速完成牙的移动。③有序地预备支抗：指每次后倾 2 颗后牙至支抗位置，总共用 10 颗牙作为支抗的方法，称为 Merrifield 的 10-2 法。前牙区使用高位头帽牵引确保理想矫治效果。④方向性力：指使用一组控制方向的力系统来精确地把牙矫正至上下牙弓中和牙周围环境最协调的位置。方向性力的提出确保了迅速有效的牙移动，并且避免了掩饰治疗时加重错殆畸形的可能性。J 钩头帽和颌间牵引提供了向上向前的方向性力，增加了矫治中产生有利的骨骼变化的可能性（图 1）。矫治中垂直向的

控制比较重要，即下颌平面和殆平面的控制，因此控制下后牙和上前牙的力系统非常关键。例如在安氏 Ⅱ 类错殆畸形的矫治中，所有矫治力的合力矢量应该是向前上方的，这样确保下颌平面逆时针旋转或至少不会进一步顺时针旋转。矫治力除了来自前述三个序列弯曲，还可以通过在弓丝上弯制各种矫治弹簧曲来实现。这些弯曲可以在圆丝或者方丝上弯制，根据治疗的需要，不同的弹簧曲可以同时出现在同一根弓丝上。常用的弹簧曲有垂直曲（开大垂直曲和关闭垂直曲）、水平曲、匣形曲、欧米伽曲、小圈曲。⑤适当的矫治时机：治疗应在矫治目标最容易实现的时期开始，例如，在替牙期进行阻断治疗、系列拔牙治疗；第二磨牙萌出后开始全面正畸治疗。

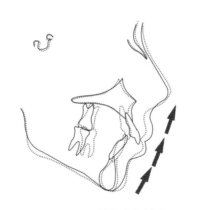

图 1 向上向前的方向性力

适应证 特威德-梅里菲尔德方丝弓矫治器体系发展较为全面，有较高的矫治效能，但是鉴于其结构复杂而且矫治力偏大，主要用于恒牙列的矫治。

矫治步骤 包括以下几步。

牙列预备 目标：整平牙列、个别牙的移动和改正扭转牙、内收上下颌尖牙、末端磨牙对应力抵抗的初步准备。共耗时约 6 个

月。①下颌牙列预备：有序地安放下颌矫治器，使用 0.018 英寸×0.025 英寸不锈钢方丝，主要弯制相应的第二序列弯曲。使用高位牵引头帽内收尖牙和预防下切牙唇向倾斜。复诊时，调整弓丝上的第二序列弯曲，即后倾弯，直至末端磨牙远中倾斜 15°，第一磨牙和第二前磨牙直立，尖牙与第二双尖牙接触，下颌牙列预备完成。②上颌牙列预备：与下颌相似，有序地安放上颌矫治器，使用 0.017 英寸×0.022 英寸不锈钢方丝，弯制相应的第二序列弯曲。使用高位牵引头帽内收尖牙直至与第二前磨牙接触或与形成 Ⅰ 类尖牙关系，上颌末端磨牙最终需要达到 20°的后倾弯。

牙列矫正 ①下颌牙列矫治：使用 0.019 英寸×0.025 英寸不锈钢方丝，主要弯制相应的第一序列弯曲和紧靠侧切牙远中的关闭曲，做末端后倾弯。关闭曲与高位头帽牵引一起作用，共同内收和直立切牙。②上颌牙列矫治：与下颌相似，使用 0.020 英寸×0.025 英寸不锈钢方丝。在下颌开始使用力系统 1 个月后，开始对上颌使用力系统。

牙列完善 上下颌均使用 0.0215 英寸×0.028 英寸不锈钢方丝，弓丝上弯制了理想的 3 个序列的弯曲。该阶段为错殆畸形的小量治疗，可重复使用上一阶段的力系统直至原先的错殆畸形达到过矫正的状态。随后，有序地除去矫治器，以利尖牙就位和带环间隙的关闭。该阶段结束时，除了完成错殆畸形的矫治外，如解除拥挤、内收前牙、关闭间隙和确定 Ⅰ 类的咬合关系，还应该观察到第一磨牙远中尖和第二磨牙无咬合接触，称为特威德牙（Tweed）殆或过渡殆（图 2）。

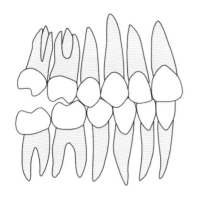

图2 特威德殆

牙列恢复 在拆除矫治器后，开始使用保持器。牙列进入恢复期，一般上颌使用霍利（Hawley）活动保持器，下颌选用舌侧丝保持。来自口周肌肉和牙周膜的力量促使牙漂移到个体化的功能殆位置上。无接触的后牙在此阶段达到自然接触的状态。

（白 丁）

piànduàngōng fāngsīgōng jiǎozhìqì

片段弓方丝弓矫治器（segmented arch edgewise appliance）

在经典方丝弓技术基础上，通过牙弓分段，配合辅弓进行精确牙移动为特点的方丝弓矫治器。由美国正畸学家查尔斯·J·伯斯通（Charles J. Burstone）医师提出。

组成 所使用的托槽为0.022英寸×0.028英寸的方丝槽沟，使用的托槽内预制了第一、第二、第三序列弯曲的数据，及根据不同牙位而设计的牵引钩、水平向辅助管、垂直向辅助管和口外弓管等辅助装置。

原理 有鲜明的特点：①将上下牙弓内的牙固定成几个相对独立的单位，使连续的牙弓片段化（图），一个片段内的牙被排齐后可视为一个大的多根牙来进行矫治，可以更容易地获得矫治所需的力系统。②片段化为在同一

牙弓的不同部位使用不同横截面或材质的弓丝提供了可能。片段化增加了施力点间的距离，有利于保持柔和持续的矫治力。矫治力和反作用力存在于片段之间，能将力分布于最理想的牙弓部位。③片段弓使用特殊的预置和预校正弹簧施加矫治力，有助于提高临床医生的效率。临床上较难测量连续弓丝的力及力矩，而不同类型的预制弹簧有准确的力值，使正畸医师能精确控制。

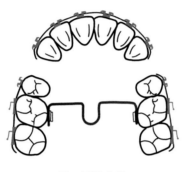

图 牙弓分段

矫治程序 牙弓分段排齐、尖牙后移和切牙内收、咬合关系的精细调整、保持。

（白 丁）

Bùsà shuānglì fāngsīgōng jiǎozhìqì

布萨双力方丝弓矫治器（Broussard two force edgewise appliance）

在经典方丝弓技术基础上，通过托槽的改良，以轻力和副簧应用为特点的方丝弓矫治器。由美国口腔正畸医生加尔福特·J·布鲁萨尔（Garfford J. Broussard）与克利福德·J·布鲁萨尔（Clifford J. Broussard）医师提出。

组成 布萨托槽在传统方丝弓托槽的槽沟及颊面管后方设计了0.018英寸×0.046英寸矩形垂直孔（图），其远中端与底板间留有间隙，便于挂橡皮圈或副簧。

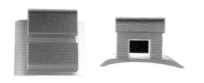

图 布萨托槽

原理 强调"轻力原则"，利用主弓丝的刚性维持理想牙弓形态，利用副簧的轻力来移动牙，治疗中多使用副簧和附件，如T形簧、竖直簧、控根簧等。

矫治程序 ①牙弓整平与尖牙远移：主要是解除牙列拥挤，改正牙的扭转或倾斜，打开咬合；协调牙弓形态，尖牙远移到位后，切牙应排列成为一个整体，尖牙、前磨牙和磨牙排列成为一个整体。②切牙舌向移动：在方丝上弯制布萨双力技术的复合曲弓丝有控制地内收切牙。复合曲由垂直曲和水平曲组成，水平曲使牙产生垂直方向上的移动，如压低前牙、打开咬合。垂直曲使牙产生水平方向上的移动。加力时，可以采用颊面管远端拉出回弯，或利用弓丝上弯制停止曲与颊面管向后弹性结扎加力。③理想弓完成：一般选用与槽沟尺寸吻合的方丝，弯制3个序列弯曲形成理想弓形，进一步调整咬合。④保持。

（白 丁）

2×4 fāngsīgōng jiǎozhìqì

2×4方丝弓矫治器（two by four arch edgewise appliance）

在经典方丝弓技术基础上，通过矫治力系的简化设计，结合细丝轻力原则的方丝弓矫治器。由穆里根（Muligan）医师提出。

组成 一般由2个磨牙带环、4个标准方丝弓切牙托槽组成，也可在其他牙上增加托槽，演化为"2×6""2×8"。

原理　利用了贝格矫治器"细丝、轻力"原则，在弓丝上弯制后倾弯，通过调整后倾弯的位置和角度决定整个矫治力系的作用。在圆丝上，当后倾弯位于弓丝的中点时，磨牙力矩和切牙力矩大小相等，方向相反，整个系统没有力矩作用；当后倾弯偏离弓丝中点（靠近磨牙颊面管）时，长臂端牙（切牙）会压低，短臂端牙（磨牙）会伸长，整个系统的力矩方向同短臂端牙的力矩方向。当对弓丝进行末端回弯后，系统的力矩效应主要体现在控根移动。另外，由于磨牙受到的伸长力在阻力中心的颊侧，则对磨牙产生冠舌向转矩。使用方丝时，在切牙区的弓丝上加正转矩（根舌向），入槽后能产生与圆丝上弯制靠近磨牙的后倾弯相同的效应；当在靠近磨牙处做角度等同正转矩的后倾弯时，磨牙和切牙在垂直向受的力抵消，系统内只剩下力矩。

适应证　适用于替牙列或恒牙列早期错𬌗畸形的矫治，如前牙反𬌗（图）、深覆𬌗、开𬌗、安氏Ⅱ类1分类错𬌗畸形等。

矫治程序　包括排齐切牙段、咬合关系调整、保持。灵活运用该技术，可在三维方向上控制牙移动。

　　　　　　　　　　　　（白　丁）

duōqū fāngsīgōng jiǎozhìqì
多曲方丝弓矫治器（multi-loop edgewise arch-wire appliance）

在经典方丝弓技术基础上，通过系列L形曲，以垂直向控制和重建咬合平面为特点的方丝弓矫治器。由杨·H·基姆（Young H. Kim）医师提出。

组成　采用0.018英寸托槽系统，在0.016英寸×0.022英寸的不锈钢方丝上从侧切牙远中到第二磨牙近中，弯制一系列指向近中的L形曲（图1）。L形曲分为水平部和垂直部，不仅可控制牙颊舌向的位置，而且增加了弓丝跨度，提供了柔和的矫治力，尽可能地保持了施加在各个牙上矫治力的相对独立性。

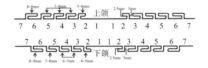

图1　多曲方丝弓矫治器的弯制

原理　力学研究表明：弓丝的长度增加1倍，其产生的矫治力降为原先的1/4。生理情况下，毛细血管的压力为20~30gm/cm²。牙的压入移动仅需10~20gm的力，伸长和倾斜移动的力值为35~60gm。系列L形曲使多曲弓丝的长度增加为无曲弓丝长度的2.5倍，矫治力下降为无曲弓丝的1/10，矫治力非常柔和。同时多曲可减小弓丝的形变率，储存更多的弹性势能，确保提供持续的矫治力，所有牙依矫治目标同时移动。在柔和的轻力作用下，牙周膜毛细血管能够保持一定程度的畅通，加载矫治力后，与牙槽骨改建相关的细胞及相关因子迅速活化，2天后牙开始移动。相反，在重力作用下，牙周膜血流被阻断，以坏死吸收为主的组织细胞学反应先于牙槽骨吸收改建，因此，牙在施力后1~2周才开始移动。

多曲方丝弓矫治器强调通过后牙的垂直向控制，重建咬合平面。尤其在开𬌗矫治中，主要通过远中竖直和压低后牙来实现。也可通过双侧不对称的压低和伸长，改正倾斜的咬合平面。

矫治程序　①排齐整平，关闭间隙：常规方丝弓矫治方法排齐整平牙列，关闭拔牙间隙和原先存在的散在间隙。在此阶段结束时，酌情对托槽进行再定位，用0.018英寸的不锈钢丝或0.017英寸×0.025英寸的镍钛方丝为使用多曲方丝做准备。②确定理想咬合平面：第一阶段结束时候拍摄头颅侧位片，正常上唇在休息位时，头颅侧位片中上中切牙的切缘应位于唇线下方3~4mm，藉此确定理想咬合平面。根据理想咬合平面确定后牙高度和后牙应竖直的角度，后牙长轴应垂直于咬合平面，同时通过后牙区的后倾弯和前牙区的垂直牵引将分离

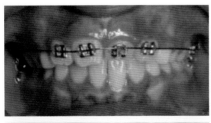
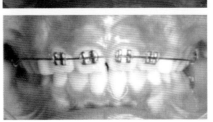
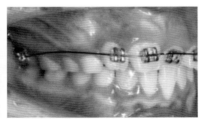
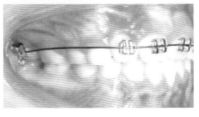

图　2×4方丝弓矫治器矫治前牙反𬌗

的上下颌咬合平面合二为一。③MEAW的使用：不锈钢弓丝在前牙区形成理想弓形，从侧切牙远中开始弯制一系列高5mm的L形曲，曲的长度视托槽间距而定。协调上下颌弓丝后，从第一前磨牙开始做后倾弯。将MEAW结扎入槽，配合双侧前牙段的垂直牵引（图2）。闭口时单侧的牵引力约为50g，嘱全天戴用（吃饭和刷牙除外）。当伴矢状向不调或不对称畸形时，则需配合相应的颌间牵引。

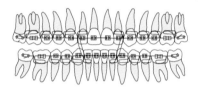

图2　前牙区垂直牵引

（白　丁）

Bèigé xìsīgōng jiǎozhìqì

贝格细丝弓矫治器（Begg light wire appliance）

运用差动牙移动技术，使用细圆丝、轻力，使牙沿着尽可能小的阻力方向自由地做倾斜运动的固定矫治装置。较整体牙移动阻力小。由澳大利亚口腔正畸医师贝格（P. R. Begg）根据其二三十年的临床经验和科学研究创立、发展起来（图1），于20世纪30年代开始研制，50年代公布。临床实践证明，这是一项高效能的矫正技术，已在世界上许多国家得到了广泛的应用。而今又在其基础上发展出倾移-方托槽（Tip-edge）及倾移－方托槽升级版（Tip-edge Plus）矫治器。

组成　使用改良式带形弓托槽，它含有槽沟和竖管。其槽沟的规格为0.020英寸×0.045英寸，以容纳一根0.020英寸的弓丝加上一根0.016英寸的附弓（必要时）。其竖管内可插入栓钉。这种托槽的最大特点是允许牙在各个方向上自由地倾斜运动，即三维空间运动，还容许牙沿着弓丝滑动。澳丝是贝格矫治器的重要基础，是一种高张力不锈钢丝。这种弓丝硬度大、应力衰减极慢，临床试验6个月应力衰减几乎为零。这种特性保证了贝格矫治器在迅速打开咬殆的同时，又能控制牙弓形态和保持磨牙的稳定性。贝格矫治器还需要使用正轴簧（图2）和扭转簧，由0.012英寸或0.014英寸的细澳丝弯制而成：一种为矫正近远中倾斜的正轴簧，另一种为矫正牙旋转的扭转簧。

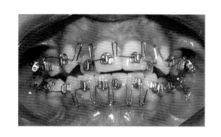

图1　贝格细丝弓矫治器

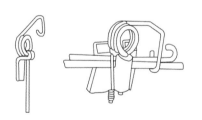

图2　正轴簧

原理　包括以下两方面。

殆的生理磨耗　贝格研究了石器时代晚期的澳洲土著人的牙殆情况。他发现这些土著人不仅具有广泛的殆面及邻面磨耗，而且牙弓特别是下牙弓不断向前调位，牙尖磨平，覆殆消失，以致于形成前牙对刃、后牙近于安氏Ⅲ类殆关系，第三磨牙的迟萌或阻生得到避免。他和其他学者认为，这些石器时代人类的磨耗殆实例，反应了人类真正的牙殆情况而非病理现象。换言之，这种磨耗殆是人类唯一的实际正常殆，而现代人的教科书"正常殆"是不正常的。虽然石器时代人类的磨耗殆是功能、形态上所表现的正常殆，但贝格进一步认为，把错殆畸形患者牙矫治成磨耗殆是不现实的，应该把一些有价值的措施结合到正畸中去。①在安氏Ⅰ类和安氏Ⅲ错殆畸形的矫治中，为了取得最佳结果，贝格矫治器要求将前牙矫治成前牙对刃关系，后牙几乎成为Ⅲ类殆关系。②牙量骨量不调的预测：虽然现代人缺乏牙磨耗，但牙仍前移不止。因此设法减少牙量以代替原始人类的自然牙磨耗，则是必要的。贝格认为以前所预测应减少的牙量往往过低估计。为了准确估计，用凯斯林（Kesling）重排牙诊断法更为精确。他主张应拔除4个第一前磨牙，而不是4个第二前磨牙，许多患者以后还需拔除4个第三磨牙。上述结果为贝格技术的矫治标准奠定了理论基础。

差动力和牙倾斜移动　1956年贝格介绍了差动力概念。贝格矫治器的有利条件在于其托槽设计容许牙倾斜移动。根据差动力原理，当单根的前牙和多根的后牙之间使用交互微力（如60gm）牵引时，前牙相对快速倾斜前移，而后牙几乎不动。如果较大的力应用于同一情况，则后牙趋于近中移动，而前牙运动受阻。这实际上是不同牙对同一力的"不同反应"，这就是差动力的根本意义。由于贝格矫治器使用微力，充分利用了有利的差动力原理，因而成功地解决了口内支抗问题。这样就不需要口外支抗。贝格认为使用口外支抗力是有害的，避免使用口外支抗是正畸临床学的一个重大改进。

矫治程序 贝格矫治器把整个矫治过程分为3期或3个阶段，优点是便于掌握。每一期均有专门的矫治目标；每一期的矫治过程一般均是在上下牙弓同时进行的；每一期上下牙弓的矫治完成后，再进入下一期。

第一期矫治 包括如下目标与措施。

目标 ①打开前牙咬殆，使前牙达到对刃关系；对于前牙开殆者，这一目标应改为关闭前牙咬殆。②解除前牙拥挤，排齐前牙；对前牙存在散在间隙者，这一目标应改为关闭前牙间隙。③矫正磨牙反殆和锁殆。在上述3个矫治目标中，第一个使前牙达到对刃关系的目标最为重要，也就是说，如果前牙覆殆问题没解决好，就不宜进入第二期。第一期大致需要3~7个月不等，可以每月复诊1次。

措施 ①用0.016英寸直径的高效能不锈钢丝制作带牵引圈的唇弓，在磨牙颊管近端3~5mm处弯制适当的后倾曲，以打开咬合和保持支抗磨牙的直立位置。同时每侧要维持50~70gm的Ⅱ类牵引力；如果是安氏Ⅲ类错殆畸形，则应进行持续的Ⅲ类牵引。②在每个拥挤前牙的近远中弯制垂直曲，以解除前牙拥挤。如果尖牙远中存在间隙，也可用直丝唇弓配合较细的排齐辅弓，达到排齐前牙。排齐辅弓应使用柔韧而弹性好的金属丝。当前牙排齐后，应用细钢丝进行尖牙结扎。③在尖牙至尖牙之间挂橡皮圈或橡皮链，可关闭前牙间隙。④改变唇弓的宽度并配合交互牵引，以矫正磨牙反殆。必要时可进行上颌快速扩弓，保持稳定一段时间后再戴贝格矫治器。

第二期矫治 包括如下目标与措施。

目标 ①保持所有第一期取得的矫治结果：前牙达到对刃关系，前牙排列整齐而无间隙；磨牙反殆得到矫正。②关闭后牙间隙。③调整磨牙关系至Ⅰ类殆关系。④矫正扭转的前磨牙。⑤矫正前磨牙垂直向的位置不调。第二期矫正期间，可每2~4周复诊1次。

措施 ①使用0.018英寸或0.020英寸直径弓丝，弯制带牵引圈的平直唇弓，其支抗后倾曲的角度要适当减小，以维持前牙对刃关系和保持适当的牙弓形状为原则。②用金属丝做尖牙结扎。③进行颌间牵引和上下颌颌内牵引，即"Z"形牵引。如果希望前牙继续后移，则牵引力仍维持在50~70gm。如果需要后牙前移以关闭剩余拔牙间隙和调整磨牙关系，则牵引力应加大于200~280gm。必要时，尖牙可加"制动闸"，以阻止前牙进一步后移。④当剩余拔牙间隙关闭时，对于存在第二前磨牙扭转的病例，可在该牙的颊舌侧分别粘贴托槽及钮扣钉，结合水平正轴簧和皮圈进行扭转牙的矫正。根据情况使主弓丝及早进入前磨牙的托槽沟内，以便做垂直向的矫正并调整和维持牙弓形状。

第三期矫治 包括如下目标与措施。

目标 ①保持所有第一、第二期取得的矫治效果。②获得所有牙理想的倾斜度和轴倾度。如果有条件，可以让患者矫治后戴正位器，以进一步进行殆的微小调整。最后，让患者戴用霍利（Hawley）活动保持器0.5~1年，甚至更长的时间，以稳定最终的矫治结果。

措施 ①主弓丝用0.51mm的平直唇弓。该唇弓在磨牙颊管远端弯制一曲，以保持牙弓长度，并维持必要的颌间牵引。②必要时，用转矩辅弓进行切牙转矩矫治。第三期必须用0.51mm的弓丝做唇弓，以使正轴簧和转矩辅弓有效地发挥作用，而又能维持牙弓形态的稳定。由于转矩辅弓及正轴簧产生的矫治力维持时间较长，患者可每1.5~2个月复诊1次。

（沈 刚）

zhísīgōng jiǎozhìqì

直丝弓矫治器（straight wire appliance）

将经典方丝弓矫治器由医师弯制弓丝矫治牙的方法，转变为将所需弯制弓丝的角度预成到托槽槽沟中，从而简化医师临床操作的固定矫治装置。包括安德鲁斯直丝弓矫治器、罗思直丝弓矫治器、MBT直丝弓矫治器、倾移-方托槽直丝弓矫治器、自锁托槽矫治器、传动矫治器。大多数直丝弓矫治器的托槽槽沟角度参照正常殆数据得来，因此并没有包含方丝弓矫治技术需要弯制的所有弓丝角度，但总体来看，直丝弓矫治器减轻了医师手工弯制弓丝的工作量。

（许天民）

Āndélǔsī zhísīgōng jiǎozhìqì

安德鲁斯直丝弓矫治器（Andrews straight-wire appliance）

直丝弓托槽设计的角度是以托槽贴在临床冠中心点时，一根方形直丝弓入槽，牙能在三维方向达到正常殆牙位的平均角度为目标的直丝弓矫治器。由安德鲁斯（Andrews）发明的。安德鲁斯根据正常𬌗牙位的测量数据提出了最佳自然𬌗的 6 项标准，在此 6 项标准的基础上设计了第一套经典直丝弓托槽。

特征 安德鲁斯发现如果要达到这个目标，非拔牙矫治的标准托槽必须具备以下基本特征：①托槽槽沟、托槽干的正中横断平面与牙冠的正中横断平面一致。②托槽基板的倾度必须与牙冠面轴点的纵向切线倾度一致。③托槽基板在𬌗龈向的曲度必须与牙冠唇面的曲度一致。④托槽槽沟、托槽干的正中矢状面与牙冠的正中矢状面一致。⑤托槽基板的𬌗向水平面与牙冠在面轴点的近远中向水平面必须一致，在上磨牙的该角度为 100°，而其他牙为 90°。⑥托槽基板的近远中向曲度与牙冠唇（颊）面的近远中向曲度必须一致。⑦槽沟与托槽垂直边的夹角与牙冠正中横断面与牙冠正中矢状面或面轴的夹角一致。⑧同一个牙弓内，所有托槽槽沟点与邻间隙点连线的距离相等。

安德鲁斯的直丝弓专利限制了其他在托槽内预成角度的托槽不能同时具有以上 8 个托槽基本特征中的 4 个以上的特征。而拔牙矫治的整体移动托槽还需要增加 3 个特征：①抗近远中倾斜角：指在槽沟中增加第二序列的角度，以对抗牙整体移动时的近、远中倾斜，并使之过矫正。②抗旋转角：指在槽沟中增加第一序列的角度，以对抗牙在整体移动时的旋转，并使之过矫正。③抗颊舌向倾斜角：指上磨牙槽沟中增加的第三序列的角度，以对抗牙整体移动时的颊舌向倾斜，并使之过矫正。

组成 由托槽、颊面管和矫正弓丝共同组成矫治器。

原理 通过弓丝的回弹力排齐错位的牙，最后使用方丝将牙排列到托槽和颊管预置的正常三维角度和空间位置关系。直丝弓矫治器大大减少了正畸医师手工弯制弓丝的工作量，但对生物体的理解过于机械化，忽略了颌面部生长发育的动态变化趋势以及牙列对颌骨畸形的生长代偿等生理性特点。

矫治程序 先用细圆丝矫正牙在唇颊舌向及𬌗龈向的错位，然后再用方丝矫正牙唇颊舌向的倾斜度。

（许天民）

Luósī zhísīgōng jiǎozhìqì

罗思直丝弓矫治器 （Roth straight wire appliance）

在安德鲁斯直丝弓矫治器的基础上，融入𬌗功能理念，强调过矫治、轻度倾斜移动和施佩（Spee）曲线调整的直丝弓矫治器。罗思（Roth）是功能𬌗的倡导者，1976 年，他将安德鲁斯直丝弓矫治器的设计与自己的功能𬌗理论结合起来，对安德鲁斯矫治器的托槽进行了改良，在治疗目标上更强调矫治后的稳定和功能𬌗及颞下颌关节的正中关系位。罗思和威廉斯（Williams）重视下颌的正确位置，他们将修复学中的相关𬌗理论和𬌗架-𬌗垫技术引入正畸学，发展出一整套诊断、治疗流程，用于确定下颌位置是否偏移和纠正偏移，最终达到功能𬌗的矫治目标。

原理 罗思改良后直丝弓矫治器托槽是一种为拔牙病例设计的托槽，其主要设计思想为：一种托槽系列适合于大部分患者；托槽所包含的角度可以完成牙三方位的轻度过矫正；允许牙轻微倾斜移动，而不像安德鲁斯托槽那样完全整体移动牙；切牙托槽的位置稍靠切缘，以省去弓丝的代偿弯曲。

罗思改良后的直丝弓矫治器托槽的各种数据如表。

罗思认为，决定全口托槽高度的关键是尖牙和前磨牙。理想状态下，在后牙应将托槽中心置于牙冠的表面最凸处。在牙龈附着高度均匀时，这就是临床冠中心。但是，若要使托槽位置适于用一根平直弓丝整平施佩曲线，还要考虑到后牙与尖牙和切牙在冠高度上的差异。通常这需要调整尖牙托槽。最好的方法是使尖牙牙尖比邻近的侧切牙高出 1mm。另外，上颌中切牙的托槽位置应该与上颌侧切牙等高，这样，在

表 罗思直丝弓矫治器托槽设计

	底厚（mm）	轴倾度（°）	转矩度（°）	扭转（°）
U1	中（0.7）	5°	12°	
U2	厚（1.3）	9°	8°	
U3	中（0.7）	13°	−2°	4°（近中）
U4 U5	中（0.7）	0°	−7°	2°（远中）
U6 U7	薄（0.3）	0°	−14°	14°（远中）
L1 L2	厚（1.3）	2°	−1°	
L3	中（0.7）	7°	−11°	2°（近中）
L4	薄（0.4）	−1°	−17°	4°（远中）
L5	薄（0.4）	−1°	−22°	4°（远中）
L6 L7	薄（0.4）	−1°	−30°	4°（远中）

精细调整后期，中切牙将比侧切牙高出 0.5~1mm。

矫治目标 罗思认为，正畸治疗目标必须包括 3 个主要的方面：面部美观、牙列整齐、功能咬合。

关于面部美学，罗思的治疗目标是：在测量中，以里基特（Rickett）测量法为标准，下切牙位于 A-Pog 连线前方 1mm，并尽可能达到最好的上下颌骨关系。从静态的牙排齐方面来说，牙列的治疗目标主要与安德鲁斯的"正常𬌗 6 项标准"相一致。

关于功能咬合的目标，罗思坚信应该达到"相互保护𬌗"，这样，当达到最大的牙尖交错位时，髁突在横断面上处于正中央，而且处于关节盘的上后位。在所有离开完全咬合的运动中，前牙区应该作为平缓的滑道，使后牙轻而迅速地脱离𬌗接触。在完全咬合时后牙应该平稳、均匀地中央尖接触，咬合力尽可能沿长轴传递，而前牙不应该有𬌗接触，应该有 0.005 英寸的间隙。这样，在咬合运动时，前牙保护后牙不会受到侧向压力，而在咬合接触时后牙保护前牙不会受到侧向力。达到这个目标所需的自然牙列的牙位置𬌗应与安德鲁斯的"正常𬌗 6 项标准"相一致，同时，牙在最大牙尖交错位时髁突位于正中关系位。罗思强调，要研究解剖式𬌗架上精确安置的模型的功能性咬合情况。在正中关系位与正中𬌗位不调大于 2mm 的病例中，就需要将头影测量片重新调整至下颌处于正中关系位，才能制订治疗计划。如果希望达到正中关系，诊断和治疗计划必须来自于正中关系位。

矫治程序 第一期：治疗目标是排齐、整平，消除反𬌗，调整颌骨关系。首先使用 0.016 英寸不锈钢丝做带圈垂直曲，紧接着用多股麻花丝；或者先使用 0.015 英寸麻花丝，逐渐换为 0.019 英寸麻花弓丝，然后 0.018 英寸澳丝来完成顽固扭转牙的矫治，直至完成方丝弓对托槽的排齐。第二期：采用"双匙孔"关闭曲关闭间隙。双匙孔常用 0.019 英寸×0.026 英寸的方丝弯制而成。第三期：正畸治疗的最后阶段，要求使槽沟排齐以纳入足够粗的方丝，以充分表达托槽的特征，从而精确调整牙位置。通常情况下，罗思推荐使用 0.021 英寸×0.025 英寸不锈钢方丝，从而使托槽角度充分表达。

（周 洪）

MBT zhísīgōng jiǎozhìqì

MBT 直丝弓矫治器 （MBT straight wire appliance）

以持续轻力和滑动技术为特点的直丝弓矫治器。是在安德鲁斯（Andrews）经典直丝弓技术基础上，借鉴了罗思直丝弓的成功经验，以及美国口腔正畸医师麦克劳克林（Mclaughlin）、班尼特（Bennett）和特雷维斯（Trevisi）3 位创始人 20 多年的临床实践发展起来的，并以 3 位作者名字首字母命名为 MBT 直丝弓矫治器（图）。在采用标准型的直丝弓矫治器确立了总体路径和有效的矫治技术之后，麦克劳克林、班尼特和特雷维斯一起重新设计了整个托槽系统，以此完善他们由经验得到的治疗理念，克服了第一代直丝弓矫治器的不足，重新考察了安德鲁斯（Andrwes）的原始研究结果和日本最新研究的数据，设计出了 MBT 托槽。第三代托槽系统保留了第一代设计的全部优点，并加入了许多改进，对托槽数据进行了调整，以克服临床使用中出现的问题。

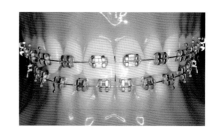

图 MBT 直丝弓矫治器

组成 包括可供灵活使用的托槽系统（0.022 英寸的托槽槽沟，多样化尖牙转矩）、3 种常规使用的基本弓形（卵圆形、尖圆形、方圆形）、关闭间隙使用一种尺寸的不锈钢方丝（0.019 英寸×0.025 英寸）、常规运用的附件。

原理 MBT 托槽系统的设计以基础科学和多年临床经验为根据，是预调托槽系统的一种，特点为使用持续轻力，向后结扎，末端回弯，其设计使弓丝能在托槽槽沟内良好的滑动。MBT 标准托槽以激光标示牙位，托槽的形状为长菱形而非长方形，这样不仅减小了每个托槽的体积，而且视觉上坐标透视线仅通过两个平面，有助于黏着时精确定位。由于所有治疗阶段均使用轻力，额外的抗倾斜或第二序列弯曲成分都不再需要。MBT 托槽系统设计时前牙轴倾度采用安德鲁斯原始的研究数值，与静止的理想𬌗标准一致，既减小支抗控制的需要，又减小了治疗早期覆𬌗加深的可能，并减少了对患者合作的要求。在较为重要的切牙区和磨牙区增加了额外的转矩，以减小这些牙段的弓丝弯制并达到治疗目标。MBT 托槽的多样化及灵活使用体现如下：上颌侧切牙腭向错位时可以将托槽旋转 180° 粘接，产生 -10° 的根唇向转矩；尖牙托槽可以产生 0°、-7° 和 +7° 这 3 种转矩；下切牙托槽、上颌双尖牙托槽位置可以互换；上颌第一与第二磨牙颊面管预置角度相同。MBT 直丝弓技术托槽定位的方法不完全是放置在临床冠中心，建议使用托槽定位表的数据粘接。麦克劳克林、班尼特和特雷维斯推荐使用 3 种基本弓形，即尖圆形、方圆形和卵圆形；差别主要在尖牙间和前磨牙间宽度，差别范围大约 6mm；3 种弓形磨牙间宽度相似，很容易调整。

矫治程序 一般分为 6 个部分：支抗控制、排齐整平、覆𬌗控制、覆盖控制、间隙关闭和精细调整，其中支抗控制贯穿整个矫治过程，最为重要。

支抗控制 对支抗的分析首先是决定上切牙的目标位置，其直接决定了后面的具体治疗方法，然后根据上切牙的目标位置决定下切牙的目标位置，再确定下后牙移动方式，判断是否需要拔牙及后牙的移动方向和移动量，最后分析上后牙的移动，从而确定上颌支抗控制的需求。MBT 直丝弓矫治器在托槽角度设计上将上颌前 6 颗牙的近中倾斜度减小了合计有 10°，下颌前 6 颗牙的近中倾斜度减小了合计有 12°，这样减小了上下牙近中移动的趋势，减小了整个牙弓的支抗负担。MBT 矫治技术在牙列排齐阶段强调使用尖牙 "8" 字形结扎和弓丝末端回弯。常用的支抗装置有高位牵引、颈牵引、联合牵引、J 钩头帽等口外支抗以及腭杆、南斯（Nance）弓、舌弓、唇挡、颌间牵引、多用途弓等口内支抗。

排齐整平 此阶段使用弓丝的序列一般为 0.016 英寸的热激活镍钛丝或其他能提供类似轻力的矫治弓丝，如 0.015 英寸的多

股麻花丝等，然后是 0.019 英寸×0.025 英寸的热激活镍钛方丝，也可使用 0.016 英寸、0.018 英寸、0.020 英寸的不锈钢圆丝，最后使用 0.019 英寸×0.025 英寸不锈钢方丝。排齐整平阶段需要注意的事项是对于间隙严重不足的牙，可等开拓出足够间隙后再粘接托槽，对于远离牙弓的个别牙，弓丝不要求开始就完全入槽，可设法牵引使其尽量靠近牙列后再逐渐完全入槽。

覆𬌗控制 咬合打开的方式有后牙伸长、后牙远中向直立、前牙唇向倾斜、前牙压低。MBT 滑动直丝弓技术常用打开咬合的方法：前牙托槽预置的近中向倾斜度有助于促进前牙的唇倾和咬合的打开，辅助平面导板的使用可以抑制前牙的垂直向萌长，同时促进后牙的萌长，下颌第二磨牙纳入矫治系统可以帮助第一磨牙𬌗向伸长，同时提供更强的压低下前牙的力量。对于平直方丝不能有效整平牙弓时，可以加上 3~4mm 深度的反施佩（Spee）曲度。Ⅱ类或Ⅲ类颌间牵引矫治前牙关系的同时都对磨牙有伸长作用，有助于咬合的打开。避免重力拉尖牙，否则由于尖牙的远中倾倒会造成前牙覆𬌗加深。

覆盖控制 覆盖减小的方式紧密联系Ⅱ类磨牙关系的矫治，具体措施：下切牙唇向移动、上切牙舌向移动、下磨牙近中移动、上磨牙远中移动、限制上颌向前生长、下颌向前生长旋转。

间隙关闭 拔牙间隙关闭的方式为内收前牙、前移后牙和前后牙相向移动 3 种。常用方法为关闭曲法和滑动法，滑动法又分为一步法和两步法。MBT 滑动直丝弓技术常用一步滑动法（即同时内收 6 个前牙）、轻力牵引来关

闭拔牙间隙。通常在 0.019 英寸×0.025 英寸的不锈钢方丝上焊接牵引钩，牵引钩与磨牙颊面管之间挂弹性牵引，牵引力值控制在 200gm 以内。关闭间隙时需要认真考虑支抗设计。

精细调整 MBT 滑动直丝弓矫治器的预置托槽角度使后期𬌗关系的调整变得更加容易，主要任务是矫治前面各阶段遗留的问题和可能的错误、进行过矫治、调整咬合关系等，可选用较细的圆丝配合上下三角形垂直牵引来建立最终的理想𬌗关系。

（王 林）

qīngyí-fāngtuōcáo zhísīgōng jiǎozhìqì

倾移-方托槽直丝弓矫治器

（Tip-Edge straight wire appliance） 在方托槽上实施差动牙移动的直丝弓矫治器。1987 年由美国口腔正畸医师凯斯林（Kesling）提出。20 世纪初对托槽又进行了改进，形成了倾移-方托槽升级版（Tip-Edge Plus）矫治器。

组成 包括以下组成部分。

倾移-方托槽与倾移-方托槽升级版 倾移-方托槽槽沟的正常宽度为 0.022 英寸，最大宽度为 0.028 英寸（图 1）。换言之，托槽容纳弓丝的槽沟大小为 0.022 英寸×0.028 英寸，它具有自行增加垂直空间（可达 0.028 英寸）以利于牙冠倾移的特点。这可使 0.016 英寸的初始圆弓丝较容易地结扎纳入倾斜错位牙的托槽槽沟内，患者感觉较舒适。该托槽槽沟的低摩擦被动范围明显加大，容许牙冠沿着一方向倾斜移动，且托槽槽沟有一中央嵴，由 0.022 英寸槽沟壁与 0.028 英寸槽沟壁相交形成，可使 0.016 英寸的初始圆弓丝较容易地与中央嵴形成单点接触，因而使牙移动的摩擦

力大为降低（图2）。尖牙可自由倾斜移动25°，其他牙可倾斜移动20°。牙到位后，进行原位正轴矫正。这种设计还易于在治疗期间更换弓丝，例如，弓丝从0.016英寸更换到0.022英寸逐渐变粗时，不会使弓丝变形或发生弯曲。0.022英寸的弓丝槽沟决定了用正轴簧使牙达到的最终近远中倾斜角度。如果使用方弓丝，也是利用0.022英寸的弓丝槽沟控制转矩矫正。倾移-方托槽槽沟内分别预成了有关各牙冠近远中倾斜范围、最终的牙冠轴倾斜度和最终的牙根转矩度数。倾移-方托槽直丝弓托槽在持续轻力作用下，倾斜移动牙的性能方面明显优于传统的方托槽和传统的直丝弓托槽；但是，在矫治后期正轴时，需要弯制繁琐的正轴簧，与便捷的直

丝弓理念相悖；正轴后，还需要使用只有在TP公司才能买到的倾移-方托槽皮圈，保持正轴效果，给中国正畸医师带来一定的不便。20世纪初，凯斯林对倾移-方托槽又进行了改进，在托槽基础部分增加了口径为0.020英寸的横圆管，能够插入镍钛圆丝，进行牙正轴，从而可以避免使用弯制比较困难的正轴簧及特殊的倾移-方托槽皮圈，不仅有效，而且实施比较方便。这符合直丝弓时代的便捷理念，有利于推广该技术。该横圆管与竖管处于同一平面，形成"十"形状，凯斯林将改进的托槽称为倾移-方托槽升级版（图3）。

倾移-方托槽磨牙颊面管 其设计要求保持磨牙直立，但又容许弓丝自由滑行。这对于使前牙

在约56.7gm的轻力作用下进行后移是必要的。倾移-方托槽磨牙颊面管是铸造而成的，包括有0.036英寸直径的龈侧圆管和0.022英寸×0.028英寸的𬌗侧方形管，后者带有可摘除的帽盖（图4）。龈侧磨牙圆管较长，可减少来自弓丝较强支抗曲的摩擦作用和增加对磨牙旋转的控制。颊面管位置的设计为，𬌗侧方管与前磨牙托槽槽沟处于同一水平。这可在打开咬合后，直丝通过托槽槽沟和颊面管的方管。

倾移-方托槽正轴簧 用于在近远中向直立牙，一般在第三期用。由0.014英寸的澳大利亚不锈钢丝制成，可用于顺时针牙正轴或直立和逆时针正轴或直立矫正（图5）。倾移-方托槽正轴簧既可从龈向也可从𬌗向插入托槽

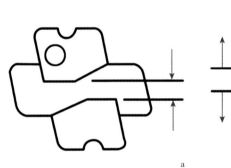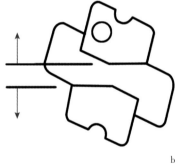

图1 倾移-方托槽及槽沟宽度
注：a. 0.022英寸；b. 0.028英寸

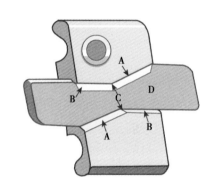

图2 倾移-方托槽结构
注：A. 0.028槽沟；B. 0.022槽沟；C. 中央嵴；D. 基底翼

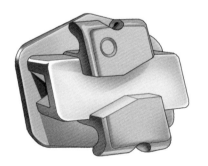

图3 倾移-方托槽升级版托槽

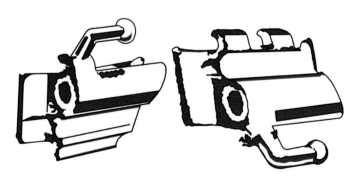

图4 倾移-方托槽矫治器的颊面管

竖沟内，进行顺时针或逆时针方向的正轴。正轴簧伸出竖管的额外部分在就位后可以切断或弯至托槽翼的后面。临床经验表明，倾移-方托槽正轴簧最好从切端或龈向插入托槽，以防止螺圈部分在咬合力的作用下向唇侧弯曲变形。应注意，弓丝要用弹性结扎皮圈固定在槽沟内。如果使用倾移-方托槽升级版托槽，则不需要正轴簧。

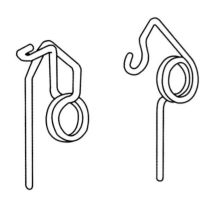

图5　倾移-方托槽正轴簧

倾移-方托槽皮圈　这是设计用于保持弓丝就位和防止牙近中或远中倾斜的皮圈。该皮圈有一斜横梁，斜横梁两端有两个舌向突起，该突起就位于正轴后弓丝和托槽槽沟之间三角空隙内，以控制牙的近远中倾斜度。一般在第三期末使用倾移-方托槽皮圈，以保持牙直立位。在矫治的第一期和第二期常常不使用倾移-方托槽皮圈，而是使用常规弹力结扎皮圈和不锈钢结扎丝。如果使用倾移-方托槽升级版托槽，则不需要倾移-方托槽皮圈。

原理　具体如下。

殆的生理磨耗　见贝格细丝弓矫治器。

差动力及差动牙移动　见贝格细丝弓矫治器。

直丝弓理念　倾移-方托槽及技术不仅在方托槽上实现了快速而大范围的差动牙移动，而且遵循了预成数据的直丝弓理念，可以使用直方丝弓，便捷地完成有效的转矩矫正。

矫正程序　不拔牙病例分两期矫治，拔牙病例分三期矫治。具体如下。

第一期矫治　分为目标与矫治措施。

目标　①打开前牙咬合到对刃关系。②解除拥挤，排齐前牙。③矫正后牙反殆或锁殆或扭转等。④如果可能，调整磨牙关系。

矫治措施　①用 0.016 英寸硬不锈钢丝（以澳大利亚不锈钢圆丝为佳）制作带牵引圈的唇弓，在磨牙颊面管的近中约 5mm 处弯制足够的打开咬合后倾曲；当唇弓无力时，唇弓前端处于口腔前庭上方底部附近即可，随着唇弓前段置入槽沟，即产生压低上前牙的力，以打开咬合和保持支抗磨牙的直立位置。同时，每侧要维持约 56.70gm 的 Ⅱ 类颌间牵引（图6），要求患者昼夜 24 小时戴此牵引皮圈，每天更换一次。适当的颌间牵引对于协同打开咬合，同时使 6 颗前牙一齐舌向或远中倾移，以在打开咬合的同时减少前牙覆盖，这是必不可少的措施。②可用硬主弓丝配合排齐辅弓（图7），以排齐前牙。辅弓一般采用镍钛丝或多股瓣状丝。如果具有性能良好的弹性线，也可用弹性线从舌向错位牙的托槽竖管中穿过，直接与主弓丝相结扎，以逐渐使舌向错位牙排齐。当前牙排齐后，应立即用结扎丝或结扎皮圈进行尖牙结扎，即将唇弓上的牵引圈与尖牙托槽结扎在一起。③改变唇弓的宽度或配合交互牵引，以矫正后牙反殆或锁殆等。必要时可进行快速扩弓，保

持一定的稳定阶段后，再装上倾移-方托槽矫正装置。第Ⅰ期需要 6 周至 6 个月不等，取决于错殆畸形的具体情况。可以每 4~6 周复诊 1 次。

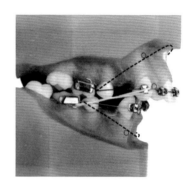

图6　打开咬合及减少覆盖措施

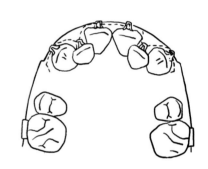

图7　排齐辅弓

第二期矫治　分为目标与矫治措施。

目标　①保持所有在第一期所取得的矫治结果：前牙达到对刃关系；前牙排列整齐而无间隙；后牙反殆或锁殆得到矫正；对于处在生长发育期的儿童患者，磨牙关系可能得到调整。②关闭后牙剩余间隙。③必要时，调整磨牙至中性关系。

矫治措施　①换用 0.020 英寸的不锈钢硬圆丝，弯制成带牵引圈的直丝唇弓。其支抗后倾曲的角度或弧度要适当减小，以维持前牙对刃关系，保持牙弓形态和磨牙直立为原则。②做尖牙结

扎。③进行上下颌的颌内牵引（图8）。如果希望前牙继续后移，则牵引力可维持在约 56.70gm。如果需要后牙前移，以关闭剩余拔牙间隙和调整磨牙关系，则牵引力应加大到 6～10 盎司（170～280gm）。必要时，使用方丝弓并进行尖牙结扎，以加强前牙支抗，阻止前牙进一步后移。这里需要注意的是，应避免使前牙达到过于舌倾的程度。如果需要，继续做 Ⅱ 类颌间牵引，牵引力仍维持2盎司。

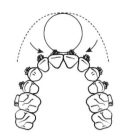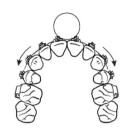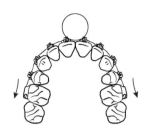

图9 横管插入 NiTi 丝过程，以实施正轴作用

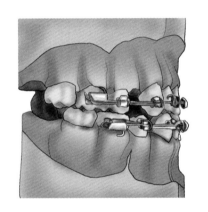

图8 上下颌颌内牵引

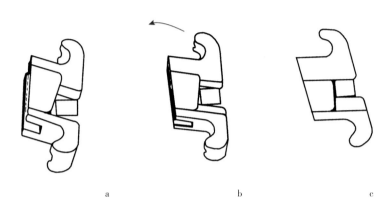

图10 倾移-方托槽矫治器转矩矫正过程

注：a. 方丝弓在 0.028 英寸槽沟内；b. 转矩矫正中；c. 方丝弓在 0.022 英寸槽沟内

第三期矫治 分为目标与矫治措施。

目标 ①保持第一、第二期所取得的所有结果：前牙对刃关系，全牙弓排齐且无间隙，Ⅰ类或中性磨牙关系。②获得所有牙的理想轴倾度或倾斜度（包括近远中的倾斜度和唇舌向或颊舌向的冠倾度）。

矫治措施 ①如果使用倾移-方托槽升级版托槽，则可应用 TiNi 圆弓丝插入托槽的横管内，由细到粗逐步更换，进行正轴矫治（图9）。与此同时，将 0.0215 英寸×0.028 英寸直方丝弓置入托槽宽阔的槽沟内，方丝弓末端打弯，锁住磨牙颊面管，以保持牙弓连续（无间隙），不做尖牙结扎。随着正轴矫治行之有效，直方丝弓由宽阔的槽沟进入 0.022 英寸的槽沟内，几乎充满槽沟，而 0.022 英寸的槽沟内预成了预期要达到的转矩度及近远中倾斜度，从而使牙轴得到较理想的原位调整（图10）。②如果使用第一代倾移-方托槽，则需要采用倾移-方托槽正轴簧或贝格正轴簧，进行正轴矫治，以获取预期的牙近远中倾斜度。与此同时，将与 0.022 英寸槽沟大小基本一致的 0.0215 英寸×0.028 英寸的直方丝弓置入宽阔的槽沟内，方丝弓末端打弯，锁住磨牙颊面管。其转矩矫正机制如同倾移-方托槽升级版托槽。最后需要装置上倾移-方托槽皮圈，以保持疗效。③有时可使用 0.022 英寸的硬不锈钢圆弓丝与正轴簧及前牙控根辅弓（图11）相配合，矫正牙近远中

倾斜度和切牙唇舌向轴倾度。然后更换成 0.0215 英寸×0.028 英寸的方弓丝做进一步的近远中冠倾斜度和转矩度调整。最后装置上倾移-方托槽皮圈。前牙控根辅弓在实施过程中虽然有效，但缺乏适度的转矩控制。

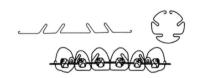

图11 应用控根辅弓进行切牙转矩矫正示意

（林久祥）

zìsuǒ tuōcáo jiáozhìqì

自锁托槽矫治器（self-ligating bracket appliance） 不需要结扎丝或结扎圈而固定矫正弓丝的直

丝弓矫治器。

组成 可分为两部分，一部分是托槽基本结构（大部分是以双翼托槽为基础的），另一部分是以滑盖或翻盖设计为主的弓丝挡板，挡板的设计又分为无弹性的被动自锁托槽挡板和有弹性的主动自锁托槽挡板。被动自锁托槽的挡板结构比较简单，它和托槽之间形成的管腔尺寸始终不变（图1）。主动自锁托槽的挡板在合盖时有一个台阶设计，使用圆丝时，挡板被台阶阻挡而不能对弓丝产生正压力，但当方丝尺寸高于台阶尺寸时，挡板对弓丝产生正压力，有利于增强弓丝对牙位的控制能力（图2，图3）。

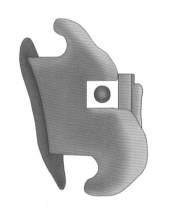

图1 被动自锁托槽

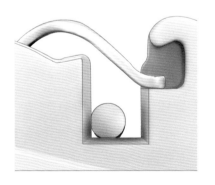

图2 主动自锁托槽圆丝阶段

原理 从上述的自锁托槽结构分析可以看出，无论被动自锁

还是主动自锁，细圆丝阶段挡板都不对弓丝产生主动的正压力，所以弓丝上受到的摩擦力就小，牙移动的阻力就会相应减小，因此具有一定的力学优势，被认为是一种低摩擦轻力矫治器。

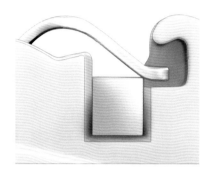

图3 主动自锁托槽方丝阶段

矫治程序 主动自锁托槽矫治器的矫治程序与直丝弓相同，自锁仅仅是简化了结扎方式，出于低摩擦轻力的考虑，第一根镍钛圆丝可以更细一些；被动自锁托槽矫治器由于弓丝与槽沟之间的余隙完全由弓丝尺寸决定，所以在第一根细圆丝大致排齐牙后，第二根弓丝开始均使用方丝，才能矫正扭转错位的牙，完全排齐后的整平、关闭间隙、精细调整阶段与直丝弓相同。

此矫治器简化了临床结扎操作并降低了弓丝与托槽之间的摩擦阻力。

（许天民）

chuándòng jiǎozhìqì

传动矫治器（force-transmitting appliance） 兼容自锁托槽、倾移-方托槽及传统托槽优点，并以传动效应传动力为原理的直丝弓矫治器。由中国正畸学者林久祥于2006年提出。

组成 包括以下组成。

尖牙传动托槽 程序化超低摩擦设计模式；模仿倾移-方托槽

槽沟，被动低摩擦范围显著增大，有利于牙大范围倾斜移动；托槽基部有一"十"字形的沟管，如果将钛镍弓丝插入其基部横管，由于是双翼宽托槽，故可进行有效的正轴矫正（图1）。竖管根据需要可插入各种附件。其独特之处在于托槽水平两翼之间有一台阶，高出槽沟底部，当对角线斜结扎时，可避免结扎丝与弓丝接触，可产生超低摩擦力的自锁滑动效果（图2）；当紧结扎时，两个宽翼可有效地保证牙排齐及扭转的矫正。显然，这种设计模式不仅兼具倾移-方托槽和自锁托槽的优点，克服了各自的不足，而且在性能上明显优于二者，具有超累加效果。

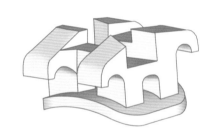

图1 尖牙传动托槽

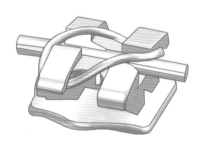

图2 托槽斜结扎

非尖牙传动托槽 其槽沟类似于传统直丝弓托槽（图3）。除槽沟外，其他结构如同尖牙托槽。

传动矫治器磨牙颊面管 上牙为双管，龈向是圆管，长度为6.0mm以上，直径为0.71mm，方管位于殆方，与传统的一致。下牙为单方管，上下方管与托槽槽沟应处于一个水平。

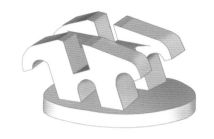

图3　非尖牙传动托槽

分型设计　按照传动托槽槽沟数据设计，可将传动托槽分为标准型及Ⅲ型。前者适于安氏Ⅰ或Ⅱ类错𬌗畸形，后者用于安氏Ⅲ类错𬌗畸形。

原理　包括以下方面。

牙倾移趋势　众所周知，牙抗力中心处于根尖向的1/3处，通常正畸施力点在牙冠处，施力后，牙必然出现以抗力中心为轴心，沿着施力方向，产生倾斜移动的倾向（图4）。

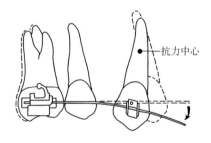

图4　牙抗力中心

尖牙位置的特殊性　尖牙处于牙弓的拐角或转弯处，是近远中倾斜度最大、牙根最长的牙，远中整体移动阻力最大。然而由于牙根最长，牙冠被施于远中力后，却最易发生向后倾移趋势。只是，传统方托槽的设计，难以使该牙产生有效的倾斜运动（图

4），从而妨碍整个前牙迅速而有效地远中移动。换言之，如果尖牙的高效倾斜移动解决了，其他牙的移动将迎刃而解。

传动力与传动效应　牵引力通过唇弓作用于中切牙牙冠唇面，随着中切牙舌向移动，该力通过牙冠邻面接触点转变为传动力，逐个传给每一牙冠的邻面接触点，直到最后一颗牙，最后这颗牙的牙冠近中邻面接触点受力后，必然有远中移动的倾向。这一颗牙一旦发生远中倾斜移动，就会出现类似于数个悬吊的圆球的第一个球受力后、最后一个球发生移动的现象（图5），从而可使牙逐个向后倾移，称为传动效应（图6）。由于是倾斜移动，起始传动力只需50～60gm即可，因此口内支抗足够。

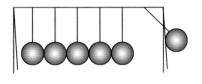

图5　模拟传动效应

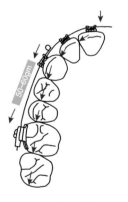

图6　传动效应

传动技术牙移动特点　中切牙和侧切牙唇面受力后，主要趋向于舌向倾斜移动；从尖牙开始

以远中移动为主。尖牙托槽为大范围超低摩擦移动设计模式，即单槽沟双尺寸，加上台阶斜结扎或自锁结扎，可使牙快速而大范围倾斜滑行，产生高效传动效应。

矫治程序　传动直丝弓矫治器在矫治不拔牙病例中，分为两期；拔牙病例分为三期。每期有基本的矫治目标，分阶段粘贴托槽，实现各目标同步进行。下面以矫治需要拔出4颗第一前磨牙的安氏Ⅱ类1分类错𬌗畸形为例，列出三期的矫治目标及实现每期矫治目标的基本措施。

第一期矫治　分为目标与矫治措施。

目标　①牙量骨量不调的矫正（排齐前牙）。②垂直向矫正（打开咬合到正常覆𬌗）。③水平向矫正（矫治深覆盖到正常覆盖）。

矫治措施　①使用0.016英寸口径的硬不锈钢圆弓丝做唇弓，利用托槽竖管结扎或配合NiTi辅弓，排齐前牙（图7）。②使用硬不锈钢主弓，在距磨牙颊面管近端3～5mm处弯制合适的后倾弯，当唇弓无力时，前端可达口腔前庭底部，有助于打开前牙咬合（图8）。③采用合适的Ⅱ类牵引（50～60gm），有助于打开咬合和前牙远中移动矫治（图8）。④采用托槽对角线结扎，可实现自锁托槽滑行效应。⑤4个第二前磨牙暂时不粘贴托槽。

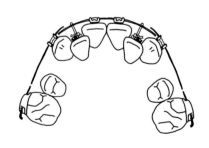

图7　竖管结扎

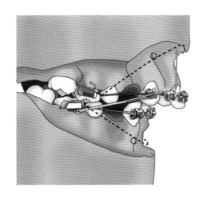

图 8　打开咬合

注：虚线弓丝为含有后倾弯的弓丝处于无力状态，Ⅱ类牵引皮圈挂在支抗磨牙颊面管牵引钩上和弓丝牵引圈上

第二期矫治　分为目标与矫治措施。

目标　①保持第一期结果。②关闭剩余间隙。③调整磨牙关系等。

矫治措施　①使用 0.016 英寸硬不锈钢圆丝作为唇弓。②4 个第二前磨牙可以粘上托槽。③采用 "Z" 字形牵引，即上下牙弓合适的颌内Ⅰ类或水平牵引，加上合适的颌间Ⅱ类牵引（50~60gm）。如果希望前牙继续舌向移动，则上下牙弓颌内牵引力为 60gm 左右；假如想让后牙前移，以调整磨牙关系并关闭剩余间隙，颌内牵引力可在 200gm 左右。

第三期矫治　分为目标与矫治措施。

目标　①保持第一、第二期结果。②牙近远中轴的调整。③牙唇（颊）舌向轴的调整（转矩矫正）。

矫治措施　①使用镍钛圆弓丝，由细到粗，逐步置换，插入托槽基部横管内，进行尖牙等牙的正轴；可将预成的 TiNi 圆弓丝，从中央切断，然后从牙弓中央分别插入托槽的横管即可。②首先

采用 0.016 英寸×0.022 英寸直方丝弓，开始转矩矫正，每次复诊逐步置换更粗的直方丝弓，直至直观效果满意为止。

（林久祥）

yǐnxíng jiǎozhìqì

隐形矫治器（invisible appliances）

在口腔正畸过程中，矫治器无明显暴露的矫治器。包括舌侧隐形矫治器和无托槽隐形矫治器。

（白玉兴）

shécè jiǎozhìqì

舌侧矫治器（lingual appliance）

托槽粘接在牙的舌侧面进行正畸治疗的固定隐形矫治器。随着社会经济与文明的发展和进步，成人对正畸矫治的需求日趋显著增多。然而，由于工作或生活的要求，一些成人患者对于矫治期间唇侧矫治器外露，难以接受，还有些成人患者把矫正视为个人隐私，不希望外人知道自己正在矫治牙，因而对暴露在外的唇侧矫治器有所顾忌。于是隐形矫治的理念应运而生。20 世纪 70 年代初，美国口腔正畸医师克雷文·库尔茨（Craven Kurz）及日本口腔正畸医师藤田欣（Kinya Fujita）相继提出了舌侧矫治理念，研发出传统的舌侧固定矫治器及技术，并应用于了临床，实现了隐形矫治的目的，深受成年患者的欢迎。然而，不久传统舌侧矫治器在临床应用中遇到了不少困难，例如托槽定位不易准确、医生临床操作较困难、托槽体积较大、患者不适感明显、甚至疼痛难忍等，致使失败病例增多，到 20 世纪 80 年代末舌侧矫治器的应用进入低谷。20 世纪 90 年代，随着舌侧托槽间接粘接技术、预成舌侧弓丝及生物力学机制等方面的突破，舌侧正畸重新繁荣。

进入 21 世纪，意大利口腔正畸医师斯卡泽（Scuzzo）和日本口腔正畸医师泰克莫托（Takemoto）设计发明了 STB 舌侧矫治器。同时，德国和意大利学者先后提出了舌侧带状弓矫治器和矫治技术，其中具代表性的有德国三维舌侧自锁带状弓矫治器、舌侧垂直槽沟自锁托槽，口腔正畸医师维奇曼（Wiechmman）设计发明的基于计算机辅助设计与制作技术（CAD/CAM）生产的个体化舌侧带状弓托槽技术。至此，舌侧正畸技术在欧美发达国家得到快速推广。中国口腔正畸学者林久祥及广州瑞通生物技术公司将直丝弓理念与个性化设计结合，提出了易美（eBrace）个性化直丝弓舌侧矫治器，有效地解决了传统舌侧矫治器存在的问题，创立了当代舌侧矫治器及技术，使舌侧矫治器及技术的发展掀开了新的一页。

（林久祥）

chuántǒng shécè jiǎozhìqì

传统舌侧矫治器（conventional lingual appliance）

粘接在牙的舌侧面进行正畸治疗的隐性矫治器。在正畸治疗过程中，矫治器完全隐形于牙的舌侧面，不影响患者的日常工作和社交活动。1976 年美国正畸医师克雷文·库尔茨（Craven Kurz）获得舌侧矫治器专利，1979 年美国奥美科公司正式生产出舌侧托槽。与此同时，日本正畸医师藤田欣（Kinya Fujita）也发明了舌侧矫治器，并于 1981 年在美国正畸杂志发表相关文章，提出了蘑菇形舌侧弓丝。传统舌侧矫治器包括库尔茨先后推出的七代舌侧托槽、藤田欣（Fujita）舌侧矫治器（图）、Creekmore "Conceal" 舌侧矫治器和 Ormoco Kurz 矫治器。

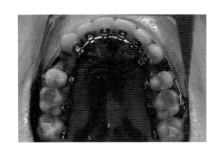

图　藤田欣舌侧矫治器

特点　①舌侧正畸对牙的施力点在牙的舌侧面，由于施力点与牙的抗力中心位置关系的不同，会出现舌侧正畸与唇侧正畸牙运动规律的差异。②舌侧矫治器托槽间距减小会对舌侧托槽的槽沟设计和舌侧正畸弓丝的选择产生影响。③舌侧正畸必须采用间接粘接技术，由于舌侧正畸要求整体移动6颗前牙，因而对支抗的要求较高。

组成　①藤田欣舌侧矫治器：前牙和前磨牙托槽有3个槽沟，即水平槽沟、𬌗向槽沟和一个类似Begg矫治器的垂直槽沟。磨牙托槽有5个槽沟，即一个𬌗向槽沟、2个水平槽沟、2个垂直槽沟，通过这3种槽沟对牙各方向的运动进行控制。②Creekmore"Conceal"舌侧矫治器：由𬌗向主槽沟和0.016英寸的水平槽沟和0.022英寸的垂直槽沟组成。③Ormoco Kurz矫治器：槽沟宽度有0.018英寸和0.022英寸两种，临床上广泛使用的是第7代Kurz舌侧托槽。

原理　生物力学作用特点：①力作用点位于牙冠舌侧，生物力学上与唇侧矫治器存在较大差异。从矢状面上看，舌侧托槽距阻力中心的距离远小于唇侧托槽到阻力中心的距离，因此，单纯的牙压入移动更接近整体移动。在垂直平面上，舌侧托槽距阻力中心的距离大于唇侧托槽距阻力中心的距离，因而在施以相同矫治力内收前牙的情况下，舌侧矫治器可获得更大的力矩，加大了前牙内收过程中控制前牙转矩的难度。②多根牙阻力中心在根分叉附近往根尖方向1~2mm处，上颌磨牙的阻力中心偏腭侧，舌侧矫治器较唇侧矫治器更加接近阻力中心，压低上磨牙时产生有利的冠舌倾，而唇侧矫治器则正好相反；下颌磨牙的阻力中心基本位于牙颊舌侧中心，颊舌侧托槽对磨牙转矩作用相同。③在使用同样大小的内收力和压低力时，唇侧矫治器合力正好通过阻力中心产生整体内收，而在舌侧矫治器合力位于阻力中心舌侧，导致上前牙顺时针旋转，过度舌倾，改变上牙弓弓形。因此，在应用舌侧矫治器内收上前牙时，应当减小内收力，相应增大转矩和压入力，改变合力角度，使之通过牙的阻力中心。④在内收前牙、关闭拔牙间隙阶段，由于舌侧矫治器作用于前牙的力通过牙旋转中心的舌侧，对前牙产生冠舌向转矩的同时，始终对后牙产生远中直立的力量，从而增强了后牙的支抗。

矫治程序　①首先制取模型及上𬌗架。②然后技工室排牙。③接着技工室托槽定位和间接粘接。④再临床粘接。⑤最后临床治疗程序：前牙排齐整平、转矩整平、整体内收前牙和精细调整。

（白玉兴）

gèxìnghuà shécè jiǎozhìqì

个性化舌侧矫治器（individualized lingual appliance）　应用计算机辅助设计与制作技术（CAD/CAM），根据个体牙冠舌侧解剖形态而"量体定做"的隐性矫治器。由德国口腔正畸医师维奇曼（Wiechmann）于2000年提出此理念。

组成　包括以下组成。

个性化舌侧托槽　前牙为垂直向槽沟，后牙为水平向槽沟。属于0.018英寸托槽。托槽底板采用个性化设计，与传统舌侧托槽相比，底板薄而面积较大，并与相应牙舌侧面形态完全吻合，托槽体则相对较小，因而舒适度及粘接度大为改善（图1）。

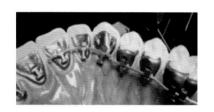

图1　个性化舌侧托槽

个性化舌面管　舌面管的形态和磨牙颊面管的形态类似，其近中采用了喇叭口式设计，易于矫治弓丝的安放。与传统舌侧矫治器不同，磨牙不使用带环，舌面管直接和个性化底板铸造在一起，直接粘接使用。

个性化矫治弓丝　采用个性化弓形，通过弯制弓丝的第一序列弯曲补偿托槽厚度的差异，显著降低了托槽的厚度，提高了患者的舒适度。首先计算机根据患者的排牙模型计算出每位患者的个性化舌侧弓形，然后由机械手弯制矫治弓丝，这确保了弓丝的精确性（图2）。

附件或辅助装置　常用的附件有美观义齿、舌侧扣、微种植体等。美观义齿主要用于拔牙矫治病例，使用美观义齿来填补拔牙间隙，最大限度地降低拔牙对于患者美观性的影响。随着前牙的内收，逐渐调磨美观义齿，以免妨碍牙的移动。对于需要强支抗的患者，则可以使用微种植体等辅助装置。

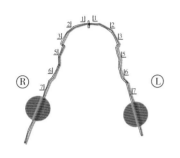

图2 个性化矫治弓丝

加工制作 个性化舌侧矫治器采用 CAD/CAM 生产加工出舌侧矫治器。一般由生产厂家或公司根据医生要求及常规程序完成。基本过程如下。①制取印模：临床上需要制取精确的硅橡胶印模，然后灌注石膏模型（图3）。②技工排牙：在技工室根据患者的矫治设计进行模型排牙（图4）。③激光扫描：采用高分辨率的三维激光扫描仪扫描排牙模型，数据经过计算机处理后，在计算机内三维再现每个牙的立体结构。设计托槽之前，需要先在计算机上确定槽沟平面，并将所有牙按照此平面进行排列，即"数字模型排牙"；这应与技工排牙相对一致。④设计个性化托槽底板：根据牙舌侧面解剖形态，为每个牙量体定做的"个性化托槽底板"（图5）。托槽底板面积大，与相应牙舌侧面完全吻合。⑤设计托槽体及槽沟：前牙托槽采用垂直向槽沟设计，弓丝垂直进入槽沟，后牙托槽采用水平向槽沟设计，弓丝呈带状，水平进入槽沟（图6），所有托槽的槽沟均排列在预定的弓丝平面，并在槽沟内预置相应的轴倾度以及转矩角度。⑥精密铸造托槽：采用精密铸造技术生产加工托槽。⑦制作间接

转移托盘：技师使用树脂粘接剂直接将托槽粘接在患者的错𬌗模型上，并制作间接转移托盘（图7），供临床使用。间接转移托盘由两层硅橡胶组成，内层为较柔软的硅橡胶，而外层为超硬型硅橡胶。⑧弯制个性化矫治弓丝：计算机根据排牙模型确定每位患者的"个性化舌侧弓形"，使用机械手弯制个性化矫治弓丝（图8）。

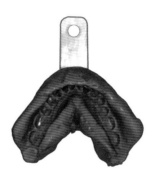

图3 精确硅橡胶印模

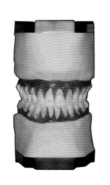

图4 技工模型排牙

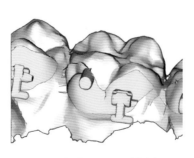

图5 个性化舌侧托槽底板

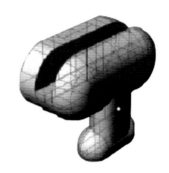

a 前牙竖直槽沟的舌侧托槽

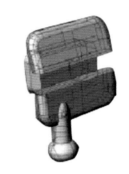

b 后牙水平槽沟的舌侧托槽

图6 舌侧托槽

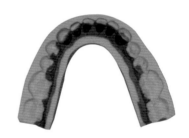

图7 间接转移托盘

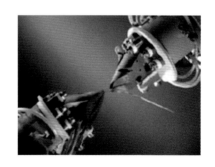

图8 机械手弯制个性化弓丝

原理 牙舌侧解剖形态与唇侧不同，个体差异较大。因此，适合应用 CAD/CAM，根据个体牙

冠舌侧解剖形态而"量体定做"舌侧托槽。而且可以在计算机中对具体患者进行模拟矫治，并利用机械手初步弯制各矫治阶段的预成舌弓。

适应证 能用唇侧矫治的病例，原则上也适用于舌侧矫治。

矫治程序 包括以下步骤。

矫治器安放 采用间接粘接技术：①试戴间接托盘就位合适后，对托槽底板进行喷砂处理，并用丙酮小棉球彻底擦干净每个托槽的底板。②对所有牙进行洁治和喷砂处理。③粘接矫治器。④放置预成矫治弓丝。

临床矫治步骤 一般分为5个阶段：①排齐和整平阶段。②确立前牙转矩阶段。③内收前牙、关闭拔牙间隙阶段。④精细调整阶段。⑤保持阶段。

个性化舌侧矫治器是为个体"量身定做"的，底板薄而面积大，与牙冠舌面完全吻合，粘接度强，托槽体小而薄，矫治弓丝按照个体牙舌侧牙弓形态，应用机械手"量体弯制"，因而患者舒适度大为改善，医师临床操作明显便捷。然而在牙移动方面不如直丝弓。

（林久祥）

STb shécè jiǎozhìqì

STb 舌侧矫治器（STb lingual appliance）

按照直丝弓理念设计制作的舌侧矫治器。由意大利正畸医师斯卡泽（Scuzzo）和日本正畸医师泰克莫托（Takemoto）于1995年联合提出。最初称为舌侧直丝弓矫治器，后来使用二位姓氏的第一个字母，即S（cuzzo）及T（akemoto）加上托槽或矫治器（bracket）一词，故称之为STb舌侧矫治器。

组成 包括以下组成。

托槽 STb 托槽属于水平入槽的单翼窄托槽。虽然 STb 矫治器没有为每颗牙配备个性化的不同托槽，但是也分几种类型供选择。即上颌切牙和尖牙托槽、下颌切牙和尖牙托槽、前磨牙托槽、下颌磨牙托槽及上颌磨牙托槽；与下颌磨牙的不同在于上颌磨牙托槽有10°的远中外展。托槽设有台阶，以防止结扎丝和弓丝之间产生接触，可降低摩擦力。上切牙托槽槽沟底部向两侧伸出侧翼，以利于结扎时控制牙扭转（图1）。经过改进的上尖牙 STb 托槽槽沟底部更靠近牙龈线的位置（图2），显著降低尖牙和第一前磨牙的厚度差异，使实施直丝弓成为可能。要求尖牙及切牙托槽可粘贴于牙冠龈 1/3 的顶部位置，前磨牙及磨牙托槽可粘贴到舌侧临床冠中心以上位置。STb 托槽都是由奥氏体不锈钢合金制成，底板上有一层 80μm 厚单层网纹确保最好的复合渗透。由于托槽底板不是个性化设计，因此技工的配合十分重要，以保证前牙较合适的转矩控制。

矫治弓丝 符合直丝弓原则。

原理 将唇侧直丝弓原理应用于舌侧托槽，以有利于牙滑动。

矫治程序 可分为4阶段。①排齐整平：可使用 0.012 或 0.013 英寸的镍钛丝。②扭转和转矩控制：通过 0.016 英寸的 β-钛合金（TMA）丝对扭转进行控制。在需要转矩控制的病例中，应使用 0.017 英寸×0.017 英寸的镍钛方丝或者 0.0175 英寸×0.0175 英寸的 β-钛合金丝。③关闭间隙：可用 0.017 英寸×0.025 英寸方丝或者 0.0175 英寸的 β-钛合金方丝。因 0.016 英寸的 β-钛合金圆丝可弯制一些弯曲，故也可能会使用到。④完成阶段：可用 0.016 英寸 β-钛合金丝进一步精细调整。

图1 STb 舌侧托槽

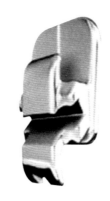

图2 上尖牙 STb 直丝弓托槽

由于 STb 舌侧矫治器应用了直丝弓原则，因而在牙移动方面比个性化舌侧矫治器有一定的优势。然而，由于 STb 托槽底板不是个性化设计，故比个性化设计的托槽要厚，在舒适度及粘接力方面仍有不足之处。

（林久祥）

yìměi gèxìnghuà zhísīgōng shécè jiǎozhìqì

易美个性化直丝弓舌侧矫治器（eBrace individualized straight wire lingual appliance）

将直丝弓理念与个性化设计结合而形成的舌侧矫治器。由中国正畸学者林久祥及广州瑞通生物技术公司于2012年联合提出。

组成 包括以下组成。

前牙托槽 竖直槽沟的转矩度及托槽底板根据个体的特征，实施"量体定制"的个性化设计及制作。

后牙托槽 水平槽沟的转矩及近远中倾斜度等根据直丝弓理

念设计，托槽底板根据个体牙冠舌侧面的表面弧度，实施"量体定制"的个性化设计及制作。

矫治弓丝 舌弓的前牙部分及后牙部分均体现直丝弓原则。尖牙与第一前磨牙之间按其解剖特征体现个性化设计，即整个弓形呈蘑菇状。

特点 矫治器设计兼容了个性化舌侧矫治器及STb舌侧矫治器的优点，摒弃了二者的不足。既体现了个性化设计原则，托槽较大面积的薄底板与牙舌侧面完全吻合，弓丝呈蘑菇状，按个体牙弓形态定做，使患者舒适度显著改善，托槽不易脱落；同时由于弓丝后牙部分呈直丝弓状态，有利于后牙滑动，前牙直丝弓便于临床操作便捷，矫正效率高。

原理 前牙牙冠舌侧解剖形态个体变异或差异较大，托槽底板及槽沟"量体定制"个性化设计为妥。后牙牙冠舌侧面解剖形态与颊侧面类似，个体变异或差异较小或甚微，托槽底板及槽沟按直丝弓理念设计可行。

加工制作 见个性化舌侧矫治器。

矫治程序 类似于个性化舌侧矫治器。

（林久祥）

wútuōcáo yǐnxíng jiǎozhìqì

无托槽隐形矫治器 （invisible aligners appliance）

采用CT扫描和计算机三维系统实现牙模型的数字化，通过三维软件模拟错𬌗畸形的整个矫治过程，并按照此虚拟矫治步骤，制作出一系列透明的可摘矫治器。1999年，美国爱齐科技公司首次将无托槽隐形矫治技术在临床上推广应用。美国正畸医师博伊德（Boyd）等在2000年的《临床正畸学杂志》上首次发表了采用美国爱齐科技

公司设计的隐形矫治器的临床病例报道。临床应用表明，这一隐形矫治器可以被应用于越来越广泛的病例矫治中。它完全不同于固定矫治器，摒弃了传统的托槽、弓丝作为矫治器主体的设计，完全实现了无托槽化矫治。又称透明树脂矫治器。

优点 ①美观隐蔽。②方便舒适。③安全可靠：矫治器设计过程中借助于计算机辅助设计技术对矫治力和矫治量进行严格控制，确保了矫治过程的安全性。④操作简便：医生的椅旁操作时间、患者复诊时间和复诊次数均明显减少。⑤清洁卫生：减少了患龋齿和牙龈炎的风险。⑥疗效可预测：借助于计算机辅助设计技术在矫治器设计中的应用，可动态演示整个矫治过程和矫治结果，利于矫治方案的修改、确定以及医患的交流。

局限性 ①需要进行复杂牙移动的病例不适用。②所有的修复、牙体治疗必须在正畸之前或之后完成。③在开始隐形矫治器治疗后很难改变治疗方案。④目前的牙虚拟矫治建立在牙冠信息的基础上，无法判断牙根的位置是否理想。⑤矫治效果依赖于患者的配合。⑥可能会暂时影响患者发音。

组成 包括透明的可摘矫治器（图1）和牙上粘接的附件（图2）。

原理 它建立在CT扫描、计算机三维系统牙模型数字化和生物材料更新的基础上，以数字化的三维牙颌模型为依托进行牙移动的分步设计，通过三维软件模拟错𬌗畸形的整个矫治过程，并按照此虚拟矫治步骤，制作出一系列透明的可摘矫治器，通过依次更换矫治器来逐步实现牙移动，

最终获得排列整齐、美观的牙列。该矫治器在使用状态下包裹患者牙的牙冠部分，借助于矫治器与牙颌上相应牙位置的差别形成的回弹力，实现对错𬌗畸形的矫治。

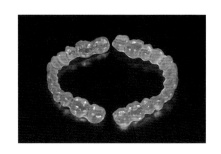

图1 透明可摘矫治器

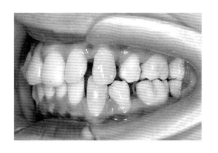

图2 使用无托槽隐形矫治器矫治过程中牙上粘接的附件

适应证 ①低难度矫治病例：临床冠高度充足，少量间隙的关闭，在间隙足够的情况下旋转切牙，2~4mm的唇颊侧扩弓治疗，拔除下切牙解除拥挤，牙性反𬌗。②中等难度矫治病例：牙的控根移动；远中移动后牙3~4mm，并需要配合Ⅱ类颌间牵引；伴有牙周疾病；牙完全萌出的青少年患者（14岁以上）；内收切牙关闭轻度开𬌗（非拔牙）；拔牙后内收切牙关闭中度开𬌗；拔除前磨牙后关闭间隙时不需要后牙整体前移。③高难度矫治病例：在拔除前磨牙的病例中近中移动后牙超过2mm，中度或重度的牙异位萌出，前磨牙和下颌尖牙严重扭转

（>35°），在无内收力的情况下单纯伸长牙，牙临床冠短或萌出不全，年龄过小的青少年患者。

矫治程序 包括以下步骤。

临床检查与诊断 包括面部、口内的检查、X 线头影测量分析和模型分析等，确定患者的错𬌗畸形状况是否适合采用隐形矫治技术，在治疗前很好地把握和筛选病例。

准备资料、提交及制订方案 ①准确制取的硅橡胶印模或进行口内三维扫描。②口内和面部照片：正面像、正面笑像、侧面像、正𬌗像、侧𬌗像、上下𬌗面像、覆盖像。③拍摄 X 线片：头颅侧位片、曲面断层片。④医生制订的详细的正畸治疗方案。

三维数字化模型的建立及虚拟矫治 将硅橡胶印模通过工业 CT 进行三维扫描，得到高精确度的数字化牙三维模型，通过计算机三维辅助设计软件实现在"十"字花模型上将整个牙列以单个牙为单位进行分割，并对分割后的牙进行三维空间的独立移动。根据医生的治疗方案，软件技师在计算机上对数字化的牙错𬌗进行虚拟矫治。技师把整个治疗过程中每颗牙的移动分割为若干步骤，每一步中单颗牙移动距离不超过 0.25mm，旋转不超过 4°，同时还将确定各颗牙移动的先后次序。最后，这一虚拟矫治的动态过程被制作成演示版本，被称为 ClinCheck。

ClinCheck 检查、修整及反馈 ①确定 ClinCheck 在治疗前的牙排列、咬合关系及牙龈的位置是否与患者的真实情况相同。②评价虚拟治疗结果，确定该结果是否与治疗方案中的要求一致。③对虚拟矫治的中间过程逐步分析，观察每一步牙移动是否合理。

隐形数程化矫治器治疗 ①附件的粘接。②每一幅矫治器一般戴用 1~2 周，一般 6 周复诊一次。③每次复诊时，医生应检查患者牙的移动效果是否确实达到了 Clincheck 中虚拟的移动结果，矫治器的固位情况和附件是否完整，与矫治器之间是否就位良好。

注意事项 ①每一幅矫治器戴用 1~2 周，并确保与牙面完全贴合。②如果牙表面粘接的树脂附件脱落，应及时与医生联系。③每天戴用 20 小时以上。④用牙刷清洁菌斑。⑤将矫治器浸泡在次氯酸钠溶液中 10 分钟。

保持 在矫治结束后，最后一幅隐形矫治器不能被当作保持器使用。应选择与固定矫治器一致的保持方法，既可以采用活动可摘保持器，也可以粘接舌侧固定保持器。

（白玉兴）

zhèngjī zhīkàng

正畸支抗（orthodontic anchorage）

正畸治疗中用于抵抗因作用于牙上矫治力而产生的反作用力的解剖结构或装置。简称支抗。正畸治疗就是移动牙的过程，正畸力作用于牙上，才会导致牙的移动。而根据牛顿第三定律，作用于任何物体的力必然会产生一个大小相等、方向相反的反作用力。施加于牙上的矫治力也会产生反作用力，正畸支抗正是由此而生。

支抗设计 矫治牙能否按设计要求的方向及程度移动，与支抗部分的设计有着重要关系。在正畸治疗过程中，希望矫治牙按需要的方向及距离移动，而作为支抗部分的支抗牙则常要求尽量不移位或仅少量移位，以保持良好的𬌗关系。要达到以上目的，必须设计充分的支抗，尽量使支抗力分散在多个支抗牙上，而这

种作用在支抗牙上的力，不致使支抗牙移位或仅发生极少量的移位（如按设计同时需某支抗牙移位时则需按特殊设计处理）。相反，如在矫治器设计中，支抗不充分，即会出现在矫治牙的移动过程中，支抗牙亦发生移位而致𬌗关系紊乱，或因支抗牙移位而占用矫治间隙造成矫治困难。甚至在有一些错误的支抗设计或矫治加力时，出现矫治牙移动不多而支抗牙却有大量移动的情况，这可导致矫治的失败。

如图所示，用活动矫治器的指簧推双侧尖牙向远中，两侧推力各 30gm，即矫治力。矫治力的反作用力共 60gm，通过活动矫治器基托作用于 4 颗切牙、腭黏膜及双侧后牙上，4 颗切牙、腭黏膜及双侧后牙即为支抗。

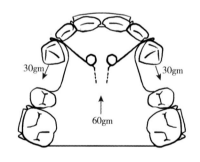

图 支抗力量分布示意

支抗控制是正畸治疗过程中的核心环节，支抗控制的成功与否直接决定着正畸治疗的成败。在临床上，经常会看到由于支抗控制不足，而使支抗丢失或者丧失，从而导致牙无法移动到正确的位置或者所希望移动的位置，使治疗结果大打折扣。

支抗来源及其分类 根据来源支抗可以分为 3 种，即口内支抗、口外支抗和种植体支抗；而根据支抗牙移动的量分为最大支

抗、中度支抗、最小支抗三种。口内支抗又可分为颌内支抗、颌间支抗和口内加强支抗。

口外支抗按照作用力的方向分为低位牵引、高位牵引和联合牵引加强支抗。根据口外力矫正装置作用力的方向将其分为口外前方牵引装置、口外后方牵引装置及口外垂直牵引装置、口外牵引结合功能矫治器 4 种类型。

最大支抗 指在拔牙时，小于 1/4 的间隙由支抗牙来占据，而 3/4 或以上的拔牙间隙用来内收前牙。

中度支抗 指在拔牙时，大于 1/4 而小于 1/2 的间隙由支抗牙来占据，而小于 3/4 大于 1/2 的拔牙间隙用来内收前牙。

最小支抗 指在拔牙时，大于 1/2 的间隙由支抗牙来占据，而小于 1/2 的拔牙间隙用来内收前牙。

（周彦恒）

kǒunèi zhīkàng
口内支抗 （intra-oral anchorage）

在口腔内部利用牙或者牙上装置进行支抗控制的装置（图）。包括颌内支抗、颌间支抗和交互支抗。

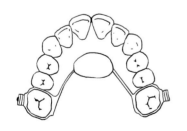

图 口内支抗

（周彦恒）

hénèi zhīkàng
颌内支抗 （intra-maxillary anchorage）

利用同一牙弓内的牙进行支抗控制的装置（图）。

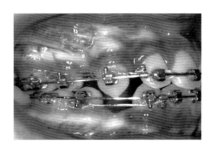

图 颌内支抗

原理 支抗设计在与矫治牙的同一牙弓内，利用一些牙作为支抗而使其他一些矫治牙移动。这种支抗一般可来自牙周膜面积较大的后牙，如在正畸拔牙病例关闭间隙阶段，后段牙作为支抗牵引前牙向远中回收前段牙（图）；有时将几颗牙联扎作为支抗，如组牙支抗。有时，在颌内采用加强支抗的装置，主要有以下几种方式：上颌横腭杆、上颌南斯（Nance）弓、下颌舌弓、下颌唇档。

优点 位于同一牙弓内，操作便捷。

缺点 有时难以提供足够的支抗。

（周彦恒）

héjiān zhīkàng
颌间支抗 （inter-maxillary anchorage）

以上颌（上牙弓）或下颌（下牙弓）做支抗来矫正对颌牙的装置（图）。

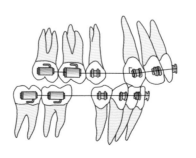

图 颌间支抗示意

原理 利用对𬌗的牙或其他加强支抗的装置作为支抗，如上下颌间的Ⅱ类或Ⅲ类牵引。Ⅱ类牵引加强上颌后牙支抗，而消耗了下颌后牙支抗；Ⅲ类牵引刚好相反，加强下颌支抗，消耗上颌后牙支抗。只要患者能认真戴用橡皮圈，则会有较充分的支抗作用。

优点 充分利用对𬌗牙提供支抗，节省颌内支抗，同时可以起到上下颌牙相向移动的作用。

缺点 会消耗对𬌗的支抗，需要患者配合。

（周彦恒）

jiāohù zhīkàng
交互支抗 （reciprocal anchorage）

两组牙互为对方支抗的装置（图）。

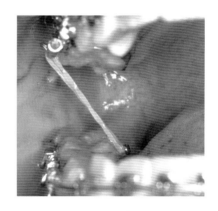

图 交互支抗

原理 在正畸治疗中有时对需要向相反方向移动的 2 颗牙或一组牙，以支抗力作为移动两组牙的矫治力，如治疗后牙锁𬌗时所使用的交互牵引正是利用牵引力使上颌后牙腭向移动，下颌后牙颊向移动以达到纠正锁𬌗的目的。上下颌间的Ⅱ类或Ⅲ类牵引属颌间交互支抗。Ⅱ类牵引加强上颌后牙支抗而使下牙列前移，Ⅲ类牵引刚好相反。

优点　两组牙互为支抗，相向移动，一举两得。

缺点　需要患者配合；有时会在牙移动过程中带来不利的作用，比如利用交互支抗纠正锁𬌗时，在牙进行颊舌向运动的同时会伴有伸长、抬高后牙的咬合。

（周彦恒）

kǒuwài zhīkàng

口外支抗 （extra-oral anchorage）

施力部位在口外的支抗装置。如以枕部、颈部、头顶部等作为支抗部位，这样可以作为较大矫治力的支抗来源（图）。19世纪末期，美国正畸专家安格尔（Angle）、凯斯（Case）等首先使用口外力使上前牙舌向移动。但直到20世纪30年代以后，口外后方牵引装置才得到发展和广泛应用。

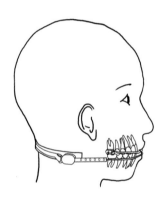

图　颈部支抗示意

原理　口外支抗是一种复合装置，绝大多数由口内部分和口外部分组成。口内部分主要为各种矫治器或矫正部件；口外部分包括支抗部件、连接部件（或称为传导部件）和力源部件。利用连接部件，将源于口外的力量传递至口内，为正畸牙提供支抗。

优点　充分利用颅面部某些部位如额、颊、顶、枕、颈等的强大支抗能力，为正畸牙移动和整形力矫治提供了足够的支抗力，从而大大提高了矫治效果。

缺点　需要患者配合，大多仅夜间配戴，为间断力。

（周彦恒）

zhòngzhítǐ zhīkàng

种植体支抗 （implant anchorage）

利用钛的生物相容性将其植入牙槽骨内，形成部分或者全部的骨融合，以承受矫治力的装置。因为种植体支抗体在牙槽骨中基本不发生移动，也不需要患者的配合，因此种植体支抗在临床应用以来，就得以迅速发展和传播。尤其是随着微螺钉种植体支抗的广泛应用和大力推广，种植体支抗已经开始成为最为简洁而有效的支抗手段。

在二十世纪八九十年代，各国正畸医生为了论证种植体支抗在正畸临床上的应用进行了大量研究，用作支抗单位的种植体在材料、外形、植入位置、手术时机等方面均有了较大的发展，种植体支抗的应用范围也越来越广阔。临床作为正畸支抗应用过的种植体支抗包括骨内种植体支抗、骨膜下种植体支抗、钛板种植体支抗、微螺钉种植体支抗等。

（周彦恒）

gǔmóxià zhòngzhítǐ zhīkàng

骨膜下种植体支抗 （subperiosteal implant anchorage）

利用植入上颌腭中缝处的骨膜下种植体作为正畸支抗的装置（图）。最早由美国布洛克（Block）和霍夫曼（Hoffman）于1995年提出。

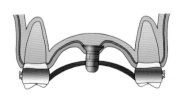

图　骨膜下种植体支抗示意

原理　利用种植体作为支抗，

外形似一粒纽扣，直径8～10mm，由纯钛制成，种植体骨组织结合面上不仅具有粗糙的表面纹理，还包裹有一层多孔羟基磷灰石涂层，它与软组织连接面为具有内在螺纹孔道的光滑钛金属层，其周缘还具有一定锥度以避免愈合时的软组织粘连。

优点　骨膜下种植体支抗的种植部位常位于后牙区相应的腭中缝处，优势如下：①不妨碍正畸过程中的牙移动。②腭中缝区域的骨皮质相对较为平坦，为骨膜下种植体的骨结合创造了良好的愈合条件。③试验研究表明，腭中缝后部的骨化性能强于腭中缝前部，同时腭中缝的骨基质25岁以前很少完全骨化。腭中缝的后部是理想的种植支抗植入部位，并且可以用于成年患者经外科手术将种植体植入骨膜与颌骨之间，术后需要加压10天以促进骨结合。种植体植入后4个月经二次手术暴露，取印模制作上部结构，将种植体与两侧磨牙联为一体。

缺点　与骨内种植体相比，骨膜下种植体的植入过程较容易，但需要二次手术暴露制作上部结构。有报道其脱落率较高，而且在植入后愈合期间即使骨结合失败也不易发现，如果二期手术时才发现骨结合失败，就会让患者再等候4个月。

（周彦恒）

gǔnèi zhòngzhítǐ zhīkàng

骨内种植体支抗 （endosseous implant anchorage）

利用植入上颌腭骨内部种植体作为正畸支抗的装置（图）。骨内种植体植入位置多选择上颌硬腭区，可位于腭中缝区或者切牙孔后方腭中缝两侧。瑞典韦尔拜因（Wehrbein）等报道上颌腭中缝具备足够的垂直骨量植入支抗种植体；而瑞典伯恩哈特（Bernhart）等报道腭中缝区垂直骨量有限，切牙孔后6~9mm、中线旁3~6mm处垂直骨量最大，为更佳的植入点。

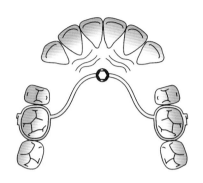

图 骨内种植体支抗示意

原理 利用种植体作为支抗，大多是由纯钛制成，外形为圆柱形，表面呈螺纹状，经过酸蚀喷砂处理表面。如瑞典士卓曼正畸系统，包括种植体部分、颈部结构及上部基台3部分结构。其种植体部分直径为3.3mm，长度为4mm或6mm。种植体经植入后直接加载上部结构而暴露于口腔中，不需要缝合软组织。3个月后种植体与骨组织融合，取模制作横腭杆，将两侧上颌牙与种植体联为一体，从而起到加强支抗的作用。种植体使命完成后可在局麻下取出，腭部创口可以自行愈合，不需特殊处理。

优点 骨内种植体植入后脱落率较低，可以长期承受较大的应力，因此可以应用于加强支抗及推磨牙向后。此种种植体支抗在欧美应用较多。

缺点 在植入腭部后，需要3个月的骨融合期；在做支抗时需要制作特殊的装置，将两侧磨牙连接在一起；矫治完成后需要再次手术取出种植体，相对而言较为复杂。

（周彦恒）

tàibǎn zhòngzhítǐ zhīkàng

钛板种植体支抗（miniplate implant anchorage） 将钛板种植体植入颌骨内发挥支抗作用的装置（图）。日本东北大学齿学部菅原（Sugawara）于20世纪90年代初设计和开发了正畸专用的骨性支抗系统。菅原设计的骨性支抗系统由固位螺钉和钛板两部分组成，固位螺钉将钛板固定于皮质骨以提供稳定的支抗。

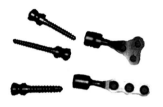

图 钛板种植体支抗

原理 利用种植体作为支抗。一般植入上下颌骨颊侧后牙根尖区。在植入区域做黏骨膜层切开翻瓣术后植入，钛板由微型螺钉固定于颊侧皮质骨上，种植体大部分位于骨膜下，仅有小部分经由手术切口暴露于口腔内，以承受正畸力。钛板由纯钛制成，中国已有专门用于加强正畸支抗的钛板种植体产品。

优点 钛板种植体植入后可以即刻受力，为正畸医生及患者节省了时间。有学者应用这种种植体作为支抗压低下颌后牙治疗成年开𬌗患者，获得良好疗效。钛板种植体由多枚钛螺钉固定，固位较好，可以承受较大的矫形力。在牙移动中，微钛板种植支抗作为"绝对支抗"可完成牙的升高、压低、扭转、直立、内收等各种形式的移动，尤其在压低和远中移动磨牙方面具有较大优势。有研究统计显示，利用微钛板种植支抗治疗的患者中对上下

磨牙进行远移和压低的患者占总人数的85%。

缺点 种植体位于骨膜下，在其作为正畸支抗的使命完成后需要二次手术取出，手术创伤可能限制了该种支抗的临床应用。

（周彦恒）

wēiluódīng zhòngzhítǐ zhīkàng

微螺钉种植体支抗（miniscrew implant anchorage） 将微螺钉种植体植入颌骨内发挥支抗作用的装置。微螺钉种植体一般由钛合金制成，具有良好的生物相容性，同时也具有足够的硬度，可以保证在旋入的过程中不会发生折断。

原理 利用种植体作为支抗。种植体骨内部分外形呈螺纹状，一般不做表面处理。由于体积小巧，微螺钉种植体的植入位置也随治疗需要而有多种选择，一般植于后牙颊侧牙槽嵴上，位于两邻牙牙根之间，也可植入前鼻嵴下方、腭中缝、磨牙后三角及下颌正中联合等处（图），应用微螺钉种植体作为支抗可以有效地控制牙近远中向及垂直向的移动而不必消耗额外的支抗。种植体直径一般介于1~2mm，长度6~10mm，为一体式结构。种植体头部大多为规则的多角形，可以和专用的螺刀吻合，有些顶部还有用于穿结扎丝的孔。

种植体的植入方式有自攻及助攻两种。助攻式植入手术需要首先在局麻下应用低速手机穿通骨皮质全层，甚至预备出完整的种植体植入通道，之后用马达或螺刀旋入种植体；助攻型微螺钉种植体由于预先钻透坚硬的骨皮质，在植入微螺钉时要容易得多，而且对牙根的伤害也会减到最低。自攻式植入不需要应用动力系统协助预备骨皮质通道，而是利用

种植体的锐利尖端以及手动螺刀施加的压力穿透骨皮质并旋入预定位置。自攻式植入方法操作更加简单，且对设备的依赖性更小，但是对医生操作有较高的要求，在旋入的过程中既要保持较大的压力，同时也要严密控制旋入的方向，注意锐利的尖端容易发生折断。没有经验的医生操作时甚至会对邻近的牙根造成创伤。绝大多数情况下，正畸医生不需要外科医生的帮助，能够独自完成种植体的植入及取出工作。在取出种植体的过程中，由于创伤很小，甚至不需要局部麻醉。由于大部分微螺钉种植体需要植于后牙牙根之间，植入前应仔细定位，参照邻牙及 X 线片，避免损伤邻牙牙根。

微螺钉种植体植入后可以即刻受力，但为了让软组织能够充分愈合，一般选择植入后两周左右开始加力。

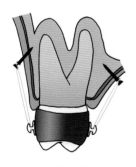

图　微螺钉种植体支抗
压低磨牙示意

优点　最大的优点在于操作简单，而且不需要复杂的手术，可以有效降低治疗成本。

缺点　其植入仍然属于有创操作；在植入微螺钉的过程中，如果牙根间隙不足，或者植入位置、角度不正确的话，也会损伤邻牙的牙根。因此在植入手术前，需要参照 X 线检查结果，确定植入部位的牙根间隙情况，或者应用辅助定位装置拍摄根尖片，确定牙根间隙的大小。

（周彦恒）

cuòhé jīxíng zhìliáo

错𬌗畸形治疗（treatment of malocclusion）　不同错𬌗畸形的矫治时机有所不同，常用矫治方法有预防性矫治、阻断性矫治、掩饰性矫治、正颌外科等矫治方法。拔牙、非拔牙矫治是矫治错𬌗畸形的两种不同策略，拔牙与非拔牙矫治是正畸学界分歧最大、争论最多的一个问题，20 世纪 20 年代美国口腔正畸医师安格尔（Edward H Angle）坚持不拔牙矫治，30 年代开始美国正畸医师特维德（Tweed）和澳大利亚正畸医师贝格（Begg）倡导拔牙矫治，但 70 年代后，随着对口颌系统功能和牙颌发育理论研究的深入，正畸治疗技术的进步，以及功能矫治器的推广，非拔牙矫治又重新被倡导。矫治的标准是个别正常𬌗，即允许对生理功能无大碍的轻微错𬌗畸形，个体之间可以有所不同，而不是理想正常𬌗。治疗的目标是平衡、稳定和美观，平衡包括牙颌颅面形态和功能取得新的协调关系；治疗结果的稳定即不容易复发；美观是患者关注的重点，错𬌗畸形矫治后，颜面侧貌形态将得到改善。

（王 林）

yùfángxìng jiǎozhì

预防性矫治（preventive ortho-dontic treatment）　对牙及颌面部的胚胎发育和后天发育过程中会影响其发育而造成错𬌗畸形的各种先天性和后天性因素，采取各种防止畸形发生的预防措施。通过去除影响牙（包括乳牙和恒牙）、牙槽骨、颌骨等正常生长发育变化中的全身和局部不良因素，使牙列顺利建𬌗、颌骨正常发育、颜面协调生长、颌面部各器官功能健全、儿童心理发育健康。

适应证　胚胎及后天发育过程中会影响其发育而造成错𬌗畸形的各种情况。

禁忌证　生长发育已经停止的患者的错𬌗畸形。

方法　包括早期预防和预防矫治两方面。

早期预防　母亲妊娠期注意营养、防止过量放射线照射及药物，预防胎儿相应器官的畸形。婴儿时期的预防：①掌握正确的喂养方法，提倡母乳喂养，喂养姿势为约 45° 的斜卧位或半卧位，保障婴儿的正常吮吸活动。②注意正确的睡眠位置，经常更换睡眠的体位与头位，避免头部长时间受压变形影响颌面部正常生长。③破除吮拇指、吮示指、吮咬唇或咬物等不良习惯。儿童时期的预防：①食用富含营养和一定硬度的食物，促进和刺激牙颌正常发育。②防治扁桃体过大、鼻炎、鼻窦炎等呼吸系统疾病，避免口呼吸习惯。③防治龋齿：养成良好的刷牙等口腔卫生习惯、窝沟封闭、及时治疗龋损乳牙，保障后继恒牙顺利萌出。④心理维护。

预防矫治　针对乳牙或恒牙早失、乳牙滞留、恒牙萌出异常、系带异常等情况，为了维持正常牙弓长度需要做缺隙保持、助萌、阻萌、滞留乳牙、多生牙的及时拔除，维护口腔健康环境，去除咬合干扰，矫治异常的唇舌系带，刺激牙颌发育的咀嚼训练等。

（王 林）

zǔduànxìng jiǎozhì

阻断性矫治（interceptive or-thodontic treatment）　对乳牙列期及替牙列期因遗传及环境因素所导致的正在发生或已初步表现

出的牙、牙列、咬合关系及骨发育异常等，为阻断畸形发展使其自行调整而采用简单方法进行治疗或采用矫形方法引导其正常生长的方法。

适应证 乳牙及替牙期初步表现出的牙颌面畸形。

禁忌证 生长发育结束后的恒牙期畸形，具有明显遗传特征的骨性畸形。

方法 包括以下几种。

口腔不良习惯矫治 常见的有吮咬习惯、异常吞咽及吐舌习惯、口呼吸习惯、偏侧咀嚼习惯等。由于破坏了牙弓内外肌力平衡所导致错𬌗畸形，通过教育、训练、治疗呼吸道疾病、制作纠正不良习惯矫治器、治疗龋齿等方法阻断其发展，恢复正常咬合功能。

牙数目异常矫治 多生牙一般应尽早拔除，观察其他恒牙自动调整或用简单矫治器矫治有严重错位、扭转、间隙、反𬌗的恒牙；先天性缺失牙在替牙期观察到恒牙列期后再酌情处理，可以行关闭缺隙或义齿修复恢复咀嚼功能。

个别牙错位矫治 个别牙错位可形成咬合障碍，造成牙弓间隙缩小，妨碍牙、牙弓与下颌位置的正常调整。早期个别牙错位矫治并去除干扰，可阻断畸形发展，引导牙、颌、面正常生长。

替牙期的暂时性拥挤矫治 应观察暂不处理，若诊断为永久性畸形则可以通过片切乳牙、制作固定舌弓、"2×4" 简单矫治法等保障恒牙替换建𬌗，严重拥挤时可慎重采用序列拔牙法。

早期乳牙反𬌗或个别恒切牙反𬌗矫治 应尽早矫治，阻断畸形进一步发展成骨性反𬌗。可以用𬌗垫式、斜面导板式活动矫治

器或进行前方牵引类的生长矫形。早期的深覆𬌗、深覆盖的矫治主要为阻断病因、咬合诱导及功能调整，早期开𬌗的矫治大多需要破除吮拇、咬物、伸舌、吐舌等不良习惯而得到自行纠正。

（王 林）

hémiàn shēngzhǎng gǎijiàn

颌面生长改建 (maxillofacial growth modification)

对处于生长期有严重骨骼发育异常或异常倾向以及肌功能性畸形表现的儿童患者，在生长发育高峰期可采用牙颌面生长导引和颌骨矫形治疗引导颅颌面正常生长的方法。

适应证 严重骨骼发育异常及肌功能异常的儿童患者。

禁忌证 生长已经停止的成年患者的严重错𬌗畸形。

方法 用较大的重力促进或抑制颌骨的生长，改变其生长方向、空间位置和比例关系，引导颅颌面正常生长。生长改建可分为两类：由肌能力（肌力和咬合力）作为力源的功能矫形治疗和以口外力（如头、颈、额为支抗的牵引力）作为力源的口外力矫形治疗。

功能矫形治疗 利用肌功能力对颌骨生长的导引治疗，即通过口内戴入功能性矫治器进行咬合重建，改变下颌的位置并牵张咀嚼肌、口周肌和黏骨膜，借助于被牵张肌肉及相应软组织收缩的力量，通过矫治器部件传递到牙、牙槽基骨和颌骨，导引并刺激其协调生长，达到矫治异常的颌骨生长和位置的目的。

口外力矫形治疗 即对颌骨生长的早期重力控制治疗。通过口外装置，以头、额、颏、颈做支抗，配合口内矫治器传力于上下颌骨等结构，通过施以较大的力刺激或抑制髁突或骨缝的生长，

引导其改建，调控颌骨的生长方向，矫治畸形。常用的有口外前牵引、后牵引、垂直牵引装置。

（王 林）

yǎnshìxìng jiǎozhì

掩饰性矫治 (camouflage orthodontic treatment)

对轻度的骨性畸形通过移动牙来补偿、掩饰颌骨畸形，恢复适当的口颌功能并有限地改善美观的矫治方法。通常患者的生长发育已经停止，虽然通过牙的移动，可取得较好的牙𬌗关系，但颌骨本身的畸形没有改善，只是减轻颌骨的相对畸形程度，是不愿接受外科手术治疗的轻度骨性畸形患者的一个选择。

适应证 不愿接受手术的轻度骨性畸形。

禁忌证 严重的骨性畸形。

方法 改变牙的位置和角度，掩盖骨性畸形的程度。对于安氏Ⅱ类1分类错𬌗畸形的患者，上颌前突，下颌后缩，可以通过代偿性牙移动，舌向移动上前牙，唇向移动下前牙，补偿上下颌骨的不协调；而对于安氏Ⅲ类错𬌗畸形，上颌后缩，下颌前突，常常需要唇向移动上前牙，舌向移动下前牙。是一种牙代偿性移动的治疗方式。无论哪种掩饰性矫治方法，都不能根本上明显改善患者的侧貌美观，矫治结果只是起到掩饰颌骨畸形的效果。

（王 林）

zhènghé wàikē

正颌外科 (orthognathic surgery)

对各种严重的骨性牙颌面畸形，通过外科手术加正畸治疗，由颌面外科医生和口腔正畸医生共同完成畸形矫治的方法。又称外科正畸或正畸外科。可以取得完美的咬合关系、正常的颌骨关系，达到恢复口颌功能、改善美观的

治疗目的。

适应证 成年人严重的骨性牙颌面畸形，包括先天畸形、发育畸形以及外伤引起的畸形。

禁忌证 处于生长发育期的错殆畸形，成人轻微的单纯牙性畸形。

方法 正畸医生通过术前正畸，在手术前排齐牙列、调整上下牙弓关系、矫治代偿性唇向或舌向倾斜的异常牙轴方向，消除咬合干扰，便于术中牙骨段的移动，为外科手术治疗打下良好基础，甚至可以简化手术过程。通过术后正畸治疗，可以解决外科手术遗留的问题，对牙殆关系进行最后的精细调整，使其达到较理想的咬合关系，还有利于控制术后畸形的复发。外科医生通过手术将颌骨骨段切开并移动至设计好的矫正位置，建立良好的牙颌关系，再用钢丝或钛板等固定颌骨于新的位置，待其临床骨愈合。为了保证术后有良好的殆关系，手术前需要进行模型外科，即按照患者错殆的殆关系将上下颌石膏模型上殆架，按照初步设计的颌骨手术的截骨部位和截骨量移动上下颌模型位置，在此位置关系上模拟术后良好殆关系，确定获得此关系所需要的牙或牙列移动的情况。

常见的正颌外科手术可以解决的畸形有上颌或下颌前突、双颌前突、上颌或下颌后缩、偏颌及开殆畸形等，常用的术式有上颌 Le fort Ⅰ型及Ⅱ型截骨术、上下颌骨前部截骨术、下颌升支矢状劈开截骨术等。

（王 林）

fǔzhùxìng zhèngjī zhìliáo

辅助性正畸治疗（adjunctive orthodontic treatment）

通过有限的牙移动，为其他牙科临床疾病的控制和恢复口腔功能的治疗提供有利条件的限制性正畸治疗。治疗范围较小、方法单一、矫治设计不很复杂，临床上简易可行，是一种有效、实用的矫治手段。

适应证 牙列咬合关系基本正常，仅有个别牙或少数牙位置不正，牙移动距离一般在 2～3mm 以内的成年人正畸治疗患者，着重于殆的改善。

禁忌证 复杂的牙、颌、面畸形，需要复杂的正畸治疗包括正颌手术、拔牙、口外支抗、颌间牵引，或是改善面部不对称等。

主要治疗目标 ①有利于修复治疗。②消除菌斑附着区、改善牙槽嵴外形、建立良好的冠根比例、使殆力沿牙长轴传导，促进牙周健康。③改善口腔功能和美观。

方法 应用矫治器对单纯牙性畸形的错位牙进行小范围牙移动（或称少量牙移动）。包括修复前正畸治疗，成年人中个别牙错位、牙间隙的治疗，牙周病、颞下颌关节病等辅助治疗的小范围牙调整。典型的有因缺牙或牙周病所致的牙移位后的位置调整，牙冠严重破坏后的助萌以利于冠修复，影响功能或修复的反殆的矫治，排齐影响美观修复的前牙，调整邻面间隙，维持正常的邻间骨形态。常常只在牙弓的某一部分戴用矫治器，活动或固定矫治器均可，治疗时间一般不超过 6 个月。

（王 林）

fēibáyá jiǎozhì

非拔牙矫治（orthodontic non-extraction treatment）

在正畸治疗过程中不拔除恒牙，保持牙列的完整性，必要时配合扩弓、邻面去釉的矫治方法。

正畸治疗拔牙与否向来是争论的焦点。20 世纪初，美国口腔正畸医师安格尔（Angle）认为通过促进咀嚼功能可刺激颌骨生长，为牙弓提供足够的间隙。他倡导牙弓决定基骨论，即强调必须保留全部牙，通过扩弓来解除拥挤的理论。从 30 年代开始特威德（Tweed）对扩弓后复发病例重新采取拔牙矫治，获得了稳定的矫治效果。贝格（Begg）通过研究澳洲土著人的牙列，提出了"磨耗殆"理论，拔牙矫治开始得到了广泛的采用。然而，从 70 年代开始，正畸医师发现部分拔牙矫治病例唇部明显凹陷，影响颜貌美观。同时，随着对口颌系统功能和牙颌发育理论研究的深入，正畸新材料和新技术（功能矫治器、镍钛记忆合金丝、自锁矫治器、隐形矫治器、微种植支抗等）的研发及推广，非拔牙矫治又重新被倡导。

错殆畸形的非拔牙矫治有其一定的适应证，对于错殆畸形要做科学的诊断分析，制订矫治方案，决定拔牙与否。对于拥挤度在 3mm 以内的轻度拥挤以及拔牙后不利于患者侧貌突度的病例可以采用非拔牙矫治。非拔牙矫治获得间隙的主要方法：①牙冠邻面去釉：每个邻面的去釉量最好不要超过 0.5mm，去釉后要进行防龋处理。②适度扩大牙弓：根据生长发育阶段、牙弓的狭窄程度和需要的间隙量，选择恰当的扩弓装置（慢速扩弓、快速扩弓、外科辅助快速扩弓）。③推磨牙向远中。④唇倾前牙。⑤旋转磨牙等。不同的方法可以获得不同的牙弓间隙量，根据牙弓拥挤程度应做出个体化的选择。对个别病例，当一时难以决定拔牙与否时，可以先采取非拔牙矫治，排齐上下牙列（诊断性治疗），再重新评估，决定是否拔牙。

（白 丁）

báyá jiǎozhì

拔牙矫治（orthodontic extraction treatment）

选择性拔除一颗或多颗恒牙，以提供间隙的矫治方法。又称正畸减数治疗。

人类进化和生活习惯的变化（饮食等）导致颌骨与牙的差异性退化，加上个体遗传和环境因素的差异作用，导致牙与颌骨关系不调。拔牙矫治的目的是通过拔牙，解除拥挤，解决牙量-骨量不调，改善颌骨关系不调，改善颜面美观，重塑适宜的牙颌功能。

在确定是否需要正畸拔牙时，一般需要考虑如下因素：①牙列拥挤度：需要进行全牙列间隙分析。②施佩（Spee）曲线曲度：测量下颌第二前磨牙到下颌平面的垂直高度，即为施佩曲线曲度，整平 1mm 曲度，大致需要 1mm 间隙。③牙弓突度：通过头颅侧位片上下前牙的再定位估算。④垂直和矢状骨面型：高角病例拔牙标准可以适当放宽，低角病例的拔牙要慎重；Ⅱ类错𬌗畸形允许下前牙稍唇倾，Ⅲ类错𬌗畸形下前牙要更直立。⑤支抗设计：不同的支抗类型决定了磨牙的前移量。⑥软组织侧貌：正畸拔牙后，牙、牙槽骨的改变与软组织侧貌变化并不完全一致。⑦生长发育：生长发育阶段一方面会影响矫治手段和牙弓内的可用间隙，另一方面下颌的生长型会影响患者的骨面型。综合以上因素，确定拔牙矫治后，还应考虑个体的错𬌗畸形类型，牙的大小、位置和健康状况，牙弓的对称性以及牙弓间的补偿等，方可最终决定拔牙模式。上下对称拔除 4 颗前磨牙是最常用的拔牙模式，但个别情况也可能拔除切牙、尖牙或

磨牙，也可单颌或单侧拔牙。若牙弓内有严重龋齿或发育不良的牙时，则应首选考虑拔除病坏牙，提高口颌系统的整体健康水平。随着微种植支抗的广泛应用，会改变传统的正畸矫治力系，拔除靠后的牙（如第三磨牙）也可为牙弓前段提供间隙，使拔牙矫治的策略更加多样化。

拔牙矫治多用于以下情况：①牙列中重度拥挤：拥挤程度超过 5mm，间隙明显不足的错𬌗畸形，通过拔牙达到牙量与骨量的协调，以及牙弓与口周肌肉张力间平衡，使矫治效果保持稳定。②牙弓前突畸形（俗称龅牙）：双牙弓前突患者或牙弓在矢状、垂直向不调的患者，也可通过正畸拔牙获得间隙，以达到内收前牙、前移后牙来获得稳定、平衡、美观的面部侧貌和平整的上下牙列。③特殊咬合关系矫正：当存在开𬌗、反𬌗、无咬合等相对少见的错𬌗关系时，拔牙矫治也较常见。

（白 丁）

cuòhé jīxíng zǎoqī jiǎozhì

错𬌗畸形早期矫治（early orthodontic treatment of malocclusion）

在儿童早期生长发育阶段，对已表现出的错𬌗畸形、畸形趋势及可导致错𬌗畸形的病因进行的治疗。正畸临床中的早期矫治一般从 3 岁左右开始，到 10～12 岁为止。早期矫治主要包括预防性矫治、阻断性矫治和矫形治疗。预防性矫治指在早期生长发育阶段，通过定期检查，发现并及时去除影响牙、牙槽骨、颌骨等正常生长发育的不良因素，或对已有的轻微异常趋向及时纠正，以引导牙颌面的正常生长发育。阻断性矫治是对乳牙列期及替牙列期正在发生或已初步表现出的牙、牙列及颌骨异常，采用

简单的方法进行矫治，以利于建立正常的牙颌面关系。矫形治疗是对处于生长期有严重颌骨发育异常、异常倾向和肌功能性畸形表现的患儿，在生长发育高峰期前后采用较大的矫形力，促进或抑制颌骨生长，改变其生长方向、空间位置和比例关系，引导颅颌面正常生长。

（白 丁）

kǒuqiāng bùliángxíguàn jiǎozhì

口腔不良习惯矫治（orthodontic treatment of bad oral habit）

通过正畸治疗改正口腔不良习惯的矫治方法。口腔不良习惯可表现为吮吸（吮指、吮颊、吮唇）、咬物（咬唇、咬指、咬笔等）、舌习惯（伸舌吞咽、吐舌）、口呼吸、偏侧咀嚼、肌功能异常等。不良习惯使口颌系统在生长发育过程中受到异常压力，破坏了正常的肌力和𬌗力平衡，使牙、牙槽骨甚至颌骨发育异常，形成错𬌗畸形。

吮吸、咬物习惯矫治 针对吮吸习惯，应加强与患儿的情感交流，对其进行说服教育，尽量促使其自行改正。或用一些简单的方法如在吮吸的手指上涂苦味药水或戴指套以阻断，必要时可配戴不良习惯破除矫治器。

舌习惯矫治 婴儿在乳切牙萌出前，其吞咽动作是将舌放于上下龈垫之间，唇颊舌肌均参与吞咽活动。随着乳牙的萌出，婴儿型吞咽逐渐被成熟型吞咽所代替。成熟型吞咽时唇颊肌没有收缩，只有咀嚼肌收缩，唇轻闭，舌背与腭部接触，舌尖抵住上腭前部向后推食物。如果婴儿型吞咽未能被成熟型吞咽所代替，则形成伸舌习惯，可导致前牙开𬌗、下颌前突。伸舌吞咽也可继发于其他原因引起的开𬌗，并加重原

有的开殆。应教会患儿正常的吞咽方法，即在吞咽时先将舌顶住硬腭部，并使上下牙咬合，然后咽下。嘱患儿每天训练数次，每次吞咽约 10 次，必要时戴用破除舌习惯的矫治器进行矫治。

口呼吸、偏侧咀嚼矫治 口呼吸若是由鼻部、扁桃体疾病所致，则应先消除病因，配合鼻呼吸训练。必要时戴用肌功能性矫治器进行治疗。有单侧咀嚼习惯者，应全面检查口腔情况，尽早治疗乳牙龋损，拔除残冠残根，去除咬合干扰，修复缺失牙，改正单侧咀嚼。对已形成的错殆畸形，视具体情况进行矫治。

唇肌功能异常矫治 可让患者做唇肌功能训练进行纠正。训练方法：要求患儿闭唇，闭唇时应是上唇向下伸长与下唇接触，如患儿上唇不能下移，可用示指放在颏部控制下唇活动，努力拉上唇向下与下唇接触，每天训练数次，每次十分钟。也可在上下唇间放一塑料薄片，用唇将其含住，也可采用吹奏乐器的方法。颏肌张力异常者需配合活动或固定矫治器进行矫正。

（白 丁）

chún-shéxìdài fùzhuó yìcháng chǔzhì
唇舌系带附着异常处置 （treatment of abnormal attachment of labial and lingual frenum） 通过正畸治疗和牙槽外科手术改正唇系带附着过低和舌系带过短的方法。唇系带附着过低时，粗大的唇系带与中切牙龈乳头或龈缘相连，常伴有中切牙间隙或牙龈退缩，牵拉唇部时龈乳头发白。乳牙列期一般不需要做特殊处理。治疗时先用简单的矫治器关闭中切牙间隙，观察一段时间后，如果唇系带不能自然退缩改建到正常位置，则行唇系带修整术。舌

系带过短时，舌的正常活动受限，伸舌时舌尖出现凹陷，严重者舌尖不能伸出口外，不能抵到上腭，婴幼儿患者可形成舌系带溃疡。当溃疡反复发作影响婴幼儿哺乳时，可以尽早行舌系带修整术；中度异常建议在 5 岁后进行舌系带修整术；轻度异常可根据患儿的发音情况决定是否手术，必要时配合语音治疗。

（白 丁）

qiányá fǎnhé zǎoqī jiǎozhì
前牙反殆早期矫治 （early orthodontic treatment of anterior cross-bite） 在儿童生长发育的早期阶段（乳牙列和替牙列期），对上下牙弓及颌骨的反殆畸形进行的正畸治疗。由于前牙反殆不经矫治有随生长逐渐加重的趋势，早期矫治尤为重要。

乳牙列反殆矫治 多表现为功能性和牙性。功能性前牙反殆可采用调磨法矫治，即调磨下切牙切缘的唇侧、上切牙切缘的舌侧，特别注意调改未磨耗的乳尖牙，以解除反殆锁结关系。牙性前牙反殆可通过简单的活动矫治器完成矫治，如上颌殆垫式矫治器（图 1）、下颌联冠式斜面导板。最佳矫治年龄为 3~5 岁，疗程一般 3~5 个月（图 2）。少数骨性畸形较明显的病例需要配合使用口外力，如口外上颌前方牵引器、头帽颏兜。

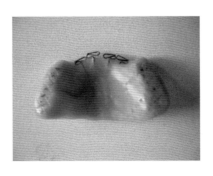

图 1 上颌殆垫式矫治器

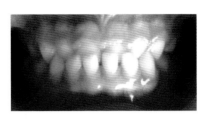
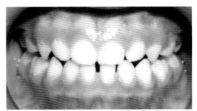

图 2 乳牙反殆矫治前后

混合牙列反殆矫治 可表现为牙性、功能性、骨性。要正确判断患者的错殆畸形类型并预估反殆的发展趋势，治疗方法复杂而多变。矫治时间以 7~9 岁为宜，是治疗的关键期。根据前牙反殆的类型及上下颌骨的发育程度，选择使用肌激动器、功能调节器Ⅲ型（FR-Ⅲ）、口外上颌前方牵引器、头帽颏兜进行矫治。①肌激动器主要适用于替牙期以下颌功能性前伸或有轻度上下颌骨发育异常的病例，但不适用于骨骼畸形较明显或者牙拥挤错位的反殆病例。②功能调节器Ⅲ型对功能性反殆和伴有轻度上颌发育不足、下颌发育正常或轻度过度的病例有较好的效果；它可以促进上颌骨长度和宽度的生长，抑制下颌骨的生长，改善肌功能状态。③口外上颌前方牵引器常见的有面框型前牵引矫治器和改良颏兜型前牵引矫治器。前者适用于上颌骨发育不足的Ⅲ类骨骼畸形，通过口外牵引力刺激上颌骨及上牙槽向前生长、上牙弓前移和上前牙前倾。后者主要用于上颌发育不足，伴有下颌前突的患者，但治疗长期稳定性不肯定。④头帽颏兜可与其他口内矫治器

合并使用，有时也可作为颏兜后牵引单独使用，一般用于上颌发育基本正常，下颌生长发育过度的幼儿。但应注意牵引方向，避免造成下颌骨变形、下颌体后下旋等不良影响，所以对于颏兜的应用还存有争议。

(白 丁)

xìliè báyá

系列拔牙 (serial extraction)

通过按一定顺序拔除乳牙和恒前磨牙，以利于恒牙的顺序萌出和排列整齐，并具有良好的咬合功能的方法。又称序列拔牙、顺序拔牙。

适应证 替牙列早期，无骨性问题，切牙覆𬌗覆盖小，严重牙列拥挤 (>10mm)。

治疗程序 ①当侧切牙严重拥挤错位萌出时，约在 9 岁拔除乳尖牙，让侧切牙萌出时利用乳尖牙的间隙调整到正常位置。②9~10 岁时拔除第一乳磨牙，让第一前磨牙尽早萌出。③尖牙萌出时，拔除第一前磨牙，让尖牙尽量萌出到第一前磨牙的位置上。

系列拔牙疗程长，需要患者良好的配合和正畸医师严密的观察，有时对儿童发育估计不足，且容易导致下牙弓前端缩小，从而加深覆𬌗，一般很难完全自行调整，需恒牙列期再治疗，是以后全面性矫治的辅助手段。

(白 丁)

héngyáliè cuòhé jīxíng jiǎozhì

恒牙列错𬌗畸形矫治 (treatment of malocclusion in permanent dentition)

恒牙列期的错颌畸形具有以下特点：①除第三磨牙外，恒牙已基本萌出完毕，牙形态及咬合关系已经基本确立，此时畸形的诊断更容易，可以控制所有恒牙的移动，但由于牙根已经形成完毕，进行牙的重新定位比在建𬌗之前及牙根形成前更困难且疗程更长。②颌面部骨骼的生长多数已变缓慢，一方面生长潜力的估计比替牙列期更容易、预测治疗效果更精确，另一方面对于早期的骨性发育异常，已错过最佳控制和矫形治疗时机。③颌面部肌功能已成熟并定型，因而功能性错𬌗畸形已较混合牙列期少见。④颞下颌关系紊乱逐渐显露，因为此时牙、骨及关节的代偿性应变能力已较替牙列期明显减弱。⑤颜面软组织形态和厚度仍在生长变化中，在此期间正畸治疗对软组织形态的影响十分敏感且效果明显。

一般来讲，对于恒牙列早期病例，治疗目标应以最好正常𬌗为标准，除非患者的条件十分困难，才采用"生理𬌗"为目标的折中方案。不得不采用折中方案进行治疗时，也应注意在治疗方案中随时对骨骼侧面以及牙位做定量的估计，尽力使矫治计划接近骨骼、牙弓、咬合及美学上的个体最好标准。至于一些已确诊的严重骨性错𬌗畸形、发育型颜面畸形，则需要与口腔颌面外科共同协作，以制订外科-正畸的治疗计划及目标。

总之，恒牙列期错颌畸形矫治中，应将恒牙列期的特点进行综合考虑，正确制订矫治目标和计划，正确估计矫治中的问题及预测牙、颌、面的治疗效果是矫治成败的关键。

(赵志河)

yáliàng gǔliàng bùtiáo

牙量骨量不调 (dental and skeletal discrepancy)

牙排齐所需要的间隙与牙弓现有弧形长度不相协调的错𬌗畸形。必需间隙，又称牙弓应有弧形长度，指第一恒磨牙以前牙弓内所有牙牙冠近远中径之总和，代表牙量；可利用间隙，又称牙弓现有弧形长度，是指第一恒磨牙前部牙弓弧形长度，代表骨量。当两者出现不一致的情况时，则出现牙在现有的牙弓弧度上排齐间隙不足或过剩。牙量大于骨量可能导致牙列拥挤，牙量等于骨量可以排齐牙列，牙量小于骨量则导致牙列间隙出现。要指出的是，传统牙弓测量分析方法仅针对第一磨牙之前，而忽视了第一恒磨牙之后的后段牙弓。后段牙弓常常因间隙不足发生第三磨牙、甚至第二磨牙阻生、萌出错位。排齐牙，获得正常的牙轴倾斜，还应考虑切牙前后向位置与面部骨骼的关系，以及牙弓两侧整平𬌗曲线所需要的间隙。因此牙量骨量的分析应将牙弓分为前、中、后三段分别进行。其矫治方法包括牙弓拥挤和牙列间隙。

(赵志河)

yáliè yōngjǐ

牙列拥挤 (dentition crowding)

牙弓弧形长度不能容纳牙而造成的牙错位、排列不齐和重叠的畸形。

发生原因 牙量骨量不调，牙量（牙总宽度）相对大，骨量（牙槽弓总长度）相对小，牙弓长度不足以容纳牙弓上的全数牙。

临床表现 牙列拥挤分为单纯拥挤和复杂拥挤。

单纯拥挤 为牙因间隙不足而排列错乱，并因此影响到牙弓形态与咬合关系；单纯拥挤可视为牙性错𬌗畸形，一般不伴颌骨及牙弓间关系不调，也少有口颌系统功能异常，磨牙关系中性，面形基本正常。

复杂拥挤 除牙量不调造成的拥挤之外，还存在颌骨、牙弓间关系不调，并影响到患者的面形，有时还伴有口颌系统功能异常；复杂拥挤本身只是一症状，并不是错𬌗畸形的主要方面。

治疗　包括以下方面。

替牙期牙列拥挤的治疗　重点在于对乳-恒牙的替换过程进行监控，促进牙列与𬌗的正常发育。主要措施：①乳牙龋病的预防和治疗。②口腔不良习惯的破除。③对暂时性错𬌗畸形，包括前牙暂时性拥挤的观察。④多生牙、埋伏牙、外伤牙的处置。⑤乳牙早失的间隙保持。⑥乳牙滞留的适时拔牙。⑦第一恒磨牙前移时的间隙恢复。⑧严重拥挤时的序列拔牙。⑨影响颌骨发育的错𬌗畸形（如前牙反𬌗）的早期矫治，防止拥挤的发生。需要指出的是，正畸学中阻断性矫治并不仅仅是针对牙和咬合的，它还包括对骨性错𬌗畸形和有骨性错𬌗畸形倾向的病例进行早期生长控制。这一部分内容治疗手段较为复杂，治疗时间也较长，常常持续到快速生长期后，需要比较系统的颅面生长发育理论知识和正畸专业临床技能。

恒牙期牙列拥挤的治疗　主要判断单纯拥挤、复杂拥挤，然后决定治疗方案。

单纯拥挤　错𬌗畸形仅仅涉及牙槽，拔牙的目的主要是解决拥挤，拔牙与否主要根据拥挤的严重程度。一般来说，轻度拥挤采用扩大牙弓的方法，推磨牙向远中、宽度拓展和唇向移动切牙均能起到扩大牙弓的作用；重度拥挤采用拔牙矫治，原则是经过谨慎细致的模型和 X 线头影测量分析决定拔牙方案，尽可能拔除病牙、对称性拔牙以及使上下牙弓的牙量保持一致；中度拥挤可拔牙可不拔牙的边缘病例应结合颅面软、硬组织形态，选择合适的手段，能不拔牙时尽可能不拔

牙，在严格掌握适应证和规范操作的前提下，也可以选择邻面去釉的方法。邻面去釉要严格掌握其适应证，针对的是第一恒磨牙之前的所有牙，每个邻面最多可去除 0.25mm 的釉质厚度，在两颗第一恒磨牙之间邻面去釉共可得到 5~6mm 的牙弓间隙。

复杂拥挤　拔牙的目的除解决牙列拥挤之外，还要改善上下牙弓之间矢状不调和垂直不调，以掩饰可能存在的颌骨畸形，在诊断中应对牙𬌗模型和 X 线头颅定位片进行全面的测量分析。

（赵志河）

yágōng jiànxì

牙弓间隙（dental arch space）　以牙与牙之间有空隙为特征的错𬌗畸形。

病因　主要有遗传因素、不良习惯、舌体过大和功能异常、先天性缺牙、拔牙后未及时修复及牙周组织疾病。

诊断　多为牙的大小与牙弓及颌骨大小不调，即牙的总宽度小于牙弓的总长度，导致牙列稀疏、牙间形成间隙。

矫治　①去除病因：即破除不良习惯、舌体过大导致的间隙，必要时做舌部分切除术。②增加牙量或减少骨量：增加牙量是指集中间隙修复，减少骨量是指减少牙弓长度关闭间隙。

临床上一般把牙列间隙分为中切牙间隙和牙列间隙，以便于在矫治中制订正确的矫治计划。①对于中切牙间隙的矫治要根据其发生机制而定：对多生牙所致的间隙，首先拔除多生牙，然后采用固定矫治器关闭拔牙间隙；对系带异常（唇系带纤维组织粗壮，附着纤维过多嵌入切牙间）所致的中切牙间隙必须适时结合外科系带矫治术。②对于牙列间

隙，根据其具体情况选择关闭间隙或集中间隙修复或自体牙移植：若前牙间隙、牙弓又需要缩短的患者，可内收前牙关闭间隙；当牙弓长度正常、牙总宽度不足（如先天性缺牙、拔牙后及牙体过小）导致的牙间隙，则应集中间隙采用修复（如义齿、冠桥、种植）或自体牙移植的方法。在临床矫治设计中究竟是采用集中间隙修复或关闭间隙，要根据缺牙数、患者的年龄、形成间隙的原因、间隙所在的部位与𬌗关系，与患者及家属协商决定。

（赵志河）

Ⅰ lèi cuòhé jīxíng

Ⅰ类错𬌗畸形（class Ⅰ malocclusion）　根据安格尔错𬌗畸形分类法，上下颌骨及牙弓的近、远中关系正常，磨牙关系为中性关系（正中𬌗位时，上颌第一恒磨牙的近中颊尖咬合于下颌第一恒磨牙的近中颊沟），但牙列中存在错位牙的畸形。又称中性错𬌗畸形。

发生因素　包括遗传因素和环境因素。

机制　牙量骨量不调，上下牙弓前部长度不调、高度不调，上下牙弓宽度不调，还有局部变化造成的个别牙错位。

临床表现　牙列拥挤、牙间隙、上牙弓前突、双牙弓前突、前牙反𬌗、前牙深覆𬌗、后牙颊舌向错位等。

牙列拥挤是最常见的Ⅰ类错𬌗畸形，表现为个别牙或多颗牙在各个方向的错位，可影响到牙弓致其形态不规则或不对称，后牙区拥挤可导致后牙反𬌗、锁𬌗。

鉴别诊断　根据上下颌第一恒磨牙的位置关系来判断。Ⅱ类错𬌗畸形磨牙为远中关系，Ⅲ类错𬌗畸形磨牙为近中关系。

矫治　需要增加骨量或减少

牙量，使牙量和骨量趋于协调。常用的方法有牙弓扩展、邻面去釉、拔牙矫治。①对于牙列间隙，可采用缩小牙弓或结合修复的方法关闭间隙。②双颌前突是上下颌骨同时前突并伴有上下前牙前突，是骨性错𬌗畸形；双牙弓前突是上下前牙前突而上下颌矢状位置在正常范围内，是牙性错𬌗畸形。双牙弓前突矫治相对容易，预后良好，临床常需要减数拔牙，多选择拔除4颗第一前磨牙。双颌前突是颌骨位置的前突，治疗难度很大。对于前突较严重的成年患者，外科正畸是改善面部侧貌的唯一途径。畸形较轻的儿童和青少年可选择正畸治疗，拔除第一前磨牙，部分改善侧貌。③对于前牙反𬌗，治疗时维持磨牙中性关系，通过排齐牙列、调整前牙的倾斜度纠正上下牙弓前段的反锁结关系。④前牙深覆𬌗主要是压低前牙、升高后牙来改善前牙的垂直向关系。

（王　林）

shuāngyágōng qiántū

双牙弓前突（bimaxillary dentoalveolar protrusion）

上下前牙前突而上下颌矢状位置却在正常范围之内的牙性错𬌗畸形。双牙弓前突有明显种族倾向，黑人和黄种人中比例较高，白种人及中东地区的人群中比例较低，中国南方人中比例较北方人中高。

病因与发病机制　一般是由于遗传、口腔不良习惯、替牙障碍等原因导致上下颌牙弓长度过大。

临床表现　上下切牙明显前倾，上下唇过突且闭合不全。颏部发育好，外形轮廓清晰，但相对上下唇显后缩，侧貌凸。口内检查可见上下牙弓矢状关系正常，上下前牙前突，磨牙关系为中性，前牙覆𬌗覆盖基本正常，可伴有

轻度拥挤。X线头影测量显示代表上下颌骨位置的SNA角、SNB角正常，反映上下颌矢状关系的ANB角基本正常，代表上下切牙倾斜度的UI-SN角、LI-MP角和反映上下切牙突度的UI-NP突距、LI-NP突距大于正常，反映上下唇突度的UL-E线距、LL-E线距也大于正常。确立双牙弓前突的诊断和矫治设计时应考虑到颅面的生长发育，唇突度和牙弓突度有随生长减小的趋势。

鉴别诊断　双颌前突是上下颌骨同时前突并伴有上下前牙前突，是骨性错𬌗畸形；双牙弓前突是上下前牙前突而上下颌矢状位置在正常范围内，是牙性错𬌗畸形。两者鉴别诊断主要在X线头影测量的代表上下颌骨位置的测量指标上有所区别。

矫治　相对容易，预后良好。正畸治疗的目标是减小上下前牙和上下唇突度，改善侧貌和唇闭合功能，维持磨牙中性关系，并完善上下牙的排列及咬合关系。临床常需要减数拔牙并使用口外力或种植钉来增强支抗作用。

（王　林）

yágōng xiázhǎi

牙弓狭窄（dental arch constriction）

上下牙牙弓宽度不协调的错𬌗畸形。上下牙弓的单颌出现狭窄会导致上下颌牙弓宽度不协调。

病因与机制　遗传、生长发育或口腔不良习惯导致的上颌或下颌牙弓宽度较小。

临床表现　唇腭裂患者常表现为上颌及上牙弓宽度发育不足，出现双侧后牙反𬌗。长期口呼吸患者，两腮压力增大，上牙弓逐渐变窄，也会引起多数后牙反𬌗。若下牙弓过于狭窄则会出现后牙锁𬌗。牙弓狭窄引起的后牙咬合

错乱可导致咀嚼功能下降，下颌运动的有关肌肉出现异常动力平衡，形成下颌骨及颜面发育畸形，颞下颌关节出现不同程度的损害。

矫治　扩大牙弓的宽度，解决上下牙弓的不协调。常用方法有固定及活动式的上颌腭部扩弓装置，如快速扩大上颌腭中缝的哈斯（Haas）矫治器，慢速扩弓的活动矫治器，还可以用功能矫治器调节唇舌肌肉的压力，缓慢扩大狭窄的牙弓。

（王　林）

Ⅱ lèi cuòhé jīxíng

Ⅱ类错𬌗畸形（class Ⅱ malocclusion）

牙、牙弓、颌骨及颜面的前后关系不调，磨牙表现为远中𬌗关系的错𬌗畸形。也称远中错𬌗畸形。是临床上最常见的错𬌗畸形类型，其发病率为15%～20%，占正畸患者的49%，仅次于Ⅰ类错𬌗畸形。从Ⅱ类畸形的发生机制上看，它包括牙、牙弓及颌骨、肌肉等各种不同因素间的诸多协调障碍，以及颌骨仍存在的部分生长潜力，这使相应的诊断及治疗复杂化。绝大多数Ⅱ类错𬌗畸形是发育畸形，可由遗传、先天、环境等内外因素的影响和变异所致。安格尔将Ⅱ类错𬌗畸形分为4类：Ⅱ类1分类错𬌗畸形、Ⅱ类1分类亚类错𬌗畸形、Ⅱ类2分类错𬌗畸形、Ⅱ类2分类亚类错𬌗畸形。该分类相对简明，易于掌握并便于临床交流，但存在其局限性：①上颌第一恒磨牙位置并非绝对恒定。②未考虑到颌骨与颅面间的相互位置关系。③仅针对第一恒磨牙矢状向关系进行分类，而高度和宽度不调没有提及。④忽略了牙量骨量不调。随着对错𬌗畸形认识的发展，如今Ⅱ类错𬌗畸形的概念，已从磨牙及牙弓间关系的

认识深入至颌骨关系的认识，从单纯的静态牙𬌗关系深入到咬合运动关系，以及颜面型生长变化关系，从单纯的矢状向关系分类深入至三维机制。因此，对安格尔错𬌗畸形分类的描述在很多文献中多不再冠以"安氏"前缀，而多直接以"Ⅱ类1分类""Ⅱ类2分类"描述，即在传统的分类基础上赋予了新的概念和内容。

（赵志河）

Ⅱ lèi 1 fēnlèi cuòhé jīxíng

Ⅱ类1分类错𬌗畸形 （class Ⅱ division 1 malocclusion） 磨牙远中𬌗关系，上切牙唇向倾斜的错𬌗畸形。

发生因素 与遗传因素、生长发育、牙颌畸形等关系密切，尤其是早期去除导致下颌后缩的因素对改善畸形极为有利。

诊断 表现为上下牙/牙槽弓、颌骨矢状向关系不调。相对而言，上牙/牙槽弓、颌骨过大或位置靠前，而下颌骨（牙弓）过小或位置靠后。上前牙唇倾、前突、覆盖大是其特点。

矫治 原则是尽早去除病因，根据畸形性质、程度和形成机制，在不同的时期进行针对性的矫治。

混合牙列期 在混合牙列期，对于Ⅱ类1分类错𬌗畸形提倡早期正畸治疗，尽早采取预防措施，消除错𬌗病因，促使口颌系统正常生长发育；对已发生的畸形进行早期矫治阻断畸形发展，纠正畸形，引导牙颌面正常生长。其治疗原则：①去除病因，破除各种口腔不良习惯，及时治疗全身性疾病，如佝偻病、口鼻呼吸道疾病等。②尽早处置前牙畸形，去除咬合干扰，阻断不良的唇习惯，创建有利于下颌运动肌生长的环境。③及时引导颌骨正常生长，促进下颌向前生长，抑制上

颌向前生长，控制后部牙槽高度，获得正常的上切牙唇倾度。④获得正常的上切牙唇倾度以及正常的前牙覆𬌗覆盖。对于有明显口鼻呼吸疾病的Ⅱ类错𬌗畸形替牙期患者，在明确有解剖结构阻塞（鼻甲、腺样体肥大等）或口鼻慢性炎症性疾病的情况下，可以优先治疗相应的呼吸系统疾病。对开唇露齿Ⅱ类1分类错𬌗畸形患者，在纠正了不良吐舌习惯的基础上，可以辅以肌功能训练以改善唇肌闭合不全，如前伸下颌、引导上唇向下闭合、上下唇张力训练等。

恒牙列早期 在恒牙列早期，一般利用固定矫治器协调上下颌关系，改善磨牙关系。对于牙性畸形而非严重的骨性畸形，其侧貌可以接受，上唇及切牙不显过度唇倾，牙量骨量差不大，牙弓狭窄可扩，下颌稍后缩，而非上颌基骨前突的患者，可考虑非拔牙矫治。主要有以下几种获得间隙的方式：①邻面去釉（3～6mm）。②扩大牙弓（5～7mm）。③推磨牙远移（3～6mm）。④旋转磨牙，每侧1.5mm。⑤唇倾前牙，每1mm获2mm间隙。对于非拔牙矫治不能达到矫治效果的部分骨性、牙性Ⅱ类错𬌗畸形需要采用拔牙矫治。拔牙部位取决于Ⅱ类错𬌗畸形的类型、面型、牙弓拥挤程度以及患者的年龄和生长发育状态。应强调保持牙弓形态的对称性和中线不偏移，通常在牙弓两侧同时拔除同名牙。此外，还应结合患者生活、工作安排、心理预期和亲属的意见，诊治医生的临床经验、设计倾向及矫治技术、诊疗条件等综合考虑。

成人期 对于牙性及中度骨性畸形的患者采用牙代偿的方法，对于年龄较大、牙周条件差的患

者，治疗应以恢复及保障为主。对于严重骨性畸形的Ⅱ类成人患者，严重影响容貌及功能者，为达到形态与功能重建，应选择正畸-正颌联合治疗。

（赵志河）

Ⅱ lèi 2 fēnlèi cuòhé jīxíng

Ⅱ类2分类错𬌗畸形 （class Ⅱ division 2 malocclusion） 磨牙远中𬌗关系，上切牙舌向倾斜的错𬌗畸形。

发生因素 一般由遗传因素、生长发育异常、功能因素、口腔不良习惯及替牙障碍等因素导致。

诊断 磨牙表现为Ⅱ类关系，上切牙舌倾，下切牙代偿性伸长，覆盖小、覆𬌗深，上颌𬌗曲线多为反补偿曲线。

矫治 鉴于Ⅱ类2分类错𬌗畸形常造成前牙不齐及功能影响，诸如颞下颌关节紊乱病或牙周病理性损伤等，尤其是Ⅲ度内倾性深覆𬌗后果更为严重，应结合年龄、病因、机制及所伴发的畸形进行全面治疗。其矫治目标：在解除牙列拥挤时，尽可能解除前牙深覆𬌗，恢复前牙的正常倾斜度；矫治后牙远中关系时恢复下颌的位置和适宜的面高比例。

对正处于生长发育阶段的Ⅱ类2分类错𬌗畸形进行早期矫治是必要的。尤其是对一些伴有牙弓长度明显不足或者有明显的下颌后缩畸形者，应尽早施行矫治。这是由于Ⅱ类2分类错𬌗畸形存在异常生长发育的趋势，即下颌骨的生长表现为逆时针旋转，因此改变Ⅱ类2分类错𬌗畸形的生长发育方向和改变下颌颌位，即将Ⅱ类颌骨关系变为Ⅰ类颌骨关系是矫治成功的关键。另外，在混合牙列期，牙垂直方向的控制也较易成功，纠正前牙的深覆𬌗效果也比较理想。

早期矫治主要针对口腔不良习惯的破除、咬合干扰的去除以利于恢复正常的髁突位以及深覆𬌗的治疗采取措施；恒牙列初期矫治时只能矫治牙及牙槽的异常，重点改正深覆𬌗，利用拔牙或非拔牙手段协调上下颌关系；成人期的Ⅱ类2分类错𬌗畸形多因上切牙舌倾、严重拥挤、严重磨耗、牙周创伤及关节病前来就诊，首先应关注其牙周状况及进行系统的牙周检查治疗，并需要结合进行颞下颌关节病变的诊治。正畸常规治疗同恒牙列初期的方法，对于特别严重的骨性深覆𬌗患者打开咬合、改正深覆𬌗的难度很大，必要时采用正颌-正畸联合治疗。

（赵志河）

Ⅲ lèi cuòhé jīxíng

Ⅲ 类错𬌗畸形（class Ⅲ malocclusion）

上下第一恒磨牙之间为近中关系的错𬌗畸形。据北京大学口腔医学院的调查，乳牙期、替牙期和恒牙期此类错𬌗畸形的患病率分别约为 8.4%、4.6% 和5.5%。蒙古人种中的患病率相对高于白种人。日本有学者报道Ⅲ类错𬌗畸形的患病率高达 13.6%。Ⅲ类错𬌗畸形往往伴有前牙反𬌗畸形，患者也总是因前牙反𬌗（俗称"地包天"或"兜齿"）为主诉要求矫治。因此，一涉及Ⅲ类错𬌗畸形，总是与前牙反𬌗联系在一起。Ⅲ类错𬌗畸形可分为非骨性Ⅲ类错𬌗畸形及骨性Ⅲ类错𬌗畸形。

（林久祥）

fēigǔxìng Ⅲ lèi cuòhé jīxíng

非骨性Ⅲ类错𬌗畸形（non-skeletal class Ⅲ malocclusion）

只有牙或牙列错位，而没有骨骼畸形的Ⅲ类错𬌗畸形。又称牙性Ⅲ类错𬌗畸形。

发生因素 多为后天因素所致：①乳牙期及替牙期局部障碍：如乳尖牙磨耗不足，下颌牙为避开早接触而形成前牙反𬌗；上颌乳切牙滞留，继替恒切牙被迫腭向萌出，与对𬌗牙形成反𬌗；多数乳磨牙早失，迫使咀嚼功能前移，也可形成前牙反𬌗。②口腔不良习惯：如果患者自幼有伸舌、吮指、咬上唇、下颌前伸等不良习惯，则可形成前牙反𬌗。

诊断 多有局部因素，常伴有下颌能够自行后退的功能因素，除了前牙反𬌗等错𬌗畸形外，没有骨骼畸形。磨牙关系多为中性，少数表现为近中关系。

矫治 相对比较简单，无论早期（如乳牙期及替牙期）还是恒牙期，以至于成人期均可使用矫治器矫治。预后良好。

乳牙期 一般在 4 岁左右开始矫治为宜。如果患者年龄太小，不易合作。接近 6 岁时，乳切牙的根常常大部分吸收，也不适于矫治。如果存在乳尖牙磨耗不足，则可对该乳尖牙进行调𬌗处理，前牙反𬌗可自行纠正。对于前牙反覆𬌗深、反覆盖浅的，可用水门汀给患者粘着下颌联冠式斜面导板（图1），导上颌乳切牙唇向移位，下颌乳切牙舌向移动，以解除反𬌗；注意导板的斜导面与下乳切牙的长轴的交角要小于45°。一般一周复诊一次，戴用时间不宜过长。

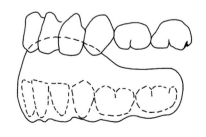

图 1 下颌联冠式斜面导板示意

替牙期 可让患者戴用上颌双曲舌簧𬌗垫可摘矫治器（图2），𬌗垫的高度以解除自身的息止𬌗间隙为度。每两周舌簧加力一次，随着前牙反𬌗解除，逐步磨低𬌗垫，直至完全磨除。也可使用固定矫治器进行矫治。

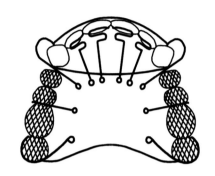

图 2 上颌双曲舌簧𬌗垫可摘矫治器示意

恒牙期 鉴于恒牙期前牙反𬌗常合并诸如牙列拥挤等其他错𬌗畸形，故主要使用固定矫治器为主。可通过开展上牙弓，内收下牙弓，以解除前牙反𬌗，并可借助于Ⅲ类牵引，改善磨牙关系。

（林久祥）

gǔxìng Ⅲ lèi cuòhé jīxíng

骨性Ⅲ类错𬌗畸形（skeletal class Ⅲ malocclusion）

主要由于颌骨发育异常而形成的近中错𬌗畸形。

骨性Ⅲ类错𬌗畸形从发病机制上可分为下颌前突、上颌正常，上颌后缩、下颌正常或二者兼之3种情况。临床上以下颌前突为多见。常合并有前牙反𬌗、近中磨牙关系及代偿性上切牙唇倾、下切牙舌倾等现象。

发生因素 先天因素或后天因素或两者兼之所致。①遗传因素：下颌骨的生长受遗传控制较明显，下颌前突的患者可有明显的家族史。骨性Ⅲ类错𬌗畸形的遗传因素多为多基因或多因素遗传，有时找不到明显的家族史，但是这并意味着没有遗传因素。像少见的 21 - 三体综合征、颅骨-锁骨发育不全和虹膜-牙发育不全综合征等引起的近中错𬌗，属于单基因遗传引起的遗传疾病。②疾病因素：先天性唇腭裂常因为手术瘢痕等原因使上颌发育不足而形成骨性近中错𬌗及前牙反𬌗；少见的维生素 D 缺乏所致的佝偻病因钙磷代谢紊乱而使颌骨发育畸形产生前牙反𬌗及开𬌗；垂体功能亢进症所导致的肢端肥大症常造成下颌骨的过度发育产生前牙反𬌗及下颌前突；一些影响上呼吸道的疾病如舌扁桃体肥大，为了保持气道的通畅，常使患者前伸舌体带动下颌骨前伸，从而导致前牙反𬌗和下颌前突。③原因不明。

诊断 骨性Ⅲ类错𬌗畸形的正确诊断至关重要，关系到治疗方法、治疗时机的选择和治疗效果、预后的估计。可从 4 个方面进行判断：①具有Ⅲ类骨骼畸形，如 X 线头影测量常常显示 ANB 角为负值、下颌平面角陡或大等；直观侧貌时常表现凹面型等。②可表现为牙的Ⅲ类错𬌗畸形，如前牙反𬌗、明显的近中磨牙关系、代偿性的下切牙舌倾及上切牙唇倾等。③下颌功能检查：真性骨性Ⅲ类错𬌗畸形患者的下颌一般不能自行后退，如果下颌能自行后退，多属于假性Ⅲ类错𬌗畸形。④观察生长发育：真性骨性Ⅲ类错𬌗畸形随着年龄增长而骨骼畸形加重，这是非常重要的特征。这意味着即使早期矫治取得成效，以后如到恒牙期，随着生长发育，骨性Ⅲ类错𬌗畸形如前牙反𬌗总是要复发的。如果确

诊为真性骨性Ⅲ类错𬌗畸形，对于具体正畸医师而言，下一步要决定是否能非手术矫治，这是一个比较复杂的问题，可能因不同水平的医师而意见有所不同。

矫治 比非骨性Ⅲ类错𬌗畸形的治疗复杂和困难得多，应慎重处之。

早期矫治 这是指在乳牙期或替牙期进行非手术矫治，可采取生长改型方法。比较有效的手段是前方牵引矫治器（图3），也有学者称之为面具式矫治器，主要适应证是以上颌后缩或发育不足为主的骨性Ⅲ类错𬌗畸形，其作用旨在促使上颌生长，同时抑制下颌生长。它由口内装置及口外装置两部分组成。口内装置主要为螺旋扩大器（图4），结合第一前磨牙或第一乳磨牙及第一恒磨牙整体支抗装置，在扩弓的同时，牵引上颌向前；牵引力可控制在每侧 350～600gm，每天要求患者戴用 12～16 小时，牵引力方向一般低于𬌗平面15°左右，矫治时间一般为 6～12 个月，然后采用轻力保持牵引半年左右。尽管前方牵引矫治器比较有效，但是要注意，对于真性骨性Ⅲ类错𬌗畸形，随着年龄增长，畸形可能会复发的，对此要有比较清醒的认识。

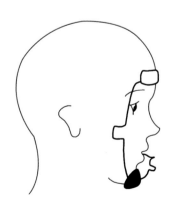

图3 前方牵引矫治器示意

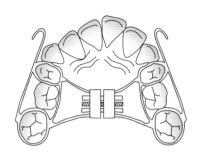

图4 螺旋扩大器示意

有学者主张采用头帽颏兜来抑制骨性Ⅲ类错𬌗畸形的下颌过度生长（图5）；但是众多研究表明，其收效甚微，其并不能真正抑制下颌生长，只可能改变了下颌生长方向；而且在头帽颏兜停戴后，可出现不利的下颌"反跳性"生长。因此头帽颏兜矫治器的疗效仍有待于进一步研究。

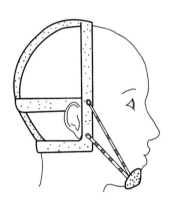

图5 头帽颏兜矫治器示意

恒牙列矫治 这是指成人期之前的恒牙期骨性Ⅲ类错𬌗畸形的治疗。这时Ⅲ类畸形常常发展到比较严重或相当严重的程度，多为手术适应证。但是，如果有的医师能够这时非手术矫治成功，也不妨是个较好的非手术矫治时机，因为矫治完成后，患者往往处于生长发育尾声或生长发育基本完成，畸形复发的可能性大为降低。这时只能使用传动矫治器及技术等，主要通过上颌扩弓、

下颌内收牙弓，同时借助于Ⅲ类牵引调整Ⅲ类磨牙关系，有的需要减数矫治；如果非手术矫治成功，尽管存在下切牙舌倾、上切牙唇倾等折中结果，但是仍能达到前牙反𬌗解除、磨牙关系中性，而且软组织侧貌可以由矫治前的凹面型转变为矫治后的Ⅰ类或比较满意的直面型。当然，作为正畸医师应量力而行，明确不能够非手术矫治时，应让患者等到生长完成后，接受正畸与正颌外科手术联合治疗。

成人期治疗　除了轻度的骨性Ⅲ类错𬌗畸形可以进行非手术矫治外，一般应采取正畸与正颌外科手术联合治疗。凡是接受正颌手术的患者，一般都要进行术前正畸治疗，旨在排齐牙，消除代偿性下切牙舌倾及上切牙唇倾，使之恢复正常的切牙唇舌向转矩度，以便为手术奠定良好的条件，术前矫正一般需6~8个月。手术后，必要时还要进行术后正畸。

（林久祥）

chuízhíxiàng cuòhé jīxíng

垂直向错𬌗畸形（malocclusions in vertical dimention）

垂直向发育过度或发育不足为主要表现的错𬌗畸形。常以牙的接触状态以及咬合的深度来表现，由牙性或（和）骨性因素导致该错𬌗畸形。在诊断错𬌗畸形的垂直向关系时，从牙性和（或）骨性两方面因素来讨论，以明确垂直向错𬌗畸形的形成机制，为准确地分析、诊断垂直向错𬌗畸形奠定基础。

分类　包括以下两类。

牙性垂直向错𬌗畸形　前牙开𬌗，前牙萌出不足或（和）后牙萌出过度；前牙深覆𬌗，前牙萌出过度或（和）后牙萌出不足；后牙开𬌗，牙弓中某一部分或某

一侧后牙萌出不足；后牙塌陷。

骨性垂直向错𬌗畸形　骨性深覆𬌗与骨性开𬌗是一对典型的骨性垂直向不调。一般情况下，下颌向后、向下旋转将增大前牙开𬌗倾向，而下颌向前、向上旋转则加大前牙深覆𬌗倾向。

形成机制　包括以下方面。

牙性与骨性因素间相互关系　牙萌出异常往往伴随于骨性畸形，而垂直向发育异常与下颌骨旋转关系密切，下颌旋转与后牙萌出高度密切相关。骨性深覆𬌗者，常伴有磨牙萌出不足，而骨性开𬌗者，常伴有磨牙过长。同时，牙-骨骼关系的另一表现形式就是前牙萌出量对骨骼畸形的代偿作用。

前后向与垂直向的相互作用　在下颌后缩的患者非常明显，有短升支、陡下颌平面角的同时有骨性Ⅱ类错𬌗畸形的患者有明显的开𬌗倾向。

（沈　刚）

qiányá shēnfùhé

前牙深覆𬌗（deep overbite of anterior teeth）

上下牙弓和（或）上下颌骨垂直向发育异常所致的错𬌗畸形。即前牙区牙及牙槽骨高度发育相对或绝对过度，或（和）后牙区牙及牙槽骨高度发育相对或绝对不足。根据深覆𬌗形成的机制，可将其分为牙型深覆𬌗和骨型深覆𬌗。

病因与发生机制　①全身因素：儿童时期全身慢性疾病所致颌骨发育不良，后牙萌出不全，后牙槽高度也不足，而前牙尚继续萌出，前牙槽高度过大，或下颌骨向前向上旋转。②遗传或先天因素：上颌发育过大，下颌骨向前向上旋转。③磨牙严重颊舌向错位，或后牙过度磨耗，使垂直距离降低。④咀嚼肌张力过大；

牙尖交错位紧咬合时各肌电位大，抑制后牙槽骨生长。⑤多数乳磨牙或第一恒磨牙早失，降低了颌间距离，同时缺乏咀嚼力刺激，影响颌骨及牙槽的发育。⑥下颌先天缺失部分切牙，乳尖牙过早缺失，前牙无正常接触而过度萌出。

分度　临床上将覆𬌗分为以下3度。Ⅰ度：上前牙牙冠覆盖下前牙牙冠唇面的1/3以上至1/2处，或下前牙切缘咬合于上前牙舌侧切1/3以上至1/2处。Ⅱ度：上前牙覆盖下前牙冠唇面的1/2以上至2/3处；或下前牙切缘咬合在上前牙舌侧切1/2以上至2/3之间或舌隆突处。Ⅲ度：上前牙牙冠覆盖下前牙牙冠2/3以上，甚至咬在下前牙唇侧龈组织上；或下前牙切缘咬合在上前牙舌侧龈组织或硬腭黏膜上，因此造成创伤性牙龈炎或黏膜损伤。

临床表现　上前牙牙冠覆盖下前牙牙冠唇面1/3以上，或下前牙切缘咬合于上前牙牙冠舌面切1/3以上。

矫治　通过调整前后段牙及牙槽的垂直高度打开咬合，纠正前牙轴倾度，协调上下颌骨之间的矢状向位置关系。深覆𬌗矫治后，复发趋势较明显，常需要过矫正。

生长期儿童　①牙型深覆𬌗：矫治原则为改正切牙长轴，抑制上下切牙的生长，促进后牙及后牙槽的生长。②骨型深覆𬌗：矫治原则为唇向开展上前牙，解除闭锁𬌗，消除下颌骨向前发育的障碍，协调上下颌骨间关系，并抑制前牙及前牙槽高度的生长，刺激后牙及后牙槽高度的生长。

生长后期及成年人　①牙型深覆𬌗：由于前牙牙槽高度过高导致的深覆𬌗，则压低上下前牙，

整平施佩（Spee）曲线；由于后牙牙槽高度过低导致的深覆𬌗或前牙牙槽高度过高、后牙牙槽高度过低导致的深覆𬌗，则压低上下前牙，升高后牙，整平施佩曲线。②骨型深覆𬌗：治疗原则为纠正上前牙牙轴，整平施佩曲线，协调上下颌骨关系。

（沈 刚）

前牙开𬌗（open bite of anterior teeth）

qiányá kāihé

为上下前牙切端间无覆𬌗关系，垂直向呈现间隙的错𬌗畸形。

形成机制 为前段牙、牙槽或颌骨高度发育不足，后段牙、牙槽或颌骨高度发育过度，或二者兼有。

分度 按照上下切牙切缘间的垂直距离作为分度的标准，将开𬌗分为三度：Ⅰ度：上下切牙垂直分开3mm以内；Ⅱ度：上下切牙垂直分开3~5mm；Ⅲ度：上下切牙垂直分开5mm以上。

临床表现 开𬌗畸形是上下牙弓及颌骨在垂直方向上的发育异常，其临床表现是上下颌部分牙在正中𬌗位及下颌功能运动时在垂直方向上无𬌗接触，严重者只有个别后牙有接触。

矫治 矫治的总体原则是去除病因，根据开𬌗形成的机制、患者的生理年龄，采用合适的矫治方法，通过对前段及后段牙、牙槽垂直向及水平向位置的调整，达到解除或改善开𬌗的目的。必须注意，如果口腔不良习惯不去除，畸形无法纠正，即便暂时纠正也易复发。

生长期儿童 包括牙型开𬌗和骨性开𬌗的矫治。

牙型开𬌗 多为早期开𬌗，且多为口腔不良习惯引起。混合牙列期可用活动矫治器加舌屏、腭刺改正不良习惯，后牙萌出过多可在对颌后牙区加垫以压低后牙；年幼儿童一般在破除不良习惯后，上下切牙可以自行生长建立覆𬌗；如患者年龄较大，切牙不能自行调整时，根据面部突度、唇齿关系、下颌角大小可在开𬌗的上下切牙上粘托槽进行垂直牵引。但恒牙列期如伴有牙列拥挤等其他畸形时，可用固定矫治器在矫治拥挤等畸形的同时纠正开𬌗，必要时也可同时戴后牙𬌗垫装置，并加强咀嚼肌的功能训练。

骨型开𬌗 分析病因是否为缺钙所致的佝偻病，如系全身因素引起的畸形则应配合补钙及全身治疗。在去除病因的同时，积极开展生长改良治疗，生长早期患者除用前述矫治器外，应配合颏兜进行口外垂直牵引，口内矫治器的𬌗垫应做得较高，以便高效传递垂直牵引力，刺激下颌髁突的生长和下颌支的增长，引导下颌骨正常生长。

生长后期及成年人 包括牙型开𬌗和骨性开𬌗的矫治。

牙型开𬌗 一般用固定矫治器矫治，如特威德（Tweed）矫治器及多曲方丝弓矫治器等，必要时配合后牙𬌗垫以压低后牙。随着微种植支抗的应用，固定矫治器配合微种植体支抗压低后牙，疗效肯定。如伴有前牙前突、拥挤的患者，可采用拔牙矫治法。此外还应注意破除不良因素，如为第三磨牙阻生，其萌出力使第二磨牙抬高形成全口多数牙开𬌗时，应及时拔除阻生的第三磨牙并压入第二磨牙使之回到正常位置，同时应加强咀嚼肌的肌力训练以矫治开𬌗。外伤患者，进行手术处理，同时配合固定矫治器矫治，恢复患者的原有𬌗关系。

骨型开𬌗 由于生长发育已基本完成，较难采用引导生长的方法矫治开𬌗。轻度骨型开𬌗患者除了采用前述矫治方法或拔牙矫治方法外，还可采用增加牙代偿的掩饰矫治法将开𬌗区的上下颌牙适当代偿性伸长，尽可能地改善面部形态，恢复功能。严重的骨型开𬌗、长面综合征患者则应进行正畸-外科联合治疗。

（沈 刚）

成人正畸（adult orthodontics）

chéngrén zhèngjī

对成年错𬌗畸形患者进行畸形矫治的方法。由于生长发育基本停止，牙移动速度较青少年缓慢，口腔基本情况较为复杂、对美观要求高等，使其有其特殊性（图）。1880年Kingsley首次描述了对成人正畸治疗潜力的早期治疗。最近十数年来，要求进行正畸治疗的成年病人数量不断上升，越来越多的正畸医生开始关注成人正畸。

成年患者多存在轻重程度不同的牙周疾病。随着人们认识和研究的深入，牙周病学和口腔正畸学越来越紧密地结合在一起。良好的牙周治疗为正畸治疗牙的移动打下了坚实的基础，以保证牙的健康移动；而正畸治疗又能促使牙周组织的恢复，已成为某些牙周病治疗的必要辅助手段。正畸治疗排齐牙列，去除𬌗干扰，消除异常的𬌗关系，直立倾斜的牙，压入伸长的牙，促使牙周组织再恢复。对于有修复需求的患者，可以通过适当的正畸手段移动牙，为修复治疗提供最佳的牙列条件，以使患者得到最适当的修复治疗。

特点 ①无生长潜力：由于成人生长发育基本完成，无法利用自身生长发育潜力的生长改形治疗，导致矫治方案受限。②牙

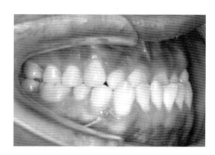

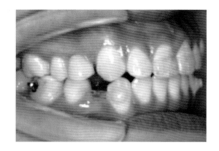

病及其他全身疾病：随年龄增长，患者可能有其他口腔疾病及全身慢性疾病，需要口腔专科医生及内科医生配合治疗。③治疗要求：成人患者均为自主要求治疗，不同于儿童可采用同一方案，治疗方案因人而异。④美观要求高。⑤社会-心理因素影响。

方法 包括非手术矫治、正畸-正颌联合治疗。

（周彦恒）

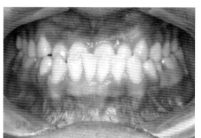

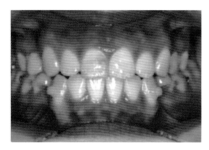

fēishǒushù jiǎozhì

非手术矫治（non-surgical orthodontic treatment） 用上下牙关系的矫正来掩盖上下颌骨关系异常的矫正方法。又称掩饰性治疗，或牙代偿性移动治疗。如安氏Ⅱ类1分类错𬌗畸形患者，上颌前突，下颌后缩，可以通过代偿性牙移动，舌向移动上前牙，唇向移动下前牙，补偿上下颌骨的不协调。安氏Ⅲ类错𬌗畸形患者，上颌后缩，下颌前突，常常需要唇向移动上前牙，舌向移动下前牙，来代偿性牙移动治疗（图）。显然，此种治疗只能减轻颌骨的相对畸形程度，并不会取得满意的矫治效果，达不到改善美观的目的。

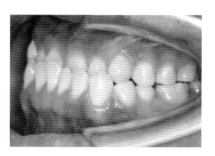

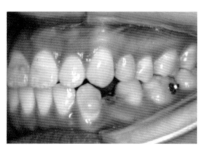

适应证 年龄较大，生长改型治疗不能成功；轻度至中度Ⅱ类骨型，或轻度Ⅲ类骨型；牙排列相当整齐；有良好的面部垂直比例，既非短面型（骨性深覆𬌗）也非长面型（骨性开𬌗）。

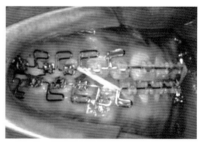

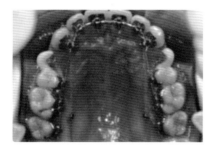

治疗 ①伴有轻度中度Ⅱ类骨骼问题的患者：相对于基骨移动牙以获得良好咬合，可取得与面型和谐一致的效果，这样的掩饰相当成功。②对于轻度骨性Ⅲ类错𬌗畸形（ANB角＞-4°）、无牙列拥挤者：可以采用非拔牙矫治，通过继续唇倾上前牙、舌倾下前牙，以上下前牙来补偿颌骨

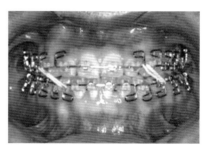

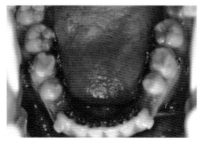

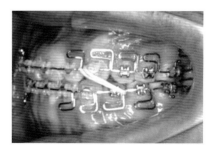

图 掩饰性治疗安氏Ⅲ类错𬌗畸形

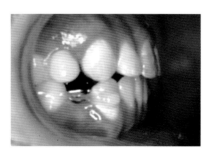

图 成人舌侧隐形矫治

的畸形。对于轻度骨性Ⅲ类错𬌗畸形、牙列拥挤者则通过拔牙矫治，解除牙列拥挤，代偿性移动上下前牙，达到掩饰颌骨畸形的目的。③对于重度骨性Ⅲ类错𬌗畸形患者：若患者不愿意进行正颌外科手术治疗，也只能通过拔牙矫治，以牙移动来代偿颌骨的畸形。但不幸的是，这种治疗很难奏效。拔除下颌前磨牙伴随Ⅲ类弹性牵引和增强支抗的使用，可以改善很多Ⅲ类患者的咬合，但治疗很少产生成功的面型掩饰，反而有时使之恶化，甚至下切牙的很少量的内收常常加重颏部前突。因为拔牙仅仅在矢状向上提供间隙给剩余牙重新排列，掩饰很难在垂直骨骼问题上取得成功。移动牙段的矫治力系统可使后牙升高，会使咬合和面型变得更糟。

（周彦恒）

zhèngjī-zhènghé liánhé zhìliáo

正畸-正颌联合治疗（combined orthodontic-orthognathic treatment）

针对严重骨性错𬌗畸形患者实施的正畸和正颌外科联合治疗来矫正牙以及面型的方法。于20世纪70年代初期引进国内，北京大学口腔医学院为率先引进的医院之一。至今经过40余年的发展，已经形成了口腔正畸-颌面外科密切配合的矫正体系。

特点　正畸-正颌联合治疗是成人正畸中的一类特殊问题，既有成人正畸的特点，又有别于单纯的成人正畸治疗。就诊于正颌外科的牙颌面畸形患者，大多为发育成熟的中、青年人。因此，其正畸治疗具有不同于青少年正畸治疗的特点。实际上，正颌外科的术前术后正畸治疗寻求正颌外科治疗的牙颌面畸形患者，不仅伴有明显的上下颌骨位置异常，而且必然伴有咬合关系异常，如

牙排列、牙弓关系、牙轴方向、施佩（Spee）曲线异常等（图1）。鉴于此，口腔正畸医生不仅要掌握成人正畸的方法、特点和规律，同时又要紧密结合正颌外科矫正设计方案，以满足外科手术移动颌骨后良好咬合关系的建立为目的。所以，从事正颌外科术前术后正畸治疗的口腔正畸医生应充分了解和掌握这类患者术前术后正畸治疗的特殊性，运用已掌握的现代口腔正畸治疗技术，与外科医生密切合作，对此类畸形进行彻底有效的治疗。同时，作为口腔正畸医生，还应对现代正颌外科的各类手术技术的适应证、局限性等加深了解，从而全面分析牙颌面畸形的深层机制，合理设计矫正方案。

适应证　可以对各种严重的骨性牙颌面畸形，包括各种先天畸形、发育畸形及外伤引起的错𬌗畸形进行治疗；通过序列的术前正畸、正颌外科手术、术后正畸治疗，对各种牙颌面畸形进行矫正。

治疗时机　一般在生长发育后进行治疗。男性约20岁，女性约18岁。下列情形可以考虑提前进行手术治疗：生长发育不足的患者；先天畸形，影响正常生长发育的患者；一些生长过度，严重影响心理健康和社会行为的患者。

治疗　包括如下步骤。

明确患者全身情况　处理时要注意以下情况：①对于一些全身系统性慢性疾病的患者，在进行正颌外科治疗时，宜与内科医生密切配合，从药物、饮食方面对患者的系统疾病进行长期的治疗，通过不断调整医疗方案，使患者达到最佳的身体健康状态，从而利于正颌外科手术的实施。如高血压、糖尿病患者，常需要

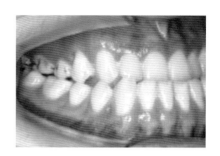
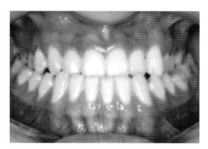
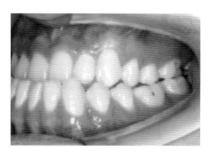
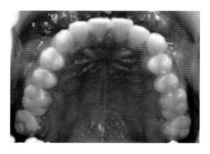
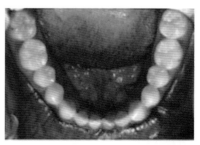
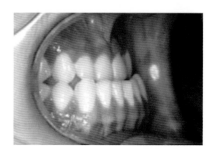

图1　成人骨性错𬌗畸形治疗前

牙科医生和内科医生密切合作。②若患者为孕妇，应特别注意。因为全麻和手术创伤都会对胎儿的发育产生不良影响。通常情况下，孕妇在整个妊娠过程中，均不宜进行正颌外科手术。但是可酌情在妊娠过程中开始术前正畸，待其分娩后4~6个月施行正颌外科手术。③一些药物可以影响正畸治疗的牙移动。如前列腺素抑制剂，因为前列腺素可促使骨改建，从而有利于牙移动。而皮质类固醇药物、非甾体类抗炎药物及其他一些拮抗前列腺素的药物，会妨碍牙移动，这在慢性关节炎患者中较为常见。阿米替林等抗抑郁药、利多卡因等抗心律失常药、奎宁等抗疟药及某些甲基黄嘌呤等都对前列腺素有拮抗作用。所有服用这些药物的患者均不利于正颌外科治疗。

牙周、牙体等口腔综合治疗　对于伴有严重牙周疾病或牙体疾病的病例，应先进行牙周系统治疗，充填龋齿，完善牙髓治疗，加强维护口腔卫生，为正畸治疗做准备。

术前正畸治疗　目的就是通过牙移动，去除牙的代偿，利于正颌手术移动骨块。正颌外科手术时需根据治疗目标将上下颌骨截断以移动骨块，从而达到矫治颌骨畸形的目的。而若有牙排列不齐如个别牙舌向错位等，则可影响颌骨在手术时的移位，因而在术前需要正畸治疗排齐牙，并将牙矫治到移动颌骨时无咬合干扰的状态。术前正畸的另一重要意义是为正颌手术后建立良好的咬合关系，这样将牙矫治到手术后面型正常的同时，能保证牙有良好的咬合关系。

术前正畸通常需要戴用固定矫治器，排齐上下牙列，去除切牙的代偿，协调上下牙弓关系，整平𬌗曲线，使颌骨手术得以顺利进行。排齐牙列时与普通正畸治疗采用的方法基本一致，至关重要的是要充分去除牙代偿。

不同错𬌗畸形代偿机制不同，因此术前正畸时的牙移动方式不尽相同。如骨性安氏Ⅱ类错𬌗畸形患者，通常伴有上前牙舌倾、下前牙唇倾，术前正畸时，则需要唇向移动上前牙，舌向移动下前牙，以达到去代偿的目的。安氏Ⅲ类错𬌗畸形则恰恰相反，需要腭向移动上前牙，唇向移动下前牙。

而骨性前牙开𬌗患者，尽管正畸治疗整平牙列时，可使前牙伸长，减小前牙开𬌗度，却增加了术后的不稳定性而导致复发。故术前正畸整平牙列时，需要压低上下前牙，阶段性加重前牙开𬌗度。上颌宽度不足后牙反𬌗患者，可通过上颌扩弓，或手术辅助快速腭扩展，或者手术分块，扩大上牙弓，解决后牙反𬌗。

在需要减数时，术前正畸的减数原则也与正畸掩饰性治疗不同。对于安氏Ⅱ类错𬌗畸形患者，术前正畸时需拔除下颌第一双尖牙，充分内收下前牙，恢复其正常的轴倾度。对于安氏Ⅲ类错𬌗畸形患者，下颌前突或上颌后缩，一般情况下若上前牙代偿性唇倾，或牙列拥挤，术前正畸则拔除上颌第一前磨牙，内收上前牙，纠正其轴倾度（图2，图3）。一些单侧Ⅱ类或Ⅲ类错𬌗畸形患者，没有明显面部和骨骼不对称，仅为牙性不对称，表现为上下颌中线与面中线不相符，偏左或偏右。有时虽然上下颌中线相符，但牙弓形态不对称，一侧的尖牙和后牙较对侧的尖牙和后牙位于面部较后的位置。这两种

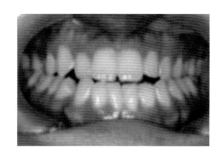

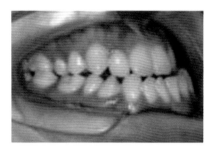

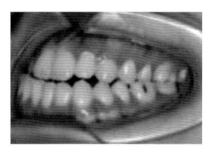

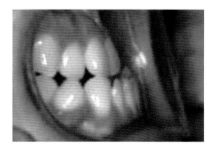

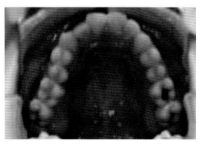

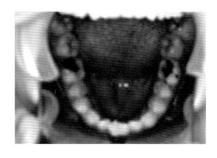

图2　安氏Ⅲ类错𬌗畸形前牙代偿

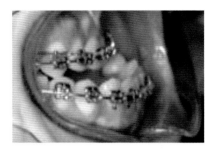
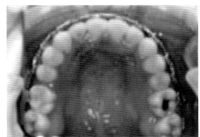
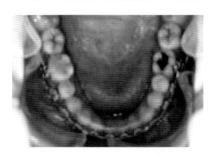
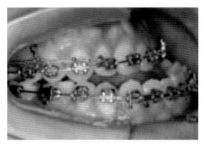
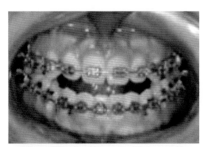
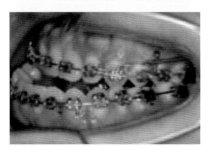

图 3　安氏Ⅲ类错𬌗畸形术前正畸去代偿后

情形下，尽管牙列没有拥挤，亦需要不对称性拔牙（即单侧拔牙，或者一侧拔除第一前磨牙，另一侧拔除第二前磨牙），予以正畸治疗或手术治疗矫正。

术前正畸只有充分去除代偿才能利于颌骨畸形的矫治，也能够使得术后牙咬合良好及稳定。

正颌外科手术治疗　包括移动颌骨、改变咬合关系的手术，如上颌 LeFort Ⅰ～Ⅲ型截骨术、下颌升支或体部截骨术，以及区段性截骨手术等；也有一些是不改变咬合关系，单纯以改善面容为目的的手术，如水平截骨颏成形术，下颌角、咬肌成形术和颧骨成形术等。牙颌面畸形的矫治，要求口腔颌面外科医生与正畸科医生密切配合，正畸科医生的工作对提高牙颌面畸形矫治水平至关重要。由于大量的术前、术后正畸工作，使许多以前需要分块、分段截骨的手术，如今采用颌骨的整体移动即可解决。

现代正颌外科最常用的术式包括以下 3 种：上颌 LeFort Ⅰ型截骨（图 4）、下颌升支矢状劈开截骨（图 5）和水平截骨颏成形术。

术后正畸治疗　正畸-正颌联合治疗术后正畸通过正颌手术纠正了颌骨畸形的患者在手术后进行的正畸治疗，由正畸专科医师完成。若采用坚强内固定则术后 3～4 周开始。若患者骨愈合较慢，则正畸治疗向后推迟。①术后正畸的牙排齐：重粘脱落的托槽，利用高弹性弓丝矫正牙。②剩余间隙关闭：手术后可能残留一些间隙。根据间隙大小选择方法关闭间隙。③术后牙列整平：根据术后上下前牙的位置和咬合关系来进行。利用弓丝施佩（Spee）曲线和轻力垂直牵引预防术前开𬌗患者复发。

④术后牙前后位置的调整：手术时，颌骨的前后向位置异常均能得以矫正；手术后为了防止复发，可做颌间牵引。⑤牙弓宽度调整：上颌牙弓狭窄患者，通过 LeFort Ⅰ型截骨术扩增牙弓宽度，术后 6 个月之内不稳定，容易复发。术后正畸治疗时间需 9～12 个月或更长时间。虽然颌骨在 6 个月左右已经基本愈合，仍然难以阻止颌骨畸形的复发，因此术后需要较长的时间来通过矫治力防止复发。

保持和稳定　拆除固定矫治器后，常规需配戴保持器，定期复查。

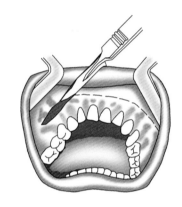

图 4　上颌 LeFort Ⅰ型截骨术示意

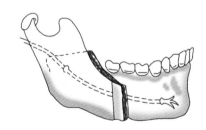

图 5　下颌升支矢状劈开截骨术示意

（周彦恒）

zhèngjī-xiūfù liánhé zhìliáo

正畸-修复联合治疗（combined orthodontic and prosthodontic treatment）　通过适当的正畸手段，移动牙，为修复治疗

提供最佳的牙列条件，以使患者得到最适当修复的治疗。修复前的正畸治疗多进行小量牙的移动，又称小范围牙移动（minor tooth movement，MTM）。

适应证 ①关闭中切牙间隙。②竖直倾斜的牙（基牙）。③集中牙列散在间隙。④纠正牙的扭转和牙列的拥挤。⑤纠正前牙或后牙的反𬌗。⑥纠正前牙深覆𬌗。⑦种植体植入前的正畸治疗。⑧压入伸长的对𬌗牙。⑨伸长牙或牙根。⑩消除牙列中的早接触点，避免咬合创伤等。

禁忌证 非正畸治疗适应证，如活跃期牙周病、糖尿病、内分泌失调、精神病、传染病等患者。

方法 ①关闭中切牙间隙：去除病因后（如拔除多生牙、改善唇系带的附着），关闭中切牙间隙。②竖直倾斜的基牙：多为局部矫治器，常用片段弓加竖直弹簧的方法。③集中牙列散在间隙：移动牙，将间隙集中在一个或多个部位，便于修复体的安置。④纠正扭转牙、排齐牙列：使用固定矫治器，以第一恒磨牙为支抗牙，其余牙粘接托槽，逐步更换弓丝排齐牙列，纠正扭转，获得良好的牙冠根位置关系。⑤前牙和后牙反𬌗的治疗：固定矫治器配合Ⅲ类牵引或后牙交互牵引。⑥前牙深覆𬌗的治疗：唇向移动上下前牙、压低上下前牙、升高后牙。⑦种植体的修复前正畸治疗：重新排列牙、直立邻近牙、开展足够间隙。

（白玉兴）

yázhōubìng zhèngjī gānyù

牙周病正畸干预（orthodontic prevention of periodontal disease）牙周病患者通过正畸治疗解除牙列拥挤，矫正上前牙前突及扇形移位、关闭间隙，建立

正常覆𬌗、覆盖关系，形成良好协调的弓形，使牙的受力能正常传递至牙周，避免了𬌗力的不平衡，去除了咬合创伤和𬌗干扰，同时恢复了正常的咀嚼功能刺激，有利于牙生理性自洁、菌斑的控制、牙周健康的维护。由于口腔正畸矫治器不利于口腔卫生的清洁，可造成菌斑堆积，加重牙周组织炎症，牙周病的正畸干预必须与牙周病专科医生配合治疗。另外，如果矫治力大小和方向应用不当，可造成附着龈丧失、牙槽骨裂、穿孔、牙松动甚至脱落。

适应证 ①深覆𬌗或闭锁𬌗刺伤牙龈者。②由于错𬌗而致的口唇封闭不良者。③功能性反𬌗。④过度倾斜磨牙的直立。可通过正畸竖直后牙，消除其近中深袋。⑤具有骨内袋的被动牙萌出。⑥牙龈薄弱的严重错位牙的矫治。⑦仅有最后磨牙接触的开𬌗。⑧有牙周病而伸长移位的前牙。⑨美观及修复需要。总之，牙周病患者牙槽骨吸收小于1/2，且必须在牙周病静止期，牙周炎症得到控制的条件下才能进行正畸治疗。

禁忌证 有下列牙周严重损害表现的患者：①Ⅲ度松动牙。②牙周破坏累计根尖1/3或根分叉暴露。③牙根唇面或舌面牙槽骨薄弱。

方法 ①正畸治疗前的牙周病系统治疗，对中、重度牙周炎患者，建议系统治疗后观察4~6个月再酌情进行正畸治疗。②正畸治疗中加强口腔卫生宣教。③采用结构和组成简单的正畸矫治器，如片段弓技术。④正畸治疗过程中，每3个月检查一次牙周状况，包括牙周袋深度、探诊出血、牙动度、牙龈退缩量、牙槽骨的水平及其他牙周问题。

⑤正确应用矫治力，选用柔和且大小适宜的力，促进及诱导牙周组织的增生。⑥在正畸压低伸长的牙前，需要进行全面而细致的刮治。⑦解除𬌗创伤：常用前牙𬌗平面板。⑧关闭前牙扇形间隙，重建切导。⑨正畸治疗前、后的牙周手术治疗包括游离龈瓣移植术、牙槽骨成形术、系带手术等。⑩牙周病正畸治疗后多需长期保持，保持器在吃饭时必须戴用，保持器常设计为个体化的夹板式保持器、舌侧丝固定保持器等。

（白玉兴）

nièxiàhé guānjiébìng zhèngjī gānyù

颞下颌关节病正畸干预（orthontic prevention of temporomandibular disorder）对于部分存在咬合因素的颞下颌关节病患者采用正畸治疗的方法进行咬合调整，可能是缓解症状的方法之一，但颞下颌关节病仍应遵循综合治疗的原则。

颞下颌关节病是一种多因素疾病，针对不同的病因采用的治疗手段也各异。有保守治疗（心理咨询、物理治疗、药物封闭治疗、咬合板治疗等）、咬合调整（调𬌗、正畸治疗、咬合重建）和外科治疗。

临床上选择治疗方法时，应尽可能先采用可逆的保守治疗方法，其次再选择不可逆的咬合调整，只有当患者的颞下颌关节结构发生严重紊乱或器质性破坏，并且出现明显功能障碍的时候才考虑外科手术治疗。正畸干预属于不可逆性的咬合治疗。关于正畸治疗和预防颞下颌关节病的问题，还存在一些争议。以往的观点认为，关节弹响与疼痛是颞下颌关节病的常见症状，也有学者认为，咬合异常是颞下颌关节病的主要病因。循证医学研究发现，

殆因素在颞下颌关节病的病因和治疗中处于一个次要的位置，并不是颞下颌关节病的基本因素。比较一致的观点认为，颞下颌关节病是包括咀嚼肌、颞下颌关节及其相关结构在内的结构紊乱病，因此，咬合调整在颞下颌关节病治疗中仅仅是手段之一，不建议通过正畸矫治来治疗颞下颌关节病。尽管循证医学的研究结果并不支持通过正畸手段来治疗和预防颞下颌关节病，但殆因素仍可能是颞下颌关节病的风险因素，对于已经存在咬合异常或咬合干扰，并可能与颞下颌关节病相关时，在采用可逆的保守治疗（如咬合板治疗）缓解和控制症状后，可以尝试正畸治疗，以获得形态与功能上更佳的咬合环境。

（白玉兴）

chún'èliè xìliè zhìliáo

唇腭裂系列治疗（sequential treatment of cleft lip and palate）

由一组专家共同协作，从唇腭裂患者出生到长大成人，随着生长发育的每一阶段，选择最佳时期，采用最合适的方法治疗唇腭裂。唇腭裂是口腔颌面部最常见的先天畸形，不仅严重影响患者的生存质量，还对患者及家长的精神心理造成严重困扰。故需对唇腭裂患者进行综合性的系列治疗，该临床治疗不是单纯的手术修复，而应根据中国国情逐渐形成以下唇腭裂系列治疗程序：①唇腭裂早期治疗的宣传：旨在使家长在患儿刚出生时即能了解有关该病的基本知识，尽早联系，制订治疗计划。②新生儿术前整形治疗：对于严重的患儿应尽早配戴整形器。③唇裂修复：修复时间单侧为出生后3～6个月，双侧为出生后6～12个月。④腭裂修复：2岁左右可行腭裂修复术。

⑤语音治疗：腭裂修复术术后即可进行语音训练，配合各类检查，由家长及语音治疗师参与训练指导。⑥乳牙期及替牙期正畸治疗：对影响生长发育的严重错殆畸形、前后牙反殆、牙严重扭转不齐影响牙槽突植骨手术进行的患者应及时矫治，选择简单矫治器。⑦牙槽突植骨术：一般于9～12岁进行，即尖牙未萌、牙根形成2/3时，可为正畸治疗和正颌手术打下良好的基础。⑧恒牙期的正畸治疗：一般在12～13岁开始进行。⑨正颌外科治疗：矫治唇腭裂术后遗留的严重骨性错殆畸形，一般在16～18岁后进行，恢复良好的咬合关系。术前术后需要配合正畸治疗。⑩矫形修复治疗：唇腭裂患者多有先天缺失牙，正畸治疗后应进行修复治疗。⑪唇腭裂的二期治疗：唇腭裂术后唇畸形及腭瘘可在学龄前修复；鼻畸形矫治多在牙槽骨植骨或正颌外科术后进行；腭咽闭合不全的矫治可在腭裂术后一年或学龄前进行，尽早手术利于语音的恢复。⑫耳科治疗：早期进行耳科会诊，发现耳疾病尽早治疗。⑬心理治疗：贯穿整个系列治疗过程中，必要时请专家会诊。

唇腭裂系列治疗可以改善患者的牙颌面畸形、语言功能，提高患者生存质量，恢复精神心理健康。

（沈 刚）

chún'èliè zhèngjī zhìliáo

唇腭裂正畸治疗（sequential treatment of cleft lip and palate）

通过正畸治疗手段对不同的时期唇腭裂患儿进行有序的矫治方法。是唇腭裂系列治疗中非常重要的组成部分（图）。

婴儿期正畸矫治 通过戴入不同的上颌整形矫治器，不但可以消除或对抗肌及周围组织对上颌骨各部分的不良影响，使位置异常的上颌骨组织复位，牙槽突间及腭部裂隙缩窄，使其维持正常的生长发育趋势，预防错殆畸形的发生；且还可以使患儿原有口腔与鼻腔相通的现象得到改善，使舌能在一个比较接近正常的口腔空间里发挥功能。

乳牙期正畸治疗 矫治原则应以多数牙的错位畸形、颌面及面颌关系失调为矫治对象，矫治设计应选择简单快捷的矫治器在短时间内解决患者的主要问题，矫治时间应选择在乳牙牙根发育完成以后而又未大量吸收之前进行，多数患儿可于3.5～4岁时开始。正畸治疗的适应证：乳前牙反殆，乳后牙反殆，全牙弓反殆，上前牙过度舌向倾斜，上下前牙闭锁殆及一切妨碍颌面正常生长发育和功能的口腔不良习惯。

替牙期正畸治疗 由于替牙期时患儿口腔中乳恒牙并存，瘢痕较多，给诊断和治疗带来了很多困难，故一般只限于矫治排除功能性的畸形及由于牙的严重错位和干扰而使得下颌在开闭口时出现偏斜移位。此阶段的适应证：上颌恒切牙的舌向错位及萌出不足；裂隙部位严重的切牙扭转错位；尖牙及后牙的反殆；上颌前后向发育不足，前牙反殆；牙槽突裂部分的牙间隙过窄，影响植骨术的正常进行；口腔不良习惯。

恒牙期正畸治疗 唇腭裂患者上颌牙弓在长、宽、高3个方面上都存在不同程度的发育障碍，但下颌骨的长度及位置基本正常，故在矫治中应把重点放在上颌。矫治原则一般以开展牵引上颌牙弓向前、推下颌牙弓向后、矫治上颌后缩与下颌相对前突为主。对上颌牙弓的矫治以开展牙弓扩展排列间隙为主，上颌一般不进行拔牙设计，同时对下颌牙弓的减数要慎重，因为其下颌发育多数为正常。矫治中往往需要与口腔颌面外科、口腔修复科的医师共同协商，及时调整矫治方案，以达到最完美的矫治效果。

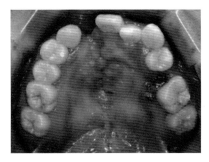

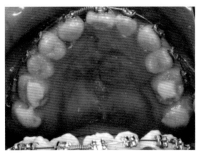

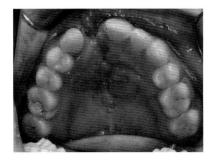

图　唇腭裂正畸治疗

（沈　刚）

zǔsèxìng shuìmián hūxī zàntíng zōnghézhēng kǒuqiāng jiǎozhìqì zhìliáo

阻塞性睡眠呼吸暂停综合征口腔矫治器治疗（oral appliance in treatment of obstructive sleep apnea hypopnea syndrome）

通过口腔矫治器改变下颌位置，直接或间接改变上气道的周围解剖结构关系，减轻或消除上气道阻塞以治疗阻塞性睡眠呼吸暂停综合征的方法。阻塞性睡眠呼吸暂停综合征以睡眠期间上气道反复阻塞为特征，引起呼吸暂停、低通气及睡眠紊乱，表现为睡眠打鼾、低氧血症及白天嗜睡等。可分为阻塞型、中枢型和混合型3型，其中以阻塞型最为多见。阻塞性睡眠呼吸暂停综合征的口腔矫治是一个长期的医疗过程，患者需终生戴用口腔矫治器。而医生对患者的看护也是持续终生的。口腔矫治器破损修理、老化后翻新，或随增龄出现病情改变、口腔病变，需要口腔科医生不断对症处理，同时要关注颞下颌关节和咬合状态。

美国睡眠障碍牙科会建议治疗程序如下。①内科医师或睡眠专家对疾病进行准确诊断。②书面转诊或处置单及诊断报告递交口腔医师。③口腔专科检查，主要包括全身及口腔疾病史、口内软组织评价（包括软腭、舌、扁桃体等）、牙周状况评价、颞下颌关节与𬌗检查、口腔不良习惯的评价、牙体及修复体检查（拍摄X线片，取模型）。④矫治器的选择：设计、制作、戴入及对患者的指导。常规戴用2~3个月后对矫治器进行检查、评估，决定或重新选择矫治器的设计。⑤内科医师或睡眠专家对患者进行疗效评价。⑥必要时对矫治器进行修改或重新设计。⑦根据患者要求预约和维持治疗。

（白玉兴）

zǔsèxìng shuìmián hūxī zàntíng zōnghézhēng kǒuqiāng jiǎozhìqì

阻塞性睡眠呼吸暂停综合征口腔矫治器（oral appliance for obstructive sleep apnea hypopnea syndrome）

用于治疗阻塞性睡眠呼吸暂停综合征的口腔矫治器。属于功能性矫治器范畴。可以单独治疗阻塞性睡眠呼吸暂停综合征，也可作为综合治疗中的辅助治疗措施之一。1934年，皮埃尔·罗宾（Pierre Robin）最早报道采用单块式功能性矫治器前移下颌，治疗儿童小下颌畸形所致的窒息。直到20世纪80年代，口腔矫治器才开始较多地用于治疗阻塞性睡眠呼吸暂停综合征。1993年中国也开始相关研究和临床工作。

组成　根据作用部位可将其分为3种，即直接吸引舌体向前的口腔矫治器、前伸下颌的口腔矫治器以及作用于软腭并上抬软腭的口腔矫治器。临床上使用最多的是下颌前伸类口腔矫治器。根据上下两部分连接方式，可将下颌前伸类口腔矫治器分为可调式与不可调式。根据口腔矫治器的构成，可分为单块式与上下颌双块式。该类矫治器一般由各种树脂基托、不锈钢固位卡环及不锈钢螺旋开大器等构成。临床上使用较多的有类似改良功能性矫治器的下颌前伸器、阻鼾器、压模-拉杆式口腔矫治器、可调式口腔矫治器。基托采用树脂制作或压模成形，固位卡环采用改良式箭头卡环。可调式下颌前伸类口腔矫治器是将上下颌分体设计并经牵引杆或螺旋开大器等连接，患者可根据自身症状的改善以及主观舒适程度自行调整下颌前伸量，可避免盲目的前伸或疗效不充分。

适应证　一般适用于单纯鼾症患者，轻、中度阻塞性睡眠呼吸暂停综合征患者，及拒绝或无法耐受持续气道正压通气治疗或经手术治疗后复发的患者。一般认为，口腔矫治器更适合年龄较轻、体重指数较小、下颌角较小、舌骨位置较高、下颌后缩、口咽部气道较小的患者，而对下颌平面较陡、舌骨位置较低的患者则疗效较差。对于重度阻塞性睡眠呼吸暂停综合征，即呼吸暂停低通气指数（AHI）>50 次/小时的患者疗效较差，对于中枢性或以中枢性为主的混合型睡眠呼吸暂停综合征患者基本无效。

原理 上气道与舌、软腭、下颌及舌骨等口颌系统结构密切相关，因此，睡眠期间通过戴用口腔矫治器改变口颌系统结构与上气道之间的解剖、功能关系，以扩大或稳定气道，达到消除鼾声和呼吸暂停的目的。

矫治程序 口腔矫治器治疗阻塞性睡眠呼吸暂停综合征的疗效受患者的上气道结构、口腔矫治器设计和下颌前伸程度等多种因素的影响。大多数口腔医师针对阻塞性睡眠呼吸暂停综合征患者口腔矫治器治疗的下颌前伸定位均凭借经验，有的使用下颌最大前伸量的 75%，或下颌最大前伸量减 3mm。近几年来，有研究借助计算机下颌前伸定位系统装置和 PSG 疗效评价系统对个体患者的口腔矫治器疗效及最适下颌前伸位进行预测。口腔矫治器属于患者依赖性治疗措施，须坚持每夜戴用。

（白玉兴）

jiǎozhìhòu bǎochí

矫治后保持（retention after orthodontic treatment） 将正畸移动的牙维持在矫治后的位置上，并最终实现稳定的技术。保持是正畸治疗的最后一个步骤。由于发生改变的牙和颌骨有回复到原有状态的趋势，所以保持不仅仅是牙的保持，还包括关节、骨、韧带、肌肉改建后的保持，它对于防止错𬌗畸形复发起到了至关

重要的作用，应被视为正畸矫治计划中不可或缺的部分，是评价矫治成功与否的重要指标。一般来说，采用固定矫治器全面正畸治疗的患者均需戴用保持器。保持时间也受错𬌗畸形的病因、类型、严重程度、矫治方法和矫治时间等多种因素的影响。临床上最常使用的保持器分为活动保持器和固定保持器。

（沈 刚）

jiǎozhìhòu fùfā

矫治后复发（relapse after orthodontic treatment） 错𬌗畸形通过正畸矫治，牙和颌骨的位置发生改变，在去除矫治力后，发生改变的牙和颌骨有回复到原有状态的趋势。一般在矫治后 2 年内复发情况最为明显。为了准确地理解复发的概念，首先要明确两种变化：一是生理性因素所致的牙不稳定，二是正畸治疗引起的牙不稳定。正畸治疗后牙的变化是上述两种变化共同作用的结果，很难加以区分。

生理性因素所致的不稳定是指由于正常的生长发育、牙𬌗成熟及增龄性变化引起的牙位置的变化。具体变现：①从替牙期至恒牙早期，牙弓宽度增加；从恒牙早期至恒牙期，尖牙间宽度减小，磨牙间宽度基本维持。②牙弓长度持续减小。③前牙区牙弓拥挤度逐渐增大，尤其是女性。④上下颌骨不协调的生长发育，如上颌过度向前生长、下颌骨向前或后旋转等。正畸治疗所致的不稳定是指正畸移动牙后，由于牙周纤维组织、骨组织和口周肌力改建滞后，或即使改建后也无法恢复原有状态，所引起的牙位置复发的现象。通常正畸矫治过程中的过矫治，往往对复发有一定预防作用。总之，理想的稳定

性是不存在的，正畸与复发是并生的，复发意味着变化。临床上既然不能完全阻止复发的发生，就应该采取各种措施尽量减少复发的可能。

（沈 刚）

jiǎozhìhòu bǎochíqì

矫治后保持器（retainer after orthodontic treatment） 为了巩固正畸治疗完成后的疗效、保持牙位于理想的美观及功能位置而戴用的器械。在矫正完牙，取下矫治器后，因为牙在新的位置上还不稳定，往往还要戴上保持器，来保持牙在牙槽骨上的新的位置，等待牙槽骨的改建。临床上最常使用的保持器主要分为活动保持器和固定保持器两种，可以维持正畸矫治效果。

活动保持器 分为以下 4 种。

标准霍利保持器 由双曲唇弓、一对磨牙卡环及塑料基托组成。在保持期仍允许后牙在咬合力的作用下调整尖窝关系，以达到更好的咬合关系。同时由于其坚固耐用的特点，可以戴用较长的时间。

改良式霍利保持器 由双曲唇弓、一对磨牙箭头卡环及塑料基托组成。用于拔牙病例，其唇弓焊接在磨牙箭头卡环的颊侧，有利于保持关闭后的拔牙间隙。

压膜保持器 近年来应用逐渐增多。由于紧紧包裹在牙表面，对牙的三维控制能力较传统霍利保持器更强，且由于透明美观、异物感轻而应用广泛。但是由于其薄，长时间戴用易出现裂纹或局部断裂。

牙正位器 由于戴用后上下颌不能分开，只能每天晚上戴用，故仅应用于对上下𬌗关系的保持。

固定保持器 一般是在下颌尖牙之间的舌侧牙面上粘接各种

固定装置来进行牙的保持，可克服患者因不合作戴用保持器而对牙排列造成的不利影响，其保持效果稳定、可靠，适合绝大部分患者尤其是需要长期或终生保持的患者。①尖牙间带环式固定保持器：粘接稳固、不易脱落，但是由于尖牙上粘有带环，因而美观性较差。②尖牙间粘接式固定保持器：在尖牙间直接粘接麻花丝，美观性较好，但相对带环式易脱落、并易造成菌斑堆积。

（沈 刚）

jiǎozhìhòu bǎochí shíjiān

矫治后保持时间 （retention period after orthodontic treatment） 由于保持阶段牙复发的多样性和不可预测性，对于正畸之后后牙保持时间的长短，没有明确、可靠的依据。一般来说，采用固定矫治器全面正畸治疗的患者均需戴用保持器。保持时间也受错𬌗畸形的病因、类型、严重程度、矫治方法和矫治时间等多种因素的影响。

通常情况下，要求患者在治疗后最初的 12 个月内，全天戴用保持器（刷牙、吃饭除外）；此后改为仅夜间戴用，需要再戴用 12 个月。然后，可酌情减少戴用时间，隔日晚上戴用，直至牙基本稳定。戴用保持器的时间因人而异，有的甚至终生保持。需要说明的是，由于牙𬌗存在正常的增龄性变化，即使戴用保持器多年，一旦去除后，牙𬌗经过一段时间仍有可能出现少量的变化，此时需区分是否属于牙𬌗的增龄性变化，还是复发。

（沈 刚）

értóng kǒuqiāng yīxué

儿童口腔医学 （pediatric dentistry） 研究胎儿至青少年口腔器官的生长发育、保健和疾病防治的口腔医学分支学科。在口腔医学的范畴中，许多国家把以儿童为对象的教学、研究、诊断和防治等有关内容作为一门独立的学科，英文名称为 pedodontics、dentistry for children 或 pediatric dentistry 等。

长期以来，中国存在着"儿童牙医学""儿童牙病学""儿童口腔病学"等称谓。现在许多儿童口腔学者建议将中国此专业称为"儿童口腔医学"。主要原因有以下几个：首先，随着国际上对本专业范围及内容认识的不断深入，国际上对本学科的英文名称也发生了变化。以往用 Pedodontics，译为"儿童牙科学"，治疗内容仅限于传统的牙体修复、保存和预防。近年来越来越多的国家使用 Pediatric Dentistry，其概念范畴已经完全不同于过去的"儿童牙科学"，儿童口腔医学的治疗、研究内容既包括传统的儿童牙科问题，又涉及儿童存在的牙颌、𬌗问题和与牙有关的儿童身体、心理发育及社会问题。其次，儿童口腔科主要根据年龄来确定本专业的治疗对象，而其他临床科室主要是根据所诊疗疾病的范围和方法来分科，涉及生长发育阶段儿童、青少年的口腔相关问题，都是本专业的研究范围。随着民众口腔保健意识的增强，患者前来就诊的目的不单是治疗牙病，有些儿童的就诊目的是进行健康管理、咨询。再者，中国自 20 世纪 50 年代以来采用"口腔医学"一词，2003 年第 2 版专用教材的名称启用"儿童口腔医学"。因此，本专业学科名称为"儿童口腔医学"，临床专业分科为"儿童口腔科"。

简史 回顾历史，国内外虽然很早存在有关儿童牙的一些治疗内容和方法，但儿童口腔医学作为独立的学科还是在 20 世纪中逐渐发展形成的，现仍是一门正在不断发展、充实和提高的新兴学科。

儿童牙科的发展史表明其发展和形成与学校牙科、口腔内科有着密切关系。1883 年比利时开设了学校牙科诊所，诊所医护人员从事儿童牙科的临床工作。1885 年英国配置学校牙科医生，1931 年挪威奥斯陆大学开设独立的儿童牙科教研室，1951 年北欧成立儿童牙科学会。欧洲的儿童牙科多以学校牙科诊疗为起步而发展起来的，也为当今的儿童口腔医学奠定了基础。

美国初期也是以学校牙科为中心开展儿童牙科的工作，其学校牙科除以治疗工作为主之外，又渐渐重视口腔卫生教育工作，1912 年在美国成立了国家口腔卫生协会，美国的儿童牙科不仅由学校牙科延伸而来，还与慈善事业的兴起有关，他们把对贫穷儿童所做的牙科治疗工作称为儿童修复牙科，这也是美国儿童牙科早期的最简单的形式。1918 年美国西北大学将儿童牙医学作为一门独立的学科列入牙医学的教学内容。

日本儿童牙科起步迟于欧美，1927 年在日本大学齿科内设有儿童科，是临床儿童牙科形成的开端。1956 年日本齿科大学正式列入了儿童牙医学的教学内容。1963 年日本小儿齿科学会成立，日本的儿童牙医学是在第二次世界大战后、经济得以发展后较快发展起来的。

中国儿童口腔科的部分工作虽随成人牙科工作的开展而早有所存在，但就此学科的确立、进展及被重视度远远迟于后者。20

世纪40年代由王巧璋、李宏毅和方连珍等在四川省成都市和上海市分别从事单独的儿童牙科诊治工作，这可谓中国儿童口腔科的雏形。20世纪40年代末期，北京大学医学院、上海震旦大学先后建立了儿童牙科诊室。70年代末，特别是进入80年代以后，随着中国口腔卫生事业的发展，多所大学先后建立了儿童口腔科。1987年在北京召开了第一届全国儿童口腔医学学术会议，会上成立了中国儿童牙科学学组。1998年在武汉成立了中华口腔医学会儿童口腔医学专业委员会。全国儿童口腔医学学术会议一般每3~4年举行一次，期间召开地方会议或专题研讨会。

1987年出版的《口腔预防医学》包含儿童口腔医学内容，2000年独立成册为《儿童口腔病学》，2003年《儿童口腔医学》专业教材出版。2003年第三版《儿童口腔医学》出版。

研究范围　作为口腔医学中的一门独立学科，儿童口腔医学是以处于生长发育阶段的儿童和青少年为对象，研究其口腔范围内的牙、牙列、颌骨及软组织等的形态和功能，诊断、治疗和预防其口腔疾病及畸形，使之形成有健全功能的咀嚼器官。其范围较为广泛，包括儿童牙、牙列、颅颌面的生长发育和发育异常，乳牙、年轻恒牙疾病，儿童口腔软组织疾病，口颌系统疾病，牙列和咬合关系异常，残障儿童口腔治疗，儿童遗传性疾病及相关综合征的口腔表现，儿童口腔治疗的行为管理等。

儿童口腔医学的研究范围确定了儿童口腔科的服务对象，由于主客观等原因，儿童口腔医学服务对象的年龄划分在各国及各诊疗单位并不一致。基于牙的形成并非仅从出生后开始，所以一些学者主张胎儿期及出生后的无牙期亦为本专业的研究和服务对象。第二恒磨牙萌出及其牙根完全发育形成，此时口腔处于恒牙列阶段，牙列的生长发育也基本完成，因此一些医学院校儿童口腔科的诊疗年龄为15岁以下。中国许多专家建议，儿童口腔科的诊疗年龄应为18岁以下，其理由为此时儿童青少年身心发育至成人水平，第三恒磨牙萌出，颌面发育成熟。

与邻近学科关系　儿童口腔医学是治疗和研究特殊年龄阶段和有生长发育特点的口腔医学的分支学科，而其他学科是根据疾病和治疗特点来划分的。其分科特点决定了与其他学科之间的联系。随着口腔医学整体的发展，如牙体牙髓病学、牙周病学、口腔黏膜病学、口腔正畸学、口腔颌面外科学、口腔修复学等学科知识和理念会根据儿童的特点被应用到儿童口腔科，丰富儿童口腔医学的内容。

儿童口腔医学借助心理学的理论与知识，如儿童行为管理、就诊心理等，使儿童口腔科的诊疗更适合于儿童心理特点。

许多全身疾病在儿童口腔中有所表现，而且对牙、颌骨的发育产生影响。儿童口腔医师与儿科医师研究、探索，防治全身因素对口腔疾病和颅面颌骨、牙生长发育的影响。

（葛立宏）

hé shēngzhǎngfāyù

𬌗生长发育（dentofacial growth and development）　𬌗是上下颌牙之间发生的接触关系。约在婴儿出生后第6个月，上下颌乳牙相继萌出并发生接触（一般先在乳切牙部位达到），即开始了建𬌗的过程。

建𬌗过程延续十几年至二十多年，直至第三磨牙萌出并上下建𬌗之时才告结束。𬌗的建立过程中，不断地受到咀嚼压力和周围肌压力的作用。正常𬌗的建立，除依靠牙的正常发育、萌出、排列等，还有赖于面颌肌肉的动力平衡，即作用于牙列的向前力与向后力的平衡，向内力与向外力的平衡。如动力平衡状态不恰当，则可能产生错𬌗畸形。

牙、𬌗、颌的生长发育是人体生长发育的一个组成部分，它既反映了全身生长发育的规律，又有自身的特点。生长与发育是并行的。随着身体的长大，各部分的组织结构、功能活动、大小比例和相应的关系均发生不断的变化。

牙是咀嚼器官的重要组成部分，人类是二生齿类，先发育的是乳牙，以后再替换为恒牙。从胚胎第6周乳牙胚开始发生，到第三恒磨牙牙根发育完成，整个发育需要约20年的时间，这个过程包括牙胚发育、牙萌出和咬合建立。

随着机体的生长发育，口腔从无牙𬌗到乳牙𬌗、替牙𬌗和恒牙𬌗建立，牙列和咬合关系在不断变化中，认识这些变化规律对儿童口腔科医师是非常重要的。临床上常用美国正畸学家赫尔曼（Hellman）1932年提出的咬合发育阶段分期，其特点是根据牙龄，即儿童口腔中牙萌出状态分期，见咬合发育。

（葛立宏）

lúmiàn shēngzhǎngfāyù

颅面生长发育（craniofacial growth and development）　颅面包括颅、颌、面、𬌗的生长发育，

是机体生长发育的一部分。生长是指体积或数量的增加，由于细胞的增生和细胞间质的增长，出现形态上的体积增大。发育是指组织增长的程度，表现为细胞脏器功能上的分化和完成的过程。生长和发育并非同一概念，但密切相关。通常是以生长发育的整体概念来观察和论述机体变化。

头部在每个不同的生长时期，表现出独一无二的特点，面部各部分也是如此。约在胚胎第 3 周时，头部开始形成，由颅脑和颅面两部分组成。两部分交界处称为颅底。胚胎第 4 周时，构成面的 7 个突起出现，即 2 个下颌突、2 个上颌突、2 个侧鼻突和 1 个中鼻突，继而这些突起生长、分化、联合。胚胎第 6、7 周是面部各个突起开始融合的时期，如果受到各种因素影响而出现融合不全或不融合。胚胎第 2 个月，颅底软骨、颅顶和颊面结缔组织开始骨化。出生后颅部的增长主要靠颅底软骨生长，颅部上下级及左右径增大主要靠颅骨骨缝的生长。颅底的生长发育主要由蝶筛软骨结合、蝶骨间软骨结合和蝶枕软骨结合进行。蝶骨间软骨结合出生时即钙化；蝶筛软骨结合约在出生后 7 年钙化；而蝶枕软骨结合在 18~20 岁前后仍有活动。出生时面部宽度最大，出生后的增长高度>深度>宽度；在 3 岁时面高度的发育已完成 73%；从 5~6 岁到青春期之间的缓慢期，生长量为 16%；剩余 11% 的生长量在青春快速期完成。2 岁时，面宽度的发育完成成人的 70%，10 岁时完成 90%。面深度一般可分为面上部、中部和下部 3 部，3 岁时面上部达成人的 80%，面中部为 77%，面下部为 69%；5~14 岁

时，面上部深度增加 15%，面中部为 18%，面下部为 22%。由此可见面深度的增长量，面下部>面中部>面上部。这是面部生长的一个重要特征。

（葛立宏）

lúgǔ shēngzhǎng fāyù
颅骨生长发育（cranial growth and development）

颅骨包括脑颅骨和面颅骨。脑颅骨有 8 块，包括不成对的额骨、枕骨、筛骨、蝶骨以及成对的顶骨和颞骨。面颅骨共 15 块，其中成对的有上颌骨、腭骨、颧骨、鼻骨、泪骨和下鼻甲；不成对的有犁骨、下颌骨和舌骨。颅面骨骼的生长方式主要有 3 种。

软骨间质及表面增生 软骨的间质增生是在软骨中央区域，由细胞分裂增生而扩大软骨体积，接近骨组织的软骨部分逐渐钙化为骨组织。表面增生是由透明软骨增生新骨，即由软骨外结缔组织膜的深层细胞分化成软骨细胞，并产生软骨基质而增大体积。婴儿颅面部的 3 个主要透明软骨分布区：①鼻部：该部软骨终生不钙化成骨。②颅底部：蝶骨、枕骨之间及枕骨各部分之间，此部分主要由软骨间质增生而增加颅底前后径。③下颌髁突软骨的表面有纤维组织覆盖，髁突软骨既有表面增生，也有间质增生。在头骨中，髁突是最后停止生长活动的部位。

骨缝间质增生 各骨缝间的结缔组织细胞分裂为成纤维细胞，产生胶原纤维及间质而成为骨基质，骨基质钙化成骨，以增大骨体积。

骨表面增生 在骨表面以沉积方式在外侧增生新骨，内侧随之出现陈骨的吸收以保持骨的厚度不变。

颅骨中由膜内成骨的是头盖骨，包括额骨、顶骨。软骨内成骨的有颅底的枕骨、蝶骨、筛骨和颞骨的岩部、乳突部。出生后，颅骨生长仍然很快。儿童时期颅骨的大小接近成人，到 6 岁时，脑颅生长已达到成人的 90%。10 岁以后生长变化较少。胎儿出生时，颅骨的骨缝是开放的，由致密的纤维结缔组织膜连接，在额骨和顶骨间形成一个菱形的间隙，对边中点连线长 1.5~2cm，称为前囟。出生后，前囟随头围增大而变大，6 个月后逐渐骨化而变小，在 1 岁至 1 岁半时完全闭合。在枕骨和顶骨之间形成的三角形间隙，称为后囟，出生时有的闭合或很小，一般出生后 6~8 周闭合（图）。颅骨缝早闭见于小头畸形，颅骨缝晚闭见于佝偻病、呆小症和脑积水，颅骨缝不闭合见于颅骨锁骨发育不全患者。

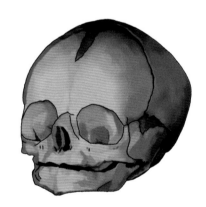

图 人类婴儿的颅骨及下颌骨
注：可见位于额骨后部的前囟和部分闭合的额骨缝

颅缝闭合后，颅骨体积的增长依靠骨的表面增生，即在骨膜下增生新骨，以增大体积，在骨的内侧陈骨吸收，保持其原有骨的厚度不变，而形体日渐增大。颅底的软骨骨膜表面增生，同时，

软骨内部软骨细胞形成软骨基质，软骨体积扩大，然后钙化成骨组织，使颅底的体积增大。

（葛立宏）

上颌复合体生长发育 （maxillary complex growth and development）

上颌复合体包括上颌骨与额骨、鼻骨、泪骨、筛骨、犁骨、腭骨、颧骨等。上颌复合体即上颌骨-眼眶-颧骨复合体。

上颌骨与面部许多骨如额骨、鼻骨、泪骨、筛骨、犁骨、腭骨、颧骨等直接连接，上颌发育与面部发育的关系甚大。

上颌骨体积的增长主要是骨的表面增生和骨缝间质增生的结果，可被描述为长、宽、高的生长。颅底和鼻中隔的生长，上颌窦的发育和牙的萌出，牙槽突的生长，使上颌骨的高度增长。上颌骨唇侧增生新骨和舌侧骨吸收使长度增长，长度增长最大的部位是上颌结节区和腭骨的后缘的骨新生，从而使牙弓向后增长，新生儿磨牙区的长度仅有 5mm，到成人增长为 25mm。上颌骨额颌缝、颧颌缝、颞颧缝、翼腭缝的间质增生，骨质沉积，增加了上颌骨的高度和长度。颊面和颧骨侧面新骨增生、颧颌缝生长、乳恒牙在牙槽骨的生长，增加了上颌前部的宽度；腭中缝的新骨增生，增加了上颌骨后部的宽度（图1）。

颅面骨的实质骨内含有气窦，如上颌窦、额窦、筛窦和蝶窦。它们都开口于鼻腔，窦的始基在胚胎 3 个月时就已发生，而其发育主要是在出生后。新生儿的上颌窦很小，X 线片因上颌骨内被牙滤泡充满，很难辨认。1 周岁后，上颌窦的发育使牙胚和眶底分开，可见上颌窦。6~7 岁时，

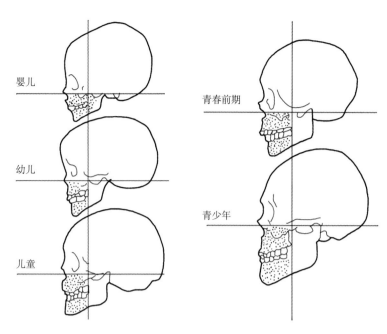

图 1　婴幼儿和儿童青少年颅面增长的相对大小

可明显辨认，18 岁时发育完成（图2）。

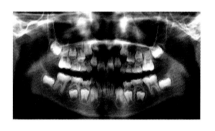

图 2　7 岁儿童的曲面体层片可见上颌窦形态

（葛立宏）

下颌骨生长发育 （mandible growth and development）

下颌骨由下颌体、下颌支及牙槽骨组成，它的生长与上颌骨不同之处是它不依靠骨缝间质的增生，而主要是由骨表面增生及髁突软骨的生长。

下颌骨生长有以下特点：下颌骨体骨板外侧新骨沉积，内侧面骨吸收，向外生长，体积增大，宽度增加；随着牙槽骨内牙胚的发育和牙的萌出使牙槽突上缘向上增长，下颌骨下缘新骨形成，下颌骨体垂直向增长；下颌支后缘骨增生，前缘骨吸收，呈前后方向增长；下颌髁突与喙突软骨不断增生和骨化，使下颌支变长。咀嚼肌运动对下颌骨的发育，特别是对下颌骨形态的改变起着重要作用，如喙突的增长、下颌角变锐等（见上颌复合体生长发育图1）。

在面骨中髁突是最后停止发育的，到 20~25 岁时，才完全骨化不再生长。儿童时期，如果因感染或外伤损坏髁突，可造成小颌畸形。如果一侧髁突受损停止发育，颏部将偏向患侧，出现面部明显不对称（图）。

（葛立宏）

牙弓生长发育 （dental arch growth and development）

牙弓是上下颌牙的牙根生长在颌骨内，其牙冠按照一定的顺序、方向和位置彼此邻接，排成的弓形。

牙弓参数变化　儿童时期及

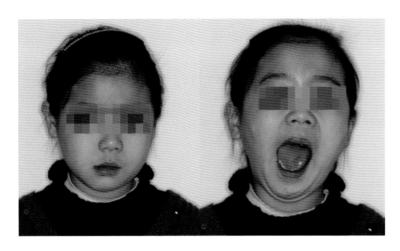

图　右侧髁突外伤后

青春期均存在牙弓参数的变化，包括牙弓长度、牙弓周长、牙弓宽度（图1）。牙弓长度是指中切牙近中接触点到双侧第二恒磨牙远中面连线的距离，可分为3部分：①切牙近中接触点至尖牙连线的垂距为牙弓前段长度。②尖牙连线至第二前磨牙远中接触点连线的垂距为牙弓中段长度。③第二前磨牙远中接触点连线至第二恒磨牙远中面连线的距离为牙弓后段长度。牙弓宽度一般也要测量3个位置：①牙弓前段宽度，即尖牙间宽度，指左右尖牙

牙尖点间的距离。②牙弓中段宽度，即左右第一前磨牙中央窝间的距离。③牙弓后段宽度，即磨牙间宽度，指双侧第一磨牙中央窝间的距离。牙弓周长指以第一恒磨牙（或第二乳磨牙）远中颊尖为端点，经过近中各牙颊侧牙尖及切端的弧线长度（图2）。

牙冠大小影响因素　学者将根尖区域周围的牙槽骨称为牙槽骨的根尖区，牙槽骨的形成是由于牙囊细胞的诱导作用。牙槽骨的大小受许多影响膜内成骨的环境因素所影响，因此，临床上可

见在发育过程中出现牙槽骨根尖区大小的增加或减小。牙近远中径的大小主要由遗传因素决定，是X染色体连锁遗传。上颌牙的近远中径大小由4个基因位点控制；而下颌牙的大小由6个基因位点控制，均为多基因遗传。牙大小存在种族差异，上颌侧切牙大小是最容易出现变异的。牙大小和牙槽骨根尖区大小的关系是决定牙弓内是否发生错𬌗畸形的最重要因素。因为膜内成骨机制的存在，牙槽骨根尖区会对正畸矫治器的生物机械刺激产生反应。

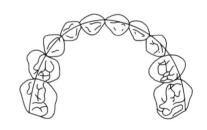

图2　牙弓周长示意

在临床上常进行牙冠大小的研究。美国正畸学家穆尔斯（Moorrees，1959）指出：用乳牙列大小很难预测恒牙列大小。所有乳牙近远中径大小与其相应恒牙之间的相关系数仅为0.5。同一牙弓内，某一牙与对侧相应牙相比，其相关系数约为0.9；而一侧牙组与对侧相应牙组相比，相关系数更高，为0.95。但不同牙位间牙或牙组间的相关系数仅为0.6，没有临床预测的应用价值。

混合牙列间隙分析　即在混合牙列时期预测未萌出恒尖牙及第一、二前磨牙的近远中径大小之和，包括以下内容：①1964年，美国口腔正畸学家赫巴克（Huckaba）提出用X线片及牙模评估预测未萌恒牙的近远中宽度（即冠

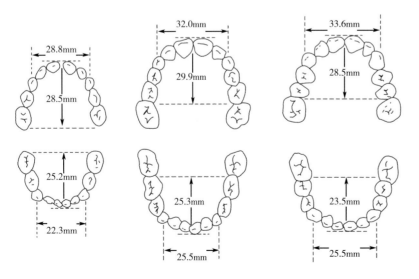

图1　恒牙萌出牙弓宽度和长度的变化（穆尔斯，1965）

宽）：$X = X_1Y/Y_1$，X 为预测的恒牙冠宽，X_1 为 X 线片中的恒牙宽度，Y 为牙模上乳牙冠宽，Y_1 为 X 线片上的乳牙宽度。②应用美国正畸学家莫耶斯（Moyers）的概率表推算：用卡尺分别测量下颌 4 颗前牙的近远中的最宽部，求得其 4 颗下切牙宽度的总和；用其 4 颗下切牙宽度的总和，根据莫耶斯的推算表来推算上下侧方牙群的冠宽总和。表上记载着推算值，从最低值（概率约占5%）到最高值（概率约为95%）。如果相当于 75% 概率推算，可得到较为实用的推算值，此表较为常用。

（蒉立宏）

yálíngzhǎng jiànxì

牙灵长间隙（tooth primate space）

在灵长类动物牙列中，上颌乳侧切牙与乳尖牙之间，下颌乳尖牙与第一乳磨牙之间存在的间隙（图）。临床上将灵长间隙和发育间隙统称为生理间隙。

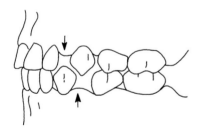

图 乳牙列灵长间隙示意

（蒉立宏）

yáfāyù jiànxì

牙发育间隙（tooth developmental space）

随着颌骨的发育，3~6 岁乳牙列中出现的生理性间隙（图）。1989 年，中国儿童口腔医学专家石四箴对上海市200 名 3~4 岁儿童正常乳牙列调查，生理间隙的发生率与分布情况见表。

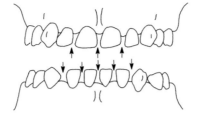

图 乳牙列发育间隙示意

表 乳牙列生理间隙发生率

间隙类型	发生率（%）
灵长间隙	8.5
发育间隙	0.5
灵长间隙+发育间隙	87.0
无间隙	4.0

（蒉立宏）

yáshèngyú jiànxì

牙剩余间隙（tooth leeway space）

乳牙侧方牙群牙冠近远中径大于恒牙侧方牙群，两者的差所产生的间隙（图1）。乳恒牙牙冠近远中径比较：乳尖牙<恒尖牙，上颌第一乳磨牙<上颌第一前磨牙，下颌第一乳磨牙>下颌第一前磨牙，上下颌第二乳磨牙均大于第二前磨牙，所以乳牙侧方牙群牙冠近远中径大于恒牙侧方牙

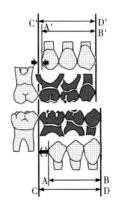

图1 剩余间隙示意（南希剩余间隙，1947）

注：剩余间隙=CD−AB（C′D′−A′B′）

群。剩余间隙上颌一侧平均为0.9mm，下颌为 1.7mm。

剩余间隙的存在有利于第一恒磨牙在侧方牙群替换期建立正常的𬌗关系。特别是末端平面垂直型和远中型关系的儿童，第一恒磨牙可以利用剩余间隙前移达到中性咬合关系（图2）。

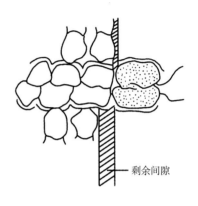

图2 第一恒磨牙中性咬合关系的建立示意

（蒉立宏）

yǎohé fāyù

咬合发育（occlusion development）

在不脱离𬌗接触的条件下，上下牙弓由一个𬌗位到另一个𬌗位的变化过程。咬合是下颌运动中上下牙的接触关系。

随着机体的生长发育，口腔从无牙𬌗到乳牙𬌗、替牙𬌗和恒牙𬌗建立，牙列和咬合关系在不断变化中，认识这些变化规律对儿童口腔科医师是非常重要的。临床上常用美国正畸学家赫尔曼（Hellman，1932）的咬合发育阶段分期，其特点是根据牙龄，即儿童口腔中牙萌出状态分期：①无牙期（乳牙萌出前期）（IA 期）：此期口腔内无乳牙萌出，口腔很浅，但上下颌有较厚的龈垫。②乳牙咬合完成前期（IC 期）：从出生后 6~7 个月牙开始萌出到 2 岁半左右全部乳牙萌出

需要1年6个月至2年时间。3.5
岁左右乳牙根基本形成，乳牙殆
建立。③乳牙咬合完成期（ⅡA
期）：从2岁半到3岁乳牙全部萌
出，到6岁左右恒牙即将萌出之
前为乳牙咬合完成期。④第一恒
磨牙或恒切牙萌出开始期（ⅡC
期）：6岁左右，第一恒磨牙及恒
中切牙开始萌出。⑤第一恒磨牙
萌出完成及恒前牙萌出期（ⅢA
期）：这一时期第一恒磨牙萌出
结束，恒前牙相继萌出，牙弓
长度、生理间隙、牙排列发生
一系列变化。⑥侧方牙群替换
期（ⅢB期）：临床上将恒尖牙
和第一、第二前磨牙称为侧方牙
群。侧方牙群的替换从9岁开始
到12岁左右结束。⑦第二恒磨牙
萌出开始期（ⅢC期）和第二恒
磨牙萌出完成期（ⅣA期）：第二
恒磨牙大约在11岁半开始萌出，
13岁左右完全萌出。⑧第三恒磨
牙萌出开始期（ⅣB期）和第三
恒磨牙萌出完成期（ⅣC期）：第
三恒磨牙萌出并建殆，恒牙殆建
立完成。

（葛立宏）

yámòduān píngmiàn guānxì

牙末端平面关系（tooth terminal plane）

在乳牙殆咬合位置关
系中，上下颌第二乳磨牙远中平
面的关系。1950年美国正畸学家
鲍姆（Baume LJ）将末端平面的
关系分为3种：①垂直型：上下
颌第二乳磨牙末端平面为一条垂
直线。②近中型：下颌第二乳磨
牙远中面位于上颌第二乳磨牙远
中面的近中，第二乳磨牙的末端
平面呈近中阶梯。③远中型：下
颌第二乳磨牙远中面位于上颌第
二乳磨牙远中面的远中，第二乳
磨牙的末端平面呈远中阶梯
（图），各类型末端平面出现率见
表。上下颌第二乳磨牙远中面对

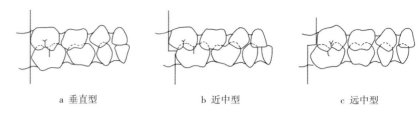

a 垂直型　　　　b 近中型　　　　c 远中型

图　乳牙列末端平面示意

表　乳牙列末端平面各型发生率

	类型	发生率
双侧	垂直型	23.5%
	近中型	35.5%
	远中型	4.5%
混合	垂直+近中型	23.5%
	垂直+远中型	9.5%
	近中+远中型	3.5%

第一恒磨牙的萌出有诱导作用，
与第一恒磨牙初期咬合关系的建
立密切相关。

（葛立宏）

yázhèngzhōng jiànxì

牙正中间隙（tooth median diastema）

儿童在上颌恒前牙萌出
期，由于牙长轴向远中唇侧倾斜，
常见左右两中切牙间存在明显的
空隙。加之恒前牙明显地大于乳
前牙，故这段时期由布罗特本特
（Broadbent）命名为丑小鸭阶段。
正中间隙大都属生理性，是牙萌
出阶段的生理现象，随侧切牙、
尖牙的萌出，间隙缩小、消失
（图）。

此外，尚有一些因素与正中
间隙的发生有关，如多生牙或埋
伏牙，上唇系带位置异常或肥厚，
侧切牙过小或先天性缺失、不良
习惯等。

正中间隙随侧切牙、尖牙的
萌出而明显缩小，尖牙的萌出期
是正中间隙自然闭合的最后阶段。
若前牙萌出过程中，间隙不减少，
应考虑检查和排除有关因素。生

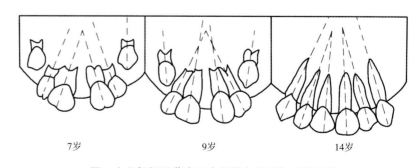

7岁　　　　9岁　　　　14岁

图　上颌恒切牙萌出正中间隙自然消失过程示意

理性正中间隙，需向家长解释原因，嘱其观察。应避免出现因不理解生理性正中间隙，而由医师或患者擅自用矫正橡皮圈套扎，形成重度牙周炎的情况发生。正中间隙产生的原因为多生牙者，应拔除多生牙，使正中间隙得以闭合。但是在拔除时，应仔细定位，勿伤及恒前牙。当唇系带是上颌恒中切牙正中间隙的致病因素时，可考虑施行唇系带切断术。

（葛立宏）

chǒuxiǎoyā jiēduàn

丑小鸭阶段（ugly duckling stage）

恒切牙初萌时体积大、歪斜不齐，且刚萌出的恒切牙牙冠与儿童面型、相邻乳牙、牙弓不协调的阶段。由布罗特本特（Broadbent）命名。此时应排除额外牙、唇系带附着过低等非生理性因素造成的不能自然调整的上前牙间隙（图）。

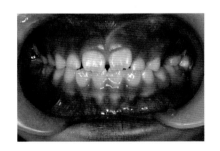

图　7 岁 3 个月男孩上前牙间隙

（葛立宏）

yáfāyù

牙发育（tooth development）

从胚胎第 5 周开始，外胚层的上皮与间叶相互作用、细胞分化、形态发生、组织矿化，到牙萌出及牙根发育完成的过程。

牙是咀嚼器官的重要组成部分，人类是二生齿类动物，牙的发育从胚胎第 6 周乳牙胚开始发生，到第三磨牙牙根发育完成，整个过程经历大约 20 年的时间。牙的发育过程包括牙胚的发生、牙体组织的形成和牙萌出 3 个阶段。每颗牙的发育时间不同，但都要经历生长期、钙化期和萌出期这一系列发育过程，都遵循一定时间、一定顺序和左右对称发育、萌出的基本规律。

胚胎第 5~7 周，外胚间叶组织诱导上皮增生，形成原发性上皮板，上皮板生长并分叉为颊侧的前庭板和舌侧的牙板，牙板进一步发育成牙胚。牙胚由成釉器、牙乳头和牙囊 3 部分组成。牙胚发育经过蕾状期、帽状期和钟状期 3 个阶段。

（葛立宏）

rǔyá

乳牙（primary tooth）

于婴儿出生后 6~7 个月开始陆续萌出，至 2 岁半和 3 岁左右全部萌出的 20 颗牙。人的一生总共有两副牙列，第一副牙列称为乳牙列，是由 20 颗乳牙排列而成。自 6~7 岁至 12~13 岁，乳牙逐渐脱落，而被恒牙替代。

儿童时期的牙主要是乳牙和年轻恒牙。乳牙分为乳切牙、乳尖牙和乳磨牙 3 种类型，上、下颌的左、右侧均各有 5 颗乳牙，全口共 20 颗乳牙。将上、下颌左右侧分为 4 个区，各区牙的排列自中线向远中分别为乳中切牙、乳侧切牙、乳尖牙、第一乳磨牙和第二乳磨牙。乳中切牙、乳侧切牙和乳尖牙为前牙组，第一乳磨牙和第二乳磨牙为后牙组。乳牙的临床记录符号常用的是英文字母或罗马数字（牙位表）（图）。口腔流行病学调查时常采用两位数标记法表示各牙，第一个数字代表该牙所在的区域，口腔内上、下、左、右共 4 个区：右上区为

5，左上区为 6，左下区为 7，右下区为 8；第二个数字代表该牙在区域中的位置，由乳中切牙至第二乳磨牙分别为 1、2、3、4、5，例如上颌左侧乳尖牙即为 63。

E D C B A	A B C D E
E D C B A	A B C D E

图　牙位表

同一个体同颌的同名乳牙在解剖形态上相同，因此全口 20 颗乳牙的形态有 10 种。乳牙在形态学和组织学上虽与恒牙有相似之处，但有其自身特点。

（葛立宏）

niánqīng héngyá

年轻恒牙（young permanent tooth）

已经萌出，但在形态、结构上尚未完全形成和成熟的恒牙。

恒牙一般在牙根形成 2/3 左右时开始萌出，萌出后牙根继续发育，萌出后 2~3 年牙根达到应有的长度，3~5 年根尖发育完成。年轻恒牙龈缘附着的位置不稳定，随牙的萌出而不断退缩，需 3~4 年才稳定。大部分恒牙自萌出到达𬌗平面需 7~12 个月。

由于年轻恒牙尚处于不断萌出中，故临床牙冠的高度显得低，牙根尚未完全形成，根尖孔呈漏斗状，髓腔整体宽大，根管壁薄。所以，年轻恒牙牙髓治疗应尽力保存活髓组织，如不能保存全部活髓，也应保存根部活髓，以使牙根能正常发育。

（葛立宏）

héngyá

恒牙（permanent tooth）

自 6 岁左右开始陆续萌出，至 18 岁左

右萌出完全的 28~32 颗牙。恒牙是继乳牙脱落后的第二副牙列，若非因疾病或意外损伤恒牙不致脱落，脱落后再无牙替代。恒牙分为切牙、尖牙、前磨牙、磨牙，但第三磨牙随着人类进化而逐渐消失（图）。

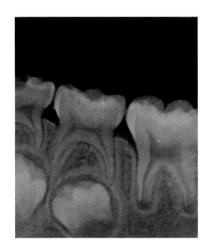

图　下颌第二乳磨牙及其继承恒牙

临床上常以下列各点对乳恒牙进行鉴别：①磨耗度：由于乳牙萌出早又易磨耗，故切嵴、牙尖磨耗明显。恒牙新萌出不久，磨耗不明显，新萌出的恒切牙尚可见明显的切嵴结节。②色泽：乳牙色白或青白，而恒牙微黄，更有光泽。③形态：乳牙牙冠高度短，近远中径相对较大，并具有牙冠近颈 1/3 处凸出明显、颈部收缩等特点。④大小：以同名牙相比，乳牙比恒牙小。⑤排列：在完整的牙列中，可参考牙排列的次序加以鉴别。

根据各乳牙的解剖形态和参考上述各点，不需 X 线片即能鉴别乳恒牙。X 线片尚能显示根分叉度大、牙根生理性吸收、髓腔宽大等乳牙的特点以及继承恒牙牙胚的位置。

（葛立宏）

yáméngchū

牙萌出（tooth eruption）

牙冠形成后向𬌗平面移动，穿过牙槽骨和口腔黏膜，达到功能位置的过程。这个过程可分为萌出前期、萌出期和萌出后期。①萌出前期：在牙根形成前，牙冠部组织生长、钙化到一定程度，牙胚产生整体𬌗向移动和侧向移动。移动方向有骨吸收，反向则有骨质形成。②萌出期：又称功能前萌出期，随着牙根形成，牙胚在牙槽骨𬌗向移动，牙囊结缔组织改变，引导索开始形成。牙接近萌出时，容纳引导索的骨性引导管因骨性吸收增宽，成为牙萌出的通道。当牙根大约形成全长的 2/3 时，牙胚突破牙龈显露于口腔。此后，牙根继续形成，牙𬌗向移动，直至建立咬合关系。临床萌出前，牙冠表面被缩余釉上皮覆盖。出龈后，缩余釉上皮与釉质表面分离，待牙完全萌出后，缩余釉上皮在牙颈部形成结合上皮。牙自身萌出到口腔，称为主动萌出；缩余釉上皮与釉质表面分离，牙龈向根方退缩，使牙冠进一步暴露，称为被动萌出。③萌出后期：又称功能性萌出期，当牙萌出到咬合建立时，牙槽骨密度增加，牙周膜各组纤维束逐渐形成，并附着在牙龈、牙槽嵴和根周牙槽骨上，纤维束由细小变得粗大。刚刚萌出的牙体硬组织壁薄，髓腔宽大，牙根尚未完全形成，根尖纤维随之发育。牙本质和牙骨质继续发育，年轻恒牙要经过 3~5 年的发育才达到与成人接近的水平。

（葛立宏）

chūyá

出牙（teething）

牙胚破龈萌出。又称出龈。乳牙和恒牙的萌出是相似的，随着牙根形成，牙胚在牙槽骨中𬌗向移动，当牙根形成达全长的 2/3 左右时，牙胚突破牙囊、牙龈显露于口腔（图）。

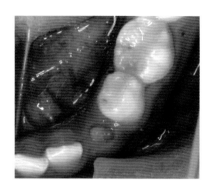

图　左下尖牙破龈

（葛立宏）

shēnglǐxìng liúxián

生理性流涎（physiological salivation）

牙萌出时刺激三叉神经，引起唾液分泌量增加，但由于小儿的吞咽功能还不完善，口底又浅，唾液往往流到口外的现象。这种现象随牙的萌出和口底的加深而自然消失。

（葛立宏）

yáliè fāyù

牙列发育（dentition development）

不同时期牙列形态及功能的变化。牙列指牙按照一定的顺序、方向和位置排列成的弓形。

根据牙的萌出状态，将牙列进行如下分期：①无牙期：从出生至 6~8 个月，乳牙尚未萌出。②乳牙列形成时期：出生后 6~8 个月至 3 岁，这一时期是从乳牙开始萌出至 20 颗乳牙全部萌出。③乳牙列期：3~6 岁，乳牙列完成至第一个恒牙萌出前。④混合牙列期：6~12 岁，乳恒牙替换时期。⑤恒牙列时期：12 岁之后，全部乳牙脱落，进入恒牙列期。

上述分期又可进一步简化，

将牙列的发育过程分为 3 个牙列阶段，即乳牙列、混合牙列和恒牙列阶段。

（蒠立宏）

rǔyáliè
乳牙列（primary dentition）
全部由乳牙组成的牙列（图）。从乳牙开始萌出到恒牙萌出之前，口腔内均为乳牙，此阶段称为乳牙列阶段，一般为 6 个月到 6 岁。

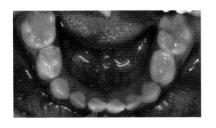

图 乳牙列

乳牙列帮助幼儿切割、研磨、嚼碎食物。咀嚼的功能性刺激，可以促进颌骨和牙弓的发育，并且反射性地刺激唾液分泌增加，有助于食物的消化和吸收。乳牙对恒牙萌出位置有一定的诱导作用。保持乳牙列的完整性对于保证儿童机体的生长发育，预防恒牙的错𬌗畸形，乃至小儿学习发音和维持面部美观都有着重要的意义。

因此，应加强对儿童和家长的口腔卫生宣传教育，使他们了解保护乳牙列完整、健康的重要性，早发现、早治疗乳牙龋，避免龋病继续发展成牙髓病或根尖周病，防止乳牙早失造成恒牙错𬌗畸形。

（蒠立宏）

hùnhé yáliè
混合牙列（mixed dentition）
由若干乳牙和若干恒牙组成的牙列（图）。从乳牙开始脱落，恒牙依次萌出，一直到全部乳牙被替换完毕前，一般为 6～12 岁。这一阶段，口腔内既有乳牙，也有恒牙，是儿童颌骨和牙弓的主要生长发育期，也是恒牙𬌗建立的关键时期。预防错𬌗畸形，早期矫治、诱导建立正常咬合关系是这一时期的重要任务之一。由于新萌出的恒牙矿化程度低，耐酸性差，窝沟深、尖嵴高，积存食物不容易清洁等原因，恒牙龋病高发，特别是第一恒磨牙更易患龋，应早期进行防治。

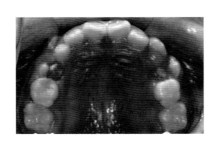

图 混合牙列

（蒠立宏）

héngyáliè
恒牙列（permanent dentition）
全部由恒牙组成的牙列（图）。其中，12～15 岁时，全部乳牙被替换完毕，除第三磨牙外，全部恒牙均已萌出。但一部分人的第三恒磨牙由于阻生、位置不正、先天缺失等原因，难以建立𬌗关系，所以，在前磨牙、尖牙和第二恒磨牙建𬌗后，恒牙列已基本形成。一部分恒牙的牙根虽然基本形成，但髓腔仍较大，牙体硬组织还在不断地形成和钙化；另一部分恒牙则刚萌出不久，牙根尚未完全形成。同样由于牙结构和解剖形态的特点，年轻恒牙龋病患病率较高，好发急性龋，龋损也较严重。另外，这个年龄阶段的孩子开始进入青春期，好发牙龈炎。因此，年轻恒牙列阶段应特别注意龋病、牙周疾病的预防和治疗。

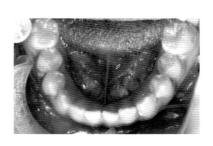

图 恒牙列

（蒠立宏）

yáfāyù yìcháng
牙发育异常（abnormality of tooth development）
牙的数目、形态、结构或萌出情况与正常不同的先天畸形。病因不明，多与遗传和环境因素有关。遗传因素在多种牙发育异常中起着重要的作用，但具体到每一种发育异常，其病因尚不明确。环境因素在牙发育的特定时期可能发生重要影响，如外伤、感染、放射线、营养不良等。临床上常见的牙发育异常有牙数目异常、牙大小异常、牙形态异常、牙结构异常和牙萌出异常。治疗原则是消除病因，局部对症治疗，修复牙的形态和功能，促进牙列和颌骨的正常发育。

（赵玉鸣）

yáshùmù yìcháng
牙数目异常（abnormality of tooth number）
牙的数目先天比正常多或少的发育畸形。人类正常牙数目是乳牙 20 颗，恒牙足额为 32 颗。病因不明，有学者认为与遗传相关，此外，胚胎发育期间外界因素的影响也会导致牙数目的异常。临床表现为牙数目不足或数目过多。如对牙列无影响，可不处理；如影响牙的排列和功能，则需进行义齿修复或拔除多生牙。

（赵玉鸣）

xiāntiān quēyá

先天缺牙 （congenital hypodontia）

牙数目先天少于正常牙数的发育畸形。根据先天缺失牙数目的多少，又分为个别牙缺失（图1）、多数牙缺失（图2）和全口牙缺失（又称先天性无牙症）（图3）。除第三磨牙外，缺失牙数目少于6颗者称为个别牙缺失，缺失牙数目为6颗或更多者则称为多数牙缺失。先天缺牙常与过小牙的发生相关，多为不伴有其他系统异常的单纯性先天缺牙，多数牙先天缺失常为综合征的表现之一。先天性无牙症通常是遗传性外胚叶发育不全综合征的一个表现，该病是一种外胚叶结构发育不良而导致的发育缺陷。

发病机制 病因不清，推测是牙板生成不足或牙胚增生受到抑制所致。大多数先天缺牙可能与遗传因素相关，具有常染色体显性遗传、常染色体隐性遗传和多基因遗传特性。多项研究结果表明牙发育是多基因调控的复杂的生理过程，这些基因中的一个或多个发生突变，都有可能使牙胚发育停止，导致牙的先天缺失。此外，先天缺牙也可能与胚胎早期受到有害物质的影响有关，如放射线、创伤、感染、药物等。

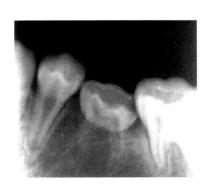

图1　个别牙先天缺失

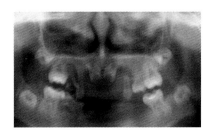

图2　多数牙先天缺失

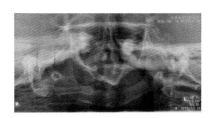

图3　外胚叶发育不全综合征患者全口无牙

遗传性外胚叶发育不全综合征多数为X染色体隐性遗传，也可为常染色体显性或隐性遗传，已知是由于外异蛋白A基因突变引起的。

临床表现 牙数目不足。先天缺牙可发生在乳牙列，也可发生在恒牙列。乳牙列缺失情况较少发生，发生率仅为0.1%~0.7%，多发生在下颌乳侧切牙和乳尖牙。恒牙列先天缺牙的发生率为2.3%~9.6%。男女比例为2:3。恒牙列中任何一颗牙都可能出现先天缺失，除第三磨牙外，最常缺失的牙依次为下颌第二前磨牙、上颌侧切牙、上颌第二前磨牙、下颌侧切牙和切牙，常对称发生。缺失数目最常见为2颗，其次是1颗，缺失5颗以上少见。乳牙列与恒牙列的牙数目异常有一定相关性，乳牙列缺牙者，恒牙列有先天缺牙的可能性在50%以上。

遗传性外胚叶发育不全又分为有汗型和少汗型，少汗型表现为先天完全无牙或大多数牙先天缺失，同时伴有少汗症、毛发稀少、指甲异常，有汗型患者的症状相对较轻。

诊断与鉴别诊断 诊断依据有牙的数目、缺牙位置和间隙情况。但临床上口腔内缺牙，不足以证明无牙，可能是因为牙没有萌出（如埋伏牙、迟萌）、拔除或外伤早失等。应在询问病史、拍摄X线片等辅助检查后方能做出诊断。X线片上，3岁半应可见侧切牙牙胚，5岁半应可见第二前磨牙牙胚，第三磨牙牙胚最迟应在10岁可见。超过这些时间点而未见相应牙胚者，应高度怀疑先天缺牙。

治疗 治疗原则是恢复咀嚼功能，保持良好的咬合关系。缺牙数目少、对咀嚼功能和美观影响不大者可不处理。当多数牙缺失、影响咀嚼功能时，则可行活动性义齿修复，以恢复咀嚼功能，促进颜面骨骼和肌肉的发育。对于恒牙先天缺失相应乳牙的保留问题，需根据先天缺牙的数目、牙弓长度和咬合关系来进行综合考虑。

前磨牙先天缺失 没有牙列拥挤的患者，应尽量保留乳牙，待乳牙脱落后再行修复治疗。对于牙列拥挤、间隙不足的患者，可以考虑早期拔除相应乳牙后，正畸治疗关闭间隙。

上颌侧切牙先天缺失 根据咬合情况，可选择保持间隙或采用正畸方法将恒尖牙近中移动到侧切牙的位置，并酌情将尖牙牙冠改形为上颌侧切牙形态。

遗传性外胚叶发育不全综合征患儿应在能够配合的情况下，进行早期义齿修复，以恢复咀嚼功能和颌间垂直距离、促进颌面部正常发育。

（赵玉鸣）

duōshēngyá

多生牙（hyperdontia）
牙数目多于正常牙数的发育畸形。又称额外牙。多生牙的发生率为1%~3%，常见于混合牙列和恒牙列，乳牙列较少。男性多于女性。可单独发生，也可能伴有其他发育异常，如腭裂、颅骨-锁骨发育不全综合征、骨瘤肠息肉综合征和口面指综合征等。

发病机制 病因不清，遗传因素是重要的致病因素。其形成机制有几种假说。①返祖现象：考古学家发现在类人猿牙列中有3~4颗前磨牙，因而在该区域出现的多生牙，可能是返祖现象。②牙板断裂学说：牙板断裂时，脱落的上皮细胞过度增生，或牙板局部牙源性上皮过度活跃，形成多生牙。③牙胚分裂学说：牙胚分裂可能会导致多生牙的发生。

临床表现 多生牙发生的部位和数目不同。上颌多于下颌，最常见的发生部位为上颌前牙区域（图），位于两颗中切牙之间，又称正中牙；其次为前磨牙区域。多数萌出到口腔，约有1/4埋伏在颌骨内不能萌出。多生牙多呈锥形、结节形、不规则形，也可与正常牙相似，其牙轴方向多异于正常牙，有些甚至是冠根倒置。多生牙常对恒牙列的发育和恒牙萌出产生多种影响，引起恒牙迟萌或阻生、牙间隙大、牙移位，有些甚至造成邻牙根吸收，偶尔与正常牙融合或造成含牙囊肿，还有些倒置的多生牙进入鼻腔、上颌窦等。

诊断与鉴别诊断 临床发现或怀疑有多生牙时，需要拍摄X线片以明确多生牙是否存在、多生牙的数目和位置。常用X线片有根尖片、全口曲面体层片和锥形束CT等。

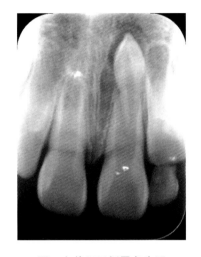

图 上前牙区倒置多生牙

治疗 对已萌出的多生牙应及时拔除。如多生牙埋伏在颌骨内，应追踪观察。如未对恒牙产生影响且无任何病理变化时，可不做处理。如果埋伏多生牙位于年轻恒牙根尖附近，拔除时可能会伤及恒牙根部，则可暂不处理，待年轻恒牙牙根发育完成后，再拔除。如果多生牙造成正常牙的牙根吸收或牙根弯曲畸形、移位，而多生牙形态类似正常牙、牙根有足够长度者，可考虑保留多生牙，拔除正常牙。

（赵玉鸣）

yádàxiǎo yìcháng

牙大小异常（abnormality of tooth size）
牙的体积先天比正常大或小的发育畸形。病因不明，多数与遗传因素或全身性疾病有关。临床可表现为普遍性牙过大或牙过小，也可表现为个别牙的大小异常，全口牙大小异常常为综合征的一个表现。对牙排列无影响者可不治疗，有影响者可进行调磨或修复。

（赵玉鸣）

yáguòdà

牙过大（macrodontia）
牙大小大于其正常尺寸的发育畸形。牙过大分为个别性牙过大和普遍性牙过大。遗传因素和环境因素共同决定牙的大小。普遍性牙过大多见于脑垂体功能亢进的巨人症，个别牙过大的原因尚不清楚。牙过大的形态与正常牙相似，体积过大。个别性牙过大多见于上颌中切牙和下颌第三磨牙（图），需与双牙畸形相鉴别。对牙排列无影响的个别性牙过大可不做任何处理，如一颗牙过大影响美观可加大对侧同名牙，如影响牙排列则可考虑拔除后行义齿修复。全口牙普遍性过大常导致牙列拥挤，需正畸治疗。

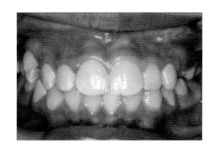

图 上颌中切牙过大牙

（赵玉鸣）

yáguòxiǎo

牙过小（microdontia）
牙大小小于其正常尺寸的发育畸形。牙过小的形态常呈圆锥形，又称锥形牙。牙过小分为普遍性牙过小和个别牙过小。牙过小多与遗传相关，有时伴有牙数目、结构及萌出异常。有些牙过小是综合征的表现之一，如少汗型外胚叶发育不全症、埃利森·克里费德（Elliss-van Creveld）综合征、色素失调综合征及牙发育不全-指（趾）甲发育不全症中多有锥形牙出现。普遍性牙过小多见于脑垂体功能低下的侏儒症，较少见。个别牙过小较多见，恒牙列显著多于乳牙列，女性多于男性。好发于上颌侧切牙（图）和第三磨牙，其次是上下颌第二双尖牙，多生牙常为过小牙。如牙的体积较小，邻牙间有间隙，可做树脂贴面或烤瓷冠修复牙外形。

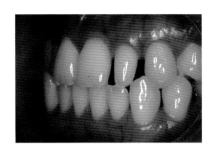

图　上颌侧切牙牙过小

（赵玉鸣）

yáxíngtài yìcháng

牙形态异常 （abnormality of tooth shape）

牙形态与正常相比出现变异的发育畸形。乳恒牙均可出现，但恒牙多见。牙的形态多数受遗传因素影响，但局部环境因素，如机械压力也有可能导致形态的异常。临床上牙形态异常可表现为畸形中央尖、畸形舌窝、双牙畸形、牛牙样牙、弯曲牙等。如形态异常对牙的功能和排列没有影响，则可以不治疗；如有发生龋病或出现牙髓感染的可能性，应积极进行预防干预；一旦出现并发症，则根据病变的严重程度进行相应治疗，必要时拔除、进行义齿修复。

（赵玉鸣）

jīxíng zhōngyāngjiān

畸形中央尖 （abnormal central cusp）

发生在前磨牙𬌗面中央窝处或颊尖三角嵴处的圆锥形额外牙尖（图）。可以在一个或几个甚至全部前磨牙上发生，常对称发生，蒙古人种中发生率较高。

发生机制　发生机制不明。有学者认为是在牙发育早期，内釉上皮及其下方的外胚间充质细胞在某个区域增生或外突进入牙器官中。

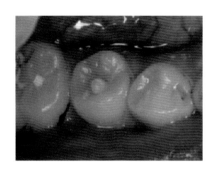

图　右下第二前磨牙
畸形中央尖

临床表现　患者一般没有症状，常在口腔检查时偶然发现，有些发现时已经折断。牙尖高低不等（1～3mm），基底部直径约2mm，构造不一，有的髓角突入尖内，也有的髓角不高，只是牙本质伸入尖内。中央尖磨耗或折断后在前磨牙咬合面上形成靶样折断痕迹，外为环状釉质，其内为黄色牙本质轴，中心为一深色小点，为突入到尖内的髓角或形成的继发牙本质。X线检查可见由髓室顶中心向咬合面突起的锥形牙尖。圆钝的中央尖在咬合关系建立后逐渐磨耗，形成继发牙本质，牙髓无感染，牙根正常发育。细而高的中央尖极易折断，牙本质折断或髓角暴露后易引起牙髓及根尖周感染。由于畸形中央尖折断时多为年轻恒牙，牙髓、根尖炎症的出现常常影响牙根的发育，X线片上表现为患牙牙根短、根管粗、根尖孔敞开或呈喇叭口状。

治疗　在混合牙列后期，牙根尖片的检查有助于前磨牙畸形中央尖的早期发现。一旦发现，则建议患儿在乳磨牙脱落、前磨牙的咬合面暴露完全后及时就诊。

圆钝的中央尖如果不存在折断的风险可不予处理。对于高而尖的中央尖，为了防止其折断及并发症的发生，应及早进行预防性治疗，方法有中央尖加固法和预防性充填。①中央尖加固法：适用于相对较粗、完全没有折断的中央尖。用树脂在中央尖周围加固一薄层，形成更粗的圆锥形，以期中央尖自然逐渐磨耗的同时，髓角内部有修复性牙本质沉积。②预防性充填：适用于中央尖高尖的患牙，牙尖未折断或折断时间不长，可除外牙髓感染者。具体方法：局部麻醉下磨除中央尖，检查是否有髓角暴露，如无肉眼可辨的露髓孔，则用 Ca(OH)$_2$ 制剂进行间接盖髓；如有针尖大小露髓，可行直接盖髓术；如果备洞后露髓点明显，特别是就诊时牙尖已折断，或有敏感症状的牙，建议行部分冠髓切断术。牙髓处理后常规树脂充填，同时封闭𬌗面深窝沟。

对于已经出现牙髓炎、根尖周炎的患牙，可以在急性炎症控制后，根据牙根发育程度，选择进行冠髓切断术、牙根形成术、牙髓血管再生术、根尖诱导成形术或根管治疗术等。

（赵玉鸣）

jīxíng shéwō

畸形舌窝 （invaginated lingual fossa）

切牙牙面上囊状深陷的窝。又称牙内陷。常伴随有其他类型牙发育畸形，如牛牙样牙、牙过小、双生牙、牙本质形成不良等。如在舌窝内陷的同时，舌隆突呈圆锥形突起，形成畸形牙尖称为畸形舌尖，其内可能有髓角突入。乳恒牙均可发生，恒牙更多见。

分型　根据内陷深度的不同，分为3种类型：Ⅰ型内陷局限于牙冠内；Ⅱ型内陷延伸至釉牙骨质界以下；Ⅲ型内陷又称牙中牙，内陷区几乎涉及牙根全长。

发生机制 是牙发育时期造釉器出现皱褶，向内陷入牙乳头中形成的窝状畸形，可能为常染色体显性遗传。

临床表现 外观表现为釉质盲孔，窝的内壁覆盖釉质，与牙表面的釉质相连续。畸形舌窝多见于上颌侧切牙，其次是上颌中切牙，偶见于尖牙。根据内陷程度的深浅及形态的差异，又分为畸形舌侧窝、畸形舌沟、牙中牙。畸形舌侧窝是内陷较轻的一种，牙形态无明显变异，只是舌窝较深。畸形舌沟是釉质内陷呈沟缝状，沟缝将舌隆突一分为二，并继续伸延至牙颈部，有的甚至达根部。牙中牙是釉质内陷较严重的一种，在X线片上，可以看到牙冠中央内陷的釉质囊腔，很像一个小牙包在牙冠中，故而得名。患牙内陷的部分有些有釉质覆盖，与牙表面的釉质相连续；有些缺乏釉质覆盖，加上窝沟较深不易清洁，容易导致食物残渣滞留、细菌滋生而患龋，龋病通常进展迅速，容易引起牙髓感染。畸形舌沟延伸至牙根部则易导致深的牙周袋形成（图）。

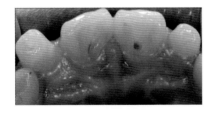

图 畸形舌窝
注：11畸形舌沟继发龋损，21畸形舌窝继发龋损，12、22畸形舌窝

畸形舌尖可发生于恒牙，也可发生于乳牙，恒牙多见于上颌侧切牙，其次为上颌中切牙，乳牙多见于乳中切牙，其次为乳侧切牙。多数畸形舌尖粗大，常引起咬合障碍，造成牙移位，或引起咬合创伤导致牙髓、根尖周病变；有些畸形舌尖尖细，有髓角突入，如折断则易造成牙髓感染。

治疗 临床上一旦发现有畸形舌窝，应及早实行窝沟封闭或预防性充填以预防龋齿的发生。如已出现龋损，要及时充填治疗。一旦出现牙髓炎症，应根据牙根发育程度做牙髓切断术、根尖诱导成形术或根管治疗术，热牙胶法优于冷牙胶侧压法。内陷牙的髓腔根管系统复杂，牙髓治疗难度较大，可在显微镜下进行，有些复杂病例需结合根尖手术。对于畸形舌沟引起的牙周炎症，需牙周系统治疗、牙周翻瓣术。对于畸形舌尖影响咬合者，可在局部麻醉下一次性磨除畸形牙尖，如未露髓，则行间接盖髓术；如露髓，可行直接盖髓术或部分牙髓切断术。

（赵玉鸣）

shuāngyá jīxíng

双牙畸形（double tooth）

牙冠呈两个牙的异常形态的发育畸形。形成的原因是在牙发育期，机械压力将两个正在发育的牙胚挤压在一起而逐渐融合为一体。如压力发生在两个牙胚钙化之前，则形成一个完全融合的畸形牙。如发生在牙冠钙化完成时，则形成的根融合为一，而冠则为二个牙冠。也可能是一个牙胚分裂为二，牙冠呈现两个牙的形态。临床上可表现为融合牙、结合牙和双生牙，融合线或结合线处易发生菌斑堆积，形成龋齿或牙周疾病。对牙排列无影响者，可不处理。融合线处可行窝沟封闭或预

防性树脂充填；并发牙周炎症者，需行牙周系统治疗。对影响牙排列者，可进行减径，必要时行根管治疗后改形。

（赵玉鸣）

rónghéyá

融合牙（fused tooth）

两个独立发育的牙胚釉质或牙本质融合在一起形成的发育畸形。根管可以是一个，也可以是两个。好发于前牙区，乳牙多于恒牙，下颌乳侧切牙和乳尖牙融合最为常见（图）。乳牙融合牙其中对应的一颗恒牙发生先天缺失的概率约为50%。

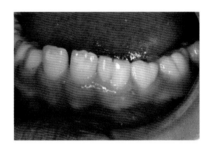

图 72、73 融合牙

发生机制 在牙发育期，机械压力将两个正在发育的牙胚挤压在一起而逐渐融合为一体。有些具有家族遗传性。

临床表现 由于融合发生的时期不同，融合牙可以表现为冠根完全融合，或冠（根）部融合，其余部分分离，冠部融合多见。临床检查可见牙数目不足，融合牙的牙冠近远中径大，但小于两颗牙之和，牙冠唇舌侧面可见融合线。X线片显示冠部和（或）根部的融合，二者有各自的髓室和根管。

治疗 融合线处易聚集菌斑造成龋损，可以进行窝沟封闭或预防性充填。临近替牙期时，应该拍摄全口曲面体层片检查是否存在恒牙先天缺失。融合牙的滞

留可能影响继承恒牙的萌出，可以考虑适时拔除。

(赵玉鸣)

jiéhéyá

结合牙 (concrescence of tooth)

两个或两个以上基本发育完成的牙，牙根互相靠拢，由增生的牙骨质将其结合在一起的发育畸形。多是由于牙列拥挤或创伤造成的。可发生在萌出前或萌出后，任何两个相邻的牙都有可能发生结合。结合牙的牙本质是完全分开的，牙冠是独立的，X 线片显示两个牙的牙根通过牙骨质结合在一起，髓腔和根管系统是独立的。结合牙对牙排列无影响者可不处理。若是与多生牙结合，影响牙排列者，可考虑切割分离拔除多生牙。

(赵玉鸣)

shuāngshēngyá

双生牙 (geminated tooth)

牙胚一分为二使牙冠呈现两个牙的异常形态的发育畸形。是牙胚发育期间，成釉器内陷形成的。临床表现为牙冠完全或不完全分开，但拥有一个共同的牙根和根管。乳牙列和恒牙列均可发生。双生牙是由一个牙胚发育而来的，牙数目不少，但牙冠形态大，若影响其他牙排列，可进行片切减径，必要时可在根管治疗后进行改形。

(赵玉鸣)

niúyáyàngyá

牛牙样牙 (taurodontism)

磨牙的牙冠增大，髓室顶至髓室底的距离增加，髓室底和根分叉向根尖方向移位的发育畸形。因其形态与牛等反刍类动物的磨牙整体形态相似。又称牛型牙。根据冠根比例可分为 3 度：轻度牛牙样牙、中度牛牙样牙和重度牛牙样牙。恒牙发生率高于乳牙，可以单发或多发，常呈对称性，无明显性别差异。可累及所有的磨牙，第二、三磨牙受累较重。

发生机制 原因不明。有学者认为是牙根形成时，赫特威尔（Hertwig）上皮根鞘在一定水平线上内折失败所致。也有学者认为与遗传有关，在多种颌面发育异常综合征中有牛牙样牙的表现。

临床表现 临床检查一般无明显异常，X 线片上可见牙体长，牙根短，髓腔延长伸入到根部，髓室底的位置移向根尖处（图）。

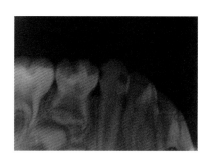

图　牛牙样牙

治疗 一般不需处理，只是在牙髓治疗时应注意髓底的位置。对于重度牛牙样牙，牙髓切断术操作困难，建议做部分冠髓切断术或牙髓摘除术。根管治疗过程中，不易寻找根管口，必要时可使用根管显微镜辅助治疗。

(赵玉鸣)

wānqūyá

弯曲牙 (dilaceration of tooth)

牙冠和牙根形成一定弯曲角度的牙。多发生于前牙。

病因 乳牙外伤是最常见的病因，尤其是乳切牙挫入性外伤使已经矿化形成的恒切牙牙冠改变方向，其余的牙胚组织继续发育，与改变方向的部分形成一定的角度。此外，严重的乳牙慢性根尖周炎、多生牙或牙瘤、医源性创伤也可能改变恒牙胚的位置，造成弯曲牙。

临床表现 多见于上颌中切牙，常因恒切牙不能正常萌出而就诊。通过 X 线片检查，可见牙萌出方向、冠根位置异常（图）。进一步经 CT 检查，可发现冠根呈一定角度。

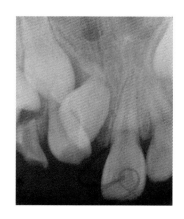

图　11 弯曲牙

治疗 取决于牙弯曲的程度。对于弯曲程度轻、牙根刚开始发育的患牙，可以通过翻瓣手术暴露弯曲牙的牙冠，粘接拉钩，进行早期正畸牵引，使牙达到功能位置。但部分牙牙冠的角度不能达到理想位置。对于弯曲程度严重的牙，一般建议拔除。拔牙后可保持间隙，进行修复，或通过正畸手段关闭间隙。如果弯曲出现在牙颈部，牙根有足够长度且位置接近牙槽嵴，可以进行牵引就位–截断牙冠–根管治疗–桩冠修复。

(赵玉鸣)

yájiégòu yìcháng

牙结构异常 (abnormality of tooth structure)

牙体组织结构发生先天性缺陷的发育畸形。乳恒牙牙列均可发生。病因是在牙发育期间，在牙釉质或牙本质形成或钙化时，受到全身性或局部性因素的影响而导致的牙发育不正常。临床常见的表现为釉质发育不全、牙本质发育不全、氟牙症和先天性梅毒牙等。由于牙结构异常出现时已是病因的结果，因此治疗主要是对症，通过牙体修复的方法恢复牙形态和功能。

（赵玉鸣）

yòuzhì fāyùbùquán

釉质发育不全 （enamel hypoplasia）

在釉质发育过程中，受到某些全身性或局部性因素的影响而出现的釉质结构异常。釉质形成分为两个阶段：釉基质的形成和釉基质的矿化。若影响釉基质形成，导致釉质表面缺陷或异常称釉质发育不全；如果釉基质矿化受到影响，称为釉质矿化不良。乳牙和恒牙均可受累。

病因与发病机制　釉质发育不全的病因分为环境因素和遗传因素两大类。其中环境因素导致的釉质缺陷称为外源性釉质发育不全，遗传因素导致的釉质缺陷称为遗传性釉质发育不全。

外源性因素又分为全身因素和局部因素。①全身营养不良，特别是钙、磷、维生素 A、维生素 C、维生素 D 等缺乏或代谢障碍，可造成牙釉质发育不全。全身性疾病，如风疹感染、脑损伤和神经系统缺陷、肾病综合征、严重变态反应、铅中毒及放疗等都可能影响釉质的形成和钙化。婴幼儿期是恒牙基质形成和基质钙化的关键时期，轻度的全身障碍有时也会影响釉质发育。②局部因素，如乳牙根尖周感染和创伤，常导致个别恒牙的釉质缺陷和矿化不良，这种釉质发育不全又称为特纳（Turner）牙（图）。在恒牙胚釉质发育阶段，乳牙根尖周炎症会沿着恒牙胚周围的骨壁蔓延，影响其发育。乳前牙创伤所致乳牙根尖移位及随后的乳牙根尖周感染，也会影响恒牙胚釉基质形成及其矿化成熟。

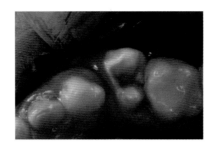

图 24 特纳牙

临床表现　轻度釉质发育不全的牙仅有颜色和硬度的改变，釉质表面呈粗糙的白垩色，无实质性缺损，由于这种釉质的渗透性较高，外来色素沉着，常呈黄褐色。重度釉质发育不全的牙表现为实质性釉质缺损，牙表面呈点状、窝状或带状凹陷，严重者整个牙面呈蜂窝状，甚至无釉质覆盖。

诊断　根据典型的临床表现和病史可以确诊。临床上常可根据多个牙对称发生的釉质发育不全，推断全身性障碍发生的时间。

$$\frac{631\ |\ 136}{6321\ |\ 1236}$$近切缘处和牙尖处出现缺损，提示发育障碍发生于出生后第 1 年内；如果上颌侧切牙切缘受累，说明发育障碍是在出生后第 1 年末或第 2 年初出现或延续到此阶段的；第一前磨牙牙尖缺损，说明是在 2 岁左右出现发育障碍；出生后第 3 年内的发育障碍，主要累及第二前磨牙和第二恒磨牙牙尖；7 ~ 10 岁期间的发育障碍，可表现为第三磨牙牙尖釉质缺损。

治疗　患牙萌出早期应采用局部涂氟、窝沟封闭及预防性充填等措施预防龋病。对于釉质缺损严重的磨牙可行预成金属冠修复。牙发育成熟后，可做树脂贴面、烤瓷贴面及冠修复。

预防　加强母婴保健措施，积极预防和治疗可能导致釉质发育不全的全身性疾病。积极预防和治疗

乳牙龋病，避免发展为影响继承恒牙釉质发育的根尖周炎症。

（赵玉鸣）

yíchuánxìng yòuzhì fāyùbùquán

遗传性釉质发育不全 （amelogenesis imperfecta，AI）

不伴有全身综合征、影响釉质发育的单基因遗传性疾病（图）。乳恒牙均受累，全口牙牙釉质发育不全的严重程度相似，多数伴有家族遗传史，也有个别散发病例。

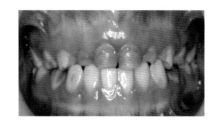

图　遗传性釉质发育不全

病因　遗传方式包括常染色体显性、常染色体隐性及 X 染色体连锁遗传。已证实的相关基因有 *AMELX*、*ENAM*、*MMP-*20、*KLK*4、*FAM83H*、*DLX3*、*WDR72* 和 *C4orf26* 等基因。

临床表现　根据遗传性釉质发育不全的釉质结构特征、临床表现和遗传特征，可分为发育不全型、成熟不全型、钙化不全型和釉质发育不全/成熟不全伴牛牙样牙 4 型。

发育不全型　主要为釉基质形成缺陷，釉基质矿化好，硬度正常。但釉质很薄甚至无釉质覆盖。表面可呈点窝状或粗糙颗粒状改变。患者对物理化学刺激极为敏感。X 线片显示釉质薄，但阻射程度正常，较牙本质高。

钙化不全型　釉质量正常，但矿化程度低，表面粗糙，质地较软，呈橘黄色，容易碎裂露出牙本质。X 线片显示釉质由于过度磨耗很薄甚至缺如，X 线阻射

程度低于牙本质。

釉质成熟不全型 釉基质形成基本正常，但釉质晶体成熟阶段受累。釉质厚度正常，硬度较正常低，但与钙化不全型相比程度轻，牙表面多孔、易着色。X线片显示釉质与牙本质阻射程度接近。

釉质发育不全/成熟不全伴牛牙样牙 除具备上述釉质发育不全及成熟不全的特征外，磨牙为牛牙样牙。

诊断与鉴别诊断 根据典型的临床表现、家族史，结合X线检查可以确诊。实验室基因检测可作为辅助诊断依据。

需与外源性釉质发育不全和氟牙症相鉴别。遗传性釉质发育不全具有家族史、全口牙受累、没有发育时期的特点。

治疗 治疗应积极，在乳恒牙萌出早期即应干预，以免发生龋病和过度磨耗。磨牙治疗主要是预成冠修复，前牙可采用树脂贴面。由于牙敏感，治疗需在局麻下进行。对于伴有前牙开𬌗的遗传性釉质发育不全病例，可考虑正畸或手术治疗。

预防 对患者家庭进行遗传咨询。由于釉质表面粗糙、缺损，常致菌斑堆积不易清洁，引起牙龈炎、牙周炎，应定期洁治、维护口腔卫生。

（赵玉鸣）

yáběnzhì fāyùbùquán

牙本质发育不全（dentinogenesis imperfecta） 牙本质发育异常的遗传性疾病。累及乳牙列或乳恒牙列，恒牙列受累较轻。临床分为三型：Ⅰ型为伴有全身骨骼发育不全的牙本质发育不全，又称为成骨不全。Ⅱ型为单纯牙本质发育不全，不伴有全身其他器官异常，又称为遗传性乳光牙本质。Ⅲ型又称壳状牙。

病因与发病机制 为常染色体显性或隐性遗传。Ⅰ型牙本质发育不全主要是由于编码Ⅰ型胶原的 COL1A1 和 COL1A2 基因突变造成的。其他类型牙本质发育不全多数是由于编码牙本质涎磷蛋白的基因突变所致。

病理 釉牙本质交界处正常的扇贝状结构消失，而呈平直的交界线，机械嵌合力差，釉质容易剥脱。牙本质呈层板状，牙本质小管排列紊乱，管径粗，数目少。一些短而异常的小管通过不典型的球间牙本质的基质，有些区域只有未钙化的牙本质基质，完全没有小管结构。随着牙的磨耗，髓室、根管内不断形成修复性牙本质，严重者髓腔闭锁。Ⅲ型牙本质发育不全的患牙在罩牙本质层形成后，牙本质层的形成停止，使牙呈空壳状。

临床表现 主要表现为牙本质发育异常，釉质基本正常。牙冠形态正常或较短小（图）。全口牙呈半透明的琥珀色、棕黄色或灰蓝色，又称乳光牙。牙萌出不久，即出现全口牙明显磨损。前牙切端和后牙𬌗面釉质剥脱，牙本质暴露，牙本质迅速磨耗使牙冠变短，患儿面下1/3垂直距离明显降低。X线片显示：冠根交界处变窄，牙根短而细。早期髓腔宽大，随牙本质磨耗，牙髓形成大量继发牙本质，髓腔明显缩小，根管变细，严重时完全闭锁。

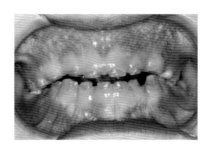

图 牙本质发育不全

Ⅲ型牙本质发育不全的牙形态、颜色与Ⅰ、Ⅱ型相似。表现为牙本质菲薄，牙根发育不足，髓室和根管宽大，当牙本质外露迅速磨耗后髓室极易暴露，特别是在乳牙，易造成牙槽脓肿导致乳牙早失。X线片显示在釉质和牙骨质下方仅有一层极薄的牙本质，宛如空壳，故称壳状牙。

治疗 防止患牙过度磨耗、恢复垂直距离和咀嚼功能。早期对恒牙进行全冠修复，乳磨牙不锈钢预成冠修复。对于牙重度磨耗、垂直高度降低的患儿可以做全牙列𬌗垫或覆盖义齿修复。对于牙髓根尖周炎症的患牙，尽量尝试扩通根管，进行根管治疗。若根管无法扩通、病变无法控制者，乳牙拔除并行间隙保持，恒牙行根尖手术。

预防 孕前进行遗传咨询。

（赵玉鸣）

yáméngchū yìcháng

牙萌出异常（abnormality of tooth eruption） 牙萌出的时间或位置发生异常的发育畸形。恒牙列多见。乳牙列多与全身因素有关，恒牙列多数由局部因素引起，如乳牙疾病，少数与全身性疾病或遗传因素相关。临床上主要表现为牙早萌、牙迟萌、牙异位萌出等。治疗原则主要是明确病因，治疗全身性疾病，去除局部干扰因素，引导牙正常萌出。

（赵玉鸣）

yáchíméng

牙迟萌（delayed eruption） 牙萌出期显著晚于正常萌出期的发育畸形。乳恒牙均可发生。

病因 ①乳牙迟萌：多与全身性疾病有关，如佝偻病、甲状腺功能低下或营养缺乏等。一般婴儿出生后1年萌出一颗乳牙即为正常，若超过1岁后仍无乳牙萌出，或超过3岁乳牙尚未全部萌出者则为乳牙迟萌，应对患儿进行全身检查。②恒牙迟萌：多是由于乳牙早失、儿童习惯用牙龈咀嚼，造成局部牙龈增厚坚韧，恒牙无法萌出；或者由于乳尖牙和乳磨牙过早脱落，导致邻牙移位、间隙缩小，使得继承恒牙萌出困难或异位萌出；也有因多生牙或牙瘤机械阻碍造成的。③全口多数牙萌出困难者：多与遗传因素有关，如颅骨－锁骨发育不全。个别恒牙迟萌多见于恒中切牙（图1），其次为前磨牙。

临床表现 为局部牙龈发白、突出，可扪及下方坚硬的牙冠。X线检查牙根发育8期以上，有时可见多生牙或牙瘤阻碍。

治疗 纠正全身异常，去除局部阻碍因素，对间隙不足者正畸扩展间隙。对牙龈增厚者，切开助萌，暴露整个切缘或𬌗面（图2），必要时可辅助牵引复位。

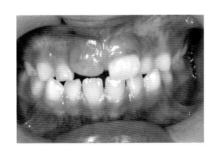

图1　11迟萌

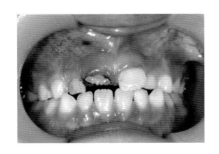

图2　11切开助萌

（赵玉鸣）

yázǎoméng
牙早萌（early eruption）
牙萌出时间比正常萌出时间超前，且牙根发育不足的发育畸形。乳牙早萌较为少见，多见于下颌中切牙，偶尔见上颌切牙和第一乳磨牙早萌。胎儿出生时就有牙萌出，称为诞生牙。在新生儿期长出的牙，称为新生牙（图1）。恒牙早萌多见于前磨牙。

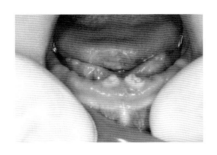

图1　新生牙

病因与发病机制 乳牙早萌多与遗传、内分泌和环境因素相关。恒牙早萌多由于乳牙慢性根尖周病变造成继承恒牙胚周围牙槽骨大量破坏、乳牙早失，而使恒牙过早暴露于口腔内（图2）。

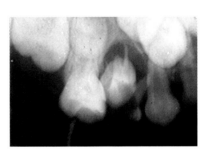

图2　54根尖周病变导致
14早萌

临床表现 早萌的乳牙或恒牙多数没有牙根或牙根发育很少，牙松动明显，常伴有釉质发育不全。乳牙早萌者，由于哺乳时婴儿舌系带及舌腹部与乳下前牙反复摩擦，可能导致创伤性溃疡，又称瑞格病（Riga-Fede disease）。

治疗 早萌乳牙如果极度松动，有脱落并导致误吸的风险，则建议拔除。如果松动不严重，造成创伤性溃疡者，则建议改用汤匙喂奶，溃疡处涂抗炎、促愈合的药物。如果溃疡难以治疗，严重影响进食则建议拔除。对于早萌恒牙，建议局部涂氟、窝沟封闭或预防性树脂充填，以预防龋齿发生。

预防 控制乳牙根尖周炎症，及时拔除残根、残冠，治疗有根尖病变的邻牙是预防恒牙早萌的重要措施。

（赵玉鸣）

yáyìwèi méngchū
牙异位萌出（ectopic eruption）
恒牙在萌出过程中未在牙列的正常位置萌出的发育畸形。其发生的原因多与牙弓长度不足、恒牙萌出角度异常有关。好发于上颌第一恒磨牙和上颌恒尖牙，其次是下颌侧切牙和第一恒磨牙。牙可向近中、唇颊侧或舌腭侧倾斜萌出，有些甚至可能压迫邻牙牙根使其吸收，或与邻牙发生易位。对于替牙期儿童应密切观察牙萌出情况和顺序，一旦明确牙异位萌出，则应积极进行正畸矫治，对于压迫邻牙使其牙根吸收者，可酌情拔除邻牙。

（赵玉鸣）

dì-yīhéngmóyá yìwèi méngchū
第一恒磨牙异位萌出（ectopic eruption of first permanent molar）
第一恒磨牙萌出时近中阻生，同时伴随第二乳磨牙牙根吸收和间隙丧失的发育畸形。其发生率为2%～6%，男性多于女性。多数发生在上颌，可单侧或双侧对称出现。

病因与发病机制 第二乳磨

牙和第一恒磨牙牙冠体积较大；颌骨发育不足，尤其是上颌结节发育不足；第一恒磨牙的萌出角度异常，牙轴向近中倾斜等。

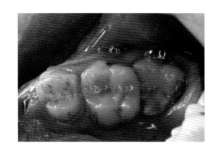

图 26 异位萌出

临床表现 第一恒磨牙近中边缘嵴阻挡在第二乳磨牙远中牙颈部下方，远中边缘嵴可以萌出（图）。典型的 X 线片表现为第二乳磨牙远中根接近牙颈部的位置出现弧形吸收区，第一恒磨牙的近中边缘嵴嵌入吸收区。随着儿童颌骨的生长发育，大约 60% 以上的第一恒磨牙异位萌出可以自行调整而正常萌出，称为可逆性异位萌出，第二乳磨牙可以保留；而另外 1/3 的牙不能正常萌出，称为不可逆性异位萌出。一般以 7~8 岁为界判断第一恒磨牙异位萌出是否可逆。

治疗 在 6 岁左右发现第一恒磨牙异位萌出，可以先观察；如果到 7~8 岁第一恒磨牙仍未能正常萌出，确诊为不可逆性异位萌出时，应根据第一恒磨牙阻生的程度以及第二乳磨牙根吸收的状况采取有效的治疗方法。常用的方法：①分牙法：用分牙圈、分牙簧或铜丝插入第一恒磨牙和第二乳磨牙间加力，解除两颗牙的锁结，诱导第一恒磨牙正位萌出。②截冠法：或称片切法。磨除第二乳磨牙远中阻挡恒牙的部分，诱导第一恒磨牙萌出。③牵引法：利用牙根条件较好的乳磨牙做基牙，制作固定装置，在阻生的第一恒磨牙殆面粘贴拉钩，通过牵引使其向远中移动，解除锁结、正位萌出。④推簧法：利用带有推簧的固定矫治装置推第一恒磨牙向远中移动。⑤口外弓法：只适用上颌，在第二乳磨牙脱落后或拔除第二乳磨牙后，用口外弓推动第一恒磨牙恢复到正常位置，然后保持间隙。⑥间隙保持法：第二乳磨牙脱落后，保持间隙，待牙替换完成后，酌情正畸矫正。

（赵玉鸣）

héngjiānyá yìwèi méngchū

恒尖牙异位萌出 （ectopic eruption of permanent canine）

恒尖牙萌出时发生位置异常的发育畸形。发生率为 1%~2%，主要发生在上颌。

病因与发病机制 由于侧切牙比尖牙替换早，先萌出的恒侧切牙占据了尖牙的位置；而第一乳磨牙也比乳尖牙替换早，也会使尖牙萌出间隙不足造成阻生。

临床表现 常见上颌尖牙在牙弓的唇侧错位萌出（图），俗称虎牙，少数表现为腭侧阻生。有时临床可见尖牙与第一前磨牙或恒侧切牙与尖牙发生位置交换，临床称为易位萌出。上颌尖牙也可向近中移位，导致邻近侧切牙或中切牙牙根吸收。有些尖牙能越过牙根较短的侧切牙，萌出到中切牙的位置，或者斜位、横位阻生于颌骨内。

治疗 注意保护乳尖牙，防止因龋引起根尖周炎导致其早失，诱导恒尖牙正常萌出。通过早期检查，及时发现恒尖牙异位萌出的趋势。在 10 岁左右时一旦发现有恒尖牙异位的存在，应及早拔除乳尖牙。研究表明：如果异位的恒尖牙不超过相邻恒侧切牙长轴的中线，拔除乳尖牙后，多数恒尖牙能够自行萌出到基本正常位置。若乳尖牙拔除后，恒尖牙萌出位置无改善，则需正畸矫治或外科手术治疗。

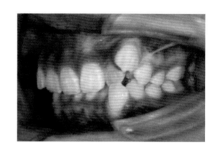

图 23 异位萌出

（赵玉鸣）

méngchūxìng xuèzhŏng

萌出性血肿 （eruption hematoma）

牙萌出时期，局部牙槽黏膜下形成的血肿。乳恒牙均可发生。是由于牙在萌出过程中，穿破牙囊，导致局部毛细血管破裂、出血，在龈下组织中聚积组织液或血液而形成的。临床表现为即将萌出牙切缘或殆面的牙龈呈蓝紫色膨隆，有波动感。随着牙的萌出，血肿自然消退，但有些病例牙不能正常萌出，则需切开引流、促进牙萌出。

（赵玉鸣）

yátuōluò yìcháng

牙脱落异常 （abnormality of tooth shedding）

乳牙脱落的时间比正常提前或延后的异常。常影响恒牙的正常萌出。病因不明，有些与局部因素、全身性疾病或遗传因素相关。临床可表现为牙固连、乳牙滞留、牙早失等。治疗主要是局部对症，拔除滞留或固连乳牙，对于乳牙早失者进行间隙保持，以引导恒牙正常萌出，有全身背景者积极治疗全身性疾病。

（赵玉鸣）

yázǎoshī

牙早失（premature loss of tooth）

牙脱落的时间比正常提前的疾病。可以是个别牙，也可以是全口牙的早失。个别乳牙或恒牙早失多由于根尖周病变、牙外伤，或是相邻恒牙萌出时压迫乳牙根吸收所致。全口牙过早脱落则为综合征的一个表现，如掌跖角化牙周破坏综合征、低磷酸酯酶症等，多数恒牙早失还可能和侵袭性牙周炎有关。临床表现为未到替换时间，恒牙尚未萌出而乳牙缺失。个别乳牙早失主要是进行间隙保持，以引导继承恒牙正常萌出（图）。个别恒牙早失，可先行间隙保持待成人后行义齿修复。全口牙早失者应积极治疗全身性疾病和牙周疾病。

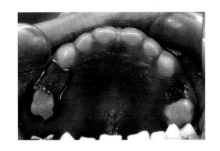

图 54 早失，行间隙保持

（赵玉鸣）

rǔyá zhìliú

乳牙滞留（retained primary tooth）

继承恒牙已经萌出，未能按时脱落的乳牙，或超过萌出时间恒牙未萌出，保留在恒牙列中的乳牙的疾病。

病因 继承恒牙萌出方向异常，使乳牙牙根未吸收或吸收不完全。继承恒牙先天性缺失、埋伏阻生，致使乳牙根吸收缓慢造成滞留。乳牙根尖周病变破坏牙槽骨使恒牙异位萌出，乳牙不脱落。继承恒牙萌出无力，乳牙根不被吸收。某些遗传因素或全身性疾病致多数乳牙滞留，如佝偻病、颅骨-锁骨发育不全等。

临床表现 已到替换时间，继承恒牙已萌出，而乳牙仍未脱落（图）。常见下颌乳中切牙滞留，恒中切牙于舌侧萌出，呈现"双排牙"现象。其次是第一乳磨牙的残冠或残根滞留于继承前磨牙的颊侧。第二乳磨牙常因继承恒牙先天性缺失而滞留。上颌牙在滞留乳牙腭侧萌出，可能会造成反𬌗。

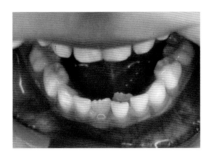

图 71 乳牙滞留

治疗 继承恒牙已萌出的滞留乳牙应及时拔除。如果继承恒牙先天缺失，滞留乳牙应根据牙排列情况酌情处理，对牙列拥挤者可拔除，为正畸治疗提供间隙。对牙列不拥挤、甚至有间隙者，应尽量保留乳牙行使功能。

（赵玉鸣）

yágùlián

牙固连（ankylosis of tooth）

牙骨质与牙槽骨直接结合，患牙的𬌗面低于𬌗平面的疾病。又称下沉牙或低𬌗牙。这是由于患牙处于萌出停滞状态，周围的牙槽骨继续发育，相邻牙在萌出，使患牙出现相对下沉的状态。发病率无性别差异。可发生于任何牙位，下颌多于上颌。乳磨牙多见，最常见为下颌第一乳磨牙，其次为下颌第二乳磨牙。恒牙中最常受累的是第一恒磨牙。

发病机制 病因不明。一般认为是在乳牙牙根生理性吸收和骨沉积的交替过程中，修复机制过于活跃，骨沉积过度而形成的。有些患者有家族史，可能是牙周组织发育障碍所致。也有学者认为与创伤或超负荷咀嚼力有关，牙周膜局部损伤后导致牙周膜撕裂或缺隙，为牙骨质和（或）牙本质与牙槽骨的直接接触提供了机会，修复过程中也存在着牙根吸收和牙槽骨的沉积。如果沉积过度，也可导致固连。

临床表现 牙下沉，患牙的𬌗面低于𬌗平面（图）。根据下沉的程度不同可分为 3 度：①轻度：患牙的𬌗面低于𬌗平面约 1mm。②中度：患牙边缘嵴平齐或低于与邻牙的接触点。③重度：患牙整个𬌗面平齐或低于龈缘。患牙的正常生理动度消失，呈实性叩诊音。X 线片显示牙周膜影像模糊或消失，根骨连接处不清晰。但当固连面积较小，或只发生于牙的颊舌面时则很难诊断。

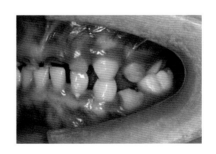

图 74 牙下沉

固连乳牙可发生脱落延迟，邻接关系改变，易出现食物嵌塞，导致龋损，继承恒牙迟萌或阻生，邻牙倾斜，造成间隙丧失、牙弓长度减少；对𬌗牙过长，出现错殆畸形。恒磨牙固连时，对整个牙列的影响更为严重。

治疗 对于乳磨牙轻度固连者，可定期观察，测量间隙变化，拍摄X线片观察继承恒牙的发育和萌出情况。对中重度固连的乳牙或恒牙，可用树脂、全冠及嵌体进行修复，以恢复咀嚼功能，防止邻牙倾斜和对殆牙过长。若乳牙固连程度严重，局部牙槽骨发育不良，可能影响继承恒牙牙周状况时应及时拔除。对固连恒牙可采用外科松解，配合正畸牵引的方法，但效果不肯定。

(赵玉鸣)

értóng qǔbìng

儿童龋病 (childhood caries)

在细菌为主的多种因素影响下，儿童牙体硬组织发生慢性进行性破坏的疾病。发生在儿童时期的龋病在病因学及组织病理学特征方面与成人并无显著差异，但由于儿童生长发育和牙生理与解剖的特点，导致儿童龋病与成人相比，病损波及范围更广泛，病损进展更迅速且危害更大。

病因 主要包括细菌和牙菌斑、食物以及牙所处的环境等。口腔中存在着天然菌群，其种类繁多，但龋病的产生必须取决于一些重要条件，即在牙表面有比较隐蔽的部位，保持高浓度的致龋菌，能使致龋菌持续发挥损害作用的因素。这一过程只有依靠牙菌斑才能介导和完成。儿童龋病的发生，在细菌学方面与成人龋病发生相似，但在食物和宿主这两个病因方面有其重要的特点，因此更易患龋：①乳牙的形态解剖特点是乳牙牙颈部明显收缩，牙冠近颈1/3处隆起，邻牙之间面的接触增加患龋的风险，牙列中存在生理间隙以及牙冠部的点隙与裂沟，均易滞留菌斑和食物残渣形成不洁区。②乳牙组织结构特点是牙矿化程度较恒牙低，抗酸力弱。③儿童饮食特点是以流食或半流食为主，且甜食多，黏着性强，易发酵产酸，容易致龋。④在儿童时期特别是婴幼儿的睡眠时间长，口腔处于静止状态的时间也较长，唾液分泌量少，菌斑、食物碎屑、牙垢易滞留于牙面上，有利于细菌繁殖致龋，但儿童自洁和清洁作用差，儿童较难自觉地维护口腔卫生。

特点 与恒牙相比，乳牙龋齿的发生早，乳牙在萌出后不久即可患龋，临床上可见出生后6个月的婴儿刚刚萌出的上颌乳中切牙已患龋。有报道显示患龋率1岁左右起即直线上升，7~8岁时到达高峰。儿童龋病的好发牙位特点：以上颌乳切牙、下颌乳磨牙多见，其次是上颌乳磨牙、上颌乳尖牙，下颌乳尖牙和下颌乳切牙较少见。各年龄段的儿童患龋也有明显的特点：1~2岁时龋主要发生在上颌乳前牙的唇面和邻面，3~4岁时多发位于乳磨牙的窝沟龋，4~5岁时好发位于乳磨牙的邻面龋。

危害 "乳牙早晚要被替换的，不需要治疗"的看法是错误的。龋齿对于儿童的危害超过成人。①对局部的影响：使咀嚼功能下降，影响恒牙的生长发育和萌出以及恒牙列的形成，可损伤口腔黏膜软组织。②对全身的影响：咀嚼功能的下降，消化功能降低，影响儿童的生长发育；乳牙龋损，作为病灶牙可导致风湿性关节炎、肾炎等；乳前牙龋损、崩坏甚至早失会影响儿童正确的发音、美观，会给儿童心理健康造成一定的影响。

分类 临床上可表现为急性龋与慢性龋，湿性龋与干性龋。儿童龋病尚有一些特殊的类型，包括强调儿童不良的饮食喂养习惯这一病因的喂养龋，强调儿童龋病破坏速度和严重程度的猛性龋，以及强调儿童龋病临床表现特点的环状龋。

(池政兵)

biànyìliànqiújūn dìngzhí

变异链球菌定植 (colonization of mutans streptococci)

变异链球菌通过母婴传播等方式来到婴幼儿的口腔中，并在一定部位定居并不断生长、繁殖后代的过程。一旦口腔菌群稳态发生破坏后变异链球菌可成为致龋菌。变异链球菌具有丰富的遗传多样性，且与大自然的生物多样性是相符的。众所周知，物种的多样性越丰富，其生存能力越强，因此变异链球菌具有广泛的适应能力，也就较早地定植于人类的口腔中。认为婴幼儿在"窗口期"（19~31个月）获得外源性变异链球菌，母亲是其主要的传播来源，而在儿童5岁后，变异链球菌就稳定地定植于宿主，成为口腔菌群的一部分。研究发现婴幼儿口腔中变异链球菌定植越早，患龋危害性越高。因此研究变异链球菌初始定植时间对预防乳牙龋病有重要意义。变异链球菌能否定植于无牙萌出的新生儿及婴幼儿口腔中，观点不一，但是随着乳牙的萌出，口腔滞留区的出现是变异链球菌定植的原因之一已被人们广泛接受。

(池政兵)

qǔbìng gǎnrǎn chuāngkǒuqī

龋病感染窗口期 (infection window period of caries)

婴儿获得变异链球菌存在的明确的易感期。有学者提出并命名为感染期限。该感染期限平均在26个月左右，正好与第一乳磨牙的萌出时间相对应，提示变异链球菌定植与乳磨牙的萌出有关。也有研究发现第二乳磨牙萌出时期即25～31个月是婴幼儿感染变异链球菌的敏感时期，因为第二乳磨牙的萌出增加了口腔内滞留区的面积。也有研究发现婴幼儿变异链球菌感染的比例随着年龄的增长而上升，在23～36个月时最为敏感，可能与婴幼儿接触的感染源增多、口腔内滞留区增多以及蔗糖的消耗增多有关。

（池政兵）

biànyìliànqiújūn chuánbō

变异链球菌传播 （transmission of mutans streptococci）

婴幼儿口腔内获得变异链球菌的方式。龋病是一种感染性可传播性疾病。变异链球菌作为龋病的主要病原菌，它的传播和获得一直是人们关注的问题。有学者通过比较母亲和婴儿口腔中变异链球菌分离株所产生细菌素的相似性，提出了变异链球菌的母婴传播这一观点。被广泛接受的观点：变异链球菌的传播主要是母系传播（垂直传播）。随着年龄增长，传播来源可能向家庭成员的密切接触者（如父亲）或家庭外的其他人发展。变异链球菌在幼儿园儿童中存在着水平传播，且儿童间接触的密切程度与其传播强度相关。

（池政兵）

chūcì yákē jiùzhěn

初次牙科就诊 （first dental visit）

人生第一次在医疗机构内完成其口腔内疾病的诊治。初次（第一次）牙科就诊中的不良治疗经历会对孩子的行为产生负面影响，有的甚至会导致其一生对牙科治疗的恐惧、焦虑和抵抗。因此，儿童口腔医学非常重视儿童患者的初次牙科就诊。良好的、成功的初次牙科就诊需要儿童、家长以及医护人员共同构成一个三者相互影响、相互作用的三角关系，三者共同的目标是促进孩子的口腔健康。影响初次牙科就诊的因素如下。

治疗前体验 指带孩子到医院儿童口腔科门诊参观和体验，事先告知孩子这次不做治疗。这种体验通过医护人员和蔼可亲的态度，让患儿消除对口腔治疗和医护人员的不良影响如恐惧、害怕等，同时可使孩子在第一次治疗过程中对见过面的医护人员所提的要求能做出积极的反应与配合。也可先让患儿看别的患儿配合完成治疗，但不要让他们看到不愉快的治疗过程。为了让患儿适应第一次牙科治疗可做一些简单处理，如口腔检查、指导刷牙及涂布氟化物防龋等。

患儿年龄 各年龄段孩子看牙时都会产生焦虑和紧张。一般情况下，孩子年龄越大，对看牙适应越快，也越容易通过行为管理方法诱导儿童配合完成治疗。3岁以上的儿童多数可以通过非药物性行为管理方法使患儿配合完成治疗。

家长态度 孩子看牙通常由家长陪伴，家长焦虑对孩子影响很大，有时高度焦虑的家长的言语和动作严重影响到孩子对治疗的配合，建议医护人员必要时请家长远离治疗区。

医疗环境 诊室和候诊区甚至医护人员的服装都应考虑儿童的心理和视觉的感受，根据儿童喜欢的内容和色彩进行布置医疗环境，有利于消除儿童紧张、恐惧心理。

医护人员 与患儿建立亲切、信赖的关系，有助于消除患儿第一次牙科就诊时的紧张心理。儿童口腔医师应品格高尚，富有同情心、爱心、耐心，要有良好的表情与态度，通过熟练而有效的行为管理方法包括告知-演示-操作、正强化（医师在治疗过程中要不断给予患儿鼓励和夸赞，并在每次治疗的最后给予表扬，希望下次治疗表现更好）、分散注意力（转移患儿的注意力，如播放儿童喜爱的动画片等，从而减少患儿对治疗的不良印象，避免患儿出现躲避和干扰治疗的行为）、语音控制（有时医师用突然并坚决的命令引起患儿注意和阻止其不合作的行为，使其安静下来，再进行沟通）等，做到治疗时稳、准、轻、快，尽量避免和减轻患儿的痛苦，有助于消除患儿的紧张心理。

治疗内容 考虑患儿的适应过程，在不影响治疗效果的情况下，先做无痛、简单、不费时的治疗，有痛和复杂治疗待患儿适应后再做。也有学者建议第一次就诊不做治疗，只和医护人员适应性交流。

良好的、成功的初次牙科就诊最终目标一是保证高质量、顺利地完成治疗，避免治疗过程对孩子身心产生影响和伤害，二是培养儿童良好的口腔卫生态度。

（池政兵）

qǔhuàn fēngxiǎn pínggū

龋患风险评估 （caries risk assessment）

鉴别分析某些确定或者可能与患龋相关因素，进而对龋病进行诊断、预防或治疗的方法。又称龋齿早期检测。儿童出生以后，随着进食等一系列原因导致患龋齿的风险增加。儿童患龋风险评估的一个重要部分是通过询问专科的病史来进行。下表描述了由美国儿童牙科学会推荐的龋齿评估工具（CAT），专业人员可以使用它对6个月以上儿童患龋风险进行评估。

表　龋齿评估工具（CAT）

	低风险	中度风险	高风险
临床条件	过去 24 个月内没有发生龋齿，没有釉质脱矿（釉质有白色点状病损） 没有可见的菌斑，没有牙龈炎	过去 24 个月内发生过龋齿，一个区域的釉质脱矿（釉质有白色斑点状病损）有牙龈炎（a）	过去 12 个月内发生过龋齿多于一颗区域的釉质脱矿（釉质有白色斑点状病损） 前牙上有可见的色斑 X 线片表明有釉质龋 高滴定浓度变异链球菌 配戴治疗或矫治器具（b） 釉质发育不全（c）
环境特征	最佳的全身和局部用氟（d） 主要在用餐时间摄取单纯的糖类或易致龋的食物（e） 较高水平的看护者和社会经济水平（f） 在口腔医师处进行规律的口腔检查治疗	非最佳的全身和局部用氟（d） 偶尔（1~2 次）在非用餐时间摄取单纯的糖类或易致龋的食物（e） 中等水平的看护者和社会经济水平（如合格的学校午餐计划）（f） 口腔检查治疗不规律（f）	非优化局部涂氟治疗（d） 经常（3 次以上）在非用餐时间摄取单纯的糖类或易致龋的食物（e） 较低水平的看护者和社会经济水平（如合格的公共医疗）（f） 没有可用的口腔检查资源
一般健康状况			需要特殊照顾的儿童（g） 唾液成分或量受损（h）

注：此表来自美国儿童牙科学会临床事物委员会，是婴儿、儿童、青少年的龋齿风险分析工具（CAT）。

a. 虽然微生物对牙龈炎的影响与对诱发龋齿的影响不同，但牙龈炎的出现是不良口腔卫生的征兆，同时经常与龋齿并发。

b. 无论是固定的或可摘的正畸、间隙保持器等装置，都有可能出现食物嵌塞、菌斑、影响口腔卫生环境，解决办法是局部用氟或者营造其他不易发生龋的环境。

c. 牙解剖或发育的缺陷例如釉质发育不良，发育形成的点隙、较深的凹陷等都会导致儿童易患龋。

d. 最佳的全身和局部用氟是基于美国牙科协会和美国儿科学会对于饮水加氟的指导意见，同时使用含氟牙膏。

e. 单纯糖类的来源包括碳酸饮料、曲奇饼、蛋糕、糖果、谷物、土豆片、薯条、玉米片、椒盐脆饼、面包、果汁和水果。众所周知，糖是导致龋齿的因素，临床医生进行龋风险评估应研究个体的糖摄入情况。

f. 调查表明，那些低收入和中等收入家庭的儿童更容易患龋，有更多的龋齿或进行充填治疗的乳牙。相同收入的情况下，少数民族儿童更容易患龋。因此在其他风险指标不清楚的情况下，社会经济状况应当作为首要风险指标进行考虑。

g. 需要特殊照顾的儿童有可能出现慢性的身体、发育、行为、精神等方面的问题。同样他们可能需要多种与健康相关的治疗。

h. 唾液分泌的改变可能是先天或者手术、放射性、吃药等后天条件造成的。年龄的因素也会改变唾液的功能。任何已知的或有报道的能够改变唾液分泌的情况、治疗或处理都应该作为一个风险指标来考虑

与龋患风险评估密切相关的一个内容：龋病活跃性检测，可用于个体或群体，是测定机体对龋病的敏感度。根据检测结果，获得机体龋病活跃性的强弱，从而制订口腔卫生保健的指导，在治疗时选择合适的方法，确定定期检查间隔的时间和要求。对龋病活跃性强者尤应重视宣传教育工作。龋病活跃性的检测在儿童牙科临床和幼儿园群体都有积极的作用。龋病活跃性检测方法多以牙菌斑、唾液为采样标本，检测变异链球菌、乳酸杆菌的含量，测定菌斑等产酸能力或唾液缓冲能力等。较为肯定和正在应用的有龋病易感性检测试验法、乳杆

菌菌落测定和变异链球菌菌落测定等方法。

（池政兵）

rǔyáqǔ

乳牙龋（caries of primary tooth）在以细菌为主的多种因素影响下，乳牙牙体硬组织发生慢性进行性破坏的疾病。致龋的多种因素主要包括细菌和牙菌斑、食物以及牙所处的环境等。患龋病时牙体硬组织的病理改变涉及牙釉质、牙本质和牙骨质，基本变化是无机物脱矿和有机物分解。乳牙龋的发生可导致咀嚼功能下降，可影响恒牙及恒牙列形成，作为病灶牙可引起机体全身性疾病如肾炎、风湿性关

节炎等，也可影响儿童正常的发音，会给儿童心理健康造成一定的影响。

病因与发病机制　龋病的病因相当复杂，分析其病因有内源性理论、外源性学说、蛋白溶解学说、蛋白溶解-螯合学说、米勒（Miller）化学细菌学说和龋病病因四联因素理论（图 1），它们均从不同角度对龋病的发生进行了分析和理论。龋病病因四联因素理论认为龋病的发生要求有敏感的宿主、口腔致龋菌群的作用以及适宜的底物，而这些底物又必须在口腔滞留足够长的时间，现这一简单明了的理论为人们所广泛接受。

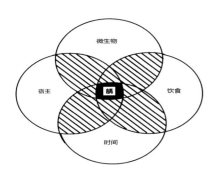

图1　龋病病因四联因素示意

临床表现　龋病的临床特征是牙体硬组织在色、形、质方面发生了变化（图2）。初期时牙龋损部位的硬组织发生脱矿，致使牙釉质呈白垩色，继之病变部位有色素沉着，局部可呈黄褐色或棕褐色，随着无机成分脱矿，有机成分分解的不断进行，牙釉质和牙本质疏松软化，最终形成龋洞。常见的乳牙龋病按发病情况和进展速度分类：①急性龋：由于乳牙牙体硬组织矿化度低，又易脱矿，病变组织颜色较浅，呈浅棕色，质地较软而且湿润，很容易用挖器剔除，因此又称为湿性龋。②慢性龋：进展慢，龋损组织染色深，呈黑褐色，病变组织比较干硬，所以又称干性龋。③继发龋：龋病治疗后由于充填物边缘或窝洞周围牙体组织破裂，形成菌斑滞留，或修复材料与牙体组织不密合，留有小的缝隙成为致病条件产生龋病。按病变深度分类：浅龋、中龋和深龋，这一分类方法在临床上最为适用。按儿童牙的解剖、组织结构特点和特殊的饮食习惯等致病的分类：低龄儿童龋、重度低龄儿童龋、奶瓶龋、猛性龋。奶瓶龋又称喂养龋，其临床上常表现为环状龋，即乳前牙唇面、邻面龋较快发展成围绕牙冠的广泛性的环形龋损，呈卷脱状，多见于牙冠中1/3至颈1/3处。在上述儿童龋病的特殊分类中，猛性龋的命名主要是强调龋损破坏的速度和严重程度，奶瓶龋的命名更多的是强调不良的喂养习惯这一病因，而环状龋的命名主要是强调儿童龋病的临床表现特点，但是所有6岁以内的儿童发生的龋病都称为低龄儿童龋。

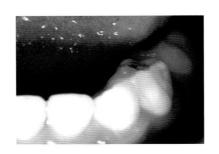

图2　5岁患儿左下第一乳磨牙龋

诊断方法　①视诊：观察牙面有无黑褐色改变和失去光泽的白垩色的斑点，有无腔洞形成。②探诊：利用尖头探针探测龋损部位有无粗糙、钩拉或插入的感觉，探测洞底是否变软、酸痛或敏感。③温度刺激试验：儿童乳牙较少应用。④X线检查：龋病在X线片显示透射影像。⑤透照：用光导纤维装置进行检查，儿童也较少应用。

诊断标准　临床上最常用的诊断标准按病变程度分类如下。①浅龋：即牙釉质龋。②中龋：龋损进展到牙本质时，容易形成龋洞，同时出现对酸甜食物敏感，对过冷过热饮食产生酸痛感觉。③深龋：龋病进展到牙本质深层，会出现食物嵌入龋洞时产生疼痛，遇冷、热和化学刺激时，产生的疼痛较中龋更加剧烈。

治疗　治疗目的是终止龋损的发展，保护牙髓的正常活力，避免因龋而引起的并发症；恢复牙体的外形和咀嚼功能，维持牙列的完整性，使乳牙能正常地被替换，有利于颌骨的生长发育。治疗方法有药物治疗和充填修复治疗。

药物治疗　一般用于距离替换较近的乳切牙。适应证主要包括初期龋及龋损广泛的牙本质龋、牙釉质大片剥脱、充填治疗困难患者。常用的药物包括2%氟化钠溶液、8%氟化亚锡溶液、1.23%酸性氟磷酸钠溶液、硝酸银溶液、38%氟化氨银溶液、含氟涂料等。局部使用氟化物，医师需严格按照制剂的说明书进行操作，另外，考虑到孩子有吞咽氟化物的危险，一定要专业医师进行操作，在操作过程中应使用排唾设备、规范操作。操作步骤：①修正外形：当龋损周围有明显的无基釉或尖锐边缘时，应该予以去除，并修整外形，形成自洁区。②清洁牙面、干燥防湿：牙面清洁后需吹干，用棉卷隔湿、辅以吸唾器，以免唾液污染牙面或将药物溢染他处。③涂药：一般情况下操作时应反复涂擦2～3分钟，每周涂1～2次。3周为1疗程。患儿涂药后30分钟内不漱口、不进食。

充填修复治疗　是乳牙龋病治疗的主要方法。可去除病变组织、恢复牙体形态、提高咀嚼功能，有利于对食物的消化。操作步骤：①去除感染的软化牙本质，制备具有抗力形和固位形的窝洞。②窝洞的消毒。③窝洞垫底：目的是避免充填材料对牙髓组织的刺激。④窝洞的充填：用牙科充填材料对窝洞进行充填，恢复牙体形态。⑤修正外形和咬合检查：对修复体进行必要的外形修整以恢复自然的牙体形态，对过高的修复进行调磨。⑥修复体的抛光，完成修复。常用充填治疗的材料有银汞合金、玻璃离子水门汀、高分子复合树脂以及复合体。银汞合金因美观差，且为重金属材料，临床上已较少应用了。临床上主要应用的高分子复合树脂材料修复乳牙龋损，具有美观、安全、操作方便的特点。修复材料中添加氟，通过缓慢释放氟离子能有效地预防龋齿的发生，同时又能减少继发龋的发生，如含氟的玻璃离子水门汀正被越来越多的临床医师所选用。另外，嵌体修复和金属预成冠修复也可用于乳牙龋病的修复治疗中。

预防 乳牙龋病是儿童口腔疾病中最常见的疾病，为了预防和控制儿童龋病，应采取如下措施。①针对人群中的每个个体应进行患龋风险的评估，如美国儿童牙科学会推荐的龋齿评估工具，专业人员可以通过这张风险评估表对6个月以上的儿童进行患龋风险评估后给出龋病预防的建议。②针对临床治疗后的患者进行个性化的预防，包括针对家长和患儿宣传口腔卫生知识，儿童良好的口腔卫生的维持需要家长的参与，甚至起到主导作用，尤其是婴幼儿期和学龄前期。③饮食指导：包括控制含蔗糖多的饮食和饮料，避免黏着性强和在口腔停留时间长的饮食，进食后应进行口腔清洁，睡前、饭前不给零食和饮料，合理使用奶瓶等。④局部使用氟化物：包括含氟药膏、含氟漱口水、含氟泡沫、含氟涂料等，但使用氟化物一定要按照生产厂家给的说明书，有专业人员参与使用。⑤使用窝沟封闭剂预防窝沟龋：对龋有易感倾向的儿童的年轻恒牙，甚至乳磨牙，对其窄深的窝沟早期使用窝沟封闭剂封闭，能有效地预防窝沟龋的发生。要封闭的牙窝沟深，一般在牙萌出后4年内封闭，建议乳磨牙在3~4岁，第一恒磨牙在6~7岁，第二恒磨牙在11~13岁行封闭。⑥建议儿童每3~6个月定期到医院进行口腔检查，达到对龋齿的早期发现和早期治疗；龋病活跃性的检测可用于个体或群体，测定机体对龋病的敏感度，能及早地、有效地指导临床医师对龋病发生的干预措施的进行。

（池政兵）

měngxìngqǔ

猛性龋（rampant caries） 突然发生、涉及牙位广泛、迅速地形成龋洞的疾病。又称猖獗性龋。早期波及牙髓，且常常发生在不易患龋的牙位和牙面上。

病因 多发于喜好食用含糖量高的糖果、糕点或饮料而又不注意口腔卫生的幼儿，严重的乳牙牙釉质发育不全也是导致猛性龋的重要病因；也可见于因头颈部肿瘤放疗或其他疾病导致唾液腺破坏、唾液分泌减少的患者。

临床表现 龋损速度快，迅速形成龋洞，有时可波及牙髓；龋齿多发及龋损范围广，患儿口腔内多个牙同时患龋，一个牙的多个面同时患龋；不易患龋的牙位和牙面上也常常发生，如下颌前牙的唇面（图）、牙冠近切端部位。

诊断与鉴别诊断 通过询问病史和临床检查，结合本疾病的临床表现特点，诊断比较容易。不易患龋的牙位和牙面上也常常发生，如下颌前牙的唇面、牙冠近切端部位，这一特点可与低龄儿童龋相鉴别诊断。

治疗 可以进行药物治疗或窝洞充填术，但对于早期波及牙髓的患牙应引起重视，注意采用合适的治疗方法。

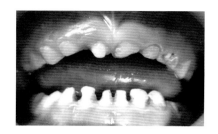

图 4岁患儿下乳前牙均患龋

预防 高度重视幼儿的口腔卫生，纠正幼儿喜好食用含糖量高的饮食习惯；对于发现有严重的乳牙牙釉质发育不全者，及早进行治疗，同时进行必要的龋病预防干预；肿瘤放疗等导致的唾液腺唾液分泌功能下降者，多饮水，同时可增加食用一些刺激唾液分泌的食物。

（池政兵）

dīlíng értóngqǔ

低龄儿童龋（early childhood caries，ECC） 小于6岁的儿童，只要在任何一颗乳牙上出现一个或一个以上的龋（无论是否已成为龋洞）、失（因龋病所致）、补牙面的疾病。

病因与发病机制 主要是由于不良的喂养习惯和（或）母乳或奶瓶喂养时间超过正常的孩子，从戒掉奶瓶过渡到固体食物的时间延长，加上不良的口腔卫生保健习惯，以及乳牙的解剖和组织结构的特点，如乳牙的矿化程度较恒牙低和邻牙之间的接触通常为面的接触等。

临床表现 6岁以下的儿童，龋齿从形态学上表现为初期超微结构水平的脱矿和再矿化以及晚期的龋洞形成，病变组织颜色有时较浅，呈浅棕色，质地较软；有时较深，呈黑褐色，质地较干硬（图）。

诊断与鉴别诊断 临床上低龄儿童龋齿在孩子2、3或4岁时具有典型的特征。较早的龋损涉及上前牙、上下第一乳磨牙、下尖牙，而下切牙常常不受影响，这点可与猛性龋相鉴别。

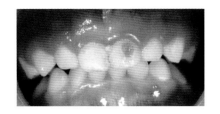

图　3岁患儿左上乳中切牙唇面龋洞形成

治疗　可以进行药物治疗或窝洞充填术。对于前牙的广泛龋损，不易制备洞形修复，药物治疗常为首选。后牙龋表现为实质性龋洞时，通过充填治疗可恢复乳牙的牙体形态，提高咀嚼功能，有利于对食物的消化。

预防　主要是养成良好的喂养习惯，控制奶瓶喂养的时间，以及婴幼儿良好的口腔卫生保健习惯的养成。

（池政兵）

zhòngdù dīlíng értóngqǔ

重度低龄儿童龋（severe early childhood caries，S-ECC）

小于6岁儿童所患的严重龋病，3周岁或者更小年龄的儿童牙的光滑面出现了严重龋损的疾病，或患儿口腔内龋失补牙面 dmfs ≥ 4（3岁），dmfs ≥ 5（4岁），dmfs ≥ 6（5岁）。

病因与发病机制　见低龄儿童龋。

临床表现　3周岁或者更小年龄的儿童，较早的龋损首先涉及上乳前牙，以后逐渐波及上下第一乳磨牙、下乳尖牙。而下乳前牙通常不受影响（图）。

诊断与鉴别诊断　低龄儿童龋，具有以上典型的临床特征，

追问病史有不良的喂养习惯，诊断不难。一般应满足以下条件：3周岁或更小年龄的儿童出现光滑面龋；或患儿口腔内龋失补牙面 dmfs ≥ 4（3岁），dmfs ≥ 5（4岁），dmfs ≥ 6（5岁）。与猛性龋相鉴别诊断主要看下前牙是否有龋损。

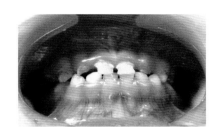

图　3岁患儿上乳前牙均患龋，下乳前牙正常

治疗　可以进行药物治疗或窝洞充填术。对于前牙的广泛龋损，不易制备洞形修复，药物治疗常为首选。

预防　不良的喂养习惯的去除是预防重度低龄儿童龋的关键，同时要重视婴幼儿时期孩子的口腔卫生习惯，及早进行婴幼儿口腔卫生习惯的培养，家长帮助此年龄段的孩子完成口腔卫生也很有必要。

（池政兵）

nǎipíngqǔ

奶瓶龋（baby bottle tooth decay，BBTD）

不良的奶瓶喂养习惯导致低龄儿童龋损的疾病。

病因与发病机制　不良的喂养习惯包括含奶瓶入睡、牙萌出后还常有夜间喂奶史、延长母乳或奶瓶喂养时间、过多饮用含糖饮料等，加上不良的口腔卫生保健习惯，以及患牙易致龋的解剖、组织结构特点。

临床表现　乳前牙唇面、邻面广泛的龋损，围绕牙冠呈环状、

卷脱状龋损，多见于牙冠中1/3至颈1/3处，有时牙冠切缘残留少许正常的牙釉质、牙本质（图）。

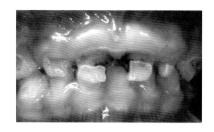

图　5岁患儿上乳切牙可见环状、卷脱状龋损

诊断　典型的环状龋损是奶瓶龋临床表现的特点，诊断不难。

治疗　广泛龋损，不易制备洞形修复，药物治疗常为首选。复合树脂乳前牙美容修复也为越来越多的临床医师所选用。

预防　提倡母乳喂养，注意奶瓶喂养时低糖、喂养方式和时间，并重视低龄儿童的口腔卫生。

（池政兵）

niánqīnghéngyáqǔ

年轻恒牙龋（caries of young permanent tooth）

在形态和结构上尚未形成和成熟的刚萌出的恒牙患龋的疾病。

病因与发病机制　①不良的饮食习惯，如喜欢吃含糖量较高的食物和饮料、黏性食物等。②口腔卫生习惯较差，是主要因素。③替牙期牙列拥挤与其发生有高度相关性。

临床表现　刚萌出不久的牙患龋（图）。①发病早：第一恒磨牙（俗称六龄牙）萌出早，龋齿发生早，患龋率高。有时不为家长重视，在混合牙列期，第一恒磨牙易被误认为乳磨牙而延误了治疗。②易患龋：年轻恒牙牙体组织矿化程度比成熟恒牙差，一般萌出约2年后才能完成进一步

矿化，耐酸性差，所以在牙刚萌出的 2 年内易患龋。③龋坏进展快，易形成牙髓炎和根尖周炎：年轻恒牙的髓腔大，髓角高，牙本质小管粗大，髓腔壁薄，龋齿进展速度快，加上年轻恒牙矿化程度差，龋损往往很快波及牙髓，需高度重视。④易受乳牙患龋状态的影响：口腔内乳牙龋齿的多发，刚萌出的年轻恒牙处于龋的高危环境中，就存在较大的患龋风险。另外，临床上常见因为第二乳磨牙远中面龋损，未能及时治疗导致相邻的第一恒磨牙的近中面的脱矿和龋损。⑤第一恒磨牙常出现潜行性龋（隐匿性龋）：表面牙釉质层结构尚存在，致龋细菌可直接在牙体内部形成龋洞，而牙表面看似完好无损。

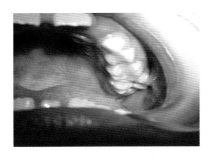

图 8岁患儿左上第一恒磨牙龋

诊断与鉴别诊断　对于一颗刚萌出的年轻恒牙有以下表现不难诊断：①颜色的改变：白垩色斑、棕褐色、暗褐色，同时伴有正常光泽的消失。②形态的改变：不同的窝洞形成。③质地的改变：牙釉质表面毛糙，牙体组织变软等。临床上鉴别患牙是年轻恒牙还是乳牙，可以通过以下几点加以鉴别：①磨耗度：乳牙萌出早又易磨耗，故牙尖常磨耗明显。②色泽：乳牙色白或青白，而恒牙微黄且更有光泽。③形态与大

小：第一恒磨牙较第二乳磨牙大。④排列：在完整的牙列中可参考牙排列次序加以鉴别，可以把口腔人为地分为 4 个象限，再由前往后进行排列数数，第二乳磨牙排第 5 位，第一恒磨牙排第 6 位。

治疗　一般可进行充填治疗。临床上对于早期的年轻恒磨牙，提倡采用微创的预防性树脂充填术、改良的预防性树脂充填术；因为是年轻恒牙，其自身的修复能力强，其深龋治疗必要时可考虑二次去腐修复（又称深龋再矿化治疗）。

预防　①注意饮食，重视口腔卫生。②此年龄段的儿童或青少年，可以考虑局部使用氟化物防龋，如含氟牙膏、含氟漱口水、氟泡沫、含氟涂料等。③对龋有易感倾向的儿童的年轻恒磨牙，可对其窄深的窝沟早期使用窝沟封闭剂封闭能预防窝沟龋的发生。④定期口腔检查尤为重要，每 3~6 个月进行定期的口腔检查，达到对龋齿的早发现、早治疗。

（池政兵）

értóng yásuǐbìng

儿童牙髓病（pediatric pulp disease）　发生在儿童时期牙髓组织的疾病。主要包括乳牙牙髓病、年轻恒牙牙髓病。

病因与发病机制　无论乳牙、年轻恒牙，还是发育完全的恒牙，都是由牙体硬组织及软组织组成。牙体硬组织包括牙釉质、牙本质及牙骨质，而软组织就是牙髓组织，它位于牙体硬组织形成的空腔——牙髓腔内。正常情况下，牙体硬组织形成一保护屏障，防止外界各种刺激对牙髓组织的侵袭；此外，牙髓组织内有血管和神经通过牙根尖部的微孔（根尖孔）与牙根尖周围的组织相连，为牙髓组织提供营养及感知

功能。当牙髓组织失去牙体硬组织屏障的保护时，各种致病因素如细菌及其毒素、物理和化学刺激等就会侵入牙髓组织，使牙髓组织发生病变；而另一方面，当牙髓组织的血液循环由于牙外伤或化学刺激等作用发生障碍时，会造成牙髓组织营养不良或失去营养，牙髓组织也会发生病变。

临床表现　牙髓病按临床表现分为可复性牙髓炎、不可复性牙髓炎、牙髓坏死、牙髓钙化和牙内吸收等。

诊断　诊断主要依赖于病史、临床检查及 X 线检查。经过各种检查，结合临床症状综合推断牙髓病的性质和程度。

治疗　根据牙髓状态的不同，乳牙牙髓病治疗方法有间接牙髓治疗、牙髓切断术及乳牙根管治疗等；年轻恒牙牙髓病和根尖周病治疗方法有间接牙髓治疗、牙髓切断术及根尖诱导成形术等。

（汪　俊）

rǔyá yásuǐbìng

乳牙牙髓病（pulp disease of primary tooth）　乳牙牙髓组织发生炎症、坏死和退行性变的疾病。

病因与发病机制　引起乳牙牙髓病的病因很多，如细菌感染、温度刺激和化学刺激、牙髓组织血液循环障碍等，其中细菌感染是最主要的因素。乳牙龋是细菌感染乳牙牙髓的主要通道。由于乳牙的牙体硬组织薄、钙化程度低，乳牙易受龋的侵袭，而且龋发展速度快，龋损中的细菌及其代谢产物极易累及乳牙牙髓组织，引发乳牙牙髓炎症、坏死。而当乳牙外伤导致牙体硬组织屏障被破坏（牙齿折断）时，细菌及其毒素、食物冷、热、酸、甜刺激等就会侵袭牙髓，使牙髓组织发生病变；当乳牙外伤（牙齿移位）

伤及乳牙根尖血管，引起牙髓血液循环受阻甚至血管断裂，也会导致牙髓损伤。牙科治疗中高速电钻或砂轮产生的热刺激，深窝洞充填时垫底不当、外界温度刺激长期反复经充填体传入乳牙牙髓，均可引起乳牙牙髓损伤，甚至牙髓坏死。此外，窝洞消毒药物、垫底物和充填物使用不当，会对牙髓产生化学刺激，导致牙髓组织发生炎症。

临床表现 牙髓组织病变范围及性质不同，临床表现也有所差异。牙髓炎特征性的临床表现是疼痛。按发作方式不同，疼痛可分为受到某种刺激后诱发的激发痛和不受外界刺激而发生的自发痛。

急性牙髓炎 临床特点是发病急、疼痛剧烈。疼痛是乳牙急性牙髓炎的重要症状，常表现为自发痛、阵发痛及夜间痛，患儿常常是夜间疼痛时不能很好睡眠，或从熟睡中痛醒；疼痛不能自行定位，疼痛发作时，患儿大多不能明确指出患牙所在；冷热温度刺激可诱发疼痛或使疼痛加重，但如牙髓已有化脓或部分坏死，患牙可表现为"热痛冷缓解"，这可能是由于牙髓病变产物中有气体生成，受热膨胀后使髓腔内压力进一步升高，产生剧痛；反之，冷刺激可使髓腔内气体体积收缩，压力降低而缓解疼痛。临床上绝大多数属于慢性牙髓炎急性发作的表现，龋源性者尤为显著。无慢性过程的急性牙髓炎多出现在牙髓受到急性的物理损伤、化学刺激以及感染的情况下，如制洞时切割牙体组织等导致的过度产热、充填材料的化学刺激等。患牙可查及接近髓腔的深龋，或可见充填体存在。在牙髓炎症早期，患牙对叩诊无明显不适，但当炎症波及根尖周组织或根分歧部位根周组织，可出现叩诊不适。

慢性牙髓炎 是临床最常见的一型牙髓炎，症状轻重不一，相差较为悬殊，多数患牙症状轻微，甚至无明显症状。慢性牙髓炎可根据穿髓与否分为两类，未穿髓者称慢性闭锁性牙髓炎，穿髓者称慢性开放性牙髓炎。

慢性闭锁性牙髓炎 是深龋接近牙髓，龋损通过薄层牙本质而产生的慢性牙髓炎症。一般有不定时的自发性疼痛，有的则无明显自发痛，仅有冷热刺激痛，但是刺激去除后疼痛还可延续一段时间。

慢性开放性牙髓炎 又可分为慢性溃疡性牙髓炎和慢性增生性牙髓炎。①慢性溃疡性牙髓炎：因髓室已穿孔，利于引流，仅有轻微症状，或当冷热刺激、食物碎片嵌入龋洞时才引起疼痛，但刺激去除后疼痛常持续一段时间。刺激诱发较短时间的疼痛，表明牙髓炎症较局限或较为轻度。刺激诱发较长时间疼痛，表明牙髓炎症较广泛或较为重度。②慢性增生性牙髓炎：常见于龋病穿髓孔较大的乳磨牙、外伤冠折露髓之后的乳前牙。因这些牙的根尖孔大，血运丰富，使慢性发炎的牙髓组织过度增生，过度增生的肉芽组织通过穿髓孔向外凸出形成息肉，此息肉可充满整个龋洞或冠折露髓孔外，对刺激不敏感，也无明显症状，咀嚼时食物压迫息肉深部的牙髓可引起疼痛，检查时可见龋洞中或冠折露髓处有红色肉芽组织。

牙髓坏死 可有牙痛史，但近期一般无疼痛症状，但牙多有变色，这是牙髓坏死组织分解产物渗入牙本质小管的结果。龋源性牙髓炎发展所致的牙髓坏死，开髓时多有恶臭。牙髓坏死或牙髓部分坏死的 X 线片可能显示根分歧区域硬骨板破损、骨质稀疏现象。

牙髓钙化 有两种形式：①结节性钙化：又称髓石，髓石或是游离于牙髓组织中，或是附在髓腔壁上。②弥漫性钙化，甚至造成整个髓腔闭锁。后者多见于外伤后的牙。一般没有明显的临床症状，个别情况出现与体位相关的自发痛，一般与温度刺激无关。X 线片显示髓腔内有阻射的钙化物或呈弥漫性阻射影像而使原髓腔的透射区消失。

诊断与鉴别诊断 主要见于以下几种情况。

急性牙髓炎 诊断可根据疼痛的特征，如较尖锐或较剧烈的自发痛，影响患儿睡眠，冷热刺激可引起或加重疼痛，牙有龋洞或有充填物等。注意与龈乳头炎进行鉴别。龈乳头炎也可出现剧烈的自发性疼痛，但疼痛为持续性胀痛，疼痛多可定位；检查时可发现疼痛部位龈乳头有充血、水肿现象，触痛明显。患处两相邻牙间可见有食物嵌塞痕迹或有食物嵌塞史。

慢性牙髓炎 患牙有深龋，已穿髓，牙髓仍有活力，是慢性溃疡性牙髓炎的特征。患牙有深龋，已穿髓，穿髓孔较大，龋洞内充满息肉，麻醉下用探针轻拨息肉，查明其蒂部来源于牙髓者为慢性增生性牙髓炎。无明显症状的慢性闭锁性牙髓炎需与深龋鉴别，深龋无自发痛，仅有激发痛，并且在刺激去除后疼痛即可消失。对深龋未穿髓的乳牙应尽可能地保护牙髓。

牙髓坏死 诊断主要根据牙髓已无活力，有牙髓炎或牙外伤史，或牙变色等来诊断。如浅层冠髓已经死亡,深层冠髓仍有活力,或冠髓已死亡,根髓仍有活力者为牙髓部分坏死。

牙髓钙化 X线检查结果作为重要诊断依据,询问病史有外伤或氢氧化钙治疗史可作为参考。

治疗 根据牙髓状态的不同,乳牙的牙髓治疗方法有间接牙髓治疗、直接盖髓术、牙髓切断术及乳牙根管治疗。

(汪 俊)

niánqīnghéngyá yásuǐbìng

年轻恒牙牙髓病 (pulp disease of young permanent tooth)

年轻恒牙牙髓组织发生炎症、坏死和退行性变的疾病。按临床表现分为急性牙髓炎、慢性牙髓炎、牙髓坏死、牙髓钙化和牙内吸收等。其病因与发病机制、临床表现、诊断与乳牙牙髓病相似,只是与乳牙相比,牙发育异常导致的牙体硬组织屏障被破坏较常见,如畸形中牙尖折断、牙内陷引起的龋损等。治疗方法有间接牙髓治疗、牙髓切断术及根尖诱导成形术等。

(汪 俊)

jiànjiē yásuǐ zhìliáo

间接牙髓治疗 (indirect pulp therapy)

在治疗龋损深度接近牙髓的患牙时,为避免牙髓暴露,有意识地保留龋洞底接近牙髓的部分龋损组织,用生物相容性材料覆盖龋损组织,以抑制龋病进展,促进被保留的龋损牙体组织再矿化及其下方修复性牙体组织的形成,保存牙髓活力的方法。适用于深龋近髓的乳牙或年轻恒牙,没有自发性疼痛、夜间痛或软组织肿胀等不可逆性牙髓炎症状或体征,X线检查无病理性影像学改变。治疗方法包括两次法及一次法。两次法是在首次就诊时去净窝洞侧壁龋损组织,保留洞底近髓部

分龋损牙本质,在其上方覆盖一层氢氧化钙等制剂,然后用玻璃离子水门汀等材料垫底,常规充填。随访观察3~6个月后,再次打开患牙,进行二次去腐、护髓、充填。一次法是在一次就诊时,尽可能去除近髓的龋损组织,放置保护性衬里,即刻对患牙进行永久性修复,不再打开患牙去除任何被保留的龋损牙体组织。

(汪 俊)

yásuǐ qiēduànshù

牙髓切断术 (pulpotomy)

在局麻下去除牙冠方牙髓组织,用药物处理牙髓创面以保存根部健康牙髓组织的方法。适用于乳牙或年轻恒牙因龋损太深或牙外伤导致牙髓暴露,不能进行直接盖

髓者;乳牙或年轻恒牙牙髓炎局限于冠部牙髓组织。禁忌于弥漫性牙髓炎或根尖周炎。方法是在局麻下去除龋洞壁龋损的牙体组织(龋损患牙),然后用消毒牙钻揭去牙髓室顶,用锐利挖匙或球钻去除冠部牙髓组织后,生理盐水冲洗髓室,湿棉球轻压止血,对牙髓断面进行药物处理,最后对患牙进行严密垫底充填或冠修复。乳牙牙髓断面处理剂可以是组织固定剂甲醛甲酚溶液,可以是止血剂硫酸亚铁溶液,也可以是活髓保存剂;而恒牙牙髓断面处理的药物只能是活髓保存制剂,如氢氧化钙制剂、矿物三氧化物多聚体(图)。

(汪 俊)

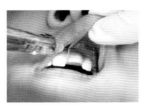

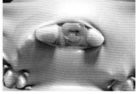
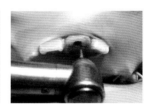

a 局部麻醉　　b 橡皮障隔湿　　c 揭髓室顶

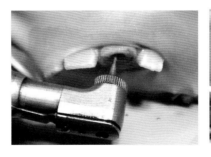
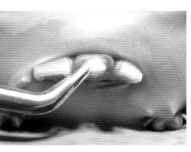

d 去冠髓　　　　e 牙髓断面冲洗、止血

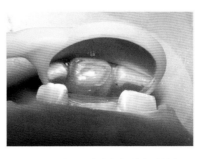
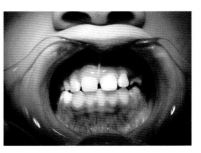

f 牙髓断面覆盖氢氧化钙制剂　　g 冠修复

图 牙髓切断术(年轻恒牙)

értóng gēnjiānzhōubìng

儿童根尖周病（pediatric periapical disease）

发生在儿童时期牙髓组织及根尖周组织的疾病。主要包括乳牙根尖周病、年轻恒牙根尖周病。

病因与发病机制 患牙病变牙髓的感染物质通过根尖孔可直接扩散至根尖周组织，对根尖周组织产生刺激，发生炎症反应；此外，牙外伤、牙髓治疗过程中药物或充填材料使用不当等均可造成根尖周组织的严重损害。

临床表现 根尖周病按临床表现可分为急性根尖周炎和慢性根尖周炎。

诊断 牙髓病和根尖周病的诊断主要依赖于病史、临床检查及 X 线检查。经过各种检查，结合临床症状综合推断牙髓病和根尖周病的性质和程度。

治疗 见儿童牙髓病。

（汪 俊）

rǔyá gēnjiānzhōubìng

乳牙根尖周病（periapical disease of primary tooth）

乳牙根尖周围或根分叉部位的牙周膜和牙槽骨等组织的炎症性疾病（图）。又称乳牙根尖周炎。

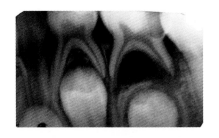

图 乳牙（75）根尖周炎
注：根分叉及根尖区域骨组织
广泛性破坏

病因与发病机制 最主要的病因是牙髓来源的感染，牙髓炎症特别是牙髓坏死以后，细菌及其毒素、组织分解产物可通过根尖孔到达根尖周组织，或通过髓室底的副根管到达根分歧部位的根周组织而引起根尖周病。其次牙遭受外力的损伤、牙发育异常、牙髓治疗过程中药物或充填材料使用不当等均可造成根尖周组织的严重损害。乳牙牙髓治疗中，三氧化二砷和酚醛树脂液是不宜使用的，它们对根尖周组织可造成严重的化学性损伤，有时甚至伤害到恒牙牙胚。

临床表现 可表现为急性根尖周炎和慢性根尖周炎，由于病源刺激物毒力大小和机体抵抗力强弱之间对比的不同，根尖周病或表现为急性炎症，或由慢性炎症急性发作，或由急性炎症转变为慢性炎症。

急性根尖周炎 多数是慢性根尖周炎急性发作，即当引流不畅、破坏严重而机体抵抗力较差时可导致急性炎症。此时，可出现较为剧烈的自发性疼痛、咀嚼痛和咬合痛，疼痛可定位。若穿通患牙髓腔，常见穿髓孔溢血或溢脓。患牙松动并有叩痛，根尖部或根分歧部的牙龈红肿，有的出现颌面部肿胀，所属淋巴结肿大，并伴有全身发热等症状。

慢性根尖周炎 可无明显的自觉症状，有的患牙可在咀嚼时有不适感，有的牙龈出现瘘管，有反复溢脓、肿胀史。临床检查时可查及深龋洞或充填体，以及其他牙体硬组织疾患；牙冠变色，失去光泽；患牙对叩诊的反应物无明显异常或仅有不适，一般不松动；有窦型慢性根尖周炎者可查及窦道开口。

诊断与鉴别诊断 急性根尖周炎可有典型的咬合痛或自发性、剧烈持续的跳痛，牙龈或颌面部肿胀，叩诊敏感等。X 线检查时示急性根尖周炎根尖部无明显改变或仅有牙周间隙增宽现象，而慢性根尖周炎或慢性根尖周炎急性发作可见根尖部和根分叉部牙槽骨破坏的透射影像。

治疗 首先根据患牙牙体破坏程度、牙根及牙槽骨吸收程度等判断患牙是否需要拔除，如无需拔除可进行乳牙根管治疗。

（汪 俊）

niánqīnghéngyá gēnjiānzhōubìng

年轻恒牙根尖周病（periapical disease of young permanent tooth）

发生于年轻恒牙根尖周围组织的炎性疾病。又称年轻恒牙根尖周炎。多为年轻恒牙牙髓病的继发病。年轻恒牙根尖周病最主要的病因是牙髓来源的感染，通过根尖孔到达根尖周组织，引起根尖周病。其次牙遭受外力的损伤、牙髓治疗过程中药物或充填材料使用不当等均可造成根尖周组织的严重损害。其临床表现和诊断与乳牙根尖周病相似，而治疗通常采用根尖诱导成形术。

（汪 俊）

rǔyá gēnguǎn zhìliáoshù

乳牙根管治疗术（root canal therapy of primary tooth）

通过根管预备和药物消毒去除感染物质对根尖周组织的不良刺激，并用可吸收的充填材料充填根管，防止发生根尖周病或促进根尖周病愈合的方法。对活髓患牙进行根管治疗又称牙髓摘除术。

适应证 ①牙髓炎症涉及根髓，不宜行牙髓切断术的患牙。②牙髓坏死而应保留的乳牙。③根尖周炎症而具有保留价值的乳牙。

禁忌证 ①牙冠破坏严重，已无法再修复的乳牙。②髓室底穿孔。③根尖及根分叉区骨质破坏范围广，炎症已累及继承恒牙牙胚。④广泛性根内吸收或外吸收超过根长的1/3。⑤下方有含牙囊肿或滤泡囊肿。

治疗 包括以下步骤。

X线检查 术前须摄取X线片，了解根尖周病变和牙根吸收情况。

局部麻醉或牙髓失活 提倡采用局部麻醉的方法进行疼痛的控制；但若麻醉效果不佳，或因患儿不配合、对麻醉剂过敏等原因无法对患牙实施局麻时，可用失活法使牙髓失活。失活法指用化学药物制剂封于牙髓创面，使牙髓组织坏死失去活力的方法。使牙髓失活的药物称作失活剂，常用多聚甲醛等。

髓腔开通 去除龋损组织制备洞形，开髓，揭去髓室顶，去冠髓，寻找根管口。对于有急性症状的患牙，应先做应急处理，开放髓腔，建立有效引流，待急性炎症消退后再继续治疗。

根管预备 主要目的是清理根管内病变牙髓组织及其分解产物、细菌及各种毒素；除去根管壁表层感染的牙本质；冲洗洁净、除去根管内残余的物质和碎屑。由于乳牙根管系统复杂、根管壁薄，其根管预备不强调根管扩大和成形，而主要是通过化学方法去除根管内感染物质，因此，临床上重点放在使用药物进行根管冲洗和根管消毒，尤其在后牙。参照术前X线片，估计根管工作长度。由于乳牙根尖孔位置常常不明确，特别是在牙根吸收的情况下，根管开口处可能与X线片上的根尖相差几毫米；而由于工作原理的限制，一般的电子根管长度测量仪常不适用于乳牙，因此临床上确定准确的乳牙根管工作长度存在一定的困难。一般来说，乳牙根管工作长度较X线片

上根尖孔距离短2mm。去除髓室和根管内的感染或坏死的牙髓组织，使用根管器械扩挫根管，使用3%过氧化氢液、1%～5.25%次氯酸钠液交替冲洗根管。次氯酸钠溶液可使细菌蛋白变性，并有较强的蛋白溶解和氧化作用，能有效地去除根管内的残髓组织、有机碎屑及根管壁玷污层，在临床上得到广泛应用。而双氧水是强氧化剂，在组织过氧化物酶的作用下，迅速分解出新生氧，发挥杀菌作用。此外，使用过氧化氢溶液产生的气泡利于清除脓血和坏死组织。

根管消毒 根管干燥后，将氢氧化钙制剂置于根管内，或将蘸有甲醛甲酚、木榴油或樟脑酚液的小棉球放置于髓室内，以丁香油氧化锌糊剂封固窝洞、消毒根管。活髓患牙可不进行根管封药，在根管预备后即可进行根管充填。

根管充填 7～14日后若无症状，去除原封药，冲洗、吸干，在有效的隔湿条件下，将根管充填材料反复旋转导入根管或加压注入根管，粘固粉垫底，常规充填。若炎症未能控制或瘘管仍有渗液也可换封药物，待症状消退

后再行根管充填。

（汪　俊）

gēnjiān xíngchéngshù

根尖形成术（apexogenesis）

通过保存年轻恒牙活髓组织，促进其牙根生理性地发育及根尖孔形成的方法（图）。适用于年轻恒牙可复性牙髓炎，龋源性、外伤性或机械性露髓，以及年轻恒牙牙髓感染局限于冠髓而根髓尚未受到侵犯的冠髓炎。禁忌于年轻恒牙牙髓坏死、根尖周炎。年轻恒牙活髓保存治疗方法，如间接牙髓治疗、直接盖髓术、牙髓切断术等，如治疗成功，所有这些方法均可达到牙根形成的目的。

（汪　俊）

gēnjiān yòudǎo chéngxíngshù

根尖诱导成形术（apexification）

牙根未完全形成之前发生牙髓严重病变或根尖周炎症的年轻恒牙，在控制感染的基础上，用药物及手术方法保存根尖部的牙髓或使根尖周组织沉积硬组织，促使牙根继续发育和根尖形成的方法（图）。

适应证 ①牙髓炎症已波及根髓，而不能保留或不能全部保留根髓的年轻恒牙。②牙髓坏死

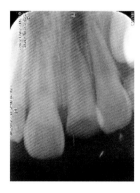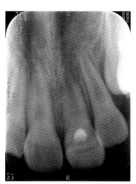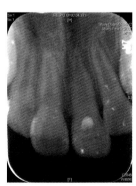

a　21冠折露髓，根尖孔开放　　b　21冠髓切断术后1个月，可见钙化桥形成　　c　21冠髓切断术后6个月，牙根继续发育，根尖孔形成

图　根尖形成术

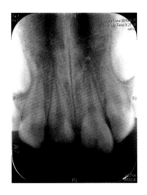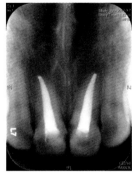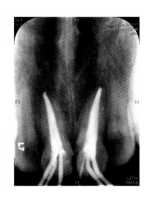

a 11、21 冠折 1 月后，
　根尖未闭锁

b 11、21 根管内置入诱导
　剂，诱导根尖硬组织沉积

c 根尖硬组织屏障形成，
　进行永久性根管充填

图　根尖诱导成形术

或并发根尖周炎症的年轻恒牙。

禁忌证　①年轻恒牙可复性牙髓炎。②年轻恒牙龋源性、外伤性或机械性露髓，牙髓感染局限于冠髓而根髓尚未受到侵犯的冠髓炎。

治疗　包括如下步骤。

X 线检查　治疗前须拍摄 X 线片，了解根尖周炎症的程度和牙根发育情况。

去龋、揭牙髓室顶　必要时实施局麻，进行疼痛控制。如患牙有龋损，在去净龋损组织后揭去牙髓室顶；若是牙外伤或发育异常如畸形中牙尖折断引起的年轻恒牙牙髓病变或根尖周炎，则直接制洞揭髓室顶。髓室顶去除后应充分暴露根管口。对于有急性症状的患牙，应先开放根管，建立有效引流，待急性炎症消退后再继续治疗。

根管预备　采用机械和化学的方法尽可能地清除根管内的感染物质。机械方法主要是使用根管器械机械切割含有细菌及其毒素的根管壁，而化学方法是利用化学冲洗液的杀菌抑菌能力、溶解坏死物的能力及冲洗能力，通过大量、频繁的流体冲洗根管，去除根管内感染物质。由于年轻恒牙根管壁薄，其根管预备以化学方法为主。无论是机械预备或化学冲洗，都应特别注意避免损伤根尖部牙乳头或上皮根鞘。由于年轻恒牙根尖孔大，临床中难以区分根尖牙髓组织和根尖周组织，机械预备时，将根管器械轻轻插入根管，进入根管的深度需比 X 线片显示的根尖短 1～2mm，沿着根管壁轻轻锉磨去除根管内感染物质，勿将根管器械超出根尖孔；用 1%～5.25% 次氯酸钠溶液、3% 过氧化氢溶液、生理盐水反复冲洗根管，清除残留的感染组织。冲洗时注意不要加压，以免将感染物质推出根尖孔。

根管消毒　吸干根管，封消毒力强、刺激性小的药物于根管内，如氢氧化钙制剂、木榴油、樟脑酚、碘仿糊剂或抗生素糊剂等。应避免使用刺激性药物，如甲醛甲酚、戊二醛等。根管封药消毒的时间一般为 2 周至 1 个月，直至无渗出或无症状为止。

药物诱导　根管封药后若无症状，去除暂封物及原封药，再次进行根管冲洗，以去除根管预备未消除而由根管消毒药物导致变性的残髓组织；干燥根管，在有效的隔湿条件下，将能诱导根

尖闭合的药物导入根管内，最常用的诱导药物是氢氧化钙及其制剂，然后用封闭性良好的材料充填患牙。若根管封药后症状持续，则需重复进行根管消毒。

定期检查　进行根尖诱导成形术的患牙应定期随访，一般每 3～6 个月复查一次，直至根尖形成或根端闭合。复查时除常规临床检查外，还应进行 X 线检查，观察根尖周情况和根尖形成状态。

学者们对氢氧化钙更换频率仍存在争议，一些学者认为频繁地换药可以提高根尖屏障形成速度，但也有研究认为增加换药次数并不能促进根尖钙化桥的形成。临床上，应根据检查结果，视情况更换根管内药物。若根尖病变有扩大趋势，或根管内药物密封不完整，应更换根管内药物；若 X 线片观察到钙化屏障时，也应打开患牙，将根管内氢氧化钙制剂冲洗干净，用纸尖轻轻探查根尖钙化屏障是否完全形成。如未完全形成，应重新进行根尖诱导，直到根尖屏障完全形成。诱导牙根继续发育或诱导根尖钙化屏障形成所需时间不等，为 6 个月至 2 年左右。其时间的长短与牙根原来的长度、根尖周炎症的程度及患者的机体状况等有关。当 X 线片示根尖形成或有钙化组织沉积，且根管内探查根尖钙化屏障形成完全时，可行永久性根管充填，并用封闭性好的材料修复患牙。根管充填后可继续随访观察。

（汪　俊）

gēnjiān píngzhàngshù

根尖屏障术（apical barrier）用非手术方法将生物相容材料充填到根管根尖部，即刻在根尖部形成一个人工止点的方法。适应于牙髓炎症已波及根髓，而不能保留或不能全部保留根髓的年轻

恒牙；牙髓坏死或并发根尖周炎症的年轻恒牙。在完成根管清理和消毒后，根据 X 线片，使用特殊器械或根管充填器将调拌好的生物相容性材料如矿物三氧化物多聚体置于根尖区，在矿物三氧化物多聚体表面放置湿棉球，暂时充填患牙，待矿物三氧化物多聚体完全硬固后就可以完成根充，并可在根管内行桩核修复或树脂加固，进行永久性修复。矿物三氧化物多聚体一旦固化就无法从根管内取出，如有必要进行再治疗只能通过根尖手术，因此对根管和牙本质壁的彻底清创和消毒是必不可少的。

（汪 俊）

 értóng yázhōuzǔzhī jíbìng

儿童牙周组织疾病（pediatric periodontal disease）

发生在儿童牙龈、牙周膜、牙槽骨和牙骨质的牙周组织疾病，简称儿童牙周病。牙周组织是包绕牙周围的组织，又称牙支持组织。牙周病包括两大类，即牙龈病和牙周炎。牙龈病是指只发生在牙龈组织的疾病，最多见的是由牙菌斑引起的慢性炎症，即牙龈炎；牙周炎是累及 4 种牙支持组织的炎症性、破坏性疾病。牙周病的病因比较复杂，是由多因素造成的，有局部因素和全身因素。局部因素相当重要，菌斑微生物是疾病的始动因子，口腔的自洁作用，软垢和牙石、创伤性咬合、食物嵌塞、牙排列异常、口腔不良习惯及机体的防御能力等可影响牙周疾病的发生发展，是疾病的促进因子。儿童易患牙龈炎，很少患牙周炎，可能与有防御因素或免疫因子阻止牙龈炎发展成牙周炎有关。儿童牙龈炎虽然炎症较重，软垢、菌斑很多，但为可逆性病变，经常规治疗后，牙周组织可完全恢复正常；若儿童牙龈炎没有及时治疗，炎症侵及牙周膜及深层牙周组织就会发展成牙周炎。牙周炎有支持组织的破坏（附着丧失、牙周袋形成和牙槽骨吸收），若不及时治疗，病变一般呈缓慢加重，直至牙松动而脱落。牙周炎经规范的治疗可以控制病情，但已破坏的软、硬组织难以恢复到正常状态。儿童牙周组织疾病的临床表现与成人之表现不一，有其特点，这与两者间组织结构的差异以及儿童生长发育过程中的变化有关。

（汪 隼）

értóng yáyínbìng

儿童牙龈病（pediatric gingival disease）

发生于儿童牙龈组织，不侵犯深层牙周组织的疾病。1999 年在美国召开关于牙周病分类的国际研讨会提出分类法，将牙龈病分为菌斑引起的牙龈病和非菌斑引起的牙龈病（图）。其中最多见的是菌斑引起的慢性炎症，即牙龈炎。①儿童牙龈上皮薄、角化差，受细菌感染或外伤刺激后易发生炎症。②乳牙牙冠近颈 1/3 处隆起，颈部明显收缩，龈缘处易堆积食物而刺激牙龈。③发育间隙的存在、恒牙萌出时暂时性牙列拥挤，易使牙垢堆积、牙石附着、食物嵌塞而刺激牙龈。④不良修复体如金属冠边缘伸展不当、充填体的悬突、不合适的矫治器。⑤一些口腔不良习惯和恒牙萌出。⑥儿童口腔清洁工作不够完善、唾液黏稠等因素使牙龈炎在儿童中较普遍。还有一些是受内分泌及血液疾病、药物、遗传等全身因素及局部刺激影响的牙龈病。牙龈炎临床表现龈缘和龈乳头充血、水肿变形、探诊出血，牙龈上皮糜烂、溃疡、增生。与成人牙龈炎不同，炎症程度和菌斑量不一致，相同菌斑情况下，儿童程度较轻。改善口腔卫生、去除局部刺激因素，儿童牙龈炎一般为可逆性。

（汪 隼）

pàozhěnxìng yínkǒuyán

疱疹性龈口炎（herpetic gingivostomatitis）

单纯疱疹病毒引起的急性感染性牙龈炎症的疾病。多发于 6 岁前儿童，出生后 6 个月至 3 岁婴幼儿更为多见。口腔周围与颜面部皮肤等部位感染的病原体为单纯疱疹病毒Ⅰ型，简称 HSV-Ⅰ；口腔与生殖器都感染为单纯疱疹病毒Ⅱ型，简称 HSV-Ⅱ。

临床表现 ①有与疱疹患者接触史，潜伏期约 1 周。②全身

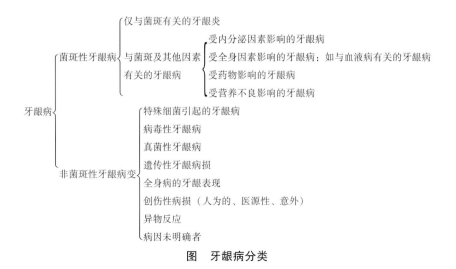

图 牙龈病分类

症状：发病急，唾液增多而流涎，发热、烦躁、拒食，有时有高热、颌下淋巴结肿大、压痛，咽喉部轻度疼痛等前驱症状，2~3日后出现口腔体征。③黏膜损害：口腔任何部位都可发生，唇、舌（图a）、颊、牙龈黏膜（图b）和上腭等处黏膜充血水肿、平伏而不隆起和界限清楚的红斑，红斑上出现针头大小或直径2~3mm数量不等圆形小水疱，水疱成簇，少数单个，疱破溃成溃疡，初裂时水疱周围留有隆起的灰白色疱壁。④皮肤损害：唇红、唇、口角、鼻和颊部等部位有瘙痒、灼热与肿胀感，相继出现红斑，随即出现成簇若干小水疱，水疱可逐渐扩大融合，疱液初为透明，后浑浊，干燥后结痂，痂皮脱落后留有暂时性色素沉着，若无继发感染不留瘢痕。病程7~14日，有自限性和复发性。无牙龈病损为疱疹性口炎。

鉴别诊断 应与疱疹性咽峡炎、手-足-口病鉴别。

治疗 ①充分休息，给予丰富含维生素B、维生素C及营养价值高、易消化饮食，使用板蓝根、抗生素预防继发感染。②局部可用消炎、防腐、镇痛剂涂布或湿敷。③与患儿隔离，注意个人卫生，勤晒被褥，食具和玩具消毒，房间应良好通风。

（汪 隼）

jíxìng huàisǐxìng kuìyángxìng yínyán
急性坏死性溃疡性龈炎 （acute necrotizing ulcerative gingivitis，ANUG）

主要发生于龈缘和龈乳头的急性炎症性和坏死性的疾病。儿童局部和全身抵抗力下降时，口腔牙间隙、龈沟或牙周袋内的梭形杆菌、樊尚螺旋体和链球菌等梭菌螺旋体性复合物大量繁殖，致急性突发性龈口炎。战壕口炎也说明该病在战壕的恶劣环境下可能流行，又称樊尚（Vincent）龈炎。

临床表现 好发于儿童的前牙，尤其下前牙。起病急，病程较短，数天至1~2周。①以龈乳头和龈缘坏死为特征性损害，牙龈正常形态消失，坏死表面有灰黑、灰绿色或黄褐色假膜，除去假膜为自动溢血溃疡面。②牙龈疼痛、出血。③口腔腐败性恶臭。④感染可沿龈缘、龈乳头向深层和周围黏膜蔓延，出现附着龈坏死，牙槽骨外露、牙松动。⑤重症者疲乏不适、发热和淋巴结肿大等全身症状。⑥坏死还可波及唇颊侧黏膜，成为坏死性龈口炎。若合并产气荚膜杆菌与化脓菌的感染，口腔黏膜软组织迅速坏死崩解形成坏疽称为坏疽性龈口炎，又称走马疳。

鉴别诊断 应与慢性龈炎、疱疹性龈炎、急性白血病和获得性免疫缺陷综合征并发感染等疾病鉴别。

治疗 全身使用抗生素控制感染；局部去除牙龈坏死物、使用氧化剂，口含漱口水；全身支持疗法，增强机体抵抗力；急性期后牙龈炎、牙周炎治疗，建立良好口腔卫生习惯，防止复发。

（汪 隼）

méngchūxìng yínyán
萌出性龈炎 （eruption gingivitis）

牙萌出过程中发生的暂时性牙龈炎症的疾病。多在乳牙和第一恒磨牙萌出时出现。

病因 牙萌出时，牙龈常有异样感，儿童用手指、玩具触摸或咬嚼擦伤致感染；部分牙龈覆盖于牙面，咀嚼易伤及；牙冠周围或龈袋内牙垢、食物堆积而感染，因牙萌出时不适，不敢刷牙导致菌斑积聚而感染。

临床表现 正萌出的牙冠周牙龈组织充血、水肿或肥厚（图），一般无明显自觉症状。有时乳牙萌出前，会出现萌出性囊肿和萌出性血肿。有时牙突破口腔黏膜前，覆盖的牙龈瓣及其周围软组织发生炎症（称冠周炎），牙龈瓣水肿、充血，有时探诊出血、龈袋溢脓，疼痛，严重时炎症扩散造成间隙感染和发热、淋巴结肿大等全身症状。

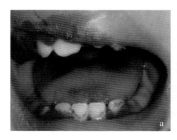
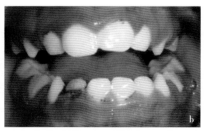

图 疱疹性龈口炎
注：舌背部疱破溃成溃疡，牙龈黏膜充血、水肿

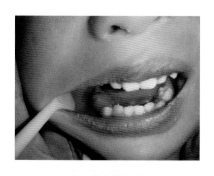

图 萌出性龈炎
注：右下第一恒磨牙萌出性龈炎，牙龈水肿、肥厚

治疗 应保持口腔清洁，待牙自行萌出；轻度可不处理，较重可用3%过氧化氢溶液和生理盐水冲洗，局部涂碘甘油；萌出性囊肿或血肿，需切开，使牙萌出。

(汪 隼)

bùjiéxìng yínyán

不洁性龈炎 （gingivitis associated with poor oral hygiene） 由口腔不洁引起的牙龈炎症。

病因 多见于3～5岁不能掌握正确刷牙方法和口腔卫生差的患儿；也见于牙排列不齐或戴矫治器的儿童，其自洁作用差，刷牙不完善。

临床表现 牙唇颊侧症状较明显，龈缘和龈乳头红肿、易出血，局部有牙垢和食物残渣附着（图）。炎症多为慢性，有时出现急性症状，严重时可以破坏牙槽骨。

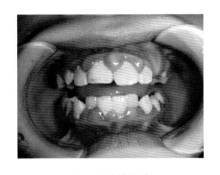

图 不洁性龈炎
注：龈缘和龈乳头红肿，有牙垢和食物残渣附着

治疗 针对病因进行处理，局部去菌斑，控制感染。如保持口腔清洁卫生，预后良好，延误治疗或受全身因素影响，可发展成牙周炎。

(汪 隼)

guòmǐnxìng yínyán

过敏性龈炎 （allergic gingivitis） 具有过敏性体质的儿童通过口服、注射、敷贴或吸入等不同途径接触变应原而引起牙龈变态反应性疾病，其发生由微生物、寄生虫、花粉、皮毛、食物、药物及金属等变应原的刺激和机体免疫应答两方面因素决定，缺一不可。

临床表现 依其所属的类型、发生的部位、接触变应原的质和量、反应的轻重、病程的长短、患者的年龄、性别等不同而不同，一般牙龈表现可有充血、水肿、水疱、糜烂、溃疡或坏死、疼痛、影响患者的进食、语言等生理功能。除牙龈外，口腔黏膜其他部位有病损为过敏性口炎。

治疗 首先要找到变应原，终止与变应原接触；全身抗过敏治疗；局部对症治疗，保持局部清洁、消炎镇痛、预防继发感染。避免与变应原再次接触和脱敏治疗是预防过敏性龈炎的有效的方法。

(汪 隼)

yálièyōngjǐxìng yínyán

牙列拥挤性龈炎 （crowding gingivitis） 因牙列拥挤、牙排列不齐而导致的牙龈炎症。

病因 牙拥挤、牙列不齐使口腔自洁作用差，刷牙不便，食物残渣易滞留、堆积，刺激牙龈引起炎症。

临床表现 牙排列不齐部位的龈缘和龈乳头红肿、松软、肥厚、易出血，患牙附近有软垢、牙石堆积（图），如有全身因素影响可加重炎症和肥厚。

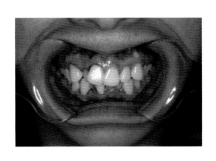

图 牙列拥挤性龈炎
注：牙排列不齐部位的龈缘和龈乳头红肿，有牙石堆积

治疗 去除局部刺激因素，进行龈上洁治术、龈下刮治术、冲洗和上药，控制炎症；改善口腔卫生状况；牙列不齐或因乳恒牙替换时暂时性牙列拥挤，缓解后龈炎可自行减轻或消失。

(汪 隼)

zìshāngxìng yínkǒuyán

自伤性龈口炎 （factitious gingivostomatitis） 儿童的口腔不良习惯或局部机械刺激造成牙龈等口腔黏膜炎症的疾病。

病因 因口腔不良习惯，如咬舌、唇、颊等软组织；或由于食物嵌塞、牙龈异物感等，患儿用手抠，或用异物去刺激牙龈等口腔黏膜。

临床表现 牙龈等口腔黏膜红肿、糜烂（图）、溃疡、剥脱。应与剥脱性疾病鉴别。

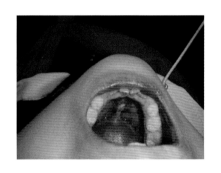

图 自伤性龈口炎
注：用异物刺激舌系带处致黏膜红肿、糜烂

治疗 首先找出原因，排除局部刺激因素；改正不良习惯，炎症处消炎、防腐；必要时向心理医生咨询。

(汪 隼)

qīngchūnqī yínyán

青春期龈炎 （puberty gingivitis） 发生在青少年时期的牙龈炎症。青春期或青春前期儿童，男女均可患病，女性稍多于男性。

病因 不认真刷牙、不习惯

使用牙线等不良的口腔卫生习惯，造成菌斑在牙面的堆积，引起牙龈炎发生；内分泌的改变，特别是性激素水平改变，使龈炎加重。

临床表现 好发于前牙唇侧牙龈乳头和龈缘，乳头呈球状突起，颜色暗红或鲜红，松软发亮，牙龈有出血、增生倾向（图），探诊出血明显，舌侧和后牙区症状较轻。

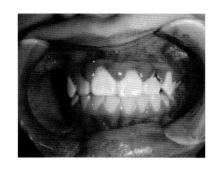

图 青春期龈炎
注：龈乳头呈球状突起，颜色暗红

治疗 青春期后炎症会部分消退，改善口腔卫生状况，去除局部刺激因素，清除菌斑，进行基础治疗后可以痊愈。如果不注意口腔卫生，炎症加重可发展成牙周炎。

（汪 隼）

kǒuhūxī zēngshēngxìng yínyán
口呼吸增生性龈炎 （mouth breathing-induced hyperplastic gingivitis） 由口呼吸不良习惯引起的牙龈肿大和增生为特征的牙龈炎症。

病因 多见于有鼻咽部疾患而习惯张口呼吸的儿童。不但可以破坏口腔和鼻腔之间的气压平衡，影响口腔和鼻腔的正常发育，而且使口腔周围的肌肉松弛，冷空气直接刺激前牙区的牙龈，使黏膜表面干燥、唾液黏稠，食物残渣易附于牙面和牙龈上，使牙龈发生炎症。

临床表现 轻度唇侧牙龈发生炎症、增生、肥厚（图），表面粗糙，有小裂纹。严重时牙龈乳头蕈状肥大甚至遮盖牙面，把牙埋入。口腔卫生不良会加重症状。

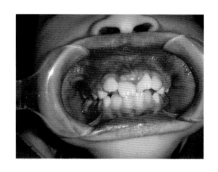

图 口呼吸增生性龈炎
注：上颌唇侧牙龈增生、肥厚

治疗 积极治疗鼻咽部疾病，注意口腔卫生，控制局部感染的基础上行牙龈切除术。

（汪 隼）

yàowùxìng yáyín zēngshēng
药物性牙龈增生 （drug-induced gingivial overgrowth） 长期服用某些药物致牙龈纤维性增生和体积增大的疾病。

病因 服用抗癫痫药（苯妥英钠）、免疫抑制剂（环孢素）和钙通道阻断剂（硝苯地平）等药物使已有炎症的牙龈组织发生纤维性增生。

发病机制 真正机制目前尚不清楚，与性别、服药剂量、用药时间等无明显关联；但与原有炎症程度和口腔卫生状况有关，菌斑、牙石、食物嵌塞等引起牙龈炎症能加速和加重病情发展。

临床表现 可发生在全口牙龈，最好发于上颌前牙唇面，其次为下颌前牙唇面、上颌后牙颊面和下颌后牙颊面；只发生于有牙区，拔牙后，增生的牙龈自行消退。一般无自觉症状，增生过大常感不适、恶心、影响咀嚼和口唇闭合困难。龈乳头呈球状突起、增大，互相连接，向龈缘扩展，盖住部分牙面，增生牙龈表面呈颗粒状或小叶状，质地坚韧，略有弹性，不易出血，近远中增生龈乳头在牙面相接处呈裂沟状，继发感染时，增生牙龈表面的颗粒状组织会消失，牙龈呈淡暗红色，易出血。牙龈增生严重时能使牙发生移位、扭转致牙列不齐；牙龈增生的程度与服药的年龄时期有关，恒牙萌出前服用，牙龈组织增生和纤维化使恒牙萌出受阻；牙萌出后服用能覆盖部分牙冠。

鉴别诊断 应与遗传性牙龈纤维瘤病和以牙龈增生为主的慢性龈炎鉴别。

治疗 如可能，停止使用该药物；局部去除菌斑、牙石等刺激因素和抗菌消炎药物治疗；手术修整牙龈形态；保持口腔卫生以减少该病的发生。

（汪 隼）

értóng yázhōuyán
儿童牙周炎 （pediatric periodontitis） 由牙菌斑生物膜引起的儿童牙周组织感染性、破坏性疾病。1999年在美国召开关于牙周病分类的国际研讨会，提出将牙周炎分为慢性牙周炎、侵袭性牙周炎、反映全身疾病的牙周炎和坏死性溃疡性牙周疾病等类型。

病因 龈炎的发展和局部的刺激因素是引起儿童牙周炎的重要原因。儿童龈炎慢性炎症未得到及时治疗，炎症侵及牙周膜及深层牙周组织，演变而成牙周炎。而软垢、牙石、食物嵌塞及不良修复体等局部刺激因素加重牙龈炎症使牙槽骨破坏。由于牙槽骨丧失引起牙早失很少累及乳牙列，如有，常提示有低磷酸酯酶血症、掌-跖角化牙周破坏综合征或慢性粒细胞减少症等全身性疾病。

临床表现　主要症状包括牙龈炎症：牙龈充血、出血、水肿、组织松软，探诊易出血；牙周袋形成：探及牙周袋，有时见溢脓和脓肿；牙槽骨吸收和牙松动、移位，最后脱落。

治疗　消除炎症，尽快使牙周组织恢复到健康状态，去除局部刺激因素，进行龈上洁治术、龈下刮治术和调整咬合等；3%过氧化氢液等冲洗牙周袋，或进行龈切术、内壁刮治术以消除牙周袋；注意口腔卫生、定期检查和消除牙龈炎症对预防儿童牙周炎的发生有重要意义。

（汪　隼）

侵袭性牙周炎（aggressive periodontitis，AgP）　具有高度破坏性、快速进展、有家族聚集性的牙周组织炎症。1999年的牙周病新分类法，将侵袭性牙周炎包含了以往牙周病分类中称为早发性牙周炎的3个类型，即青少年牙周炎、快速进展性牙周炎及青春前期牙周炎。

病因　未完全明了，是多因素所致的复杂疾病，但某些高毒力的特定微生物感染以及机体防御能力的缺陷可能是引起该病的主要因素。伴放线聚集杆菌是该病的主要致病菌；患儿外周血的中性粒细胞和（或）单核细胞的趋化功能降低和吞噬功能障碍也是致病因素。

临床表现　现将其分为局限型和广泛型，不能肯定局限型和广泛型是两个独立的类型，还是后者是前者的发展和加重的结果。

局限型　发病多始于青春期前后，也可发生在青春期前的乳牙列，女性多于男性；牙周组织破坏程度与局部刺激物的量不成比例，菌斑、牙石量很少，牙龈表面炎症轻微，但已有深牙周袋和牙槽骨破坏，牙周袋内有菌斑牙石，探及出血，晚期可出现牙周脓肿；好发牙位局限于第一恒磨牙或切牙的邻面，有附着丧失，至少波及2颗恒牙，其中1颗为第一恒磨牙，其他患牙（非第一恒磨牙和切牙）不超过2颗，多为左右对称；X线片的典型表现是牙槽骨吸收局限于第一恒磨牙或切牙，第一恒磨牙的邻面有垂直型骨吸收，若近远中均有垂直型骨吸收则形成"弧形吸收"，在切牙区多为水平型骨吸收；病程进展快速；早期炎症不明显的情况下可出现牙松动和移位，咀嚼无力，牙移位多见于切牙，呈扇形散开排列，后牙可出现不同程度的食物嵌塞；具有家族聚集性，家族中常有多代、多人患病，患者的同胞中有50%的患病概率，可能与遗传或致病菌在家族中传播有关。

广泛型　通常发生于30岁以下者。1999年牙周病新分类法定义为"广泛性的邻面附着丧失，累及除第一恒磨牙和切牙以外的恒牙至少3颗"。通常累及全口大多数牙；有严重而快速的附着丧失和牙槽骨破坏，在活跃期牙龈有明显的炎症，呈鲜红色，并可伴有龈缘区肉芽性增生，易出血，可有溢脓；多数患者有大量的菌斑和牙石；有时还伴有发热、淋巴结肿大等全身症状。多数患者对常规治疗和全身药物治疗有效。

鉴别诊断　应与广泛型慢性牙周炎鉴别。

治疗　①彻底消除感染，进行龈上洁治、龈下刮治和龈下清创。②抗菌药物的应用，不仅可减少菌斑数量，更重要的是可改变龈下菌群的组成。③调整机体防御功能，试图通过调节机体的免疫和炎症反应过程而进行治疗。④正畸治疗：对牙移位的轻度患者在炎症控制后，采用正畸方法将患牙复位排齐；定期维护、防止复发。

（汪　隼）

自伤性牙周炎（factitious periodontitis）　局部机械刺激或不良习惯造成的牙周组织炎症。

病因　如在混合牙列期，恒上中切牙萌出时牙冠常向远中倾斜，其中间产生暂时性的间隙，即正中间隙，此间隙随着侧切牙和尖牙的萌出而逐渐关闭。有些家长和儿童不了解此生理现象，擅自用橡皮圈直接套在中切牙上进行间隙的关闭，橡皮圈逐步滑向根尖而致牙周炎。

临床表现　炎症局限于所套扎的两颗中切牙，牙龈红肿，牙周袋深可伴有溢脓，患牙松动、伸长、突出在外（图1）。X线片显示牙槽骨广泛性吸收（图2）。

治疗　首先去除局部刺激因素，去除埋入牙龈中的橡皮圈，局部涂抹1%碘酊或2%碘甘油；全身服用抗生素；松动牙可结扎固定。

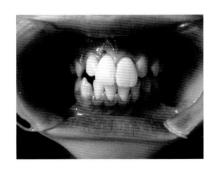

图1　自伤性牙周炎正面观

注：上颌中切牙牙龈红肿，牙周袋深，突出在外

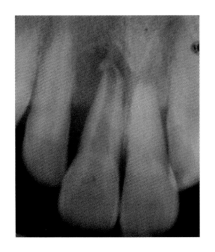

图2　自伤性牙周炎 X 线片

注：上颌中切牙牙槽骨广泛性吸收

预后　与病程长短有关。替牙期如上中切牙间出现暂时性的间隙，不应该盲目矫正，应观察随访。

（汪 隼）

értóng yáwàishāng

儿童牙外伤（traumatic deatal injury in children）

儿童牙受急剧创伤，特别是打击或撞击所引起的牙体硬组织、牙髓组织和牙周支持组织的损伤。

病因与发病机制　儿童牙外伤最常见的病因是意外事故。生长发育期的儿童无论是机体协调能力和应激反应能力，还是心智发育尚不健全，较成人更易发生外伤事故。特别是学龄时期儿童，在剧烈的运动或玩耍时易发生碰撞、跌倒，有时会造成牙外伤。儿童的运动、游戏内容向多样化、刺激性发展，如果防护措施不得力，可造成儿童牙外伤。家庭成员或其他成人对儿童施加暴力或虐待以及交通事故，也是儿童牙外伤原因。另外，儿童全身疾病、身体残障也是外伤的原因，在癫痫、脑瘫、多动症、眩晕的患者中，牙外伤是较为常见的损害，特别是癫痫患儿牙外伤风险高。

牙外伤因病因不同，外力的大小、方向和作用部位不同所造成的损伤不同，呈现很大的多样性。牙受到直接外力引起的损伤称为直接损伤，直接牙外伤通常发生在前牙区。牙非直接受力，间接力引起的损伤称为间接损伤，如跌倒或受到外来撞击时，颏部受到直接外力，闭口时下牙弓对上颌产生强力冲击而导致的损伤，间接损伤可造成前磨牙和磨牙区的冠折或冠根折，也可造成髁突和正中联合的骨折。

临床表现　牙外伤因种类不同表现各异，轻者仅为牙咬合不适，对叩诊敏感，重者可造成牙齿折断、牙髓暴露、牙齿松动、移位，甚至全脱出，牙周支持组织也可伴有不同程度的损伤，甚至骨折。此外，牙外伤还可伴发严重的全身损伤，如颅脑损伤和严重的肢体骨折等，应注意排查。

预防　应从以下几方面进行。

给予风险防范教育　儿童最好穿鞋底不滑的旅游鞋、运动鞋；参加体育活动和游戏时，要熟悉场地的情况，避免盲目冲撞、奔跑；不要用石子、碎砖等危险物品互相投掷；在进行滑板、滑轮等高速度、高风险运动，以及篮球、足球、滑冰等容易跌倒、撞击导致牙外伤的高强度、对抗性运动之前，最好佩戴头盔、运动防护牙托等防护用具，尽量减少牙受伤的危险。

建立健全相关法律法规　政府应该建立健全相关法律法规，对涉及儿童的公共场所，从设计到使用管理上注重保护儿童的安全，如地板应防滑，尽量平坦，对台阶、楼梯等处放置醒目的儿童易懂的标识；设施的尖锐硬角处尽量使之圆钝或有明显标识；儿童鞋等要求实行强制性的防滑标准；儿童骑自行车、滑轮等项目时，强制性要求佩戴防护头盔；制定儿童乘车强制使用儿童座椅等相关交通规则；预防交通事故、群体性踩踏挤压事故等。还应加强儿童工作者儿童牙外伤防护和救助知识的普及教育。

使用防护牙托　牙托是一种覆盖并包裹在牙齿、牙龈及牙槽骨上，隔绝上下牙、牙与面颊等组织的弹性减震装置，它具有力量传导和再分配作用，能在运动中保护牙及周围组织、颌骨和脑，避免其受到冲击和损伤。运动防护牙托可以分为3类：①直接放在口中使用的市售成品。②放在沸水中软化，放在口腔咬合后冷却成形的市售半成品。③必须先获得个体牙列模型，由专业机构制作完成后才能佩戴使用的定制式。定制式防护牙托根据年龄、运动类型、运动对抗程度、自身牙条件、个人喜好等不同情况而有各自的设计和要求。有效的防护牙托必须达到如下要求：①佩戴舒适，与牙及牙龈有良好的贴合性和固位性。②根据不同的保护需要，有一定的厚度，能覆盖所有易受伤区域，减少冲击力。③佩戴后上下牙咬合时，能确保最大范围的上下牙接触关系，减少骨折的可能性。④使用时不影响呼吸和说话，不会推挤牙而出现牙移动等。

（秦 满）

héngyá zhéduànxìng wàishāng

恒牙折断性外伤（fractures of permanent tooth）

受到外力作用导致硬组织损伤为明显表现的恒牙牙体损伤。

病因与发病机制　根据受力大小、方向和作用部位不同，可造成不同程度的牙折断性损伤。

轻者仅仅是牙体硬组织缺损，严重者常合并牙髓组织和牙周组织损伤，如牙髓外露、根尖牙髓血管变形甚至断裂等。当牙折断达到牙本质时，由于牙本质内存在大量的牙本质小管，牙本质小管可成为细菌、冷热温度、化学物质等刺激牙髓的通道，引起牙髓炎性反应。因为外伤时多伴有不同程度的牙髓-牙周损伤，造成牙髓血液供应不佳，牙髓液体对牙本质表面的压力减少甚至消失，使细菌侵入速度加快，所以，应及时覆盖暴露的牙本质。牙折断导致牙髓组织暴露后，露髓处牙髓表层毛细血管扩张，白细胞和间叶细胞增多；随着牙髓暴露时间的延长，炎症逐渐向根尖方向扩散；冠折露髓如长期得不到治疗，露出部位可见广泛的肉芽组织增生。

临床表现　主要包括冠折断、冠根折和牙根折断。发生在牙冠部的损伤可以通过临床检查来判断，如牙冠的完整性、是否露髓等；发生在根部的损伤，需结合X线片检查来判断。临床检查发现牙齿松动和叩痛时，常提示牙根或根周围组织受到损伤，应拍摄X线片帮助确诊。

牙外伤患者应首先确认全身状况，如有否头晕、恶心、呕吐和短暂意识丧失、胸闷、憋气、腹痛，肢体活动是否自如等。如发现有颅脑损伤和严重的肢体骨折等全身损伤，应暂缓牙科诊治，首先救治危及生命的全身损伤。

治疗　根据损伤类别不同，治疗方法不同。冠折断和冠根折断的主要治疗原则是恢复牙体外形，达到美观修复的最终目的。根折的主要治疗原则是使折断的牙根愈合，恢复咀嚼功能。

（秦 满）

guān zhéduàn

冠折断（crown fracture）　外力导致的牙冠部牙体组织的折断性损伤。牙冠折断根据折断范围不同和是否露髓可分为釉质折断、釉质-牙本质折断、冠折露髓。釉质折断和釉质-牙本质折断因为没有造成牙髓暴露，又合称为简单冠折。

临床表现　分为以下3种类型。

釉质折断　牙折断局限于牙釉质缺损。折断多发生在切角或切缘，没有暴露牙本质。一般无自觉症状，有时粗糙断面会磨破唇舌黏膜。

釉质-牙本质折断　牙折断达牙本质层。当釉质折断牙本质暴露或釉质、牙本质同时折断时，常出现冷热刺激痛，其疼痛程度与牙本质暴露的面积和牙发育程度有关。缺损大时牙髓表面牙本质较薄，可以见到牙本质下面的粉红色牙髓，此时注意探诊时不要用力，以免穿透牙本质暴露牙髓。有些患儿因缺损不大，症状不重而被忽视。需要强调的是年轻恒牙牙本质较薄，离牙髓腔近，加之牙本质小管较粗大，外界刺激也会通过牙本质小管传入牙髓出现症状。

冠折露髓　又称复杂冠折。牙折断达髓腔，造成牙髓外露。冠折牙髓外露时，临床症状较明显，可有明显的触痛，不敢用舌舔牙，也可有冷热刺激痛，影响进食。牙髓暴露后不及时处理会感染、坏死和牙冠变色，亦可出现牙髓组织增生。

治疗　分为以下3种类型。

釉质折断　单纯的釉质折断常不需特殊处理。釉质缺损不太影响美观的牙，可少许调磨断端至光滑即可。

釉质-牙本质折断　当牙本质暴露时，无论牙本质外露面积多少，都应该封闭牙本质断面，保护牙髓，并恢复牙外形。

冠折露髓　年轻恒牙的牙髓组织抵抗力较强，若露髓孔不大（1mm以内）且外伤时间短（1~2小时内），可做直接盖髓治疗。但临床经验表明，直接盖髓不易成功。牙髓切断术或部分牙髓切断术是年轻恒牙露髓后首选的治疗方法。只要牙髓断面没有受到严重污染，对于露髓十几个小时，甚至数日的外伤牙行牙髓切断术都不乏成功病例的报道。而牙髓切断术预后的影响因素中，患者的年龄和牙根发育程度是重要的因素，对非常"年轻"的恒牙，即使长时间露髓，牙髓切断术的成功率亦高。如露髓时间较长，发生牙髓弥漫性感染，甚至牙髓坏死时，应去除感染牙髓。治疗中应注意尽可能多地保存活的根髓和（或）根尖牙乳头，使牙根能够继续发育，可行牙髓再血管化治疗或根尖诱导成形术。牙髓治疗后应尽量及时修复牙外形，光固化复合树脂直接修复和断冠粘接术是常用的方法。

预后　分为以下3种类型。

釉质折断　一般来说，单纯的釉质折断预后较好。但也有个别病例由于根尖牙髓血管受到传导力的作用造成血管变形、充血、出血，严重者可造成牙变色、牙髓坏死。故即使是釉质折断者，也应定期复查，观察牙髓转归。

釉质-牙本质折断　发生牙髓坏死的概率大于单纯釉质折断，故需定期观察。另外，年轻恒牙折造成切角缺损后，牙近远中径变小，如不及时修复外形，随着邻牙的萌出，外伤牙会丧失应有的三维间隙，导致成年后修复困难。

冠折露髓　各种活髓保存治疗的外伤牙，术后有并发髓腔和根管闭锁的可能，有学者认为与牙受震荡和牙髓损伤的程度有关。故在术后复查中要注意髓腔钙变的现象，及时做根管治疗，为利用根管做永久修复做准备。通常情况下，冠折露髓后牙体组织缺失较多，应及时修复牙外形，保持外伤牙的三维间隙。

（秦　满）

guān gēnzhé
冠根折（crown-root fracture）
外力致牙的冠和根部组织同时发生折断，造成釉质、牙本质、牙骨质折断，伴有牙髓受损的损伤。冠根折根据折断是否露髓可分为简单冠根折和复杂冠根折。

临床表现　主要分为以下两方面。

简单冠根折　牙体组织折断包括牙釉质、牙本质和牙骨质折断，但未暴露牙髓。简单冠根折常表现为牙冠向单侧斜行的釉质-牙本质-牙骨质折断，达到根部的一侧，断端常在舌侧龈下1~2mm，也可在近中或远中侧，唇侧少见。咀嚼时由于牙冠侧折断片活动有疼痛感觉，可伴有牙龈撕裂、龈沟溢血。

复杂冠根折　牙体组织折断涉及牙釉质、牙本质和牙骨质，且暴露牙髓。这是一类严重的牙折断，可分为横折和纵劈两种情况。横折是近远中方向折断，临床较多见，通常在牙冠唇侧龈缘上2~3mm处有一近远中向横折线，有时牙冠唇侧部分已松动下垂，而舌侧仍与根面或牙龈相连。牙冠活动时，因刺激牙髓和牙龈产生疼痛和出血，有时与对颌牙发生咬合干扰。纵劈是折断线自切缘斜向根方，折断线通常只有一条，有时可有2条以上。由于冠根折断线多为斜线，特别是折断线在唇侧牙冠部为近远中向斜向舌侧牙根方向的冠根折断，普通的根尖片往往显示不清楚，可拍摄CBCT帮助诊断。

治疗　分为以下两方面。

简单冠根折　断端常在龈下1~2mm内，可通过排龈止血，酌情护髓处理，进行光固化复合树脂修复，亦可根据断端情况施行断冠粘接术。

复杂冠根折　损伤严重，治疗复杂，需慎重处理。通常有以下步骤：①急诊应急处理：在没有条件进行详细检查前，可先将折断部分用复合树脂和邻牙一起固定，使患牙处于相对稳定状态；对于断冠已脱离口腔的病例，年轻恒牙需直接盖髓防止根髓污染，发育成熟的牙可直接拔髓后封闭髓腔防止污染，并尽快到有条件的医疗机构进行进一步治疗。②评估残留牙根可用价值，可否行永久修复，必要时联合口腔修复、口腔正畸、牙周等相关专业的医师会诊。③对需要保留的牙施行系列治疗，为成年后永久修复创造条件。④对于不能永久修复的牙根，为减少儿童恒牙拔除后牙槽骨塌陷及其对牙槽骨发育的影响，可对不能利用的恒牙根进行根管治疗，把根埋伏在颌骨内，上方做功能性间隙保持器，为成年后种植修复预留比较好的条件。也可根据儿童生长发育情况、口颌情况决定是否拔除，拔除时间和相应的间隙保持措施。保留复杂性冠根折牙的常用方法包括断冠粘接术、根管治疗-正畸联合根牵引术、冠延长术等技术。

断冠粘接术　适用于折断线最低点在牙槽嵴顶之上。根据是否能取下牙冠分为直接粘接法和间接粘接法。①直接粘接法：在牙冠断端松动在Ⅱ度以内并没有错位、一侧断端在龈上可见（常为唇侧）时，把龈上断端用光固化流动树脂粘接。局部麻醉下行根管治疗术或部分根髓切断术，把根管上端1/2~2/3部分清理干净，选择合适的纤维桩，桩的两端应分别跨越冠部和根部根折线2~3mm，使用粘接剂把纤维桩牢固地粘在根内，并用光固化复合树脂填充髓腔与桩头间的空隙，修复断端，再把另一侧原来用光固化流动树脂粘接的部分磨开，并制备固位槽，光固化复合树脂修复断端。此方法的特点是操作相对简单，术中断端出血少，易行粘接操作；但由于没有取下断端，在近远中侧和龈下断端存在未粘接盲区，可能出现折裂线周围组织的慢性炎症。②间接粘接法：牙冠断端极度松动并错位，或断端在龈缘处不易直接粘接者，只能在局部麻醉下取下断冠，对牙根行根管治疗术或部分根髓切断术，把根管上端1/2~2/3部分清理干净，选择合适的纤维桩，最好跨越唇舌侧根折线2~3mm；在断冠的髓腔部制备可容纳桩头的固位型，使断冠能够复位。使用粘接剂把纤维桩牢固地粘在根内。注意粘接剂不要溢出到根部断面，以免影响断冠就位。清理根面，充分止血，必要时使用高频电刀止血和结合牙龈翻瓣术暴露根面断端，用光固化复合树脂填充髓腔与桩头间的空隙，修复断端。

根管治疗-正畸联合根牵引术　适用于折断线最低点低于牙槽嵴顶，残留有效牙根可支持桩冠修复。操作方法：在局部麻醉下取下断冠，对牙根行根管治疗术。如果折断端均在龈下，需在根管治疗时在根内预埋牵引钩，为正畸牵引做好准备。一般来说，经根管治疗，无叩痛和牙根无异常动度后 2~3 个月开始正畸根牵引。无论使用何种正畸装置做根牵引，在牵引中都应注意牙根长轴的方向，力量要轻柔。牵引中应每 1 个月拍摄 1 次 X 线片，观察有否根吸收。牵引到位后需保持 3 个月以上，维持牵引效果的稳定性。年轻恒牙建议待牙根完全形成并完成根管治疗术后再做正畸根牵引，之前需做好牙三维间隙的保持。

冠延长术 一般情况下，只用这种方法暴露腭侧的断面，适用于手术不影响外形美观的发育成熟恒牙。如果断端太深，可考虑配合根管-正畸联合牵引术治疗后，再行冠延长术。操作方法：局部麻醉后去除牙冠断片，行龈切除术和去骨术，一般去骨控制在骨断面 2mm 处，龈切除术和去骨术使龈下断面变为龈上断面。根据牙髓感染情况确定一次性根管充填或二次根管充填。根管治疗结束后，行桩冠修复。年轻恒牙可待牙根发育完成、并完成根管治疗术后再考虑此治疗方法。

预后 包括以下两方面。

简单冠根折 预后一般较好，但应注意除了关注牙体硬组织修复外，也要注意外伤力对牙髓组织的损伤，观察牙髓远期转归。

复杂冠根折 损伤严重，治疗复杂，预后评估存在很多不确定因素。年轻恒牙处理时应考虑牙颌生长发育因素，在永久修复前需做好牙三维间隙的保持。另外应该注意的是，对于有隐形复杂性根折的牙，外伤当时的 X 线片上可能看不出隐形根折线，在长期观察中或根牵引中隐形根折线会显露出来，使治疗失败，所以，应向患儿及其监护人提示复

杂冠根折治疗的潜在风险。

（秦　满）

yágēn zhéduàn

牙根折断（root fracture）

外力导致牙根部牙本质、牙骨质断裂并伴有牙髓受损的损伤。

分型 临床上分为根尖 1/3 根折、根中 1/3 根折和近冠 1/3 根折，也可根据根折线的走向分为水平根折和斜行根折，以及有多个根折线的粉碎性根折（复杂性根折）。在年轻恒牙还可以表现为类似于"青枝骨折"样的不全根折。

临床表现 可有牙松动、咬合痛和叩痛，有时牙冠稍显伸长，常伴发咬合创伤。根折症状轻重与折断部位有关，越近冠方的根折，症状越明显；近根尖 1/3 部位的根折，症状较轻或不明显。

X 线牙片是诊断牙根折断的主要依据。由于根折线显像变化较多，上前牙部位重叠影像亦较复杂，有时不易辨认，可能被误诊或漏诊。需结合临床症状进行诊断，有可疑时，应该变换投照角度再次拍摄，也可结合锥体束 CT 片辅助诊断。

治疗 治疗原则是使断端复位并固定患牙，同时注意消除咬合创伤，关注牙髓状态。具体的治疗方法依据根折部位不同，而有所差别。

近冠 1/3 根折 固定时间比较长，需要 3~4 个月的弹性固定。常不得不拔除非常松动的冠部断端，行根管治疗术联合正畸根牵引术，或辅以冠延长术后进行桩冠修复。如果残留牙根长度和强度不足以支持桩冠修复，需要拔除患牙，进行义齿修复。

根中 1/3 根折 患牙需要弹性固定 4~8 周。固定后应注意检查咬合，可利用调𬌗或全牙列𬌗

垫消除咬合创伤。定期复诊拍摄 X 线片检查断端愈合情况，并观察牙髓状态。复查时若发现牙髓坏死，应对冠侧根管进行治疗，保留血运供应良好的根尖侧断根内的牙髓，有利于断根的愈合。

根尖 1/3 根折 如有明显松动并伴有咬合创伤时，应对患牙弹性固定 4 周；如临床上几乎不松动，又无明显咬合创伤，可以不用固定等处理，只需嘱患儿不要用受伤部位咀嚼。须定期观察牙髓、牙周组织状态和断面愈合情况。

预后 包括以下内容。

近冠 1/3 根折 预后较差，如果不能获得很好的硬组织沉积愈合，常不得不拔除冠部断端。为减少儿童恒牙拔除后牙槽骨塌陷及其对牙槽骨发育的影响，可对不能利用的恒牙根进行根管治疗，把根埋伏在颌骨内，上方做功能性间隙保持器，为成年后种植修复预留比较好的条件。

根中 1/3 折断 失败的风险性大。当发生牙髓坏死时，常由于根折断端错位，无法进行完善的根管治疗，造成感染不能控制，这是治疗失败的主要原因。

根尖 1/3 折断 一般来说预后较好。临床检查无松动和叩痛，牙髓活力基本正常，X 线片上根尖断端被吸收，牙根尖重新改建，改建后的根尖较圆钝，但牙周间隙均匀。远期可能出现根尖病变或牙髓钙化。

（秦　满）

héngyá tuōwèixìng sǔnshāng

恒牙脱位性损伤（luxation injury of permanent tooth）

恒牙受到外力导致牙周围支持组织的损伤。

病因与发病机制 根据受力大小、方向和作用部位不同，可

造成不同程度的损伤。轻者仅仅是根尖血管受到牵拉，没有明显位移，可造成牙震荡或亚脱位；严重者牙周膜撕裂，牙槽窝骨折，造成牙移位。牙移位性损伤涉及牙周膜、根尖-牙髓血管、牙槽骨。半脱出、侧方移位和挫入可造成牙周膜断裂，牙周间隙内血管破裂出血；根尖-牙髓血管受到牵拉而变形，严重时断裂、出血，进而引起牙髓缺血性坏死。侧方移位或挫入时根部牙槽窝和侧方移位的受压侧牙槽窝可发生压缩性骨折，甚至骨板断裂。如牙发生唇侧移位时，唇侧牙槽窝可内壁不全性骨折，严重时骨板断裂；舌侧颈部牙周韧带受牵拉，严重时牙周膜断裂。全脱出是一种最严重的牙损伤，会造成牙周膜韧带撕裂，牙髓组织丧失血供，对牙骨质和牙槽窝造成损伤。

临床表现 主要包括牙震荡、亚脱位、半脱出、侧方移位、挫入及全脱出。可以通过临床检查来判断，如牙冠的动度、对叩诊的反应、牙在牙列内位置的改变等，常需结合 X 线检查来判断。临床检查发现牙松动和叩痛，特别是移位时，提示有脱出性损伤，应拍摄 X 线片帮助确诊。

治疗 及时复位移位的牙，并做必要的固定，消除患牙的咬合创伤，为外伤愈合创造良好环境，同时，密切观察牙髓和牙周膜损伤后可能造成的牙髓坏死和牙根内外吸收，并及时选择合适的方法进行治疗。

（秦 满）

yáchǐ zhèndàng

牙齿震荡（tooth concussion）

单纯牙周支持组织受损，有明显叩诊不适，但没有牙异常松动或移位的损伤。

临床表现 ①外伤后患者自觉牙酸痛，上下牙咬合时有不适感，临床检查时牙无异常松动或移位，只有叩痛或不适。X 线片显示根尖周无异常。②有时会出现牙冠轻重不等的粉红色改变，这是由于牙髓充血或内出血造成的。牙冠粉红色变可在外伤即刻出现，也可能经过几天以后才出现变色。牙髓充血或出血可造成临床上出现遇冷、热时酸痛或疼痛，通常遇冷敏感在临床较多见。③有时可以出现牙髓暂时感觉丧失——牙髓休克，牙髓对电感觉测验和温度测验无反应，这种暂时的感觉消失经过一段时间以后常可恢复正常。

治疗 在没有咬合创伤时，可不做特殊处理，但要嘱患者患牙免咬硬物 2 周左右，并定期复查，临床观察牙髓组织转归，同时注意消除咬合早接触。

预后 一般来说，牙齿震荡预后良好，少数可出现牙髓坏死或牙髓钙化，牙髓坏死发生率为 2%～6%，牙髓钙化发生率为 5%～20%，这种变化常发生在外伤后 3～6 个月，故外伤后观察期应在 6 个月以上。

（秦 满）

yàtuōwèi

亚脱位（subluxation）

牙周支持组织受损，牙明显松动，但没有牙位置改变的损伤。

临床表现 亚脱位比牙齿震荡损伤稍重，但均没有发生牙相对于牙槽窝的位置改变。除具备牙齿震荡临床表现之外，与牙震荡的区别在于，亚脱位时患者自觉牙松动，上下牙咬合时可有痛感，临床检查时牙有明显松动，但没有牙位置改变；可有叩痛，龈沟渗血。X 线片显示根尖周无异常或牙周间隙稍增宽。

治疗 与牙齿震荡相似。当存在明显咬合创伤（特别是正中殆咬合创伤）时，应使用全牙列殆垫或少量调殆的方法消除创伤。

预后 与牙齿震荡相似，一般预后较好，但发生牙髓坏死或牙髓钙化的概率略高于牙齿震荡。

（秦 满）

bàntuōchū

半脱出（extrusive luxation）

牙从牙槽窝向牙冠方向部分脱出的损伤。

临床表现 ①牙部分脱出牙槽窝，患牙明显伸长。②常伴有牙的明显松动和叩痛。③由于存在牙周膜撕裂，有时还伴有龈沟溢血或牙龈淤血。④X 线表现为牙周间隙不均匀，根尖区的牙周间隙增宽。

治疗 ①对移位明显的牙要在局部麻醉下手法轻柔复位。②复位后弹性固定 2～4 周，如果伴有牙槽突骨折，固定时间稍长。③消除咬合创伤：正中殆存在咬合创伤时应使用全牙列殆垫治疗。④嘱患者维护好口腔卫生，可使用 0.1% 氯己定漱口液含漱。⑤密切观察牙髓-牙周组织预后，出现牙髓坏死和根内外吸收，可考虑摘除牙髓，用氢氧化钙类药物充填根管，治疗根吸收。

预后 严重的半脱出通常伴有根尖-牙髓血管的严重变形或断裂，牙髓组织预后较差。对于牙根尚处于开敞状态的年轻恒牙，牙髓血管、神经愈合能力较强，有可能保持活髓。但牙根基本发育完成的牙，出现牙髓坏死的危险性明显增高。对于移位严重的牙，复位固定治疗后，除可发生牙髓坏死外，还可能出现牙根外吸收或替代性吸收。

需要指出的是，牙外伤后牙根外吸收和替代性吸收的发生和发展机制尚不清楚，治疗根外吸收和替代性吸收尚无很好的方法。国际上通用的氢氧化钙制剂的疗效存在不确定性，对早期轻症病例效果尚好，但个体差异大。

（秦　满）

cuòrù

挫入（intrusive luxation）

牙向牙槽骨方向移位，造成牙槽骨骨折的损伤。

临床表现　①患牙比相邻牙短，常不松动，可有叩痛。②牙龈可有淤血样改变。③X线片上可观察到患牙根尖区牙周间隙变小或消失。④挫入时由于牙在牙槽窝内部发生位置改变，常伴有牙槽窝骨折。⑤发现严重的咬合错位时，应该警惕髁突骨折和颌骨骨折。

治疗　应视挫入程度、患儿年龄和牙发育程度区别对待。

年轻恒牙　其根端开扩，血管、神经愈合能力较强，为了避免对牙周膜和根尖-牙髓血管的再次损伤，不宜将牙拉出复位，应观察待牙自行再萌出。一般可观察2~3周，挫入的牙应有再萌出的迹象。整个再萌出过程时间较长，一般为6个月，但存在很大变异，可2~14个月不等。对严重挫入的牙（如牙冠挫入2/3以上），观察4周左右仍没有再萌出迹象，牙生理动度降低，应及时采取正畸牵引的方法，用轻柔的力量拉出该牙，避免发生牙固连。

牙根发育成熟的挫入牙　挫入较少时，可以观察其再萌出，如果没有再萌出迹象，应在发生牙固连前，采用正畸牵引的方法使该牙复位；对于挫入较多的牙（2/3以上），可用拔牙钳即刻拉出挫入的牙，复位固定。

预后　与挫入程度、患儿年龄和牙发育程度相关。对于牙根尚处于开敞状态的年轻恒牙，牙髓血管、神经愈合能力较强，有可能保持活髓。牙根基本发育完成的牙发生牙髓坏死的危险性明显增高。对于严重挫入的牙，复位固定治疗后，除可发生牙髓坏死外，还可能出现牙根外吸收或替代性吸收。

（秦　满）

cèfāng yíwèi

侧方移位（lateral luxation）

牙沿牙长轴侧向移位伴有牙槽骨折断或裂纹的损伤。

临床表现　①牙发生唇舌向或近远中向移位。②常伴牙的明显松动和叩痛，有时还伴有龈沟溢血或牙龈淤血。③X线片上可表现为近、远中两侧牙周间隙不对称，一侧减小，另一侧增宽。当牙唇舌向移位时，普通的根尖片上可看不出变化，必要时需配合拍摄CBCT诊断。④由于牙在牙槽窝内部发生位置改变，常伴有牙槽窝骨折。⑤发现严重的咬合错位时，应该警惕髁突骨折和颌骨骨折。

治疗　以及时复位固定为主，处理原则与半脱位相似。

预后　严重的侧方移位也常伴有根尖-牙髓血管的严重变形或断裂，预后及其相关因素与半脱位相似。

（秦　满）

quántuōchū

全脱出（avulsion）

牙从牙槽窝完全脱出的损伤。

临床表现　①口腔内牙缺失，牙槽窝空虚。但应注意与牙完全挫入鉴别。②牙槽窝出血。伴有牙槽窝骨折时出血严重，甚至一侧骨壁缺失（常为唇侧）。③X线片上牙槽窝空虚。

治疗　方法为牙再植术。

即刻再植　是全脱出牙的最佳治疗方法。最迅速的即刻再植是在事发现场，应迅速捡起脱落的牙，拿着牙冠部，用自来水简单冲洗沾污物，将牙放入牙槽窝，小心地闭上嘴，尽快到医院就诊。临床上接诊的患者多数是拿着脱落牙来就医。此时的治疗过程：①在询问病史的过程中应迅速把离体牙转移到合适的保存介质中。询问牙外伤的时间、离体牙保存的情况、是否曾触及牙根面等。②离体牙处理：用手或上前牙钳夹住牙冠，用生理盐水冲洗牙根表面的污染物，如果污物附着在根面上不易冲洗掉，可用小棉球蘸生理盐水小心轻柔地把污物蘸掉，把清洗干净的牙放在生理盐水中。③局部麻醉下，用镊子小心清理牙槽窝内的血凝块，但不要搔刮牙槽窝，以免损伤牙槽窝内残存的牙周膜，并用生理盐水冲洗牙槽窝。如果存在牙槽窝骨折并移位，可轻柔手法复位。④手持离体牙冠部，用最小的力把患牙放回牙槽窝，主要防止对牙髓和牙周膜造成进一步损伤。如果遇到阻力，应将牙放回生理盐水中，检查牙槽窝是否有骨折。牙槽窝骨折是最常见的造成再植困难的原因。对于发现的折断骨片通常可以用插入平头器械（如直牙挺）予以复位并修整牙槽窝形态，然后植入患牙。⑤检查正中𬌗有否早接触，对于正中𬌗存在明显早接触者需使用全牙列𬌗垫。⑥再植牙弹性固定不超过2周。急诊条件下，可用釉质粘接材料暂时固定。如外伤牙的邻牙还未萌出或松动、甚至脱落，也可在局麻下用缝线从腭侧穿龈经过患牙切缘与唇侧牙龈缝合固定。转到门诊后再行其他方法固定。⑦对严重牙龈撕裂者应采取缝合，并加牙周塞制剂保护牙龈，防止因口腔清洁不好导致的牙龈炎症。

嘱患者维护好口腔卫生，可使用0.1%氯己定漱口液含漱。⑧再植后应常规全身使用抗生素：抗生素治疗可以减少感染，并且可以在一定程度上减少牙根吸收的发生。四环素是首选药物，但是由于存在可能引起四环素牙的风险，12岁以下儿童避免使用。可以选用阿莫西林、青霉素代替。当牙被土壤等严重污染时，应该注射破伤风抗毒素。⑨再植牙应该在牙髓坏死分解前行牙髓摘除术，一般来说，通常在拆除固定前进行牙髓摘除术。即使是牙根完全形成的再植牙，氢氧化钙制剂也是首选的根管充填材料，因为其对于预防牙根吸收有一定益处。推荐使用氢氧化钙制剂根管内放置4周或含抗生素-激素类药物封药2周后，再换成常规根管充填材料。

延迟再植　与迅速再植相对应，目前为止还没有明确时间定义。多数学者认为全脱出牙体外在非生理介质内保存超过60分钟视为延迟再植。延迟再植后易出现牙根牙固连，甚至炎性吸收，导致牙脱落。

预后　再植牙愈合和修复是一个复杂过程，且受多种因素的影响。牙再植术成功的关键是尽可能保持离体牙牙周膜活性，故再植时间和离体牙保存是影响再植术的主要因素。另外，正确的再植术式和患者的年龄也是重要影响因素。

再植牙的预后包括牙髓组织预后和牙周组织预后两方面。由于多数再植牙都不能成功保留活髓，谈到再植牙预后时更多的是考虑牙周组织预后。再植后牙周组织愈合方式分为牙周膜愈合、表面吸收愈合、牙固连或替代性吸收、炎性吸收。

牙周膜愈合　是最理想的愈合方式，在牙骨质和牙槽骨间的牙周间隙内可见新生的结合上皮，结合上皮可在釉牙骨质界再附着。牙周膜愈合常发生在即刻再植之后，但只有极少数的再植牙以牙周膜愈合的方式存留，因为再植后牙根和牙周膜都有损伤，多少都会有根吸收。

表面吸收愈合　是一种常见的较为成功的愈合方式，常发生在牙再植后3个月左右。牙根表面吸收的最大特点是这种吸收具有自限性和可修复性。牙根表面吸收的再植牙临床检查基本正常，有时会有叩诊不适感。

替代性吸收　发生在牙根表面缺乏活的牙周膜覆盖的再植牙。这种替代性吸收分为暂时性替代性吸收和进行性替代性吸收。进行性替代性吸收没有自限性，直至把牙根完全吸收。从最终结果来看，进行性替代性吸收意味着治疗失败，只是此过程可以是很长的时间，可数月到数年不等，对于替牙期儿童，如果能够维持再植牙在口腔中存留到成年，会免去牙早失带来的间隙管理问题，可简化治疗程序。

牙齿固连　临床表现是牙丧失正常生理动度，叩诊表现为高调音，牙固连的临床表现常早于影像学表现。牙根吸收1/3以上时，牙会明显"缩短"，颈缘线向根尖方向移动，好像牙"缩到牙槽骨内"。在牙根吸收到牙颈部时，一旦破坏到釉牙骨质界，由于细菌的侵入，牙可迅速从无生理动度到极度松动，到脱落。X线片上牙周间隙丧失，根吸收所产生的间隙被牙槽骨所替代。由于牙固连可造成局部牙槽骨发育障碍，国际牙外伤学会建议当牙"缩短"1mm以上时，应考虑截冠术，可拔除固连的牙根，即可解除对颌骨发育的影响。

炎性吸收　发生在不当的再植处理后，可在较短时间内（数月）脱落，导致治疗失败。临床可表现为牙松动、叩痛，牙龈充血、红肿，甚至引发急性炎症。X线片上可见牙根表面不规则的虫蚀样凹陷，周围牙槽骨存在低密度骨质破坏影像。

（秦　满）

rǔyá wàishāng

乳牙外伤（dental trauma of primary tooth）

乳牙受急剧创伤引起的牙体硬组织、牙髓组织和牙周支持组织的损伤。

临床表现　乳牙列期牙槽骨较疏松，乳牙外伤容易造成牙移位或脱出。

治疗　应使乳牙外伤对继承恒牙生长发育的影响降到最低。乳牙外伤的损伤和预后与患儿年龄密切相关，在处理乳牙外伤时，应考虑以下因素：①乳牙牙根与继承恒牙胚间关系的密切程度：不同的外伤类型，乳牙根的移位方向不同，对恒牙的影响不同，应选择对恒牙影响最小的治疗手段。在急诊处理中，尽量控制一次拔牙的数量，因为一次拔除多个乳牙可能造成唇侧牙槽骨缺失，影响颌骨丰满度。在复查中如果发现牙髓或根尖周组织感染的迹象，应及时处理，避免对恒牙胚造成不良影响。乳牙牙髓坏死的危险性和恒牙萌出障碍发生的可能性都与外伤的类型有关。②距替牙的时间：对接近替换的牙（如距替牙期1~2年），可采取拔除的方法。对距替换时间较长的患牙，在不影响继承恒牙胚发育且患儿和家长能够配合治疗的情况下，可尽量采取保留牙的治疗方法。③患儿的配合程度：乳牙外伤常发生在年龄很小的孩子，不能很好地控制他们的行为，必要时应在镇静下治疗。

乳牙冠折　乳牙简单冠折如果存在划伤舌头等软组织的尖锐边缘，可采取调磨的方法；复杂冠折对露髓时间短（24 小时以内）的可采取牙髓切断术，牙冠缺损大不易修复或露髓时间长的牙，行牙髓摘除术；乳牙复杂冠根折多数情况下需要拔除。

乳牙根折　根尖 1/3 折断的牙一般只有轻微松动，可嘱家长让患儿避免使用患牙咬合 2～3 周，不做其他处理，根尖部断端常被生理性吸收；根中部折断如果冠方牙极度松动，应拔除冠部断端，根部断片可被生理性吸收；近冠 1/3 折断需拔除患牙。

乳牙牙齿震荡和亚脱位　常不需做临床治疗，嘱患儿免咬坚硬物 2 周。

乳牙侧方移位和半脱出　治疗取决于该牙移位的程度和松动度。如果牙极度松动，移位严重，应考虑拔除；如果没有及时就诊，由于牙槽窝内血凝块已经开始机化而不能复位，应考虑拔除。对于就诊及时，牙移位不严重，可顺利复位的牙，可考虑复位后钢丝+复合树脂固定 10～14 天，术后应观察乳牙牙髓转归，一般在术后 4 周、3 个月、6 个月复查，如果发现牙髓感染的症状，应及时行牙髓摘除术。

乳牙挫入　是否保留取决于挫入程度和牙根与恒牙胚的关系。如果乳牙挫入 1/2 以内，X 线片检查没有伤及恒牙胚者可不做处理，观察其自动再萌出。在外伤后 4 周、3 个月、6 个月复查。如果发现牙髓感染的症状，应及时行牙髓摘除术。如果乳牙严重挫入，特别是乳牙冠向唇侧移位、

根向腭侧移位时，X 线片检查发现乳牙牙根与恒牙胚大量重叠，应及时拔除乳牙。

乳牙全脱出　一般不实施牙再植术。

预后　发育早期恒牙牙胚位于乳牙的腭侧，可能接近乳牙根尖部，也可能与乳牙根尖有一定的距离，严重的乳牙外伤可能影响或损伤继承恒牙牙胚。这种损伤往往在受伤以后较长时期产生，医师要在最初检查时给予评估，决定患牙是否可以保留，判断外伤乳牙的预后和对继承恒牙的影响。严重的乳牙外伤（如挫入、全脱出）时，可有牙槽窝骨折，严重的牙槽窝骨折也可能影响恒牙胚的发育，故应警惕恒牙萌出和发育障碍。对幼年时发生乳牙外伤的患儿，应在 5 岁左右拍摄 X 线片，检查继承恒牙胚发育情况，如发现萌出异常倾向，可考虑择期干预助萌。

（秦　满）

értóng kǒuqiāngkē xíngwéi guǎnlǐ
儿童口腔科行为管理（behavior management of children in dental）
儿童口腔医学临床工作中，医务人员为了使诊疗能够高质高效地完成，并同时培养孩子良好口腔卫生态度所采用的各种方法。行为管理贯穿于儿童口腔诊疗过程的始终。

儿童口腔科医患关系　与在其他口腔临床专业中医生与患者一般是一对一的关系不同，在儿童口腔科临床工作中，患者（孩子）、监护人与医护人员构成一个三者相互影响、相互作用的三角关系，而他们同时还受到整个社会大环境的影响；在儿童口腔诊疗这一特定的场景中孩子是中心，医护人员及监护人都服务于孩子的口腔健康，其共同目标是保持

和促进孩子的口腔健康；医护人员掌握了口腔疾病诊治的专业知识和技能，负责制订计划和实施口腔治疗，在诊治过程中起主导性作用，引领整个团队向着共同目标前进；监护人对诊疗的了解与配合是完成既定诊疗目标所必不可少的，这是因为孩子尤其是年幼的孩子不能独立参与到治疗计划的制订、实施和反馈中，实施和完成这些过程在很大程度上都需要监护人参与。因此在对儿童进行口腔治疗时，医护人员不仅要关注作为患者的孩子，还必须关注其监护人，在诊疗开始前与监护人进行充分沟通，并向其监护人介绍患病情况、治疗计划、疾病预防以及风险、费用等问题，取得监护人的理解、信任和配合，这样才能取得良好的疗效。

行为管理目的　绝不是"控制"孩子的行为，而是保证预定的治疗能够高质、高效地完成，避免因治疗给孩子造成身心伤害，同时还要培养孩子良好的口腔卫生态度，帮助其养成健康的口腔卫生习惯。在医护人员与患儿接触、检查、诊断和治疗过程中，医护人员需采用适当的语言与情感交流，及时发现和消除患儿紧张、焦虑和恐惧情绪，并逐步与患儿和家长建立相互信任关系，帮助患儿逐步适应口腔治疗这一新的环境，提高诊疗操作中患儿的配合能力，保证治疗顺利进行。

行为管理方法分类　按是否使用药物分为非药物介导的行为管理和通过药物介导的行为管理。有效的非药物介导的行为管理能降低药物管理时所使用药物的总量，这样能更好地保证患儿安全。医生应该根据儿童不同的心理行为特点、疾病状况、年龄、家长意愿等因素来制订行为管理的策

略，大部分儿童都可以通过非药物介导的行为管理来顺利完成预定的诊疗。对于药物介导的行为管理，应严格掌握适应证。

（夏　斌）

értóng yákē fēiyàowù jièdǎo de xíngwéi guǎnlǐ

儿童牙科非药物介导的行为管理（non-pharmaceutical behavior management of children in the dental office）

在儿童口腔实施行为管理的过程中不使用药物的方法。非药物的行为管理是治疗的基础，包括告知－演示－操作、治疗前的体验、正强化、分散注意力、示范作用、语音语调控制、保护性固定、积极倾听、适度反应、设定时限等各种技术。其根本目的在于与孩子及其监护人建立有效交流，帮助孩子及其监护人消除对口腔诊疗的恐惧、焦虑情绪，使其能客观地表达自己在诊疗中的感受，并最终形成良性的口腔健康态度。有效的非药物介导行为管理可以解决儿童牙科临床中大多数孩子对诊疗的配合问题，对于药物介导的行为管理方法来说，有效的非药物介导的行为管理可以降低患者药物的用量，提高治疗的安全性。

告知－演示－操作　医务人员在诊疗过程中通过解释说明、展示以及在口腔诊疗中的实际动作，达到降低孩子因为对初次接触的器械或操作不熟悉所导致的紧张或恐惧所使用的一种简单有效的行为管理方法。其理论基础是来源于对不熟悉事物的恐惧、焦虑可以通过增强了解而有效消除。该方法能适用于所有能与医护人员进行交流的孩子，但对那些不能与医务人员进行有效交流的孩子收效甚微。具体方法如下：医

务人员在进行实际操作之前使用与孩子年龄相应的其能理解的语言告知孩子将会做什么及怎样做，并让孩子在没有危险的情况下来体验，最后才进行真实的操作。如：告诉孩子牙科探针就像啄木鸟的尖嘴巴，目的是看看有没有小虫子躲在牙里，在口外让孩子观察探针，待孩子确认没危险后再进入口腔内进行探诊。通过该方法可以将患儿不熟悉的口腔诊疗过程、器械、用品介绍给孩子。在具体应用时医生要注意循序渐进，控制每次新引入的器械或方法，语言上要使用孩子能理解的描述方式，在实际操作中要注意询问孩子的感受并做出有针对性的反馈。

语音语调控制　医务人员在诊疗过程中通过语气、语调的变化来与孩子建立有效交流，并最终诱导患儿形成良好的口腔诊疗行为的方法。其理论基础是在交流过程中受体对主体的语音语调变化会比较敏感。该方法适用于所有能与医护人员进行交流的孩子，但对那些不能与医务人员进行有效交流的孩子收效甚微。这种语气语调的变化可以用于唤起孩子的注意，也可以用于明确提出要求或对孩子良好行为进行鼓励时。如当孩子出现了医生所不希望出现的行为时，医生可以一改通常所使用的温和语气而是用严厉的语气告诉孩子这样做是不对的，语气改变本身就可以引起孩子的注意。具体使用过程中医生要注意严厉或生气的语气仅仅是为了提醒孩子注意而不是自己真正生气。

非语言性交流　医务人员通过与孩子间的身体接触、姿势及面部表情的变化来强化并诱导孩子的行为。其理论基础是非语言

交流是人际交流的重要组成部分，在人际交流中所发挥的作用不亚于交流语言本身。该方法适用于所有患儿。身体接触、姿势及面部表情等肢体语言可以起到辅助交流的作用，医务人员通过这些行为可以向患儿及其监护人传递多种信息，如对孩子的关爱、体贴、赞许、规劝、行为示范等。其目的是为了提高其他交流管理技术的有效性并获得或保持患儿的注意及合作。具体方式多样，如赞许的眼神、拍拍肩膀、在表扬孩子时竖起大拇指等。

正性强化　医务人员在诊疗过程中注意观察孩子的行为表现，当其出现配合治疗的良性行为时（如张大嘴、保持不动等）及时做出反应并给予肯定及鼓励，通过这种方法来不断强化诱导孩子形成配合诊疗的行为。其理论基础是鼓励、表扬等正强化物能使孩子的被鼓励、表扬行为出现的频率增加。与此相对，对那些不配合的行为（如体动、干扰治疗的行为等）可以忽视，但当患儿或监护人反复出现这些行为时则可以明确提出要求，希望其减少这些不配合的行为。在整个诊疗过程中要以鼓励、表扬为主，少用批评，不用惩罚。该方法可以用于所有患者。在诊疗过程中医护人员切忌沉默无言，对孩子的言行缺乏反应。而强化物的选择需因人而异，因时制宜。一个赞许的眼神，一句鼓励的话语，一张漂亮的小贴纸，治疗后美观和功能的改善都可能成为强化物。这种方法也可以用于对患儿不良口腔习惯的矫治中，此时，强化物的选择应由医生和监护人共同决定，可以将目标行为分解，按不同的难度提供不同级别的强化物。

分散注意力　在进行有可能

引起儿童不适的操作时使用某些方法来分散、转移患儿对操作本身的注意，从而提高孩子对这些操作的耐受力，减少其对治疗的不良印象，避免出现躲避和干扰治疗行为的方法。其理论基础是个体感受阈值受其精神状态的影响，注意力不再关注于操作本身，可以降低对操作的敏感性。这种方法可以用于所有孩子。分散注意力的方法有很多，有的需要借助专门的设备，如通过电子设备提供的音视频文件、小玩具等。也可通过医护人员的语言来完成，如给孩子讲小故事、要求患儿思考一些其感兴趣的问题等，这些方法简单易行，使用得当时能取得很好的效果。在使用该方法时要注意不能因此干扰医生与孩子之间的有效交流，避免喧宾夺主。

有效倾听　在与孩子和监护人进行交流时医生应该给予他们充分的尊重、情感的关注和积极的回应等，以力求达到最佳的沟通效果。在医患交流过程中医生是交流的主导者，在与孩子及其监护人的对话过程中，医生要把从感观、感情和智力等方面所获得的信息综合起来分析处理，真正理解孩子和监护人所要表达的含义，通过各种方法提高交流效率，在比较短的时间内与孩子和监护人建立有效交流，增加医患双方的相互理解，避免出现医患双方自说自话的情况。一般说来，有效倾听的主导者是医生，在与患者交流的过程中"听着"的不仅是耳朵，还应有眼睛、脑和心。在具体的交流过程中要注意保持与孩子或其监护人的目光接触，适当的复述和提问，避免打断对方的话，换位思考等。

保护性固定　在诊疗过程中医护人员用手和一些工具，如约束板或约束包来帮助固定儿童患者，以避免孩子在治疗中因突然的体动而受伤的方法。该技术只能用于其他非药物行为管理方法无效，而又有治疗需求的患者，多为不能自控的年幼或残障患者。由于这样的患儿多数拒绝张嘴，所以使用该方法时孩子口内应放开口器，治疗前应空腹、禁食，防止患儿治疗中呕吐所可能导致的误吸。医生绝不能将此作为一种惩罚措施或仅仅为了医务人员的方便而使用，在具体应用中医生不可忽视与患儿和监护人之间的交流，要做必要的心理安抚。这种方法使用得当时并不会对患儿的身心造成伤害。

（夏　斌）

értóng yákē yàowùxìng xíngwéi guǎnlǐ
儿童牙科药物性行为管理
（pharmaceutical behavior management of children in the dental office）　在儿童口腔诊疗过程中，对某些患儿或情况需要借助药物的作用来达到使患儿配合治疗目的所采用的方法。儿童口腔诊疗过程中需要使用药物是因为牙（牙釉质）是人体最坚硬的组织，其所处的口腔是一个很敏感的区域，有丰富的感觉神经。在这个特别的区域内需要使用一些特殊的器械如涡轮钻等来对牙进行治疗；而治疗时患者的体位是一种完全没有自卫能力的姿势，且患者不能观察到医生如何进行治疗，所有这些都很容易使患者产生焦虑、恐惧等情绪体验。多数患者可以进行自我心理调节，克服这些不良情绪体验，而少数成人及大部分年幼的儿童不能控制这种情绪，表现为牙科恐惧症。另外在口腔医学发展的早期，没有麻醉镇痛手段，患者不得不在治疗中忍受巨大痛苦。虽然现代口腔科诊疗技术已经有了很大发展，完全可以消除治疗时的痛苦，但部分人和文艺作品还是将口腔治疗看作是一件很令人恐怖的事。所有这些因素使患者很容易将口腔科治疗与疼痛、恐怖等词汇联系在一起。因此在口腔诊疗过程中，医务人员有必要对患者的情绪进行管理，帮助他们缓解紧张、焦虑、恐惧等不良的情绪体验。大多数4岁以上的儿童口腔患者可以在通常的牙科环境下接受治疗，医生可以通过与孩子建立良好融洽的医患关系，依靠各种常规行为管理，并采用口腔局部麻醉等手段，就可以有效地减轻或消除绝大多数患者的紧张、焦虑情绪，从而使治疗能顺利进行。对于采取了有效的局部麻醉，通过非药物介导的行为管理仍不能很好适应牙科治疗的患儿，尤其是低龄或残障的孩子，医生多需要采取药物性的措施来减轻其恐惧情绪，减少其不合作行为，以保证治疗能高质、高效地完成。

在口腔科临床工作中，非药物介导的行为管理是治疗的基础。对于药物性行为管理来说，有效的非药物介导的行为管理可以降低患者药物的用量，提高治疗的安全性。医务人员在使用药物的同时也不能忽视与患者及监护人之间的交流，帮助其逐步克服、消除恐惧、焦虑情绪，最终达到不需要药物就能配合口腔诊疗的目的。

（夏　斌）

értóng yákē júbù mázuì
儿童牙科局部麻醉
（oral localanesthesia of children in the dental office）　在患者神志清醒状态下，将局麻药应用于口腔局部，使口腔某一部分的感觉神经传导功能暂时被阻断，运动神经传导保持完好或同时有程度不等的被阻滞状态的方法。这种阻滞应完全可逆，不产生任何组织损害。局部麻醉的优点在于简便易行、安全、患者清醒、并发症少和对患者生理功能影响小等。

疼痛是儿童口腔临床工作中医患双方都需要面对的一个重要问题。对作为患者的孩子来说他们希望治疗能迅速缓解消除其牙痛症状，同时治疗本身又不会导致牙痛。作为儿童口腔科医生，在临床工作中必须考虑如何将治疗中的疼痛程度降到最低。如果儿童在治疗过程中有过疼痛的经历，可能会对其一生的口腔科治疗产生影响。因此，在每次就诊中将不适感减小到最低和控制疼痛是非常重要的，而局部麻醉是达成无痛治疗的一种主要方法。无痛治疗不能简单地等同于局部麻醉，但局部麻醉的确是一种行之有效的方法。

操作前注意事项　包括以下几点。

时机的掌握　局部麻醉多是通过在局部注射麻醉药物来实现的，而注射本身就是导致孩子恐惧的重要原因之一，因此医生面对的是一个两难局面，需认真考虑是否进行局部麻醉和何时进行局部麻醉，并在综合评估以下因素后再做出决定：孩子对注射的接受程度，计划进行治疗可能导致疼痛的程度，孩子对疼痛的敏感性，医患信任关系，监护人意愿等。

操作的解释、说明　对于那些必须进行局部麻醉注射后才能进行的操作，医生也要注意尽可能地减轻孩子对注射的恐惧。哄骗或承诺都不能有效消除孩子的恐惧，相反可能危及患儿对医生的信任感。在注射前医生应就注射的必要性向家长进行说明，取得家长的同意，其后医生根据孩子的理解力采用相应的语言告知孩子注射的必要性、过程和她/他在注射中和注射后可能的客观感受，然后使用现有的注射器械和技术，绝大多数孩子能顺利完成注射。

药物、剂量的选择　儿童体重比成人轻，而且口腔颌面部血运丰富，在关注注射技术的同时还要注意麻醉药不要过量。应警惕麻醉药物的过敏可能，注射麻药前要仔细询问监护人相关药物过敏史，必要时做皮肤过敏试验。

器械的选择　局部麻醉最好选用卡局式口腔专用注射器，注射针头应选择 30G 左右细针头，可以选用计算机控制下的口腔无痛注射仪等以减少注射时的不适。

分类　儿童口腔科常见的局部麻醉方法有表面麻醉法、浸润麻醉法和传导麻醉法。

表面麻醉法　用于注射针刺部位的麻醉、极松动的牙拔除或去除表浅的牙碎片和上橡皮障、表浅黏膜下脓肿切开、口角炎及阿弗他溃疡的暂时镇痛、龈上牙石去除时镇痛等。为了减少儿童针刺时的疼痛，可在注射前应用表面麻醉，对于呕吐反射强烈的儿童可在上腭黏膜处涂抹。

表面麻醉剂有喷雾、液体和糊剂等剂型。在使用时要注意对局部组织的干燥和隔离。喷雾剂型直接使用时，要注意防止患儿吸入呼吸道而引起不适。液体型用小棉球或海绵蘸药涂抹，但易发生药液流失。糊剂型滞留性和麻醉效果较好。一般表面麻醉剂涂上后 2~3 分钟即可产生麻醉效果，但不同药物之间有差别，应仔细阅读说明书。

浸润麻醉法　是儿童牙科临床使用最多的一种局部麻醉方式，根据所要麻醉的不同区域，选择不同的进针部位。儿童骨质疏松，使用局部浸润麻醉效果较好。

口腔内组织的感觉，特别是痛觉，在牙龈的唇颊侧移行处和软硬腭交界处较敏感，龈缘和牙间乳头部位比较迟钝，口底部黏膜最为敏感。在牙龈的唇颊侧移行皱襞部位进行浸润麻醉，对于骨壁较薄的前牙部位和呈海绵状骨的上颌磨牙部位能起到很好的麻醉效果。为了防止麻醉后的唇或颊部黏膜咬伤，可选用毒性小、作用时间短的局麻药。

浸润麻醉注射时疼痛主要是在进针时和由注射中的压力引起的。为了防止进针时疼痛，可先采用压迫麻醉或表面麻醉后，再行浸润麻醉。对于注射麻药时强压引起的疼痛，可采用慢、稳、轻的方法，简称 SGL 法（slowly，gently，lightly）。唇颊牙龈移行部组织疏松，刺入时较痛，注射时强压引起的疼痛较小。牙间乳头、龈缘部位和腭部刺入时疼痛较小，药液注入时需强压才能将药液注入，会产生注射疼痛和不适。骨膜下注射可发生激惹痛，也容易伤及骨膜，除特殊情况外应尽量避免使用。乳磨牙根分叉处有恒牙胚存在，上颌乳前牙和乳磨牙腭侧有营养孔，这些部位注射麻药要特别小心。

在牙体预备和牙髓治疗时，为了防止疼痛，可用牙周膜内注射法。该麻醉方法注射时有一定的抵抗感，为了防止强压引起疼痛，注射要尽量慢，需10~20秒，一个根只注射 0.2ml 即可奏效，借助口腔无痛注射仪等仪器能很好地控制注射的速度，有效减轻注射疼痛。这种麻醉法有其独特的优点：麻醉效果出现快；可减少小儿易发生的咬伤；麻醉消失快，可同时左右两侧牙用药；用橡皮障时，可以从旁边的空隙注射等。采用牙周膜内注射时还应注意以下问题：牙周膜不健全的患儿不易收到良好的效果；操作方法不当可以引起疼痛；由于上颌磨牙有三个根，所以刺入点也较多；快速注入牙周膜时可引起炎症反应。

上牙槽中神经与上牙槽后神经支配着上颌乳磨牙区，有着复杂的交通。覆盖第一乳磨牙的骨板较薄，可以在根尖处注射麻药来麻醉。但在乳牙列和早期混合牙列的第二乳磨牙和第一恒磨牙的颊根被较厚的颧突所覆盖，致使根尖区的骨膜上麻醉效果较差，应同时在上颌结节区上方注射，阻滞上牙槽后神经。应注意上颌结节后方存在翼突静脉丛，在上颌传导麻醉时应注意此处容易引起血肿或将麻醉药液注入血管内。

麻醉上颌第一、二前磨牙时，在黏膜转折处注射麻醉药物至根尖稍上方即可。由于在前磨牙萌出时上颌骨在垂直及水平方向上的生长，使得颊侧骨板较薄，可被麻醉药物渗透。注射应缓慢，并尽量使麻醉药物远离骨面。对上颌乳磨牙和恒前磨牙有痛治疗前，应行上述颊侧麻醉。如果上橡皮障，应在该牙的腭侧龈缘处注射1～2滴麻醉药物以减轻不适，这种方法比腭前神经麻醉的疼痛要小。当要拔除乳磨牙或前磨牙或腭部手术时，才注射麻醉腭前神经。

麻醉上颌第一、二恒磨牙时，应让患儿半张口以侧方牵拉颊和唇。医师的左手指尖置于黏膜转折处，旋转使指甲紧贴黏膜，指腹贴住颧突后面。手指应与𬌗平面呈适当角度，并与患者的矢状面呈45°，注射时进针方向同手指指向，进针点位于第一恒磨牙远中颊根的移行皱襞处。如果第二磨牙已萌出，应在其上方进针，针尖向上向远中走行，在根尖处注射麻药。为了使第一恒磨牙麻醉效果更好，还应在其近中颊根对应的移行皱襞处行骨膜上麻醉。

麻醉乳前牙多用局部浸润麻醉的方法，其注射点应比恒前牙靠近龈缘。在移行皱襞处进针后，将针前进一些（最多2mm）再注射，因为上前牙的根尖与移行皱襞在同一水平。牵拉儿童上唇以使针尖穿入组织而不是向上直接进针，其效果较好。

麻醉恒中切牙时在黏膜皱襞处进针，使麻醉药物缓慢注入根尖稍上方，因为中切牙有可能同时受对侧的神经支配，因此，要想获得理想的麻醉效果就必须在对侧中切牙的根尖处注射少量麻醉药物，无论对于乳中切牙还是恒中切牙，如果要上橡皮障，就应该在舌侧龈缘处注射1～2滴麻醉药物，以避免放置橡皮障带来不适。

在拔除乳牙或恒牙的上切牙或尖牙时，必须麻醉腭侧软组织。麻醉鼻腭神经可以对4颗切牙产生完全麻醉效果和对尖牙产生部分麻醉效果。腭大神经发出的纤维经常分布至尖牙区。如果仅拔除一颗前牙，在该牙的腭侧牙龈处注射麻醉药物即可完成腭侧的麻醉。如果效果不好，应采用鼻腭神经注射麻醉。

传导麻醉法 是将麻醉药物注射到神经干周围，以使其远心端痛觉消失的一种方法。在儿童口腔科这种方法多用于在对下颌恒磨牙进行牙髓治疗时，因该部位颌骨骨质比较致密，局部浸润难以获得理想的麻醉效果，多需采用下颌传导麻醉的方法。相比局部浸润注射，这种注射方法对患者的配合度要求更高。由于儿童自制力差，注射的疼痛可能会导致患儿突然的体动，存在着引起针头折断或血管神经损伤的危险，因此术前的交流和术中的监管就显得尤为重要。这种注射方式有引起麻醉药物入血、血肿和神经损伤的可能性，在具体操作时要谨慎。另外，儿童的下颌骨发育尚未完成，在进针位置的选择上也有别于成人。

并发症 包括以下两点。

毒性反应 在成人中很少见，但儿童因为体重轻相对而言容易出现。且儿童通常在接受治疗前没有接触过局麻药物。当局麻药物与镇静剂一起使用时，毒性反应的可能性就会增加。口腔医师应了解局麻药物基于患儿体重的最大剂量。

软组织损伤 儿童进行局部麻醉注射后，因局部感觉异常可能出现一些不自主的动作而引起麻醉后咬伤。如下颌传导麻醉后，该侧的牙、唇、舌、颊等部位会长时间麻痹，有的患儿会不自觉地吸吮、咬嚼这些部位的组织，造成大面积的咬伤。所以局部麻醉后一定要告诫患儿和监护人，防止出现咬伤。家长应注意防止孩子有意或无意地咬伤组织。咬伤24小时后表现为溃疡，称为创伤性溃疡，需对症处理。

（夏 试）

értóng yákē zhènjìng

儿童牙科镇静（sedation of children in the dental office） 医务人员通过与患儿建立有效沟通，对患儿进行心理安抚并在必要时使用镇静药物使患儿心情平静、安定的方法。

分度 1971年在美国牙科学

会、美国牙科麻醉医师学会及美国牙科学校组织联合主办的第三届疼痛控制大会上，发表了关于控制牙科疼痛和焦虑的指南。这个指南在行为管理领域为培训牙科人员建立了一个标准，此指南历经多次修改，最近的一次是在2007年，镇静阶段及定义如下。

轻度镇静 意识有微弱的减弱，保留患者自主呼吸的能力，对身体刺激或口头命令有恰当的反应力。可通过药物、非药物或二者结合的方法获得。虽然患者的认知能力和协调能力有一定减弱，但呼吸系统和心血管系统未受影响。根据此项定义，选用的药物和（或）技术应足够安全，以免出现意识丧失，需要明确的是，对重复的疼痛刺激无反应的患者不是轻度镇静。当对成人进行轻度镇静时，恰当的初始剂量不能超过药物被允许在非监护状态下使用时的最大指导剂量。

中度镇静 药物诱导下意识减弱，患者仅对指令性言语有反应或同时对轻微的碰触有反应，自主呼吸充分，不需要建立特殊的呼吸通道，心血管系统正常。其所选用的药物和（或）技术应足够安全，以免出现意识丧失。重复使用与过去同样的药量不能保证患者的意识状态与期望值相同。另外，患者对重复的疼痛刺激无反应不是中度镇静。

深度镇静 药物诱导下意识减弱，患者不能轻易被唤醒，但是对重复的刺激或疼痛有反应，独立的通气功能可能受损，患者可能需要帮助以保持气道通畅，自主呼吸不充分，循环系统功能正常。

全身麻醉 药物诱导下意识丧失，患者不能被唤醒，疼痛刺激亦不能将其唤醒，患者多不能自主保持通气功能，通常需要帮助以保持气道通畅，可能需要正压通气，因为自主呼吸功能减弱，或药物诱导的神经肌肉功能减弱，循环系统功能可能受损。

患者的意识状态由无麻醉的清醒状态到意识完全丧失的全身麻醉状态是一个连续性过程，对同样的药物、同样的给药途径、同样的剂量，不同个体甚至是同一个体的不同时间均有可能产生不同的反应，其所达到的镇静水平有可能超过术者的预期，因此，实施镇静治疗的医生应制订一个既定镇静用药方案，并具备能将比预定镇静水平至少深一级患者进行复苏的能力。对于实施不同程度的镇静，术者都必须受过相关的训练，并且应备有所需的药物和设备，以便应对突发状况，当出现紧急情况时其应能对患者进行复苏或维持患者的生命指征直到急救人员赶到。

镇静技术 在儿童口腔科临床中很重要，这是因为儿童身心发育不成熟，不能像成人一样理解治疗的必要性，同时其自控能力差，很容易在口腔诊疗过程中将自己对疼痛、陌生环境等的恐惧、焦虑情绪表现出来，甚至抗拒治疗，增加治疗的难度，降低诊疗效率。在诊疗过程中贯彻无痛治疗的原则，消除孩子对治疗的恐惧、焦虑情绪，并在必要时使用镇静药物。

口服药物镇静 是儿童口腔科临床较为常见的轻、中度镇静时的用药途径。

优点 ①方便：一般说来口服给药既简单又方便，孩子易于接受，尤其是那些口感好、用量少的药品。②经济：对使用者来说，口服用药不需要购买或使用特殊的设备。但是，口服给药镇静时也应使用专门设备，由有经验的麻醉医师监测患者的生命指征和镇静水平。③不良反应小：只要牢记用药原则、合理用药，口服药物镇静是比较安全的。但联合用药或者同时使用两种或两种以上镇静途径时，其风险会增加。

缺点 ①个体差异大：口服用药的最大缺点就是医生很难做到对镇静深度的精确调控，用药量一般是根据患者的体重或体表面积来推算的。而相同体重（或体表面积）的不同患者，对相同剂量同一药物的反应又存在差异，这种个体差异性与很多其他因素有关。②药物在胃肠道内的吸收速度和量也受到很多因素的影响，如胃肠道内有无食物、自主神经张力、情绪变化、劳累及胃排空的时间等。③起效时间长：口服给药途径是所有镇静用药途径中起效最慢的一种。不同的药物，从给药到可以治疗大概需要15～90分钟。

注意事项 ①在使用口服镇静药治疗时，操作应在单独安静的房间中进行，包括调暗房间的照明，避免儿童受到其他干扰。②医生应正确计算患者所需镇静药物的剂量。儿童口腔临床工作中常用短效的苯二氮䓬类药物咪达唑仑，用量以不超过$700\mu g/kg$体重为宜。③口服药物镇静也存在潜在的镇静过度，导致患者呼吸抑制而危及患者生命安全的问题，因此在具体使用时医生必须经过专业的培训，充分掌握药物的药理作用和代谢相关知识。当镇静深度不理想时切忌追加用药，以免药效叠加引起呼吸抑制，危及患者的生命安全。医生需要设计治疗程序表，才能确定镇静的所有要素是否都已考虑到，如孩子必须由监护人陪伴并确定其安全到家。

静脉滴注镇静 该方法可以准确滴定使用药量,以达理想的镇静深度。这是因为药物被直接注射到血液中,没有吸收过程的限制,几个循环后便可达到药物的最佳效果。通过使用静脉靶控输入的方式,医生可以通过调节单位时间内进入患者体内的药量来达到并维持所需的镇静水平。但在儿童口腔科,这种方法的使用受到限制,原因如下:①静脉穿刺本身可能引起儿童的恐惧,对于儿童成功完成静脉穿刺的技术难度较大。②由于静脉给药直接入血,其风险也较其他给药方式大。错误放置静脉导管可能造成的并发症有药物外渗入组织中、血肿、药物误注射到动脉内等,如果注射速度过快,则可能引起更严重的并发症;等剂量药物静脉注射所引起的变态反应要比口服或肌内注射所引起的反应更快;静脉插管可能引起少见的并发症血栓性静脉炎。静脉注射前要先做皮肤试验,注射操作要正确且仔细,才能避免并发症的发生。

考虑到静脉滴注镇静的风险较大,临床应该由麻醉医生或经过培训取得相关资质的医生来完成操作。

肌内注射镇静 这种给药方式较胃肠道给药的一个显著优点是药物进入循环系统之前不用经过肝肠循环,较胃肠道给药有一些优点,如避免了肝脏的首过效应,不受胃内容物的影响,也不会影响胃的排空。因此起效快,药物吸收更可靠,而且不需要患者的配合。缺点是不能对镇静深度进行滴定,药效持续时间较长,注射可能造成创伤。该方法在儿童口腔科很少单独使用,多作为基础镇静与其他方法配合

使用。

经鼻给药镇静 通过这种方式药物直接进入体循环,避免了药物通过肝肠循环;给药时药物的吸收速度、生物利用度与通过静脉给药相似,其最大血药浓度一般出现在用药 10 分钟以后;对患者配合度的要求较低,在儿童口腔科领域越来越有应用价值。其快速起效的特性使该方法可以用在需要药物迅速显效的情况,比如对那些不合作儿童的术前镇静。当患者不配合时其比口服给药方式更可靠。用喷雾器给药的方法也比用注射器好。作为一种无创的给药方式,经鼻给药潜在的副作用和并发症要比通过静脉给药少。

(夏　斌)

értóng yákē quánshēn mázuì
儿童牙科全身麻醉 (general anesthesia of children in the dental office)

将麻醉药经呼吸道吸入、静脉或肌内注射进入患者体内,以产生暂时可逆性的中枢神经系统抑制的方法。全身麻醉应用于口腔医学临床已经有一百多年的历史,在其初期,全身麻醉主要作为一种镇痛手段应用于口腔临床治疗,当口腔局部麻醉技术发展完善之后,全身麻醉技术在口腔临床中主要用于消除恐惧和焦虑。

临床表现 神志消失、全身痛觉丧失、遗忘、反射抑制和骨骼肌松弛的状态。

优点 ①成功率高:轻、中或深度镇静的程度取决于患者镇静的需要与用药危险之间的平衡,很可能出现过量用药(过度镇静)或者药量不足(镇静不足)的情况。当全身麻醉所使用的中枢神经抑制药物达到滴定点使患者意识丧失时,全身麻醉的成功率是

百分之百,全身麻醉也是唯一有此成功率的儿童口腔行为管理。全身麻醉是保证一些患者治疗成功的唯一技术,如极不合作的儿童、极度恐惧的成人及多发性硬化、脑性瘫痪、21-三体综合征、孤独症等伴有精神或身体上缺陷的患儿。②不需要患者合作:所有镇静技术(包括吸入给药及静脉给药)的缺点之一,就是儿童进行牙科治疗时要产生预期的临床镇静疗效需要孩子一定程度的合作。而全身麻醉的目标是意识消失,因此原则上不需要患儿的合作。在全身麻醉的诱导阶段可以辅助吸入、静脉或肌内注射给药的方式。③意识丧失:意识丧失的益处是对于恐惧患儿、精神或身体上有缺陷的患儿能在良好环境下接受高质量的牙科治疗。如果这种患儿保留意识,那么牙科治疗不可能进行或质量不能保证。意识丧失的缺点是如果医生希望患儿通过手术过程重新认识牙科治疗,并能与医生互动交流是不可能实现的。④对疼痛无反应:虽然大部分全身麻醉药不具有或只具有轻度镇痛的特性,但中枢神经系统被抑制而阻止了患儿大脑接受刺激而产生可见反应(如体动、出声)。这种反应的变化取决于中枢神经系统被抑制的水平。从理论上说,全身麻醉下的手术或牙科治疗不需要使用局麻药。然而,目前仍推荐在全身麻醉中使用局麻药来防止疼痛刺激到达大脑。这样,维持平稳所需要的全麻药的浓度和容量,甚至麻醉的水平将会减低,因此也减少了与麻醉药物剂量相关的并发症。⑤存在遗忘作用:随着意识消失,遗忘发生。由于极度恐惧的患儿对治疗期间发生的事件无记忆,这一点对进行有创操作

的患儿尤其重要。接受全身麻醉的患者中大约有1‰会出现术中知晓。⑥作用迅速：全麻时使用静脉或吸入途径给药，两种途径都能很快起效。多数情况下，意识消失可在给药后1分钟内发生。⑦滴定给药：患儿接受最小剂量药物就可以达到预期效果。

局限 ①意识丧失：意识丧失被认为是全麻的优点同时也是缺点，因为随着意识丧失，患儿的生理学会发生很多变化。这些变化对患儿的机体可能是有害的。一旦被触发，就需要有经验的受过相关训练的麻醉医生来处理，同时失去保护性反射的患儿完全依赖麻醉医生来保证其生命安全。②保护性反射受到抑制：意识丧失会伴有中枢神经系统和保护性反射的抑制，而牙科操作在口腔内所产生的碎屑、水、唾液或血液等有可能进入气道，引起气道梗阻或喉痉挛。发生这些危险的概率往往比其他部位的外科操作更大，因此麻醉医生最重要的任务之一是保证患儿气道的通畅。③生命体征受到抑制：给予全身麻醉后患儿的循环系统和呼吸系统功能受到抑制。按美国麻醉协会患儿全身状况分级为 ASA 3 或 4 级的患者，不适于进行这种治疗，其主要原因就是全身麻醉会抑制患儿的呼吸、循环系统功能。④需要专业培训：只有具备麻醉医师资格的人员才能给患儿实施全身麻醉，而麻醉医生的培训除医学基础教育外至少需要两年的时间。而作为医疗团队的一员，所有参加全身麻醉治疗的医务人员都需要接受相关的培训，以保证在紧急情况下能为患儿提供相应的帮助。⑤须有特殊的设备：对全身麻醉患儿进行监护的重要性远大于接受镇静治疗的患儿，

这是因为全身麻醉后患儿无意识，无法与患儿进行沟通，此时判断患儿情况的唯一手段是判定其各系统的功能状况，如心血管系统和呼吸系统。除了必要的监护设备，实施全身麻醉还需要其他设备，包括喉镜、气管导管、口咽或鼻咽通气道等。⑥必须具备患儿的复苏区域：不论全身麻醉的持续时间和深度如何，全身麻醉后患儿需要一个场地，在此复苏完全直至达到离院标准。这个复苏区域必须具备持续供氧和吸引装置，必须使患儿得到持续的监护。⑦并发症的发生率较镇静时高：全身麻醉时给予中枢神经系统抑制药使患者的生理改变远大于镇静时。易发生心血管系统和呼吸系统的相关并发症，如低血压、心动过速、心动过缓、心律失常和呼吸抑制等。⑧必须禁食禁饮6小时。这对于住院患者可以很好地执行，但对于门诊患者有难度，尤其是儿童患者，需在术前反复告知并在治疗前进行仔细确认。胃中残留的食物或液体会在全麻诱导时引起呕吐或手术中诱发反流，这是极其危险的，因为这有可能引起气道梗阻或呕吐物的误吸，导致气管灼伤或肺部感染。而这些危险在镇静过程中极少发生。

术前评估 全身麻醉患儿的术前评估要比接受轻或中度镇静的患儿更加全面。除常规的体格检查外至少需要完成血常规、尿常规、肝肾功能检查及胸片拍摄。必要时还应根据患儿的情况增加评估内容，而接受轻或中度镇静的患者所需进行的术前检查相对要少得多。

适应证 ①患儿极度焦虑和恐惧，当镇静治疗难以奏效时。②有精神和身体缺陷的成人或儿

童、老年患者或定向力障碍的患者：对这些患者使用镇静技术可能有效也可能无效。无效时全身麻醉是最终选择。③创伤较大的治疗：如4个埋伏第三磨牙的拔除。④操作时间长的治疗：虽然大多数成年患者完全能耐受长达1~2小时的操作，但多数患者无法耐受相同或更长时间的操作。虽然也有替代全麻的办法（如分成多次、短时间治疗），但对一些患者全麻可能是有效的选择。门诊病人4小时或更长时间的操作需要在全麻下进行。

由麻醉师根据患者的具体情况和手术治疗的具体需要来决定全身麻醉的实施方案，具体而言就是用最小剂量的药物达到所需的麻醉深度。

（夏　斌）

fāyùqī yáliè yǎohé guǎnlǐ

发育期牙列咬合管理（occlusal management during development） 针对儿童颅面和口腔结构在生长发育期的变化，进行临床管理的同时采用预防、阻断、矫治的方法来促使完好恒牙列咬合关系的建立。也称咬合诱导。

儿童口腔科治疗的主要目的就是使儿童牙的替换能够顺利地进行并建立正常的恒牙列咬合。广义地说，儿童口腔科临床上所实施的全部处置都是咬合诱导。龋齿的预防和治疗、牙冠的修复、牙髓病和根尖周病的治疗及乳牙早失的间隙保持等，都有利于促进正常咬合的建立。另外，外伤牙、埋伏牙和多生牙的及时处置，对于将来建立正常的恒牙列咬合也有着重要的意义。狭义上，咬合诱导分为被动性咬合诱导和主动性咬合诱导。被动性咬合诱导指维持乳牙列的原形，使乳牙的替换顺利地进行，恒牙列能够完

好正常地建立和发育。临床上最常用的被动性咬合诱导方法是间隙保持，即在乳牙早失后制作间隙保持器，维护现有的间隙，使得继承恒牙能够在正常的位置萌出。主动性咬合诱导指在发育过程中早期发现牙列及咬合出现的异常，及时给予阻断和治疗。如反𬌗的早期矫治、异位萌出牙的处理、口腔不良习惯的去除等。

治疗计划 儿童牙发育期间，许多因素可以影响𬌗的发育。乳牙由于龋损、发育异常甚至早失等原因常常造成间隙的改变，进而对𬌗的发育造成影响。对于就诊的儿童患者，需要采集详细的病史资料，进行全面的口腔检查，应对咬合情况进行详细的检查和评估。需要进行早期矫治的患儿，还应进行照相记录、模型测量分析和必要的X线检查。在对上述信息综合分析后，制订出合理可行的治疗计划。

儿童牙列间隙的丧失常常在牙缺失之前就已经发生，因此对于口腔疾病应当强调早期发现、早期治疗。如邻面龋的早期治疗、合理使用预成冠等措施的应用，可以有效防止间隙丧失的发生。

对于已经早失的乳牙可以采用间隙保持器保持现有的间隙，通常使用的间隙保持器有丝圈式间隙保持器、腭弓式间隙保持器、舌弓式间隙保持器、可摘式间隙保持器以及远中导板式间隙保持器。这些保持器各自有其使用的适应证和优缺点，因此儿童口腔科医师需要根据患儿的发育阶段以及口腔内的情况综合考虑选择合适的间隙保持器。同时儿童正处在生长发育不断变化的时期，所采取的间隙保持装置不应对儿童正常的生长发育造成影响。应告知家长间隙保持器需要定期检查和管理，随着发育的变化必要时还需要更换合适的间隙保持器。

应用 早期识别影响咬合正常发育的致病因素，采用预防性或者阻断性的矫治方法，治疗正在或已经发生的错𬌗畸形，诱导牙列向正常功能形态发育，是防治发育期牙列咬合紊乱的重要措施。如口腔不良习惯的破除、反𬌗的早期矫治等都有利于阻断错𬌗畸形的进一步发展。对于替牙期严重拥挤的患儿，严格选择适应证行序列拔牙，可以简化治疗过程，降低后期正畸治疗的难度，甚至免除后期的正畸治疗。

（刘鹤）

yágōng chángdù fēnxī

牙弓长度分析（arch length analysis） 通过模型测量预测牙弓长度，对牙弓的形态和拥挤程度进行分析，从而有助于对错𬌗畸形的诊断及治疗计划的制订的检查方法。

模型测量是错𬌗畸形临床检查中的重要步骤。对于替牙期牙弓，由于恒牙尚未全部萌出，需要借助已萌出的前牙估算侧方牙弓的长度。

检查方法 制取工作模型，通过模型测量预测牙弓长度，以确定牙列的拥挤度。牙弓应有长度与牙弓现有长度之差即为牙弓拥挤度。牙弓应有长度即牙弓内各牙牙冠宽度的总和。牙弓现有长度即牙弓整体弧形的长度。临床常用预测方法主要包括小野回归方程式预测法、牙片预测法及莫耶斯（Moyers）混合牙列分析法等。

小野回归方程式预测法 测量已萌出的上下颌中切牙、侧切牙的近远中径，求和得到其长度，再用特定回归方程式预测未萌出的侧方牙群（尖牙、第一前磨牙、第二前磨牙近远中径）的长度。

计算公式如下：

上颌4个切牙预测上颌侧方牙群

男：$Y=0.534X+10.21+0.58$
女：$Y=0.573X+9.02+0.61$

下颌4个切牙预测下颌侧方牙群

男：$Y=0.523X+9.73+0.50$
女：$Y=0.548X+8.52+0.56$

上颌4个切牙预测上颌侧方牙群

男：$Y=0.389X+10.28+0.58$
女：$Y=0.421X+9.03+0.61$

注：Y为未萌出侧方牙群的长度，是尖牙、第一前磨牙、第二前磨牙近远中径总和的预测值。X为已萌出的上下颌中切牙、侧切牙近远中径的长度

牙片预测法 混合牙列期，有些恒牙未完全萌出时，可在X线牙片上测量牙冠宽度后利用以下公式计算出未萌牙的真实宽度，进而用小野回归方程式预测法对未萌出侧方牙群近远中径长度进行预测。

$$X=\frac{Y \cdot X'}{Y'}$$

注：X为预测恒牙宽度，X′为X线牙片上未萌恒牙宽度；Y为模型上已萌乳磨牙宽度，Y′为X线片上同一乳磨牙的宽度。但是，如果牙的位置旋转、形态异常，用此法预测不准确，此时可参考对侧已萌出的同名牙的宽度进行测量。

莫耶斯混合牙列分析法 天然牙列中一些牙之间的牙冠宽度存在明显的相关性。莫耶斯据此提出用下颌恒切牙的牙冠宽度总和来预测混合牙列期未萌出的上下颌尖牙与前磨牙牙冠宽度的方法。中国常采用的是四川大学华西口腔医学院根据莫耶斯提出的方法对成都地区儿童进行测量研

究所得的莫耶斯表，按性别分别列表，取75%的概率值。

具体应用：①测量已萌出的4个下切牙牙冠的总宽度。②按不同性别查表，以75%的概率值为准分别查出上颌与下颌一侧尖牙与前磨牙的宽度值。③将所查得的宽度值乘以2，得到双侧尖牙与前磨牙的宽度值。④将4个下切牙的宽度值与下颌双侧尖牙、前磨牙的总宽度相加得到下颌第一恒磨牙前方各牙牙冠的总宽度，即下牙弓的牙弓应有长度。⑤同样方法可以得到上牙弓的牙弓应有长度。

临床意义　模型测量可以弥补临床上口腔检查的不足。通过牙弓长度分析，可以对拥挤度有一初步的预测，对于选择合适的治疗时机和适当的干预措施具有重要的意义。

（刘　鹤）

yájiànxì bǎochíqì

牙间隙保持器（space maintainer）　牙早失后用于保留牙现有间隙的装置。间隙保持器有不同的种类，包括丝圈式间隙保持器、腭弓式间隙保持器、舌弓式间隙保持器、远中导板式间隙保持器以及可摘式间隙保持器，可根据口内实际情况进行选择。值得注意的是儿童正在生长发育中，因此间隙保持器不同于成人的修复体，需要定期检查和管理，可能随着生长发育的变化而需要更换。

丝圈式间隙保持器　在缺失牙一侧的牙上使用带环或者预成冠，在带环或者预成冠上焊接环状金属丝抵于缺隙另一侧的牙以保持缺失牙间隙的装置（图1）。

适应证　①单侧第一乳磨牙早失，第二乳磨牙存在。②第一恒磨牙萌出后，单侧第二乳磨牙早失。

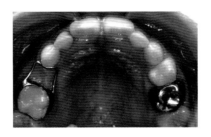

图1　带环丝圈式间隙保持器

方法　①首先在基牙上选择合适的带环，然后用带环推子帮助最终就位。②调整带环𬌗龈向的高度，带环的𬌗面边缘应位于基牙近远中边缘嵴下1mm左右。龈方对牙龈无明显压迫变白。③分别在戴用和取下带环时取印模，取下带环放置在印模正确的位置，送技工室制作丝圈式间隙保持器。④技工室制作：在工作模型上设计外形线，采用0.9mm直径的不锈钢丝弯制弓丝。弓丝平行于缺牙区的骨嵴，离开牙龈组织1mm。丝圈的颊舌径要比继承恒牙的冠部颊舌径稍宽，以免有碍于恒牙的萌出。丝圈与乳尖牙接触的位置要在远中面最突起点或此点稍下方。与第一恒磨牙接触点应在近中面外形高点稍下方。将弓丝与带环焊接后打磨抛光。⑤患者复诊试戴保持器，正确就位后检查确认带环对基牙牙龈没有压迫，弓丝离开牙龈组织约1mm，调整弓丝位置使其低于缺隙近中侧牙外形高点或稍下方。⑥调整完成后清洁基牙的牙面和带环，隔湿，玻璃离子水门汀粘戴。在玻璃离子水门汀粘接剂完全硬固前，清除多余粘接剂以防止刺激牙龈。⑦告知每6个月定期复查：复查时检查有无松脱，有无压迫牙龈以及基牙的情况。恒牙萌出牙尖外露后即可去除间隙保持器。

舌弓式间隙保持器　将舌弓的两端固定在第二乳磨牙或第一恒磨牙上，以保持下颌牙弓周长的装置（图2）。

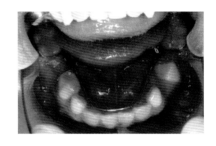

图2　舌弓式间隙保持器

适应证　①双侧第二乳磨牙或第一恒磨牙存在。②乳磨牙早失而近期内继承恒牙可萌出者。③使用活动式间隙保持器不合作配戴者。

方法　①在基牙上试戴带环，取印模。②技工室制作：在模型上设计外形线，将舌弓的前方设定在下颌切牙的舌侧，即舌隆凸上方。并在间隙部的近中设计支撑卡。③将0.9mm直径的金属丝弯制成舌弓，然后焊接。④临床试戴舌弓，看弓形弧度是否合适。⑤清洁基牙牙冠，干燥隔湿，调和水门汀装入带环上，将舌弓的双侧带环戴入粘着。

腭弓式间隙保持器　腭弓也称南斯（Nance）弓。将舌弓的两端固定在第二乳磨牙或第一恒磨牙上，以保持上颌牙弓周长的装置（图3）。

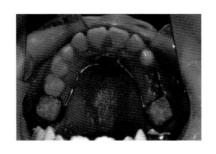

图3　腭弓式间隙保持器

适应证 与舌弓式间隙保持器一致，用于上颌。

方法 ①在基牙上试戴带环，取印模。②在模型上设计外形线，南斯弓前端固定于距中切牙腭侧1cm处的上腭皱襞内。腭弓由0.9mm不锈钢丝弯制而成，前端为一塑料托抵在硬腭前部的上腭皱襞，腭侧在此处的金属丝上放树脂，制作树脂腭盖板。末端分别焊接在左右上颌第一恒磨牙带环的腭侧。③临床试戴腭弓，看弓形弧度是否合适。④清洁基牙牙冠，干燥隔湿，调和水门汀装入带环上，将舌弓的双侧带环戴入粘着。

可摘式间隙保持器 是利用天然牙和基托覆盖黏膜和骨组织作为支持，利用卡环、基托和唇弓等作为固位装置，用人工牙恢复缺失牙的形态和功能以保持间隙，患者能够自行摘戴的间隙保持装置（图4）。又称活动性间隙保持器、功能性间隙保持器。

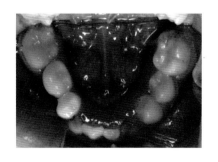

图4 可摘式间隙保持器

适应证 适用于多颗牙缺失，以及前牙缺失者。

方法 ①取印模，同时也取对𬌗牙印模以便调整咬合关系。②外形线的设计：其原则是唇、颊侧基托短，舌侧基托长。基托远中有牙存在时，其基托的舌侧远中端应延伸至邻牙的中央部，从而可增加基托的固位稳定性。

与恒牙接触的基托舌面，应设计离开切牙舌面1~2mm，从而避免基托施加给萌出中的恒切牙以外力。③设计固位装置（箭头卡、邻间钩和单臂卡等）。在下颌固位好的情况下，可考虑不用卡环，单纯依靠舌侧基托固位。④临床试戴：初戴时检查就位情况，通过调整卡环松紧度和进入倒凹的基托完成就位。检查固位力，通过调整卡环松紧度调整固位力达到理想状态。检查是否有压痛和高点，通过调磨基托解除。教会患儿和家长正确的摘戴方式。⑤初戴时，患儿会有异物感，咀嚼可能不适，发音可能受到影响，应充分告知情况，如有压痛及时复诊。嘱患儿每晚摘下清洁，强调口腔卫生的维护。每3~6个月定期复查。

远中导板式间隙保持器 第一恒磨牙萌出之前，第二乳磨牙无法保留或已被拔除的病例，将相邻的第一乳磨牙作为保持器的基牙制作导板阻挡第一恒磨牙向近中移动的间隙保持装置（图5）。较少使用。

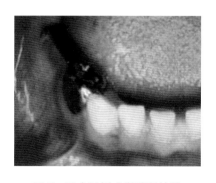

图5 远中导板式间隙保持器

适应证 第一恒磨牙萌出之前，第二乳磨牙早失或将要拔除。

方法 ①预备基牙，选择、试戴乳磨牙预成冠，将预成冠试戴在第一乳磨牙上，在没有拔除

第二乳磨牙之前，取印模，同时取对𬌗牙的印模。②拍X线片：在X线片上标定导板的长度。导板的水平部伸展于第二乳磨牙远中面的外形高点上，垂直部是从水平部末端到第一恒磨牙近中面的外形高点下约1mm处。将其长度和位置记录在模型上，在模型上削除这部分石膏。③制作导板：导板水平的高度，以不接触对𬌗牙为宜。在模型上进行牙冠和导板的焊接，调磨。④临床安装：复诊时，拔除第二乳磨牙，压迫止血后，试戴已消毒好的远中导板式间隙保持器。摄X线片，确认插入后的远中导板与第一恒磨牙及第二前磨牙牙胚的位置关系。有必要的话进行调整，在位置关系正常的情况下，用粘接剂粘戴于第一乳磨牙牙冠上。

（刘 鹤）

kǒuqiāng bùliángxíguàn chùlǐ

口腔不良习惯处理（management of oral habit） 婴幼儿时期，由于吸吮动作本能的反射、喂养不足、某些不愉快的心理因素以及鼻气道阻塞等生理或心理因素，引起婴幼儿自发地产生吮指、咬唇、吐舌等不良的习惯动作。不良习惯若持续一定时间，会引起口腔肌肉的功能异常和咬合的变化，进而造成牙弓及颌骨的发育异常。常见的口腔不良习惯有吮指习惯、吐舌习惯、异常唇习惯、口呼吸、夜磨牙习惯和偏侧咀嚼习惯等。

吮指习惯 婴幼儿出现吮吸行为源于其对营养的生理需求以及对安全感的心理需要。一般认为，出生后的最初2年，儿童有吮指动作是正常的，多数正常儿童在2岁或3岁时会终止吮指习惯。吮指习惯持续会对牙列产生影响，造成错𬌗畸形。吮指的压

力可以造成上前牙前突、下切牙内倾，导致前牙深覆盖、前牙开𬌗。由于吸吮时颊肌的压力增大还会造成上颌牙弓宽度减少、后牙反𬌗以及腭盖高拱等表现。

吸吮是婴儿与生俱来的欲望。吮指可能与大量的吮吸需求没有被满足有关。有学者提出母乳喂养时间短与吮指不良习惯有关。另外，饥饿时寻求安慰、紧张与焦虑情绪、父母与孩子感情交流不够等因素也与吮指不良习惯有关。因此，家长应对上述因素予以注意。

一般认为吮指习惯在4岁前停止，对咬合的影响很小，是暂时性的。因此，在4岁之前一般不加干预，主要是教育家长进行严密观察。如果吮指动作逐渐减少，则不需紧张。相反，如果吮指习惯顽固，且不断加重，引起牙列和骨骼变化，则应予以重视。

4~6岁之间，主要是采用语言教育、提醒或奖励的方法鼓励孩子戒除不良习惯。首先告知孩子吮吸会造成牙颌面的改变，影响美观，希望孩子能够主动戒除不良习惯。也可以通过将手指缠上胶布或绷带、戴用不分指的手套、在手指上涂苦味剂等方法起到提醒的作用。对于有进步的孩子适时地给予奖励，以鼓励孩子积极地戒除不良习惯。

对于6岁以后不良习惯仍然持续又愿意戒除不良习惯的孩子，可以戴用口内矫治器帮助戒除不良习惯。通常可戴用腭栏或唇挡矫治器，对于伴有后牙反𬌗的患儿，也可以采用四角圈簧矫治器。

吐舌习惯 常见患儿将舌头放于上下前牙之间，常导致前牙开𬌗和上前牙前突。

治疗方法包括语言教育，积极治疗呼吸道疾病，必要时可以采用带有舌刺的上颌活动矫治器进行纠正。也可采用带有腭转轮的固定矫治器。

异常唇习惯 以咬下唇最为常见，常导致覆盖增加、上前牙前突、下前牙舌倾。咬上唇常导致前牙反𬌗。

可以采用带有唇挡的上颌活动矫治器帮助矫正咬唇不良习惯。

磨牙症 磨牙症是一种非功能性的牙磨耗。通常发生在夜晚，如果症状持续时间过久，会导致乳牙和恒牙磨损。长期的磨牙症还可能导致牙周疾病或颞下颌关节异常。

一般认为口腔局部刺激或咬合障碍、肠道内寄生虫、变态反应和内分泌疾病及心理压力增加等因素可能与磨牙症的发生有关。因此磨牙症的治疗主要针对上述病因进行排除。首先检查有无咬合干扰，必要时可进行调𬌗治疗。进行全身因素的检查以排除胃肠道等其他的全身性疾病。如果认为有心理因素的存在，可建议患者进行心理咨询和治疗。

口腔内可制作树脂软𬌗垫，防止牙进一步磨损，同时可缓解肌肉的紧张。

口呼吸 常因鼻咽部的各种疾病，如鼻窦炎、鼻炎、鼻息肉、鼻甲肥大、腭扁桃体或咽扁桃体肿大等所导致。口呼吸的患者常常表现为腭盖高拱、上牙弓狭窄、开唇露齿、上前牙深覆盖、甚至开𬌗等表现。

治疗应去除病因，首先治疗可能存在的呼吸道疾病；对于牙弓狭窄的患者，可采用扩大牙弓的矫治方法，必要时可配合使用前庭盾。

偏侧咀嚼习惯 偏侧咀嚼常常导致失用侧发育不足，常见的发病原因：牙弓一侧有龋损，甚至伴有牙髓及根尖周炎；乳牙早失，或其他疾病导致长期使用健侧咀嚼；乳尖牙磨耗不足，存在𬌗干扰，迫使下颌偏侧移动，并形成单侧咀嚼不良习惯；单侧颞下颌关节疾病；习惯性偏侧咀嚼。

治疗首先应去除引起偏侧咀嚼不良习惯的各种病因，如早期治疗龋损、牙髓炎、根尖周炎等。教育患儿主动使用失用侧进行咀嚼，逐渐形成双侧咀嚼习惯。对早失的乳磨牙及时制作功能性缺隙保持器，恒牙早失应尽早修复。对症状顽固的患儿，可以在失用侧进行功能训练，逐步恢复咬合功能。

口腔不良习惯持续存在，可能导致错𬌗畸形的发生。错𬌗畸形的发生和严重程度取决于不良习惯的持续时间、发生频率和作用强度。尽早发现和识别不良习惯，采用合适的心理疏导和矫治方法，使儿童尽早地破除不良习惯，对于阻断错𬌗畸形的发展非常重要。

（刘　鹤）

qiányá fǎnhé

前牙反𬌗（anterior crossbite）

咬合时下前牙舌面覆盖上前牙牙冠的唇面的错𬌗畸形。俗称"地包天"或"兜齿"。前牙反𬌗是中国儿童中较为常见的错𬌗畸形（图1）。

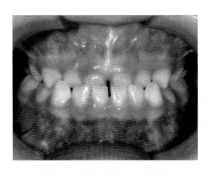

图1　乳前牙反𬌗正面观

病因与发病机制 遗传因素、先天性疾病如腭裂患者上颌骨发育不足、全身性疾病如佝偻病等可能导致前牙反𬌗。此外有一些后天局部因素也与反𬌗的发生有关：如婴儿平卧抱奶瓶吸奶使得下颌用力向前；乳尖牙磨耗不足造成早接触，下颌为避免创伤位而前移；口腔不良习惯如咬上唇；多数乳磨牙早失依靠前牙咀嚼使得下颌前移。

临床表现 ①乳前牙反𬌗可表现为个别前牙及多数前牙反𬌗。乳牙期前牙反𬌗可以分为牙性、功能性和骨性前牙反𬌗。牙性前牙反𬌗多由于牙错位、牙体长轴不正所致，常常与牙列拥挤有关。功能性反𬌗指上下颌骨大小基本正常，下颌功能性前移导致的前牙反𬌗。骨性反𬌗由于上颌骨发育不全或下颌骨发育过度或二者皆有，导致前牙反𬌗、磨牙呈近中关系。②个别恒前牙反𬌗可能是局部异常所致，有些反𬌗可以引起𬌗创伤，合并有下切牙唇侧牙龈退缩和牙周袋的形成。

治疗 乳前牙反𬌗的病例中，牙源性和功能性反𬌗比较常见，针对此类反𬌗提倡积极早期矫治。此期的治疗目的在于去除咬合干扰，恢复下颌正常咬合位置，促进上颌骨的发育。一般在4岁左右，患儿能够配合时进行矫治。

调磨乳尖牙 适用于由于乳尖牙磨耗不足造成的前牙反𬌗。

舌板咬撬法 适用于在牙萌出初期出现轻微反𬌗症状的患儿。如果牙已经完全萌出，咬撬法常常不能取得理想的治疗效果。咬撬法的正确方式是将舌板放在反𬌗牙的后面，以下颌颏部为支点对患牙施以唇向压力。每次至少5分钟，间隔一小时以上再次施力，每天开展的次数越多越好。

佩戴下颌斜面导板 适用于多颗切牙反𬌗、牙排列整齐、反覆𬌗较深。一般采用下颌尖牙间联冠式斜面导板，应用玻璃离子水门汀粘戴于下颌前牙。斜面导板与下颌切牙长轴成45°的倾斜度。戴用斜面导板时，后牙离开2~3mm。戴用后每周复诊检查，逐次调磨降低斜面斜度。斜面导板戴用时间一般为2周左右。如果超过1个月仍无明显改善，应及时更换其他类型的矫治器。

上颌𬌗垫舌簧活动矫治器 适用于前牙反𬌗、上颌前牙牙体长轴舌向或直立、前牙反覆𬌗不深、牙弓内可放置足够的固位装置。取上下牙弓的印模灌制石膏模型。令下颌后退至上下前牙对刃位，取该位置的𬌗蜡记录，在石膏模型上制作矫治器。矫治器以上颌霍利（Hawley）保持器为主体，同时附加𬌗垫和双曲舌簧（图2）。

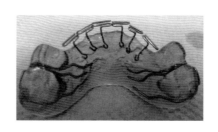

图2 上颌𬌗垫舌簧活动矫治器

矫治过程中，打开舌簧1~3mm加力，推动上前牙向唇侧移动（图3）。每2~4周复诊加力，反𬌗关系解除，建立正常覆盖关系后，逐次磨除𬌗垫。

局部固定矫治器 4个切牙粘贴托槽，2个磨牙粘贴带环，组成了"2×4"矫治器。如果反覆𬌗深（大于3mm），可在后牙𬌗面堆放玻璃离子水门汀，防止咬合时对𬌗牙对托槽的碰撞。

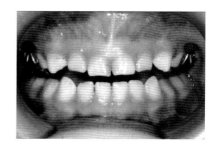

图3 上颌𬌗垫舌簧活动矫治器戴用口内相

上颌前方牵引 对于上颌骨发育不足所致的前牙反𬌗，在适当的发育时机采用上颌前方牵引治疗，可以取得明显的矫治效果。

进行反𬌗矫治前需向家长交代早期矫治的目的，即去除咬合干扰，恢复下颌正常咬合位置，解除前牙反𬌗，促进上颌骨的发育，避免畸形发展严重而增加将来正畸治疗的难度。同时需要告知家长，随着儿童的生长发育，反𬌗有复发的可能性，以及需要二期正畸矫治，甚至颌面外科手术的可能性。

预防 加强对家长的口腔知识指导，纠正不良的奶瓶喂养姿势，调磨磨耗不足的乳尖牙消除早接触，纠正口腔不良习惯，及时治疗龋齿，保持良好的咀嚼功能和习惯，避免因后天局部因素导致前牙反𬌗的发生。

（刘 鹤）

értóng xùliè báyá

儿童序列拔牙（serial extraction in children） 替牙期严重拥挤的患儿可采用按次序拔除乳尖牙、第一乳磨牙、第一前磨牙，使恒牙顺利萌出替换的早期矫治方法。又称儿童系列拔牙、顺序拔牙。这种治疗有严格的适应证，治疗周期长，必须在有丰富临床经验的正畸医师监控下进行。单纯依靠序列拔牙很难取得完全理想的咬合关系，后期多数仍需采用正畸方法进一步调整治疗。

适应证　①严重的遗传性牙量骨量不调，牙列拥挤量大于10mm。②磨牙Ⅰ类关系。③Ⅰ类骨面型。④前牙覆𬌗覆盖正常。

方法　①拔除乳尖牙：当侧切牙萌出时严重拥挤、错位，在9岁左右时拔除乳尖牙，有助于切牙的自行排齐。拔牙后可放置舌弓式或腭弓式间隙保持器以保持第一恒磨牙的位置，并防止下切牙舌向倾斜。②拔除第一乳磨牙：9~10岁时拔除第一乳磨牙，让第一前磨牙尽早萌出。一般来说，下颌第一乳磨牙较上颌倾向于更早拔除，也可在拔除乳尖牙时同时拔除，以促进下颌第一前磨牙先于恒尖牙萌出。③拔除第一前磨牙：序列拔牙法的目的是最终拔除第一前磨牙，使恒尖牙萌出到第一前磨牙的位置上。④待恒牙初期使用固定矫治器进行Ⅱ期治疗。

（刘 鹤）

értóng kǒuqiāng shǒushù

儿童口腔手术（pediatric dental surgery）

儿童口腔科的临床诊疗中，常常遇到牙埋伏阻生，唇舌系带异常影响牙排列或发音，以及因为牙替换或者严重的牙体疾病或牙外伤等情况导致患牙无法保留等情况，需要采取相应的儿童口腔手术方法加以解决。常用的儿童口腔手术包括乳牙拔除术、埋伏阻生牙开窗导萌术、唇系带修整术和舌系带修整术。

儿童时期的牙槽外科手术除了针对造成儿童创伤的疾病外，还要考虑对儿童牙颌正常发育的影响。因此需要主治医生具有关于儿童生长发育的知识，严格选择适应证，同时还要选择合适的治疗时机，将对生长发育的影响

降至最小。

（刘 鹤）

rǔyá báchúshù

乳牙拔除术（extraction of primary tooth）

因生理性替换以及严重的牙体疾病或牙外伤等情况无法保留患牙的情况下，去除乳牙以免影响继承恒牙的发育和牙列的正常替换的手术。

适应证　①牙冠破坏严重，或因龋已形成残冠、残根状，已无法再修复的乳牙，只能考虑拔除。②近生理性替换时的露髓牙，乳牙牙根吸收1/3以上，不能进行根管治疗者。③根尖周炎的乳牙，根尖及根分叉区骨质破坏范围广，尤其是骨质破坏、炎症已涉及继承恒牙牙胚；或乳牙牙根因感染而吸收，乳牙松动明显；或乳牙根尖已露于牙龈外，导致局部黏膜发生创伤性溃疡者。④乳牙因外伤无法保留者，如牙根于近颈部1/2区折断，或在骨折线上不能治愈的乳牙应拔除。⑤有全身病灶感染迹象而不能彻底治愈的乳牙，如一些肾病、风湿病可能与病灶牙有关。⑥其他因特殊治疗需要而应拔除的乳牙，如放疗区域的患牙。⑦因咬合诱导或正畸需要拔除的乳牙，如滞留的乳牙、发生固连的乳牙影响恒牙萌出者。⑧多生牙以及不能保留的新生牙或诞生牙。

围术期准备　术前明确患儿全身状况及有无拔牙禁忌证。①详细检查患牙，一定要有X线检查，以明确乳牙牙根情况、病变范围、继承恒牙有无缺失及其位置。②告知监护人患牙需要拔除的原因，征得监护人的同意。告知患牙拔除后是否需要做间隙保持器。③准备器械：准备好消毒的手术盘，内置消毒的口镜、镊子、麻醉用药及注射器、敷料

以及适合拔患牙的牙挺、牙钳等器具。④询问过敏史：用需做过敏试验的麻醉药物时，在术前应做过敏试验。⑤清洁、消毒口腔：麻醉进针前，可用1%的碘酊或0.5%碘伏涂布局部黏膜。⑥麻醉和拔除患牙前核对牙位，以免误拔。⑦麻醉：乳牙拔除采用局部浸润麻醉。常用的麻醉剂是1%~2%利多卡因、4%阿替卡因和2%甲哌卡因。注射的进针点处黏膜可选用4%利多卡因或2%丁卡因等进行表面麻醉。

手术方法　原则与恒牙相类似，选用与牙颈部相适合的牙钳很重要。①上颌乳前牙：牙根多为锥形。将拔牙钳的钳喙紧扣牙颈，稍加转动、慢慢脱位、往牙槽窝外做直线牵引拔出。乳前牙常因生理性吸收使得唇舌向呈薄片状，应避免用力摆动以免牙根折断。②下颌乳前牙：拔除时的手法与上颌乳前牙相似。慢慢转动、脱位后，向上把牙从牙槽窝内拉出。应注意的是下颌乳前牙的牙根比上颌乳前牙的牙根细长，舌侧多有吸收，应避免折断。有些下颌乳前牙是融合牙或双生牙，这些牙不宜使用旋转力，可以使用颊舌向的摇动力，配合使用牙挺，使之松动，向上做直线牵引拔除。③上颌乳磨牙：多见有3个牙根，根分叉的角度大。使用相应的上颌乳磨牙钳，紧扣于牙颈线的近根端。先向腭侧用力以扩展腭侧的牙槽窝，再逐渐向颊侧用力，颊腭向缓慢摆动，待完全脱位后向牙槽窝外拉出。④下颌乳磨牙：有近远中两个根，有时有3个根。下颌乳磨牙钳的两个钳喙能紧扣牙颈近根分叉处。使牙做颊舌向摆动，扩展牙槽窝，拔除下颌乳磨牙。⑤若乳牙牙根弯曲度大，恒牙胚

位置接近根分叉，可采取分根的方法拔除，切勿用力勉强拔除，以免把其继承恒牙牙胚一并拔出。⑥牙槽窝一般不做搔刮，以免伤及继承恒牙牙胚，但应去除残留的残片和肉芽组织。⑦术后医嘱：嘱患儿咬紧创口上的止血棉卷，30分钟后吐去。避免进食过热食物以免术后出血。注意麻醉药物失效前防止儿童不自主地咬唇、颊等暂时麻木的黏膜而造成不必要的创伤。

并发症及防治　包括如下 4 方面。

疼痛　疼痛与组织创伤有关，一般会很快恢复，不需特殊处理，必要时给予口服镇痛药物。

拔牙后出血　创口内残留肉芽组织、牙槽骨局部的折裂、牙龈的损伤及稍大的血管破裂等，都可引起拔牙后出血。其处理原则同成人拔牙后出血的处理相似。注意除外系统性疾病的可能。

牙根折断　如果乳牙牙根在拔除时折断，对较大的残根和易取的残片应尽可能取出；对取出困难或勉强取出易损伤继承恒牙胚或可能造成更大损伤的残片，不强求挖取残片，以免损伤下面的恒牙胚。一些根尖部分折断的残片，一般会随着恒牙的萌出而被吸收或随之排出到牙龈表面。

拔除的乳牙误入呼吸道　这是一类罕见的严重并发症，应杜绝发生。这类情况多发生于不合作的幼儿，拔牙时可在患牙的舌侧或腭侧垫一纱布，防止拔出的牙滑脱被吸入呼吸道。一旦拔出的牙滑落在口腔中，应迅速用手或其他器械取出，或迅速翻转患儿体位，让其吐出。若拔除的乳牙误入呼吸道，应立即抓持幼儿的双下肢，使其头低脚高，另一只手拍打背部中央，直到异物吐

出来。试用该方法无效时，应速送医院呼吸科急救，在纤维支气管镜下取出异物。

（刘 鹤）

máifúzǔshēngyá kāichuāng dǎoméngshù

埋伏阻生牙开窗导萌术

（guided eruption of impacted tooth）　根据埋伏阻生牙的牙根发育情况和上方软、硬组织的阻碍情况，采取手术暴露阻生牙，视情况结合正畸牵引的方法。埋伏阻生牙是指因萌出位置不够或周围存在阻力使牙不能萌出至正常位置，埋伏阻生牙可以是多生牙，也可以是正常牙。上切牙的埋伏阻生近年来有逐渐增加的趋势，常常使得牙列不完整、牙列不齐、影响正常咬合关系的建立，导致错𬌗畸形的形成。埋伏牙还有形成含牙囊肿的可能。对于埋伏阻生的牙，需要进行积极干预帮助牙顺利萌出。根据牙的实际情况可采取开窗导萌术或者切龈助萌术。

适应证　①牙根已形成，缺乏萌出动力的埋伏阻生牙（图1），可进行开窗术结合正畸牵引。②只有软组织阻生导致上切牙萌出困难，阻生的上切牙牙根尚未发育完成有萌出潜力（图2），可采用切龈助萌术。

围术期准备　①首先拍摄 X 线片：拍摄全口曲面体层片、根尖片，有条件最好拍摄锥形束计算机体层摄影（简称锥形束 CT）。锥体束 CT 是比较理想的判定骨埋伏阻生牙位置的技术，可以清楚地显示阻生牙在颌骨内的位置、牙冠萌出方向、牙根发育状况以及萌出通道上可能存在的阻力等情况，以便确定手术路径和方案。②完善术前常规检查。③监护人知情同意。④准备器械：准备好

消毒的手术盘，内置消毒的口镜、镊子、麻醉用药及注射器、敷料、手术刀及刀柄、骨膜分离器、冲洗器及生理盐水、缝线、正畸附件等用品。⑤询问过敏史：用需做过敏试验的麻醉药物时，在术前应做过敏试验。⑥清洁、消毒口腔：麻醉进针前，可用 1% 的碘酊或 0.5% 碘伏涂布局部黏膜。

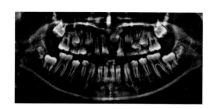

图1　牙根发育完成的上颌中切牙埋伏阻生

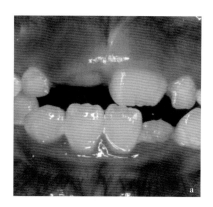

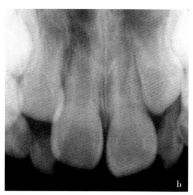

图2　阻生的上切牙牙根尚未发育完成，只有软组织阻力

手术方法　包括以下方法。

开窗导萌术　常规口外、口内消毒，铺手术孔巾，在局麻下

切开埋伏牙上黏膜，切至骨膜下，沿骨膜下翻开黏骨膜瓣，用高速手机或骨凿去除埋伏牙表面覆盖骨质及部分牙囊壁，暴露埋伏牙牙面，暴露牙冠最宽径，使暴露的牙冠面比所粘接的正畸附件大，窗口填塞碘仿纱条，压迫止血，防止创面感染和创面粘连。粘接正畸牵引附件，粘接过程中注意充分止血，良好隔湿，保证正畸附件粘接牢固。

闭合式开窗导萌术是多数学者推荐的术式，其优点是可以形成美观的龈缘外形和良好的牙周附着。手术切口从龈沟进入，延伸至埋伏牙相邻两牙的近远中轴角处，可在唇侧做一梯形切口，翻开黏骨膜瓣，用高速手机或骨凿去除埋伏牙表面部分牙槽骨及导萌道上的致密骨组织，暴露埋伏牙牙冠形成一萌出通道。充分止血隔湿，粘接正畸牵引附件。用0.3mm不锈钢丝结扎于牵引附件上作为牵引丝，从牙槽嵴顶的切口或从黏骨膜瓣中穿出，然后缝合伤口。最后牵引丝末端弯成小拉钩。

切龈助萌术　在局部麻醉下，切除受阻牙切缘部位增厚的龈片组织，暴露整个切缘，牙冠最好暴露最宽径，术后止血。

并发症及防治　包括以下4个方面。

术后炎症　术后炎症的存在会导致牙龈退缩和边缘骨丧失，引起牙根吸收和粘连，对牵引移动埋伏牙是有害的，矫治过程中应定期检查埋伏牙的牙周情况，严格控制埋伏牙菌斑，避免和减少炎症发生和菌斑造成的龈退缩及边缘骨丧失，矫治完成后，定期进行临床和X线复查，观察原埋伏牙的牙髓活力、牙周组织附着、边缘骨丧失及牙根是否吸收等情况。

牙龈退缩　埋伏阻生牙正畸牵引后常常面临阻生牙的牙龈与邻牙牙龈不在同一水平线上，影响外观的情况。需要术前告知家长使其有心理准备能够接受，一般到成年后可以通过牙周手术改善牙龈美观问题。手术中去骨应在满足粘接附件的情况下，尽量减少去骨量，减少手术创伤，保护好剩余的牙囊壁，以减少牙龈退缩。

正畸附件松脱　闭合式开窗导萌术中，如果托槽粘接不牢，将面临重新开窗粘接的可能，给患者带来再次创伤。需要术前告知家长需要二次开窗的可能性。进行闭合导萌开窗术中，牙冠暴露后，应当进行彻底止血，防止渗出液污染牙面，酸蚀后粘接托槽应当快速、准确。

邻牙牙根吸收　矫治过程中应不定期摄片检查牙根状况，若遇到邻牙阻力，应适当调整牵引方向，避免造成邻牙牙根吸收。

（刘　鹤）

chúnxìdài xiūzhěngshù
唇系带修整术（labial frenum correction）

通过横切纵缝的方法分离唇系带纤维束，解决上唇系带过短或附着过低的手术方法。在人体胚胎发育过程中，上唇系带起自上唇内侧前庭沟，经牙槽嵴，止于腭乳头，随着牙的萌出和牙槽骨的生长，唇系带逐渐退缩至膜龈联合处。异常情况下，小儿上唇系带附着过低，位于牙槽嵴中切牙间，影响牙的正常排列时，需要进行唇系带修整术。

适应证　儿童上唇系带附着过低，造成上中切牙间隙过大，影响牙排列。个别由于系带过短影响上唇运动或者牵拉引起患儿疼痛。

围术期准备　①告知监护人治疗计划，征得监护人的同意。②准备器械：准备好消毒的手术盘，内置消毒的口镜、镊子、麻醉用药及注射器、敷料以及剪刀、持针器、蚊式钳、缝线等用品。③询问过敏史。用需做过敏试验的麻醉药物时，在术前应做过敏试验。④清洁、消毒口腔、局部麻醉：麻醉进针前，可用1%碘酊或0.5%碘伏涂布局部黏膜。

手术方法　最常用的方法是横行切开纵行缝合法：局部浸润麻醉下，将上唇向外上牵拉，紧绷系带，用小剪刀或刀片将系带切断至前庭沟，修整切口周围多余组织，有时需要切除中切牙之间的软组织，钝行分离下方软组织纤维束，拉拢、间断缝合关闭菱形创面。术后一周拆线。某些情况下，也可采取系带切除术或"Z""Y""V"字形系带成形术。

并发症与防治　上中切牙间隙可能复发。防止复发的关键是要手术切除上唇系带的牙间组织（纤维束）。

（刘　鹤）

shéxìdài xiūzhěngshù
舌系带修整术（lingual frenum correction）

通过横切纵缝的方法使得舌系带得以延长，从而解除对舌运动限制的手术。舌系带为舌体下方中线处连接舌下与牙槽嵴的一条黏膜系带。正常的舌系带并不妨碍舌体运动，而在舌系带过短时，舌头的正常活动受到限制。舌系带过短多由于先天性发育不良引起，主要通过舌系带修整术加以解决。

对于婴幼儿，舌系带过短主要会影响吞咽和发音。婴儿喝奶过程中，吸吮时舌头位于上下牙床之间，然后才能吞咽。如果婴儿的舌系带过短，舌头无法伸至牙床上，就有可能吸吮不力，吸不到足够的奶水影响进食，从而影响全身的营养和健康。另外舌系带过短时由于舌头活动不便，吸吮时舌头经常与下前牙摩擦，也有可能会造成溃疡引起疼痛。舌系带过短的孩子，在发音时由于舌尖不能抵达前腭部，不能发出舌腭音和卷舌音，主要受影响的是"l""zh""ch""sh""r"等音。

需要注意的是，孩子语言体系的建立需要一个过程。在这个过程中许多因素会影响到孩子的发音，比如其他发育缺陷的存在，孩子的大脑发育尚不完善，周围的环境也会有所影响等。舌系带过短只是其中的一个因素而已，需要仔细鉴别。另外值得注意的是，在婴幼儿时期，舌系带处于发育阶段，可以表现出暂时性的过短现象。随着孩子的发育，舌系带会逐渐下降接近口底。因此一般建议先天性舌系带异常在1~2岁时修整为好。

适应证 ①舌系带过短或其附着点靠前，影响舌前伸，常表现为舌前伸时舌尖呈"W"形。②舌上抬困难，影响卷舌音和舌腭音发音。③舌前伸时系带与下切牙切缘摩擦，导致创伤性溃疡。

围术期准备 ①告知监护人，做到知情同意。②准备器械：准备好消毒的手术盘，内置消毒的口镜、镊子、麻醉用药及注射器、敷料、手术刀或剪刀、缝线。③询问过敏史。用需做过敏试验的麻醉药物时，在术前应做过敏试验。④清洁、消毒口腔、局部麻醉：麻醉进针前，可用1%碘酊或0.5%碘伏涂布局部黏膜。常用的麻醉剂是1%~2%利多卡因、4%阿替卡因和2%甲哌卡因。

手术方法 局部麻醉下，用系带拉钩将舌腹向上抬起，或用缝线通过舌中央距舌尖约1.5cm处牵拉舌向上，使舌系带保持紧张，用小剪刀或手术刀在舌系带中央垂直剪（切）开，剪开长度约2cm，使舌尖在开口时能接触到上前牙舌面。然后间断纵向缝合横行切开出现的菱形创口。术后一周拆线。

并发症及防治 注意避免损伤舌腹部的静脉，避免损伤下颌下腺导管，避免切断过多的肌纤维以免因术后瘢痕导致舌运动再次受限。因舌系带过短影响发音的孩子，术后需配合语音训练。

（刘鹤）

kǒuqiāng xiūfùxué

口腔修复学 （prosthodontics）

研究口腔、颌面部各种缺损及相关口颌系统疾病的病因、机制、症状、诊断、预防和治疗方法，应用符合生理的方法，采用人工装置修复口腔及颌面部各种缺损并恢复其相应生理功能，预防或治疗口颌系统疾病的临床学科。它是口腔医学重要组成部分，是医学与多学科相结合而产生的，属生物医学工程的范畴。用于修复口腔及颌面部缺损的、由人工制作的装置（如义齿、义颌、义耳等）则统称为修复体。

简史 包括以下方面。

世界口腔修复学的发展 人类的祖先很早就懂得了牙病防治的重要性，并积累了修复缺失牙及保持咀嚼功能的经验。考古学家们在古代墓穴中挖掘出来的颌骨上发现有用金丝结扎在自然牙上的义齿，这些古代的修复体用竹子、木材、兽骨或象牙雕刻而成，甚至还有人的自然牙。巴黎卢浮宫博物馆存放着公元前400~前300年腓尼基人的下颌骨

标本，可看到用金丝将两颗去除牙根的自然中切牙结扎于两侧邻牙上，这可能是有据可查的最早的固定修复体的实物证据，其标志着两千多年以前人类已经开始了口腔修复的尝试。

早期的口腔修复，由于技术传播困难、所用材料昂贵，镶牙在当时是十分奢侈的举动，只有少数贵族才可享受到。口腔治疗常由匠人、僧侣等完成，治疗活动也被局限在作坊、寺院等处。欧洲的文艺复兴运动，冲破了宗教统治的桎梏，给自然科学的发展带来了勃勃生机，这一时期口腔修复学得到了较快的发展。1478年法国出版的《外科学》有关于用异体牙或小牛骨雕刻成的人工牙修复患者少量缺失牙方法的阐述。16世纪，已出现了采用蜂蜡取模，用木头雕刻的全口义齿，用兽骨、象牙雕刻局部义齿的记载。美国华盛顿将军在18世纪所镶配的由木头雕刻、采用弹簧辅助固位的全口义齿，就是那一时期口腔修复学发展的见证。东京齿科博物馆中仍然保留着500年前为贵族制作的由木头雕刻的全口义齿。19世纪中叶，人们开始用陶瓷烧制义齿，用橡胶制作义齿基托，用金、银等金属锤造牙冠和固定桥，使得口腔修复学大大地前进了一步。

现代口腔医学起于20世纪初。失蜡铸造技术的广泛应用应是现代口腔修复学的第一个里程碑，它将工业铸造技术应用于口腔修复体制作，并逐步发展至精密铸造，成为至今仍被广泛应用的口腔修复常规技术之一。20世纪30年代末问世的丙烯酸塑料给现代口腔修复学带来革命性的变化，用它制作的人工牙和基托具有诸多优点，一经问世就在短时

间内得到了广泛应用。20世纪50年代出现的陶瓷熔附金属（金属烤瓷）修复技术，将金属与陶瓷的优点结合在一起，解决了修复体的功能与美观问题，成为口腔修复学发展的另一项标志性技术。20世纪60~70年代间出现的酸蚀-复合树脂粘接技术，将传统的口腔修复方法拓展到新的领域，为口腔修复提供了新的手段。60年代起步的种植义齿，经过几十年的研究和完善，已经发展成为口腔修复的重要手段，被誉为"人类的第三副牙"，也被认为是20世纪口腔医学最重要的进展。20世纪80年代出现的高强度全瓷修复体，更好地满足了患者对美观和功能的要求，正在成为口腔修复的主导性技术。随着计算机的广泛应用，20世纪80年代出现了计算机辅助设计与制作技术（CAD/CAM），其根本改变了传统口腔修复的理念与方法，带给口腔修复学和口腔工艺学革命性的变革，代表了口腔修复学未来的发展趋势和方向。

中国口腔修复学的发展 在口腔修复方面，中国古代有着令世人瞩目的成就。宋代诗人陆游曾写下"卜家制棺输我快，染发种齿笑人痴"的诗句。楼钥所著的《攻媿集》中《赠种牙陈安上》有："陈生术妙天下，凡齿之有疾者，易之以新，才一举手，使人终生保编贝之美"的记载。这些都说明，宋代就有专门从事以补缺牙为生的从业人员。马可·波罗西南各省的游记中记载："这个省的男人和女人，都有用金箔包牙的风俗，并且依照牙的形状包镶得十分巧妙，并还能保持与牙间的一致性。"1877年有学者介绍中国牙医学时写道："在该技术被介绍到欧洲之前的时代里，

中国人早就用象牙和兽骨雕刻成牙，以铜丝或羊肠线结扎于真牙上修复缺失牙。"上述这些记载均说明中国镶牙技术在当时已达到相当高的水平。

在近代，中国牙医学发展未能跟上世界牙医学发展的浪潮。直至19世纪末，近代牙医学才传入中国，出现了以关元昌、徐善亭为代表的能应用近代牙医学知识和技术开展牙科医疗服务的真正意义上的牙医。

中华人民共和国成立以后，中国口腔修复学在艰难中前进，半个多世纪来有了很大发展。近20多年来，随着中国经济快速发展、健康理念的强化、国民爱牙意识普遍增强、对修复体的质量和美观要求提升，推动了口腔修复学快速发展，促使了口腔修复临床新技术、新材料、新知识的快速普及，主要表现在以下几个方面：①医疗理念得以提升，"无痛治疗、无交叉感染、无近远期碍害"已成为口腔医疗的临床理念，"无缺牙期"的修复思想也正在为广大修复医生所接受，将成为口腔修复临床的另一新理念。②精细印模技术的推广，临床规范化操作培训使中国修复工作者的临床技术整体水平有了显著进步。③各类口腔修复体中，固定修复的比例迅速增加，烤瓷修复已成为冠桥修复的主要形式，铸造支架式的可摘局部义齿、金属基托的全口义齿的应用比例显著上升，明显减少了胶连式义齿的比例。④全瓷修复正在为越来越多的患者和修复医生所接受，种植体义齿、精密附着体义齿、套筒冠义齿、磁性附着体义齿、固定冠桥式咬合重建等各种新的修复方式得到了迅速普及。⑤粘接修复技术的快速发展，将美容修

复水平提高到了一个新的水平。⑥颌骨缺损后的功能重建、颜面缺损的智能化设计制作以及仿真修复已进入了国际先进行列；咬合重建、咬合病和颞下颌关节病的检查与治疗，也有了可喜的发展。计算机技术在义齿辅助设计与制作、三维重建、配色、病案资料管理等诸多领域得到了广泛应用。⑦精密铸造、激光焊接、铸钛、CAD/CAM等先进技术给传统的修复工艺学带来的快速进步，修复体制作的集约化模式，都使得中国修复体的制作质量有了一个显著的提升。

研究内容 ①牙体缺损或畸形的修复治疗：如牙列缺损、牙折裂的全冠、部分冠修复，牙缺损的嵌体、贴面修复。②牙列缺损的修复治疗：如缺牙的固定桥修复、可摘局部义齿修复及种植牙修复。③牙列缺失的修复治疗：如全口无牙的全口义齿修复和种植全口义齿修复。④颌面缺损的修复治疗：如眼眶缺损、耳缺损及鼻缺损的义眶、义耳和义鼻修复，颌骨缺损的义颌修复等。⑤牙周疾病的修复治疗：如牙周病松动牙的固定式夹板，可摘式夹板固定等。⑥颞下颌关节疾病的修复治疗：如采用𬌗板、咬合调整或重建治疗颞下颌关节紊乱综合征等。

研究方法 开展了利用机械力学、生物力学、理论力学、分子生物学手段和组织工程技术、信息技术、虚拟现实技术、计算机辅助设计及快速成形技术、计算机比色、测量技术、材料合成技术、激光技术、纳米技术等许多新技术进行修复体设计、加工、力学分析，以及口腔环境的各种参数调查等许多课题研究。其中，对修复新材料如人体植入材料及

界面的研究，对种植体材料、外形设计、加工、表面处理和结合机制等等的研究，对新型陶瓷材料、金属材料、粘接材料等的研究，对义齿加工工艺的研究如 CAD/CAM 技术及其设备、计算机软件、切削陶瓷材料的研究，对有限元、无限元应力分析法的建立与应用等的研究，对各类新型修复体如套筒冠、精密附着体、磁附着体、种植体的许多基础研究，对与修复临床相关的行为科学、诊疗方法学的研究，以及对与修复有关的国产化的新设备、器材的研制都达到了较高水平。

与邻近学科关系 口腔修复学是以基础医学、口腔基础医学、口腔临床医学、材料学、工艺学、生物力学、工程技术学以及美学等为基础的学科。口腔修复工作者只有牢固地掌握有关相关学科知识，并具有一定的临床和修复体制作技能，才能对各类畸形与缺损做出正确的诊断，合理地设计并正确地制作各种修复体，为患者提供良好的修复治疗。

(赵铱民)

kǒuqiāng xiūfù

口腔修复（prosthodontic） 主要是采用人工装置修复口腔及颌面部各种缺损并恢复其相应生理功能的治疗。如嵌体、全冠、义齿等，也包括利用人工修复体针对牙周病、颞下颌关节病和颌面部组织缺损的治疗，如咬合板、牙周夹板、赝复体、义眼、义耳、义鼻等。

内容 包括美学修复、功能修复及治疗性修复。美学修复是针对牙冠颜色异常（如四环素牙、氟斑牙等）、畸形牙（如锥形牙、釉质发育不良等）、前牙牙间隙过大、牙冠形态异常、牙排列轻度错位等的有限调整。功能修复包括牙体缺损、牙列缺损、牙列缺失的修复及颌面部缺损的修复。治疗性修复包括牙周病和颞下颌关节紊乱综合征的矫治。修复体种类包括用于单个牙的修复体，主要有嵌体、贴面、全冠及部分冠等；用于缺牙区的修复体，包括活动义齿、固定义齿、固定-活动联合义齿及种植义齿。

基本治疗手段 通过设计、制作修复体来恢复上述各类缺损、缺失和畸形而丧失的形态与功能，使之尽可能达到或接近正常水平。由于修复体要在口颌系统内行使一定的生理功能，修复体应被视为人工器官。从这个意义上说，口腔修复的主要治疗手段是制作口颌系统的人工器官来代替已丧失的口颌系统器官。这个器官应与患者的口颌系统和整个机体生理环境、心理状态相适应，能在口腔这个存在着微生物、湿度、温度效应和机械应力等作用的特殊环境中长期、无害地为患者身心健康服务，使患者既恢复机体健康，又能有健康心理，进行正常的社会生活。

基本治疗过程 详细搜集患者的病史及检查口腔颌面系统的状况，做出初步诊断；复制口颌组织形态的模型；结合检查结果在模型上做出诊断和修复体设计；在模型上或在口内用人工材料制作修复体；经试戴、调整，使之与缺损区邻近组织协调一致，满足其外形及功能要求；而后将修复体设置在患者口内颌面部，以恢复丧失的外形和功能；定期复查、检查、维护修复体，使之正常行使生理功能。

(赵铱民)

yìchǐ

义齿（denture） 用以代替缺失的天然牙的修复体。俗称假牙。用于修复牙体缺损、牙列缺损和牙列缺失，恢复咀嚼和其他口腔功能。根据摘戴方式义齿可分为可摘义齿及固定义齿。可摘义齿当中根据牙齿缺失的数量，义齿可分为可摘局部义齿及全口义齿；固定义齿当中针对牙体缺损修复的义齿有全冠、部分冠、嵌体、贴面等，针对牙列缺损的固定义齿称为固定桥。

(赵铱民)

yáliè quēsǔn

牙列缺损（dentition defect） 口腔内因部分牙的缺失所形成的有缺损牙列的疾病。牙列内存在不同部位和不同数目的牙缺失，并同时存留不同数目的天然牙或牙根。

病因 缺失牙使牙列残缺不完整，造成牙列缺损的原因有生理性及病理性因素。生理性牙缺失与患者的年龄有关，随着年龄的增长，牙槽骨进行性吸收，牙逐渐松动脱落，这是一个缓慢的过程，多发生在老龄人群。病理性的牙缺失主要由龋病、牙周病、外伤及肿瘤等所致。

影响 牙列不仅是人的重要咀嚼器官，同时对发音及容貌等也有着十分显著的影响，因此，牙列缺损不仅会影响到患者的咀嚼功能，还会给患者带来不同程度的语言功能障碍和美观损害。此外，牙列缺损如未能得到及时和恰当的修复，余留牙的健康也会受到不同程度的影响，使牙列缺损的程度更加严重。因此牙列缺损发生后，及时的修复治疗是很重要的。

治疗 采用人工方法进行修复，主要包括固定修复、可摘修复、固定-可摘联合修复及种植修复等方法。

(朱智敏)

yáliè quēsǔn kězhāi xiūfù

牙列缺损可摘修复 （removable restoration for dentition defect）

牙列缺损后，采用可以由患者自行摘取的人工修复体进行修复的技术。是牙列缺损常用的修复方法，具有较为广泛的适应证。患者能够自行取戴、便于清洁、制作相对较容易，对余留的天然牙损伤小、费用较低；可摘修复对今后更改修复方式没有明显影响，也可以作为一种过渡性修复。其主要缺点为初戴时有较明显的异物感，舒适性欠佳，有时会明显影响美观，戴用一定的时间后需要更换。

牙列缺损的可摘式修复是通过不同的可摘局部义齿、固定-可摘联合修复实现的，包括常规可摘局部义齿、即刻义齿、覆盖义齿、附着体义齿、套筒冠义齿等。

（朱智敏）

kězhāi júbù yìchǐ

可摘局部义齿 （removable partial denture，RPD）

利用天然牙、基托下黏膜和骨组织作支持，依靠义齿的固位和基托来固位，用人工牙恢复缺损牙的形态和功能，用基托材料恢复缺损的牙槽嵴、颌骨及其周围的软组织形态，患者能够自行取戴的一类修复体。又称活动义齿，俗称活动假牙。

组成 主要由支托、固位体、连接体、基托和人工牙等部分组成。①固位体：借助余留天然牙（基牙）对义齿进行固定，使其在行使功能时能够不移动或脱位。②基托：起支持、传导𬌗力及固位的作用。③人工牙：用于恢复缺失牙的形态和功能。④连接体：起到连接义齿各部分及一定的支持固位作用。

适应证 非常广泛，可用于各种牙列缺损的修复。无论缺牙多少，是否伴有牙槽骨的吸收或缺损，余留天然牙及牙周是否健康，经过适当的治疗和控制后，都可以采用可摘局部义齿修复。

非适应证 仅有极少数对义齿材料过敏或无能力使用和管理可摘局部义齿的牙列缺损患者不宜采用可摘局部义齿。

分类 根据制作方法和材料的不同，可以分为塑料胶连式可摘局部义齿、金属铸造支架式可摘局部义齿、塑料弹性义齿。

塑料胶连式可摘局部义齿 主要由甲基丙烯酸类树脂制作而成，成品不锈钢丝弯制卡环固位，可用于制作各种不同支持形式的可摘局部义齿。制作工艺相对简单，价格低廉，修改及增补人工牙较容易，重量相对金属材料较轻；强度及耐磨性较低，基托厚度较大，异物感明显，初戴时舒适感较低，对发音也可有一定影响，现多用于过渡性修复或基牙条件差的牙周病患者，有利于义齿使用期内人工牙的增补。

金属铸造支架式可摘局部义齿 又称整铸支架活动义齿。义齿大部分由金属整体铸造而成，基托厚度小、强度高、抛光性好、坚固耐用、舒适，制作工艺较复杂、费用较高、修改及增补人工牙困难、对基牙的条件要求较严格，一般用于牙支持式和混合支持式可摘局部义齿，对于余留牙较少、基牙牙周健康欠佳的患者在使用时应该预见对基牙的影响和后期人工牙增补的可能性，在设计上需要有所考虑。

塑料弹性义齿 又称隐形义齿。全部由树脂材料制作而成，基托及卡环为具有弹性的树脂制成，无金属暴露，具有良好的美观效果，适用于黏膜支持式的前牙修复。

（朱智敏）

chángguī kězhāi júbù yìchǐ

常规可摘局部义齿 （traditional removable partial denture）

用于牙列缺损可摘修复的临床最常用的可摘局部义齿。

组成 常规可摘局部义齿由人工牙、支托、固位体、连接体及基托等部分组成。①人工牙：一般由强度及耐磨性高的牙色树脂制成，用以恢复缺失牙的形态和功能。②支托：由金属材料制作而成，置于基牙的𬌗面或舌面，起支持和传导𬌗力到基牙上的作用。③固位体：一般由金属材料铸造或弯制而成，卡抱在基牙上，起到固位和稳定义齿的作用。④连接体：起连接义齿各部件的作用，同时具有一定的支持和传递𬌗力的功能。⑤基托：主要起支持和传递𬌗力的作用，在缺牙较多的情况下，基托的封闭和固位作用也十分重要，基托可以是金属材料，也可是塑料，一般在口腔暴露部位（如唇颊面）采用龈色树脂，以利于美观，在口腔隐蔽部位（如舌、腭面）可以采用舒适感更好的金属材料。

适应证 适用范围极其广泛，从单个牙缺失到上颌或下颌仅余留单个牙的大范围缺损、甚至伴有软（硬）组织缺损时均可采用。适应证：①各种牙列缺损，尤其是游离端缺牙者。②缺牙伴有牙槽骨、颌骨或软组织缺损者。③在拔牙创愈合阶段或为处于生长发育期少年所制作的过渡性义齿。④基牙或余留牙松动不超过Ⅱ°，牙槽骨吸收不超过1/2者，修复牙列缺损的同时可固定松动牙形成可摘义齿式夹板。⑤牙面重度磨损或多个牙缺失等原因造成咬合垂直距离过低，需恢复垂直距离者。⑥不接受或不能耐受制作固定义齿所必需的牙体组织磨切者。⑦要求拔牙后即刻戴牙或因其他特殊需要制作即刻义齿、化妆义齿者。⑧年老体弱、全身健康条件不允许做固定义齿修复者。

非适应证　①缺牙间隙过小或龈距过低，致义齿强度不足者。②因某种原因如偏瘫、痴呆症、手残疾、癫痫、精神病等疾病生活不能自理，对常规可摘局部义齿不便摘戴、保管、清洁，以及有误吞义齿危险的患者。③对义齿材料过敏或义齿异物感明显又无法克服者。④严重的牙体、牙周或黏膜病变未得到有效治疗控制者。

方法　包括以下步骤。

技术　①修复前准备：包括口腔检查、修复前口腔处理、牙体预备。②印模和模型：常规可摘局部义齿必须在口外模型上制作，因此必须先取得反映口腔内软、硬组织情况的印模，翻制成与口腔形态完全一致的模型，才能保证制作出准确的高质量的义齿。③确定颌位关系和上架：确定正中咬合关系的方法有在模型上利用余留牙确定上下颌牙的关系、利用蜡记录确定上下颌关系、利用𬌗堤记录上下颌关系。④模型设计和模型预备：包括观测模型、确定义齿就位道、义齿设计方案的最终确定、模型预备。

制作工艺　①铸造支架的制作：铸造支架需先按照设计制作支架熔模，再经包埋、去蜡、熔铸金属、打磨抛光等工艺流程最终完成。支架通常采用整体铸造法，亦可以采用先分段铸造，再用高熔合金焊接连成一整体。利用熔模精密铸造法制作修复体的方法有带模铸造法、脱模铸造法

两种。②支架和卡环弯制法制作：根据义齿支架设计的要求，利用各种手工器械对成品不锈钢丝和金属材料进行冷加工，形成各种卡环、支托、连接杆。③排牙：常规可摘局部义齿排牙的特点是口腔内有余留牙存在，一方面给排牙提供了一定的依据，另一方面由于邻牙、对𬌗牙的存在，限制、妨碍了人工牙的排列，因此需根据前、后牙缺失的部位及余留邻牙、对𬌗牙的关系进行排牙。④充胶：是义齿制作的最后工序，完成充胶后的活动义齿各部件已形成整体。⑤义齿修整：完成后的活动义齿需要打磨修整、磨平、抛光。

戴牙　在口内试戴活动义齿，调改咬𬌗，消除正中𬌗、前伸𬌗及侧向𬌗的咬合高点。完成试戴后再行打磨抛光。指导患者正确取戴义齿及维护义齿。

复诊常见问题及处理　包括以下方面。

疼痛　①基牙疼痛：先检查基牙有无龋病或牙周病，若基牙正常，可能是卡环与基牙过敏区产生摩擦而引起的。如牙颈部过敏、楔状缺损等而卡环臂却位于牙颈部处，可采用牙颈部脱敏治疗，并调节卡环臂位置，使其避开过敏区。有时由于𬌗面磨耗或支托预备过深，也可引起基牙酸痛，一般可采用脱敏治疗。卡环体或基托过紧，对基牙产生持续性的推力，亦可引起基牙的胀痛，此时可将过紧部分稍加调松，如卡环系铸造形成也可少量磨改。但如果是不锈钢丝卡环体部过紧时，原则上不磨改卡环体部以免折断，可适当磨去少量基牙牙釉质，但不应过多，否则必须取模重做。另外由于咬合过高，特别是咬到过高的金属支架，例如支

托、卡环体或金属基托等，可做调𬌗处理，将金属支架磨低一些，必要时也可将对𬌗牙尖或切缘稍加磨改。若出现过敏可做脱敏处理。总之基牙疼痛原因不一，应仔细检查后做相应处理。②软组织疼痛：基托边缘过长、过锐，压迫唇、颊舌沟或进入倒凹区擦伤黏膜，应适当磨短基托边缘，并使其圆钝光滑。当石膏表面有小气泡时，基托组织面可出现粒状突起，可造成黏膜充血红肿，甚至黏膜溃疡，可用小棉签蘸甲紫标在溃疡区，戴上义齿，将溃疡部分衬印在基板上，再以小磨石加以修改，去除粒状突起。在硬区、骨性隆突、牙龈缘、系带等处缓冲不够而造成的局部疼痛、溃疡，应查清疼痛部位，在基托相应处进行缓冲处理。采用义齿压力指示剂的方法检查义齿的早接触点，解决压痛问题是非常有效的方法。常规可摘局部义齿支持作用差或咀嚼压力较大，使基托过度压迫黏膜组织。例如缺牙较多、支托少或采用不锈钢丝支托；人工牙面过宽或排在牙槽嵴顶颊侧；基托面积过小，压力较集中；义齿平稳性差，有较大翘动或摆动；牙槽嵴较窄，黏膜较薄，耐受力低，都可引起较大面积黏膜压痛及黏膜红肿。针对上述原因应做适当修改，可扩大基托支持面积，增加间接固位体或支托数目，调𬌗解除干扰。下颌牙槽嵴狭窄不能承受咀嚼压力时，可采用软衬材料加衬，以减轻黏膜负荷。

固位不良　①弹性卡环臂端未进入基牙的倒凹区，而是抵住了邻牙，咬合时基托与黏膜贴合，开口时卡环的弹力使基托又离开黏膜，只要修改卡环臂即可纠正。②翘动、摆动、上下动：原因是

卡环体与基牙不贴合，间接固位体放置的部位不当，支托、卡环在牙面形成支点，卡环无固位力。处理方法为修改卡环与支托，或需重新制作卡环。③基托与组织不密合，边缘封闭不好：常发生于修复缺牙数目较多的义齿以及游离端缺失的义齿，没有充分利用基托的吸附力和大气压力的作用而影响义齿的固位、稳定。可进行基托重衬处理。④基牙牙冠小，或呈锥形致固位形差：基牙小或呈锥形无法放置三臂卡环时可增加基牙或改变卡环类型，也可将过小牙或锥形牙做固定全冠以改变牙冠外形，有利于固位体的放置。⑤人工牙排列的位置不当：如前牙排列覆𬌗过深，在前伸时上颌义齿前后翘动；后牙若排在牙槽嵴顶颊侧，咬合时以牙槽嵴顶为支点发生翘动；若排在牙槽嵴顶舌侧，影响舌的运动。可以按选磨调的原则进行磨改，如无法改善，应重新排列人工牙。⑥基托边缘伸展过长：影响唇、颊、舌系带及周围肌的活动，也可导致义齿固位不好。可将基托边缘磨短，并使基托避让开各系带处。

义齿咀嚼功能差 可能由于咬合关系不正确，人工牙𬌗面过低过小与对𬌗牙接触不良，𬌗面平坦，无适当的牙尖斜度或沟凹不明显，或义齿恢复的垂直距离过低，都可能降低咀嚼效能。可升高咬合，加大𬌗面，改变𬌗面形态，在𬌗面增加食物排溢道，增加牙尖斜度。如系基牙和牙槽嵴支持不够造成的，可增加基牙和加大基托面积，以提高基牙及牙槽嵴的支持力。

义齿摘戴困难 卡环过紧、基托紧贴牙面，倒凹区基托缓冲不够。患者没有掌握义齿摘戴方向和方法，都可造成义齿摘戴困难，需调改卡环，磨改基托，教会患者如何摘戴义齿。

食物嵌塞 义齿初戴后出现食物嵌塞和滞留，主要是由于基托与组织不密合，卡环与基牙不贴合，基托与天然牙之间有间隙等原因所造成。改善方法是当基牙和牙槽嵴存在不利倒凹时，选择适当的义齿就位道，尽量减小不利倒凹，同时需要患者加强口腔卫生和义齿的清洗，防止天然牙发生龋病和牙周病。另外，如倒凹填补过多造成不应有的空隙，应用自凝塑料局部衬垫解决。

发音不清晰 ①常规可摘局部义齿的基托、卡环、连接体等都可能对正常的发音产生不同程度的影响。其产生发音障碍的频率，根据缺损部位、程度而异。特别是腭部前后腭杆及侧腭杆或舌杆的设置部位，与发音功能有极大关系。②口腔腭部的所有部位，都与发音运动有关，在选择腭杆位置时，尽可能避开易发生障碍的位置，腭中央区为发音动作时舌接触最少的区域，也是较少发生发音障碍的区域之一，在该区设置腭杆影响较小，特别是第二前磨牙与第一磨牙之间的范围最合适。③设置舌杆的区域相对来说发生语音障碍的机会比腭杆要少，但在充分考虑下颌前牙区舌侧牙槽嵴的形态，避开倒凹区的同时，也要注意设置的位置不宜过低，否则会妨碍舌系带及舌底部运动，影响发音。④上颌前磨牙舌侧的卡环臂常作为固位体的对抗臂，放置在基牙舌侧的最大隆起部，成为一个异物而影响舌的发音功能。建议卡环臂的厚度要适中，或在基牙置卡环对抗臂的区域做相应的选磨，使卡环放入后能再现基牙的良好外形。

⑤牙位与发音有密切关系，后牙缺失引起舌体变大，前牙缺失使唇缺少足够的支持，这样起重要作用的发音器官——舌、唇、牙都发生了改变。因此在排牙时除了考虑咀嚼功能外，发音、美观都要加以重视。另外基托厚度、戴义齿的时间、义齿修复等都会不同程度影响发音的清晰度，一般经过一段时间的练习，多数患者可逐渐习惯恢复到正常发音水平。基托过厚则可将其磨薄、磨小以改善发音。

咬颊黏膜、咬舌 由于上下颌后牙的覆盖过小，或由于缺牙后，颊部软组织向内凹陷，天然牙的牙尖锐利都会造成咬颊黏膜。应加大后牙覆盖，调磨过锐的牙尖，加厚基托推开颊肌。咬舌多因下颌后牙排列偏向舌侧或因𬌗面过低造成。可适当升高下颌𬌗平面，磨改下颌人工牙的舌面或重排后牙。

恶心和唾液增多 戴入上颌常规可摘局部义齿后，由于基托后缘伸展过多、过厚，或基托后缘与黏膜不贴合，两者之间有唾液刺激而引起恶心。应磨改基托或重衬解决。如唾液分泌多，口内味觉降低，只要坚持戴用义齿，逐渐习惯后，这些现象即可消失。

咀嚼肌和颞下颌关节不适 由于垂直距离恢复得过低或过高，改变了咀嚼肌张力和颞下颌关节正常状态，患者常感到肌疲劳、酸痛和张口受限等颞下颌关节症状。可通过加高或降低垂直距离和调𬌗来解决。

戴义齿后美观问题 人工前牙的选择不恰当，如形态不协调、牙冠太长或太短、颜色差别较大；人工牙的排列不当，过于偏向唇侧、颊侧或舌侧，唇部外形太突或凹陷，可根据情况酌情进行修改。对患者提出的合理意见应认真听取并尽量修改，必要时重做。

（朱智敏）

jíkè yìchǐ

即刻义齿（immediate denture）

在患者天然牙尚未拔除之前预先做好，牙拔除后立即戴入患者口内的义齿。是可摘局部义齿的特殊类型之一。

主要优点 为患者拔牙后能尽快戴上义齿，保持其正常外观及语言功能；恢复部分咀嚼功能；对于缺牙较多的患者，便于保持其原有的咬合关系；此外即刻义齿还有遮盖和保护拔牙创的作用。

缺点 即刻义齿组织面与牙槽嵴的密合性较差，需要在一定的时间后重衬或重新制作义齿，因此，多采用树脂基托。即刻义齿一般只作为临时性或过渡性修复体而使用。

分类 可分为常规即刻可摘局部义齿、即刻全口义齿和即刻覆盖义齿等。

适应证 主要为前牙近期缺失或计划拔除的患者。

禁忌证 一般没有绝对禁忌证。

方法、复诊常见问题及处理 见常规可摘局部义齿。

（朱智敏）

fùgài yìchǐ

覆盖义齿（overdenture）

基托覆盖在天然牙、牙根或种植体上的可摘局部义齿或全口义齿。这些被覆盖的天然牙、牙根或种植体称为覆盖基牙，一方面为义齿提供支持和固位，另一方面可以阻止或延缓牙槽骨的吸收。

优点 保存和利用残根残冠，增加对义齿的支持，加强义齿的稳定和固位，同时有效保存牙槽骨；由于覆盖基牙提供的固位具有隐蔽性，有利于改善义齿的美观；覆盖义齿与常规可摘义齿一样具有广泛的适用范围。与常规的可摘义齿相比，覆盖义齿最大的特点在于基托下的覆盖基牙，覆盖基牙的健康维护具有一定的难度，这也是覆盖义齿修复治疗远期效果的重要影响因素。

覆盖基牙是覆盖义齿特有的重要组成部分，因其龈上部分的结构不同，分为不同类型，发挥的作用也不同。长冠基牙具有支持作用，也有一定的固位作用，基牙受较大的侧向力，要求基牙的牙根长而稳固；短冠基牙主要提供支持力，固位力很小，基牙所受的侧向力小或无，有利于基牙牙周的保护，适用于基牙较短、牙周条件较差的病例。有金属顶盖基牙比无金属顶盖基牙受到更好的保护，可以预防基牙龋损，调节聚合度和固位力。金属顶盖可以有双层顶盖和单层顶盖之分，前者有缓冲𬌗力的作用。覆盖基牙上还可以设置不同的根附着体（图），使固位力得到极大的提高（见附着体义齿）。

适应证 ①先天性口腔缺陷患者：先天性口腔缺陷的患者，如先天性腭裂、部分恒牙胚缺失、小牙畸形、牙釉质发育不全及颅骨-锁骨发育不全症等患者。其临床表现主要为牙列不齐、牙体小且形态异常、牙间隙、咬合异常，X线检查则见牙根短。采用常规义齿修复，难以取得良好的固位、支持及美观者。②后天性口腔病患者：主要是因各种原因导致的牙列缺损，因种种条件限制不能采用固定义齿或其他方法修复者。③Kennedy第一、第二类牙列缺损，对𬌗为天然牙者：为对抗其较大的力，减轻牙槽嵴负担，如能在远中保留牙根作为覆盖基牙，则可减少游离鞍基下沉，保护鞍基下软、硬组织及邻缺隙侧基牙的健康。④患者的年龄：因覆盖义齿的特殊性，不同年龄的患者均可采用覆盖义齿修复。

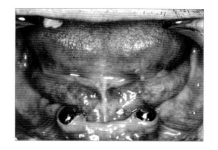

a 牙槽嵴及覆盖基牙

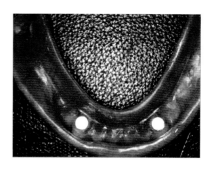

b 义齿组织面及磁性附着体

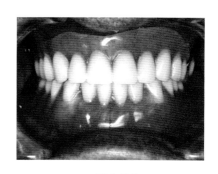

c 覆盖义齿
图 带磁性附着体的覆盖义齿

禁忌证 ①患有牙体、牙髓、牙周疾病而未治愈者。凡覆盖在这些未经治疗的残根、残冠上的义齿，不能称为覆盖义齿，而只能视为不良修复体。②丧失维护口腔卫生能力、有全身性疾病者。③癫痫病患者或有严重精神障碍者。④修复牙列缺损或缺失的禁忌证也适用于覆盖义齿修复。

方法 ①覆盖义齿治疗计划的制订：正确而完善的治疗计划的制订是覆盖义齿成功的重要保证，一般包括适应证的评估、临时治疗计划的制订、初步治疗、重新评估、最终治疗计划的制订、覆盖义齿的制作、复诊回访等。②覆盖基牙预备与顶盖制作：包括长冠基牙的牙体预备、短冠基牙的牙体预备。③印模制取与模型灌注：覆盖基牙预备完成后，按覆盖基牙的类型，参照固定冠桥、可摘局部义齿及全口义齿印模的制取要求和方法，制取单基牙或单颌印模，再按相应模型灌注的要求灌注及分离模型。④颌位关系的记录与转移：依据缺牙部位、数目、余留牙咬合情况，参照可摘局部义齿或全口义齿颌位关系记录与转移的方法和要求完成覆盖义齿的颌位关系记录与转移。⑤基托设计。⑥人工牙的选择与排列、试戴、义齿完成：覆盖义齿人工牙的选择、排列与可摘局部义齿或全口义齿人工牙的选择与排列基本相同。其试戴方法与要求基本类同于全口义齿的试戴，制作与完成覆盖义齿的步骤和方法均与制作常规义齿相同。将制作完成的覆盖义齿按常规方法和要求进行初戴，缓冲基托边缘过度伸展的部分，调磨正中及非正中𬌗高点直至咬合平衡。⑦附着体的安放。

复诊常见问题及处理 包括以下方面。

龋 覆盖义齿戴入后，基托与基牙及黏膜之间形成新的、特殊的生态环境和滞留区，其间的唾液流速减缓、流量降低，基牙失去自洁作用，食物残渣易滞留于牙面，导致细菌在其中聚集、生长繁殖，形成菌斑，引起基牙龋损及炎症发生。因此，戴用覆盖义齿后应采取以下措施积极预防基牙龋损。①清洁覆盖基牙：对所有覆盖基牙，无论有无金属顶盖，均应彻底清洁其四周及牙龈，邻间隙的清洁可用邻间牙刷。②对机械清洁作用不显著者，可采用化学法防龋，如将氟化钠凝胶直接涂布在与基牙相对的基托组织面上，发挥防龋作用。也可用1%的氟化钠中性溶液漱口。但必须让患者了解，若口内有味觉改变、口腔烧灼感、口腔黏膜脱皮及着色等，可适当减少用药次数，并禁止吞服氟化物。

牙龈炎及牙周炎 覆盖义齿戴用后产生牙龈炎的原因常是口腔卫生差、基托压迫龈缘过紧、基牙周围基托缓冲过多引起食物嵌塞等，若治疗不及时，进一步发展可形成牙周炎，导致牙周袋形成、牙周溢脓、附着龈丧失，甚至基牙丧失。可采用以下方法进行预防：①基牙周围开放式基托设计应恰当，基托不能压迫龈缘，也不能磨除过多形成死角。②夜间停戴义齿。③每日用0.1%~0.2%的氯己定溶液含漱。

牙槽骨吸收 覆盖义齿戴入后个别情况下覆盖基牙处会出现快速牙槽骨吸收，其原因：①患者自我护理较差，口腔卫生不良，也未使用有效药物，致使基牙上菌斑聚集，引起炎症。②义齿咬合关系差，尤其是戴用义齿后4~6个月，因义齿下沉不均匀，导致咬合不协调。③义齿存在支点：因义齿基托与个别覆盖基牙间存在支点，致使义齿咬合力首先传递到该基牙，引起基牙负荷过重，出现牙槽骨快速吸收。针对以上原因，应及时采取有效预防措施。避免戴用义齿后覆盖基牙牙槽嵴快速吸收。

（朱智敏）

yáliè quēsǔn gùdìng-kězhāi liánhé xiūfù

牙列缺损固定-可摘联合修复 (fixed-removable denture for dentition defect)

采用固定义齿、可摘义齿及种植体植入完成牙列缺损的修复治疗。固定-可摘联合修复的修复体固定部分主要为义齿提供良好的固位效果和稳定性能；修复体的可摘部分主要恢复牙列缺损和牙列缺失所失去的咀嚼功能和语音功能，修复体的可摘部分还能起到分散𬌗力的作用。固定-可摘联合修复结合了固定义齿和可摘义齿的优势，牙列缺损和牙列缺失修复治疗后能得到较好的功能恢复和美学效果。

固定-可摘联合修复包括附着体义齿、套筒冠义齿。

（张富强）

fùzhuótǐ yìchǐ

附着体义齿 (denture retained by attachment)

以附着体为主要固位形式的可摘局部义齿或固定-活动联合义齿。附着体义齿的某些设计中兼有固定义齿和可摘局部义齿修复方式的重新组合，具有固定义齿和可摘局部义齿的某些特点。附着体通常由阴性和阳性两部分结构组成，一部分与基牙或种植体结合，另一部分与义齿的可摘部分结合，从而为义齿提供良好的固位、稳定和美观。附着体作为修复体的固位体在临床上可适用于各种类型的牙列缺损、牙列缺失、颌面部缺损的修复治疗。由于附着体的种类很多，而且各类附着体的固位原理有所不同，使口腔修复临床设计选择面更广，提高了修复效果。

（张富强）

jīxièshì fùzhuótǐ yìchǐ

机械式附着体义齿（mechanical attachment denture）

以机械固位原理，根据不同固位结构设计制作附着体，在牙列缺损和牙列缺失修复治疗时，主要固位形式采用机械式附着体的修复体。

组成 通常由附着体的阴性和阳性部件组成，一部分部件与基牙或种植体形成固定结合，另一部分部件与机械式附着体义齿修复体的可摘部分结合。

优点 组成部分根据临床不同病例，有不同的设计和采用不同的附着体类型，但在牙列缺损和牙列缺失修复治疗中有其共性：机械式附着体义齿修复体就位后，唇颊面减少了固位体金属的暴露，能达到患者对美观的要求；机械式附着体义齿的修复体能取得较好的支持、稳定和固位效果，能恢复患者的咀嚼效率，特别在咀嚼黏性食物时不会因食物的黏性作用使修复体脱位。

适应证 临床应用范围较广，根据各类附着体安置的部位、附着体的结构、附着体的固位原理，在牙列缺损、牙列缺失、颌面部缺损病例修复治疗的修复体设计中提供更多的选择。牙列缺损病例可以选择可摘机械式附着体义齿修复方式，以增加修复体的稳定性和固位力；牙列缺损病例可以选择半固定机械式附着体义齿的修复方式，解决牙列缺损修复无法取得共同就位道的病例，通过机械式附着体获得修复体的共同就位道；牙列缺损病例可以选择机械式附着体为固位方式的覆盖义齿，为修复体提供良好的固位，对牙缺失区域的牙槽骨保存有利；牙列缺失病例可以选择种植体上部结构为机械式附着体辅助固位方式的全口义齿修复，机械式附着体能为修复体提供良好的固位效果；颌面部缺损病例可以选择机械式附着体为固位方式的赝复体，机械式附着体可增加赝复体的固位力。因此在制订牙列缺损、牙列缺失、颌面部缺损修复治疗方案时，可选用机械式附着体为修复体的固位体，能为修复体提供良好的固位效果。

方法 选择机械式附着体义齿修复牙列缺损或牙列缺失的病例，应该充分了解患者对修复治疗的具体要求、对修复效果期望值等。

修复前检查 确定采用机械式附着体义齿修复牙列缺损和牙列缺失的病例，在修复治疗前需要再次确认以下内容：①缺牙的数目、位置、缺牙区牙槽骨状况、缺牙区的牙合龈距离。②基牙牙体组织有无龋病、是否为活髓牙，有无松动、龈缘炎或牙周炎症。通过 X 线片了解牙周组织健康状况，有无牙周炎、根尖部炎症等；如遇死髓牙时，检查是否已做根管充填治疗及充填治疗效果等。③缺牙区黏膜有无炎症或黏膜组织病变，牙槽嵴顶有无活动性软组织，缺牙区牙槽骨的骨质致密度和牙槽骨的形态。④上下牙列的覆牙合覆盖度，正中咬合、前伸咬合及侧向咬合时，有无早接触以及牙合干扰等。⑤牙列中余留牙的数目、位置，是否倾斜以及倾斜程度，是否有伸长、松动和牙周损伤等。

修复前准备 ①医生与患者之间的再次沟通：经检查后确认可采用机械式附着体义齿修复牙列缺损和牙列缺失的病例，在修复治疗前应该向患者仔细说明修复治疗情况。如修复体的设计方案、机械式附着体的类型、附着体与基牙的连接方式、基牙牙体预备的情况、所选用机械式附着体的价格等，以便患者认可所制订的修复治疗方案，在修复治疗中和修复治疗后能够很好配合。②口腔内准备：基牙有龋必须将龋去净并充填；龋损面积大视牙髓健康情况决定保留活髓治疗或做根管治疗；余留牙有轻度牙周炎或龈缘炎，需做牙周病综合治疗，以便保持牙周组织健康。口腔内的其他准备与可摘局部义齿和固定义齿的要求相同。③基牙预备：安置在基牙牙冠内的机械式附着体，基牙的牙体预备量，视冠内机械式附着体的类型而定。如栓体栓道式附着体，基牙的牙体预备量需多些，使其有放置附着体阴性结构部件的空间；安置在基牙牙冠外的机械式附着体，基牙的牙体预备量与全冠相似，金属全冠牙体预备量略少于烤瓷全冠；安置在基牙牙根面的机械式附着体，基牙的牙体预备与根管桩的牙体预备相同。

修复体制作 制作步骤和方法与固定局部义齿、可摘局部义齿、覆盖义齿、全口义齿、种植体支持式修复体基本相同，在修复体制作中机械式附着体的放置以及与修复体组成部分之间的连接有其特殊性。机械式附着体义齿的修复体制作有以下特点：①机械式附着体与修复体的其他组成部分连接，成品精密附着体即附着体的阴性和阳性结构部分均为金属成品件，此类机械式附着体通过金属材料包裹固定于基牙的金属冠、金属基底层、根管桩或种植体上，附着体的阳性或阴性结构部件与金属冠、金属基底层、根管桩、种植体连接成整体，附着体的另一部分阴性和阳性结构部件与修复体可摘义齿部分的金属支架或树脂基托组织面

相对应处连接，与修复体的可摘义齿部分形成整体。半精密机械式附着体即附着体的一部分阴性或阳性结构部件为树脂预成品件，修复体制作中与基牙的金属基底层、金属冠、根管桩、种植体部件的蜡型连接，通过铸造连接形成整体，附着体的另一部分阳性或阴性结构部件通过多种连接方式与修复体可摘义齿部分的金属支架或树脂基托组织面相对应连接。②机械式附着体义齿的共同就位道：由于机械式附着体义齿修复体的组成部分中附着体精密度和修复体的共同就位道要求很高，为达到修复体可摘义齿部分在口腔内摘戴自如，同时保持附着体阴性和阳性结构部件之间的密合度，机械式附着体义齿修复体的制作必须在平行研磨仪上进行，修复体制作完成后可摘义齿部分中的附着体结构部件能与固定义齿部分中的附着体结构部件吻合，并达到机械式附着体义齿的最佳修复治疗效果。

修复体初戴 初戴与固定局部义齿、可摘局部义齿和种植义齿的步骤和要求基本相同。①机械式附着体义齿初戴时，需将固定和可摘两部分修复体通过附着体的两部分结构部件精确地结合连接，再把整个修复体单位戴入口腔内就位并检查合适情况，然后将固定部分修复体牙冠粘接于基牙上，同时可摘部分修复体也戴入牙列中就位，完成机械式附着体义齿的修复体初戴；根面机械式附着体义齿和种植体上部结构为附着体义齿，先将连接根面附着体结构部件的根管桩粘接于基牙根管内，或将附着体结构部件与种植体已连接结合的部分固定于种植体上，然后再将另一部分附着体结构部件固定于机械式

附着体义齿修复体树脂基托的组织面相对应处，完成机械式附着体义齿修复体的初戴。②机械式附着体义齿初戴时需要注意修复体不能对基牙产生扭力，以免造成对基牙的创伤；修复体就位后附着体阴性和阳性结构部件必须吻合，达到修复体设计要求；固定部分的修复体在基牙全冠粘接前，应该对修复体进行咬合检查和调整；待修复体试戴合适后，教会患者如何摘戴可摘部分的修复体；再粘接全冠于基牙上，同时将可摘部分的修复体戴入口腔内就位；可摘部分的修复体就位后，要求患者在粘接剂末完全固化前不能摘下可摘部分的修复体。

复诊常见问题及处理 机械式附着体义齿的复诊要求与固定义齿、可摘义齿、覆盖义齿、全口义齿和种植义齿基本相同，复诊时发现问题应及时处理。

患者能否自行摘戴修复体 ①如不能够顺利摘戴修复体，医师仍需再做示教，直至患者能自行摘戴修复体。②患者是否掌握口腔清洁方法，注意检查基牙的清洁情况，以免机械式附着体义齿的基牙发生龋齿或牙周病。③要求患者定期随访，随访与机械式附着体义齿的远期疗效有密切关联，因为随着修复体使用时间延长，口腔内的软、硬组织会发生增龄性变化，可摘部分的修复体在咀嚼时会发生不稳定现象，此时容易引起机械式附着体义齿修复体的损坏或基牙的损伤。

修复体支架部位折裂或折断 机械式附着体义齿的修复体损坏，患者的基托下被覆盖的支持组织发生变化引起可摘部分修复体的翘动，容易造成放置附着体结构部件的修复体支架部位折裂或折断。因此，除在修复体设计

和制作时应考虑修复体的结构强度外，还需要患者定期随访。可摘部分修复体的基托组织面与黏膜之间出现不密合需及时处理，恢复修复体基托组织面与黏膜之间的密合度。修复体损坏的处理视修复体损坏程度而定，修复体仍有使用价值，可以按临床操作常规方法进行修理，如损坏的修复体已无法使用，则需重新制订修复方案。

基牙疾病 附着体义齿的基牙龋患会造成附着体义齿粘固在基牙上的固定部分修复体脱落，基牙的根尖周炎或牙周炎会引起基牙疼痛。若因龋齿引起固定部分修复体脱落，则需根据基牙状况而定，仍可保留的龋患基牙可按牙体牙髓病治疗方法处理，再重新把固定部分修复体的全冠粘接于基牙上或采用桩核冠修复方法重新把全冠粘接于基牙上；无法保留的龋患基牙，应该拔除患牙，再重新制订修复方案。患有根尖周炎或牙周炎的基牙，需拆除机械式附着体义齿的固定部分修复体，经牙体牙髓或牙周综合治疗后，视基牙状况才能制订下一步治疗方案。

软组织疼痛 可发生在机械式附着体义齿修复体初戴后的任何时间。被可摘部分修复体的基托覆盖的软、硬组织，如果单位面积受力过大、义齿摆动和翘动、骨性支点区域未做充分缓冲、基托边缘伸展过度、系带区没有充分缓冲等都会造成软组织创伤而引起疼痛。软组织疼痛需要找出疼痛原因，临床应该根据检查结果对症处理；如因为机械式附着体义齿修复体的基托下组织受力过大，通过缓冲仍然无法解除疼痛时，应考虑重新制订修复方案。

（张富强）

cíxìng fùzhuótǐ yìchǐ

磁性附着体义齿 （ magnetic attachment denture ）

利用磁性原理，采用磁性材料制作的附着体为主要固位形成的修复体。

组成 由衔铁和闭路磁体两部分结构组成（图），附着体的衔铁结构部件与基牙牙根根面或种植体结合，附着体的闭路磁体结构部件与磁性附着体义齿的修复体可摘部分结合，为修复体可摘部分提供良好的固位和稳定。

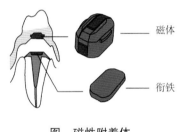

磁体

衔铁

图 磁性附着体

优点 修复牙列缺损和牙列缺失后，能很好地恢复因缺失牙而丧失的咀嚼功能。

适应证 适用于牙列缺损病例和牙列缺失病例。牙列缺损病例中多数牙缺失、少数牙残留以及牙列末端游离缺损的病例可以选择磁性附着体义齿的修复治疗方式，牙列缺失病例可以选择种植体上部结构磁性附着体为固位形式的全口义齿，颌面部缺损病例可以选择以磁性附着体为固位体的赝复体修复治疗方式。磁性附着体为固位体的可摘修复体或磁性附着体为固位体的赝复体在牙列缺损、牙列缺失、颌面部缺损修复治疗中都能达到较好的固位效果，并能恢复缺损区的咀嚼功能。

方法 选择磁性附着体义齿修复牙列缺损或牙列缺失前，应充分了解患者对修复治疗的具体要求、对修复效果期望值等。

修复前检查 确定选择磁性附着体义齿修复牙列缺损和牙列缺失的病例，对口腔软、硬组织应该做进一步检查。①缺牙的数目、位置、缺牙区牙槽骨状况及缺牙区的殆龈距离。②基牙牙体组织有无龋病，是否为活髓牙，有无松动、龈缘炎或牙周炎症。通过X线片了解牙周组织健康状况，有无牙周炎、根尖部炎症等；无活力的基牙需要注意是否已做根管充填治疗及治疗效果等。③缺牙区黏膜有无炎症或黏膜组织病变，牙槽嵴顶有无活动性软组织，缺牙区牙槽骨的骨质致密度和牙槽骨的形态。④上下牙列的覆殆覆盖度，正中咬合、前伸咬合及侧向咬合时，有无早接触以及殆干扰等。⑤牙列中余留牙的数目、位置，是否倾斜以及倾斜程度、是否伸长、松动度和牙周损伤等。

修复前准备 ①确定选择磁性附着体义齿修复牙列缺损和牙列缺失的病例，修复治疗前应进一步向患者说明修复治疗情况。如修复体的设计方案、磁性附着体的类型、磁性附着体与基牙或种植体的连接方式、所选用的磁性附着体义齿价格等，以便患者认可制订的修复治疗方案，并在修复治疗过程中、修复治疗后给予配合。②冠外放置磁性附着体的基牙如有龋病必须做龋病治疗；根面放置磁性附着体的基牙，需做完善的根管治疗；种植体上部结构为磁性附着体的病例，先植入种植体，再择期完成磁性附着体的安置。口腔内的其他准备与可摘局部义齿、固定局部义齿、种植体支持式修复体的要求相同。③冠外安置磁性附着体的基牙牙体预备方法和牙体预备量与全冠相同，金属全冠牙体预备量略少于烤瓷全冠。根面安置磁性附着体的基牙预备方法和牙体预备量与根管桩和根面帽相同。

修复体制作 见磁性附着体义齿制作技术。

修复体初戴 初戴方法与固定局部义齿、可摘局部义齿、覆盖义齿、全口义齿和种植体支持式修复体的步骤和要求基本相同。

磁性附着体义齿初戴时需注意几个方面。先将带有磁性附着体衔铁部件的全冠、根管桩、种植体上部结构就位于基牙或种植体上，再将修复体放入口腔内就位；待修复体就位合适后，调整正中咬合、前伸咬合、侧向咬合的上下颌牙接触关系，去除咬合早接触和殆干扰；从口腔内取出修复体，将带有磁性附着体衔铁部件的全冠、根管桩、种植体上部结构粘接固定于基牙或种植体上；把磁性附着体磁体放置在相对应的衔铁上，磁体与衔铁之间放入缓冲垫片；在修复体基托组织面预留放置磁体的磁体窝处朝舌侧开个自凝树脂溢出孔；将拉丝期的自凝树脂置入磁体窝内，即刻把修复体就位于口腔内；待自凝树脂材料固化后，摘出修复体，去除基托舌侧溢出孔处多余的自凝树脂，完成磁性附着体义齿的初戴。

复诊常见问题及处理 与固定义齿、可摘义齿、覆盖义齿、全口义齿和种植义齿基本相同，在复诊中如发现问题应及时处理。磁性附着体相关的问题：①患者是否掌握磁性附着体义齿的清洁方法，注意检查磁性附着体的基牙或种植体周围清洁情况，指导患者口腔清洁方法，以免磁性附着体义齿的基牙发生龋齿、牙周病、种植体周围炎。②定期随访与磁性附着体义齿的远期疗效有密切关联，因磁性附着体义齿随使用时间延长，支持磁性附着体义齿修复体的软、硬组织会发生增龄性变化，修复体会发生不稳定现象，此时容易引起磁性附着体义齿损坏、基牙损伤、种植体周围组织损伤。③修复体放置磁性附着体结构部件的金属支架折裂或折断：修复体随着使用时间的延长，基托下被覆盖的支持组织会发生变化，引起磁性附着体义齿的可摘部分修复体发生翘动，造成修复体损坏。因此，患者定期随访时需检查磁性附着体义齿的可摘部分修复体组织面与被覆盖的黏膜之间密合度。如发现密合度不佳，通过修复体基托组织面树脂材料加衬，恢复修复体组织面与黏膜之间的密合接触。磁性附着体义齿修复体损坏的处理，视损坏程度而定。如修复体仍可使用，按临床常规操作方法进行修理；如修复体已无法使用，则需重新制订修复方案。④口腔疾病：会造成固定于基牙上的全冠、根管桩脱落；基牙根尖周炎或牙周炎，会引起基牙的疼痛；种植体周围组织炎症，会造成组织疼痛，严重者会造成种植体脱落。发生基牙龋病、基牙根尖或牙周炎症、种植体周围组织炎症，应分析原因后再做处理。如仍可保留的基牙和种植体周围炎症，按常规治疗方法进行处理；无法保留的基牙或种植体，拔除基牙或取出种植体，待创口愈合后再重新制订修复治疗方案。复诊检查时发现其他的问题，处理方法与可摘局部义齿、全口义齿、固定局部义齿、种植体支持式修复体相同。

（张富强）

tàotǒngguān yìchǐ

套筒冠义齿（telescope denture）

通过内外冠间的摩擦力、吸附力等提供固位力的修复体。

组成　由内冠与外冠组成，内冠粘接在基牙或安置在种植体上部结构，外冠与义齿其他组成部分连接成整体，义齿通过内冠与外冠之间的嵌合作用，产生固位力，使义齿取得良好的固位与稳定，修复体承受的咀嚼力由基牙或种植体承担，或者由基牙与基托下组织共同承担。

特点　套筒冠义齿结合可摘局部义齿具有能自行摘戴、清洁方便、固定义齿异物感小、功能恢复良好等优点。选择套筒冠义齿修复牙列缺损和牙列缺失病例需注意以下特点：①套筒冠义齿修复体的固位力主要由套筒冠固位体内冠与外冠之间密合嵌合，维持修复体的固位力，或者由套筒冠固位体的固位力和基托组织面与软组织之间的吸附力、黏着力共同维持固位效果。②套筒冠义齿的基牙有金属内冠覆盖，修复体摘下后，内冠表面容易清洁，菌斑不易附着，使基牙牙周组织保持良好的卫生状态。③套筒冠义齿修复体就位后，牙列中基牙与基牙之间连接成整体，能够起到固定松动牙的作用，有牙周夹板的治疗效果。④套筒冠义齿的基牙牙体预备量大，已做过根管治疗的前牙牙体预备时要考虑牙体的强度，必要时可采用桩增加牙体抗折强度；由于基牙的牙体预备量较多，容易损伤有活力牙的牙髓组织，引起牙髓炎症。因此套筒冠义齿的基牙很难保持其牙髓的活力，选择该修复方法时，需对基牙进行根管治疗。⑤套筒冠义齿的修复体从口内取出，基牙的金属内冠暴露；修复体的外冠唇颊面在牙颈部有金属保护线，会影响美观效果。⑥套筒冠义齿修复体取出后，上下颌为全牙列套筒冠义齿修复体的病例会失去咬合关系，此时会丧失咀嚼功能和影响发音。

适应证　适应范围很广，可适用于固定义齿和可摘局部义齿的修复治疗病例，以及牙周炎患者的修复治疗病例。套筒冠义齿修复体的制作工艺要求较高，修复体的成本费用相对较贵，因此在采用套筒冠义齿修复治疗方法时，应根据患者牙列中的缺牙区、基牙、牙周组织状况，以及患者对修复治疗的具体诉求等进行综合分析，再确定是否选择采用套筒冠义齿的修复治疗方案，临床选择套筒冠义齿修复治疗方案时应该慎重。套筒冠义齿的适用范围如下。①牙列缺损：牙列缺损病例中一般选择少数残存牙的牙列缺损病例进行套筒冠义齿修复治疗，其修复体的固位体采用缓冲型套筒冠固位体结构，以减轻少数残存牙为基牙所承受的咬合力，采用套筒冠义齿对少数残存牙的牙列缺损修复治疗后的基牙保存有利。②牙列缺失：牙列缺失病例在缺牙区植入种植体，上部结构采用套筒冠固位体，此固位体能为全口义齿提供良好的固位和稳定效果，有利于恢复患者牙列缺失所丧失的咀嚼功能。③咬合重建：咬合重建病例选择套筒冠义齿修复治疗方式，在治疗性𬌗重建暂时性树脂套筒冠修复体修复治疗过程中，对患者的咬合关系进行调整，并可以观察患者的咀嚼功能恢复情况。在此基础上，最后通过套筒冠义齿修复体达到咬合重建修复治疗目的。④牙周炎：套筒冠义齿的基牙固位体金属内冠形态呈锥形，内冠金属表面平整光滑，基牙与基牙之间的邻面间隙较大，基牙容易得到清洁，患者能自身控制菌斑形成，对牙周病夹板修复治疗的远期疗效会起到关键作用。⑤其他：先天性恒牙牙胚缺失导致牙列缺损的病例、颌面部肿瘤以及外伤导致牙列部分区域咬合关系丧失的病例也可选择套筒冠义齿修复治疗方案，通过套筒冠义齿的修复体恢复丧失的部分咬合关系。当选择套筒冠义齿时，应该特别注意基牙的牙髓活力。套筒冠固位体的基牙牙体预备量较大，有时对基牙的牙髓活力会产生影响。因此特别需要慎重选择该修复治疗方案，一般牙髓有活力的基牙尽可能不选择套筒冠固位体作为修复体的固位体。

非适应证 ①牙周炎患者未经牙周病综合治疗或牙周炎症未控制者，不宜采用套筒冠义齿修复，因为会影响牙周病套筒冠牙周夹板的修复治疗效果。②遇到伸长、倾斜和有活力的牙做修复体的基牙，此类牙如果未进行牙髓活髓摘除，以及未进行完善的根管充填治疗，都不宜采用套筒冠义齿修复治疗方法。③内冠牙体制备时容易损伤基牙牙髓组织。④年轻恒牙的牙髓腔比较大，髓角相对较高，根尖孔略大，除中重度牙周病患者外，不宜选用套筒冠义齿修复治疗方案。⑤牙易龋损的患者，特别是龋齿修复治疗后，仍容易发生继发龋的患者，不宜选择套筒冠义齿修复治疗方案，因为套筒冠固位体的基牙内冠颈缘也可能发生继发龋，影响套筒冠义齿修复治疗的远期效果。在选择套筒冠义齿修复治疗方案时，其他的注意事项与固定义齿、可摘局部义齿和种植义齿修复治疗相同。

方法 套筒冠义齿修复治疗方案与步骤，根据每个病例的缺牙数目、缺牙原因、余留牙健康状况、咬合关系等而定。牙列缺损、牙列缺失、牙周病、咬合重建等病例其修复设计方案有所差异，但临床与修复体制作的方法和步骤基本相同。

修复前检查 修复前应对口腔的软、硬组织情况做仔细检查，分析该病例是否符合套筒冠义齿的修复适应证，临床检查内容如下：①牙体组织：牙列中的余留牙的数目、位置、有否为倾斜和伸长、缺牙区的𬌗龈距离大小等；有无龋病、是否为活髓牙、牙冠损坏的程度、根尖周围有无炎症、死髓牙是否做过根管治疗等。②牙周组织：有否龈缘炎、牙周病、牙周组织吸收与破坏程度等。③黏膜组织：黏膜组织有无炎症或病变、软组织的疏密性、牙槽嵴顶有无活动性软组织。④骨组织：缺牙区牙槽骨的骨质致密度、牙槽骨高度和吸收情况及牙槽骨的形态等。⑤咬合：上下牙列的覆𬌗覆盖度、正中咬合、前伸咬合、侧向咬合等情况。

修复前准备 确定采用套筒冠义齿作为修复治疗方法的病例，口腔软、硬组织的准备除与可摘义齿、固定义齿和种植义齿相同外，还需做以下修复前准备：①选作基牙的若有伸长、倾斜和无活力的牙都需做根管治疗。牙龈炎症、牙周炎和根尖周病的患牙，应做牙周基础治疗或牙周手术治疗。②取两副研究模型，分析套筒冠义齿的各基牙倾斜度和上下颌咬合状况，确定套筒冠义齿修复体的共同就位道，在各基牙上标记牙体制备量，画出修复体的设计图。③将有咬合记录的工作模型转移至𬌗架。根据研究模型设计进行工作模型上的牙体制备，按常规制作方法完成树脂临时套筒冠义齿修复体，为套筒冠义齿的基牙体预备后修复体初戴做好准备。

修复体制作 见套筒冠义齿制作技术。

修复体初戴 初戴步骤和检查与可摘局部义齿、覆盖义齿、全口义齿的修复治疗方法类同，但需注意以下几个问题：①套筒冠义齿的修复体就位较方便，修复体沿基牙固位体内冠方向戴入即可。修复体就位后即能反映出套筒冠义齿修复体的固位力，严格按修复体设计和制作要求完成的套筒冠义齿修复体，修复体的固位力都能达到设计要求。当修复体就位后发现固位力较差，应考虑套筒冠固位体内冠的内聚度、套筒冠固位体内冠与外冠之间的密合度、基牙内冠高度、套筒冠修复体有早接触或𬌗干扰等。②套筒冠义齿修复体就位后，需要仔细检查正中咬合、前伸咬合和侧向咬合的咬合情况。注意有无早接触与𬌗干扰等。③套筒冠义齿修复体就位后还需进行对修复体组织面与基牙和软组织之间的密合度检查。套筒冠义齿修复体的固位体外冠颈缘是否与内冠颈缘一致，混合支持式套筒冠义齿修复体基托或大连接体组织面是否与黏膜接触等。④套筒冠义齿修复体初戴完成后，需告知患者套筒冠义齿修复体初戴后需要有一定的适应期，在此期间应坚持戴修复体，一般修复体适应期在3个月左右；每餐以及早晚二次对基牙和修复体进行清洁，保持修复体的清洁，避免软垢附着；遇到修复体损坏及时复诊；要求患者定期随访，以便发现问题及时处理，保持套筒冠义齿修复治疗后的远期疗效。

复诊常见问题及处理 套筒冠义齿修复体初戴后，随着修复体使用时间的推移，复诊时会发现基牙牙体、基牙牙周、被修复体覆盖的软组织和修复体等出现的一些问题。①套筒冠义齿修复体的固位体外冠和桥体牙面的瓷层或树脂层折裂或脱落；套筒冠固位体外冠与外冠之间和外冠与桥体之间的小连接体处折断；套筒冠固位体与修复体金属支架之间的小连接体连接处折断；套筒冠固位体内冠脱落等。修复体损坏的处理根据损坏的程度而定，一般损坏范围较小都可以修理，但损坏范围较大，需重新制订修复治疗方案。②套筒冠义齿的基牙清洁不佳、基牙固位体的内冠颈缘软垢附着、基牙龋病、龈炎或牙周病复发都会引起基牙的疼痛；因各种原因引起的基牙牙体牙髓病复发；龈缘退缩基牙牙体组织暴露等。以上问题除生理性牙龈缘退缩外，都应及时按牙体牙髓病和牙周病治疗方法处理。需要拆除基牙固位体内冠，待基牙疾病治疗完成后，制作内冠再粘接于基牙上。基牙拔除后影响修复体固位、稳定，或基牙和基托下所承受的𬌗力分配不合理，此时需重新设计制订修复治疗方案。③基牙折断：一般发生在前牙和前磨牙，由于基牙根管治疗后或基牙颈部继发龋引起牙体组织抗折强度下降，基牙在受到过大外力时会造成基牙的折断。基牙折断面不低于龈缘可以尝试采用桩核方法进行修复。④软组织疼痛：可发生在套筒冠义齿的修复体初戴后任何时间。修复体基托下组织的单位面积受力过大、义齿摆动和翘动、骨性支点区域未做充分缓冲、基托边缘伸展过度、系带区没有充分缓冲等都会

造成软组织创伤而引起疼痛。软组织疼痛需找出原因，临床应根据具体情况对症处理。套筒冠义齿修复体戴用数年后出现软组织疼痛，临床根据软组织疼痛情况进行处理，可以对修复体组织面修改或加衬等。修复体基托组织面所覆盖的支持组织受力过大，通过基托组织面缓冲仍然无法解除疼痛时，应考虑重新制订修复治疗方案。

（张富强）

yáliè quēsǔn gùdìng xiūfù

牙列缺损固定修复（fixed restoration for dentition defect）

利用缺牙间隙两端或一端的天然牙或牙根作为基牙，在其上制作固位体，并与人工牙连接成为一个整体，借粘固剂将固位体粘固于基牙上的技术。即固定义齿修复。它是患者不能自己取摘的修复体，也是修复牙列缺损中少数牙缺失或数个牙间隔缺失的最常使用的修复设计。当缺乏天然牙根时，可以使用种植牙作为基牙，设计种植固定义齿或者天然牙-种植牙联合固定义齿。与可摘义齿相比较，固定义齿具有以下主要优点：固位作用好；支持作用好；稳定作用好；美观性能高；舒适方便；固定义齿戴入口腔后，使用方便，没有取戴给患者造成的不便。固定义齿也存在一些缺点：适应范围相对狭窄；固定义齿修复切割的基牙牙体组织相对较多；戴入后难以摘取；当义齿或基牙出现问题需要修理或治疗时，通常只能采取破坏的方式才能将其取下；不易清洁；破损修理非常困难。

（王贻宁）

gùdìng júbù yìchǐ

固定局部义齿（fixed partial denture）

靠粘固剂、粘接剂或固定装置与缺牙两侧预备好的基

牙或种植体连接在一起，恢复缺失牙的解剖形态与生理功能，患者不能自行摘戴的修复体。简称固定义齿。由于它的结构很像工程上的桥梁结构，也称固定桥。

临床上最常用的分类方法是按照固定桥的结构，分为双端固定桥、半固定桥、单端固定桥和复合固定桥（图1~4）。

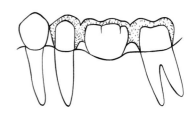

图1　双端固定桥

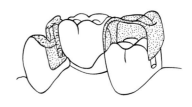

图2　半固定桥

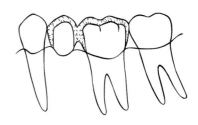

图3　单端固定桥

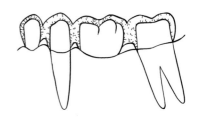

图4　复合固定桥

双端固定桥 又称完全固定桥，其两端都有固位体，固位体和桥体之间的连接形式为固定连接。双端固定桥所承受的𬌗力，几乎全部通过两端桥基牙传导至牙周支持组织。故双端固定桥不仅可以承受较大的𬌗力，而且两端桥基牙所承担的𬌗力也比较均匀。在固定桥的设计中，双端固定桥是一种最理想的结构形式，也是临床应用最为广泛的设计形式，只要两端有健康基牙、缺牙数较少，均可采用该设计。

半固定桥 两端均有不同的连接体，桥体的一端为固定连接体，与固位体固定连接；另一端为活动连接体，多为栓道式结构，栓道位于固位体的近缺隙侧。当半固定桥固定连接侧粘固就位后，位于桥体上的栓体嵌合于活动连接侧固位体的栓道内，形成一定动度的活动连接。半固定桥一般于一侧桥基牙倾斜度大，或者两侧桥基牙倾斜方向差异大，设计双端固定桥时很难取得共同就位道时采用。

单端固定桥 又称悬臂梁单端桥。单端固定桥仅一端有固位体，桥体与固位体之间由固定连接体连接，另一端为悬臂无桥基牙支持，是完全游离的，该端如有邻牙，可与邻牙维持接触关系。单端固定桥承受𬌗力时，一端的桥基牙不仅要承受桥基牙的𬌗力，还要承受几乎全部桥体的𬌗力，并以桥体为力臂，桥基牙为旋转中心产生杠杆作用使桥基牙发生扭转和倾斜。单端固定桥制作较简单，就位容易，但是在设计中必须注意减轻对桥基牙不利的杠杆作用力。临床上应严格控制适应证，当缺失牙间隙小；患者的𬌗力不大；桥基牙牙根粗大，牙周健康，有足够的支持力；牙冠

形态正常，可为固位体提供良好的固位力时，才可以采用单端固定桥的设计。

复合固定桥 包含上述 3 种基本类型中的两种，或者同时具备 3 种的复合组成形式。比较常见的设计是 1 个双端固定桥连接 1 个单端固定桥，或者是连接 1 个半固定桥。故复合固定桥一般包含至少 2 颗或 3 颗至多颗的间隔桥基牙，包含 4 个或 4 个以上的牙单位。复合固定桥的桥基牙可能包含前牙、后牙或者同时包含前后牙，形成一个沿牙弓弧形的长桥。在咀嚼运动中，各桥基牙的受力反应多数时候不一致，有时相互支持有利于固定桥的固位和支持；有时相互影响不利于固定桥的固位和支持。当复合固定桥的桥基牙数多、桥基牙离散、桥体跨度较长时，固定桥不易获得共同就位道。

另外，固定桥根据材料不同，可以分为金属固定桥、金属-烤瓷固定桥、金属树脂固定桥、全瓷固定桥。根据桥体龈端与牙槽嵴黏膜之间的接触关系，可以分为桥体接触式固定桥和桥体悬空式固定桥。按照加工方式可分为传统失蜡铸造完成固定桥、计算机辅助设计与制作切削及数字化 3D 打印完成固定桥。

（王贻宁）

jīnshǔ-kǎocí gùdìngqiáo

金属-烤瓷固定桥 （metal-ceramic fixed bridge）

桥架由合金铸造而成，含金属固位体基底冠和桥体支架，烤瓷饰面形成固位体和桥体外形，并恢复咬合的固定桥。是固定桥的常见类型之一。金属烤瓷桥的组成和固定桥的组成基本相同，由固位体、桥体和连接体 3 个部分组成桥架。其类型与常规固定桥相同，烤瓷双端

固定桥是临床应用最为广泛的设计形式。烤瓷复合固定桥也是较常用的设计形式，桥基牙数多的复合固定桥，要保证多基牙的共同就位道（图 1）。

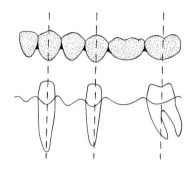

图 1 烤瓷复合固定桥多基牙的就位道

适应证 口腔的局部条件是选择金属烤瓷固定桥的关键因素。①对缺牙数目的要求：少数牙缺失，或者少数牙的间隔缺失，即 1 颗牙或 2 颗牙缺失，由两颗桥基牙支持。如为间隔的少数牙缺失，可增加中间桥基牙做支持。前牙的咬合力不大时，多颗前牙的连续缺失有不同之处，若中切牙和侧切牙累加达到 3～4 颗时，只要尖牙的条件好，也可以设计前牙固定桥。②对缺牙部位的要求：较为特殊的是第二磨牙末端游离缺失的病例要求单端固定桥修复，应该少用或慎用，且桥体选择减轻𬌗力设计形式。③对桥基牙的要求：桥基牙的牙冠应高度适当，形态正常，牙体软、硬组织健康。牙根应该粗壮、有足够的长度、健康。牙根周围出现牙槽骨吸收最多不超过根长的 1/3。桥基牙最好是健康的活髓牙，如系牙髓有病变的牙，应进行完善的牙髓治疗，证实病变已治愈。牙周组织最为理想的情况是牙周无进行性炎症，根尖周无病变，牙槽骨及

颌骨结构正常。桥基牙位置基本正常，无过度的牙体扭转或倾斜移位，以便牙体预备时，易于获得桥基牙间的共同就位道和满足桥架和瓷层空间的要求。④对缺牙区咬合关系的要求：缺牙间隙有适当的𬌗龈高度，对𬌗牙无伸长，有良好的𬌗间锁结关系，缺隙侧邻牙无倾斜移位。⑤前牙牙槽嵴的吸收较多时的特殊处理：排列桥体牙时，龈端至牙槽嵴顶留有间隙，影响美观，用可摘式基托关闭此间隙可行，但是必须注意保持清洁卫生；排列桥体牙时，适当改变突度，减小突度使桥体牙显得较长；也可将桥体牙的颈部上牙龈色瓷，使之与邻牙的颈缘协调。

禁忌证 ①年轻恒牙，临床牙冠短，髓腔较大，髓角高，在牙体预备时容易发生意外穿髓。②根尖部未完全形成时。③缺牙较多，余留牙无法承受固定义齿𬌗力时。④缺牙区毗邻牙牙髓已有病变未经治疗时。⑤缺牙区毗邻牙有牙周炎未经治疗时。⑥缺牙区毗邻牙倾斜移位、对𬌗牙伸长形成牙间锁结。⑦末端游离缺失的缺牙数2颗和超过2颗时。⑧缺牙区毗邻牙临床牙冠较短，通过桩核也无法达到固位体的固位力。

方法 包括以下步骤。

设计 包括以下步骤。

固位体设计 主要类型是烤瓷全冠固位体，较少使用部分冠固位体。烤瓷全冠固位体的固位力强，美观，能够较好地保护桥基牙组织，是一种适应范围广的较理想的固位体。但由于预留瓷层空间的需要，桥基牙的牙体磨除量较大，对牙冠形态、牙体硬组织质量、咬合关系要求高。其固位体的边缘设计如同金属烤瓷冠，前牙固位体的唇侧颈缘一般

设计在龈缘下0.5mm处；对于牙冠突度大、牙颈部明显缩小的桥基牙，或者是牙周组织明显吸收的桥基牙，若患者对美观要求不高，可把固位体的边缘设置在龈缘上。此外，金属烤瓷桥固位体可以充分用瓷层的近远中径来调整缺失牙间隙大小，达到左右对称的美观要求。

桥体设计 烤瓷桥体兼具有金属的强度、烤瓷的美观，是较为理想的设计。①桥体龈端的设计为接触式桥体。②桥体的𬌗面为上前牙的切缘和舌面、下前牙的切缘、后牙的𬌗面时，通常由桥架支持的瓷层形成。𬌗面形态由对𬌗牙的咬合关系来决定，同时参照缺失牙的对称牙𬌗面解剖形态，参照邻牙的磨损程度来恢复，形成适当的唇、颊外展隙、加大舌外展隙及邻间隙，以便排溢食物。𬌗面功能尖、窝的位置尽量靠近桥基牙𬌗面中心点连线，同时适当降低非功能尖斜度，以减少固定桥产生的侧向力，以防止烤瓷牙尖的折裂。为了减轻桥基牙的负担，要求后牙桥体的颊舌径略窄于原缺失牙，一般为缺失牙宽度的2/3；桥基牙条件差时，可减至缺失牙宽度的1/2。③桥体的轴面主要指桥体的唇颊面和舌腭面，单端固定桥桥体有近中面或者远中面。轴面用烤瓷恢复缺失牙的解剖形态和生理突度。前牙桥体的排列位置通常和缺失牙间隙一致，塑瓷形成的桥体形态与同名牙相似，与邻牙协调，达到美观的要求。如果缺牙区略大于同名牙时，可通过扩大唇面近远中邻间隙，加大桥体唇面突度，制作轴向发育沟纹等措施；当缺牙间隙小于同名牙时，可适当多磨除缺牙区两端桥基牙的近缺隙面，加宽间隙（图2）。

前牙桥体唇颊面颈缘线的位置应与邻牙相协调。如果缺牙区牙槽嵴吸收较多，将桥体按原天然牙的位置排列，让其颈缘与牙槽嵴黏膜接触，桥体牙会显得过长。相反，如果维持桥体和天然牙的高度，又使颈缘与吸收后的牙槽嵴相接触，桥体颈部必然偏向舌侧，桥体会显得过短。为了使颈缘线与邻牙协调，可将桥体颈1/3适当内收，加大唇面龈1/3至中1/3的突度，达到对桥体牙形态和美观的要求（图3）。

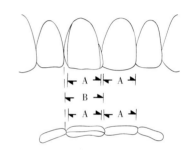

图2 上颌切牙桥体间隙过大的调整

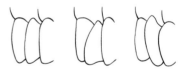

a 正确 b 错误 c 错误

图3 桥体牙唇颊面颈缘及突度的设计

桥架设计 金属桥架小型化，为瓷层提供足够的空间；桥体龈端为全瓷设计，与黏膜接触部高度光滑；金瓷结合部避开咬合接触区；后牙桥体𬌗面或前牙舌面、切端瓷层必须有金属桥架的支持，特别是后牙功能尖的部位。设计形式为全瓷桥体，瓷层包裹全部桥架，形式美观但是需要足够的咬合空间和正常的咬合关系；另

一种是瓷层和桥架共同形成桥体，瓷层未完成覆盖桥架，上前牙的舌侧局部和上后牙的舌侧留有金属暴露面。

常用的固定连接体设计　按制作工艺分为整体铸造连接体和焊接连接体。整体铸造连接体适用于收缩变形小的短固定桥的桥架。焊接连接体将固位体和桥体的金属部分分别铸造后，再用焊接的方法把固位体和桥体连接为桥架，然后再塑瓷，适用于多单位的长固定桥。固定连接体位于桥基牙的近中面或远中面，相当于天然牙的接触区，前牙固定桥的连接体面积小，位于中 1/3 偏舌侧，断面形态呈圆三角形；磨牙固定桥的连接体面积大，位于中 1/3 偏𬌗方，断面形态呈圆长方形；前磨牙固定桥的连接体面积居中，亦位于中 1/3 偏𬌗方。连接体的四周外形应圆钝和高度抛光，形成正常的唇颊、舌腭外展隙和邻间隙，切忌将连接体占据整个邻间隙甚至压迫牙龈，妨碍自洁作用，连接体的龈端要呈圆缓的"U"字形，便于清洁。

基牙预备　修复前的口腔预备，根据患牙具体情况做牙体、牙髓和牙周以及相应的外科治疗。桥基牙的牙体预备基本上与烤瓷全冠的牙体预备相同。需要注意的是各桥基牙预备体之间必须有共同就位道；烤瓷固位体必须为瓷层空间留足间隙，故桥基牙有较大的牙体磨除量；烤瓷全冠固位体预备时必须留有连接体的空间。要使固定桥顺利就位，各基牙的轴向预备面必须相互平行，并与就位道的方向一致。如系多基牙固定桥，有时取得共同就位道比较困难，需要先取得研究模型，置于观察仪上进行分析，确定戴入方向、切磨的桥基牙和各

自的磨除量，然后在模型上进行牙体预备，确认设计的共同就位道。此外，暂时固定桥对桥基牙有重要保护作用。

制作特点　整体铸造法制作金属桥架，即固位体的金属基底、桥体支架和连接体。整体铸造法制成的金属桥架，强度高，操作工序简单。制作桥体金属桥架蜡型时，应当注意在不影响桥体强度的前提下，桥体支架应尽可能缩小，并留出瓷层足够而均匀的 1~1.5mm 空间。桥体与黏膜接触部位应覆盖瓷层，桥体金属龈端与牙槽嵴黏膜之间至少有 1mm 的间隙供瓷附着。金瓷衔接区设置于远离牙嵴黏膜的区域，避开咬合功能区，避开邻面接触区。连接体位于天然牙的邻面接触区部位，在不影响美观的前提下，增加连接体的切龈向和𬌗龈向厚度，前牙可延伸至接近切缘，后牙至𬌗面附近。连接体四周应呈平缓的曲面，不能形成锐角或窄缝，以免应力集中。在不影响咬合情况下，前牙连接体应尽可能向舌侧龈方增厚，以保证瓷层空间；同时，为增加立体感在唇侧牙间间隙处切入较深时，应避免透露连接体金属而影响美观。烤瓷固定桥的金属桥架蜡型完成后，按常法包埋和铸造。检查桥架的适合性、咬合关系，以及是否留足瓷层厚度的间隙，并进行必要的调磨。再按常规完成金属烤瓷桥的制作。

复诊常见问题及处理　固定桥是以天然牙为支持的修复体，随着患者年龄增长，局部或全身健康的变化，桥基牙的代偿功能会有所降低，若超出代偿的生理限度将导致牙周组织发生病变，影响固定桥的使用。固定桥一旦出现问题，轻者可在口内做适当

处理，严重者往往需拆除固定桥重做，甚至拔除桥基牙，重新设计修复失牙。以下为常见问题。

桥基牙疼痛　①固定桥在戴入和粘固过程中出现疼痛，多由于活髓牙切磨后牙本质暴露，固定桥就位时的机械摩擦。②粘固时消毒药物刺激、冷热刺激、粘固剂中游离酸刺激等都会引起过敏性疼痛，待粘固剂凝固后，疼痛一般可自行消失。③如果固定桥粘固后近期内遇冷热刺激疼痛，多系牙体组织切割过多已接近牙髓，或因桥基牙预备后未戴用暂时桥所致，可先将固定桥做暂时性粘固，观察一段时间，待症状消失后，再做恒久性粘固。④在固定桥使用一段时期后出现遇冷热刺激疼痛，可能原因是桥基牙产生继发龋、牙周创伤、固位不良或者粘固剂溶解等原因。因粘固的问题，可在无损固定桥的情况下拆除重新粘固外，其他情况都需要拆除固定桥，治疗患牙后重新制作。⑤固定桥粘固后短期内出现咬合痛多为早接触点引起创伤性牙周膜炎，经过调𬌗处理后，疼痛会很快消失。若未及时调𬌗有时会因创伤而引起急性牙周膜炎，疼痛加剧，必要时需在局麻下拆除固定桥，待痊愈后重做。如果固定桥使用一段时期后出现咬合痛，应该检查牙松动度并用 X 线片参考，确定是否是创伤性牙周炎或根尖周炎等。处理为调𬌗、牙周治疗，固位体上钻孔或拆除桥重做根管治疗，重新设计修复失牙。固定桥粘固后若出现自发性疼痛，应根据疼痛特征，口腔检查并结合 X 线片，确诊是否由于牙髓炎、根尖周炎、牙周炎或异种金属修复体之间产生的微电流引起，然后对症处理。

龈缘炎、黏膜炎　其原因可

能有龈缘下溢出的多余粘固剂未去除干净；固位体边缘过长刺激或边缘不密合，有悬突，食物残渣和菌斑聚集；固位体和桥体的轴面外形恢复不良，不利于自洁和对牙龈的按摩作用；与邻牙的接触点恢复不良，食物嵌塞压迫刺激牙龈；桥体龈端与牙槽嵴黏膜间存在间隙，或因压迫牙槽嵴过紧，加速牙槽嵴吸收而出现间隙，以及龈端抛光不足，食物残渣停滞和菌斑附着；口腔卫生习惯较差。治疗时可去净多余的粘固剂，局部用药消除炎症，通过调磨修改，尽可能消除或减少致病原因。若效果不佳者，应拆除固定桥重做。

基牙松动　可能原因有桥基牙本身的条件差，或桥体跨度过大，设计的桥基牙数量不足；桥体𬌗面恢复过宽或牙尖过陡，恢复的𬌗力过大；咬合不良，使桥基牙遭受𬌗创伤；局部或全身健康下降，机体的代偿功能失调，桥基牙牙周组织的耐受力降低。处理为对松动的桥基牙可先采取保守治疗，调𬌗以减轻负担。如牙周组织损伤严重，且常引起炎症而产生疼痛，一般应拆除固定桥，治疗患牙，重新修复失牙。

固定桥松动、脱落　不常发生，如果发生可能的原因是桥基牙体预备不当，轴面聚合度过大或𬌗龈距太短使其固位体固位力不足；两端固位体的固位力相差悬殊，受到两端桥基牙运动的相互影响；桥架变形或就位道略有差异，使其固位体和桥基牙不密合降低了固位体的固位力；金属材料机械强度不足，固位体穿孔，使得粘固剂溶解，或桥架设计不当，引起桥体弯曲变形；桥基牙产生了继发龋；粘固剂质量差或粘固操作不当等。一旦出现固定

桥松动、脱落，在仔细检查原因后做相应处理。若系桥基预备体固位力不足或两端固位力相差大，应重新预备牙体。若因金属桥架制作中的缺陷或材料问题，应重做或更换材料重做。若桥基牙产生继发龋，应拆除固定桥，治疗充填患牙后重新设计制作。若因粘固剂质量差或粘固操作有误，需选用合格材料重新粘固。

固定桥破损　戴用一段时间后，有可能出现破损的现象：金属固位体磨损穿孔、桥体弯曲下沉、连接体脱焊或折断、桥体或固位体的瓷或树脂折裂与剥脱。固定桥破损后，应分析原因，一般都需拆除后重做。对于非功能部位的局部折裂等，在完整摘除固定桥有一定难度时，可在口内用光固化复合树脂直接修补。用树脂修补瓷缺损的使用寿命较短。因此，对于瓷裂、瓷剥脱的问题，重在预防其发生。

（王贻宁）

quáncí gùdìngqiáo

全瓷固定桥（all-ceramic fixed bridge）

全部用瓷材料制作的固定桥。随着高强度瓷材料的推出及全瓷修复技术的日趋完善，全瓷固定桥在临床上有了较普遍的应用。由于全瓷固定桥的材料与全瓷冠相同，其适应证和禁忌证也与金属-烤瓷固定桥相近。全瓷固定桥常用材料有玻璃基的铸瓷和高强度氧化锆瓷两种。前者主要用于前牙三单位固定桥，后者主要用于后牙三单位或更长单位的固定修复体。全瓷固定桥的强度是保持其长期有效性的关键，固定桥的连接体部位是薄弱部位，因此要求连接体𬌗龈径、唇舌径必须尽量大，连接体断面尺寸至少达到4mm×4mm。对于基牙牙冠短，或对𬌗牙下垂影响连接体体

积者，需要通过牙冠延长术或对𬌗牙调磨的方法达到连接体的体积的要求。

适应证　口腔的局部条件是选择全瓷固定桥的关键因素。①对缺牙数目的要求：少数牙缺失，或者少数牙的间隔缺失，即1颗牙或2颗牙缺失，由两个桥基牙支持。如为间隔的少数牙缺失，可增加中间桥基牙做支持。前牙的咬合力不大时，多颗前牙的连续缺失有不同之处，若中切牙和侧切牙累加达到3~4颗时，只要尖牙的条件好，也可以设计前牙固定桥。②对缺牙部位的要求：较为特殊的是第二磨牙末端游离缺失的病例要求单端固定桥修复，应该少用或慎用，且桥体选择减径𬌗设计形式。③对桥基牙的要求：桥基牙的牙冠应高度适当，形态正常，牙体软、硬组织健康。牙根应该粗壮、有足够的长度、健康。牙根周围可能出现牙槽骨吸收最多不超过根长的1/3。桥基牙最好是健康的活髓牙。如系牙髓有病变的牙，应进行完善的牙髓治疗，证实病变已治愈。牙周组织最为理想的情况是牙周无进行性炎症，根尖周无病变，牙槽骨及颌骨结构正常。桥基牙位置基本正常，无过度的牙体扭转或倾斜移位，以便牙体预备时，易于获得桥基牙间的共同就位道和满足桥架和瓷层空间的要求。④对缺牙区咬合关系的要求：基本正常，缺牙间隙有适当的𬌗龈高度，对𬌗牙无伸长，有良好的𬌗间锁结关系，缺隙侧邻牙无倾斜移位。⑤前牙牙槽嵴吸收较多时的特殊处理：排列桥体牙时，龈端至牙槽嵴顶留有间隙，影响美观，可将桥体牙的颈部上牙龈色瓷，使之与邻牙的颈缘协调。

禁忌证　①年龄较小，临床

牙冠短，髓腔较大，髓角高，在做牙体预备时容易发生意外穿髓。②根尖部未完全形成时。③缺牙较多，余留牙无法承受固定义齿𬌗力时。④缺牙区毗邻牙牙髓已有病变未经治疗时。⑤缺牙区毗邻牙有牙周炎未经治疗时。⑥缺牙区毗邻牙倾斜移位、对𬌗牙伸长形成牙间锁结。⑦末端游离缺失的缺牙数 2 颗和超过 2 颗时。⑧缺牙区毗邻牙临床牙冠较短，通过桩核也无法达到固位体的固位力。

方法 基牙预备按全瓷冠的牙体预备要求进行，其余的临床步骤基本与金属-烤瓷固定桥相同。其制作的不同，主要是基底桥架的制作。全瓷基底桥架的制作包括固位体的全瓷基底、全瓷桥体支架和连接体的整体制作，然后在桥架上筑饰面瓷，制作全瓷固定桥。临床试戴和粘接的程序及要求同金属烤瓷固定桥。全瓷桥架按制作方法分为多种形式，此处介绍粉浆涂塑渗透烧结、热压铸陶瓷铸造成型、机加工切削成型 3 种方法。

粉浆涂塑渗透烧结法 在主模型的缺牙区用蜡恢复缺失牙以预备体的形态，涂布隙料后复制石膏专用代型；利用超声振荡将氧化铝微粒与专用液调拌形成均匀浆质，涂塑于代型上形成桥架初形、带模烧烤、轻轻调磨外形，使固位体基底冠的厚度至少为 0.5mm，注意加大连接体体积和面的厚度以对抗𬌗力；再用玻璃料渗透烧烤，完成渗透陶瓷桥架。

热压铸陶瓷铸造成型法 制作可拆卸代型的主模型，在代型表面涂布隙料，注意颈缘肩台处不要涂隙料；制作桥架的熔模，使固位体基底冠的厚度至少为 0.7mm，要注意连接体和面的强

度；按规定包埋铸造，喷砂打磨，完成热压铸陶瓷桥架。

机加工切削成型法 在主模型的缺牙区用蜡恢复缺失牙预备体的形态，涂布隙料后复制代型，其后的步骤视材料不同而略有差异。如用 Cercon 系统，先制作桥架熔模，并对其进行扫描，数控机床按照扫描结果切削多孔氧化锆陶瓷，复制桥架。再做热处理，完成机加工切削陶瓷桥架。而 Clay/Inceram 系统则是用光固化树脂制作桥架，复制系统切削多孔氧化铝陶瓷块，获得桥架，再用玻璃料渗透烧结，完成机加工切削渗透烧结的陶瓷桥架。

目前全瓷桥的制作采用计算机辅助设计与制作技术（CAD/CAM）为主流技术，即先口内扫描或模型扫描制取数字模型，然后用软件设计固定桥，切削加工全瓷固定桥。并且后牙固定桥多采用全解剖式氧化锆固定桥。

复诊常见问题及处理 见固定局部义齿。

（冯海兰）

zhānjiē gùdìngqiáo

粘接固定桥（adhesive fixed bridge）

不磨或少量磨除健康邻牙，利用树脂粘接技术将修复体粘接到牙体组织（主要是牙釉质）上，从而修复个别缺失牙的固定桥。俗称粘接桥。常规固定桥修复需要磨除大量的邻牙牙体组织，对于活髓牙存在损伤牙髓的可能。早期粘接桥的固位体设计为翼状的金属舌板，翼板上打漏斗状孔，粘接树脂进入孔中获得机械锁结固位。后来的马里兰桥（Maryland Bridge），采用金属翼板粘接面的酸蚀处理，增强了树脂固位力，因此，无需制备金属翼板的固位孔。根据固位体使用材料的不同，用金属做固位体的粘接桥

称为金属粘接桥，还有玻璃纤维强化复合树脂粘接桥和全瓷粘接桥等。

优点 牙体组织磨切量少，几乎对牙髓没有影响；牙体预备和取模相对比较容易，椅旁操作时间也得以缩短；对基牙造成的损害较小，患者易于接受；即使脱落了，选择其他修复方法的余地也较大。

缺点 较常规固定义齿脱落率高；美观性略有不足；有产生咬合障碍的可能；试戴时操作比较麻烦。

适应证 原则上粘接固定义齿与常规固定义齿的适应证是一致的，但以下几点需加以注意：①多用于 2 颗以内缺失牙的修复。②基牙的牙釉质健康完整。③基牙牙周组织健康，无明显松动。④比较适合应用于髓腔较大的年轻患者。

禁忌证 ①缺失牙超过 3 颗。②基牙残存的健康牙釉质少。③严重的牙周病患者，基牙动度明显。④严重的牙列不齐，咬合异常。

方法 包括以下步骤。

前牙金属翼板粘接固定桥的设计与制作 包括以下方面。

设计 要争取有大面积的粘接面和适当的沟固位形，缺隙侧邻沟的舌侧壁与远离缺隙侧邻沟的舌侧壁连线最好能经过基牙长轴（图）。

制作方法 ①基牙预备：基牙近缺隙侧邻面片切成一定的斜角或浅沟，基牙各邻面均预备浅沟，并取得共同就位道；舌面预备应有 0.3~0.5mm 间隙，并可利用龋洞或失活牙的髓室；降低舌面隆突高度至龈上 1~2mm，保留舌面切端 1~2mm 不磨切。牙体磨切一般不超过釉质层。②在模型

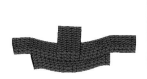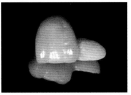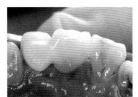

图　前牙粘接固定桥

上制作整体支架熔模：取印模，灌注硬石膏模型，基牙固位体熔模的切端离开切缘1～2mm，颈缘离开牙龈1mm。如果基牙为开𬌗，固位体及桥体切端可超过基牙切缘。采用塑料或复合树脂做桥体唇面者，金属背应有固位装置。熔模常规整体包埋、铸造，对多基牙长桥可采取连模铸造方法完成金属支架。③金属支架试戴：达到设计标准，不下沉，不摆动，不脱位，基牙切端不透露金属色，龈边缘位于龈上，无早接触。金属支架舌面经磨光后用胶布覆盖光洁面。粘接面经喷砂处理和超声波清洗，然后再根据需要进一步处理粘接面。④桥体唇面的制作：桥体唇面可选用烤瓷、光固化或热压固化复合树脂或塑料，按其不同方法进行桥体唇面的制作。若采用复合树脂制作桥体唇面，可在口外模型上完成。⑤粘接固定：基牙经酸蚀处理，采用光-化学固化复合树脂或化学固化复合树脂将修复体粘接固定，如采用前者，复合树脂应在固位体周缘光照固化20～40秒。金属翼板粘接面的处理参照前述金属粘接面的处理方法进行。

注意事项　①基牙应有较大面积的釉质粘接面。②各基牙应有固位形，应根据各基牙情况充分利用邻、舌面、邻沟、龋洞、失活牙的髓室等。③活髓基牙牙体组织磨切原则上不超过釉质层。④各基牙应取得共同的就位道。

后牙金属翼板粘接固定桥的设计与制作　包括以下方面。

设计　在缺隙侧颊侧的线角和远中线角连线的颊侧进行邻沟的预备。缺隙邻面的高度在边缘嵴下应不低于3mm，否则应磨切邻面牙体组织，以保证邻面连接体的强度。咬合面舌侧应覆盖舌侧牙尖2/3。

制作方法　①基牙预备：将近缺隙侧邻面、舌面和邻颊轴面角处突度降低至龈上1～2mm，粘接面龈高度最低不少于3mm，两基牙邻面近缺隙侧预备支托窝，并充分利用𬌗面无咬合区。基牙𬌗龈方向应取得共同就位道。②金属支架的制作：取印模，灌注硬石膏模型，制作整体支架熔模，包埋，铸造。金属支架应具有良好的抗力和固位，金属翼板厚度约0.5mm，在不影响咬合和美观的情况下，尽量扩大起主要固位作用的舌翼板及颊突和𬌗面支托。翼板龈边缘应离开牙龈缘1mm，边缘成刃形。对前磨牙因美观需要，桥体颊面可用烤瓷或在金属桥上有固位形的复合树脂。③试戴：粘接固定义齿试戴时，金属支架应与牙体密合，桥体龈面密贴牙龈，受多方向压力不移动、不摇动和不脱位，无早接触点。经磨光后用胶布覆盖光洁面，进行粘接面喷砂处理和涂偶联剂或电解处理等。④粘接：基牙粘接面酸蚀处理，用粘接性复合树脂粘接完成。

复诊常见问题及处理　包括以下方面。

基牙冷热过敏　多发生在牙龈退缩、牙根颈暴露的患者，由于牙体在酸蚀处理时酸液流浸根颈部所致。因此，在酸蚀处理时应避免酸液流向根颈部。一旦发生过敏，可在根颈部涂一薄层牙科粘接剂，或给予脱敏漱口液。若不处理，轻者1～2周，重者1～2个月症状可自行消失。

龈炎　可能是粘接剂覆盖于牙龈上或进入龈沟内，或者因设计不当致桥体龈底部压迫牙龈或不密合。对于前者应认真检查，去除覆盖于龈上的多余复合树脂，局部消炎处理，牙龈可恢复正常；对于后者多应予以重做。

基牙继发性龋　多系粘接固定义齿局部折裂但未脱落，多见于一侧基牙松动者，或复合树脂置于基牙倒凹区牙颈部或固位体松动未及时发现并处理者。凡发现继发性龋者，应拆除粘接桥进行相应治疗。

金属翼板脱粘　原因为金属翼板无固位形，粘接材料粘接强度不足，被粘接物粘接面处理未达到要求。其中最主要原因为粘接材料尚未达到只靠粘接力就可以满足粘接固定义齿的固位要求；其次是金属刚性不足，粘接固定义齿在行使功能时变形，使金属翼板与牙体脱粘。为此，金属翼板粘接固定义齿仍需要借助一定的固位形，并选择刚性好的合金以及性能良好的粘接材料，粘接面处理严格按要求进行。一旦发生脱粘，多数应予重做。

（冯海兰）

zànshí guānqiáo

暂时冠桥（interim crown and bridge）短期使用的、暂时冠做固位体的树脂固定桥。使用时间是牙体预备后至最终固定桥粘固前，患者不能自行摘戴，医师可以通过器械取出的临时性固定桥，又称为暂时固定桥。

作用 ①保护活髓桥基牙的切磨面和牙髓免受刺激，保护无髓桥基牙，防止意外折裂。②合理地恢复咀嚼功能及美观、语音。③维持了牙弓的完整性和稳定性。④有诊断作用，可用于评估牙体预备质量，即可以评估牙体预备的量是否足够，必要的时候补做牙体再预备。⑤作为医患沟通交流的媒介，让患者参与设计，对暂时固定桥的形态及颜色提出改进意见，形成最佳的形态和排列，增强患者治疗的信心和依从性，达到最佳修复效果。

适应证 应该为制作固定桥的患者常规制作暂时固定桥。

禁忌证 对树脂材料过敏者禁用。

方法 常规的制作方法有间接法和直接法。

间接法 应用较为广泛，牙体预备后制取印模并灌注模型，由技师采用树脂贴面和树脂牙分别代替固位体和桥体牙，在模型上用牙色自凝树脂徒手形成暂时固定桥。个别制作的步骤较多，相对费时，但是固定桥的形态和位置与原来牙列接近，特别适用于比较复杂的复合固定桥。

直接法 同样适合制作暂时性固定桥，在牙体预备前制备印模。前牙缺牙处可以先用软蜡在口内恢复缺失牙外形，与邻牙紧密接触，然后再取模。后牙缺牙处放入一加热蜡块，在口内咬合成形，待蜡块硬固后修正形成缺失牙外形，然后取模。牙体预备后将不产热暂冠材料注入印模托盘内，应该避免材料中产生气泡，然后直接将托盘复位到口腔内，

待其固化以后则形成暂时固定桥。取出暂时固定桥，用低速车针修除飞边，打磨边缘。试戴暂时固定桥，检查边缘是否到位，并调改咬合，磨光备用。印模成形法制作的修复体可以保持患者原有牙体的形态和位置特征，患者易于接受，应用较为广泛，但是需要改变牙列及复杂长桥时慎用。使用不产热或者少产热的化学固化复合树脂，对口腔组织的刺激性小，对预备牙体刺激小。该类材料质地较脆，打磨和取戴时易破损，应注意邻牙倒凹，适当填平过大的倒凹，避免固定桥难于摘除。

暂时固定桥的粘固要求能够维持到最终固定桥制作完成时，同时应具有良好的固位以保证功能，易于摘除又不损伤基牙。暂时固定桥的粘固一般采用丁香油暂时粘固剂，通常可以获得短期的稳固粘固。对于需要较长时间使用的暂时固定桥，则可以采用磷酸锌、羧酸锌或玻璃离子粘固剂等进行粘固。但后期固定桥取下时相对比较困难，并且预备体表面可能残留粘固剂，去除比较困难。如果使用树脂粘接剂粘接金属烤瓷桥时，应该使用不含有丁香油材料的暂时粘固剂。因为丁香油是树脂的阻聚剂，会导致粘接界面树脂层不固化，进而造成粘接强度下降甚至失败。市场上已出现了不含丁香油的轻羧酸基类和氢氧化钙类暂时粘固剂材料，专门用于树脂粘接类修复体的暂时修复体的粘固。

复诊常见问题及处理 见部分冠。

（王贻宁）

yáliè quēshī

牙列缺失（edentulous） 整个牙弓上不存留任何天然牙或牙根

的疾病。又称无牙颌。是临床常见疾病，多见于老年人。随着人均寿命的延长及生活状况的改善，无牙颌患者的求医数量日渐增多。

病因 病因多种多样，主要是龋病和牙周病，还包括老年人生理退行性改变，导致牙龈萎缩、牙根暴露、牙槽骨吸收形成的牙松动脱落，有时还可由全身疾病、外伤、不良修复体引起。

影响 包括以下方面。

消化功能影响 食物进入口腔后，被牙逐渐嚼碎，并不停地混入唾液形成糜团，然后经食管进入胃肠进一步消化。食物被咀嚼的同时也对口腔起到刺激作用，引起神经反射，一方面促进胃肠液的分泌，帮助消化，另一方面也促进了胃肠蠕动的加快。当牙列缺失后，咀嚼功能几乎丧失，胃液分泌减少，胃肠蠕动减慢；未嚼碎的食物进入胃、肠，加重了胃肠系统的负担。久之，将导致胃肠功能紊乱，影响人体对营养物质的吸收，有碍全身健康。

面型影响 面型在人体美中占有重要的位置，牙和眼睛又是影响面型最重要的器官。人只要缺一颗前牙，甚至前牙缺一个切角都会影响面型，牙列缺失导致唇颊部萎陷，看不到牙，谈笑时可看到舌的大部分和两侧的口腔黏膜，对面型的影响更明显。

发音影响 牙是发音的辅助器官，牙与舌、唇、颊肌相互配合，控制着气流经过口腔的路线和流量，从而使人能发出不同的音，构成不同的语句，表达各种意愿和思想。在各种语音中尤其是汉语拼音中的"D，T，F，V，Z，C，S"，发音时与牙的关系更为密切，前牙的舌面和切缘就是舌运动位置的主要标志。如发

"D"音时，舌尖抵住上中切牙舌面的颈部；发"T"音时则要抵住上中切牙舌面的中部；而发英语的"th"音时，舌尖要放在上下切牙之间。如果牙缺失了，舌就失去了定位标志，气流经过的路线中就少了一道控制的关口，发音就不准确。

心理影响　牙列缺失后影响消化功能，给机体的健康带来损害；由于失牙改变了面部的正常形象，使人变得苍老，说话漏风、发音不清等，这些变化必然影响到人的心理状况。

口腔颌面部的组织改变　正常人的天然牙列通过咀嚼运动促进面肌的发达，及颅骨、颌骨的健康。牙列缺失后，颌骨失去了咀嚼运动的刺激，咀嚼肌得不到正常的锻炼，久之会使颅骨、颌骨、口面部软组织和颞下颌关节发生失用性的组织改变。

颅骨变化　观察颅骨标本发现，牙列缺失患者骨缝纹路变浅；骨质变得疏松，透照时透光度增加；重量减轻，约相当于有牙颌颅骨重量的 $1/2$。

颌骨变化　牙缺失后咀嚼功能丧失，牙槽突得不到正常的生理刺激，逐渐吸收、萎缩而形成牙槽嵴。牙槽嵴吸收的一些规律已比较清楚，但对牙槽嵴吸收的根本原因尚无统一的认识。牙槽嵴的吸收速率在牙缺失后头 3 个月（即伤口愈合期）最快，大约 6 个月后吸收速率显著下降，拔牙后两年吸收速率趋于稳定。牙周病患者牙槽骨遭受的损害多，因此拔牙后牙槽嵴吸收得也较快而多。龋齿的病损主要在牙体本身，对牙槽骨的影响不大，因此拔牙后牙槽嵴吸收得相对较慢、较少。全身健康状况良好的无牙颌患者牙槽嵴吸收得慢而少，全

身健康状况差的无牙颌患者牙槽嵴吸收得快而多。由于颊舌两侧骨密度不同，上下颌牙槽骨的吸收方向也不相同。上颌牙槽嵴颊侧骨板薄而疏松，吸收较多，故牙槽嵴吸收的方向是向上向内，因而颌弓逐渐变窄。下颌牙槽嵴则是舌侧骨板较薄而疏松，易吸收，故牙槽嵴吸收的方向是向下向外，因此下颌颌弓逐渐变宽。下颌牙槽嵴吸收的量较上颌的多，上下颌骨吸收量之比约是 $1:4$。牙槽嵴吸收与性别的关系尚无定论。

软组织变化　正常人有天然牙列的支撑保持了面下 $1/3$ 的高度，维护了面部的正常比例。①牙列缺失后下颌的位置有所升高，面下 $1/3$ 变短，失去了和谐的面部比例。②没有牙列的支撑而致唇颊内陷。③由于丧失了正常的咀嚼功能，咀嚼肌失用性萎缩，更加重了唇颊的内陷，也因此导致口角下垂、鼻唇沟加深、口周皮肤皱褶增多。这些变化都使面形变得苍老，失去了面部的正常风采。正常人的舌被限制在下颌牙列以内，舌的运动与下颌牙列有着协调的关系。牙列缺失后，舌失去了限制，一部分患者的舌便向唇颊方向扩展，有的扩展超过了牙槽嵴顶部。

颞下颌关节变化　牙列缺失后，口内一颗牙也没有，吃饭时只能靠上下前牙区牙槽嵴挤压软食囫囵吞食。上下前牙区牙槽嵴相对挤压时，下颌前部必然向前向上，而髁状突便过度向后移动而压迫神经、血管，久而久之颞下颌关节局部会出现弹响、疼痛等症状。

治疗　可采用全口义齿对牙列缺失患者进行修复治疗。

（张玉梅）

yáliè quēshī kězhāi xiūfù
牙列缺失可摘修复（removable restoration for edentulous）

采用人工材料恢复上颌或下颌牙列缺失及周围软、硬组织的技术。可采用患者自行摘戴的全口义齿。主要优点是患者能自行取戴，便于清洁，费用较低。主要缺点为初戴时有较明显的异物感，舒适性欠佳，制作步骤相对繁琐，复诊率高，戴用一定时间后需更换。

牙列缺失可摘修复主要通过全口义齿实现，据患者拔牙时间及愈合程度可分为普通全口义齿及预成全口义齿。

（张玉梅）

quánkǒu yìchǐ
全口义齿（complete denture）

由人工牙和基托组成，依靠义齿基托与黏膜间的吸附力和大气压力产生固位、行使功能的为牙列缺失患者制作的修复体。俗称总义齿。用于患者牙列缺失的治疗方法。如果仅上颌或下颌牙列缺失，所做的义齿为单颌全口义齿，又称上颌半口义齿或下颌半口义齿。全口义齿由基托和人工牙列两部分组成，借基托和人工牙恢复患者的面部形态和功能。牙列缺失修复原理包括固位及稳定。固位是指修复体不会向拾向脱位，稳定是指修复体没有侧向移动或翘动。无牙颌患者没有天然牙为义齿提供固位的条件，因此良好的固位与稳定就成了全口义齿最关键的问题。全口义齿的固位和稳定不仅有利于行使各项功能，更能减少对牙槽嵴产生的创伤性力量。

（张玉梅）

pǔtōng quánkǒu yìchǐ
普通全口义齿（general complete denture）

牙列缺失后，待牙槽骨改建基本完成后进行修复

的全口义齿。通常为在拔牙后 3~6 个月进行牙列缺失治疗的方法。

适应证 适合于无牙颌患者。

方法 包括修复前口腔准备和修复步骤。

修复前口腔准备 包括以下方面。

修复前交流 义齿修复在很大程度上需要患者的配合，所以在进行普通全口义齿修复之前，首先要和患者有充分的沟通与交流，了解患者的主观要求、既往的口腔治疗情况、年龄和全身健康情况以及性格和心理情况。一些全身疾病在口腔的表现往往会影响义齿的配戴效果。修复前医生应该对患者心理状况有一定的了解，正确引导患者，提高患者满意度。

口腔检查 为无牙颌患者镶配一副咀嚼功能好、不影响发音而又美观的普通全口义齿，必须检查、了解患者的口腔条件，根据检查结果制订修复计划和设计方案。检查内容如下：①颌面部：检查患者面部有无畸形、缺损，左右是否对称，面下 1/3 高度与面部比例是否协调。要注意上唇部的丰满度，上唇的长短是否左右相等，上唇运动时左右长短有无明显差别，因为上唇与排列上前牙有密切关系。侧面观面型属于直面型、凹面型，还是凸面型。同时也要检查下颌位置有无习惯性前伸和偏斜，下颌张闭口运动有无偏斜，颞颌关节区有无疼痛、弹响、张口困难等。②牙槽嵴：检查拔牙伤口是否愈合，一般在拔牙后 3~6 个月，拔牙创完全愈合后才能取印模。发现患者有残根、骨尖、瘘管、过突的下颌舌隆突、过突的上颌结节时，需要施以内科治疗或外科手术。年迈体弱的患者应尽量减少手术。上

颌结节区对上颌普通全口义齿的固位很重要。但上颌结节过分突向颊侧，形成了明显的倒凹，就会影响义齿的就位。尤其是两侧上颌结节都很突出，同时上颌前牙区牙槽嵴向唇侧也突出时，义齿就无法就位，必须修整过突的部分。两侧上颌结节都很突出者，可只修整较大的一侧，戴义齿时采取旋转就位法，即先戴未修上颌结节的一侧，再戴另一侧。有的上颌结节过分下垂，很接近下颌磨牙后垫，影响义齿后部基托的伸展，亦需先施以骨突修整术。下颌舌隆突过大，其下方形成明显的倒凹时，也需先做外科修整。牙槽嵴的宽窄、高低也很重要，高而宽者修复效果比低而窄者的效果要好。牙槽嵴过低者义齿基托的面积小，义齿获得的大气压力、吸附力也小，可施以前庭沟加深术。如效果不很明显，可开展羟基磷灰石牙槽嵴加高术。③上下颌弓的位置关系：下颌弓对上颌弓的位置关系分为前后左右的水平关系和上下的垂直关系。水平位置关系重点要观察下颌弓对上颌弓在前后方向上的位置关系。下颌弓在前后方向上一致的属正常颌弓关系，便于排牙。而上颌前突或下颌前突的颌弓关系都会给排牙带来困难。检查上下颌弓的形态和大小是否协调，有无上颌弓小于下颌弓或下颌弓小于上颌弓，或一侧上小下大、上大下小。上下颌弓形态、大小的不协调也会给排牙带来很大困难。垂直位置关系重点是上下牙槽嵴之间的距离即颌间距离。颌间距离大者容易排牙，但人工牙𬌗面离牙槽嵴顶较远，义齿稳定性差；颌间距离小者排牙较困难，常须磨改人工牙的盖嵴部，但义齿的稳定性较好。④唇颊舌肌、系带

附着点的高低与义齿的固位有密切关系：附着点高的，包括牙槽嵴低平者，唇颊舌肌、系带附着点离牙槽嵴顶近，甚至与之平齐，当肌肉、系带运动时，易引起义齿脱位。⑤舌的大小与位置：无牙颌患者的舌体失去了牙列的限制，舌体常常变大，运动时影响义齿的稳定，待适应一段时间后才能恢复正常。在自然状态下，舌前部应在下前牙切缘处。如果舌的位置不正常，处于后缩位，容易推动义齿翘起。⑥颞下颌关节及咀嚼肌的检查：一边让患者做开闭口运动一边对关节进行触诊、听诊等检查，必要时进行 X 线检查。当咬合不协调时，易引起下颌偏位、运动异常及肌肉异常紧张，有时会出现颞颌关节及头部疼痛。应对颞颌关节触诊并结合在模型上的咬合检查来查明其他原因。⑦旧义齿的使用情况：对于戴过普通全口义齿的患者，要询问其重做的原因和要求，特别要了解患者对原义齿有哪些不满意之处，原义齿存在哪些问题，以便做新义齿时克服原义齿的缺陷。还要检查原义齿形态的变化，有无基板等的变形、折裂，人工牙有无破损、脱落以及磨耗程度，检查原义齿是否已将患者的口腔黏膜压伤，甚至出现溃疡。如果原义齿不合适，基托边缘过长，以致形成前庭沟或口底区游离状的增生性黏膜组织，或牙槽嵴区由于义齿压力过大、骨吸收多而形成厚的软组织。制作新义齿前应先手术切除增生的软组织，待伤口愈合后再取印模。⑧全身健康状况：年迈、体弱者，疼痛耐受性差，对义齿的适应能力也差。对有严重心脏病的患者，应该注意操作的轻巧，并尽量缩短就诊时间。

修复步骤 普通全口义齿是为无牙颌患者制作的义齿，与其他类型义齿相比其修复步骤较为复杂，见全口义齿制作技术。

复诊常见问题及处理 普通全口义齿戴用一段时间后，由于口腔软组织具有弹性，会出现下沉现象，在骨尖、骨棱、骨突部位出现黏膜破溃和疼痛。戴用普通全口义齿后有些症状会逐渐表现出来，需要及时复诊检查、处理，以便保护口腔的健康和功能的恢复。

疼痛 疼痛是患者戴牙后常会出现的现象。引起疼痛的原因：①组织面局部问题：在牙槽嵴上有骨尖、骨棱的部位，上颌隆突、上颌结节的颊侧，下颌舌隆突等处骨质隆起处，有组织倒凹的区域，下颌舌骨嵴处覆盖的黏膜较薄的部位，受力后容易造成组织压伤。义齿在戴上或取下时，基托边缘会造成倒凹区黏膜的擦伤。由于取印模时压力不均匀或模型有破损，也可造成义齿刮伤组织。可通过对基托进行缓冲处理来解决。②基托边缘：由于基托边缘伸展过长或边缘过锐，系带部位基托缓冲不够，在移行皱襞、系带部位可造成软组织红肿、破溃或组织切伤，严重时黏膜呈灰白色。可将过长过锐的边缘磨短、磨圆钝，症状即可减轻。③咬合：义齿在咬合时有早接触或干扰，咬合力量分布不均匀，会在牙槽嵴顶上或嵴的斜面上，产生弥散性发红的刺激区域。此时需要对义齿进行调𬌗处理。④义齿不稳定：义齿在行使功能时，由于义齿不稳定，在口内形成多处压痛点和破溃处。若在牙槽嵴上产生连续性压痛点，其疼痛不明显，正中颌关系不正确或由牙早接触、𬌗干扰所致。可通过仔细的调𬌗

来解决。⑤垂直距离过高：患者戴义齿后，感到下颌牙槽嵴普遍疼痛或压痛，不能坚持较长时间戴义齿，面颊部肌肉酸痛，上腭部有烧灼感，但口腔黏膜无异常表现，这种情况多是由于垂直距离过高或夜磨牙所致。此时需要重新排列下颌后牙，降低垂直距离，或重新制作普通全口义齿。

固位不良 普通全口义齿固位不好多见于下颌，原因是多方面的。一方面由于患者口腔条件差，如牙槽嵴因吸收变得低平，黏膜较薄，唇、颊向内凹陷，舌变大。在这种情况下，需要患者坚持戴用义齿，适应和学会使用义齿后，义齿的固位程度会逐渐加强。另一方面是由于义齿本身的问题，如基托组织面与黏膜不密合或基托边缘伸展不够，由于边缘封闭作用不好所造成；或是由于基托边缘过长、过厚，唇、颊、舌系带区基托边缘缓冲不够，进而影响了系带活动造成了固位不良；还可能是由于人工牙排列的位置不当，排列在牙槽嵴顶的唇颊或舌侧，影响周围肌肉的活动所致。可通过对基托进行重衬或是调磨的方法解决。

咬唇颊、咬舌 牙列缺失后唇颊内陷或舌体变大者，初戴普通全口义齿时容易出现咬唇颊或咬舌症状。经过一段时间的适应，症状可逐渐消除。若人工牙排列的覆盖过小或呈对刃𬌗时，也可出现上述症状。另外，第二磨牙之后的颌间距离较小而此处基托过厚，上下基托间形成接触关系，颊黏膜向内突出者，也易出现咬颊症状。可通过磨改基托或牙尖斜面的方法解决。

咀嚼功能不良 戴普通全口义齿后咀嚼功能不良可因疼痛或固位不良所致。或者是由于调𬌗

或自然磨耗使𬌗面失去解剖形态引起的咀嚼功能不良。另外垂直距离过低时也会降低咀嚼效率，需加高咬合，改变垂直距离，或重新制作。

吐字不清 由于普通全口义齿的基托占据了部分口腔空间，舌的活动范围变小，发音时舌的位置和状态被迫改变，因而出现吐字不清的症状，有的患者说话时会带有哨音。多数患者只需几天时间即可适应。不能适应者，可考虑磨改上前牙舌侧基托减小其厚度。有的则与上下前牙的前后位置排列不当有关，常常是过分偏向了舌侧，可适当磨改前牙的舌面。

恶心 戴普通全口义齿后出现恶心症状，一是患者咽部敏感，初戴义齿不适应；二是基托后缘不合适。敏感者，只要坚持戴用三五天症状即可消失。更年期的患者往往也容易产生恶心症状。基托不合适主要是上颌腭侧基托后缘伸展过长、边缘过厚、下颌舌侧基托过分向后伸展，刺激咽部引起恶心，此时需要通过调改义齿来解决。

义齿性口炎 指在义齿基托下的黏膜所产生的局部或弥漫性炎症，多发生在女性，上颌多于下颌。患者自觉有口干、烧灼感，不敢吃刺激性食物。病因是由于老年人黏膜弹性降低，牙排列位置不当，使口角区皮肤产生皱褶，长期受唾液浸渍，而易感染白念珠菌，使得口角区皮肤呈粉红色、皲裂，或呈湿白、糜烂；舌乳头萎缩，光滑或有纵裂。戴义齿的患者应注意口腔卫生，对义齿进行定期清洗，必要时进行义齿的重衬或重新制作义齿。

𬌗面重度磨损 普通全口义齿戴用几年后，𬌗面常有不同程

度的磨耗，重者可使骀面变平，失去正常形态，咬合功能降低，垂直距离变短，有的呈现反骀状态，基托唇颊面出现牙刷洗刷造成的横形沟槽。义齿的固位自然也很差，患者只是不得已而勉强使用着。此时应该重新制作义齿。

心理因素造成的不适感　心理因素会造成患者在使用义齿的过程中主观上认为义齿不舒适。普通全口义齿是需要患者参与配合的治疗方法，患者的积极使用、主动练习、耐心适应等都是非常重要的。

修理　普通全口义齿戴用一段时间后可能会出现损坏，其损坏形式是多种多样的，原因比较复杂。常见的有基托折裂、折断，人工牙脱落、折断，基托不密合等情况。这些情况多数可经修理后继续使用，损坏严重者或义齿老化者则需重新制作。普通全口义齿一旦损坏，患者应亲自携带义齿及基托的断块到医院就诊。

基托损坏　常常是因为不慎将义齿掉到地上及咬合不平衡所致。因咬合所致的普通全口义齿基托损坏，常常是先出现裂隙，然后渐渐向后延长，最后裂成两瓣。位置多在上颌中线处，方向是由前向后发展。有时也见于下颌义齿。因跌落造成的折断，常见于唇侧或颊侧基托。如基托小块破损和下颌义齿纵折，可请医生给予修复。如果基托多处折裂或折断，以及义齿使用年限较长、塑料老化，则需重新制作。

人工牙脱落、折断　多见于前牙。常见的原因是老年人不慎将义齿跌落地面和咬合力过大。也可因制作不当所致，如人工牙与基托结合的部分面积过小，表面未磨去釉质层，充填塑料前表面误涂了分离剂等。一旦发生这种情况需将上、下颌义齿均带去医院对折裂牙进行重新修配，但有时新配的人工牙的形态、颜色会与原来的人工牙颜色不十分协调。普通全口义齿戴用一段时间后，由于牙槽嵴的吸收致基托组织面与牙槽嵴之间出现间隙，两者不密合，从而影响固位，有的还会造成基托折断。需要进行基托衬垫，即在普通全口义齿的组织面上加上一层塑料，使其充满牙槽嵴及周围组织被吸收部分的间隙，使基托组织面与周围的组织紧密贴合，增加义齿的固位力。义齿折断修理后如基托不密合也需要进行重衬，否则义齿修好后，仍容易折断。需注意上颌普通全口义齿纵折修理后效果较差，往往时间不长又会纵折。因该类纵折与牙槽嵴吸收有关，后牙区两侧基托与牙槽嵴之间不密合，咬合时两侧基托向牙槽嵴方向位移，基托中部无位移而形成支点，整个基托形成了三点纯弯曲的受力状态，故而修理后很快又会折断。因此常规修理后应再做一次基托衬垫，可提高修理质量。上颌普通全口义齿折裂或折断修理后强度减弱，最好重新制作，修理后的义齿可暂时使用。重作时应分析造成折断的原因、改变设计，防止再折断，必要时制作上颌金属基托。基托折断修理的要点是对接准确、对折裂区基托要有足够的磨除量。

（张玉梅）

yùchéng quánkǒu yìchǐ

预成全口义齿（immediate complete dentures）

天然牙未拔前就预先将义齿做好，待拔牙手术完成后0.5小时即戴入口腔的全口义齿。又称即时全口义齿。

优点　①由于患者拔牙前医师已将义齿完成，拔牙后便可即时镶配好全口义齿，因而患者口内几乎没有缺牙时间，大大减少了因拔牙对进食、工作和社交的影响，减少了对患者心理健康的影响。②制作预成全口义齿时可以较好地参考患者的咬合关系、垂直距离、前牙的大小、形状和排列位置，可使义齿符合患者的口腔生理状况，容易适应。③由于义齿对拔牙伤口有压迫作用，有助于止血、防止感染和有利于牙槽嵴改建，伤口愈合后的牙槽嵴形态也较规整。

缺点　①随着拔牙后牙槽嵴的萎缩，即时全口义齿的固位逐渐变差，2~3个月后需重新制作义齿。②有时一次需拔除多颗牙，年老体弱者不易接受。

适应证　①口内余留牙松动、伸长而需要全部拔除或部分拔除者。②要求尽量缩短口内无牙时间的患者。③身体健康，可接受一次拔除较多牙的中青年患者。

方法　包括以下步骤。

设计　①一次拔除口内余留牙者：取模制作义齿后，将余留的前牙、后牙一次拔除，戴入即时全口义齿。②分次拔除口内余留牙者：先拔除余留的后牙，暂时保留前牙，最好还能保留有咬合关系的上下一对前磨牙。待半个月后取模制作全口义齿，然后再拔除余留的前牙和前磨牙，戴入即时全口义齿。如此设计可减少一次拔除口内余留牙失血多、损伤范围大的缺陷。

拔牙前准备　①制取拔牙前上下颌模型。②拍摄余留牙的X线照片，记录余留牙的牙周袋深度，以了解牙槽骨吸收的情况，作为修模型和排牙的参考。③记录颌位关系、姿势位和咬合位的垂直距离，供确定颌位关系和排牙时的参考。

制作方法　制作即时全口义齿的患者，多是口内已拔除一部分牙，还余留部分松动牙，完成的全口义齿同样要有良好的固位和功能，因此制作的难度比常规全口义齿更大。其中印模要求制作精准，余留牙拔除后萎缩的程度要估计得尽量准确。

戴入　拔牙手术完成后，从消毒液中取出全口义齿，用生理盐水冲净，戴入口内。如有支点引起翘动、就位困难或局部黏膜压痛时，可适当修改义齿，然后初步调𬌗。

术后注意事项　①术后24小时内义齿不要取下，以免因组织水肿义齿不能再戴入。②24小时后来院复诊，义齿取出后清洗伤口和义齿，并做必要修改。③术后1~2天，进流食。④5日拆线，再次修改义齿。⑤半月之内复查2~3次，以后根据情况行衬垫术或重做全口义齿。

复诊常见问题及处理　见普通全口义齿。

（张玉梅）

yátǐ quēsǔn

牙体缺损（tooth defect）　牙体硬组织不同程度的形态、咬合和邻接关系破坏丧失的疾病。

病因　最常见的原因是龋病，其次是外伤、磨损、楔状缺损、酸蚀和发育畸形等。

影响　①牙体缺损表浅可能无明显症状，若发展到牙本质内，可出现不同程度的牙本质敏感症状。②累及深层牙本质甚至牙髓，可出现牙髓刺激症状甚至出现牙髓炎症、坏死和根尖周病变。③缺损累及邻面，破坏正常邻接关系，造成食物嵌塞，可以引起局部牙周组织炎症，并可能发生患牙或（和）邻牙倾斜移位，影响正常咬合关系，形成创伤𬌗。

④缺损累及轴面，破坏了正常轴面外形，可以引起牙髓炎。⑤大范围的严重牙体缺损不但影响咀嚼效率，还会形成偏侧咀嚼习惯，严重者会影响垂直距离，甚至出现口颌系统的功能紊乱。⑥影响患者美观、发音和心理状态，甚至影响全身健康。

治疗　可采用嵌体、贴面、全冠、部分冠等方法修复。

（陈吉华）

yátǐ quēsǔn xiūfù

牙体缺损修复（tooth defect restoration）　用人工制作的修复体来恢复缺损牙的形态、功能和美观的技术。牙体缺损的修复应遵循正确地恢复形态和功能、牙体预备过程中注意保护软、硬组织健康、修复体龈边缘设计应合乎牙周组织健康的要求、修复体应合乎抗力形和固位形的要求等原则。常用的固位形包括环抱固位形、钉洞固位形、沟固位形和洞固位形。

根据牙体缺损修复体的材料类型、制造工艺和结构特点，可以分为以下类型：嵌体、部分冠、3/4冠、开面冠、半冠、7/8冠、贴面、全冠、桩核冠、金属全冠、非金属全冠、混合全冠。

（陈吉华）

qiàntǐ

嵌体（inlay）　嵌入牙体内部，用以恢复缺损牙体形态和功能的修复体。能够采用充填修复的牙体缺损原则上都可以采用嵌体修复。但与充填体比较，嵌体具有以下优势：嵌体可以更好地恢复咬合接触关系和邻面接触关系，嵌体具有更好的机械性能。但嵌体也有一些不足之处：嵌体的牙体预备量较充填体大，边缘线长易发生继发龋，嵌体比全冠固位力差。牙体缺损大，剩余牙体组

织不能为嵌体提供固位和保证其自身抗力时，不宜采用嵌体修复。根据嵌体覆盖牙面范围，可以分为单面嵌体（图1）、双面嵌体（图2）和多面嵌体（图3）；根据嵌体制作材料分类，可以分为金属嵌体、树脂嵌体和瓷嵌体。

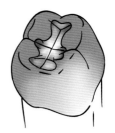

图1　单面嵌体

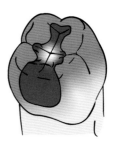

图2　双面嵌体

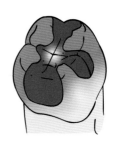

图3　多面嵌体

（陈吉华）

gāoqiàntǐ

高嵌体（onlay）　部分嵌入牙冠内、部分高于牙面的修复体（图）。因为嵌体只能修复缺损部位的牙体组织，而不能保护剩余

部分的牙体组织，当缺损范围大、牙壁有可能折裂时，可设计为高嵌体。根据高嵌体制作材料分类，可以分为金属高嵌体、树脂高嵌体和瓷高嵌体。

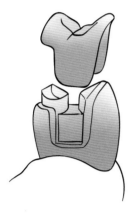

图　高嵌体

适应证　后牙的多面嵌体，特别是前磨牙采用邻-𬌗-邻嵌体易发生牙折时，可以采用高嵌体修复；或洞形𬌗面部分宽度较大时；或𬌗面有较大范围缺损，包括牙尖缺损，需要恢复𬌗面外形及咬合接触者，同时又有完整的颊舌壁可以保留时，可以采用高嵌体修复。

禁忌证　剩余牙体组织不能为高嵌体提供固位和保证其自身抗力时，不宜采用高嵌体修复。

方法　除牙体预备外，其他步骤的方法和要求同嵌体（以金属高嵌体为例）。①牙体预备：首先去除腐质、原有修复体、残余充填体和继发龋。②𬌗面预备：制作定深沟，支持尖处磨出1.5mm间隙，并预备出支持尖外斜面，非支持尖处磨出1.0mm间隙，依𬌗面形态形成与对颌牙𬌗面较均匀的间隙。③功能尖外斜面肩台预备：在功能尖外斜面下沿就位道做一轴壁，轴壁下预备出1.0mm宽肩台。轴壁高度取决

于覆𬌗深浅，使高嵌体边缘远离咬合接触点1.0mm。④形成𬌗面峡部的轴壁与洞底：预备出颊舌侧相对平行的轴壁，外展度不超过60°。填平轴壁上不影响牙体组织固位和抗力的小龋洞，修平洞底。⑤邻面及颊舌面箱形预备：预备要求同嵌体，其颊舌壁线角不应超过轴线角，否则应采用全冠修复。龈阶宽度应不小于1.0mm。⑥边缘线修整：所有边缘处做出宽0.5~0.7mm的连续光滑的斜面。

非金属高嵌体牙体预备时与金属高嵌体存在以下不同：𬌗面磨除量依材料强度要求而定（2~2.5mm）；各轴壁可外展至15°~20°以方便就位；修复体的边缘采用对接形式，不做洞缘斜面；近髓处采用氢氧化钙垫底，暂封材料不能使用丁香油等酚类材料；线角应更圆钝以减小应力等。

复诊常见问题及处理　见部分冠。

（陈吉华）

qiàntǐguān

嵌体冠（inlay crown）　利用嵌体嵌入牙体窝洞内，覆盖牙冠的大部分或全部，用以恢复缺损牙体形态和功能的修复体。是嵌体的一种变异形式。嵌体冠利用嵌体作为冠内固位体，全冠作为冠外固位体，扩大了修复体与牙体之间的接触面积并减小了其旋转半径，增强了修复体的固位。根据嵌体冠制作材料分类，可以分为金属嵌体冠、金-瓷嵌体冠和全瓷嵌体冠。

适应证　牙体组织大面积缺损的残冠、未完全萌出的恒牙、𬌗龈距离短不适宜或拒绝进行牙冠延长术者。

禁忌证　牙体缺损过大，剩余牙体组织不能为嵌体冠提供固

位和保证其自身抗力时，不宜采用嵌体冠修复。

方法　修复前先进行完善的根管治疗。X线片示根管充填完好，观察1~2周无临床症状后行牙体预备。除牙体预备外，其他步骤的方法和要求见嵌体。

牙体预备由全冠牙体预备和嵌体牙体预备组成。

金属嵌体冠牙体预备　①全冠牙体预备：在𬌗面磨出1.0mm深的引导沟，然后以此沟为参照，按𬌗面解剖形态均匀磨切，注意在正中𬌗、前伸𬌗及侧方𬌗时均应有足够间隙。然后消除颊舌面倒凹，顺着牙冠外形均匀预备出修复体足够的间隙，颊舌轴面的𬌗向聚合度一般为2°~5°。再在邻轴面角处预备出足够的间隙，然后以此间隙为标志用金刚砂车针沿患牙邻面颊舌向磨切，消除倒凹并预备出足够的间隙，𬌗向聚合度为2°~5°，避免损伤邻牙。颈部预备时根据修复体固位、牙冠𬌗龈高度、缺损或充填物与牙龈的位置关系、美观等因素决定颈缘线的位置。颈缘线的位置平齐龈缘、龈缘线以上1.0mm和龈缘线以下0.5~1.0mm。用火焰状或135°金刚砂车针沿牙颈部均匀磨切出宽度为0.5~0.8mm的浅凹形肩台。②嵌体牙体预备：在𬌗面预备一个宽度为2~3mm、深度为2.5~3mm的椭圆形洞形；或按照牙体缺损情况形成底平壁直的不规则洞形。注意需与全冠部分的预备取得共同就位道，并且洞缘周围至少保留1mm的健康牙体组织或充填材料。最后精修抛光完成。

金-瓷嵌体冠牙体预备　与金属嵌体冠的牙体预备步骤和方法相似，但𬌗面需开辟出2.0mm间隙，颊舌邻面需开辟出0.8~1.0mm间

隙，并形成宽度为 0.8~1.0mm 的光滑连续的浅凹形肩台。

全瓷嵌体冠牙体预备 与金属嵌体冠的牙体预备步骤和方法相似，但𬌗面需开辟出 1.5~2.0mm 间隙，颊舌邻面需开辟出 0.8~1.5mm 间隙，并形成宽度为 1.0mm 的光滑连续的直角肩台。

复诊常见问题及处理 见部分冠。

（陈吉华）

tiēmiàn

贴面（laminate veneer） 采用粘接技术，对牙体表面缺损、着色、变色和畸形等，在保存活髓、少磨牙或不磨牙的情况下，用美容修复材料直接或间接粘接覆盖，以恢复牙体正常形态或改善其色泽的修复体。根据制作材料分为瓷贴面和树脂贴面；根据在口内或口外制作方式分为直接贴面和间接贴面。

适应证 ①牙体缺损：包括牙面小缺损、前牙切角缺损、大面积浅表缺损、颈部楔状缺损牙。②染色牙和变色牙：包括四环素染色牙、氟斑釉质牙、死髓变色牙、釉质发育不良牙。③牙体形态异常牙：如畸形牙、过小牙、移动尖牙替代缺失的侧切牙等。④牙体排列异常：如轻度的舌侧错位牙、扭转牙。⑤牙间隙增大，轻度的中线偏移等。因磨耗变短的牙，当垂直距离重新恢复后，可以用贴面恢复牙冠的长度，但应严格控制适应证。

禁忌证 上颌牙严重唇向错位或唇向移位、严重深覆𬌗、下颌唇面严重磨损无间隙、反𬌗、牙间隙过大、牙列拥挤排列不齐、有磨牙症、咬异物等习惯的患者，一般不宜选用贴面修复。

方法 20 世纪 70 年代，随着光固化树脂研发成功，标志着美学材料进入新时代。光固化树脂经过数十年的不断改进，在强度、颜色等方面有了很大提高，成为贴面修复的重要材料之一。与此同时，全瓷材料所具有良好的美学效果和良好的生物相容性，也成为贴面修复的重要选择。贴面根据材料分为全瓷贴面和树脂贴面，分为直接贴面修复和间接贴面修复。

直接贴面修复 采用光固化复合树脂在口内直接塑形、固化、抛光，一次完成贴面制作和粘接的修复方法。其优点是简便、灵活、一次完成。但由于口内操作受许多因素的影响，贴面的边缘外形和表面质地很难达到理想要求，口内直接固化树脂单体转化率一般较低而影响贴面质量，椅旁操作时间过长也限制了其临床应用。因此，直接贴面现在多用于小范围、个别牙的修复，有时也用于一些临时性贴面修复。直接贴面修复操作步骤包括以下 3 个阶段。

牙体处理 磨光或表浅磨切（厚度一般不超过 0.5mm）结构和排列正常牙或轻度四环素着色牙的唇面；磨除釉质发育不全或氟斑牙唇面的表层；去净龋损组织，对暴露的牙本质敏感区进行垫底。用 37%的磷酸酸蚀预备面，然后用蒸馏水或去离子水彻底冲洗预备体，再用无水、无油空气干燥。

贴面成形 在酸蚀后的预备面上均匀涂布一层粘接剂，并用无水无油空气轻吹至均匀，然后光固化。对于染色或变色牙涂布一薄层遮色剂后光固化。采用薄赛璐珞条隔离每颗修复牙的近远中，取合适颜色的复合树脂进行分层堆塑。首先选取与颈部颜色接近的复合树脂堆塑于牙颈部，用雕刻刀修整外形，使复合树脂在冠颈缘光滑自然、不进入龈沟、不覆盖牙龈，并向切端过渡形成渐薄的斜面，光固化后再取颜色较浅的复合树脂，从切缘向颈部覆盖，向颈部渐薄，使色泽从浅至深自然过渡，光固化 20 秒。最后在切端添加透明树脂，添加量参考邻牙的透明度，光固化后去除赛璐珞隔离条。

修形、抛光 采用金刚砂车针去除多余树脂并修整外形，检查并调整咬合。然后用磨光、抛光器材将修复体表面磨光、抛光。

间接贴面修复 采用陶瓷或树脂类材料在口外模型上制作贴面，通过粘接材料粘接到患牙上实现修复目的。间接贴面的制作不受椅旁操作时间的限制，可在口外进行充分地修形、调改和磨光，其修复效果常常优于直接贴面。但多需要两次或两次以上就诊方能完成。根据制作材料分为瓷贴面修复和间接复合树脂贴面修复。间接贴面修复的临床操作步骤包括以下 5 个阶段。下面是瓷贴面修复的临床操作步骤。

牙体预备 ①唇面预备：首先是制备引导沟（图 1），分为龈端 1/3~1/2 和切端 1/2~2/3 两个平面进行（图 2），其中，龈端 1/3~1/2 的预备量一般为 0.3~0.5mm，切端 1/2~2/3 的预备量一般为 0.5~0.8mm。②邻面预备：将唇面的预备扩展至邻面接触区，但不能破坏接触区，最大程度可以进入接触区 1.0mm。③切端预备：根据切端牙体预备方式的不同以及切端牙体组织与贴面的对接关系不同，预备设计分为 3 型：开窗型是唇面预备终止到切缘，即切端长度保持不变；对接型是切缘有少量的预备或磨短，瓷覆盖切缘形成端对端接触；

包绕型是切缘有少量的预备或磨短，并且预备到达舌面切端下缘约 1.0mm，在舌面形成终止线。④切端舌侧预备：仅包绕型需要进行切端舌侧预备。⑤龈缘预备：排龈后，在平齐龈缘或龈下 0.5mm 处形成宽 0.3mm 或 0.5mm 的光滑连续的无角肩台。⑥预备体精修：去除唇面、邻面及舌面预备交界处存在的尖锐线角，并使龈边缘光滑连续。

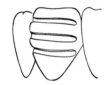

图 1　引导沟的形成

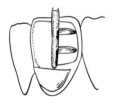

图 2　唇面的形成

印模制取　最好选用橡胶类印模材料制取，制取方法见嵌体。

选色　瓷贴面选色方法与烤瓷熔附金属全冠和全瓷冠的选色方法相似，如果没有合适的色卡时，可以通过口内照相，将图片传送至技师作为参考，或选择亮度偏大、饱和度偏低的颜色，以便于染色或使用粘接剂进行调色。

暂时修复　一般情况下也可不做暂时保护，但若有部分牙本质暴露或有特别要求时可以制作暂时修复体。制作方法是在预备前，取预备区的局部印模，预备后，在局部印模内注入暂时冠材料，将盛有暂时冠材料的印模在口内复位，

结固后取出，修整后用暂时粘接材料粘接在相应预备区。

试戴、粘接　试戴时需要核实瓷贴面是否完全就位、所有边缘是否密合、形态和大小是否协调、颜色是否匹配、咬合是否存在干扰、接触区是否合适等。若有不适需做相应调整至合适。试戴方法与烤瓷熔附金属全冠和全瓷冠方法相似。粘接时首先要对瓷贴面进行处理，喷砂、超声波清洗瓷贴面，用 5%氢氟酸凝胶酸蚀贴面内表面，蒸馏水冲洗、干燥后涂布硅烷偶联剂。采用 37%磷酸酸蚀牙体预备面，蒸馏水冲洗并吹干，然后涂布前处理剂、牙本质粘接剂、牙釉质粘接剂，再将适当颜色的树脂水门汀涂在硅烷化后的贴面内表面，就位并光固化。光固化后清除多余粘接剂，并逐级进行抛光。

间接复合树脂贴面修复的临床操作步骤与瓷贴面相近，一些具体程序依所选用的间接复合树脂系统而定。

复诊常见问题及处理　见部分冠。

（陈吉华）

quánguān

全冠（full crown）　覆盖整个牙冠表面的修复体。由金属、瓷或树脂材料制作而成，借助粘固剂固定在经过预备的牙体上，用以恢复牙冠的形态和功能的人造冠。全冠基本的固位形式是环抱固位形，能够提供的固位面积和粘固面积均大，固位力强。同时牙体切割表浅，对牙髓的影响小，是牙体缺损修复的主要修复形式。全冠按制作材料可以分为金属全冠、非金属全冠和金属非金属联合全冠。金属全冠是以金属铸造或冷加工的方法制作，代表性修复体为铸造金属全冠和锤造冠；

非金属全冠分别为树脂、瓷制作的树脂全冠和全瓷冠；金属非金属联合全冠则是金属与瓷或金属与树脂联合制作的全冠修复体，主要形式是金属烤瓷冠和金属树脂冠。而临床最常见的形式是金属-烤瓷冠、桩核冠、全瓷冠和后牙铸造金属全冠。

（巢永烈）

hòuyá zhùzào jīnshǔ quánguān

后牙铸造金属全冠（full cast metal crown for molar）　铸造金属覆盖整个后牙牙冠表面的修复体。经过熔模失蜡精密铸造保证了全冠的高精度和复杂的几何形态，具有较高的强度和良好的适合性，但是金属全冠颜色对美观有一定的影响，主要用于后牙牙体缺损修复以及用作后牙固定桥的全冠固位体。

材料分类　有金合金、铬基合金、纯钛及钛合金、铜基合金。①金合金：具有优良的机械性能和加工性能，极好的延展性，冠边缘密合，生物相容性好，是较理想的铸造修复材料。②铬基合金：包括钴铬合金和镍铬合金，都有较高的熔点，高硬度和良好的抗腐蚀性能。钴铬合金中硬度较低者和镍铬合金都可用于铸造金属全冠，镍铬合金主要用于金属烤瓷的基底冠和桥架。③纯钛和钛合金：更多用于铸造金属全冠和可摘局部义齿的铸造支架。④铜基合金：曾经广泛使用过的中熔合金。该合金的熔点较低、硬度较低、收缩率较小，但是抗腐蚀性能较差，目前极少使用。

适应证　①后牙牙体严重缺损，固位形和抗力形差，不能用嵌体或部分冠修复者。②后牙牙冠位置异常、形态异常，需要恢复解剖外形和排列。③后牙存在咬合偏低、邻接关系不良时，需

要恢复咬合和邻接关系。④后牙隐裂，牙髓活力未见异常或者已行牙髓治疗者。⑤后牙固定局部义齿的全冠固位体。⑥用作可摘局部义齿的后基牙，但固位倒凹不足需改形或者保护基牙。⑦银汞合金充填后的活髓牙且与对𬌗牙或邻牙存在异种金属者。⑧牙周固定夹板的固位体。⑨患者对美观要求不高时选用的全冠。

禁忌证 ①牙体冠部无足够的组织预备固位形和抗力形者。②在维持活髓状态下，牙体无足够的修复体空间者。③患者对后牙美观要求高，不愿暴露金属颜色者。④牙体颈部龋变率高，致龋因素尚未得到有效的控制。⑤对临床使用的金属全冠材料过敏者。⑥后牙髓角、髓腔过高，畸形中央尖且无牙髓治疗计划者。

方法 包括以下步骤。

设计 对于后牙牙冠轴面突度较大，或者牙龈已经有明显的退缩时，患者对后牙的美观要求不高，而对牙周健康要求较高时，全冠龈边缘的位置通常位于龈缘上1~2mm处。冠短且固位要求较高时可以选择平齐牙龈边缘。铸造全冠边缘形态设计常见的形式有刀刃状或羽毛状、带斜面的肩台和凹槽形3种。目前的精密铸造技术已经能够保证适合性在临床允许范围内。𬌗龈高度越大，𬌗向聚合度越小，固位力越大，𬌗向聚合度要求为2°~5°。全冠的形态设计要求解剖外形应符合生理要求，还应注意避免全冠咬合面接触不同的金属或合金材料。

牙体预备步骤 ①𬌗面预备：尽量保持𬌗面原有的解剖外形下，均匀磨除一层牙体组织为金属冠提供𬌗面的空间，牙体磨除量为0.5~1.0mm。在功能尖的颊𬌗缘或舌𬌗缘要略多磨除一点，

以保证侧方咬合时有足够的间隙（图1）。②邻面预备：磨除预备牙邻面的倒凹，将最大周径线降至颈缘，与戴入道的方向一致，且𬌗向的聚合角约为5°。预备时使用柱形的金刚砂石针在邻轴面角处预备出一颊舌向的沟，然后以此沟作为𬌗外展隙的标志，再用细长的金刚砂石针沿预备牙的邻面颊舌向磨除，直至邻面预备出足够的间隙。颊舌面预备分两段进行，第一步用锥形或柱形金刚砂石针分别从颊、舌面外形高点到龈缘处磨除，以消除倒凹，将最大周径线降至颈缘，并使轴壁与就位道平行。第二步做原外形高点线至𬌗缘的预备，预备后的外形和牙冠的正常外形基本相似，并注意咬合运动所需的间隙。颊舌面预备时应该注意颊面的倾斜度较大时，只需要使颊面龈1/3与舌面平行（图2），如果整个颊面与舌面平行，将会造成颊面形成台阶或者磨除组织过多。颊舌面的𬌗向聚合度也约为5°，临床可随轴面高度的变化略调整𬌗向聚合度，轴面高度大，在保证基本固位力的基础上可以适当增加聚合度，以降低戴入难度。③轴线角的预备：将全冠的颊外展隙、舌外展隙、𬌗外展隙的各个面连成一个整体。④颈缘的预备：根据刀刃状、带斜面的肩台和凹槽形设计形式做相应的预备。⑤精修：用粒度不同的金刚砂石针从粗至细抛光预备体，用肩台钻抛光颈缘，在除湿干燥的条件下，常规涂布一薄层牙本质脱敏剂以保护活的牙髓。

制取印模 印模制取前，对于龈上边缘的设计者可不做排龈处理，但是局部的清洁和干燥应该进行。建议使用全牙列托盘，以方便记录咬合关系。最好用硅

橡胶印模材料制取工作印模，用藻酸盐印模材料制取对𬌗牙印模。藻酸盐印模材料和琼脂印模材料联合应用的复合印模法也是实用、有效的方法。

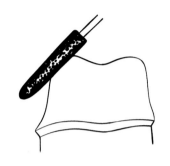

图1 功能尖的下颊𬌗边缘（或上舌𬌗边缘）要略多磨除

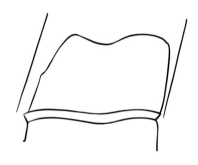

图2 下磨牙颊面龈1/3与舌面平行

制作暂时冠 暂时冠保护预备牙牙体，减少刺激，让患者适应全冠修复后的状况，按照常规配戴。

制作工艺 按照口腔修复工艺学的要求，制作代型、蜡型，完成包埋、铸造。

粘固全冠 粘固全冠前，用温热水冲洗预备牙，以消毒后的棉纱球或棉条隔湿，有条件的地方最好使用橡皮障隔湿。消毒预备牙体和全冠，热空气干燥牙面及牙冠修复体。后牙铸造全冠的粘固材料有磷酸锌粘固剂、聚羧酸锌粘固剂、玻璃离子粘固剂、树脂粘接剂和树脂改性的玻璃离

子粘接剂，可酌情选择。粘固完成后，清理多余的粘固剂，复查咬合。

复诊常见问题及处理 见部分冠。

（巢永烈）

jīnshǔ-kǎocíguān

金属-烤瓷冠（porcelain fused metal crown）

在真空条件下高温将堆塑成型的陶瓷粉块熔化并熔附结合在经过处理的金属或合金的表面，修磨形成的修复体。金属烤瓷冠是全冠的最常规类型，源于20世纪50年代出现的陶瓷熔附金属技术，冠同时具有合金的强度和烤瓷的美观特点，形态逼真、色泽美观、层次分明、表面光滑、耐磨性和耐腐蚀性好。

材料分类 包括以下两类。

烤瓷合金 有镍铬合金和钴铬合金、金铂合金、金铂钯合金、银钯合金和钛合金。金属烤瓷冠用金属有纯钛。①钴铬合金和镍铬合金是应用最广泛的非贵金属合金，合金的强度高、硬度大、价格便宜；其缺点是硬度过高、收缩率大、熔融态黏滞性大，容易出现铸造缺陷等。②金合金的生物安全性高、铸造的精度高、对瓷粉颜色的影响很小；其缺点是硬度低、强度低、比重大、价格昂贵。③钛的生物安全性好、比重小、强度高、耐腐蚀性好；缺点是金瓷结合力偏低，在高温下极易氧化，铸钛设备特殊，机械加工的难度大。

瓷粉 金属烤瓷冠的瓷层决定了修复体的颜色、外形和表面形状，直接影响美观效果。金属烤瓷专用瓷粉为低熔瓷粉，烧成温度一般都在1000℃以下。瓷粉的热膨胀系数与合金或金属匹配，具有良好的耐热性能和热稳定性，瓷粉有成套的颜色系列，能够模拟天然牙的层次感、色泽和透明度。按用途将瓷粉分为遮色瓷、体瓷、釉瓷和添加瓷。①遮色瓷：作用是将金属的颜色完全遮盖，使合金表面氧化层和烤瓷熔融结合，同时为牙冠颜色奠定基础。②体瓷：包括颈瓷、牙本质瓷、切端瓷、透明瓷、肩台瓷和修饰瓷等，牙本质瓷是金属烤瓷冠形态和颜色的主体；牙体切端是最有个性特色、富于变化的部分，切端瓷和透明瓷的应用让切端形态、颜色、透明区的分布再现；修饰瓷主要对金属烤瓷冠的局部形态和颜色进行调整。③釉瓷：可分为低熔釉粉和自身釉两类。

适应证 ①四环素牙和氟斑牙染色前牙。②根管治疗后的死髓变色牙，因发育障碍引起变色的釉质发育不全牙和牙本质发育不全牙。③牙冠形态异常牙，如锥形牙、过小牙。④不接受正畸治疗的轻度腭向错位前牙，轻度扭转牙，前牙牙间小间隙。⑤牙体局部缺损，缺损区大不宜用嵌体修复，适用冠修复者。⑥后牙存在咬合偏低，邻接关系不良时，必须用修复体来恢复咬合和邻接关系。⑦固定局部义齿的金属烤瓷固位体。⑧牙周固定夹板的金属烤瓷固位体。

禁忌证 ①牙根尚未发育完全的青少年恒牙。②牙髓腔宽大，髓角高或髓腔异常的恒牙，在维持活髓状态下，牙体无法提供足够的修复体空间。③牙体无足够的组织预备冠固位形和抗力形。④深覆𬌗，紧咬合，𬌗力过大者。⑤对烤瓷的金属材料过敏者。

方法 包括以下步骤。

设计 遵循全冠设计的基本要求，特殊之处在于有金瓷结合的特殊界面。①非贵金属基底冠的厚度应为0.2~0.3mm，贵金属基底冠的厚度为0.3~0.45mm，基底冠表面应留有1.2~1.5mm均匀的瓷层空间。②前牙唇缘可设计为美观的无金属颈环的全瓷唇缘，舌腭侧的设计有全瓷覆盖和部分瓷覆盖两种设计形式。全瓷设计为瓷层除了舌（腭）侧金属颈圈外，覆盖了其余部分，舌（腭）侧金属颈环的范围为舌（腭）侧和邻舌（腭）线角处。全瓷覆盖适用于咬合关系正常的前牙和后牙，部分瓷覆盖多用于覆𬌗大、咬合较紧的病例。前牙舌侧颈1/3不覆盖瓷，咬合接触在瓷面上；前牙舌侧颈、中1/3都不覆盖瓷，咬合接触在金属上（图1）。后牙舌侧近颈1/3不覆盖瓷，稍多暴露一些金属，适用于咬合正常者；后牙舌侧及𬌗面舌、中1/3不覆盖瓷，多用于咬合紧、不能获得足够瓷层间隙时（图2）。③设计上前牙的金瓷结合部时，金瓷结合部要离开咬合接触区2mm以上（图3）；金瓷结合部要离开咬合接触区，采用金属和烤瓷对接形式。颈缘的设计为金属颈环型和部分无金属颈环型两类。金属颈环型是传统的金属烤瓷冠设计，因为暴露金属影响美观，现今已很少使用这种设计。部分无金属颈环型设计目前广泛用于临床，分为唇面颈缘、舌面颈缘和邻面颈缘3个不同的部位。唇（颊）面颈缘为无金属颈环的全瓷唇缘，分别采用90°肩台、90°短肩台、135°肩台和凹槽形的设计（图4），前两者设计的颈缘美观、瓷层的层次分明、不受底金属颜色的影响，但是瓷层收缩变形大，90°短肩台的瓷边缘缺少金属支持、强度较低。后两者设计的颈缘瓷层有金属支持、强度较高、边缘与牙体密合度好，缺点是不能完全克服金属的影响。

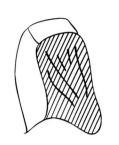 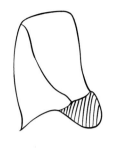

图1　前牙舌侧不覆盖瓷层的设计　　　　　图2　后牙舌侧不覆盖瓷层的设计

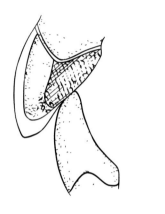 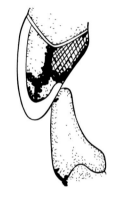 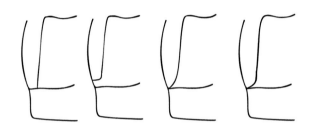

a　90°肩台　　b　90°短肩台　　c　135°肩台　　d　凹槽形

图3　金瓷结合部要离开咬合接触区2mm以上　　图4　各种肩台和凹槽形的设计示意

比色　有目测法和仪器测量法。目测法简单、方便、易于掌握，但测试结果误差较大，是临床最为广泛和实用的方法。仪器测量法能够对范围趋势分析，目前不能完全适应临床实际工作的测色需要。目测法常规操作步骤为首先确定色相，将比色板的A4、B4、C4、D4四个色相中饱和度最大色片与天然牙进行比较，以确定色相；其次在入选色相组确定饱和度；再确定明度，接着确定半透明区及个性特征。目前的三维比色板有依次确定明度、饱和度和色相者，有依次确定饱和度、色相、明度及牙龈颜色者。

牙体预备　包括前牙的牙体预备程序和后牙的牙体预备程序。①前牙的牙体预备程序：切缘预备成磨除量为1.5～2.0mm的切斜面，上前牙的切斜面为与牙长轴呈45°角的舌侧小斜面，而下前牙的切斜面为与牙长轴呈45°角的唇侧小斜面。唇面预备后的切1/2与邻牙基本平行，而颈1/2则与牙长轴平行，在切龈方向和近远中方向上均应略呈凸形。邻面的预备要求均匀磨除约1.5mm，形成向切方约5°的聚合度。舌隆突以上顺舌斜面外形均匀磨除1.2～1.5mm的牙体组织，而舌隆突以下磨除倒凹，有约5°的切方向聚合度，舌侧为金属颈环留出的金属间隙为0.5～0.7mm。唇面颈缘一般位于龈缘下0.5mm处，肩台宽度为1.0～1.2mm，邻面和舌面的肩台宽度较唇面者略小，为0.8～1.0mm。②后牙的牙体预备：𬌗面的牙体磨除量为1.5mm，金属𬌗面设计时的磨除量较小，为0.8～1.0mm。邻面和颊舌面预备将最大周径线降至颈缘。颊面颈缘多采用凹槽形或135°肩台的设计，在患者美观要求高而牙周健康状况良好时，颊面颈缘可位于龈缘下0.5mm处，肩台宽度为1.0～1.2mm，邻面肩台宽度较颊面略小，为1.0mm；舌面采用金属颈环设计，其磨除量为0.5～0.7mm。

制取印模　通常使用全牙列托盘，并留存咬合记录。

暂时冠制作　按常规进行，保护切磨面，暂时恢复牙冠功能及维持牙弓的稳定。

烤瓷冠制作　按照常规程序制作模型和可拆卸代型，代型颈1/3以外的地区涂布隙料，为粘固剂预留空间。金属基底冠的蜡型常采用的方法是滴蜡法、贴蜡法、蜡浴法及回切法。金属基底冠按常规铸造完成后做表面处理。塑瓷和烧烤形成多层次结构，不透明瓷遮盖金属基底冠的颜色，还为牙冠提供了颜色的基础；牙本质瓷是牙冠颜色的主体；颈部瓷再现颈部的颜色和层次；切端瓷的半透明性使牙冠赋有个性；牙釉质瓷覆盖于牙本质瓷上；透明瓷只有在需要时才在牙冠表面涂塑薄层瓷。金瓷冠要完全重现天然牙颜色可通过染色技术来达到目的，临床最常用的是表面染色、插入染色和分层染色法，常规上釉完成。

试戴　试戴金属烤瓷冠检查就位情况、边缘位置、邻接关系、咬合关系、颜色、外形、层次感、表面光洁度等。

粘固全冠　活髓牙体多使用聚羧酸锌粘固剂和树脂改性的玻璃离子粘接剂，已经牙髓治疗的牙体可以选择各种粘固剂。消毒预备牙体，然后用热空气干燥牙面，按常规要求完成粘固。

复诊常见问题及处理　包括以下方面。

色彩问题　包括以下方面。

色相、色度或明度的不匹配　①比色环境未满足要求：包括工作室大环境和患者周围以及口腔周围小环境颜色的干扰。预防办法是严格按照比色要求净化比色环境，使用比色龈色片作为背景色等减少比色误差。②比色时间及取光方向有误：应尽量选择规定时间和比色光线要求比色。③比色者视觉误差：避免在色盲、色弱及视觉疲劳情况下比色。④色标误差：选择与所使用瓷粉相一致的比色色标。⑤色彩再现有误：比色记录不准，比色结果传递失误，烤瓷修复体制作技术问题。

质感和透明度异常　①色彩呆滞：金属基底过厚，未按照分区比色、分区筑瓷等。应严格控制金属基底厚度，保证瓷层的足够厚度；采取分层分区比色、选瓷、筑瓷，瓷粉烧结时防止因产生气泡而形成明度过高。②透明

度低：瓷层过薄，如牙体预备切割量不足，金属基底过厚，遮色瓷过厚，牙体唇舌径过薄，烧结次数过多，上釉时未有效矫正等。

瓷崩裂　烤瓷熔附金属冠和全瓷冠都可发生瓷崩裂，致使瓷崩裂的原因很多，包括以下问题。①内冠或冠桥支架设计、制作不合理：金属基底冠表面形成尖锐棱角或粗糙面，造成应力集中点，导致瓷层裂纹传播；金属铸件过薄不足以支持瓷层，可能造成瓷层崩裂；另外，金瓷衔接部与对殆牙有咬合接触；瓷层过厚而无金属支持，如前牙桥体由于桥体的金属支架未正确恢复牙体形态，造成切端瓷层无金属支持等也会导致瓷的崩裂。②金属处理及烤瓷不当：由于汗渍、油污、磨料粘接剂等造成金属基底冠或冠桥支架表面污染；预氧化处置不当造成氧化层过厚或过薄；由于修改烤瓷形态反复烧烤引起金瓷的理化性能改变，并在金瓷界面产生残余应力；材料选择不妥，瓷粉与金属热膨胀系数不匹配；缺牙间隙较长时，金属材料选择不当，造成桥体承受力时下沉而致瓷裂；烤瓷烧结时，不当的冷却速度可使金瓷界面残余应力明显增大以及炉温不精确等均可使不透明瓷烧结不全而引起崩瓷。③咬合问题：切端、殆面瓷层有咬合早接触点，特别是前伸、侧咬合时有早接触点；咬合紧、咬合力大；有夜磨牙习惯患者戴用烤瓷、全瓷修复体易引起崩瓷。有些患者的不良习惯也易使切端的瓷层崩裂。④临床因素：牙体预备时面牙体的磨除量过少，或厚度不均匀可引起瓷层碎裂，牙体预备后牙体倒凹未除尽，以致修复体就位时引发瓷层裂纹；牙体预备时颈缘处理不当，以致取

模时无法正确记录颈缘线，使修复体颈缘制作不到位，在试戴或粘固时用力过大也可能引起崩瓷。

金-瓷修复体崩瓷后，其金属基底很难从口腔中完整取下，而重新制作既费时费力，又给患者带来一定痛苦。因此一些金-瓷修复体瓷崩裂后的修补成为首选的方法。金-瓷修复体修理方法如下：①将碎裂的瓷片重新粘接到固定修复体上：如脱落瓷片完整，并无潜在裂纹，与瓷层折断处复位后能完全吻合。②做一片瓷饰片，并将它粘接到崩裂的瓷质上：如瓷层崩裂为几个碎片或吻合后有缺损，难以符合直接粘固修理的要求者，可用制作瓷饰片弥补上述不足，但制作工序复杂，精度要求高，需技术室配合才能完成，一般多用于桥体瓷折裂的修复。③使用复合树脂修复崩裂的瓷质：可见光固化复合树脂有多种颜色可选择，操作简便、效果好，常被选为瓷裂的修补材料，尤其适用于脱落瓷面不光滑的小范围缺损，目前应用较广泛。修复步骤如下：①瓷层断裂面处理：瓷层折裂后，暴露的可能是金属基底或仍是瓷面，也可能两者都有。表面处理首先是彻底清洁，去除附着软垢或菌斑等，其次可用喷砂法或砂石进行粗化处理，亦可在暴露的金属表面磨出沟、倒凹等固位形。其中喷砂效果最好，粗化后再用5%~10%氢氟酸或用1.23%氟化磷酸将断裂面酸蚀，用清水洗净，气枪吹风干燥。②涂布偶联剂：为了增加树脂与金属或烤瓷的粘接作用，必须在金属或烤瓷表面涂布偶联剂，使其表面硅烷化。③涂布粘接剂：待偶联剂干燥后涂布一薄层粘接剂。④选择颜色合适的光固化复合树脂堆塑成形，光照固化，形

态修整后抛光。

形态问题 ①修复体牙冠形态不对称：原因为设计与修复体制作有误，牙体组织过大、过小未采用矫正措施。应根据患牙术前正常自然形态制作，采用视错觉原理修改牙冠外形（见口腔美学）。②修复体牙冠形态不自然：原因为牙冠形态缺少个性如发育沟、釉珠、釉纹、点彩等，未参考对侧同名牙雕刻出应有的解剖学形态，如牙面过于光滑、圆突。应在牙面雕刻出有特色的符合患者面形、牙形的自然形态。

龈缘问题 ①龈缘不对称：原因为修复前，牙龈形态因牙槽骨吸收、畸形、牙龈退缩等原因，同名牙颈部不对称，未采用手术矫正就进行了修复。必要时修复前应进行牙槽骨修整术、龈成形手术，然后再修复。②牙龈损伤：原因为牙体预备时意外损伤，龈缘肩台预备时损伤，冠的龈缘不合适引起的龈缘炎、龈萎缩等。应在牙体预备时避免意外损伤；颈部肩台预备时先用龈线排龈，选择合适的肩台车针和手法；合理设计、制作修复体牙冠形态；修复体粘固后，将龈隙沟内的粘固料清除干净，必要时行龈缘抛光处理；及时在龈隙沟内用消炎药物预防牙龈炎，防止牙龈退缩。

龈染色问题 龈染色是容易出现的修复后并发症，表现为龈缘或龈和黏膜组织呈青灰色或暗褐色。形成原因比较复杂，可能是金属基底的氧化物渗透到龈组织中，如金属基底氧化物未清除干净，或因各种原因引起的腐蚀产生氧化物，或因龈缘炎症诱发。一旦出现龈染色，处理也很困难，因此应尽量预防其产生。预防办法：①牙体预备保证龈缘肩台有合理厚度和外形。②保证金属基底外形和金属本体的制作质量。③粘固前清除冠内面的氧化物。④选用高质量粘接剂和确保粘接质量。⑤彻底清除多余的粘固料。⑥及时控制龈缘炎的发生，保证口腔清洁。⑦有条件时，鼓励使用贵金属烤瓷合金。⑧采用全瓷颈缘，或用瓷层有效遮盖金属基底色等。

（巢永烈）

zhuānghéguān

桩核冠（post-core crown）

由桩、核和全冠组成，在桩核上制作全冠的修复体（图1）。桩核是由根管内的桩（根桩）和供全冠固位的核（核桩）组成，桩核可以由一种材料或两种材料组成。桩核冠的桩为核提供固位，将应力传导到牙根部；核是为冠提供固位，加强冠部牙体组织的抗折力，为全冠提供支持；而冠的作用是恢复牙冠外形和功能，保护冠部牙体结构。

作用 桩核冠保留了健康的牙冠组织，减少根管内牙体组织的磨除，既能充分利用根管的固位力，又能保证牙根的抗折力，而且能减少根管侧穿的可能性。如果人造冠有变色、磨耗、缺损等更换冠即可；用改变桩核方向的方法使轻度错位的牙恢复到正常位置，若用桩核作为基牙，可调整方向，容易获得共同就位道。

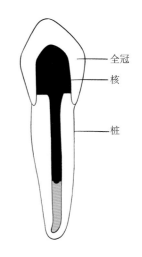

图1 桩核冠的基本部分

全冠
核
桩

材料 桩材料包括铸造金属桩、钛金属成品桩、聚乙烯纤维树脂桩、石英纤维桩、瓷桩等。核材料有铸造金属核和银汞合金核，非金属核的复合树脂核和陶瓷核。冠包括金属烤瓷冠、全瓷冠和金属树脂冠。桩核分为以下几类（图2）。①铸造金属桩核：核与桩部分整体铸造而成。材料多为金合金、银钯合金、软质钴铬合金、钛合金等。具有良好的机械性能，但美观性较差。多用于金属烤瓷冠。②金属成品桩复合树脂桩核或者银汞合金桩核：在成品桩粘固后，在冠部充填堆塑做核的专用树脂，或者用银汞合金充填堆塑、包绕在成品桩颈部以上的部位，常用于后牙。成

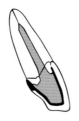 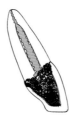 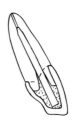 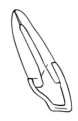

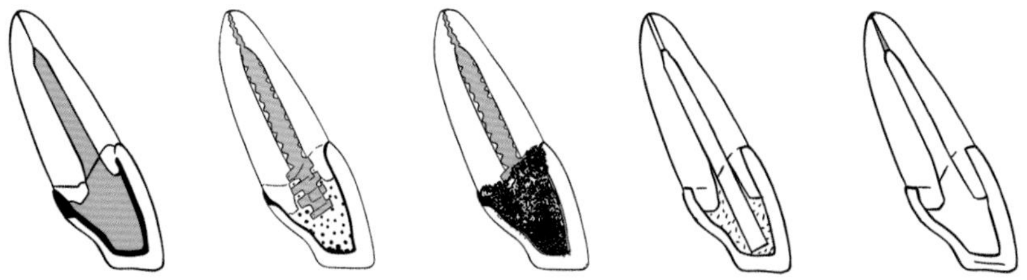

a 铸造金属桩核　b 金属成品桩复合树脂桩核　c 复合银汞合金桩核　d 纤维桩复合树脂桩核　e 氧化锆瓷桩核

图2 桩核类型

品桩主要为钛成品桩等金属成品桩。③纤维桩复合树脂桩核：桩部分主要有聚乙烯纤维桩、玻璃纤维桩和碳纤维桩3类。纤维桩具有较高的抗挠曲强度和抗拉伸强度，能减少根折的发生。但是，纤维桩树脂桩核的强度低于铸造桩核，桩核的根桩部分要求与根管壁有足够的粘接力，需要相应的树脂粘接剂。另外，用于形成核的复合树脂与核桩部分应该有良好的结合，成核的复合树脂要求具有较高的强度和硬度，较小的流变性，易于成型操作。④氧化锆瓷桩核：由致密的四边形氧化锆多晶体烧制而成，具有高强度、高弹性模量和射线透射性，生物相容性良好，与全瓷冠联合应用能提高其美观效果。氧化锆瓷桩核的弹性模量较高，应力缓冲较差，必须保证根管壁的厚度和抗力形，以防止根折的发生。氧化锆瓷桩核有两种，一是成品桩，用树脂粘固剂粘固，以复合树脂完成冠部；二是在氧化锆瓷棒表面做蜡型，包埋后铸造，形成铸造陶瓷核，然后粘固根桩。

适应证 前提条件是必须经过完善的根管治疗，根尖周无炎症或炎症已被完全控制，骨吸收不超过根长的1/3。桩核冠适用于牙冠大部分缺损，无法直接全冠修复者；牙体缺损达龈下，牙周健康，牙根有足够长度者；牙槽骨内残根，根长和根径能满足支持与固位，经冠延长术或牵引术后可暴露出断面者；错位、扭转牙而没有条件做正畸治疗者；畸形牙直接预备固位形不良者；死髓变色且颈部易横形冠折者；供固定义齿固位体使用。

禁忌证 ①有明显尖周感染和临床症状，根管感染未能有效控制。②严重的根尖吸收，牙槽骨吸收超过根长的1/3以上，根管弯曲而且细小。③根管壁有侧穿，且伴有根、骨吸收和根管内感染者。④牙槽骨骨内的斜形根折，折断牙牙根松动者。⑤根管壁过薄，抗力形、固位形差者。年轻恒牙并非桩核冠绝对禁忌证，未发育完全的根尖在根管治疗后基本停止发育，如果根桩固位有基本保证，可以先做桩核，定期更换全冠，以满足美观要求。

方法 包括以下步骤。

固位形和抗力形设计 桩核冠的固位设计中，桩越长，其固位越好。确定桩的长度要考虑牙根的位置、形态、长度、冠根比例，以及根管粗细及弯曲情况等因素。①常规要求为桩的长度应等于根长的2/3～3/4或至少等于冠长，保证根尖不少于4mm根尖封闭，以预防根管治疗后根尖病变的发生。②桩的直径与桩核冠固位有关，桩的直径大者，可增加自身强度和固位力。理想的根桩直径应为根径的1/3，即上前牙的根桩直径为1.5～2.5mm，下前牙为1.1～1.5mm，上下后牙为1.4～2.7mm。因为根的外形呈锥状，桩的直径应向根尖方向逐渐减小，与根的外形相适应。③桩的理想形态是与牙根外形一致的一个近似圆锥体，从根管口到根尖逐渐缩小呈锥形，各部横径都保持为根径的1/3，与根部外形一致，而且与根管壁密合。桩与根管壁越密合，其适合性越好，既能获得良好的固位，又能更均匀地分布所受应力。粘固材料能与根管壁和根桩形成牢固的结合，能提高根桩的固位力。④桩核冠的抗力要求中，桩的材料直接决定着桩本身的抗折能力。树脂桩的强度最差，纤维桩次之，氧化锆瓷桩和金属桩的抗折能力强。

桩的材料与根折存在明确的关系，纤维桩材料的弹性模量与牙本质相同或相近，可将所受力量沿桩和根管的长轴均匀分布；纤维桩的刚性小，发生桩折裂时缓解了应力，减少了根折的发生。氧化锆陶瓷桩和金属桩等刚性大的材料能抵抗较大的应力而不变形，桩不易折裂却加大了根折的风险。⑤桩的各种形态中，锥形桩由于楔力作用，使桩的根部产生应力集中，而且根管壁受侧向力大，造成根折的可能性大于柱形桩。螺纹桩旋入后能增加固位，但所产生的应力对牙根不利，易引起根折。螺纹锥形桩就位产生的应力最大，柱形桩产生的应力最小，后者更有利于保护牙根。应尽量避免桩或根管的过锐线角产生的高应力，预防造成根折。⑥桩的粘固剂与桩及牙根的抗力有直接关系，粘固剂能在桩和根管壁之间形成一缓冲层，以利于应力的均匀分布与传导，均匀、无气泡的薄层粘固剂更有利于应力分散。⑦桩核冠应该有箍结构设计，箍结构又称为牙本质肩领，是指人造冠包绕的健康牙本质及其相对应的人造冠边缘，箍结构既包括冠的一部分，又包括桩核的一部分。全冠边缘应该在牙本质-核桩界面以下至少2mm，这样形成的箍结构既可对牙体产生保护作用，又可为全冠边缘提供支持作用（图3）。

牙体预备 牙体预备前参照X线片了解牙根长度、外形、根管充填情况与根尖周情况。根管预备时，先去除根管口恒久充填材料，然后选择导向钻沿牙根方向缓慢去除充填材料，随时校正钻入方向。当沿正确方向前进至预定深度后，逐级更换大号金刚砂针，扩大根管腔，形成预定形态，同时去除管根壁倒凹。最后用磨光钻将根管腔修平滑。去除根管口处薄弱的、尖锐的牙体组织。牙冠预备时，首先去除残冠或残根上所有的原充填物及龋损，然后按全冠的预备要求和方法进行牙体预备，尽量保留箍结构的牙本质高度，使其大于 2mm，去除薄壁、锐尖等薄弱的牙体组织。

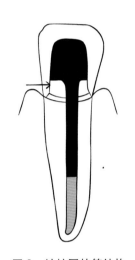

图 3 桩核冠的箍结构
注：箭头所示处为牙本质肩领

制取印模 ①将印模材料注入根管内，用螺旋充填器慢速搅拌将根管充满，插入提前准备好的起加强作用的金属针或塑料针，再将印模材料注满根面，放入堆满印模材料的托盘，待印模材料凝固后，顺根管方向取下。②在直接法制作蜡型桩的基础上，在蜡型的核桩部位制作印模材料的固位装置，再制取印模，取下托盘时将蜡型与印模材料一并取下，灌模，常规在模型上制作蜡型。对于单根管的个别前牙，直接在口内做桩核蜡型的方法省去印模程序。按照技工工艺流程完成进入包埋和铸造。

粘固 桩核粘固按常规去除金属桩核表面的附着物，取出根管内的暂封物，清理根管，试戴桩核。要求其就位无阻力，取下时有固位力，根面密合。试戴完成后，隔湿，消毒根管，吹干，粘固桩核，要求桩核完全就位，粘固后去除多余粘固材料。按照全冠的牙体预备要求做牙体预备，进入全冠修复的制作程序。

复诊常见问题及处理 见部分冠。

（巢永烈）

quáncíguān

全瓷冠（all-ceramic crown）全部用瓷材料制作的全冠。

适应证 原则上所有需要金-瓷烤瓷冠修复的患者，只要在经济条件允许情况下，都可考虑全瓷冠修复，尤其更适合下列情况：①前牙切角、切缘缺损，不宜用充填治疗或不宜选用金属-烤瓷冠修复者。②死髓牙、氟斑牙、四环素牙等变色牙，患者对美观要求较高者。③牙冠缺损需要修复而对金属过敏者。④牙缺损要求修复，同时不希望口内有金属材料存在者。

禁忌证 由于瓷材料本身的特性，目前全瓷冠仍然存在着一定的缺点，并有一些禁忌证。①牙体组织的切割量大，年轻恒牙髓角高、易露髓者。②临床冠过短，无法获得足够的固位形和抗力形者。③对刃𬌗未矫正或夜磨牙症者。④牙周疾病需要用全冠进行夹板固定者。⑤心理、生理、精神因素不能接受或不愿意磨切牙体组织者。

方法 见全瓷固定桥。

复诊常见问题及处理 见金属-烤瓷冠。

（巢永烈）

bùfenguān

部分冠（partial crown） 覆盖牙冠一部分的冠修复体。

种类 部分冠的种类曾经较多，常见的为前牙 3/4 冠、后牙 3/4 冠、后牙 7/8 冠、开面冠、半冠和嵌体冠等。随着临床技术的发展和对美观要求的提高，前牙 3/4 冠、开面冠、半冠在临床已基本不再使用，目前临床尚在应用的部分冠为嵌体冠、前牙美学部分冠和后牙 3/4 冠。嵌体冠在前面已有介绍，故部分冠只介绍前牙美学部分冠和后牙 3/4 冠。前牙美学部分冠是前牙切缘缺损、切角缺损或者较大面积缺损的修复体；是一种可以最大限度地保留缺损牙牙体组织，同时达到固位要求的修复方法，是使用全瓷材料借助固位形固位和粘接固位两种固位形式，对前牙缺损进行美学修复的修复体形式；是设计形式处于嵌体与全冠、贴面与全冠之间的特殊形式，即牙体的缺损通过嵌体或贴面修复无法获得足够的固位力和强度，设计全冠修复又要磨除过多健康牙体组织，可采用部分冠修复。

适应证 ①前牙美学部分冠的适应证为前牙切缘缺损、切角缺损；前牙较大面积的浅表缺损；有较大的邻面缺损需要恢复与邻牙的接触关系；前牙轻度错位牙；局限性牙体变色。要求制备面应该保留有健康的牙釉质，可以提供供粘接的牙釉质。②后牙 3/4 冠的适应证为颊面牙体组织完整的中度牙体缺损的后牙；建立后牙𬌗接触关系；亦可用做固定桥的固位体和牙周固定夹板。由于有部分金属暴露，适用于美观要求不高时。

禁忌证 ①前牙美学部分冠的禁忌证为缺损过大深入龈下、釉质发育不全、牙体缺损范围大和深、磨牙症的病例。②后牙 3/4 冠的禁忌证为近中和远中面严重缺损，难于提供邻轴沟的位置时；

牙冠过于短小牙，无法取得足够固位者；对后牙有极高的美学要求者。

方法 包括以下步骤。

牙体预备 前牙美学部分冠最常用于前牙切缘缺损和切角缺损，在进行牙体预备时使用最小预备量，在获得修复体的固位和抗力的同时，尽量多地保留健康牙体组织，并留有充足的粘接面积。部分冠的固位力不仅要来自牙体预备产生的固位形，还要利用粘接剂所获得的粘接力。牙体预备釉质上的扩展肩台，为酸蚀提供足够的面积。釉质磨除量严格控制在釉质范围内，牙体各部的牙釉质厚度不一，前牙釉质的颈部最低厚度约为 0.8mm，应该予以注意。对于个别部位暴露的牙本质可用牙本质粘接剂或牙髓保护材料。修复切缘缺损时要在釉质上预备环形扩展肩台和舌面肩台，轴线角圆钝，肩台光滑。在进行牙体预备时应注意保护牙髓，在保证固位力的前提下，尽量少磨除健康的牙体组织。如果不能为提供部分冠足够的固位，可设计沟槽等辅助固位形。采用强度较低较高透光性材料时，必须保证瓷材料厚度才能确保部分冠的强度。

后牙 3/4 冠的牙体预备的特征是后牙两个邻面和邻轴沟与牙长轴平行，邻轴沟位于邻面的颊1/3 与中 1/3 相交处，两侧轴沟平行、有一定的深度且在龈端可形成清晰的龈壁。颈缘应平齐龈缘，𬌗面颊缘一般应超越颊缘而达颊面。上颌后牙 3/4 冠的颊缘可以延伸至颊的颊面上，以预防受力时牙尖的折断。邻面磨除面不应超过邻颊线角，以免暴露金属。𬌗面沟预备是为了防止修复体固位力不足而致舌向脱位，𬌗面沟

与邻沟相连续，增加对牙冠的约束环抱作用。为保护颊尖薄弱的牙体组织，由颊尖顶沿颊尖斜面磨制 0.5mm 宽的小斜面。下颌后牙 3/4 冠的牙体预备与上颌牙基本相同，不同之处在于下颌后牙颊尖为功能尖，在颊尖的颊斜面上制备宽约 1.0mm 有角肩台，𬌗面肩台连接两侧邻面轴沟。其次，下颌后牙牙冠较上颌后牙短，需增加固位形，将 3/4 冠的远中边缘适当向颊面伸展。另外，舌侧倾斜明显的下颌磨牙，舌侧倒凹较大，为了减少舌面的磨除，可不切磨舌面而是磨除颊面，其邻面轴沟应置于邻面片切面舌 1/3 和中 1/3 交界处。颊侧金属暴露对美观有一定的影响，是舌向 3/4 冠设计无法避免的问题。

制作工艺 前牙美学部分冠制作分为机械加工和热压铸两种方法。机械加工计算机辅助设计与制作技术，制作前牙美学部分冠临床基本步骤见嵌体制作技术，根据部分冠的设计，按照临床常规的部分冠的预备方法预备，然后制取光学印模，人机对话完成设计，再磨切成型。瓷表面着色处理或上表面饰瓷。热压铸陶瓷部分冠需要在牙体预备后制取印模和模型，完成蜡型。常用失蜡法铸造技术完成修复体。

前牙部分冠的美学要求高，要做相应的美学处理。修复体的边缘与牙体组织的结合区是美学处理的薄弱环节，因为修复体需要通过粘接剂与牙粘固，修复体和粘接剂的折光率和遮光率与天然牙有差异。因此，应尽量将修复体与牙的结合区放置在隐蔽的区域。在设计修复体的外形和边缘线时，可适当制作成一定厚度的斜面，既扩大了釉质的粘接面积，同时也使颜色过渡自然。当

制作完成的部分冠修复体在口内试戴时，需要使用与粘接树脂颜色一致的试色糊剂模拟粘固后的色彩学效果。如果发现最终的混色效果未达到整体美学要求，可行修复体本身的染色处理。部分冠的修复体一般是由长石类材料制作，有与之相配套的瓷外染色进行染色处理。部分冠的粘接类似于瓷贴面，因此可以使用瓷贴面的树脂粘接系统，使用不同颜色的粘接树脂混色调配出适合的颜色，也可以在粘接树脂中加入着色树脂调配混色效果。

后牙 3/4 冠的制作遵循失蜡铸造法的基本流程进行。

粘固 粘固前进行试戴，检查就位情况、边缘的密合度、咬合等。试戴后调改咬合，然后按常规完成粘固。

复诊常见问题及处理 包括以下方面。

疼痛 包括以下方面。

过敏性疼痛 ①修复体粘固后过敏性疼痛：患牙若为活髓牙，在经过牙体磨切后，暴露的牙本质遇冷、热刺激会出现牙本质过敏现象。若牙体预备时损伤大，术后未采取保护措施，牙髓常常充血处于激惹状态。粘固时，消毒药物刺激、戴冠时的机械刺激、冷刺激，加上粘固剂选择不当致使其中的游离酸刺激，会引起患牙短时疼痛。待粘固剂充分结固后，疼痛一般可自行消失。由于粘固剂为热、电的不良导体，在口内对患牙起保护作用，遇冷、热不再出现疼痛。修复过程中应选择刺激小的粘固剂，操作细心，减小对牙髓损害。以上刺激如果在牙髓耐受范围内，疼痛可在短时间内消失。若粘固后牙长时间持续疼痛，说明牙髓受激惹严重，或可发展为牙髓炎，要随时观察，

出现牙髓症状时则需要做牙髓治疗或根管治疗，往往要破坏修复体。因此，在粘固前，应对患牙牙髓状态有一个估计，过敏性疼痛严重者应先做安抚治疗。②修复体使用一段时间之后出现过敏性疼痛：出现的主要原因有继发龋、牙龈退缩、粘固剂脱落或溶解。多由于牙体预备时龋损组织未去净，或未做预防性扩展；修复体不密合、松动；粘固剂或粘固操作不良，粘固剂溶解、脱落、失去封闭作用；修复时牙龈有炎症、水肿或粘固后牙龈萎缩等，均造成牙本质暴露，引起激发性疼痛。处理时，除边缘粘固剂溶解、添加粘固材料重新封闭修复体边缘外，一般要将修复体破坏或拆除重做。

自发性疼痛　①修复体粘固后出现自发性疼痛：常见原因为牙髓炎、根尖周炎或牙周炎。多是由于牙体切割过多，粘固前未戴暂时冠，未做牙髓安抚治疗，牙髓受刺激由牙髓充血发展为牙髓炎。②修复体戴用一段时间后出现的自发性疼痛：多见于继发龋引起的牙髓炎；或由于修复前根管治疗不完善，根尖周炎未完全控制；或根管侧壁钻穿未完全消除炎症；或咬合创伤引起的牙周炎。牙髓炎引起的自发性疼痛因修复体覆盖不易定位，应仔细检查修复体有无松动、破损、缝隙及障碍等，再做牙髓温度测试和活力试验，有时可辅助 X 线检查。明确诊断后，再决定是拆除修复体还是局部打孔，做牙髓治疗。如有咬合创伤，应仔细调𬌗观察。对于牙周炎或尖周炎，应做 X 线牙片检查，确诊后，根据病因做相应治疗。桩核冠修复后出现的牙周或根尖感染，要区别是由于牙体预备时根管侧穿引

起的牙周炎还是根管治疗不完善产生的根尖周炎，要判断是否有牙根的折裂。在做出明确诊断后，依具体情况处理，对可保留患牙做牙周治疗，或根据病情做尖周刮治或根尖切除等手术治疗。

咬合痛　修复体粘固后短期内出现咬合痛，多是由𬌗创伤引起。患者有咀嚼痛伴有叩痛，发病病程不长，创伤性牙周炎不严重，通过调𬌗，症状就会很快消失。调𬌗时根据正中及非正中的早接触仔细调整，磨改不合理的陡坡和过锐尖嵴。如调𬌗在修复体上进行，应注意磨光。如咬合过高而调𬌗有困难时，或是因粘固时修复体未就位者，应拆除修复体重做。在修复体戴用一段时间之后出现咬合痛，应结合触诊、叩诊和 X 线牙片检查，确定是否有创伤性牙周炎、尖周炎、根管侧穿、外伤性或病理性根折等。再做针对病因的治疗，如调𬌗、牙周治疗或拆除重做和拔牙等。

食物嵌塞　是食物嵌入或滞留在牙或修复体邻接面的现象。引起食物嵌塞的原因：①修复体与邻牙或修复体与修复体之间无接触或接触不良。②修复体轴面外形不良，如外展隙过大，龈外展隙过于敞开。③𬌗面形态不良，边缘嵴过锐，颊舌沟不明显，食物排溢不畅。④𬌗面与邻牙不一致，形成斜向邻面的倾斜面。⑤邻面接触虽然良好，但是修复体有悬突或龈边缘不密合。⑥对𬌗牙有充填式牙尖（杵臼式牙尖）等。

食物嵌塞是修复体常见的问题之一，患者可以感到胀痛不适，嵌入或滞留的食物可以直接压迫牙龈引起疼痛，滞留食物发酵、腐败，发生口臭，分解产物和细菌性代谢产物的刺激可引起龈炎，

出现疼痛、龋病和牙周炎。

食物嵌塞的治疗应针对其原因进行。属邻接不良、外展隙过大者，一般需拆除修复体重做。𬌗面形态不良者，在不影响修复体质量的前提下，可适当少许磨改，如修去过锐边缘嵴，加深颊舌沟，磨出食物排溢沟，调磨对𬌗充填式牙尖，修改修复体的悬突，用树脂材料充填不密合缝隙等。所有上述措施均属不得已而为之，修改过的修复体应仔细磨光，最好的办法是试冠时仔细消除上述引起食物嵌塞的因素再粘固。

如修复体不易拆除，而邻牙有牙体缺损，可利用邻牙充填治疗或做修复体恢复正常邻接。此外，对上颌磨牙、近缺隙处的患牙及𬌗面受力不平衡的患牙做修复体时，应有动态的观念。许多上述类型的修复，粘固时邻接正常，使用一段时间之后，出现邻接异常和食物嵌塞。克服办法：①修复时注意𬌗力、牙尖斜面在牙移位中的导向作用，针对骨质疏松处牙容易移位的特点，控制力大小及方向。②应用联冠修复。③及时修复失牙等。

龈缘炎　修复体粘固后也可出现龈缘炎，表现为修复体龈边缘处的龈组织充血、水肿、易出血、疼痛等。其原因：①修复体轴面外形不良：如短冠修复体轴面突度不足，食物冲击牙龈；轴面突度过大，食物向龈方滑动时无法与龈组织接触，使龈组织失去生理按摩作用，也可造成局部龈缘炎。②冠边缘过长，边缘抛光不良，修复体边缘有悬突或台阶。③试冠、戴冠时对牙龈损伤。④嵌塞食物压迫。⑤倾斜牙、异位牙修复体未能恢复正常排列和外形。

治疗时，可局部用消炎镇痛药消除炎症，调𬌗，尽可能消除或减少致病因素，保守治疗后若症状不缓解，应拆除修复体重做。

修复体松动、脱落　是牙体缺损修复失败的主要表现之一，修复体永久粘固后，在不同的时间出现修复体对牙体的相对运动，对修复体𬌗面加压时边缘有液体溢出，或患者可自行取下等。其主要原因：①修复体固位不足：如轴壁聚合角过大，龈距太短，修复体不密合，冠桩过短，固位形不良。②创伤：𬌗力过大，𬌗力集中，侧向力过大。③粘固失败：如粘固时，材料选用不当，粘固剂失效，牙面及修复体粘固面未清洗干净，干燥不彻底，油剂、唾液污染，粘固剂尚未完全结固时，患者咀嚼破坏了结固等。

修复体一旦松动，应尽早取下，仔细分析松动、脱落的原因。如为设计、制作的原因应重做。如因创伤所致，应磨改调𬌗抛光后重新粘固。如因粘固失败，可去除残留粘固剂，粘固面做常规处理，选用优质粘固材料重新粘固。如根管呈喇叭口状，或修复体与牙体不密合，可在清除陈旧粘固剂、清洗干燥后，酸蚀牙体表面，用树脂类粘接剂粘接。如因为固位形差，则要重新修改预备基牙，改善固位后重新制作修复体。

修复体破裂、折断、穿孔　修复体戴用过程中可能出现破裂、折断及磨损穿孔等现象。其原因是多方面的。①外伤：如受外力、咬硬物后，以瓷修复体和前牙多见。②材料因素：如瓷的脆性较大，树脂强度较低，特别是在薄弱处。③制作因素：如局部棱角锐边，应力集中处易折断以及铸造修复体表面沙眼等。④𬌗力过大：在深覆𬌗、咬合紧、存在𬌗创伤时，容易出现折断。⑤调𬌗磨改过多：由于牙体预备不足，或患牙预备后伸长，戴牙时已经将𬌗面磨得过薄。⑥磨耗过多：如咀嚼硬物、磨牙症等。

前牙全瓷冠或金属-烤瓷冠局部破裂、折断，可用氢氟酸溶液酸蚀断面，冲洗吹干后，在口内添加光固化复合树脂恢复外形，也可在瓷层做小的固位洞形，以增加树脂材料的固位。大范围破损，应将修复体拆下重做。对于穿孔的金属修复体原则上应重做。

对于牙冠部分折断的桩冠，如冠桩固位良好不易拆除，可将残留树脂牙冠预备成核，然后做冠修复。

塑料树脂冠变色、磨损、脱落　随着材料学的发展，塑料全冠作为永久修复体越来越少见了，但烤塑冠还是常见的修复方式之一。塑料和树脂随着使用时间的延长，因材料本身老化变色会发生颜色改变，变成灰黄色或灰褐色。烤塑冠由于树脂与金属结合强度有限，若界面处理不好，容易形成金-塑界面分离或脱落的问题。出现这种问题或变色时，如果烤塑冠金属部分完好，可以清除残留树脂，金属表面处理，清洗、干燥后用光固化修复树脂恢复牙冠外形，口内磨光完成。但须注意金属与树脂结合部边缘密合性，仔细抛光完成。如果烤塑金属部分边缘不密贴或出现其他问题时，必须拆冠重新制作。

修复体拆除　修复体一旦出现松动或不可补救的破损，应拆除重做。拆除修复体的方法如下。①用去冠器卸下：适合于松动修复体的拆除。利用去冠器上的钩缘钩住修复体的边缘，沿就位道相反方向用去冠器柄上的滑动锤冲击末端，依靠冲击力将残留粘固剂震碎，破坏其密封，使修复体脱位。使用时应注意用力的大小及方向，观察患者反应，切忌用力过猛，防止牙尖折裂或损伤牙周膜。修复体快脱位时，以左手手指夹持修复体，防止冠飞落或患者误吞。②冠的破除：属破坏性拆冠方法，适合于固位较牢的冠的去除。可用裂钻沿修复体近中轴面角处切割，全冠可在颊舌侧、前牙在舌侧处切穿修复体，然后用小凿撬松冠边缘，用去冠器轻轻震松取下。嵌体的拆除较困难，通常用磨切和撬松相结合的方法进行。先用刃状砂石或车针在缘处或嵌体峡部切断，以小凿分段取出。或用车针沿嵌体边缘磨去一周，再以小凿撬松取下。注意不要切割过多造成牙折。冠桩折断经常见于成品冠桩的桩冠。若牙根条件较好，可以将残留冠桩取出，重做桩冠。取冠桩的方法是，用砂石去除冠桩上的残留树脂和根面固位盘，以 1/2 号圆钻或 700 号裂钻，在冠桩四周紧贴冠桩向根尖方向磨出一小缝隙，到达一定深度后，以小根尖挺或小骨凿等小器械插入预备的缝隙内，从不同方向慢慢撬松冠桩，以止血钳或持针器夹住冠桩慢慢取出。用特制取冠桩钳较为方便，方法同前，先磨除残留树脂及桩周围一小部分粘固剂，将取冠桩钳的喙支在根面上，旋紧尾部螺丝夹紧冠桩的根外段，并徐徐转动螺丝，慢慢把冠桩拔出。③机械去冠器和超声振荡取桩：除了手动去冠器外，现在还发明了机械去冠器，其构造与手动去冠器类似，只是不用手来辅助振动，而是把去冠器与牙科治疗台上低速手机接口相连，通过机械振动来达到振松粘固剂的目的。机械式去冠器的优点在于振荡力量均匀，持续性好，对基牙刺激小。④通过超声波振荡作用来帮助拆除全冠、桩核冠等修复体。其操作方法是将超声工作尖放在修复体的不同部位振荡，待修复体松动后，再用去冠器拆除修复体。

目前关于桩冠重做、拔冠桩问题越来越倾向于保存冠桩，在根管、冠桩固位、根外段长度允许时，尽可能保留，把残余树脂当作核预备，或在冠桩根外段上做复合树脂核，然后做核冠，方法简便，修复效果好。

（巢永烈）

kǒuqiāng zhòngzhíxué

口腔种植学（oral implantology）

研究采用颌骨内植入人工装置修复各类牙缺损、牙缺失的学科。它是近半个世纪口腔医学兴起的重要分支学科，引领着整个口腔医学的技术进步。

简史 20世纪初，以解决缺牙修复体的支撑和固位为目的，牙种植概念被正式提出并逐步在口腔医学领域引起关注。为提高支撑的稳定性和扩大其适用范围，牙种植体形状设计各异，采用的材料多种多样。按照植入部位不同，牙种植体有骨内、骨膜下、黏膜下、穿下颌骨等类型；按照形状设计，可分为柱状、螺纹状、锚状、中空状、叶片状、针状、网状等多种形式；按照材料区分，有医用不锈钢、陶瓷、钴铬合金、钛金属等不同种类。形式上的多样性反映出种植标准的不统一，缺乏科学的理论基础做指导，直接导致20世纪中叶出现大量失败的牙种植病例，这一现象引起了学术界的高度警觉。1968年美国牙科协会明确指出，牙种植尚处于探索阶段，技术上还不很成熟，医生应向患者详细告知技术现状。牙种植技术的科学性和可靠性广受争议。20世纪60年代中期，瑞典学者布伦马克（Brånemark）系统报道了他长达10余年的基础和临床研究成果，并创立口腔种植的骨结合理论，并在1982年多伦多骨结合大会上得到了国际学术界的肯定，从此口腔种植走上了科学发展之路。骨结合理论成为口腔种植发展历程中的重要分水岭和里程碑，它从生物学角度阐明了种植体的功能基础，为提高牙种植技术的成功率和可靠性奠定了重要理论基础，进而确定了骨内螺纹型牙种植体的主流发展地位，骨结合理论的创立标志着现代口腔种植学的学科起点。牙种植技术的成功推动了种植适应证的拓展，骨量不足因此逐渐成为临床应用所面临的重大挑战，牙缺失后牙槽突出现不同程度的萎缩，造成高达一半以上的种植病例存在骨量不足的问题。人们尝试采用传统植骨方法在种植体周围植入各类植骨材料，但是植骨效果不佳。20世纪90年代初，有学者将引导组织再生的原理引入口腔种植领域，并创立引导骨再生技术。该技术是利用生物屏障膜阻挡纤维组织长入植骨区，从而解决种植体周围植骨成骨不良的问题，保证成骨效果。在此基础上，各类骨增量技术应运而生，种植外科逐步发展成熟。种植外科的技术进步，扩大了口腔种植适应证，使其作为缺牙修复常规方案成为可能，同时也解决了因骨量不足带来对牙种植体位置分布的不利影响。口腔种植因此进入高速发展的黄金期，基础研究在不断加深，初步形成了以骨结合理论、软组织界面生物规律、种植生物材料学和生物力学、牙槽突骨再生等为核心的理论体系；种植技术不断丰富和完善，形成了以种植外科、种植修复、种植技工为主体的种植技术体系；牙种植体产品体系的研发也得到了长足发展，在满足种植多样性、提高种植治疗效果等方面起到了积极的推动作用。2000年以后，对牙种植体颈部软、硬组织生物学规律的揭示促进了种植的美学修复，口腔种植美学取得了突破性进展，口腔种植学进入成熟的发展阶段。口腔种植学经历了由多学科交叉产生的临床技术到形成独立专业学科的转变；口腔种植治疗的设计原则经历了由牙槽突"解剖决定种植"到"修复引导种植"的种植模式转变；口腔种植概念也随之发生由修复体机械支撑向缺牙生物学替代的升华。

研究对象 包括种植生物材料与表面改性、种植体的生物力学与形态设计、种植体骨结合与软组织结合的生物学规律、骨再生机制、技术与治疗方案、种植并发症等。

研究方法 ①采用生物材料学和生物力学研究方法，开展牙种植体的研发、产品的优化、种植的技术方案等研究。②采用细胞学、组织学等研究方法，围绕口腔种植技术开展种植机制以及生物学和病理学规律的研究。③采用临床流行病学研究方法，开展口腔种植技术与治疗方案的评价与治疗规范的研究。

与邻近学科关系 口腔种植学是由临床新技术逐步衍生发展而来的口腔医学新兴独立的分支学科，起源于多学科交叉，而且与主要邻近学科依然保持着密切的交叉与合作。①生物材料学：牙种植体的未来发展在很大程度上依赖于生物材料研究，同时也为生物材料学提出了新的研究课题。②口腔修复学：与口腔种植学拥有相同的研究目标，即解决牙列缺损和缺失的临床问题，技术方法不同但目标一致，二者互为补充，但由于修复体支撑的力学基础不同修复方法存在较大差异。③口腔工艺学：是口腔种植修复工作中重要组成部分，口腔工艺学的发展带动口腔种植的技术进步，由于种植的技术特点与口腔修复学之间的差异，传统口腔工艺学已逐渐发展形成了口腔种植的技术工艺特点。④口腔颌面外科学：口腔种植学包含外科学的学科特点，由口腔颌面外科学发展而来，但具有自身的技术标准和特点，临床中存在众多技术交叉与合作的领域。⑤牙周病学：口腔种植学的发展给牙周病学提出了新的课题，牙周炎的存在以及与种植体生物并发症之间的关系构成了两个学科合作的必然性和切入点。⑥口腔解剖生理学：是口腔种植学的基础学科。⑦计算机应用科学：伴随计算机技术在口腔种植领域的应用，口腔种植技术正经历着新的发展机遇，可以预测二者之间的合作将会更加深入和紧密。

（李德华）

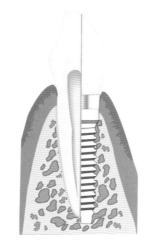

图 1　口腔种植义齿示意

注：植于牙槽骨内的口腔种植体模拟自然牙根支撑缺牙修复体，但是与自然牙不同，它与骨组织呈直接刚性连接

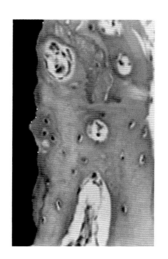

图 2　口腔种植体与骨组织直接连接（骨性愈合）

口腔种植（oral implant）　通过在牙槽骨内植入牙种植体，借以支撑、固定义齿完成缺牙修复的方法（图 1）。又称牙种植，俗称种植牙。牙种植体与骨组织之间应形成良好的骨结合（图 2）。伴随口腔种植的技术进步和学科发展，其内涵和技术标准不断升华：口腔种植的目的从早期的缺牙功能修复发展到如今对修复美观与健康的更高追求；适应证也从无牙颌或游离端缺失扩展至各类牙缺失。按照缺牙类型，口腔种植可分为牙列缺损种植和无牙颌种植；按照种植修复方式，可分为种植固定修复和种植覆盖义齿修复，其中种植固定修复有粘接和螺丝固定两种形式，种植覆盖义齿修复有球帽式、杆卡式、磁附着式、切削杆式、套筒冠式、按扣定位器式等多种固位方式；按照种植体的作用，种植覆盖义齿修复可分为种植体辅助式覆盖义齿和种植体支持式覆盖义齿，二者在病例选择、种植体数量、修复体固位方式及修复体的设计等方面存在较大差异。除缺牙修复以外，种植体还可以用于口腔颅颌面缺损修复，以解决赝复体的固位问题。

（李德华）

口腔种植体系统（dental implant system）　包括种植体、基台、相关上部结构以及相应配套的外科植入器械与修复安装工具等一套用于临床牙列缺损/缺失的种植修复体系。狭义的口腔种植体系统仅指包括种植体、基台、牙冠等上部结构及其相关部件。

发展　早期仅有种植体的多样设计而无系统可言。瑞典学者布伦马克（Brånemark）于 1965 年在实验研究和骨结合理论创立的基础上首次研发和建立了世界上第一个真正意义上的口腔种植体系统，并成功用于临床。随着骨结合理论的提出，特别是这一骨性结合界面的观点在 1982 年加拿大多伦多会议上被世界大多数学者接受及美国牙科协会认可之后，许多经济发达国家瞄准了种植领域的广阔市场，相继组建了以各领域专家协同合作为基础的研究小组，致力于开发、研制各具特色的牙种植体系统。国际上应运而生的各类商品化口腔种植体系统多达五百余种，在市场上较为活跃并具特色的商品化口腔种植体系统也有 50 多种。

组成　基本组成必须包括口腔种植体（植入体）和基台，同时专用的器械盒应具有为之临床植入的外科配套的不同直径和长度的系列钻、攻丝钻、方向及深度指示标杆、钻针延长杆、种植体携持器、扭力扳手、螺丝刀、环切刀等。此外为完成种植外科与修复任务，还需配备相应的手术设备（如种植机、种植手机）、手术器械、检测工具（如种植体动度测量仪、测量规）。任何一种口腔种植体系统通常配备种植外科器械盒和种植修复器械盒（图）。

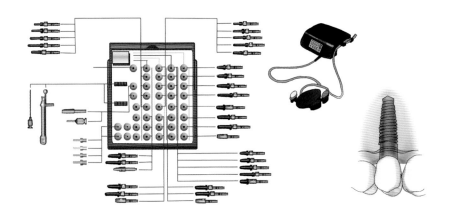

图　牙种植体系统的组成

分类　由于口腔种植体系统组成部件多、结构复杂、制造商研发产品命名不统一，使得系统分类方法尚未达成业界的最终共识。然而基于口腔种植体系统的发展历史和演变过程，可以按受植部位的解剖学将口腔种植体系统分类：骨内（牙槽骨内）种植体系统、骨膜下种植体系统、穿下颌骨种植体系统、颧骨种植体系统。按种植体功能分类：口腔种植体系统、颅颌面种植体系统、肢体种植体系统、正畸支抗种植体系统、过渡性（临时性）种植体系统、牵引成骨种植体系统。

通常口腔种植学所指的口腔种植体系统是指以恢复咀嚼功能为目的基于牙槽骨和（或）颧骨基础之上的骨内种植体系统。临床上选择合宜的口腔种植体系统，其方法可根据临床需求，使用者的能力、经验和依托医疗机构条件，然后依据种植体系统特色和公司的历史、规模、优势、技术支持力度等加以遴选。

（黄远亮）

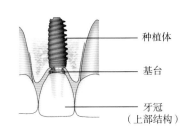

图1　口腔种植体、基台及牙冠

根据种植体的形态结构，曾分为根状种植体、叶状种植体和

支架式种植体3大类。鉴于叶状种植体和支架式种植体设计的科学性与临床操作的便利性遭到质疑和临床失败率甚高，现已不再使用。根状种植体埋入骨内又称骨内种植体或称骨结合式种植体，它已替代既往的黏膜内、骨膜下种植体，因而是目前临床应用最广、数量最大的一类种植体（图2）。骨内种植体是种植修复体的基础部件，是义齿的固位、支持

kǒuqiāng zhòngzhítǐ

口腔种植体 （dental implant）

利用生物相容性材料制成的人工牙根通过手术植入上、下颌骨内并经骨结合后形成的牢固基桩来支持义齿的缺失牙修复装置。又称牙种植体。种植义齿的支持基础是牙种植体，上部结构则通过基台与种植体相连并共同构成义齿修复的装置即口腔种植修复体（图1）。

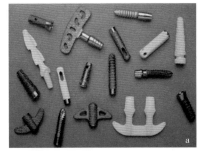
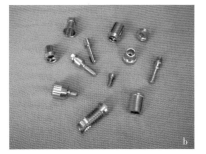
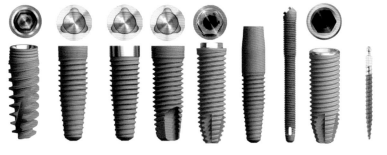

图2　临床不同类型牙种植体

注：a. 早期研发的基于钛质或高分子聚合物的根形、叶状种植体；b. 布伦马克单牙抗旋种植体；c. 适应临床需求的各种现代基于钛质的锥形、柱形、内、外连接的种植体

和承载装置。骨内种植体可从多方面特征来进行分类。如根据所用材料，可分为金属类种植体、陶瓷类种植体、碳素类种植体、高分子聚合物种植体和复合材料种植体。根据种植体表面处理方式不同，可分为机械氧化钛表面、喷砂酸处理表面、羟基磷灰石涂层表面、纳米修饰表面等。按其所需种植手术次数，可分为一期完成式种植体和二期完成式种植体。依据使用目的，可分为永久性种植体和临时种植体等。不同目的、不同部位、不同外形的种植体需采用不同的手术器具和植入术式，这些均可从相应的牙种植体系统获得配置与技术指导。临时种植体即指小直径的骨内种植体，主要用于临时即刻支持的过渡义齿。

根据种植体与基台连接的方式设计而不同，主要分为内连接和外连接两大类。早期以外连接方式为主，代表体系为布伦马克（Brånemark）牙种植体，目前则以内连接方式为主，几乎所有的种植体品牌公司均有。基于临床需求和基础研究的结果，近年来在内连接基础上推出了平台转移设计概念即在连接处基台直径小于种植体肩台直径，长期的临床结果显示采用该类连接方式的种植体边缘骨稳定，吸收较少，有利于前牙美学区的种植修复（图3）。

（黄远亮）

kǒuqiāng zhòngzhítǐ jītái

口腔种植体基台 （dental implant abutment）

以外连接或内连接结构形式与植入体相连的装置。简称基台。其穿龈后向口腔内延伸，为修复体提供支持、连接和（或）固位的种植体上部结构的部件之一（图1）。

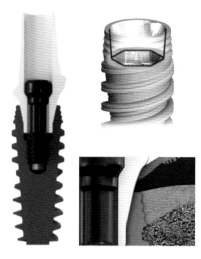

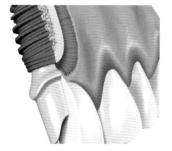

图3 平台转移种植体

分类 口腔种植体基台种类繁多，分类复杂，可根据与种植体的连接方式、与上部结构的连接方式、基台组成结构、基台制作方法、基台长轴、用途和材料等进行分类。

根据功能，基台可分为愈合基台、临时基台和永久基台。根据结构和用途，种植体基台分为解剖形愈合基台、角度基台、非角度基台、抗旋转基台、非抗旋转基台、标准基台、美观基台、穿黏膜基台。根据材料、制作和加工方法，又分为钛基台、金基台和瓷基台、计算机辅助设计与制作（CAD/CAM）基台、可调磨基台、UCLA基台、可铸造基台、预成基台。

将永久修复体连接到种植体的基台通常是机械加工预成的或由技工室个别加工或经CAD/CAM制作的个性化基台。预成基台通常是制造商提供的具备一定基台外形的钛金属或瓷材料，体积大，有充足的磨除量，主要由技师在工作模型上来调磨，也可由临床医师在椅旁调磨修改。预成基台的优点是使用简单，减少医师椅旁操作时间和技工加工时间，精度高，固位力好。

个别加工制作的基台可以在预成基台的基础上进行或由技工室专门制作，也可以是计算机辅助设计、制作。技工室个别制作的基台需要先根据设计的需要制作蜡型，通过再铸造来完成。CAD/CAM基台是通过特殊软件和研磨机来加工制作的。

如何选择和使用基台要考虑到诸多因素，如种植体的角度、方向、种植体肩台到牙龈袖口上缘的软组织深度。患者的美观要求、颌间距离以及是使用粘接固位还是螺栓固位等也是选择时考虑的问题。

连接 基台作为一端与种植体相连，另一端与牙冠相接的中间装置，起着承上启下的连接与稳定作用。由于种植体肩台设计有外连接与内连接之分，因此配套的基台即有相应内、外连接的结构设计。如果种植体肩台为平台转移设计，则基台也是基于内连接基础上的窄径结构。上部结构即牙冠最终与基台连接的方式取决于临床应用的条件和需求。出于前牙美学的考虑，多用粘接固位，但选用螺丝直接固位或应用多轴向角度通道（如ASC或MTX 0~25°）螺丝刀衔接相应多轴向螺丝固位，则可以避免因粘接固位所致粘接剂遗留带来的种植体周围炎及调整角度通道出口以防可能的崩瓷并发症。从功能恢复与维护方便角度考虑，后牙多用螺丝固位（图2）。

（黄远亮）

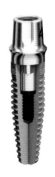
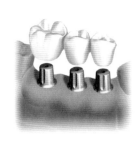

图1 基台与牙种植体

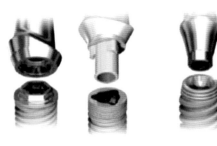

a 外连接　b 内连接　c 内连接+平台转移

图2 基台与种植体的连接方式

kǒuqiāng zhòngzhí fùzhuótǐ

口腔种植附着体（dental implant attachment）　附着于种植体肩台或基台上，并专用于无牙颌种植覆盖义齿的固位、支持的系统。

组成　口腔种植附着体由两部分构成。一部分连接于种植体肩台上，为阳性件；另一部分位于义齿的组织面内，为阴性件。当上、下两部分吻合时即为覆盖义齿发挥咀嚼功能提供固位力和承载力。一个理想的种植附着体应该能提供临床使用周期内可以调节并控制固位力大小的设计装置。

分类　依据固位方式的不同，临床上分为球附着体系统、杆附着体系统、磁附着体系统及套筒冠附着体系统。

球附着体系统　又称球帽式附着体系统。由安装在种植体上的球固位体（通常也称球形基台）、镶嵌在义齿组织面内的金属帽和帽内固位环3部分组成（图1）。义齿就位时，组织面内具有弹性的固位环越过球型固位体，通过固位环与球的环抱作用而获得机械固位。

实际临床中有在球帽式附着体系统的基础上应用按扣式附着体。这种按扣定位器附着体系统实际隶属于球附着体体系，设计时允许两种植体长轴间夹角最大为40°，基台及其固位体的总高度约为3mm，𬌗龈向占据的空间较小，为𬌗龈距较小条件下覆盖义齿的首选附着方式。其固位力的强弱有多种选择，易于摘戴和清洁，临床效果好。

杆附着体系统　又称杆卡式附着体系统。由2个或2个以上基台与连接杆融合后通过中央螺栓安装于种植体上，并由修复体组织面设置的卡环抱杆而发挥固位作用。该系统是临床常用的一种种植体可摘式覆盖义齿上部结构。杆卡附着体系统由杆与卡两部分组成（图2）。其基本原理为弹性卡抱摩擦固位。在压力的作用下，弹性卡的两臂端发生弹性变形后开张，使卡进入杆的倒凹部位，当弹性卡就位后卡臂即恢复原有的形状，卡抱着杆的倒凹部分与杆的外形吻合，使卡牢固地固定在卡上。但义齿摘除的反向外力作用于卡时，如外力大于弹性卡的卡抱力，则又使卡臂发生弹性变形后张开，通过杆的最

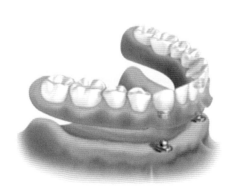
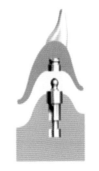
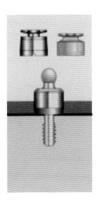

图1　球附着体系统

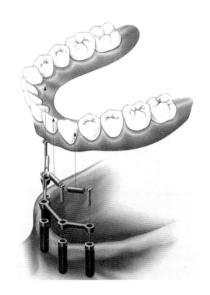

图2　杆附着体系统

大外形凸点后，卡即可与杆分离。

切削杆式附着体系统实际隶属于套筒冠固位原理，此系统固位力强。

磁附着体系统 又称磁性附着体系统。将具有磁力的合金（如钐钴合金、铁磁合金）放置在覆盖义齿中，并将与有吸引力的磁性合金作为穿黏膜基台安装在种植体上，通过磁性吸引作用而获得固位力（图3）。磁性附着体的固位力不及机械和摩擦固位。其轴向的固位力比较强，而水平向的固位力比较弱。如果种植体的长轴方向过于倾斜，则抵御义齿𬌗向脱位的固位力将会减弱，上、下磁体接触面也可有少量移动。临床上通常用于种植体数目较少或骨质条件较差的患者，目的在于减轻种植体的负荷或用于𬌗龈距离受限的病例。临床摘戴方便，容易清洁，更加适合老年患者。

套筒冠式附着体系统 系在牙种植体上制作双层金属内外冠，利用两者间的摩擦力固位。临床上对于颌间距较大者，内冠粘接于种植体基台上，外冠固定于基托组织面内；对于颌间距较小者，可将种植体基台直接切削成内冠，与基托组织面内的外冠形成双层结构。套筒冠的固位力与锥度相关，圆锥聚合度为2°、4°、6°和8°时，其固位力分别为58.8N、

29.4N、2.45N和0N，因此聚合度8°以上为支持型固位体，8°以下为固位支持型固位体，其固位力可由此调节。制作套筒冠内外冠的材料可以为同质或异种材料。临床分为非贵金属、贵金属和混合材料（内冠为全瓷，外冠为金沉积）。临床设计时应考虑的因素：①植入4~6枚种植体。②植入位点散在分布，以减小合力矩，加大平衡力矩，形成稳定的面式布局。③𬌗龈间距至少10~12mm，内冠轴壁高度4mm以上，轴壁的𬌗向聚合度4°~6°。④外冠边缘可平齐牙龈缘或位于其上约0.5mm。

选择因素 临床影响选择牙附着体系统的主要因素：①种植体的数量与分布。②𬌗龈间距。③附着体固位力的大小及其持续性。④患者双手操作的灵活性。

（黄远亮）

kǒuqiāng zhòngzhítǐ gǔjiéhé

口腔种植体骨结合 （dental implant osseointegration）

在光镜下埋置在活骨内的种植体与骨组织的直接接触，其间不存在骨以外的任何结缔组织，且长期负重的种植体表面与有活力的骨组织之间存在结构和功能上的直接联系。1967年瑞典学者布伦马克（Brånemark）等将种植体与骨组织的接触方式命名为骨结合。不存在任何结缔组织的结合。曾称

牙种植体骨整合。从种植体最初机械植入的骨结合到形成生物结合的骨整合状态即重建生物学，不仅是现代口腔种植的核心技术，更是临床种植成功的首要条件（图1）。

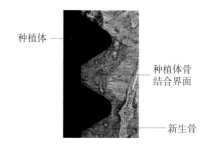

图1 种植体的骨结合界面

种植体植入后是否获得良好的骨结合可通过以下方法确认：①种植体无松动，采用金属杆敲击时可闻及清脆悦耳的声音。②基于X线片和三维CT影像显示种植体与骨组织间无透射阴影（图2）。③应用种植体动度测定仪获得的稳定性系数值在60以上（图3）。

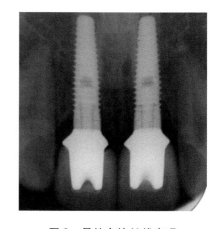

图2 骨结合的X线表现

注：种植体与骨组织间无透色阴影

不成功的骨结合界面称为纤维-骨性结合，即指在种植体和

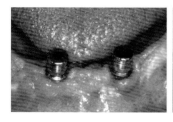
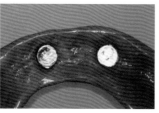
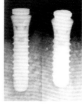

图3 磁附着体系统

骨组织之间存在结缔组织层。就目前骨内种植体而言，一旦出现纤维性愈合，即纤维-骨性结合，便说明种植体植入失败。其可能的原因有多种，有选用了生物相容性较差的种植材料、种植体外形设计不合理、种植手术致骨灼伤或术后种植体负重过大等因素。

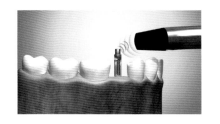

图3　种植体动度测定仪评估

（黄远亮）

kǒuqiāng zhòngzhítǐ ruǎnzǔzhī jièmiàn

口腔种植体软组织界面（dental implant soft tissue interface）

围绕种植体肩台上方的黏膜组织与种植体颈部和（或）基台相结合的界面。是骨组织结合界面的延续，由口腔上皮、沟内上皮、结合上皮和结缔组织层组成，无角化的沟内上皮与角化的口腔上皮相连续，与种植体之间形成种植体龈沟。口腔种植体与机体其他植入物不同的是前者是一个"开放式"植入体，而后者则是一类封闭式植入体。所谓"开放式"植入体是指骨内种植体的延伸部分穿出黏膜组织暴露于口腔环境中，因此这种独特的软组织界面被认为是种植体的门户，也是种植体全程结合较薄弱的部位。外力易使此处的附着剥离，细菌异物容易由此侵入。一旦龈界面出现感染，上皮组织易向深部移行，这一过程往往被视为牙种植失败的开端。

种植体周围软组织与天然牙最重要的区别在于种植体周围没有牙周膜，种植体直接与骨组织结合，因此环绕种植体颈部周围的纤维束主要为环形纤维束和来自牙槽嵴顶到游离龈的纤维束。种植体周围结缔组织的这些改建结构和特性导致种植体更易受到机械外力和细菌的影响。与天然牙相似，健康的种植体周围存在着恒定的生物学宽度，即包括2mm长的结合上皮和1mm高的结缔组织。因此生物学宽度为附着在种植体周围牙槽骨上的结缔组织与上皮组织长度的总和，这种附着保护了骨整合种植体免受菌斑及其他刺激因素的伤害作用（图）。

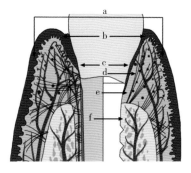

图　口腔种植体与天然牙软组织界面的比较

注：a. 口腔上皮；b. 龈沟内上皮；c. 结合上皮；d. 缺乏含牙骨膜纤维和牙槽嵴纤维束的结缔组织附着；e. 邻近种植体表面的结缔组织内血管与细胞含量减少；f. 缺乏牙周膜

口腔种植的成功与牙龈袖口封闭的质量有直接关系。为避免菌斑附着，有利于基底板和半桥粒的附着，要求应用的种植体颈部具备特殊的设计和处理，如此可预防菌斑及牙石的形成，阻止细菌对生物封闭圈的破坏。

为了获得种植体软组织界面的稳定性及减少边缘骨吸收，具备平台转移特征的种植体证实具有良好的支撑作用。平台转移指在直径较大的种植体平台上提供直径较小的基台修复组件，从而暴露种植体肩台的边缘，使得软组织易于附着在边缘之上。其临床应用的优点：①增加了生物学宽度与修复体之间的接触面，阻止软组织的萎缩。②软组织量增加可以提高下方皮质骨的血管形成能力，有助于硬组织的保存。③能够使菌斑远离种植体的肩台部分从而降低感染率。④反锥形冠状设计降低对皮质骨上的压力，最大限度地减少边缘骨吸收，平台边缘增加的牙槽骨量提供更好的软组织支撑。

（黄远亮）

kǒuqiāng zhòngzhí fēngxiǎn yīnsù

口腔种植风险因素（dental implant risk factor）

凡不利于口腔种植体植入后骨及软组织愈合、骨整合形成及长期保持功能的全身和（或）局部因素。口腔种植手术是种植义齿修复的基础，也是面临风险因素最多的阶段。种植治疗前充分认识和掌握各种全身系统性疾病、局部病变、心理障碍等风险因素对口腔种植修复成功的影响十分重要。

1990年第二届国际口腔种植学会种植研讨会上第一次系统提出了全身疾病对种植体骨整合影响的风险因素概念。2000年，瑞士伯尔尼大学布瑟（Buser）在共识会议上首次将全身疾病的风险因素划分为一般风险因素和高风险因素。全身疾病对种植体骨整合的影响主要体现在伤口的愈合、种植后骨改建的能力及骨整合效果的长期保持。临床上归属全身性高风险因素的疾病和状态如下：①严重骨疾病，如成骨不全和溶骨症。②因HIV感染导致的免疫缺陷。③长期服用皮质类固醇和化疗药物者。④伴有心理障碍或患有精神疾病患者。一般种植风险因素：放射治疗，严重糖尿病，原发或药物导致的出凝血机制障碍，因治疗肿瘤或骨质疏松症长期静脉应用二磷酸盐化合物药物的患者。

前牙美学区种植风险评估要素包括患者对治疗的期望值、患者吸烟习惯、笑时的唇线高度、治疗区的牙龈生物、缺失牙和邻牙的形状、种植区域的感染和邻牙牙槽嵴高度、缺牙间隙邻牙的健康与修复状况、缺牙间隙的特点及缺牙间隙硬组织和软组织宽度与高度。此外上颌前部牙槽骨固有的解剖结构与失牙后骨与软组织吸收改建的特点也是重要的风险因素之一。因此，前牙美学区种植与修复的成功并想获得更佳的美学效果需要规避上述风险因素。

（黄远亮）

kǒuqiāng zhòngzhítǐ zhírùshù

口腔种植体植入术（dental implant placement）

根据种植术前设计将牙种植体植于牙槽骨内的手术。又称牙种植术，俗称植牙术。该手术的目标和成功标准是牙种植体能够最终实现骨结合，同时满足对种植修复体的支撑作用和美学需求。按照手术步骤可分为两种方式：种植手术一次法和种植手术两次法；按照种植体植入时机可分为即刻种植、早期种植和延期种植。

适应证 ①单颗、部分及全口牙缺失者。②下颌骨缺损重建后伴牙缺失者。③颅颌面缺损，如上颌骨、颜面、眼、耳、鼻等缺损，可采用口腔种植进行赝复体修复。④正畸治疗中，利用各种类型的种植体提供坚强、可靠的正畸支抗，可以缩短疗程、提高治疗效果。

禁忌证 应排除以下情况。①全身系统性疾病：一类是不能耐受手术，容易导致生命危险或引起严重的并发症者；另一类是影响组织愈合（尤其骨组织愈合）或者机体免疫力低下容易造成感染者。对有严重的全身系统性疾病病史的患者，要求牙种植治疗时，需有相关专科医生的诊断意见，并采取必要的应急、保护措施。②化疗以及术区局部放疗，两年内应视为种植禁忌。③急性、侵袭性牙周炎。④骨量不足或伴有骨缺损，需术前或同期进行骨增量手术处理。⑤重度吸烟、酗酒患者，主观不能配合治疗、甚至存在精神异常的患者等。

术前准备 ①口腔卫生准备：包括全口牙洁治、消除口腔内各类感染病灶等。②吸烟患者术前1周以上戒烟。③术前可半小时预防性全身使用抗生素。④术前签署手术知情同意书。

手术方法 口腔局部麻醉，牙槽嵴顶切口，翻起黏骨膜瓣，显露并平整牙槽嵴顶骨面，彻底刮除骨面的纤维组织，按照种植术术前设计，以球钻或精确钻在骨面钻孔定位，不同直径和长度麻花钻或锥形钻制备种植窝确定方向和深度，逐步扩大种植窝直径至与种植体匹配，具体参照口腔种植体厂家提供的专用外科器械和操作指南，最后植入口腔种植体，缝合黏膜伤口。种植体应取得良好的初期稳定性。

并发症与防治 包括以下几个方面。

口腔种植体未实现骨结合 影响牙种植体实现骨结合的因素包括种植体材料、手术操作、患者健康等。在种植手术过程中，应严格无菌操作原则，避免对颌骨的热灼伤，防止扩大种植窝，保证种植体的初期稳定性，且根据具体情况合理选择种植体的负载时机。

口腔种植体位置和方向不良 为保证口腔种植治疗的功能与美观效果以及远期疗效，口腔种植体应在三维方向上满足修复对其位置和轴向的要求。术前进行正确的诊断与设计是防止该并发症的关键措施。对于复杂病例和初学者，种植外科导板有利于引导种植手术的准确实施，防止出现种植体位置或方向上的偏差。在种植窝逐级制备的过程中，应该依次逐步检查制备种植窝的位置和方向，及时纠正可能出现的偏差。

口底肿胀 是下颌种植损伤舌侧组织导致口底积血、肿胀的术后并发症，严重时会出现舌后坠、呼吸窒息，危及生命。术中应防止过大范围剥离下颌舌侧黏骨膜，尤其避免损伤口底肌肉附着和血管，防止种植窝舌侧骨壁旁穿。一旦术后出现口底肿胀，影响呼吸，应立即采取措施，保持呼吸道通畅，同时查明出血原因并予以处理。

下唇感觉麻木 是在下颌后牙区种植时，手术直接或间接损伤下牙槽神经而发生的并发症，具体包括种植窝制备过程中对神经的锐性损伤、种植体植入尖端或尖端骨片对神经的压迫、神经间接激惹等原因。该并发症常见于下颌后牙区牙槽突严重萎缩的病例。其牙槽突骨高度不足，术前应准确测量下牙槽神经至牙槽嵴之间的距离，选择恰当的种植体长度；种植体的尖端应与下颌管上缘保持1~2mm的安全距离。手术后如出现下唇感觉麻木，首先应排查原因，针对性予以处理，同时辅助神经营养药物治疗。

（李德华）

jíkè zhòngzhí

即刻种植（immediate implant placement）

牙拔除后即刻植入牙种植体的手术。该手术往往需要联合植骨技术，以消除种植体周围骨缺损。即刻种植最早报道于1978年。由于拔牙后即刻植入牙种植体，缩短了患者缺牙时间，减少了就诊次数，并且在一定程度上减轻了手术痛苦，得到广大患者乃至医生的欢迎。即刻种植主要适用于单根牙区残根或牙根折断病例，牙根周围无急性炎症，牙槽窝骨壁完整（图）。然而，关于即刻种植在美学区应用的长期临床效果一直存有争论，争论的焦点是即刻种植体周围软组织水平的稳定性。有学者报道，美学区即刻种植能够很好地恢复和维持种植体周围软组织的水平和形态，获得良好的种植美学效果，但亦有大量实验和临床研究显示，即刻种植大大增加了种植体周围软组织退缩的风险，引发美学并发症。鉴于前牙区即刻种植存在较大比例唇侧软组织退缩的并发症，美学风险高，开展此项治疗技术需要丰富的种植临床经验和技能。在前牙区即刻种植适应证的选择方面，除满足即刻种植的基本要求外，牙龈生物型应属厚龈生物型，唇侧骨壁厚度应大于1mm且骨壁完整。在手术方面，种植体的位置、与唇侧骨壁之间的距离等因素影响前牙区即刻种植的美学效果和长期稳定，种植体的植入位置应偏向腭侧，种植体唇侧与骨壁之间应保持1~2mm的间距，间隙内植入骨充填材料。根据牙槽窝的解剖特点和拔牙后

的生理病理学改变，即刻种植的主要适应证位于前磨牙区，初学者不宜开展。

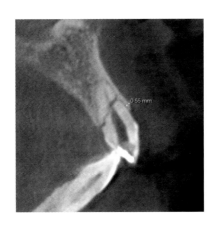

图 上前牙牙槽窝CT断层
注：牙根折断，唇侧骨板完整，牙根周围无明显炎症

（李德华）

zǎoqī zhòngzhí

早期种植（early implant placement）

在牙拔除4~6周、黏膜完全愈合后植入牙种植体的手术。在前牙区由于特殊的牙槽突解剖特点，牙缺失后往往出现不同程度的骨量不足，在进行牙种植体植入手术时，需要联合引导骨再生技术，以解决种植体周围骨缺损的问题。早期种植为同期植骨术提供了良好的黏膜伤口关闭，降低术后发生软组织并发症的风险；防止拔牙后因骨改建造成的过度骨吸收，保留必要的骨壁以支撑植骨材料，加强植骨区的稳定性，提高成骨效果。同时，早期种植可以缩短患者的缺牙期。该方法主要适用于前牙美学区。

（李德华）

yánqī zhòngzhí

延期种植（delayed implant placement）

牙拔除至少6个月以后植入牙种植体的手术。此时牙槽窝已完成骨愈合，通常无需附加进行植骨手术。延期种植主

要适用于后牙区，在上颌前牙区存在牙槽突水平向骨萎缩的风险。

（李德华）

zhòngzhí shǒushù yīcìfǎ

种植手术一次法（one-stage implant placement）

牙种植体植入术后，种植体直接或通过安装愈合基台穿出黏膜的方法。经过2~3个月牙种植体穿龈愈合后，直接进行种植取模，完成修复，整个治疗过程只需一次手术。该方法通常选用非埋入式牙种植体；而埋入式牙种植体在取得良好初期稳定性的前提下亦可直接连接愈合基台，采用一次法手术实现穿龈愈合。基于骨结合理论，口腔种植发展初期种植手术通常采用两次法，种植一期手术将牙种植体完全埋入黏膜下，以期保证牙种植体的骨结合成功率。随后大量动物和临床研究证实，牙种植体只要能够获得良好的初期稳定性，种植一次法与两次法对其骨结合没有明显影响。种植手术一次法已成为临床常规术式，采用该方法可简化种植疗程。

（李德华）

zhòngzhí shǒushù liǎngcìfǎ

种植手术两次法（two-stage implant placement）

种植体植入术后，种植体肩台上部覆盖封闭螺丝、黏骨膜复位、完全封闭种植体，经骨愈合后需再次切开黏膜，显露种植体并连接愈合基台的方法。种植体植入手术需经两次完成，即种植一期手术和种植二期手术，两次手术间隔2~3个月骨愈合期。种植一期手术是指牙种植体植入术后种植体上端覆盖封闭螺丝、严密缝合黏膜伤口的手术，在封闭状态下种植体完成骨愈合；种植二期手术是指种植体骨结合后切开表面黏膜，旋下种植体上端封闭螺丝并安装愈

合基台，黏膜成形后环抱愈合基台缝合的手术。种植二期手术亦可采用种植体表面黏膜环切或黏膜舌形瓣的术式，具体视种植区黏膜的条件而定。埋入式牙种植体主要采用该方法。此外，当联合引导骨再生植骨手术时，种植体需一期手术完全关闭黏膜伤口，以确保成骨效果，愈合6个月后行种植二期手术，安装愈合基台；在前牙美学区，采用两次法种植有利于保护黏膜组织，通过二期成形，提高种植体周围软组织的美学效果。

(李德华)

kǒuqiāng zhòngzhí dǎobǎn wàikē

口腔种植导板外科（template-guided implant surgery）

利用种植手术导板（图）记录术前设计的牙种植体位置、方向及深度等信息，引导种植手术操作，确保种植体植入位置精确性的手术。该方法可实现合理的术前设计和准确的手术操作，简化了手术流程，提高了手术效果，降低了患者的不适感。主要适用于多牙缺失、缺乏种植位置参照等复杂病例，对于初学者尤为必要。具体分为种植定位导板外科和种植精确引导导板外科。种植导板的制作方法可分为基于模型的技工制作和基于三维CT数据的计算机辅助设计与制作。计算机辅助技术的联合应用推动着牙种植导板外科的发展，在此基础上诞生的计算机辅助种植外科逐渐成为种植导板外科的主流方向。该技术包含获取颌骨的三维CT数据、专业计算机软件平台进行种植术前设计、计算机辅助3D打印种植导板、导板精确引导种植外科技术。其中，种植外科导板按照支撑方式可分为骨支持式导板、黏膜支持式导板和牙支持式导板，

每种方式各有适应证，技术特点和技术要求亦有所不同。①骨支持式种植导板：适用于无牙颌以及缺牙较多的牙列缺损，导板直接覆盖在牙槽突骨表面，手术时需要翻开黏骨膜瓣，直接暴露出骨面，导板与骨面紧密贴合。②黏膜支持式种植导板：主要用于无牙颌患者，导板直接覆盖在牙槽嵴的黏膜上，通过环切的方式去除局部黏膜，植入种植体，因为黏膜有一定动度，因此需要在导板颊侧设计固定针，以将种植导板固定在牙槽突上。③牙支持式种植导板：适用于牙列缺损，导板覆盖在邻近缺牙区的余留牙上获得固位，亦可联合种植区颊侧牙槽突固定针。

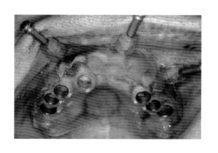

图 种植手术导板

注：计算机辅助设计/3D打印种植手术导板，通过金属套管精确引导种植窝制备

(李德华)

yácáo jígǔ zēngliàng jìshù

牙槽嵴骨增量技术（alveolar ridge augmentation）

在水平向和（或）垂直向增加牙槽突骨量的一类外科手术。根据骨缺损的大小和部位选择一种或几种骨增量方法，骨增量技术具体包括引导骨再生技术、外置式块状骨移植术、"三明治"式骨移植术、骨劈开/扩张术以及上颌窦底提升技术等。

(李德华)

yǐndǎogǔ zàishēng jìshù

引导骨再生技术（guided bone regeneration）

在骨缺损处，利用生物屏障膜维持手术建立的空间，并借此阻挡增生快速的上皮细胞和成纤维细胞长入，以保证增生速度较慢的成骨细胞和血管生长的手术（图）。手术中，生物屏障膜往往还需要与植骨材料联合应用，以防止发生塌陷。此外，植骨材料还将为新骨的生长提供支架。

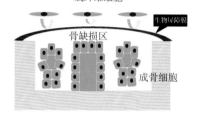

图 引导骨再生技术原理示意

适应证 种植体周围存在的各类骨缺损，具体包括牙槽嵴裂开型骨缺损、根尖方旁穿型骨缺损、种植体周围环型骨缺损及垂直型骨缺损。

术前准备 ①口腔卫生准备，包括全口牙洁治、消除口腔内各类感染病灶等。②吸烟患者术前1周戒烟。③术前半小时预防性全身使用抗生素。④术前签署手术知情同意书。

手术方法 口腔局部麻醉，通常采用牙槽嵴顶或偏腭侧切口，联合唇/颊侧梯形，翻起黏骨膜瓣显露牙槽突唇/颊侧，按照术前种植设计，制备种植窝，植入牙种植体。为保证良好的初期稳定性，通常情况下种植体应至少有5mm位于骨床内。彻底清除缺损区软组织，植骨床表面用小球钻钻孔，开放骨髓腔。种植体暴露区充填

植骨材料，通常选用自体骨与骨代用品混合植骨，表面严密覆盖生物屏障膜。植骨量应适当大于骨缺损量，以弥补愈合过程中出现的骨吸收。黏骨膜瓣充分减张处理，严密对位缝合伤口。局部压迫止血，抗感染治疗。

并发症与防治 包括以下几方面。

伤口裂开 伤口裂开的发生与伤口缝合张力、黏膜厚度和质地、缝合技术及生物屏障膜种类等因素相关，其中不可吸收膜发生伤口裂开的概率明显大于可吸收膜。术后伤口一旦裂开，短期内重新缝合往往很难奏效，可行的方法是加强口腔和局部伤口的护理，保持清洁，预防感染。如术中选用的是可吸收膜，经过上述处理有自愈可能；如植入的是不可吸收膜，裂开伤口通常不能自行愈合，待局部黏膜恢复健康可采用组织滑行或转瓣的方法重新关闭伤口，必要时需取出生物膜。取出生物膜的时机直接影响到成骨的效果，一般应在手术 2~3 个月以后，过早易导致植骨失败。

植骨区感染 重点在于预防，一旦出现伤口感染轻者影响成骨效果，重者往往意味着植骨失败。除患者自身因素以外，术中无菌操作、术后预防性抗生素用药、保持伤口清洁和口腔卫生、防止黏膜下积血等是必要的预防措施。当发生术区感染并发症时，应给予全身抗感染治疗，伤口局部护理，局部穿刺或切开引流，必要时局部清创。

术区黏骨膜下积血 黏骨膜下积血是造成伤口感染、影响成骨效果的重要原因，在术后 1~2 天应重点加以检查。如有积血发生，局部穿刺抽吸并辅助适当的局部压迫是行之有效的处理方法，通常 1 天后需再次复诊检查。

植骨区成骨不良 造成植骨区成骨不良的原因很多，具体包括患者全身因素、局部骨床健康情况、植骨方案与技术、植骨区稳定性、临时义齿的压迫、伤口裂开和（或）感染等。如二期手术发现成骨不良，可再次采用引导骨再生技术加以处理，前提是术区应有健康的软组织条件。

（李德华）

shànghédòudǐ tíshēng jìshù

上颌窦底提升技术（maxillary sinus floor elevation） 针对上颌后牙区因牙缺失后上颌窦气化和（或）牙槽嵴垂直骨吸收致剩余骨高度不足而采取的一类骨增量手术。植骨部位位于上颌窦底黏膜之下，手术的关键技术在于完整剥离并抬起上颌窦底黏膜。按照手术径路，上颌窦底提升技术可分为侧壁开窗法上颌窦底提升术和经牙槽突上颌窦底提升法（又称冲顶法上颌窦底提升术），两种方法技术上各有特点。开窗法最早由美国医生于 20 世纪 80 年代初提出，该方法直视下操作，可靠性高，提升范围和高度充分且准确、可控性好，缺点是创伤大。经牙槽突法是萨默斯（Summers）医生于 20 世纪 90 年代推出的提升上颌窦底的新方法，与开窗法相比手术创伤小、用时短，缺点是盲探下操作、提升范围和幅度有限、上颌窦黏膜穿孔不易预防和发现。

适应证 上颌后牙缺失、上颌窦区牙槽突剩余骨高度不足、欲行种植修复者均视为上颌窦底提升术的适应证。具体到不同术式，因技术特点不同，开窗法主要针对上颌窦底严重骨萎缩、复杂上颌窦底解剖形态、伴有牙槽突水平向骨缺损等情况，当上颌窦底剩余牙槽突高度和骨质能够

保证牙种植体初期稳定性时，种植体可同期植入，通常遵循的原则是剩余骨高度大于 4~5mm；当种植体无法获得初期稳定性或牙槽突伴有水平向骨缺损时，则采用延期种植的方法。经牙槽突冲顶法主要适用于轻度骨高度不足、上颌窦底较为平坦等情况，通常牙槽突剩余骨高度应大于 5mm，欲提升高度不超过 5mm。在适应证选择方面应排除以下情况：急性上颌窦炎、上颌窦根治术后、严重过敏性鼻炎、巨大上颌窦囊肿、严重吸烟患者等。

术前准备 ①口腔卫生准备，包括全口牙洁治、消除口腔内各类感染病灶等。②吸烟患者术前 1 周戒烟。③术前半小时预防性全身使用抗生素。④术前签署手术知情同意书。

手术方法 口腔局部麻醉，上颌窦底提升可采用以下两种不同术式完成。

侧壁开窗法上颌窦底提升术 牙槽嵴顶切口，向颊侧翻瓣显露上颌窦侧壁，按照窦底位置和形态于骨面开窗，剥离抬起上颌窦底黏膜至所需范围和高度，充填植骨材料，开窗区覆盖生物屏障膜，根据剩余牙槽突条件决定同期或者延期种植，严密缝合黏膜伤口（图1）。

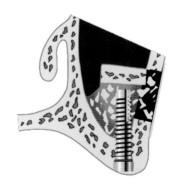

图 1　侧壁开窗法上颌窦底提升同期种植手术示意

经牙槽突上颌窦底提升术 牙槽嵴切口,显露牙槽嵴顶,按照种植体植入设计制备种植窝,深度距上颌窦底1mm,采用专业配套上颌窦底提升骨凿冲击上颌窦底骨壁,根据拟提升高度,利用骨凿经种植窝充填植骨材料至上颌窦底,提升上颌窦底黏膜,植入牙种植体,缝合黏膜伤口,术中采用鼓鼻试验检查上颌窦黏膜的完整性。术后预防性抗感染治疗(图2,图3)。

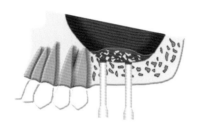

图2 经牙槽突冲顶法提升上颌窦底手术示意

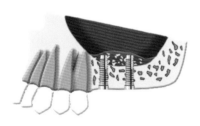

图3 经牙槽突冲顶法提升上颌窦底后植入种植体示意

并发症与防治 包括以下几方面。

上颌窦黏膜穿孔 上颌窦底提升过程中医源性造成上颌窦黏膜破损是常见的术中并发症。当穿孔发生时,应仔细剥离周围黏膜,防止破损处进一步扩大。若黏膜穿孔较小,黏膜抬起后穿孔周围黏膜会自然搭在一起,无需做特殊处理;若穿孔较大,需衬以胶原膜或用生物胶封闭。通过

上述处理,上颌窦黏膜穿孔一般不会影响术后种植体的成功率,前提是上颌窦底黏膜能完整抬起。

上颌窦黏膜撕裂 上颌窦黏膜剥离时一旦发生撕裂就很难完整抬起,应立即停止继续剥离上颌窦黏膜,并使其复位,关闭伤口,待愈合2~3个月后再行上颌窦底提升术。当然,在上颌窦黏膜发生撕裂时也有学者曾尝试采用自体块状骨移植、生物胶原膜包裹植骨材料等方法加以处理,但是尚无证据证实其可靠性。

术区出血 上颌窦血供主要有上牙槽前动脉、上牙槽后动脉和腭大动脉来源,于上颌窦外侧壁形成吻合血管网,有部分血管走行于上颌窦开窗区骨壁内,这是造成术中出血的主要原因。开窗过程中一旦血管破裂,出血不止,将影响手术视野,如盲目操作易导致黏膜穿孔或撕裂并发症的发生。多数情况下,上述出血通过局部压迫和钳夹即可达到止血的目的,一般不会影响手术的进行,慎用电凝止血,以免损伤黏膜,尤其靠近上颌窦黏膜侧。

上颌窦感染 发生概率很低,文献少有报道,却是上颌窦底提升术不可完全避免的术后并发症。它的发生与上颌窦黏膜破损导致植骨材料外露、上颌窦鼻腔开口区黏膜水肿导致上颌窦积液等因素有关,此外术前患者急慢性上颌窦炎的存在也是重要的诱因,不可忽视。术后一旦发生上颌窦炎,应立即采取全身抗感染治疗、鼻腔滴入呋麻滴鼻液等措施,如无法控制则需手术清除植入物。

(李德华)

zhòngzhítǐ zhīchíshì xiūfùtǐ

种植体支持式修复体(implant-supported restoration) 将具有一定强度、生物相容性良好

的材料如金属、陶瓷等根据人体缺失结构(如牙冠)制成一定形态,通过粘接剂或固位螺丝固定于种植体上以恢复其功能的修复体。在颅颌面部可用于修复缺失的牙、眼、耳、鼻等。

800年前,中国宋代楼钥所著《攻媿集》中有牙再植的记载。黄金、铅、铁、铱、铂、银等金属及橡胶、宝石、象牙等曾作为种植体材料用于失牙患者修复。1809年有学者将金种植体插入新鲜拔牙窝的修复方法,是有关种植义齿的最早报道。1909年英国牙科杂志首次以文献形式报道了种植牙。20世纪60年代瑞典学者布伦马克(Brånemark)提出的种植体界面骨结合结构,迄今仍是种植义齿成功的标志,该理论对现代口腔种植学的发展起到了重要的推动作用。

口腔医学中种植体支持式义齿(又称种植义齿)是种植体支持式修复体的主要形式,根据其固定于种植体上的修复结构可以分为种植固定义齿(包括种植单冠修复、联冠修复或种植固定桥)以及种植覆盖义齿。种植义齿中的种植体起着人工牙根和义齿附着器的作用,加载于义齿上的咬合应力经过种植体传导、分散到周围支持骨内,因而具有良好的支持、固定作用,能够承受较大的𬌗力。

种植固定义齿主要用于牙列缺损修复。义齿与种植体的基台结构之间采用粘接剂粘固或通过固位螺钉连接固定,患者不能自行取戴,外形近似天然牙,佩戴舒适,固位及支持力强,咀嚼功能恢复佳。种植覆盖义齿主要用于无牙颌患者。在无牙颌颌骨内种植的2~4颗种植体的基台上,通过杆卡、球帽、磁附着体或套

筒冠等固位体，用以支持、固定义齿的修复方式。可有效改善义齿的固位和咀嚼功能，并能恢复或改善面型的丰满度。

（宫苹）

zhòngzhí gùdìng yìchǐ
种植固定义齿（implant-supported fixed denture）
种植体经手术植入骨内形成骨结合界面后，在其冠方通过中央螺丝固定基台，将制作完成的牙冠修复体采用粘接剂或专有固位螺丝连接、固定于基台上的修复体。

按照种植固定义齿不同的结构方式，可分为单冠、联冠或固定桥3种结构方式。按照基台固位的设计特点，可以将种植固定义齿分为粘接固定式和螺丝固定式种植固定义齿。粘接固位保持了𬌗面形态的完整性，易于𬌗力沿种植体长轴传递。操作比较方便，尤其针对开口度小或受限的患者，基台与牙冠修复体之间易于获得被动就位。然而粘接固位方式对于失牙区𬌗间隙有一定要求，以保证基台足够的高度提供固位。另外当牙冠边缘位于龈下时，溢出的粘接剂不易去除干净，可能刺激种植体周围组织导致病变。螺丝固位牙冠修复体易于拆卸，无粘接剂残留于龈下深部，有利于种植体的清洁及维护。当失牙区𬌗间间隙不足，基台高度≤4mm、基台与牙冠的连接区位于龈下深部2mm以下时，螺丝固位仍可获得良好的固位。当咬合负载过重时，首先导致螺丝松动和脱落，有利于对咬合干扰的及时发现和处理。但咬合面存在螺孔可妨碍𬌗力沿种植体长轴传导，容易出现螺丝折断、牙冠崩瓷等机械性并发症，不容易获得被动就位。

种植固定义齿可单独由种植体或者种植体与天然牙共同支持，患者不能自行取戴。因而种植固定义齿修复设计具有以下特点：可以获得良好的固位、支持和稳定，且上部结构设计灵活多变；当涉及多颗牙修复时，需有共同就位道。种植固定义齿修复材料可选择烤瓷、全瓷或聚合瓷，外形近似天然牙，美观自然，固位及支持力强，咀嚼功能恢复佳，佩戴舒适。

适应证　由于种植固定义齿只能恢复缺失牙和部分牙槽骨缺失外形，种植固定义齿主要用于牙槽骨无明显吸收、面部外形基本正常的单颗或多颗牙缺失患者。当患者牙槽骨吸收严重，并且外科骨移植及引导骨再生手术受到限制时，应考虑使用传统可摘义齿或种植覆盖义齿进行修复治疗。

禁忌证　当种植体数目过少，患者面下1/3塌陷严重，咬合关系异常时，修复体功能尖偏离种植体，侧向𬌗力较大时，避免采用种植固定义齿。

方法　①采用种植体取模桩完成取模和灌制模型后，用蜡或者硅胶材料记录咬合关系。②根据种植体位点、美观及功能要求等选择、预备种植基台，获得共同就位道。③制作基台定位器。④完成冠、桥制作。⑤基台就位口内后，试戴修复体，调𬌗，抛光、上釉。⑥按不同种植体系统要求旋紧基台固位螺丝，封闭螺栓孔，粘接种植固定义齿。

（宫苹）

zhòngzhí dānguān xiūfù
种植单冠修复（implant-supported single crown）
采用粘接剂或专有固位螺丝将烤瓷或全瓷等材料制成的牙冠固定于种植体基台的修复体。种植单冠修复外形美观、自然。修复完成后便于检查、维护和调改，有利于软组织塑形和种植体周围组织健康。对邻牙影响小，符合牙列的生理性微动变化及动态咬合功能。由于该修复方式模拟天然牙冠之间邻接和相对独立结构，种植单冠修复仍是被多数学者认为最符合生理性牙弓形态及功能要求的设计方式。

适应证　种植单冠主要用于单颗或多颗缺牙区牙槽骨密度、高度及宽度能够保证种植体支持力和单冠修复的空间位置的患者。①前牙缺失区：水平向（唇向突度）和垂直向（𬌗龈向）须有足够的空间构建正常的前牙覆𬌗覆盖关系，从而恢复牙冠外形。②后牙缺失区：当𬌗龈距和近远中距≥5 mm时建议采用种植单冠修复设计。

禁忌证　当种植体基台固位面积小，单冠修复难以获得有效固位力；缺牙多、种植体数目偏少等情况下，建议采用联冠或固定桥修复。

方法　①采用种植体取模桩完成取模和灌制模型后，用蜡或者硅胶材料记录咬合关系。②根据患者特定牙位的种植体位点和轴向、美观要求等情况选择、预备种植基台。③制作基台定位器。④完成牙冠制作。⑤基台就位口内后，试戴牙冠，调𬌗，抛光、上釉。⑥按不同种植体系统要求旋紧基台固位螺丝，封闭螺栓孔，粘接牙冠。

由于种植单冠修复仅由单颗种植体承担咬合力，要求种植体骨结合面积承受较大应力，基台固位面积（或螺丝固位力）须保证牙冠的固位稳定。粘接固定修复时，基台直径应较大，高度大于4mm，外形结构应具有抗旋转性，一般适用于直角基台。完成牙冠固定之前，应将基台固位螺丝（中央螺丝）根据种植系统的要求力度进行旋紧。当基台高度小于4mm时，应选用螺丝固位。

(宫苹)

zhòngzhí gùdìngqiáo

种植固定桥（implant-supported fixed bridge）

类似传统义齿修复中的固定桥结构，即以缺牙间隙两端的种植体支持修复，在种植体基台上采用粘接剂或专有固位螺丝连接、固定，患者不能自行摘戴的桥形修复体。

由于种植体骨组织界面与天然牙牙周结构不同，种植体周呈骨结合界面，有效分散𬌗力十分重要。种植固定桥修复常常涉及2颗以上种植体，种植体除应沿牙弓弧度彼此平行、与对𬌗牙形成一定的覆𬌗覆盖关系外，如需植入多颗种植体，则种植体不排在一条直线上，尽量与对颌牙的功能尖相对应，这将有利于固定桥稳定和应力传导与分散。

基台应具有一定强度和抗旋转性，按照各种植系统要求旋紧基台中央螺丝。为获得共同就位道，可选择角度基台（15°~20°）。获取共同就位道的方法：选择可以调改的基台（如实心基台、角度基台、铸造基台等）；采用双层冠设计（使用内冠调整就位道）；将对共同就位道要求较高的粘接固位改为用螺丝固位，螺丝固位孔可出现在咬合面、连接体、牙尖。

前牙区种植固定桥修复体设计应呈浅覆𬌗覆盖关系。后牙区修复体的功能尖应位于种植体上方或尽量靠近种植体，从而使𬌗力沿种植体长轴传导，减少不利侧向力的影响。适当减小桥体盖嵴部面积和修复牙冠的颊舌径，降低牙尖斜面。避免咬合早接触。

修复体颊舌面外形与邻牙协调，适当减小牙冠突度，应易于食物自然溢出和自洁维护。后牙区牙冠修复体边缘尽量位于龈上。咬合呈面接触。邻面触点恢复尽量位于邻面的𬌗1/3，适当加大外展隙。完成修复体粘接后，彻底清除溢出的粘接材料，以维护种植体周围组织的健康。

适应证 种植固定桥适用于两颗或多颗牙缺失，种植体数目偏少，未放置种植体的缺牙区牙槽嵴外形无明显异常，颌间间隙能够提供修复体空间的牙列缺损患者。

禁忌证 当种植体数目过少，患者面下1/3塌陷严重，咬合关系异常时建议采用覆盖义齿设计。

方法 ①采用种植体取模桩完成取模和灌制模型后，用蜡或者硅胶材料记录咬合关系。②根据种植体位点、轴向、美观及功能设计选择、预备种植基台，获得共同就位道。③制作基台定位器。④完成固定桥制作。⑤基台就位口内后，试戴、调𬌗、抛光、上釉。⑥按不同种植体系统要求旋紧基台固位螺丝，封闭螺栓孔，粘接种植固定桥。

(宫苹)

zhòngzhí fùgài yìchǐ

种植覆盖义齿（implant-supported overdenture）

在无牙颌（单颌或全颌）经手术植入的种植体上，通过杆卡、球帽、磁附着体或套筒冠等固位体将全口（或半口）义齿固定于种植体上的修复体。由种植体、牙槽嵴及黏膜混合支持、固定。佩戴者可自行取戴。通过种植体固定、支持和咬合力传导，刺激牙槽骨，减少骨的吸收，增加义齿的固位和稳定，有效改善全口义齿咀嚼功能，并较好恢复面部丰满度。

使用附着体作为活动连接体形成跨牙弓式修复体，可以使𬌗力分布更加均衡，减少水平向作用力的不利影响，避免有害应力导致种植体周围骨组织丧失；同时也降低了修复体加工的难度，易于清洁。当种植体之间不平行，使用附着体固位可以更容易地获得修复体的共同就位道，并能防止种植体负载过大或不利负载产生的种植体周围组织损伤。

适应证 当颌骨吸收严重且不愿意进行骨增量手术、面部下1/3塌陷明显时，需要采用义齿基托来恢复面部丰满度的无牙颌患者。

禁忌证 生活不能自理、无法适应义齿修复体，异物感强者。

方法 包括以下方法。

杆卡式附着体种植覆盖义齿 在种植体的基台上放置杆状结构，与固定于覆盖义齿基托组织面相对应部位的、具有卡抱作用的顶盖所形成的复合体进行固位的方式。常用于牙槽骨吸收严重、颌间间隙大的患者。杆卡式附着体结构有预成杆和研磨杆两种，设计中需注意杆的跨度和曲度。

球帽附着体种植覆盖义齿 利用种植体基台位置放置的球状结构与固定于覆盖义齿基托组织面相对应部位的固位环形成套叠结构的复合体。球帽附着体常用于种植体数目较少、种植体间距较大、颌间间隙小的情况。该修复方式要求种植体长轴之间基本保持平行，植体轴向聚合度一般不大于15°，加载于种植体上的侧向力较小，制作工艺相对简单，易于取戴和清洁。

套筒冠附着体种植覆盖义齿 在种植体基台上制作双层金属冠（分别放置于种植体基台和覆盖义齿基托组织面相对应部位），

利用双层冠之间的摩擦力进行义齿固定，套筒冠固位力强。可利用内冠校正种植体方向，但需一定的颌间间隙和较大的覆盖空间以便于排牙。

磁性附着体种植覆盖义齿 磁性附着体由磁体和衔铁两部分构成。将磁体嵌入覆盖义齿基托组织面，衔铁固定于种植体的基台内，以磁体和衔铁之间稳定的磁性吸引力来固定义齿，固位力较弱，尤其是有侧向力时易于引起脱位。一般两年左右需更换磁体，以保持其固位力。由于磁性附着体对磁共振有影响，因此对有磁共振检查需求的患者应尽量避免使用。

（宫 苹）

kǒuqiāng zhòngzhítǐ zhōuwéiyán

口腔种植体周围炎 （peri-im-plantitis）

口腔种植体周围组织感染性疾病。1994 年有学者将种植体周围炎定义为"导致种植体周支持骨吸收的炎症"。2008 年有学者在第六届欧洲牙周研讨会首次引入"种植体周围组织疾病"概念。现认为，种植体周围病变包括早期累及种植体周围软组织的可逆性种植体周围黏膜炎及后期发生的进行性破坏种植体周围骨组织、造成骨吸收的种植体周围炎。

病因与发病机制 种植术后炎症主要由术中器械污染、相邻牙感染及人工骨代用品使用不当等引起。种植体形成骨结合后或修复以后发生种植体周围炎的主要致病因素是种植体上的菌斑微生物、咬合创伤等。此外，其他一些因素也对种植体周围病变的发生起到促进作用，如吸烟、修复体边缘位置或形态设计不当、修复体粘接剂未清除干净刺激形成种植体周深袋等。

菌斑微生物 菌斑微生物是种植体周围炎主要的生物致病因素。菌斑微生物附着于种植体粗糙表面的过程类似其附着于天然牙表面。由于菌斑微生物在牙周病的起始环节以及进展阶段发挥着重要作用，因此普遍认为菌斑微生物与种植体周围炎的发生相关。发生种植体周围炎的植体表面菌斑组成类似于进展性牙周炎致病菌斑，主要由革兰阴性厌氧菌、产黑色素厌氧菌及螺旋体等组成，但尚不能确定导致种植失败确切的致病菌。菌斑堆积引起修复体周围组织炎症改变，通过黏附和产酸等直接作用，以及激活全身和局部免疫反应，间接引起巨噬细胞和中性粒细胞介导的组织伤害。口腔卫生欠佳或者具有牙周病史的患者更容易发生种植体周围炎。

咬合创伤 咬合创伤是种植体周围炎主要的机械致病因素。上下颌牙接触面积、位置、方向及加载力等不符合牙的生理需求，承载种植义齿的种植体数、分布或植入位置不合理，存在不健康咬合习惯等均可导致咬合创伤。过重的咬合负载可导致种植体-骨结合界面产生骨微裂，出现牙槽骨垂直性吸收，上皮附着向种植体根方移行，结缔组织包绕种植体，种植体-骨结合界面遭到破坏。尤其当种植体周围组织处于炎症状态时，过重的咬合负载将加快种植体周边缘骨组织吸收。

吸烟 吸烟是引起种植体周围炎的重要因素之一。有研究显示，吸烟可引起牙龈成纤维细胞和胶原纤维损伤，降低牙周组织修复能力，吸烟者种植体边缘骨的年吸收量大于非吸烟者。研究显示：早期种植体周围炎患者如果在接受治疗同时戒烟，治疗效果和预后会明显改善，而继续吸烟者的种植体周围组织仍可能进一步破坏。

修复体状况 修复体边缘位置或形态结构对种植体自洁和组织健康发挥着重要的作用。牙冠外形突度及外形高点位置、外展隙及牙冠𬌗面食物溢出沟的精细雕刻，均应根据患者牙列、相邻牙及对𬌗牙形态、牙槽骨外形进行设计恢复。修复体边缘应光滑、密合、无悬突，修复体就位后，其溢出的粘接剂须彻底清除干净。

全身健康状况 如果患者患有糖尿病、骨质疏松症等全身系统性疾病，可影响种植体与骨组织的结合以及软组织的愈合，并影响种植体周围组织对菌斑微生物等刺激因素的反应。

临床表现 发生口腔种植体周围炎时，局部可出现疼痛不适，种植体周围软组织充血、红肿、质地松软，探诊出血。随着炎症发展，根尖片显示种植体周围骨组织发生吸收，软组织袋逐渐形成。种植体-牙槽骨骨结合界面遭到破坏，肉芽组织逐渐侵犯并包绕种植体，种植体出现松动甚至脱落导致种植体失败。由于种植体与牙槽骨直接结合，无类似天然牙的牙周膜结构，种植体颈缘区的上皮附着形成的屏障结构薄弱，一旦发生感染，病程发展快。种植体周围炎是导致种植体失败的主要原因之一。

治疗 ①去除病因。②患者和医生都有责任维护种植体周围组织健康。由于种植体周围炎发病率较高，病程发展快，种植体周围一旦出现骨吸收，极不易逆转，尚无特效的治疗方法，所以应加强种植术后的维护，避免在种植体周围软组织处于炎症状态时进行修复加载。③种植体周围炎的预防重于治疗，口腔余留菌斑等危险因素的控制应纳入术前准备。④治疗种植体周围组织病变的基本原则是去除菌斑、控制感染、消除种植体周软组织袋、制止或减缓骨吸收。对于初期种植体黏膜炎可以考虑采用局部洁治、冲洗，但其效果与手术治疗相比较尚无公论。

(宫苹)

kǒuqiāng zhòngzhítǐ wéihù

口腔种植体维护（dental implant maintenance） 在种植体植入后及种植义齿修复完成后各个时期，对种植体、种植支持式修复体各部分结构及种植体周围软、硬组织的健康和功能定期检查、维护的方法。由于牙种植体的材质和形态结构与天然牙不同，且需长期存留于特殊的微环境下并行使咀嚼功能，患者需终生对种植体进行合理有效的清洁、保健。

10%～50%种植体失败原因与种植体周围炎症有关。患者自身的生理状况、不同的种植体系统、手术因素、上部结构的修复设计与制作和使用的不当等诸多因素都会影响牙种植体的成败。

适应证 所有进行了种植义齿修复的患者，在种植体植入后直至终生，均须定期对种植体及修复体各部分结构进行检查、清洁及调整咬合接触，以保证种植义齿长期存留及周围组织健康和功能。

注意事项 包括以下内容。

种植术中 须在专用种植治疗室完成种植体植入术。手术器械高压灭菌，种植体的植入过程严格执行无菌、低温操作。种植体植入深度和龈缘位置应有利于清洁维护。如在后牙区，修复体与基台的连接界面可位于龈缘上方；在骨量不足的前牙美学区，尽可能通过骨增量手术改善前牙外形，而不使用盖嵴式设计，以免阻碍清洁或自洁及不合理的生物力学的影响。

种植术后 避免出血，注意口腔卫生，可口服地塞米松减轻组织水肿，常规种植手术不需服用抗生素。进行种植义齿修复前应进一步全面评估患者牙𬌗及种植体周围软组织的结构、功能和健康状况，排除或治疗非功能性咬合。

修复 种植义齿修复过程复杂，在制取印模、模型，确定咬合关系及制作义齿等各个环节均需对种植体各个结构认真核准，精确配置、调改或重建𬌗关系，勿因操作不当导致相关部件损坏。佩戴种植义齿后，应定期到医院复查，了解其主观感受及客观指征：种植体周围组织健康情况、修复体功能和外观、余留牙功能及健康情况、颞下颌关节和肌肉状况等，采用碳纤维或树脂洁治器械清洁种植体周围菌斑、牙石，如果使用螺丝固位修复者，可以拆卸上部修复（义齿及基台）结构后进行清洁。由于牙列具有持续性位移特点，咬合的可变性可导致咬合创伤、种植体周围骨组织吸收，定期调𬌗十分重要。

种植义齿修复的患者，须了解种植体维护的必要性以及基本知识，遵循医嘱。掌握正确的清洁牙的方法，养成餐后刷牙习惯，选用软毛牙刷、牙缝刷、口腔冲洗器，戒烟。

(宫苹)

lúhémiàn zhòngzhí

颅颌面种植（craniofacial osseointegration） 通过外科手术，在颅颌面部位植入穿皮肤和（或）黏膜的骨内种植体，以此支持和固位替代颅颌面缺损组织和（或）缺失器官的赝复体的修复重建术。旨在用种植体支持的假体恢复患者容貌和部分生理功能。

用于口腔以外颅颌面骨内种植体又称穿皮种植体，其形态与口腔内的植入体有所不同。其中用于颞骨区耳缺失的种植术，虽然都是螺旋形，但该种植体有两个特点：一是较短，仅为3mm或4mm长，二是在其冠部有一宽大多孔的帽檐样扩展区。这一独特设计的目的是为防止种植体偶然受到意外的外力作用而嵌入骨内或颅内，帽檐上的多孔区有利于骨的长入，借此增加种植体的固位力。颅颌面种植修复需涉及整形外科、口腔颌面外科、口腔修复科、耳鼻咽喉科、眼科、放射科及心理卫生等诸多学科的参与和共同协助来完成。

适应证 符合解剖学原则及力学原理的赝复体依靠其骨内种植体的固位和（或）结合磁性固位体等方法的颅颌面种植修复，适用于各类缺损、畸形的形态与功能恢复。临床上包括先天性因素、发育性因素及手术性、外伤性或感染性等后天性因素所致的外耳、鼻、颌骨或眼眶缺损、缺失畸形者（图1）。尽管许多颅颌面缺损、畸形可以单独应用整形外科、口腔颌面外科、显微外科等技术方法进行修复重建，如游离或吻合血管骨移植、皮瓣移植、植皮或皮管转移等，但在某些情况下，如缺损范围较大而复杂，单独应用上述方法难以达到良好的修复效果，患者因体弱不能承受较大或多次手术者，缺损区放射治疗后或既往生物组织修复重建失败者，或患者对手术有恐惧心理者，均可采用种植体支持的赝复体修复术。

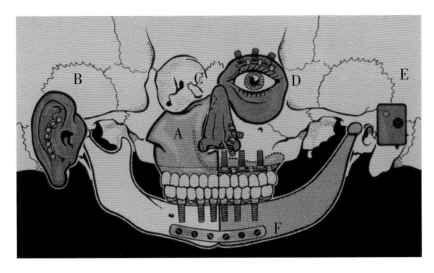

图1　颅颌面缺损、缺失畸形示意

注：A. 上颌区义颌；B. 义耳；C. 义鼻；D. 义眼；E. 耳助听器；F. 下颌区义颌

7~10天拆线；Ⅱ期术后3~5周可考虑上部赝复体的制作与连接。种植体周围组织的卫生保健十分重要，围绕种植体周围堆积的上皮碎屑一般可由患者自己或复诊时由专科医师清除。

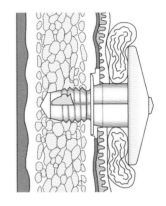

图2　颞部短种植体基台与覆盖帽间缠绕油纱布

围术期准备　①通过病史询问、局部及全身系统周密检查，结合影像学观察与分析，确认患者是否属于修复前外科及骨内种植体植入手术的适应证。②在适应证确立之后，需对受植部位做进一步详细检查，尤其是通过复制的模型分析及曲面体层片、咬合片、头颅正侧位定位片、三维CT等影像学细微观察，并借助计算机辅助设计与制作技术为治疗方案的确立提供有价值的信息。

种植修复团队医师在治疗计划制订前后与患者的交谈和沟通十分重要。内容除介绍种植赝复体、种植义齿修复的特点、效果、手术全过程及周期之外，还需告知和说明可能出现的问题及注意事项，目的是在实施种植修复的过程中取得患者的充分理解和积极配合。治疗方案和手术设计的正确与合理性是种植赝复体在其功能与形态方面成功的首要条件。在制订手术计划时要考虑的诸多因素：①患者颅颌面骨的质、量与形态结构的分析。②种植体植入部位的选定。③种植体系统及种植体尺寸的选择。④种植体数量的确定。⑤种植体上部结构与附着系统的设计。⑥种植术式与种植时间的确立。⑦患者经济支付能力的判断。

手术与修复方法　颅颌面种植手术因缺失器官的部位不同而有所不同，种植手术又可视受植情况分为一段式或两段式，其基本手术过程：①术前用药与麻醉（全麻或局麻）。②切口设计与翻瓣，基于影像学分析和手术导板定位方法。③种植窝制备，根据受植骨结构，选择合适的骨钻常规操作。④植入种植体，整个过程采用慢速扭力手机，以8~20转/分的慢速旋入骨孔内。⑤穿皮环切与基台连接，在其愈合帽与种植体周围间环绕置入含有抗生素的油纱布（图2）。

注意事项　常规给予广谱抗生素口服以预防感染；术后第3天卸下愈合帽及其间缠绕的油纱布，仔细清洗基台及周围皮肤，并用气枪吹干后将清洗消毒的愈合帽再次旋上，重新缠绕更换的油纱布；术后第7~10天去除环绕的油纱布，让其开放，注意保持伤口清洁，勿接触水；术后第

种植体的上部结构应根据每一部位修复体的功能和形态的具体需求而精心设计与制作。首先取制印模及复制硬性石膏工作模，然后在其工作模上，根据种植体的数量设计基台金属连杆，精确置位。

并发症与防治　①种植体伤及颅内组织和（或）感染。②穿皮种植体基台周缘附着皮肤组织炎症及感染。③赝复体上部结构过负载致基台和（或）种植体松动。④赝复体附着系统松脱等。位于颞部的种植手术，备洞及植入种植体时需基于CT断层影像的实际测量厚度进行仔细谨慎操作以避免误伤颅内组织。合理的上部结构设计与种植体数量的匹配是减少赝复体过载的前提条件。种植体周围皮肤炎症的主要因素是基台周缘皮下组织的厚实与活动，因此，除常规皮缘日常清洁维护外，清除感染肉芽组织及削

薄皮片并固定于种植体周围十分重要。

（黄远亮）

kuàngqū zhòngzhítǐ zhírù

眶区种植体植入 （craniofacial osseointegrated orbital reconstruction）

将骨结合式种植体植入眼球缺失和（或）眼眶缺损患者的眶骨上，通过种植体支持的杆附着体系统或磁附着体系统与义眼修复体相连，完成种植赝复体的修复术。

适应证 包括眼球及周围软组织因肿瘤、外伤等原因接受眼内容物摘除术后遗留眶内凹陷畸形者，肿瘤手术眼内容物摘除及部分眶骨切除后遗留眶部缺损、凹陷、畸形者，先天性无眼畸形患者等。

围术期准备 对于眼球和眶部肿瘤患者，术前的治疗设计若考虑术后将应用种植体支持的赝复体修复时，需注意以下问题：①术前应与患者交谈和讨论，告知有关治疗计划，尤其是种植修复的目的和结果。这对术前增强患者信心，求得术中及术后的积极配合都十分重要。②种植外科医师与种植修复科医师之间的密切交流和讨论，对于制订合理可

行的治疗计划和个体化重建修复方案均非常必要。③若因结膜缺损等因素导致上、下睑穹隆消失、眼窝缩小及眼睑凹陷者，种植前应行眼窝眼睑成形术。眼睑成形术术中注意事项：①在手术切除眶部肿瘤的同时，如有可能，尽量保留眉毛，这一解剖结构的保存特别有助于整个眼眶赝复体的真实和美观效果。②眼窝创面覆盖所选用的皮片不宜厚实，否则眼窝过浅不利于在缺损边缘眶骨上植入种植体及其上部支架的连接，也不利于赝复体设计及就位后的稳定性。

手术与修复方法 通常选择眶上缘及眶外侧作为种植受植区。去净皮下组织后选择3~4枚短种植体植入眶骨内（图1）。眼眶种植赝复体附着固位方式的选择主要根据缺损的大小、种植体的位置和方向及种植体的数目而定。眶部种植赝复体固位连接方式主要有3种（图2）：①杆附着体固位法：又称杆卡式附着体。这一附着方式的固位力强，适合于眶部缺损范围大，位置深在，且在眶上缘植入种植体者。但其制作工艺精度要求高，而且连体杆伸臂不宜过长。②磁性附着体固位

法：该固位法主要适合于眼窝已封闭的浅在缺损，眶的上、下骨缘可植入种植体者。其优点是基台周围易清洁，赝复体上、下装戴容易，制作工艺简单。③球-槽附着体固位法：此法更适合于眼窝已封闭的浅在缺损。其优点是赝复体组织面附着固位装置占据空间小，缺点是患者有时难以发现球-槽相应位置而戴入费时。

眼眶种植赝复体（义眼、义眶）的制作过程主要由修复科医师协助完成，其系列工作包括取模、制作连体杆、连接丙烯酸基板、义眼位置确立、蜡形雕塑、铸模、硅胶美观处理。

并发症与防治 眼眶种植赝复体应用布伦马克（Brånemark）种植体系统支持固位的成功率为92%~96%，而在放疗之后的眶骨上植入的种植赝复体，虽经高压氧治疗，但其成功率较低，仅为45%~57%。

与口内种植情况不同的是：眶区种植赝复体失败大多数发生在晚期，其原因是多方面的，主要是由于种植体骨界面骨的代谢及改建适应能力差、感染、过负载或这几种因素综合作用的结果。为确保眶部种植赝复体的长期稳

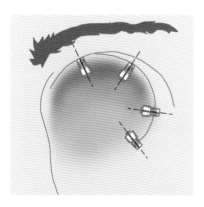

图1 眼球缺失及眼眶缺损的种植设计

注：选择眶上缘及眶外侧作为种植体植入区

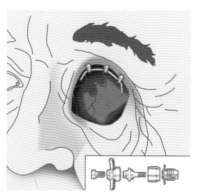

a 杆卡式附着体系统

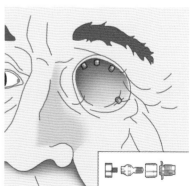

b 磁性附着体系统

图2 眼眶部种植赝复体附着方式

定性，根据生物力学分析与研究，无论采用连杆整体支持法或个别独立支持法，至少应植入 3 枚支持固位的种植体。

（黄远亮）

bíqū zhòngzhítǐ zhírù
鼻区种植体植入（craniofacial osseointegratednasal reconstruction）

将种植体植入缺损的鼻区周围余留骨内，以此支撑鼻部的赝复体即鼻缺损种植赝复体的修复术。面中份皮肤及黏膜鳞状细胞癌、基底细胞癌等恶性肿瘤手术切除后或外伤等原因可致鼻部不同程度的获得性缺损，此手术可有效恢复患者正常的面部形态。

适应证 鼻部或面中 1/3 区恶性肿瘤切除后缺损者，面中份交通事故伤、枪伤、烧伤等所致鼻部缺损者，鼻部缺损经皮瓣修复失败者，鼻部恶性肿瘤手术切除加放疗者。

围术期准备 对于面中份恶性肿瘤患者，手术切除的洞穿性缺损畸形的遗留会造成心理上的严重创伤。为此在手术前先取制面部记存模型、拍照、颅面 CT 扫描三维重建，制作计算机辅助设计与制作（CAD/CAM）三维结构模型；肿瘤切净后即刻取制面部缺损模型，记录缺损部位及相邻结构的三维形态。继之，再根据复制后的石膏模型，参照术前经快速成型技术建立的面部结构制作符合患者面部形态的鼻部临时假体，并且在术后 24 小时内放置于患者面中份缺损区。

在计划进行种植赝复体修复鼻缺损前所进行的肿瘤切除术或外伤清创缝合术时应注意的事项：①计划全鼻切除时，鼻骨不宜保留。②全鼻切除后需修整鼻中隔基底部。③有条件时尽量保留前鼻嵴。④采用薄断层皮片移植覆盖手术切除后遗留的受区创面。⑤术后面部缺失区即刻覆盖临时修复体。

手术与修复方法 鼻区种植窝的制备及种植体的植入方法与常规种植术步骤相同，但选择种植体的长度与直径需根据受植部位的骨量、质量和缺损形态及范围而定。骨内种植体常植入的部位包括额骨、颧骨、残余上颌骨及牙槽骨、上颌结节（图）。

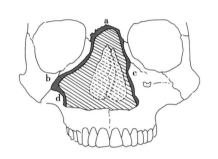

图　骨内种植体常植入部位示意

注：a. 额骨；b. 颧骨；c. 残余上颌骨及牙槽骨；d. 上颌结节

并发症与防治 尽管部分或全鼻切除后的缺损均能通过种植赝复体成功修复，但比较起来，全鼻种植赝复体的修复视觉效果较部分义鼻好。原因是部分鼻缺损后赝复体固位反而较为困难，赝复体边缘嵴无法隐蔽且明显可见；而全鼻缺损后则有一个适宜的受植床，赝复体的边缘嵴也常与鼻旁周围皮肤皱纹一致或借助眼镜遮盖，因此种植支持的全义鼻更逼真，视觉效果更佳。

（黄远亮）

ěrqū zhòngzhítǐ zhírù
耳区种植体植入（craniofacial osseointegratedauricular reconstruction）

采用骨结合式种植体植入耳缺损或耳缺失区颞骨内支撑及固定义耳的修复术。传统的耳赝复体（义耳）固位方法是利用外耳道将义耳插入，或采用粘接剂、残留组织倒凹及借用眼镜框架连体固位义耳。其缺点是患者使用十分不便，固位不可靠，易脱落，易损坏。耳区采用骨内种植体支持的耳赝复体为全义耳的固位建立了牢固的基础，克服了传统义耳固位不方便、不稳定的缺陷。

适应证 包括先天性、后天发育性、外伤、感染及肿瘤切除等因素所致的全外耳缺失者，部分耳缺损或全耳缺失经外科整复手术效果不佳或失败的患者。

围术期准备 无论单侧还是双侧耳缺损、缺失，对其受植部位的皮肤状况及内部骨解剖结构要有充分的了解。为避免种植外科手术时颞骨内板的意外穿透损伤，术前常规获取耳区颞骨三维 CT 断层影像，分析掌握耳周骨厚度、骨质及骨结构信息十分重要。同时基于数字影像镜像原理及计算机辅助设计与制作（CAD/CAM）技术，可按健耳复制患耳外形并根据种植体植入位点进行合理设计。准备好 3~4mm 专用颅面种植体及相应专用器械。术前须与患者交流与沟通，包括治疗目的、种植前必要的附加手术、种植义耳的制作过程、附着方式及种植体周缘维护等。

手术与修复方法 包括以下步骤。

第 I 期 即种植体植入术。①术前用药与麻醉。②切口设计与翻瓣：在距耳缺失区外耳道后方 3cm 处的乳突上方做一弧形切口，切开皮肤、皮下组织及骨膜，应用骨膜剥离器紧贴骨面翻瓣后显露骨面。③种植窝制备及植入种植体基本操作：作为耳赝复体的支持固位需用 2~4 个种植体。在耳区植入 2 枚种植体时种植部位可参考如下设计：右耳在8点和11点，左耳在1点和4点。

第Ⅱ期　基台连接术，可在第Ⅰ期术后3~4个月进行。①局部麻醉。②在原切口处重新做弧形切开，切除种植体周围皮下组织，使其向种植体处逐渐变薄，皮肤变薄的目的在于可使皮肤直接附着于骨膜上而限制皮肤的活动，有利于种植体周围附着软组织界面的愈合与功能维持。③穿皮环切与基台连接：在薄层皮片上触及种植体冠部后，先后用4mm直径的专用皮肤环形切取器做种植体上方皮肤及骨膜环切，随即卸下覆盖螺帽，旋入相应高度基台，为使种植体周围皮肤与其下骨面接触及防止血肿，需在愈合帽下方环绕垫置油纱布。④耳赝复体的连接：在第Ⅱ期种植术后3~5周即可开始受植区的取模及上部义耳的制作与连接工作（图）。

并发症与防治　①种植手术时如对颞部骨结构不了解或操作用力不当易造成脑膜、脑实质损伤或乙状窦出血。②穿皮基台周围组织感染通常可因种植体周围皮肤频繁移动而引起。皮肤移动的原因则是皮下组织层去除不够。此外，基台松动或植入体未发生骨结合均可导致感染。③种植体周围附着皮肤缘炎症主要因种植体周围附着皮肤不稳定而易动所致。两种植体相距过近（<1cm）也是刺激因素。此外，皮肤疾病如脂溢性皮炎或局部卫生不良、过多清洁刺激均会导致种植体周围炎。

术前基于三维CT断层影像分析，充分了解受植区骨结构及精准设计、备洞和植入可避免意外颅内损伤并发症。对于松脱的基台在找出原因后须再度拧紧，若种植体松动应立即取出。仔细搔刮骨窝使其充满凝血块后，可望于1年内长入新骨重新种植。如果种植体周围皮肤易动，应再度切除皮下组织，术后用纱布加压2~3周并加强术后随访。维护时创缘勿用酒精或洗必泰制剂，必要时根据培养结果选用抗生素。

（黄远亮）

kǒuqiāng hémiàn yànfù

口腔颌面赝复（oral and maxillofacial prosthetics）　研究应用口腔修复学的原理和方法，以人工材料和器官修复患者难以用自体组织和外科手术方法修复的颌面部缺损的技术。"赝复"一词源于希腊字，原意为"替代"或"增加"。经过引申的特定含意是"替代失去"的人体组织的颌面修复体。由于头面部器官的特殊解剖形态及组织结构，许多口腔及颌面部缺损如眼球缺损、眶缺损、颌骨缺损等均难以采用外科方法及自体组织进行修复，需采用人工材料的赝复体进行修复。

人类最早的面部赝复体雏形出现在公元前2613~前2494年间的第四古埃及王朝的贵族墓葬中，中国春秋战国时期的墓葬中也发现了带有面部赝复体的颅骨。1832~1833年在伦敦出版的医学公报中正式将颌面缺损赝复列入医学治疗的范畴，自此颌面缺损赝复成为独立的医疗技术和研究领域。早期的颌面赝复体由皮革、木头、金属等制作。现代颌面赝复体通常采用塑料、硅橡胶等材料制作，通过形态仿真、色彩仿真、质感仿真和功能仿真来实现颌骨缺损的功能重建和颜面器官的仿真修复。

颌面赝复可适用于先天性和后天性两大类缺损。①先天性颌面缺损：颌面部先天性缺损畸形较为常见，多由遗传、基因突变、妊娠期病毒感染、胚胎外胚叶发育障碍等引起。②后天性颌面缺损：约占颌面缺损的80%以上，通常由外伤、肿瘤切除等引起，其缺损面积及程度较先天性缺损更为严重。①外伤：由外伤引起的颌面部缺损通常面积较大，多为多器官的联合损伤，边缘不整齐，情况远较手术切除遗留的创伤更为复杂，且修复难度也更大。②肿瘤切除：颌面部肿瘤切除是最常见的颌面部缺损。颌骨肿瘤、鼻部肿瘤、眼和眶部肿瘤及耳颊部肿瘤的切除都会留下颌面部缺损，其中大部分需采用颌面赝复体进行修复。③其他：颌面部肿瘤还可能因放射治疗引起局部的放射性坏死。

颌面缺损赝复根据其缺损部位的不同，赝复体可分为颌骨缺

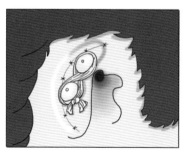
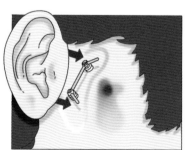

a　愈合帽下方环绕垫置油纱布　　b　杆卡式义耳附着固位

图　右耳缺失种植体植入

损赝复体和颜面部缺损赝复体两大类。

（吴国锋）

hémiàn quēsǔn yànfùtǐ
颌面缺损赝复体 （prostheses for maxillofacial defect）

采用合适的人工材料、通过特殊加工方法制作符合颌面部特殊功能和形态要求，用以恢复或部分恢复颌面缺损患者的原有容貌或口颌生理功能的人工假体。属于口腔修复体范畴，主要用于修复患者难以用自体组织和外科手术方法修复的颌面部缺损。

由于头面部器官的特殊解剖形态及组织结构，许多口腔及颌面部缺损如眼眶部缺损、颌骨缺损等均难以采用外科方法及自体组织进行修复；在一些情况下，即使可以采用手术修复，但患者身体状况却不能忍受多次手术，因而许多患者的口腔颌面部缺损仍需采用颌面缺损赝复体进行修复。颌面缺损赝复体根据其缺损部位的不同，可分为颌骨缺损赝复体（上颌骨缺损赝复体、下颌骨缺损赝复体）和颜面部缺损赝复体（耳缺损赝复体、眼眶部缺损赝复体、鼻缺损赝复体和颌面部联合缺损赝复体）两大部分，前者重在恢复其功能，后者重在恢复其容貌，或功能及容貌兼顾。此外，颌面缺损赝复体还包括软腭缺损赝复体、舌缺损赝复体。

（吴国锋）

shànghégǔ quēsǔn yànfùtǐ
上颌骨缺损赝复体 （prosthesis for maxillary defect）

采用人工材料修复各种上颌骨缺损的人工假体。

优点 方便取戴，便于清洁，同时可以方便观察肿瘤切除术后有无复发等；不需供区，对机体损伤小；对于接受放疗的患者，赝复体修复不依赖于局部的血供。

结构 由于上颌骨缺损的部位和范围不同，因而上颌骨缺损可有很多种形式，临床最常用中国学者赵铱民提出的上颌骨缺损八类法分类，并根据每类缺损类型制订了对应赝复治疗方案。对于未损伤牙列的上颌骨缺损者，上颌赝复体的结构主要为阻塞器部分。而对于伴有牙列缺损的上颌骨缺损（图1），上颌赝复体包括阻塞器和上颌义齿两部分结构，两者可设计为一整体，即义齿式阻塞器。阻塞器部分主要用于关闭口鼻腔交通，恢复腭部形态，恢复语音及吞咽功能；而上颌义齿部分主要用于支持剩余软组织、防止组织挛缩，同时修复缺损或缺失牙列，恢复或部分恢复患者的咀嚼功能。

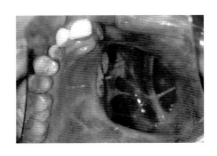

图1　上颌骨缺损

原则 ①早期赝复。②尽可能恢复生理功能。③保护余留组织，且有良好的固位。④赝复体要坚固而轻巧，使用方便而舒适。

适应证 ①先天性上颌骨缺损：主要是上颌骨腭突部及腭骨水平板的缺损，即硬腭裂；或上颌骨牙槽突的缺损，即牙槽突裂。②后天性上颌骨缺损：通常由肿瘤切除、外伤等引起，以肿瘤切除最为常见；缺损的范围部位依据肿瘤的部位、大小及外伤的损伤程度而有很大差异，可以为局部上颌骨缺损，也可为全上颌骨缺失。

方法 上颌骨缺损修复是一个系列化治疗过程。根据系统治疗的步骤，上颌骨缺损赝复体（图2）可分为预成腭护板、暂时阻塞器和正式赝复体。

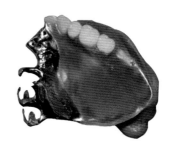

图2　上颌骨缺损赝复体

预成腭护板 腭护板是修复医师术前按照预定的手术方案在模型上为患者制作的赝复体。上颌骨部分切除后，在完成止血和皮片移植后，即可进行局部的敷料加压，并给患者戴上腭护板。此时，这种预成赝复体的主要功能不是改善语言、咀嚼等功能，而是通过赝复体上衬垫碘仿纱条等，对口内创面起加压止血的作用；封闭口鼻腔、改善患者的吞咽与进食，同时防止食物残渣进入缺损区，继而引起感染；保持原缺损腔范围，防止或减少在创面愈合过程中，因皮片收缩、瘢痕挛缩造成的缺损区和颜面部变形；减轻患者的心理负担，增强生活信心。

暂时性阻塞器 在上颌骨切除术后7~10天，可将腭护板或原有义齿改制为暂时阻塞器。用聚合过程中不产热、无刺激性的自凝树脂逐层在腭护板上方堆砌，口内直接成型，使进入缺损腔的阻塞器部分与缺损区组织完全适合。有前牙缺失者还可排列上前牙。戴入暂时性阻塞器的主要目的：①封闭口鼻腔，恢复腭部形态，改善发音和吞咽、进食。②保持缺损腔范围，防止或减少创面愈合过程中因瘢痕挛缩造成的颌面部变形，为日后的最终修复创造条件。③有利于患者心理健康。

永久性阻塞器　手术后 2 个月左右，缺损区的创面已基本愈合，炎症已消失，周围组织趋于稳定，可为患者制作正式的赝复体，恢复患者丧失的语言、咀嚼、吞咽等功能，恢复患者的面容。

通过腭护板、暂时阻塞器和正式赝复体的系列修复治疗，通常能使患者的面部畸形减到最小，与未经系列治疗的患者相比，最终修复效果差异明显。同时还能使患者有较好的心理状态，实现最佳的修复效果。

（吴国锋）

xiàhégǔ quēsǔn yànfùtǐ

下颌骨缺损赝复体 （prosthesis for mandibular defect）　采用人工材料修复各种下颌骨缺损的人工假体。下颌骨呈马蹄铁形，一旦发生缺损，其完整性将被破坏，下颌骨余留部分则会出现自主运动，无法再进行协调的功能活动，需要进行赝复体修复。临床上一般将是否植骨恢复了下颌骨的连续性作为下颌骨缺损分类的重要依据，可将下颌骨缺损分为植骨后和未植骨两大类。

原则　①恢复下颌骨的连续性：下颌骨缺损使下颌骨的完整性、连续性受到破坏，支持组织丧失，也使得双侧髁突的联动关节的整体运动受到破坏，使余留骨段变成各自的独立运动，因此下颌骨缺损修复的关键是要尽早通过植骨或植骨代用品，修复骨缺损，恢复下颌骨的连续性。

②恢复咬合关系：下颌骨缺损后，原作用于整个下颌骨的肌力平衡被破坏，肌肉的牵拉使余留骨段会出现程度不等的偏移。恢复上下颌牙列间正常的咬合关系，是下颌骨缺损修复的重要目标。③早期修复：下颌骨缺损的修复应尽早进行，一般说来，修复越早，则功能恢复越好。但也不能违背骨愈合过程的规律，下颌骨缺损的修复时机在不同情况下有所不同。

适应证　各种类型的下颌骨缺损，以后天性缺损为主，主要原因仍是肿瘤切除和创伤两大类。肿瘤切除是造成下颌骨缺损的主要原因，下颌骨为颜面部肿瘤的好发部位，其发生率占颌面部肿瘤的 25% 左右。创伤（包括火器伤或非火器伤）也是导致下颌骨缺损的一个重要原因。

方法　包括以下方法。

上颌双侧带翼导板　对于下颌骨前部大部分骨缺损，双侧余留骨段仅余留少数牙的患者，因为没有足够的牙和骨组织来保持赝复体的固位与稳定，可为患者设计一只依靠上颌牙列固位的双侧带翼导板，利用带翼导板来控制下颌余留骨段，阻挡其偏移。

上颌单侧翼状导板　基本设计同双侧带翼导板，所不同的是只有一侧有翼，而且翼的长度一般较双侧翼状导板的翼更长，通常是从第一前磨牙到第二磨牙，以便有足够的力量对抗使下颌移位的肌力，并使下颌骨保持在原位。这种导板主要用于下颌骨一侧后部及一侧前后部缺损，余留基牙牙周和固位条件不太好、不宜行固定式带翼导板的患者。

可调式上颌带翼导板　可调式上颌带翼导板是一种利用正畸的工作原理，通过逐渐加力，使

偏移的下颌骨回复原位的装置。腭部基板及固位体的设计与上颌双侧翼状导板相似，所不同的是在双侧的翼与腭部基板之间采用较粗的（1.0~1.2mm）钢丝连接，此导板戴入后，再在钢丝部逐渐加力，可使两侧带翼导板渐向外伸展，则可使移位的下颌骨逐渐回到正常位置上，为植骨创造条件和用于植骨术后的位置保持。

固定式下颌翼状导板　在余留的下颌骨段上选择 3~4 颗健康的基牙，最好是前磨牙与磨牙，按照铸造全冠的基牙预备方法，将所选的基牙做联冠的基牙预备，而后制作联冠蜡型，在联冠的颊侧制作伸向上颌的翼板。

可摘式下颌翼状导板　控制下颌余留骨段移位还可设计可摘式下颌翼状导板。在下颌的余留牙上，选择 4 颗左右有良好支持力和固位形的后牙作为基牙，在基牙上设计两组铸造联合卡，在基牙的颊侧设计颊连接杆，颊连接杆向下延伸到基牙近龈缘处，转为水平向，而后连接成整体。颊连接杆向上沿下颌牙和相应上颌牙的颊面向上延伸至距上颌前庭沟底 5~6mm 处转为水平向，并连成一整体。

悬锁卡式可摘部分义齿　对下颌骨前部缺损，而余留骨段上的牙支持和固位状况不良的患者，可采用双侧悬锁卡式义齿设计，修整余留骨段上基牙舌侧的倒凹，使义齿的舌侧基板与基牙密切贴合，基板上缘位于基牙外形凸点下，在双侧最后一颗牙的远中面，各设置一悬锁卡的旋转关节，并将其一端固定于义齿基板中，在基牙的颊侧牙槽黏膜上设计悬锁卡臂，在各基牙颊面的倒凹区，设计"T"形卡，并连接于悬锁卡臂上，在缺牙区人造牙的唇颊

侧基板边缘部各设计一只悬锁卡的锁扣。义齿就位后，将双侧悬锁卡扣于此处。

下颌双牙列赝复体　在颏部少量骨缺损后呈轻度错位愈合的患者，双侧游离骨端向近中靠拢，形成尖形下颌牙弓，上下颌间咬合关系紊乱，而垂直向𬌗关系正常，即仅有水平开𬌗而无垂直向开𬌗的患者，可设计双牙列。在患者的下颌畸形牙弓上，选择 4 颗左右基牙，设置𬌗支托和卡环，将卡环臂端设置在基牙舌侧，将卡环连接体等设置在牙弓的唇颊侧，在牙弓的唇颊侧排列人造牙，使其与上颌牙形成正常的咬合关系。用这种方式恢复患者的咀嚼功能。对于下颌骨后部或一侧缺损较少、下颌骨偏斜也较少的患者，仍然可应用下颌双牙列的设计进行修复，以上颌牙列为基准，在下颌牙唇侧设计双牙列，恢复部分牙列的咬合关系。

下颌双牙列-𬌗垫式赝复体在颏部缺损较多的情况下，骨折端的错位愈合通常会伴有上下颌间的垂直向开𬌗和水平向开𬌗，此时的修复设计则应采用双牙列-𬌗垫联合修复的方式。即以双牙列的形式修复水平向开𬌗，在余留的牙列𬌗面设置𬌗垫，来修复垂直向的开𬌗，用这两种结合的形式，恢复患者的咀嚼功能。

上颌双牙列赝复体　在颏骨骨缺损严重、错位愈合后所形成的牙弓与上颌牙弓差距较大，难以采用双牙列及双牙列-𬌗垫赝复体来恢复咬合关系的患者，则可以采用上颌双牙列的方式进行修复。在上、下颌牙列间只有水平开𬌗、无垂直向开𬌗的患者，可在上颌选择 4 颗基牙，常规预备，设置𬌗支托和卡环，在硬腭部制做基板，在腭部基板与下颌牙弓对应的位置上，排列人造牙，使人造牙与下颌的畸形牙弓之间形成广泛密切接触的咬合关系。咀嚼活动中，下颌余留牙列与设于上颌硬腭处的人造牙列密切接触，以此方式恢复患者的咀嚼功能。

（吴国锋）

ruǎn'è quēsǔn yànfùtǐ

软腭缺损赝复体 （prosthesis for soft palate defect）　采用人工材料制作阻塞器以关闭缺损区，闭锁腭咽腔，从而修复软腭缺损的人工假体。软腭缺损是较为常见的口腔颌面缺损，主要包括先天性腭裂的软腭缺损和后天因肿瘤切除等引起的软腭缺损。完整的软腭形态及正常的软腭运动是吞咽动作完成的基本条件。如果软腭缺损，则造成口咽腔、鼻咽腔之间封闭不严，食团则会在舌体的压迫下向上进入鼻咽腔，出现食物反流，同时软腭缺损会造成咽喉部肌肉的功能失调，可能使部分食物向喉口移动，引起呛咳，从而使吞咽功能出现严重障碍。此外，软腭缺损患者发音时气流不能充分进入口腔内，而产生过度的鼻腔共鸣。因此，软腭缺损除引起吞咽障碍，同时会影响患者的语言功能。软腭缺损赝复体修复的目的是闭锁缺损区，阻止吞咽时食物与水反流入鼻腔，并防止说话时因鼻腔共鸣音导致语言不清。

适应证　①缺损较大、难以采用外科手术方法修复的先天性软腭缺损。软腭缺损的患者中最常见的为先天腭裂，多数患者通过外科手术可修复，但是软腭组织如大量缺损，一般难以用手术修补，即使进行外科治疗后，仍会遗留的部分缺损，仍需通过赝复体进行修复。②由肿瘤切除导致的后天软腭缺损，此类患者因缺损较大及需观察肿瘤复发等原因，一般不适于再建性手术。③由其他疾病引起的软腭缺损，如伴有口咽功能障碍的神经性缺陷患者通常需应用腭上举装置式赝复体。

分类　软腭赝复体从修复时机上可以分为两大类：即时阻塞器和最终阻塞器。

即时阻塞器　是在肿瘤切除术后，即刻戴入的赝复体。在术前即为患者制取印模，从模型上修去拟切除区，形成缺损区，在此基础上制作固位体及阻塞器，待切除术后，即时戴入阻塞器。即时阻塞器主要优点是减少对患者语音、吞咽功能的影响，使患者在术后能尽快适应阻塞器，利于外科敷料的固定和保持。由于在术前有软腭的阻挡，无法直视和测量鼻咽腔的形状和大小，并且预先制作的阻塞器不能做腭咽肌功能运动下的肌能修整，因而难以获得准确的缺损区形态，所以即时阻塞器通常与术后实际缺损区有较大的差异，准确性差，只能是一种暂时性赝复体。在术后两周，待创面水肿消退后，可做局部衬垫、修改，使用时间一般为 2~3 个月。

最终阻塞器　是在术后两月，缺损区创面完全愈合，水肿消退，残余软腭组织功能已经恢复的状态下，为患者制作的阻塞器。此时患者可以配合做各种功能活动，帮助进行印模的功能性整塑，因此这种阻塞器是建立在明确的缺损区位置和准确的功能性印模基础上，因而能够较好地改善患者的语音和吞咽功能，且更为舒适。这种阻塞器可以长期使用。

方法　软腭赝复体通常为可摘式赝复体，主要由 3 部分组成，即固位体、连接体和阻塞器，软腭赝复体必须具有良好的固位、适宜的位置和形态，方可实现最佳的赝复效果（图1，图2）。

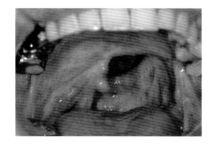

图1　软腭缺损修复前

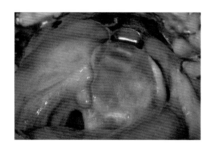

图2　软腭缺损修复后

固位体　软腭阻塞器应有良好的固位，功能活动中阻塞器不能随软腭的运动而移动，这是软腭阻塞器行使功能的基础。固位设计采用类似可摘义齿的固位方式，由固位支架与阻塞器连在一起。伴有牙列缺损的情况下，可摘局部义齿与阻塞器连接为一个整体，利用支架和义齿部分使赝复体获得固位。在口内有余留牙的情况下，固位都依靠设置在基牙上的卡环来实现，临床上通常选择3~4颗基牙设置卡环，并设计为双侧连接的支架式基板，使固位体形成面状分布，以增加软腭阻塞器的稳定性。在无牙列的情况下，一般可以利用大气压力及软组织倒凹固位，或采用种植体增加固位力。

连接体　指将阻塞器与固位支架连接成整体的部件，基于缺损区形态与位置差异，可采用金属杆或塑料基板。连接体的设计要求是有足够的强度，与阻塞器大小协调，坚固耐用，外形流畅，与口腔组织衔接自然，小巧舒适。针对硬软腭联合缺损，由于缺损区贯通硬软腭部，因而并无明显的连接体与阻塞器之分，缺损区均为阻塞器，通常采用塑料基板作为连接体，将义齿基托向后自然延伸至阻塞器处，形成自然平滑与邻近硬软腭组织协调的衔接。软腭全部缺损与硬软腭联合缺损类似，而对于部分软腭缺损，则通常采用铸造或弯制金属杆式连接体。因铸造金属杆具有足够的强度，可以将连接体做得更为精巧。在义齿支架后缘部连接与静息期的软腭形态一致的金属杆，进入缺损区后，形成盘状或环状结构以连接阻塞器，这种连接体具有体积小巧、舒适耐用的特点，在临床上应用较多，特别是多用于软腭后缘部缺损。

阻塞器　是软腭缺损赝复中的关键环节，其位置与形态直接关系到语音及吞咽功能恢复的效果。阻塞器是由丙烯酸树脂制作的空腔或非空腔结构，经连接体与义齿或固位结构相连。阻塞器的设计与制作的基本要求是大小适宜、高度适当。阻塞器的大小一方面应与缺损腔的大小相适应，能够顺利取戴，就位后，既可保持与邻近组织的贴合接触关系，恰当地封闭腭咽腔，又对余留软腭组织无挤压和阻挡，不妨碍其功能运动。关于阻塞器高度，其顶端高度应与正常腭咽闭锁时软腭高度相同，而其下缘应平齐余留软腭组织最大肌肉运动时的高度，以便于实现腭咽闭锁，达到最佳效果。此外，阻塞器应重量轻巧，以利于固位，并外形流畅，无明显倒凹而影响取戴。

（吴国锋　董岩）

shéquēsǔn yànfùtǐ
舌缺损赝复体（prosthesis for tongue defect）　用人工材料制作的以恢复舌体组织与上腭的相对位置，改善舌缺损后语言及吞咽功能的人工假体。利用舌赝复体，可以恢复原有口腔本部体积，从而改善语音功能，并利于吞咽过程中维持良好的腭咽闭合，形成负压，保证吞咽过程的顺利进行。舌缺损主要由舌癌手术切除导致，为达到手术切除的安全边界，绝大多数舌癌为大部或全舌切除，并连同舌底及舌骨上肌肉组织一并切除，甚至连带病变区颌骨一并切除，因此修复的目的应考虑创面的消除、舌形态的恢复及再造、舌的生理功能、口底无效腔的填充、缺损颌骨的修复和包裹。

适应证　相对较窄。利用舌赝复体虽能帮助残余舌体在闭口时能接触腭部，从而将食物挤入咽部及发出一些辅音，但缺乏活动度，且没有舌的推进活动，因此在改善语言及吞咽功能方面发挥作用较为有限。舌缺损分为四大类及三亚类。主要分类：一类为缺损位于轮廓乳头之前，不过中线；二类为缺损位于轮廓乳头之前，已过中线；三类为缺损位于舌根或越过轮廓乳头，不过中线；四类为2/3以上或全舌缺损。根据舌外组织的缺损情况分为三个亚类：一亚类为口底无缺损或缺损位于舌下皱襞内侧；二亚类为半侧以上口底缺损加下颌骨部分缺损；三亚类为全口底缺损加半侧或全下颌骨缺损。舌赝复体只适用于一类及二类中无舌体外组织缺损的小范围舌缺损，针对大部分舌缺损患者，建议采用外科手术方法，利用人体自身组织瓣再造有一定活动度的舌。

方法　舌缺损赝复体类似于上颌赝复体，四周借助于固位体固定于上颌牙列，中部为树脂阻塞器。制作过程前期同上颌赝复体，首先制取患者上颌印模，在模型上制作赝复体支架结构，试戴。与上颌赝复体制作不同点在于需对其抛光面进行功能性塑形。具体方法：支架试戴完成后，在腭顶部位添加可塑形蜡，戴入患者口内，让患者充分进行发音、吞咽等功能性活动，利用舌体的运动对塑形蜡施加压力从而进行功能性塑形，将塑形完成的蜡型用于后续常规的包埋装盒等技工制作过程。

（吴国锋　董岩）

ěrquēsǔn yànfùtǐ

耳缺损赝复体（prosthesis for auricular defect）　采用人工材料制作的，用以修复耳及邻近软、硬组织缺损的人工假体。常用材料为专用硅橡胶。

适应证　①整形外科重建失败患者：整形外科重建失败后，局部往往遗留瘢痕以及多余的软组织不宜于再次进行整形手术重建耳郭。此时，适于将局部残留软组织行外科切除后，行义耳修复。②耳郭下1/2缺损患者：耳郭下部，特别是耳垂部分，仅有软组织，而没有软骨支撑，因此，如采用整形外科重建，则不能很好恢复其外形，往往是一块没有任何外形的皮瓣，外形恢复较差。所以，适于采用局部义耳较好地修复其外形。同时，预留耳郭上部的窝沟易于辅助隐藏下部义耳的上部边缘。③耳郭缺失，同时伴有局部周围软、硬组织缺损凹陷，或先天发育不足导致的耳郭周围组织缺陷患者：这类患者如

采用整形外科重建，则往往需要先行骨及软组织移植恢复基本面型后，再行耳郭重建，手术难度较大，患者承受痛苦及创伤较大。因此，可采用带有义耳的硅橡胶赝复体修复，在修复缺失耳的同时，也将局部面型基本恢复。④发线较低患者：发线较低时，耳郭区也是被带有毛囊结构的皮肤覆盖。⑤瘢痕体质耳缺损或缺失患者：这类患者再行手术时，会形成较重的瘢痕，不宜于重建耳郭外形的保持，往往因瘢痕牵拉导致重建耳郭畸形。这类患者在耳缺损或缺失后，适于采用义耳进行修复。⑥外伤或肿瘤切除致耳郭缺损患者：因外伤（烫伤、机械切割等）导致耳缺损后，局部往往会形成瘢痕，此时不宜行整形外科重建。⑦耳郭及周围组织接受放疗，特别是大剂量放疗患者。

方法　包括以下步骤。

健侧耳郭印模制取　将以两倍水粉比调拌的印模材料自然流注或以注射器注于耳背面，按照分瓣印模的要求，制取健侧耳郭模型。若以调拌刀将其涂抹于耳背时，涂抹压力必然会造成耳郭变形，同时，容易使耳背与印模材料不接触，这导致印模的不完整。

患侧耳缺损区印模制取　耳郭缺失后，缺损区相对较为平坦，类似一平面（图1），故制取印模相对健侧简单。为给后期义耳蜡型制作提供更多的参考信息，印模制取前以记号笔在患侧相对称于健侧耳轮脚上缘、耳轮脚前缘、耳屏前缘、外耳垂前缘及耳垂与面颊连接处标记，无外耳道者还需标记出外耳道位置。患者体位、印模区的准备、印模材及石膏的加载均同健侧。制取印模时，这

些标记就会转印到印模上，灌注模型后转印到工作模型上，作为雕塑时义耳蜡型的定位标志。

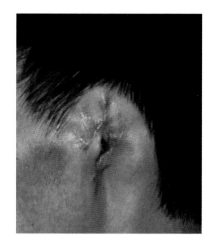

图1　耳缺损修复前

义耳蜡型雕塑及试戴　义耳蜡型雕塑完全参考对侧耳模型雕塑。在塑形过程中，反复、仔细与健侧耳模型对比，对比各解剖结构的形态、义耳蜡型与皮肤间的外展度等与健侧外耳模型的差别，并进行修整调整，直至义耳蜡型与健侧外耳模型基本一致。完成蜡型外形后，为患者试戴。试戴完成，将蜡型复位于模型上，沿其边缘在模型上画线，此线以内5~8mm范围作为粘贴面积。酒精喷灯软化蜡型表面，以硬质牙刷快速反复点击蜡型，模拟制作毛孔。

蜡型装盒、烫盒及冲蜡　虽然最终的硅橡胶义耳具有较好的柔韧性，但由于耳郭具有较多的窝沟结构，如耳甲庭、三角窝及耳舟等。所以，为避免从型盒取出硅橡胶义耳时造成撕裂，目前临床上采用"三瓣法"进行义耳蜡型装盒。装盒石膏完全结固后，置于流水烫蜡箱（或在开水锅内），义耳蜡型软化后即可取出，打开型盒，去掉蜡型。以无水酒

精对石膏型腔组织面充分脱脂，并待无水酒精充分挥发、石膏冷却后进行下一步充胶操作。

硅橡胶配色、充胶及固化　参照硅橡胶比色板或患者本人进行硅橡胶配色（图2）。充胶后的型盒置于真空泵内，抽真空。复位上、下型盒，以专用螺杆或压榨器固定并充分加压。型盒倒置，义耳组织面向上，水浴或烤箱固化硅橡胶。

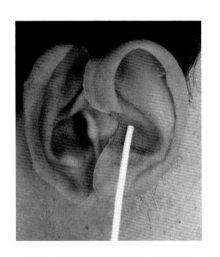

图2　染色完成的义耳，与健侧对比

义耳出盒、边缘及表面修整　硅橡胶充分固化后，彻底分开上、下型盒，取下义耳。修剪多余硅橡胶，并打磨表面硅橡胶瘤，获得未行外着色的硅橡胶义耳，为患者试戴。

义耳外着色　义耳外着色时，需仔细观察外耳轮、内耳轮及耳垂等部位的颜色。一般情况下，外耳轮与耳垂颜色较深，偏红，甚至褐色，内耳轮颜色较浅。完成粘贴式全耳缺失修复（图3）。着色前，需多准备些小块海绵及镊子。因为外耳形态复杂，窝沟结构较多，如耳甲腔、三角窝等。需用镊子夹以小块海绵才能进入这些窝沟中擦除多余的混有颜料的硅橡胶。

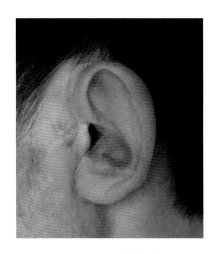

图3　义耳粘贴后

（吴国锋　冯志宏）

yǎnkuàngbù quēsǔn yànfùtǐ
眼眶部缺损赝复体（prosthesis for orbital defect）

采用人工材料制作的用以修复眼球、眼眶及邻近软、硬组织缺损的人工假体。常用材料为专用硅橡胶，单独眼球缺失采用树脂。

眼及眼眶是颜面最主要的结构，除具有最主要的视觉功能外，也是影响容貌的最主要因素。无论是眼球缺损还是眼眶缺损，都无法采用自体或异体组织进行修复。采用赝复修复是唯一的修复手段。眼球缺损和眶缺损是颜面赝复中最主要也是最基础的技术。眶缺损指眼球及眼眶内容物以及眼睑部均被切除。眶缺损后缺损区常呈一底小口大的锥状空腔（图1），有时还伴有眶底或眶内侧壁的孔道与鼻腔交通，眶缺损修复的目的在于恢复颜面部容貌的完整性。所以颌面赝复医师，需要掌握精细解剖结构和形态，为义眶的仿真修复奠定基础。

方法　包括以下步骤。

眶缺损印模制取及工作模型灌注　印模应包括健侧眶部、额部及鼻背等，为制作义眶蜡型提供较多的参考。

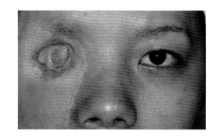

图1　右侧眶缺损修复前

义眶蜡型雕塑及试戴　根据健侧虹膜及瞳孔的大小、颜色，巩膜的颜色，选择一适宜的人工眼球。比对人工眼球与眶腔的大小，对人工眼球进行必要的调磨。按照工作模型上所做的标记线，将人工眼球定位于牙科蜡上，就位于患者的眶缺损腔内，从不同角度观察人工眼球的位置及角度，并做出必要的调整，确保与健侧眼球的对称性。眼球定位后，逐步雕塑义眶蜡型。试戴完成，蜡型复位于模型上。制作1~2根自凝树脂棒，并粘接在暴露的人工眼球背面。烫型盒冲蜡后，包绕人工眼球的蜡将全部去除，如没有该自凝树脂棒将人工眼球固定在型盒内的石膏中，人工眼球将成为游离物。至此，蜡型完成。

蜡型装盒、烫盒及冲蜡　真空调拌适量超硬石膏，在振荡器振荡下首先从背面将石膏灌注于磨开的孔洞内，保证灌注的石膏与义眶蜡型组织面间不存在空隙。所开孔洞完全灌注后，置于已盛有石膏的下半型盒内，就位上半型盒，观察蜡型最高点距上半型盒上缘的距离，并及时调整蜡型在型盒内的深度。这是义眶蜡型装盒的第一瓣，此时义眶蜡型应完全暴露。

第一瓣石膏完全结固，仅在石膏上涂一层分离剂，禁止涂于义眶蜡型表面。真空调拌适量超硬石膏，以毛刷、棉签或手指蘸取石膏，施加一定的压力涂抹于义眶蜡型表面，确保将石膏压入蜡型表面的皮纹、毛孔内，特别是重睑、眼睑与人工眼球间的间隙内。就位上半型盒，在振荡器振荡下注满石膏，盖严型盒盖。装盒石膏完全结固后，置于流水烫蜡箱（或在开水锅内），义眶蜡型软化后即可取出，打开型盒，去掉蜡型。

硅橡胶配色、充胶及固化 需要注意的是，由于硅橡胶的流动性有限，其不易充满人工眼球下方与石膏间狭窄的间隙。所以，需要以细长探针将硅橡胶充填进该间隙内。

义眶出盒、边缘及表面修整 硅橡胶固化后，打开型盒的方法及注意事项见耳缺损赝复体。特别注意避免将位于人工眼球下方较薄的硅橡胶撕裂及将人工眼球从石膏中取出。否则，将无法进行下一个义眶的制作。修剪打磨硅橡胶义眶。待已经制作足够的硅橡胶义眶后，从型盒内的石膏中取出人工眼球，并打磨抛光因粘接自凝树脂棒造成的粗糙面。借助硅橡胶的弹性将人工眼球就位于硅橡胶义眶内，获得未行外着色的硅橡胶义眶（图2）。

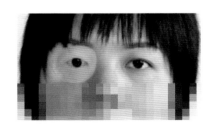

图2 眶赝复体染色前

常规义眶外着色 针对健侧文眼线的女性患者，在义眶上下睑缘处染以黑色。根据健侧睫毛的长短，选取适宜长度的人工睫毛，并将其按健侧睫毛的方向载于上下睑缘内。女性患者也可选择粘贴人工睫毛。在粘贴范围内，均匀涂抹一薄层硅橡胶赝复体专用粘接剂，准确粘贴于缺损区，完成粘贴式义眶修复（图3）。

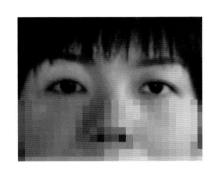

图3 眶赝复体修复后

（吴国锋 冯志宏）

bíquēsǔn yànfùtǐ

鼻缺损赝复体（prosthesis for nasal defect）

采用人工材料制作的用以修复鼻及临近软、硬组织缺损的人工假体。常用材料为专用硅橡胶。

鼻缺损是一种较常见的面部缺损，分为全鼻缺损和部分鼻缺损两类。鼻缺损的特点是缺损区较大，周围组织的移动性大，缺损区的上方、侧方均无足量的骨组织（图1）。此外鼻赝复体的外形凸点高，所受侧向力大，固位难度较大。鼻缺损修复的目的不仅是恢复面部容貌，而且要改善鼻的通气条件，防止鼻及呼吸道黏膜直接暴露在外部空气中，保护呼吸道黏膜。鼻缺损后，可以采用鼻赝复体，即义鼻修复。

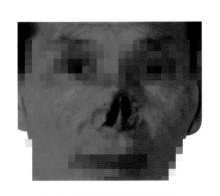

图1 鼻缺损修复前前面观

适应证 ①整形外科重建失败患者：整形外科重建失败后，局部往往遗留下瘢痕以及多余的软组织，且残留的部分鼻结构往往也会产生一定的变形，不宜于再次进行鼻重建的整形手术。此时，适于将局部残留软组织行外科切除后，待局部创面愈合后，行鼻赝复体修复。②鼻缺损，同时伴有局部周围软、硬组织缺损凹陷：这类患者如采用整形外科重建，则往往需要先行局部骨性结构的重建，然后行软组织移植进行鼻及周围组织缺损重建。手术难度较大，患者承受痛苦及创伤较大。因此，可采用鼻赝复体修复，在修复鼻缺损的同时，也将局部面型基本恢复。③瘢痕体质鼻缺损患者：这类患者在行手术后，会形成较重的瘢痕，不宜于重建鼻外形的保持，往往因瘢痕牵拉导致重建鼻部畸形。即使没有因瘢痕牵拉导致重建外鼻的畸形，经常会在手术切口处形成条索状、颜色较深的瘢痕，而影响美观。因此，这类鼻缺损患者，适于采用鼻赝复体进行修复。④恶性肿瘤切除致鼻缺损患者：这类患者在短期内，不宜行鼻整形重建。否则，移植组织的覆盖不利于对肿瘤复发趋势的观察。这类患者宜先行鼻赝复体修复，待确定肿瘤无复发倾向后，可根据具体情况确定采用鼻整形重建或鼻赝复体修复。⑤鼻及周围组织接受放疗，特别是大剂量放疗患者：如鼻基底细胞癌、鼻部鳞癌切除患者，术后往往需大剂量局部放疗。放疗对周围组织床的损伤，往往导致整形手术失败率的提高。因此，这类患者较宜于采用鼻赝复体修复。

方法 包括以下步骤。

鼻缺损区印模及模型制取 如缺损仅限于外鼻范围，未涉及上唇及邻近解剖结构，可在为义鼻蜡型雕塑提供足够参考标志的前提下，制取较小范围的印模。完成印模制取，并分层灌注获取超硬石膏工作模型。

义鼻蜡型雕塑及试戴 恢复原有外鼻形态并与邻近皮肤纹理良好衔接过渡是义鼻修复成功的关键。由于缺乏对称性器官的参考，雕塑义鼻蜡型前，仔细观察患者不同角度的能够显示外鼻的照片及患者的现有面型。做到对义鼻形态、范围有一大概的构思。

蜡型完成后，为患者试戴。试戴完成，蜡型复位于模型上，沿其边缘在模型上画线，此线以内5~8mm范围作为最小的粘贴面积。将该范围内的石膏模型均匀刮除0.1~0.2mm，以保证义鼻与皮肤紧密贴合。在内边缘线以内，将工作模型磨透。在粘贴范围内，义鼻蜡型烫实在工作模型上，重新修整被破坏的部分蜡型，如毛孔、皮纹等。然后从组织面将蜡型烫实封闭在工作模型上，酒精喷灯喷光。至此，完成义鼻蜡型的制作，准备装盒。

蜡型装盒、烫盒及冲蜡 义鼻蜡型装盒采用两瓣装盒法，类似常规义齿装盒。

真空调拌适量超硬石膏，在振荡器振荡下首先从背面将石膏灌注于磨开的孔洞内，保证灌注的石膏与义鼻蜡型组织面间不存在空隙。如存在空隙，将最终成为硅橡胶，从而改变了义鼻组织面形态。开孔完全灌注后，置于已盛有石膏的下半型盒内，就位上半

型盒，这是义鼻蜡型装盒的第一瓣，此时义鼻蜡型应完全暴露。

第一瓣石膏完全结固后，仅在石膏上涂一层分离剂，禁止涂于义鼻蜡型表面。真空调拌适量超硬石膏，以毛刷、棉签或手指蘸取石膏，施加一定的压力涂抹于义鼻蜡型表面，确保将石膏压入蜡型表面的皮纹、毛孔内。

就位上半型盒，在振荡器振荡下注满石膏，盖严型盒盖，石膏初步结固后，流水清洗干净型盒表面的石膏，此为义鼻蜡型装盒的第二瓣。义鼻蜡型装盒结束。

装盒石膏完全结固后，置于流水烫蜡箱（或在开水锅内），义鼻蜡型软化后即可取出，打开型盒，去掉蜡型。以无水酒精对石膏型腔组织面充分脱脂，并待无水酒精充分挥发、石膏冷却后进行下一步充胶操作。

硅橡胶配色、充胶及固化 硅橡胶固化后，打开型盒的方法及注意事项见耳缺损赝复体。在取下硅橡胶义鼻时，需要注意保护用以充填鼻孔的两根石膏柱。修剪打磨硅橡胶义鼻，获得未行外着色的硅橡胶义鼻。

义鼻外着色 外着色后，在粘贴范围内，均匀涂抹一薄层硅橡胶赝复体专用粘接剂，准确粘贴于缺损区，完成义鼻修复（图2，图3）。

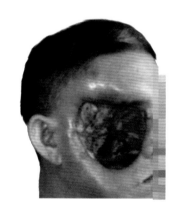

图3 鼻赝复体修复后正面观

（吴国锋 冯志宏）

hémiànbù liánhé quēsǔn yànfùtǐ

颌面部联合缺损赝复体

（prosthesis for combined maxillofacial defect） 采用人工材料制作的用以修复颌面部器官及邻近软、硬组织缺损的人工假体。常用材料为专用硅橡胶。

颌面部外伤及肿瘤切除是导致颌面部大面积、多组织器官复合缺损的主要原因。这类缺损往往涉及口内、口外的多个器官结构，如部分上颌骨（下颌骨）、鼻、上唇、面颊部甚至眶内容的复合缺损。采用人工材料制作的修复这类颌面联合缺损的假体成为颌面部联合缺损赝复体（图1）。

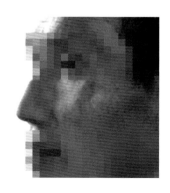

图1 颌面部多器官缺损

适应证 ①复合骨与软组织的大范围缺损：如采用手术重建，

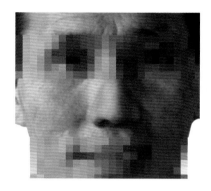

图2 鼻赝复体修复后侧面观

则需同时移植骨与软组织。一方面受到供体来源的限制，另一方面对患者的创伤较大。虽然，异体复合颜面移植术已在不同国家有相继报道，但仍存在很大的风险，且手术难度较大。术后患者需长期服用免疫抑制剂。②复合眶缺损患者：仍没有成功的眼睑及眼球重建手术。即使移植软组织充填了眶缺损腔，但由于无法重现眼轮匝肌等复杂的肌肉功能，重建后睑裂往往无法与对侧对称，后期植入义眼球的修复效果极差。③复合上唇缺损的患者，特别是上颌骨前部复合上唇缺损患者：移植的皮瓣往往不能很好地重建上唇唇红外形，美观效果较差。移植皮瓣弹性较差，加上皮瓣的收缩导致患者张口时口裂很小，不利于制取口内印模及修复体戴入。④肿瘤新生物切除导致的颌面部缺损患者：为更好地观察肿瘤的复发情况，这类患者术后短时间内不宜行手术重建，一般为2~3年。期间，可行赝复体修复，确定肿瘤无复发倾向后，在保证手术重建效果的前提下即可进行外科重建。⑤接受大剂量放疗的颌面部联合缺损患者。

方法 包括以下步骤。

颜面部印模的制取及工作模型 由于缺损范围较大，赝复体的边缘就较长，就越难与皮肤获得紧密贴合。因此针对这类患者，其印模制取的精度要求更高。特别是存在悬空的软组织结构，其下方缺乏有效的骨性支持结构时，受印模材料的压迫，极易变形。必要时，采用分瓣印模法。

颜面赝复体蜡型雕塑与试戴 雕塑蜡型时，除遵循眶、鼻等各个器官的雕塑原则外，还应注意各器官间的衔接，及蜡型与整体面型的协调。特别是与邻近组织特征性皮纹结构的衔接，如鼻翼与鼻唇沟的衔接、外眦处与眼角鱼尾纹的衔接等。除包裹义眼球部分的蜡型较厚外，其余部分蜡型在满足外形的前提下，不要过厚，一般控制在5~8mm厚度即可，以减轻赝复体重量。

连接杆支架与树脂基板制作 参照完成的蜡型，在工作模型上制作连接杆支架及树脂基板。以蜡充填连接杆支架下方的倒凹，包裹连接杆支架，暴露尼龙卡的顶端。试就位赝复体蜡型，确保蜡型组织面与充填倒凹的蜡之间保留2~3mm的间隙，用以充填树脂。调拌透明自凝树脂，单体处理尼龙卡顶端后，将树脂置于工作模型上，稍加压就位赝复体蜡型，成型树脂基板。取下赝复体蜡型，待树脂结固后，连同尼龙卡一起取下。打磨并抛光树脂基板，制作增加接触面积和机械固位的孔。如后期欲制作多个赝复体，可在原尼龙卡位置安放新的尼龙卡，重新调拌自凝树脂并以赝复体蜡型压迫成型。这样制作的树脂基板，其大小、范围、厚度基本保持一致。

颌面硅橡胶赝复体制作 在模型上标记赝复体蜡型边缘，修去赝复体边缘以内2~3mm覆盖区域的石膏0.1~0.2mm，特别是在颜面组织活动度较大的区域，可适当多修去一些石膏，以增加赝复体与皮肤组织的密合性。并磨透石膏工作模型，从背面将树脂基板封闭于赝复体蜡型组织面，厚度1~2mm即可。尼龙卡的侧翼也以蜡包裹，防止装盒后，尼龙卡侧翼被石膏包埋，致无法或较难取出赝复体。在义眼球背面制作自凝树脂固位柱。将带有固位基板、义眼球固位柱的颜面赝复体蜡型复位于模型上，烫实封闭蜡型、修整边缘及表面毛孔皮纹。装盒，硅橡胶配色，树脂基板喷砂处理，并涂抹树脂硅橡胶粘接剂和偶联剂，常规充胶固化。出盒后修剪、打磨并进行外着色处理，完成颜面赝复体制作（图2）。

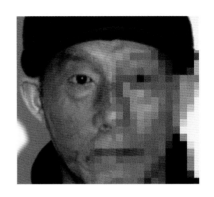

图2 颜面赝复体修复后

（吴国锋 冯志宏）

yànfùtǐ gùwèi jìshù

赝复体固位技术（retentive technique for maxillofacial prosthesis） 确保颌面赝复体固位效果的技术。赝复体固位是指赝复体抵抗脱位力作用的能力，它是颌面缺损赝复成功的基础，也是颌面缺损赝复所要解决的首要问题。由于颌面部组织器官缺损所形成的特殊解剖结构和组织特点，颌面赝复体要求固位可靠，又要便于取戴。采用的固位技术主要包括以下6种。

磁性固位技术 利用磁体与磁性材料之间吸引力的原理发展成的固位技术，具有固位可靠、操作简单、可自动复位、无需调节修理、不传递侧向力及应用范围广等优点，现已成为改善颌面赝复体固位的重要手段。磁性固位体在颌面缺损赝复中的应用通常有3种形式：设置于颌骨上余留的牙根上，用于增加患者上下颌骨赝复体或口腔缺损后的特殊义齿的固位力；设置于阻塞器式赝复体上，用于上颌、眶、鼻赝复体的固位；将磁性固位体的衔铁设置于铸造支架上，由种植体固定于缺损区，将闭路磁体设置于赝复体的相应部位，依靠闭路磁体与衔铁间的磁引力，使赝复体获得固位。

种植体固位技术 随着种植材料、种植基础理论和植入技术、赝复技术的发展，种植体技术得到了迅速发展，形成了多种材料、多种形态、多种植入形式、多种修复方式的种植体系列，将其应用范围由单一牙列缺损修复扩展到了颌面部缺损赝复，为颌面部赝复体提供固位及支持，显著地提高了口腔及颌面缺损赝复水平。对于颌面缺损赝复来说，较为常用的是螺旋形、圆柱形骨内种植体（如复合材料柱形骨内种植体），在下颌骨缺损赝复中，有时也应用穿骨式下颌钉板式种植体（图1）。

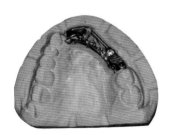

图1 种植固位赝复体支架

组织倒凹固位技术 利用组织倒凹固位是修复临床常用的固位方式，但在颌面缺损赝复中要利用缺损区的组织倒凹使赝复体保持固位则是困难的，因为硬的赝复体很难进入缺损腔的倒凹区，一旦进入又很难取出，不能满足颌面赝复体取戴方便、利于自洁的要求，因此必须采用一些特殊设计，并利用一些特殊材料才能利用组织倒凹使赝复体获得固位。通常利用组织倒凹固位有阻塞器、弹性基板、悬锁卡。

粘贴固位技术 利用特殊的生物胶或生物型粘接剂将软质赝复体粘贴在缺损区边缘的皮肤上，主要用于颜面部赝复体如眶赝复体、义鼻、义耳。粘贴型赝复体应为硅橡胶等弹性材料制成，粘贴时将生物粘接剂涂于赝复体的弹性边缘上，用酒精棉球擦去缺损区边缘部皮肤上的汗水及油脂，将赝复体准确复位于缺损区，粘接剂结固后即将赝复体牢固地粘贴在缺损区上。由于粘贴固位可以获得良好的边缘封闭，因而仍是一种有效且较常用的固位方法，即使在采用种植体或磁附着式固位的赝复体，有时也会采用局部粘贴的方法来增加边缘密合性，特别是在面部赝复体。

卡环固位技术 卡环是口腔缺损赝复中最为常用的固位体，在颌骨缺损的赝复中，若余留颌骨上仍有余留牙存留，那么卡环就仍然起着主要的固位作用。所以卡环固位是颌面缺损赝复中的重要的、不可替代的固位方式（图2）。卡环应尽量在靠近缺损区的基牙上设计，即使是中切牙也不例外，侧切牙则按具体情况确定，可采用较细的卡环臂，减小卡环固位力。此外，根据可摘局部义齿平面固位的原则，卡环的位置要分散，以便获得一个最大的固位平面，减小前后翘动或左右摆动。

其他固位技术 颌骨及颜面部的缺损具有多样性的特点，因此其固位方法也具有多样性和特殊性。除前述的各种主要方法之外，在一些特殊情况下，还可采用下述方法来改善赝复体的固位，包括扩大基托面积法、眼镜架固位、弹簧固位、鼻孔插管固位、软衬垫固位等。

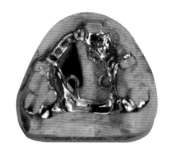

图2 卡环固位赝复体支架

（吴国锋）

yànfùtǐ yìnmó jìshù

赝复体印模技术 （impression technique for maxillofacial prosthesis） 复制患者口腔颌面部缺损区的牙列或组织形态，为赝复体制作提供基础条件的技术。无论针对何种类型的颌面缺损，准确的印模都是其赝复成功的基础。颌面部缺损的患者，由于解剖生理的改变，仅采用常规的印模方法就难获得准确的印模。如部分患者颌面部缺损组织较多，创伤引起的软组织瘢痕组织的收缩和牵拉，致使张口受限或口裂过小；部分颌骨缺损患者的健侧与缺损侧组织高低相差悬殊；外伤患者多数存在牙列移位、倾斜的情况；颜面部缺损的患者，通常需制取整个面部的印模，印模范围大。因此，赝复体制作过程中必须采用一些特殊的印模技术，才能获得准确印模。

此技术包括颌骨缺损印模法和颜面缺损印模法两大类。随着计算机技术的发展，又出现了数字化印模技术。对于一些复杂病例，可将这些方法灵活地进行组合应用，以便于取得准确完整的各种缺损区印模。

颌骨缺损印模法　包括个别托盘印模法、分段印模法、分瓣印模法、分层印模法、分区印模法、注射印模法等。

个别托盘印模法　在制取颌骨缺损印模中最为常用。适用于颌骨缺损后张口受限、口裂小等情况。将软化的印模膏或蜡片，直接放于口中缺损部位，用手指压其边缘，使其覆盖整个印模区，待冷却后取出，将其内层及边缘区均匀刮除少许，或做粗糙面，以防印模材料脱落，此即成为个别托盘。然后，再以弹性印模材料衬印，方可取得较准确的印模（图1）。如希望取得更精细印模，则可在此印模灌成的模型上再制作自凝塑料托盘，再次取模。

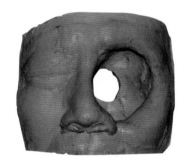

图1　颜面缺损石膏模型

分段取模法　如果患者张口度过小，采用个别托盘法仍不能取得完整的印模时，可采用此法。用左右半侧部分托盘各一只，先取一侧印模，待其凝固后再取另一侧的印模，两侧托盘在中线部有重叠，待双侧均结固后，按取模的相反顺序，依次从口内取出，在口外拼对成整体后，用蜡固定，灌注石膏模型。拼对时，应该防止两侧托盘移位，以免整个印模变形。

分瓣印模法　下颌牙列舌侧和舌翼区的倒凹大，或张口受限者，可采用此法。将印模膏软化，做成两只"L"形托盘，将一只覆盖牙列舌侧与𬌗面，另一只覆盖牙列颊侧与𬌗面，二者在𬌗面有重叠，并做标记以便于口外拼对。印模制取时先取颊侧再取舌侧，之后借助标记在口外将两部分印模拼接在一起，加蜡固定灌制石膏模型。

分层取模法　当上颌骨缺损较广而深，印模的体积较大而高，无法一次取得印模时，可采用此法。取一小块软化的印模膏，塞入缺损腔最深处，待冷却后取出。调拌少量弹性印模材料，涂于印模膏块的组织面，再放入缺损腔内，获得加衬印模，待弹性印模材料凝固后，用上述个别托盘取模法或注射印模法取得第二层加衬印模。如张口度较小、缺损腔很深，双层印模不够时，还可做第三层印模。

分区印模法　欲利用组织倒凹使赝复体保持固位，需要准确完整地取下倒凹区的印模，如同时有多个倒凹区时，应采用分区印模法，以保证印模的准确性和完整性。分区印模法，即分别制取几个倒凹区的印模，而后将它们组合在一起。

注射取模法　用于张口度较小而无法使堆放较多印模材料的托盘放入口内者，或需制取鼻底及软腭上方倒凹印模的患者。先选择一个能进入口内的托盘，调拌水粉剂印模材料，将其中一部分印模材料堆放在托盘内，另一部分装入特制的注射器内，把托盘放入口内，稍加压。然后迅速将注射器所接的注射软管经口角向上插入缺损区向，推动注射器，将印模材料压入缺损区，待凝固后取出。另有些患者一次法难以

完全取出倒凹形态，可常规制取模型制作修复体，待修复体完成后再用注射取模法取出鼻底倒凹或颊侧倒凹，然后二次翻制局部模型以修整修复体。

颜面缺损印模法　包括面部模型制取法、眼球缺损模型制取法、眼眶缺损模型制取法、鼻缺损模型制取法、耳缺损模型制取法等。

面部模型制取法　当颌骨缺损伴有颜面部软组织缺损，或颌骨缺损引起严重的颜面部畸形需要进行植骨或整形时，都需要制取面部模型。面部缺损因为部位、大小及深浅等不同，而且主要都在表面，取印模时常常无需用托盘，一般均采用直接灌注印模材料的方法。在制取面部模型时，患者取水平仰卧位，将毛发包扎在头巾中，清洗面部，特别要洗净缺损区周围的分泌物、血迹及污垢；用凡士林等油脂沿眉毛、睫毛方向涂抹，使眉毛、睫毛黏附在皮肤上，以免脱模时拔下眉毛和睫毛；用两段长约5cm的软橡胶管插入患者鼻孔，以保证取模过程中患者正常呼吸；使用基托蜡片按印模范围的大小做成围堤，以防印模材料外流；使流动度较大印模材料均匀地流布于整个面部，厚度为1cm左右，注意在印模材料流布和结固过程中，术者均不能在患者面部加压，以免引起面部变形，影响取模效果。在印模材料结固前，用一块单层纱布覆盖在印模材料上；待印模材料完全结固后，用抗膨胀液调拌石膏，将其均匀覆盖在整个印模上，厚度大于1cm。石膏结固后，通过纱布的连接作用，即可与印模材料建成一个整体，仔细地取下印模，灌制人造石模型（图2）。

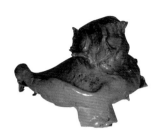

图2 颌骨缺损托盘印模

眼球缺损模型制取法　仅眼球萎缩者，可不必采取印模。眼球有缺损而眼睑尚健在者，可用特制的适合于眼窝轮廓的有孔带柄塑料托盘采取印模。先将印模材料盛满托盘，眼窝内先放置适量印模材料，翻开眼睑，将托盘放入眼窝，轻轻加压，以便获得眼底的形状。嘱患者自然闭合眼睑，同时获得眼窝周围的印模。待印模材料凝固后，轻轻取出托盘和印模，翻制成石膏模型。

眼眶缺损模型制取法　眼眶缺损的印模，通常取双侧面部额以下、鼻以上部分的面模，注意以凡士林棉条填塞眼眶缺损区内与鼻腔交通的孔道。印模方法与取面模法相同。

鼻缺损模型制取法　鼻缺损的取模范围为眉以下、上唇以上部位，方法与上述眼眶缺损印模法基本相同。用凡士林涂布面部后，用凡士林纱布或棉花轻轻堵塞鼻缺损区的底部，以免印模材料流入鼻腔或气管。取橡皮管一段，插入口角，以助患者呼吸，并嘱患者轻轻闭口。

耳缺损模型制取法　首先将手术椅靠背放平，嘱患者侧卧，使印模区与地平面基本平行，用小棉球填塞外耳道深处，以免印模材料流入耳内。于皮肤表面及邻近头发处涂布凡士林，以油泥做围堤，用水胶体印模材料采取印模。因义耳必须与健侧的真耳

形态一致，故健侧真耳也需用同样采取印模，灌注成石膏模型。

数字化印模技术利用CT扫描、MRI扫描、三维激光扫描、三维投影光栅扫描、立体摄影扫描等三维测量方法，可以快速精确地获取患者缺损区及周围三维立体形态，是赝复体印模技术新的发展方向。获取的数字化印模一方面可以用于计算机辅助仿真设计与快速制作赝复体，另一方面也可以利用快速成型技术加工出实体模型，用于传统方法的赝复体设计与制作。

（吴国锋　董岩）

赝复材料（yànfù cáiliào）（maxillofacial prosthic material）采用口腔修复术原理和方法用于修复颌面缺损处外形和部分功能的人工合成材料。理想的赝复材料应具备如下性能：良好的力学性能，良好的耐老化性能，良好的生物相容性，适当的操作时间，固化后具有良好的脱模性能，以及良好的着色性能。

根据应用部位，颌面赝复材料分为用于颌骨缺损修复的口腔内赝复材料和用于颜面部组织缺损修复的口腔外赝复材料。前者要求材料具有良好的生物相容性和耐生物老化性；后者要求材料具有与皮肤及软组织相似的质感，包括柔软度、比重、弹性透明度和良好的着色性。从材质上分，赝复材料分为硬质和软质。硬质材料主要包括聚甲基丙烯酸甲酯树脂（图1），一般用于颌骨缺损修复；软质材料主要包括丙烯酸酯类软塑料、聚氨酯弹性体和硅橡胶（图2），用于颜面部组织缺损修复。其中，硅橡胶由于其良好的生物相容性和理化性能，是公认的理想赝复材料，因此也成为赝复材料的主要研究对象。此

外，为使赝复体粘接到颜面缺损区域组织表面获得良好固位，赝复体专用皮肤粘接剂也是赝复材料的重要研究对象。

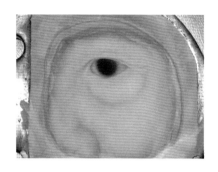

图1 赝复用硅橡胶材料

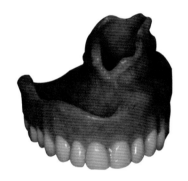

图2 聚甲基丙烯酸甲酯树脂赝复体

聚甲基丙烯酸甲酯树脂　临床常用的聚甲基丙烯酸甲酯树脂是双成分系统，包括粉末状多聚体和液态单体。液态单体的主要成分为甲基丙烯酸甲酯，以及激活剂二甲基氨基甲苯和保护剂对苯二酚。粉剂的主要成分是甲基丙烯酸甲酯树脂的均匀粉或共聚粉，以及引发剂，如过氧化苯甲酰。当粉剂和液剂二者相互混合时，发生物理反应和化学反应。物理反应是粉末状多聚体与液态单体相互溶解、吸收、膨胀，并形成黏稠的面团，这对聚甲基丙烯酸甲酯发挥生物力学作用起关键作用。化学反应是粉剂中的过氧化苯甲酰与液剂中的二甲基氨

基甲苯发生反应，释放出自由基，自由基打开甲基丙烯酸甲酯分子结构中的双键，进而将甲基丙烯酸甲酯连接到聚甲基丙烯酸甲酯上以构建大分子聚合体，从而完成聚甲基丙烯酸甲酯的最终硬化。聚甲基丙烯酸甲酯树脂分为热聚合和室温自聚合两大类。技工室制作赝复体常用热聚合聚甲基丙烯酸甲酯树脂，具有更好的机械性能。临床修整赝复体多采用室温自聚合聚甲基丙烯酸甲酯树脂，具有良好的操作性。

赝复用硅橡胶 硅橡胶由聚二甲基硅氧烷和填料所组成，在交联剂的作用下聚合成弹性体。属于半无机的、饱和的、杂链、非极性弹性体，具有下列特性：①足够低的黏稠度，以便良好地结合颜料，注入模具中后有较好的流布性。②无色，便于进行内着色、外着色。③较低的表面溶解性，以长期保持其表面色泽。④较长的固化时间，以便进行各种塑形操作。⑤高拉伸强度，高的撕裂强度，扯断伸长率大于400%，可以制成很薄的膜状边缘并不易被损坏。⑥可根据配方调节硬度，以与周围组织匹配。⑦良好的生物安全性，无毒、无刺激。⑧化学和环境的稳定性好，不易老化，保证赝复体使用寿命。⑨比重与颜面部皮肤及皮下组织接近，佩戴舒适度好。赝复用硅橡胶材料有热硫化硅橡胶、室温硫化硅橡胶两大类，后者由于操作条件要求低，应用较为广泛。室温硫化硅橡胶按成分、硫化机制和使用工艺不同可分为3大类型，即单组份室温硫化性硅橡胶、双组份缩合型室温硫化硅橡胶以及双组份加成型室温硫化硅橡胶。缩合反应型硅橡胶是通过缩合反应形成的弹性体，双组份缩合型

室温硫化硅橡胶是最常见的一种室温硫化硅橡胶，根据硫化时放出的副产物，可以分为脱醇型、脱氢性、脱水型和脱羟胺型等。脱醇缩合是最常用的一种缩合方法，其生胶通常是羟基封端的聚硅氧烷，再与其他配合剂、催化剂相结合组成胶料，靠催化剂来进行引发。加成反应型硅橡胶是通过加成反应形成的弹性体，其原理是含氢硅油分子结构上含有Si-H键，在铂催化剂存在下与二甲基乙烯基封端的聚二甲基硅氧烷的乙烯基加成反应，使聚二甲基硅氧烷交联形成硅橡胶弹性体。由于氢硅化反应具有高转化率，交联密度较高，分子排列更为致密，无硫化副产物，可以深部硫化，使加成型硅橡胶具有更低的吸水溶解率。在硫化过程中没有小分子产生，成分析出很少，因此硫化过程体积收缩极小，对生物安全性影响很小，因此加成型硅橡胶比缩合型硅橡胶的综合性能更佳。加成型硅橡胶代表材料为MDX4-4210和FactorⅡ-2186硅橡胶以及中国自行研制开发的ZY系列硅橡胶等产品，其由乙烯基等多种不同功能基团的有机硅树脂混聚形成的复合型硅橡胶材料，不仅有良好的仿真性能，还具有较高的抗撕裂强度。

赝复体专用皮肤粘接剂 以压敏胶为主，是对压力敏感、不需加热、不需溶剂、不需较大的压力、只需要接触压力就可以把两种不同材料粘接在一起的粘接剂。其特点是：粘之容易，揭之不难，剥而不损。在通常环境中不会受潮或受热降解，在较长的时间内胶层不会干固。当将压敏胶压覆于皮肤上时，压敏胶就立刻和皮肤表面的脂质作用，进入皮肤粗糙表面的窝沟内产生机械

黏附，最后和皮肤角蛋白形成粘接。按化学成分可分为聚丙烯酸酯类和有机硅类两大类。有机硅类的粘接强度较聚丙烯酸酯类高，但含有机溶剂如乙酸乙酯等，具有潜在的刺激性，因此，使用无刺激性有机溶剂的有机硅类皮肤粘接剂是该领域的发展方向。

（吴国锋 董 岩）

yánmiàn yànfùtǐ zhìnénghuà shèjì yǔ zhìzuò

颜面赝复体智能化设计与制作（computer-aided design and manufacture for facial prosthesis） 利用计算机辅助设计与制作技术（CAD/CAM）快速、高效地设计制作高度仿真颜面赝复体的技术。包括颜面光学印模技术、颜面赝复体的智能化设计、颜面赝复体的计算机辅助制作技术。这些新技术的出现，实现了颜面赝复体的快速仿真制作，为颜面赝复学的发展提供了一条新的途径。

传统赝复体制作方式有许多弊端，不仅在印模制取过程中患者不适，赝复体制作过程复杂、制作效率低下，而且赝复体的仿真效果很大程度上受到医师美学基础和艺术功底的影响，并由此导致了合格赝复医师的缺乏，极大地阻碍了颜面赝复技术的推广和进步。伴随着CAD/CAM技术的飞速发展，出现了一系列可以快速、高效地设计制作赝复体的新技术。CAD/CAM技术问世于20世纪50年代后期，20世纪90年代开始，研究者陆续开展了CAD/CAM在颜面赝复领域研究和应用。1997年，日本京都大学学者最早将CAD/CAM引入颜面赝复领域，对应用CAD/CAM技术设计制作颜面赝复体的整个技术流程进行了可行性分析，并指出了存在的问题，为以后相关研究

奠定了基础。随着 CAD/CAM 技术的不断发展，已有越来越多的赝复医师将该技术应用于赝复体的制作。早期的方法基本都是对健侧器官数据进行简单镜像后就加工成树脂实物，在设计中并未考虑缺损区表面形态，因而翻制蜡型后进行临床试戴时还需要进行较大修改，要确定赝复体的最佳位置，对表面细节进行调整，然后通过传统方式制作完成赝复体。随着进一步发展，从起初的简单镜像翻转，发展为结合缺损区表面三维数据设计赝复体并制作出蜡型的方法。这两种方法弥补了修复医师因缺乏相关训练所造成的雕塑能力的不足，解决了手工雕刻难以准确恢复缺损器官外形的问题。然而由于现有赝复体材料还无法实现直接成型，制作的蜡型试戴满意后仍需装盒制作赝复体，其较传统方法减少了面部取模的过程和赝复体塑形的难度，但是计算机辅助设计与制作技术的优势还没有得到最充分的体现，这也是计算机辅助设计制作颜面赝复体技术没有得到广泛应用的原因之一。

中国利用 CAD/CAM 修复颜面缺损的相关研究主要集中于空军军医大学口腔医学院和上海交通大学口腔医学院。张富强及其课题组开展了多项应用 CAD/CAM 修复颜面缺损的基础与临床研究，尝试应用激光扫描技术获取石膏外耳模型的光学印模，并验证其准确性；研究采用螺旋 CT 重建获取耳缺损患者健侧外耳的光学印模；尝试使用分层实体制造加工纸质赝复体模型，辅助完成硅橡胶赝复体的制作；应用螺旋 CT 技术获取石膏耳郭模型的三维形态数据，建立耳郭三维模型数据库；探讨利用结构光三维扫描系统获取面部软组织光学印模的可行性，尝试利用熔融沉积造型制作面部软组织树脂模型，并借助这两种技术完成鼻缺损患者和面部缺损患者的赝复治疗。

针对计算机辅助设计与制作赝复体的理论与技术，空军军医大学赵铱民等建立了较为完善的颜面赝复体的智能化设计与快速制作系统，并在国际上首先大范围应用于临床。在基础研究方面，对激光三维扫描仪、层析三维数字化测量系统、位相轮廓测量技术等方法获取颜面光学印模的可靠性与准确性进行分析；研发了结构光三维扫描系统；建立包含上千例三维数字模型的外鼻、外耳三维形态数据库；评价了利用选区激光烧结技术制作赝复体蜡模型的可行性及优越性，并开发了专用的蜡粉材料；简化了快速成型制作赝复体的步骤；自主开发出颜面赝复体专用设计软件。在临床上，借助基础研究结果，针对眶缺损、耳缺损、鼻缺损以及颜面大部分缺损等各种类型颜面部缺损，成功完成了大量病例，并进行了病例报道。

随着光学印模技术、赝复体虚拟设计、计算机辅助制作技术中各个技术难点的解决，颜面赝复体智能化设计与快速制作的理论和技术日趋成熟，成功地为颜面赝复体的设计制作开辟了新的途径，降低了制作难度，简化了制作流程，提高了制作效率，并显著改善了赝复体的仿真效果。随着计算机技术与材料科学的不断进步，该领域发展方向是继续完善技术手段，简化操作流程，目标是通过更简便的步骤、用更低的成本、更少的人为参与，完成仿真程度更高的颜面赝复体。

(白石柱)

yánmiàn guāngxué yìnmó

颜面光学印模 (facial optical impression)

采用三维测量方法获取的颜面部形态的三维立体模型。是实现颜面赝复体智能化设计与快速制作的基础。颜面光学印模有两点基本要求：①必须包含缺损区的形态信息，对于很深的缺损腔，如难以获取内部数据，则至少要包含从缺损腔边缘向内 10mm 以上的形态信息，保证赝复体组织面的准确设计。②印模获取范围尽量扩大，为赝复体的定位设计提供足够的参考依据。常用的三维测量方法有多种，主要分为接触式测量和非接触式测量。采用不同方法获取颜面光学印模各有优缺点。

接触式测量 在所有三维数据获取方法中准确性最高，但是要求必须与被测物体接触，不适于柔软物体的测量，而且有可能损伤被测物体表面，因此不能直接获取颜面部三维数据，只能间接测量颜面部石膏模型。此外，由于接触式测量采取逐点式测量方法，对于表面积相对较大的颜面部来讲，测量时间较长。

非接触式测量 包括 CT 扫描、MRI 扫描、三维激光扫描、三维投影光栅扫描、立体摄影扫描等。

CT 扫描 最大的优点是可以获得物体的内部空腔数据，适用于任何形状结构，而且研究证实其准确性和可靠性可以满足颜面赝复体的设计制作要求。但是，采用 CT 扫描被测者需要接受大量射线，且价格较高，一般不用于颜面光学印模的实时采集。

MRI 扫描 无放射性，对人体没有损害，具有较高的软组织特征分辨能力。但由于扫描时间长、成本高、空间分辨率较低、断层厚度较大等缺点，该技术仍无法在本领域应用。

三维激光扫描 可在 5 ~ 10 秒钟内完成颜面部的三维形态信息的获取过程，具有很好的测量准确性，而且无需标定，使用方便，抗干扰能力强，环境适应性好。现在开发的激光扫描系统均使用低能量激光，对人体无害。尽管如此，由于激光可能会对视网膜产生损害，因此不建议使用该方法在患者睁眼状态下采集颜面部三维数据。

三维投影光栅扫描 可在 2 ~ 4 秒内完成颜面部的三维形态信息的获取过程，并且建立的颜面三维模型带有颜色信息。此类设备采用可见光作为光源，对人体没有任何伤害，是一种比较理想的人体表面三维数据采集方法。

立体摄影测量 可以达到和普通二维照相快门速度接近的程度，50 毫秒内可完成三维形态信息的获取过程，完全避免了由被测物体移动产生的误差，特别适用于婴儿等不能保持静止的患者。此类设备扫描前需要进行标定，系统的计算略复杂。

三维激光扫描、三维投影光栅扫描和立体摄影测量具有使用方便、成本低、对人体安全性好等优点，但是三者均属于光学表面测量方法，只能获取光能达到区域的三维数据，无法获取物体的内部形态信息，而 CT 扫描则可以解决这个问题。在临床应用过程中，要结合实际情况及条件，选择适当的方法。

（白石柱）

yánmiàn yànfùtǐ fǎngzhēn shèjì

颜面赝复体仿真设计 （computer-aided design for realistic facial prosthesis） 应用计算机辅助设计软件制作赝复体三维虚

拟模型的过程。是整个颜面赝复体仿真快速制作过程中最重要的一个环节，决定了后期加工制作的方法，与最终的修复效果直接相关。这个环节以颜面光学印模为基础，在医患双方的交流中进行，修复医师主导，患者配合，最终在计算机软件中实现（图）。包括以下步骤。

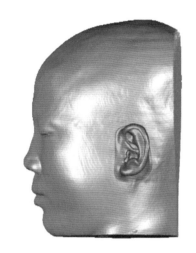

图　在计算机中设计赝复体

获取 以缺损区正常参考数据作为赝复体三维模型外表面的设计基础。对于单侧眶缺损，一般通过翻转镜像健侧眶区的三维形态数据作为参考数据。外耳形态结构复杂，光学表面扫描技术难以获得健康外耳完整的三维数据，可采用 CT 扫描获取其三维数据，但是该方法成本高，而且有辐射，如患者不接受 CT 扫描，可从现有耳郭三维数据库中选取形态外观相似数据。鼻是面部单一器官，如缺损过大则无正常外形做参考，只能扫描健康志愿者以获取正常参考外鼻三维数据，或从现有外鼻三维形态数据库中选取外观相似数据。

数据调整 要使赝复体三维模型达到仿真的效果，需要对正常参考数据进行调整，包括位置调整和形态调整。由于人的面部

形态不是完全对称的，即使是通过健侧器官镜像得到的三维数据，也不能确保其位置和形态完全符合缺损区修复的要求，从数据库中选取的耳、鼻等三维数据更不能保证满足仿真需要，因此对其位置和形态都需要进一步的调整，使之与患者整个颜面外观协调。这个过程需要患者参与，要求达到医患双方满意的效果。

确定赝复体修复的范围 依据缺损区的范围，结合医师的临床经验，确定赝复体修复的范围。在正常参考数据上选取该范围内相应数据，作为赝复体三维模型外表面数据。同样，在缺损区光学印模上选取该范围内相应数据，作为赝复体三维模型组织面数据。将外表面数据和组织面数据结合，即可得到初步的赝复体三维模型。对于眶赝复体，眼球修复使用成品或定制义眼球，需要单独获取义眼球的三维模型，将此义眼球三维模型在患者缺损区准确定位后，利用布尔运算，将其从赝复体三维模型中减去，以便义眼球准确地安装在最终的赝复体内。

精细调整 赝复体三维模型初步设计完成后，需要进一步的精细调整，使赝复体的形态符合固位要求，外观达到仿真效果，完成最终赝复体的虚拟设计。

被国内外学者用于颜面赝复体设计的软件有多种，但这些商业软件都是针对逆向工程或 CAD 造型开发的，虽然具有强大三维造型及曲面处理功能，但是实现赝复体的仿真设计，往往需要复杂的操作步骤，甚至需要多个软件协同，不便于修复医师掌握。针对这个问题，空军军医大学口腔医院自主开发了专业的颜面赝复体设计软件，将计算机设计赝复体的各项功能集成化、系统化，

降低操作难度，便于临床医师掌握，以促进颜面赝复体智能化设计与快速制作的推广应用。

（白石柱）

yánmiàn yànfùtǐ kuàisù chéngxíng zhìzuò

颜面赝复体快速成型制作

（rapid manufacture for facial prosthesis） 使用快速成型技术将赝复体三维虚拟模型转换为真实赝复体的过程。20世纪80年代发展起来的快速成型技术，可以根据三维数字信息制作出相应的实体零件，自动、快速、直接、精确地实现从虚拟模型到实际模型的转化。基本原理是利用切片软件在计算机中将三维模型切成一定厚度的薄片，得到各层截面的轮廓信息，即将三维信息转换成一系列二维信息，之后再将各层截面轮廓数据转换成数控加工命令，控制成型机器生成各截面实体并最终叠加成三维产品，是一个先离散再堆积的过程（图）。

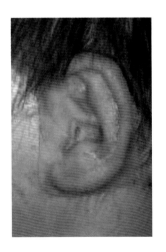

图　制作完成的耳赝复体

成型方法　包括光固化立体造型、选择性激光烧结、分层实体制造、熔融沉积造型、三维打印等。①光固化立体造型：以光敏树脂为原料，是最早出现的快速成型方法，也是最为成熟的方法。该方法成型精度高，模型表面质量好，原料利用率高。但是原料价格高，成型机价格昂贵，机器使用及维护费用较高。②选择性激光烧结：以各类粉末材料，如蜡粉、树脂粉、尼龙粉、覆膜陶瓷和覆膜金属粉等作为原料，最大优点在于适应面广，原料利用率高，且使用成本低。但是该方法模型加工时间较长，且模型需进行清粉等后处理。③分层实体制造：使用表面涂敷有热熔胶的薄片材料，如纸、塑料薄膜等，优点在于成型速度快，而且加工过程中不存在材料相变，模型翘曲变形率低。其缺点在于材料利用率低，模型表面质量差。④熔融沉积造型：应用热塑性材料，如人造橡胶、铸蜡、聚酯热塑性塑料、尼龙等，材料利用率在所有方法中最高，但是成形时间较长，成型精度相对较低。⑤三维打印：采用粉末材料成型，如陶瓷粉末、金属粉末等。其突出特点是可以完成陶瓷或金属的成型，但是加工出的零件需要在加热炉中做进一步的固化或烧结，以提高强度。

材料　快速成型方法有多种，可加工的材料也有许多，各种方法都曾被研究者尝试应用于颜面赝复体的快速成型制作，但是，目前还没有一种方法可以直接加工赝复用硅橡胶，必须经过包埋、装盒、充胶等手工的物性转换过程，才能完成最终硅橡胶赝复体的制作。选择性激光烧结可加工蜡粉，直接成型蜡模型，相对于其他成型方法减少了翻制蜡模型的步骤，因此应用于颜面赝复体的快速成型制作独具优越性。空军军医大学口腔医院在国际上率先开展了应用该方法进行赝复体制作的探索，并研制了专门用于赝复体制作的选择性激光烧结蜡粉，发明了"双面浸蜡法"，在临床实践中取得良好效果。

负型　在软件中设计赝复体负型，利用快速成型方法加工出树脂负型，在其中直接充填硅橡胶材料得到赝复体。这种方法省去了翻制蜡型、包埋的过程，进一步缩短了制作时间，不需加工或翻制蜡型，赝复体薄的边缘以空腔的形式体现出来，避免了因快速成型材料强度、精度不足，直接制作赝复体树脂模型难以得到赝复体薄边的情况，是目前制作赝复体最简单的方法，只需要将设计完成的负型加工为树脂实物，就可直接充填硅橡胶，得到赝复体，充分发挥计算机辅助设计与制作技术的优势，最大限度地减少手工操作，缩短赝复体的制作时间，保证赝复体的外形精度，提高最终的修复效果。

随着计算机软件的改进、快速成型技术的发展以及新型材料的开发，颜面赝复体的快速成型制作技术将更为成熟，步骤将更加简化，以提高医生的工作效率，改善患者的修复效果。

（白石柱）

kǒuqiāng xiūfù gōngyì jìshù

口腔修复工艺技术

（dental laboratory） 根据临床医生的设计要求，制作完成符合人体生理要求的各类修复体的技术。是口腔修复学的重要分支，其不仅包括口腔医学知识，还包括材料学、美学、计算机等多个交叉学科。义齿制作的质量与修复效果密不可分。随着患者美观要求的不断提高，对口腔临床医生、技师提出更高要求，口腔技师需要与医生密切合作，在掌握口腔专业的基本理论、基本技能的基础上，通过制作工艺、材料的不断提升，为临床制作出符合生理要求、以假乱真的修复体，以满足患者的需要。

现代口腔修复工艺技术的发展与口腔修复学的发展密不可分，主要经历了3次重大变革：①20世纪初，精密铸造技术的应用是口腔修复工艺技术发展的第一个里程碑，至今仍在临床广泛应用。②20世纪50年代，金属烤瓷技术将金属与陶瓷的优点结合在一起，解决了修复体功能和美观统一的问题，成为口腔修复工艺技术另一项标志性技术。③20世纪80年代，计算机辅助设计与制作技术（CAD/CAM）的出现，从根本上改变了传统口腔修复工艺技术的理念和方法。该方法不仅制作的义齿精度好、效率高、质量稳定，而且人力成本大幅降低，得到了医生和患者的好评，在临床应用越来越广泛，因此，此方法逐渐成为固定义齿制作的主要方法之一。

口腔修复工艺技术包括两部分，一部分为义齿材料加工技术，是针对各种类型的义齿修复材料进行加工的工艺方法。另一部分为各类义齿制作技术。临床上的义齿类型较多，一种类型的义齿需要多种材料、多项技术才能制作完成，两部分内容相互交叉，前部分是后部分的基础，后部分是前部分综合运用的结果。

（张春宝 邓再喜）

yìchǐ cáiliào jiāgōng jìshù

义齿材料加工技术（denture material processing technique）

在义齿制作中，对常用的不同类型修复材料进行加工的工艺方法。义齿制作常用技术主要有模型制作技术、支架弯制技术、精密铸造技术、金属焊接技术、金属沉积技术、树脂成型技术、陶瓷烧结技术、计算机辅助设计与制作技术等。

（张春宝 邓再喜）

móxíng zhìzuò jìshù

模型制作技术（model manufacturing techniques）

对临床制取的患者口内印模，采用人造石、超硬石膏等材料进行灌注形成工作模型的方法。工作模型是患者口内牙、牙龈、牙槽嵴等组织结构的再现，可摘义齿、固定义齿等大多数义齿修复体的制作都是在工作模型上完成的。其使用最多的材料是石膏，也称石膏模型。

印模灌注成石膏模型后，根据制作义齿的类型不同，还需对石膏模型做进一步处理。可摘义齿工作模型需要根据就位道对模型上基牙画导线，并对影响义齿就位的余留牙倒凹、软组织倒凹等部位进行填补，如果需要制作金属支架还需翻制耐火模型等。固定义齿的工作模型需要对灌注的石膏模型进行分割、修整等处理，这一操作也被称为可卸代型制作技术。

固定义齿可卸代型制作技术伴随精密铸造技术的临床应用而逐渐发展，极大地提高了义齿的制作精度。该技术不仅操作步骤多，而且精度要求高，技术难度大，操作稍有不慎将会导致模型制作失败。可卸代型制作的方法主要是模型加钉技术，也有采用成品树脂盒进行制作，但其精度不如前者，应用比较少。

进入21世纪，随着牙科数字化技术的不断发展，计算机辅助设计与制作椅旁系统的开始应用，彻底改变了传统义齿的修复模式。临床医生采用口内扫描仪获取牙数字化模型，通过电脑软件设计、数控机床切削完成修复体。这一方法减少了制取传统印模、灌注石膏模型等工序，不仅操作简单，修复效果良好，而且节约了时间。该方法主要用于后牙嵌体、单冠等的制作，还不能用于所有义齿的修复，其原因是修复材料强度、颜色等还存在一定的不足。

器械及材料 器械主要有真空搅拌机、振荡器、琼脂搅拌机、打孔机、打磨机、调拌工具、切割锯等；材料主要有石膏、琼脂、代型钉、磨头等。

操作要点 工作模型的基本要求是灌注的工作模型必须与口内组织结构完全一致，无气泡、无石膏瘤等缺陷；表面硬度高、不易损伤。其操作要点如下。①保护好印模：印模是患者口腔组织的阴模，是制作工作模型的依据。在消毒、保存及石膏灌注等操作时，必须保护好印模不变形、不损伤。②选择硬度好、膨胀小的优质石膏，严格按照石膏的使用要求进行操作。石膏的粉水比例也与石膏的膨胀率及强度等有关，使用真空搅拌机进行调拌，可减少气泡形成。③灌注石膏时，从印模的高处开始，掌握好石膏流动的速度，避免产生气泡。④咬合关系恢复精准：按照临床提供的咬合记录，在𬌗架上准确地恢复工作模型的咬合关系。

固定义齿可卸代型的制作是模型制作技术的难点，其合格的标准是粘固代型钉的基牙经过分割后能够精准地复位到石膏底座上，与分割前的位置完全相同，并且基牙不受损伤。制作要点如下。①代型钉粘固准确：代型钉是基牙复位的依据，代型钉的位置、数量及粘固情况等都必须与基牙相匹配。②模型切割方向准确：切割时要严格按照划线位置和方向进行，切割偏斜会损伤代型钉，导致基牙难以复位。③基牙颈缘修整准确：该操作必须在放大镜下进行，避免基牙颈缘修整时受损伤，影响后期义齿的制作精度（图1~3）。

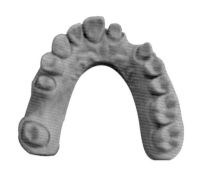

图1　石膏模型

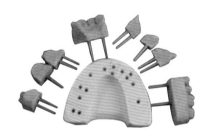

图2　模型切割后

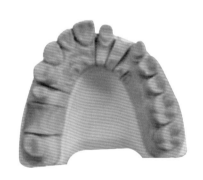

图3　可卸代型完成

常见问题　①工作模型变形：印模是工作模型的基础，临床医生制取的印模必须非常准确，与口内一致。石膏的结固需要一定时间，在石膏完全结固的情况下，再进行石膏模型与印模分离，防止模型变形。②工作模型损伤：

在模型制作过程中，特别是固定义齿可卸代型的制作步骤多，每个步骤都可能损伤工作模型，需要精细操作。③咬合关系恢复不准：工作模型咬合关系的恢复主要依靠临床提供的咬合记录以及余留牙的接触情况来进行确定。

（张春宝　邓再喜）

zhījià wānzhì jìshù

支架弯制技术（framework winding technique）　对成品不锈钢丝或金属材料进行冷加工，形成义齿部件的方法。主要用于制作可摘局部义齿的卡环、连接体等部件，还可以用于制作正畸活动矫治器、儿童牙科间隙保持器等。

弯制技术是比较早制作可摘局部义齿的方法，仅需要弯丝钳、切断钳等简单器械，不需投入大型设备，而且技术操作比较容易掌握，制作的可摘局部义齿成本较低，价格便宜，在临床容易开展，是可摘局部义齿制作的重要方法之一。通过弯制技术，可以弯制多种类型的卡环固位体、连接体等，但无法完成比较复杂、精度较高的义齿部件。连接体采用弯制技术制作的塑料胶连式义齿，体积较大，患者舒适感稍差，色素容易附着，需定期抛光维护。随着精密铸造技术在牙科的应用，采用金属铸造支架制作的可摘局部义齿，义齿强度更高，体积更小，患者配戴更舒适；并且能够制作附着体、套筒冠等复杂、精密义齿。因此，支架弯制技术的应用逐渐减少。

器械及材料　需要的器械简单、价格低廉，主要有弯丝钳、三喙钳、切断钳等，使用的材料主要是不锈钢丝、成品金属杆等。随着铸造技术的普及，成品金属杆的应用越来越少。

操作要点　弯制的支架主要承担可摘局部义齿的固位、传递咬合力、连接等作用。弯制支架的原则：①严格按照支架的设计要求。②支架的各组成部分应放在模型的正确位置上。③不锈钢丝最好一次弯制完成，避免反复多次的弯曲和扭转，以减少材料的疲劳和内应力。④尽量选用对不锈钢丝损伤小的器械，减少钳夹痕迹。⑤不损伤石膏工作模型。其操作难点是金属丝的转弯技巧，需掌握好转弯时要"三定一控制"，即定位、定点、定向，控制好转弯时的用力大小（图）。

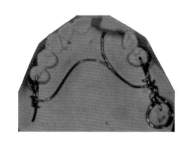

图　弯制的支架

常见问题　①工作模型损伤：在支架弯制过程中，在模型上对弯制的支架多次比试容易对工作石膏模型造成损伤，造成与口内情况不一致。②卡环固位体在模型上的位置欠佳：卡环固位体的弹性固位臂应适当进入倒凹区，其体部应位于非倒凹区，否则影响义齿的就位。③不锈钢丝容易折断。支架弯制时，尽量一次弯制完成，反复修改容易造成不锈钢丝折断。

（张春宝　邓再喜）

jīngmì zhùzào jìshù

精密铸造技术（precision casting technique）　合金经加热熔化成液体，在外力作用下熔铸成铸件的方法。主要用于制作可摘局部义齿的金属支架，固定义齿金属桩核、嵌体、冠桥以及金属烤瓷冠桥基底等，也可以制作套筒冠内外冠、种植义齿个性化基台、杆卡以及附着体等复杂义齿部件，是义齿制作中应用非常广泛的技术之一。

铸造技术应用于牙科出现在19世纪下半叶，将纯金熔化来制作嵌体，纯金也是最早用于口腔修复的铸造金属材料。20世纪初，随着工业铸造技术应用于口腔修复体制作，彻底改变了传统机械冷加工的义齿制作方法，成为现代口腔修复学的第一个里程碑。经过一个世纪的发展，至今仍被广泛应用在各类义齿的制作中，成为口腔修复技术的重要组成。牙科铸造技术的发展过程，与铸造使用的材料和设备的研发密切相关。熔模材料的种类以蜡、树脂为主，使用收缩小的蜡和树脂能够制作更为精准的熔模，从而提高铸件的精度。临床使用的铸造合金类型很多，包括银合金、金合金、镍铬合金、钴铬合金、纯钛等。与之相配套的铸造机的种类也比较多，其中以离心铸造机、真空压力铸造机为主。由于纯钛熔点高且易氧化，因此纯钛铸造需要专用的铸钛机，在氩气保护下进行熔化、铸造。

特点　①铸件精密度较高：采用精密铸造技术可以获得尺寸精密度高的铸件，其精度可达 $200\mu m$，并且铸件表面细致，光洁度高。②可以制作各种形态的铸件：只要能够制作出各种形态的熔模，通过精密铸造技术都能够制作完成相应的铸件。③技术操作要求高：精密铸造技术的制作精度与操作者的技术水平、材料设备的性能密切相关，特别是对操作者的要求较高，任何一个操作不当都会使铸件制作失败，导致前功尽弃。

由于合金从液态冷却到固态时会发生凝固收缩，对于比较复杂的铸件出现收缩变形难以避免，往往需要金属焊接技术进行辅助加工。然而焊接不仅增加了制作工艺流程，而且焊接时容易出现假焊、焊接强度不足等风险。另外，由于人为操作不当或设备故障等原因，也经常会出现铸造不全、铸造缩孔等多种铸造失败的情况，导致返工重做。因此，精密铸造技术仍然存在着许多缺陷难以克服。

进入21世纪，计算机辅助设计与制作技术（CAD/CAM）在牙科的应用，带给口腔修复学和工艺学革命性的变化，通过金属自动机械切削和金属粉末激光烧结技术已经能够制作完成纯钛、钴铬合金等各类金属修复体，不仅质量好，而且效率高，从根本上改变了传统口腔修复的理念和方法，解决了精密铸造技术难以解决的许多问题，成为口腔修复的发展趋势。

器械及材料　使用的器械主要有真空搅拌机、茂辐炉、铸造机、喷砂机等，使用的材料主要有蜡、包埋料、合金等。

操作要点　①制作熔模：熔模是铸件的基础，只有熔模制作达到要求，才能完成高质量的铸件。②包埋熔模：对熔模竖铸道，使用专用包埋料进行熔模包埋，包埋过程中避免熔模变形、埋入气泡等。③铸造：把铸圈按照包埋料的烧结程序进行烘烤、焙烧，使铸圈中熔模熔化形成空腔，使用铸造机熔化合金，在离心等外力作用下，将液态合金注入铸圈空腔形成铸件（图1~3）。

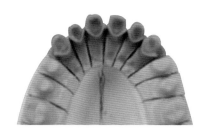

图1　熔模

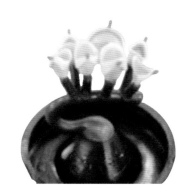

图2　熔模包埋

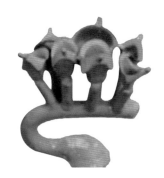

图3　金属铸件

常见问题　精密铸造技术常见问题较多，有铸造不全、铸造缺陷等，但影响铸件成功与否最关键问题是铸造的精度。影响铸造精度的主要因素：①熔模的制作精度：制作熔模时，熔模必须达到边缘密合、长短合适，咬合、邻接关系恢复良好等要求。②包埋料粉水比例合适：包埋料在烘烤、焙烧过程中会发生膨胀，膨胀的目的是弥补合金在冷却凝固过程中的收缩，从而使最终完成的铸件与熔模一致。包埋料膨胀的大小与包埋专用液使用的多少、操作室温、铸圈焙烧程序等密切相关，因此，不同包埋料在不同季节，包埋专用液使用的多少有一定区别，需根据使用情况进行微调。③铸造时机的把握：铸造合金的熔化过程较快，必须掌握好最佳铸造时机。合金过熔时，合金性能受损，且容易与包埋料发生反应，铸件表面形成反应层，影响铸件的精度。合金欠熔时，容易出现铸造不全的问题。

（张春宝 邓再喜）

jīnshǔ hànjiē jìshù

金属焊接技术（metal welding technique）

通过加热的方式，将两个分离的金属物体结合连接成整体的方法。主要用于固定义齿金属冠桥、可摘义齿金属支架等铸件的焊接及铸造缺陷的修补。

金属焊接技术是义齿制作过程中常用的一项技术，伴随着精密铸造技术在牙科的应用而不断发展。由于合金在铸造过程中，铸件存在着收缩变形、铸造缩孔等铸造缺陷，需要通过焊接技术进行辅助加工来达到临床要求。金属焊接技术主要有焊料焊接技术、激光焊接技术、红外线焊接技术等，各自有不同的特点。焊料焊接技术是最早的焊接方法，需要的设备简单，投入较少，操作相对容易，但是使用的乙炔、氧气等存在着一定的安全隐患。随着激光焊接机的研制成功，激光焊接技术开始应用，其操作方便快捷，而且可以用于纯钛的焊接，成为焊接的主要方法。但激光焊接机设备比较昂贵，投入较大。进入21世纪，意大利研制成功红外线焊接机，其焊接原理与焊料焊接技术相类似，通过红外线加热的方法加热焊料进行焊接，

该技术改变了传统明火加热的方法，优点是不仅安全可靠、操作简单，而且焊接时间短，一般6~10分钟即可完成焊接。由于该设备比较昂贵，在临床应用还比较少。下面分别介绍临床常用的两种金属焊接技术：焊料焊接技术、激光焊接技术。

焊料焊接技术 将两个焊件进行包埋固定后，利用乙炔和氧气火焰加热焊料，把熔化成液态的焊料流渗入焊件焊缝中，使两个焊件焊接成为一体。

焊料焊接使用的焊料有一定的要求，其熔点一般低于焊件金属熔点100℃左右，具有良好的流动性和湿润性，还要有足够的物理、机械性能和良好的生物性能。焊接过程中需要焊媒作为焊接的媒介，其作用是清除焊件和焊料表面的氧化物，保护焊接区在焊接过程中不被氧化，改善熔化后的焊料对焊件表面的湿润性。焊媒的熔点低于焊料的熔点。焊料焊接主要用于除纯钛以外的各类金属合金。焊料焊接的质量标准是焊料充满焊缝，将焊件牢固地连接在一起，两端焊件的位置无改变，无假焊、流焊现象。

特点 ①变形小：焊料焊接加热温度较低，被焊金属不被熔化，焊件变形较小。②焊接口平整光滑，外形美观。③投入少，焊接强度比较高。④焊料焊接的热源来自乙炔、氧气明火，其保存和使用存在一定的安全隐患，需注意操作安全。

器械及材料 主要有焊枪、包埋料、焊料、焊媒等。

操作要点 ①焊件的接触面和焊接缝隙合适：焊件的接触面需清洁有一定粗糙度，焊接缝隙约0.2mm较好，利于焊料流动。②焊件的位置固定准确：焊件包

埋固定时，在保证焊件不移位的前提下，焊接区充分暴露，并保护焊缝的清洁，防止杂物进入。③抗氧化：对包埋料及焊件要充分预热，使用吹管的还原火焰，及时在焊接区加入焊媒，防止焊件表面产生氧化膜造成假焊。

常见问题 ①焊件移位：由于焊件包埋固定不牢，或者焊接时用力过大使焊件发生移位。②假焊：焊件与焊料没有相互熔解结合，主要原因是焊接时抗氧化处理不佳，造成焊缝金属表面发生氧化，影响焊料的流布。③流焊：焊料流到焊缝以外的部位，影响焊件的美观。主要原因是焊件预热温度不均匀，焊料使用过多等。

激光焊接技术 利用聚焦的激光束产生热量，熔化合金，从而进行各类合金的精密焊接。激光的光速经聚焦后直径可小至10μm，热量高度集中，可进行极细微的焊接操作。常用于固定义齿冠桥的焊接和修补。由于纯钛熔点较高易氧化，焊料焊接技术无法进行焊接，采用激光焊接技术则操作简单、快捷，效果好。

优点 ①精度高：焊接热源为激光束，热影响区小，定点精确，对铸造缩孔等缺陷的修补简单。②操作方便：焊件无需包埋，可直接在工作模上焊接，省时快速。③适用范围广：不仅能够焊接镍铬合金、钴铬合金、贵金属等，还能够焊接纯钛。④操作安全、整洁：焊接无须火焰，安全、环保，不需加入焊媒，干净整洁。

缺点 激光焊接机比较昂贵，前期投入高，且技术操作要求高，操作不当容易出现焊件焊接变形、假焊或者焊接深度不足导致焊缝强度低等问题。

器械及材料 主要有激光焊接机、氩气、焊料等。

操作要点 ①选择合适的焊接参数：激光焊接机上两个重要参数是电压和脉冲持续时间，电压决定焊接能量，影响焊接的深度；脉冲持续时间决定焊接面积。应根据焊件的金属成分、厚度等因素选择合适的焊接参数。②确保焊接区的强度：焊接时，每个焊点需覆盖相邻焊点面积2/3。焊接缝隙较大时，需保证焊接的深度，恢复良好的焊接强度。③确保焊件位置的精准：焊件在焊接时会发生一定的收缩，焊缝越大、越深，收缩越明显，可通过交叉焊接、双面焊接等方法，随时检查焊件的位置，避免焊接变形的发生。

常见问题 主要有焊接强度不足、焊接变形。

（张春宝 邓再喜）

jīnchénjī jìshù

金沉积技术（gold electro deposition technique）

利用电泳沉积原理，通过电镀仪析出99.9%纯金基底冠的方法。主要用于前后牙单冠的修复，特别适合于套筒冠外冠的制作，能够提供良好的固位作用。

金沉积技术完成的金沉积冠上可以进行烤瓷冠修复，具有精度高、美观、边缘适合性好等优点，是制作全冠修复体比较好的方法。但由于其适应证有限，制作成本高，收费价格高，限制了其在临床广泛应用。

特点 ①良好的边缘适合性：采用电镀沉积技术制作的金沉积冠，可获得良好的边缘封闭效果。②美观：金沉积冠含99.9%纯金，在其上制作的烤瓷冠颜色美观。③良好的生物相容性：纯金具有抗腐蚀性，且组织变态反应少。

④操作简单：金沉积冠制作改变了传统铸造技术的蜡型制作、包埋、铸造等工艺流程，操作简单、容易掌握。

器械及材料 主要有电镀仪、金沉积液、导电铜丝、导电银漆、硅橡胶等。

操作要点 ①模型准备：使用硅橡胶翻制石膏代型，在石膏代型上涂布导电银漆。②电镀：铜丝与石膏代型连接后，固定在有金沉积液的电镀仪上，进行电解沉积。金沉积液是使用材料中价格最贵的材料，金沉积液的多少根据金沉积冠的大小、厚度、数量进行估算。电镀过程需对金沉积液加热，电镀需要数小时完成，并且全程不能断电中途停止，否则金沉积液报废无法继续使用。③修整：去除金沉积冠内石膏，修整冠边缘。由于黄金质地较软，厚度较薄，去除冠内石膏时需要小心，避免变形、穿孔。

常见问题 ①金沉积冠边缘缺损。②金沉积冠变形、穿孔。

（张春宝 邓再喜）

shùzhī chéngxíng jìshù

树脂成型技术（resin molding technique）

树脂通过加热、光照等方式聚合固化形成修复体的方法。制作义齿使用的树脂主要有两类，一类是制作可摘义齿使用的聚甲基丙烯酸甲酯PMMA，称为基托树脂，俗称塑料。另一类是制作固定义齿使用的树脂，主要由有机无机复合物、超微填料、颜料等构成，称为复合树脂或光固化树脂。

基托树脂成型技术 20世纪40年代，德国学者首先发明了聚甲基丙烯酸甲酯材料，并用作义齿修复材料。该材料具有良好的生物相容性、表面光滑、颜色美

观、成型简单、容易修理等优点。而其主要问题是树脂加热聚合时存在一定收缩，影响义齿的精度。另外，基托树脂与成品人工牙的结合强度不足，两者容易出现脱落分离。通过对材料性能、制作工艺等不断改进，新型的基托树脂材料，采用加压注塑成型方法，最大限度地降低了聚合收缩，使得最终完成的可摘义齿强度更高、颜色更加美观。随着铸造技术在牙科的应用，使用金属铸造支架制作的可摘义齿，体积更小、强度更高，患者舒适感更佳，基托树脂材料的使用量也大大减少。然而由于金属铸造支架与人工牙仍然需要基托树脂连接，牙槽嵴缺损部位也需基托树脂恢复，基托树脂仍然是临床上制作可摘义齿不可或缺的材料。

树脂根据固化的方式不同，分为自凝树脂、热凝树脂。通过常温化学固化的树脂称为自凝树脂，也称自凝塑料，白颜色的主要用于暂时冠的制作，红颜色的主要用于义齿的基托修理等。通过加热聚合的树脂称为热凝树脂，热凝树脂主要用于全口义齿、可摘局部义齿、附着体义齿、赝复体等各类修复体的基托制作。其主要功能是恢复可摘义齿"红色美学"牙龈的缺损部分，实现对人工牙、卡环、金属支架等附件的连接（图1）。

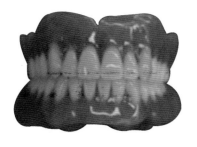

图1 塑料全口义齿

器械及材料 主要有树脂聚合器、型盒、调拌工具、基托树脂、石膏等。

操作要点 基托树脂材料聚甲基丙烯酸甲酯 PMMA，由粉和液组成，二者按照一定比例混合后，进行聚合成型。临床上基托树脂主要采用水浴加热聚合法成型。具体操作步骤：①制作基托蜡型：厚度一般为 1.5~2.0mm，其范围根据缺牙的数量、牙槽嵴情况以及义齿承受的咬合力等因素综合判断。基托蜡型的形态尽量与天然牙龈形态相似，表面光滑，与人工牙形成自然美观的"红白"美学效果。蜡型的厚度、形态与最终完成的基托密切相关，需要制作精细。②装盒：按照可摘义齿装盒要求用石膏包埋工作模型，确保上下型盒打开时，人工牙、卡环固位体等附件不移位。③去蜡：用热水冲净型盒中的蜡，型盒形成填塞树脂塑料的空腔。④充填树脂塑料：按照一定的粉液比例调拌树脂塑料，在面团期最佳时期充填树脂到型盒空腔，去除多余废边，加压固定型盒。⑤加热聚合成型。

常见问题 ①卡环等固位体移位。②基托中有气泡。③人工牙与树脂基托结合不强。④基托颜色不均匀或有石膏杂质。

复合树脂成型技术 自20世纪60年代光固化树脂问世以来，由于其颜色美观且操作简单、快捷，在临床上应用广泛。经过多年的不断改进，各项性能都有明显提高，其抗压强度可达到300MPa，已经成为固定义齿修复的重要材料之一。不仅用于口内直接进行牙缺损的修补，也用于口外间接制作贴面、嵌体、前后牙单冠以及金属冠桥饰面冠等（图2）。

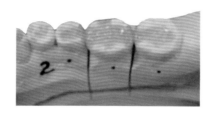

图2 光固化树脂嵌体

与烤瓷材料相比，光固化复合树脂具有的优点如下：①常温固化：复合树脂采用可见光在常温条件下进行固化，能够避免金属基底冠桥在树脂固化过程中的变形。烤瓷材料则一般需要在烤瓷炉中高温烧结多次，在烧结过程中金属基底冠桥容易发生膨胀、收缩变形，降低了修复体的适合性。②对𬌗牙磨耗小，患者舒适度高。③树脂修复体容易修理、维护：如果出现崩裂、缺损等情况，可以将树脂表面清理干净，直接堆塑、固化，简单快捷。而烤瓷修复体的修补需要在烤瓷炉中高温烧结，经常会出现气泡等问题。总之，光固化树脂具有颜色丰富、强度较好、易于修理、价格较低等优点，是制作套筒冠、附着体、种植义齿等特殊义齿的重要材料之一。

器械及材料 主要有光固化机、复合树脂、调拌刀、技工打磨机等。

操作要点 复合树脂材料与瓷粉材料的构成相似，包括遮色剂、体层树脂、釉质树脂等，并有多种颜色以满足临床需要。树脂材料一般呈膏状或糊状，使用毛刷或器械进行分层堆塑、分层固化。操作步骤：①在模型上涂布间隙剂。②涂布遮色层并固化：金属冠桥上堆塑树脂时，其表面需做机械固位珠或固位槽处理，并同时进行喷砂、涂布金属处理剂。

③树脂进行分层堆塑分层固化。

注意事项 ①避免树脂中掺入气泡：气泡的进入不仅影响树脂强度，更主要影响修复体颜色。②树脂固化必须充分：树脂一次不能堆塑过厚，否则树脂固化不充分，不仅影响树脂强度，而且长期佩戴容易着色。

常见问题 ①颜色恢复较难：复合树脂只能在堆塑过程中进行内染色，固化完成后较难进行外染色。②易附着色素：树脂表面采用机械抛光，虽然近年来其致密性不断提高，但其表面仍难以达到烤瓷表面光滑的效果，需要定期维护。

（张春宝 邓再喜）

tāocí shāojié jìshù

陶瓷烧结技术（porcelain sintering technique） 陶瓷材料经堆塑成型后进行烧结形成修复体的方法。主要用于金属、全瓷等基底冠表面的饰面瓷成型，是制作口腔固定义齿的重要方法。

采用陶瓷烧结技术制作修复体的全瓷材料多为长石质烤瓷材料，主要用于制作修复体的饰面瓷。临床上的金属烤瓷修复体与全瓷修复体，一般由基底冠和饰面瓷两部分组成，金属烤瓷修复体的临床应用始于20世纪50年代，将金属与陶瓷经过烧结结合在一起，通过比色、配色、染色等工艺，制作出与天然牙颜色相似的固定义齿，解决固定义齿美观的问题，实现固定义齿功能与美观的统一。20世纪90年代，铸瓷、氧化锆等全瓷材料开始在临床应用，与金属烤瓷修复体相比，全瓷材料具有组织相容性好、颜色更逼真等特点，逐渐成为固定义齿美容修复的主要方法。

烤瓷材料与金属、氧化锆的结合是由化学结合、机械结合、压缩结合、范德华力等多种结合力共同产生，其中化学结合起着主要作用。为了使陶瓷与金属、氧化锆有良好的结合，金属、氧化锆的热膨胀系数与陶瓷瓷粉的热膨胀系数需在一定范围内相互匹配，并且在金属、氧化锆表面需要涂布一层结合层，以增加两者的结合效果。

器械及材料 主要有烤瓷炉、喷砂机、瓷粉、上瓷毛笔、调拌刀等。

操作要点 ①比色：为了使烧结的陶瓷与天然牙颜色相似，医生需要使用 16 色或 32 色比色板对患者口内天然牙颜色进行比色，还可拍摄口内照片或使用比色仪，将比色结果记录并传递给技师。技师根据比色结果选择相应的瓷粉进行饰面瓷的堆塑、烧结。②瓷粉堆塑、烧结：修复体要想获得良好的形态与颜色，瓷粉堆塑是关键。陶瓷瓷粉材料分为遮色瓷、体瓷、釉质瓷，每种瓷粉的颜色与比色板相对应。堆塑的瓷粉在烧结时会出现 10% 左右的收缩。由于天然牙颜色千差万别，操作者不仅需要对瓷粉的特点、颜色等相关知识有所了解，还需要对牙的解剖形态有深入的了解并熟练掌握瓷粉的堆塑技巧。③形态修整、上釉：对烧结好的修复体进行形态精修，上釉，要求颜色、形态与患者天然牙协调，达到美观的效果（图1，图2）。

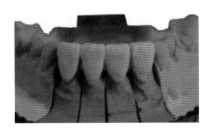

图1 瓷粉堆塑

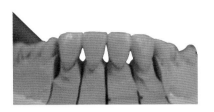

图2 瓷粉烧结后

常见问题 ①烤瓷冠颜色与天然牙不协调。②烤瓷冠形态与天然牙不协调。③崩瓷、气泡等缺陷。

（张春宝 邓再喜）

táocí zhùzào jìshù

陶瓷铸造技术（porcelain casting technique）

将陶瓷瓷块加热成熔融状态，在真空、加压条件下，铸造成全瓷修复体的方法。

陶瓷铸造技术最早在 20 世纪 80 年代在临床开展应用。使用的陶瓷材料有铸造玻璃陶瓷和热压铸陶瓷两种。铸造玻璃陶瓷采用失蜡铸造技术进行修复体制作，需要专用铸造机，材料强度较低、适应证较少，临床应用较少。热压铸陶瓷使用专用热压铸瓷炉，采用失蜡真空加压的方法进行修复体制作。压铸瓷块经历 Impress Ⅰ、Impress Ⅱ、E-max 3 个阶段，材料的强度、颜色等各项性能不断改进提高。临床使用的压铸陶瓷材料 E-max 的抗挠曲强度约为 400MPa，主要适用于制作贴面、嵌体、前后牙单冠、三单位前牙桥，是全瓷修复材料的重要组成部分。缺点是材料强度稍低，适用范围有限，厚度不足时易发生折裂。与计算机辅助设计与制作（CAD/CAM）氧化锆全瓷技术操作相比，该技术操作步骤复杂，受人为影响因素较多。现介绍临床常用的压铸陶瓷材料 E-max。

器械及材料 主要有热压铸瓷炉、真空搅拌机、茂辐炉、喷砂机、蜡、包埋料、铸瓷块等。

操作要点 与精密铸造技术相似。①制作熔模：熔模的精度决定了最终全瓷修复体的精度，熔模的边缘、形态等应严格按照设计要求制作完成。②包埋铸圈：按照铸道的直径、方向、长短等要求，包埋熔模。③瓷块压铸：铸圈经过烘烤、焙烧后，根据熔模的重量选择合适瓷块，使用专用铸瓷炉按照设定的压铸程序进行瓷块压铸。④修整：铸圈去除包埋料，对压铸好的陶瓷铸件进行精细打磨、修整。由于陶瓷材料较脆，在打磨时应避免过度产热使陶瓷出现裂纹而失败（图1，图2）。

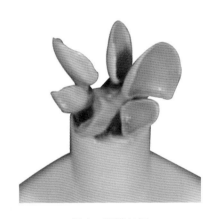

图1 熔模包埋

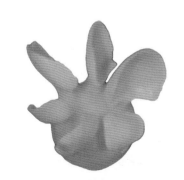

图2 瓷块压铸完成

常见问题 压铸不全、折裂、颜色与余留牙不协调。

（张春宝 邓再喜）

jìsuànjī fǔzhù shèjì yǔ zhìzuò jìshù

计算机辅助设计与制作技术

（computer-aided design and computer-aided manufacture, CAD/CAM） 通过扫描测量技术获得口腔软、硬组织数字化模型，利用计算机软件进行修复体设计，采用数控切削技术或快速成型技术完成修复体制作的方法。

进入 21 世纪，CAD/CAM 技术逐渐成为口腔义齿修复的发展趋势，适用于全瓷、金属、树脂等各种材料，在种植义齿、外科导板、赝复体及正畸矫治器等复杂病例中应用越来越多，是口腔修复体制作技术的又一次重大变革。数字化技术具有的优点：①能够制作各种复杂修复体：许多采用精密铸造技术无法实现的修复体部件均可通过 CAD/CAM 技术得以实现。②精度更高：铸造合金在冷却时发生凝固收缩难以避免，特别是复杂金属长桥，发生变形就位不佳的情况经常出现。采用 CAD/CAM 技术制作的修复体，其边缘精度能够达到微米级，而且人为影响因素少，重复性好。③效率更高：铸造技术需制作熔模、包埋、烘烤、铸造等多个环节，制作周期长，且主要是手工操作，效率低。CAD/CAM 技术主要由计算机设计、自动化设备制作，不仅节约时间，加工快捷，而且精度更高。下面对义齿制作中应用最广泛的陶瓷切削技术进行介绍。

陶瓷切削技术是对陶瓷材料进行切削制作成修复体的方法。与之配套的可切削陶瓷材料也得到了快速发展。可切削陶瓷材料的种类有长石质可切削陶瓷、可切削玻璃陶瓷、可切削氧化锆/氧化铝陶瓷。长石质可切削陶瓷和可切削玻璃陶瓷的强度较低，适合于口腔诊室的 CAD/CAM 椅旁系统，临床医生口内直接采集患者义齿的数字模型，通过 CAD/CAM 系统，直接切削完成修复体，不仅精度高，而且简省程序、加工时间短、减少患者就诊次数和时间，主要用于后牙嵌体、单冠的制作。可切削氧化锆陶瓷强度更高，适应范围更广，不仅可以制作嵌体、贴面、冠桥等，也可制作种植体基台等复杂修复体，是间接制作全瓷修复体的主要材料。完全烧结的氧化锆强度很高。为了便于设备切削，工作中一般使用半烧结状态氧化锆，其质地较软，切削较容易，切削完成后再在烧结炉中进行完全烧结，烧结过程中会有约 20% 的收缩。

器械及材料 主要有 CAD/CAM 系统：计算机、扫描仪、数控车床、烧结炉、切削瓷块、切削车针等。

操作要点 ①采集数字模型：数字模型是修复体制作的基础，要求精准，使用光学扫描仪对临床的石膏模型或口内牙进行扫描获取。②修复体设计：使用专用软件在计算机上按照修复体要求进行形态设计。③陶瓷切削：按照设计要求使用数控车床进行陶瓷切削。④陶瓷烧结：按照陶瓷烧结程序进行烧结。⑤打磨修整：对烧结好的陶瓷进行精细修整，修整应在冷水条件下操作，避免过热导致陶瓷出现裂纹而失败（图1，图2）。

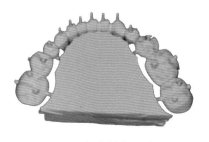

图 1 氧化锆烧结前

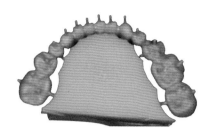

图 2 氧化锆烧结后

常见问题 ①全瓷冠折裂。②就位不良。③邻接、咬合恢复不佳。④颜色、形态与天然牙不协调。

（张春宝 邓再喜）

yìchǐ zhìzuò jìshù

义齿制作技术

（manufacturing technique for denture） 对不同类型的义齿修复体进行加工的工艺方法。临床上的义齿类型较多，有可摘局部义齿制作技术、全口义齿制作技术、固定修复体制作技术、固定-可摘义齿制作技术、种植义齿制作技术等。

（张春宝 邓再喜）

kězhāi júbù yìchǐ zhìzuò jìshù

可摘局部义齿制作技术

（manufacturing technique for removable partial denture） 可摘局部义齿是使用人工牙、基托树脂等材料恢复牙、牙槽嵴等缺损，患者能够自行取戴的义齿。是牙列缺损常用的修复方法，从个别牙、多牙缺失到口腔软、硬组织缺损均可适用。其具有适用范围广泛、磨除牙体组织少、制作较简便、费用较低、便于修理等优点，缺点是体积较大、初戴时患者异物感明显。可摘局部义齿由支托、固位体、连接体、基托、人工牙等部件组成。按照作用不同，可分为修复缺损部分、固位稳定部分、连接传力部分。按照义齿制作材料分为塑料胶连式可摘局部义齿、金属铸造支架式可摘局部义齿。

塑料胶连式可摘局部义齿
主要以弯制技术制作固位体，由甲基丙烯酸类树脂材料连接制作完成，患者能够自行取戴的义齿。（图1）。

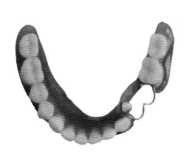

图1　塑料胶连式可摘局部义齿

器械及材料　主要有导线测绘仪、弯丝钳、三喙钳、切断钳、型盒、调拌工具、技工打磨机、石膏剪、树脂聚合机、石膏、树脂塑料、人工牙等。

操作要点　①填补倒凹：对阻碍义齿就位的余留牙倒凹进行填补，填补的量要适当，填补过多时义齿虽然容易就位，但容易造成食物嵌塞；填补过少，义齿就位困难。②弯制支架：见支架弯制技术。③排牙、制作基托蜡型：选择颜色、大小合适的人工牙，前牙以美观为主，后牙以恢复咀嚼功能为主，参考余留牙、咬合关系等条件，排列牙并制作基托蜡型。④基托树脂成型：见树脂成型技术。

常见问题　①卡环等连接体移位或变形。②人工牙与基托树脂结合不牢固。③人工牙排列关系不佳。④基托形态、颜色不美观。

金属铸造支架式可摘局部义齿　主要利用精密铸造技术制作金属铸造支架，患者能够自行取戴的义齿。金属铸造支架式可摘局部义齿与塑料胶连式可摘局部义齿最大的不同是前者主要利用金属铸造支架行使固位及连接的作用，取代了部分塑料基托，人工牙排列、基托成型等操作两者基本相同（图2）。

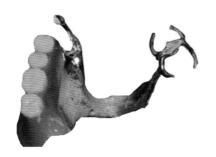

图2　金属铸造支架式可摘局部义齿

器械及材料　主要有导线测绘仪、琼脂搅拌机、铸造机、喷砂机、高速打磨机、包埋料、蜡、磨头等。

操作要点　①工作模型处理：按照义齿就位道的方向，使用导线测绘仪在模型上标记倒凹区与非倒凹区，按照支架各部件的要求，对模型垫蜡、填倒凹等处理。该步骤决定了金属支架的就位及固位效果。②复制耐火模型：使用琼脂翻制工作模型的阴模，把磷酸盐材料按照一定的粉水比例调拌灌注入阴模内。翻制耐火模型的目的是便于在其上制作各种类型的熔模。其准确程度决定了金属铸造支架的精度。③熔模制作：按照金属支架的要求，制作支架熔模。熔模的制作精度决定了金属支架的精度。④包埋铸造：按照熔模的形态设置铸道，使用磷酸盐包埋材料包埋后，按照包埋料焙烧程序烘烤铸圈，进行铸造完成。⑤打磨抛光：对铸件进行喷砂处理后，按照从粗到细的顺序进行打磨抛光完成。

常见问题　①支架就位困难：主要原因是金属支架各部件进入倒凹的位置、深度等不佳，需要从模型处理到熔模制作等各个方面给予解决。②支架铸造不全：需要从铸道的设计、铸圈的烘烤温度、合金熔化的铸造时机等方面查找问题。③铸造缺陷：铸件喷砂后，表面缩孔、砂眼等铸造缺陷在纯钛铸造中很容易出现，原因是纯钛熔点高容易氧化。对于肉眼看不到的内部铸造缺陷，在义齿使用一段时间后，受力较大的位置容易出现折裂。铸造缺陷可以通过激光焊接弥补。

（张春宝　邓再喜）

quánkǒu yìchǐ zhìzuò jìshù

全口义齿制作技术（manufacturing technique for complete denture）　全口义齿是由人工牙和基托组成，依靠义齿基托与黏膜间的吸附力和大气压力产生固位、行使功能的为牙列缺失患者制作的义齿。现主要介绍黏膜支持的常规全口义齿制作技术。种植体支持的全口义齿制作技术见种植义齿制作技术。

器械及材料　见可摘局部义齿制作技术，与其基本相同。全口义齿基托材料一般为聚甲基丙烯酸甲酯，上颌还可以使用金属基板制作，特别是使用纯钛制作的金属基板，厚度更薄、重量更轻，修复效果更好（图1~3）。

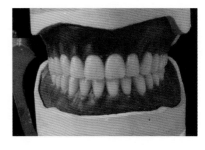

图1　全口义齿蜡型

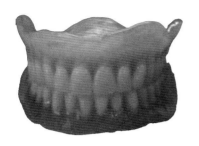

图2　全口义齿

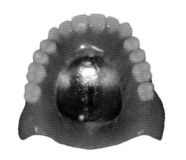

图3　纯钛基板上半口义齿

操作要点　包括普通全口义齿与预成全口义齿制作。

普通全口义齿　包括以下两个步骤。

取印模和灌注模型　是普通全口义齿修复的第一步。印模是用可塑性印模材料取得的无牙上、下颌牙槽嵴和周围软组织的阴模。无牙颌印模须达到以下要求：①印模应完整无缺，尤其要注意上颌结节区和下颌舌翼区是否完整，表面应光滑，无气泡。②印模要准确反映功能状态的无牙颌形态、系带和腭皱的纹路、清晰的组织印迹。③印模应有适当的弹性，从口内取出后不产生变形。普通全口义齿模型是灌注模型材料于无牙颌印模内形成的无牙颌阳模。无牙颌模型须达到以下要求：①模型应完整无缺、表面清晰，应充分反映出无牙颌组织面的细微纹路，印模边缘尤其是黏膜反折线和系带处应显露出肌功能修整的痕迹。②模型修整后底面要平，模型边缘围堤厚度以3～5mm为宜，模型最薄处也不能少于10mm。③模型后缘应在腭小凹后不少于2mm，下颌模型在磨牙后垫自其前缘起不少于10mm。准确的印模和模型是口腔修复体的基础，没有准确的印模和模型就不会制作出合适的修复体。不然影响普通全口义齿的固位，还会出现牙槽嵴多处压痛，甚至导致义齿修复的失败。

颌位记录　颌位关系是指下颌对上颌的位置关系，包括上下、前后、左右3个方向，即在口腔的功能运动中，下颌可在不同的高度与上颌相对，在不同的水平位置上与上颌相对，从而可构成若干个颌位关系。当自然牙列存在时，上下颌骨的位置关系是由紧密接触的上下牙列来保持的。有两个稳定的参考位，一是上下牙列紧密接触呈尖窝交错的接触关系，此时的上下颌关系为牙尖交错位，另一是下颌髁突位于关节凹居中偏后，而周围组织不受限的生理后位即正中关系位。有自然牙列者，牙尖交错位位于正中关系位的前约1mm的范围内或二位一致。当自然牙列缺失后，随之丧失了牙尖交错位，下颌没有牙列的支持和牙尖的锁结，下颌会向各种位置移动，常见下颌前伸和面部下1/3距离变短。对无牙颌患者来说，上下颌关系的唯一稳定参考位是正中关系位。因此要确定并记录在适宜面下1/3高度情况下的关节生理后位，也就是正中关系位，这样戴普通全口义齿时上下人工牙列在口内才能咬合良好。这就是普通全口义齿修复的第二个步骤即颌位关系记录，包括了垂直关系和水平关系记录两部分。

上𬸚架　普通全口义齿是为无牙颌患者制作的咬合重建治疗。普通全口义齿的咬合关系的正确建立是成功修复的关键因素之一。当完成颌位记录之后，必须将模型固定在𬸚架上，以便保持上下模型间的高度和颌位关系，才能进一步排牙。𬸚架又称咬合器，它可以模拟人体的上下颌和颞颌关节以及一定程度的下颌运动，是制作普通全口义齿的必备器械。它用来固定患者的上下颌模型并保持患者的颌位关系，以便在口外进行排牙、上蜡、调𬸚等工序。𬸚架样式繁多，大致可分为铰链式𬸚架、半可调式𬸚架和全调节式𬸚架3类。铰链式𬸚架只能模拟人的开闭口运动，半可调式及全调节式𬸚架还可以模拟下颌的前伸及侧颌运动，而且可通过面弓将上颌与颞颌关节的位置关系准确地转移到𬸚架上。铰链式𬸚架不宜用于普通全口义齿制作。

排列人工牙　是普通全口义齿恢复功能和美容的重要部分。医师应根据患者的具体情况选择使用。按制作材料可分为瓷牙、树脂牙、金属树脂混合牙3种。①瓷牙：硬度大，咀嚼功能好，表面釉质层光泽好，近似天然牙，缺点是脆性大，易折裂，容易促进牙槽嵴的吸收。②树脂牙：质轻，韧性好，牙槽嵴承受的𬸚力较小，可减少牙槽嵴的吸收，便于调磨，容易抛光；缺点是耐磨性差，但通过不断改进树脂制作人工牙的配方和工艺，增强了耐磨性，明显提高了质量，多数医师和患者如今大多选择树脂牙制作普通全口义齿。③金属树脂混合牙：是将树脂牙的𬸚面改为金属面以增强其耐磨性，缺点是进食时易打滑，树脂牙提高质量以后，已很少使用金属树脂混合牙。

按人工后牙的牙尖斜度可分为解剖式牙、半解剖式牙和非解剖式牙。①解剖式牙：牙尖斜度为30°，上下牙的尖凹扣锁关系好，咀嚼功能较好，侧向力大。②半解剖式牙：牙尖斜度为20°，上下牙间有扣锁关系。③非解剖式牙也称零度牙或无尖牙，𬌗面有食物溢出沟，上下牙扣锁关系不明确，咀嚼功能较差，但侧向力小。对于普通全口义齿的制作来说，排牙要达到咀嚼和发音的功能要求，恢复患者有个体特征的尽可能自然的外观，保存剩余组织结构。此外，要保持上下义齿在运动中不脱落，人工牙的排列须符合物理学中的机械力学原则。但在此运动中又不单纯是上下义齿之间的相对运动，还有唇、颊、舌肌作用力的参与，因此还必须符合生物力学原则。

人工牙选择：人工牙的形态、色泽、大小需要征求患者意见，与患者肤色、年龄、面型等协调。

前牙排列：全口义齿的美观主要体现在上前牙的排列上，上前牙的位置也是后牙排列的重要参考依据。因此，上前牙排列一般在口内进行，充分考虑人工牙中线、高度、突度等多个因素。如果在技工室口外排列时，必须进行口内试戴，得到患者的认可。

后牙排列：后牙的排列位置与全口义齿的固位、功能等密切相关，排列顺序可以先从上颌后牙或下颌后牙进行。排列时，在参考前牙位置的基础上，根据下颌磨牙后垫、上颌结节及牙槽嵴位置等解剖特征进行。一般情况下，下颌尖牙近中与磨牙后垫连线作为下颌后牙舌尖的参考位置，下颌第二磨牙的高度位于磨牙后垫的1/2～2/3。采用舌侧集中𬌗排牙对于下颌半口义齿固位和稳

定有很大改善，因此临床应用越来越多。

调整平衡𬌗：平衡𬌗是全口义齿固位的基础，要求义齿在正中、前伸、侧方运动时，上下颌相关的人工牙有接触，避免个别牙出现早接触影响义齿的固位和稳定。

蜡型制作　基托蜡型的形态与义齿的固位密切相关。一般厚度为1.5～2.0mm，边缘伸展到黏膜返折线处，形成牙根外形，制作出天然牙的"红白美学"效果。

基托成型　见树脂成型技术。

试戴与终加工　普通全口义齿排牙、上蜡完成后，应让患者在口内试戴。若发现存在的问题可即时修改或返工，因为义齿还处在蜡型阶段，容易修改，以免造成普通全口义齿的最终失败。若没有发现问题，就可以进行普通全口义齿最终加工制作。①装盒，用石膏将模型固定于下半盒内，要求蜡基托表面完全暴露，人工牙翻到上半盒中。②烫盒、冲蜡，将型盒置于热水中浸泡，使蜡型软化，开盒用热水冲净型腔中的软蜡。③向原蜡型所在的型腔内充填热凝塑料，量要填够并略有多余，将型盒压紧去除多余塑料，关闭型盒进行热处理。④取出义齿，进行最后一道工序磨光，通过磨光要使义齿各部位光滑圆钝，戴在口中感觉舒适；增加磨光面的光洁度，提高工艺的美学效果，增加义齿的可欣赏性。磨光要使用合适的工具，按先磨平后磨光的顺序进行。

初戴　普通全口义齿的初戴主要包括检查和调磨、对患者使用义齿的指导。技工操作的每一步骤都能达到严格的标准才能完成一副高质量的普通全口义齿。但由于普通全口义齿是完全覆盖

在口腔黏膜软组织之上的，不同患者、不同部位的黏膜厚度、弹性对压力的耐受程度也不同，故一副制作精良的普通全口义齿初戴时也可能会出现局部的不适合。如果制作中出现误差，初戴普通全口义齿时就可能出现更多的问题。因此，初戴普通全口义齿时要按步骤认真检查、操作，发现问题及时根据实际情况进行调改。普通全口义齿初戴完成后，医师要向患者交代注意事项，发给义齿戴用说明书，尤其是对第一次戴普通全口义齿的患者更要认真讲解有关注意事项。

预成全口义齿　包括以下5个步骤。

取印模　要求制作的个别托盘，按二次印模法取印模，尤其要注意印模的边缘肌功能修整。然后灌制超硬石膏模型。

确定颌位关系　在模型上制作蜡𬌗托，烫软蜡𬌗堤，依靠余留牙的𬌗关系记录颌位关系。原垂直距离过低者应适当加高，无𬌗关系时要重新确定、记录颌位关系，然后固定在𬌗架上。

修整模型　用铅笔在模型上划出余留牙的牙颈缘线、牙周袋深度线，并将上中切牙交界线延长，标在模型底座上。用工作刀沿牙颈缘线逐个削除余留牙，再根据牙周袋深度、X线片显示的牙槽骨吸收程度，估计出拔牙后牙槽嵴可能萎缩的程度削刮模型上的牙槽嵴。一般唇侧要削去1～3mm，多者可达5mm，舌侧不超过2mm。最后将牙槽嵴修成圆钝状。

排牙　根据余留牙的大小、形态、颜色选择相应的人工牙，参照原牙的位置排牙。修模与排牙的方式：①在模型上修除一颗石膏牙排一颗人工牙。②修除一

侧石膏牙排一侧人工牙，然后修另一侧石膏牙排另一侧人工牙。可根据医师的熟练程度和习惯选择不同的方式。应注意若因原上前牙排列有缺陷需要有所改变时，应事先告知患者，并征得其同意。

完成义齿　按常规全口义齿的制作方法装盒、充填塑料、热处理、出盒、磨光。将完成的义齿浸泡在消毒液中备用。消毒液可使用0.1%氯化汞，浸泡时间1~2小时。为了帮助拔牙医师在手术中掌握牙槽骨修整的程度，可预制一透明塑料导板，方法是先复制一个已修整好的模型，在其上用透明自凝塑料制成透明导板，浸泡在消毒液中备用。

常见问题　①义齿固位不良。②义齿咬合关系不佳。③人工牙脱落：人工牙脱落修理比较容易，选择合适人工牙调磨后使用塑料树脂进行粘接。④义齿折断：主要原因是义齿咬合力不平衡，有支点，修理时需要磨除支点，并对折裂位置加强。

（张春宝　邓再喜）

gùdìng xiūfùtǐ zhìzuò jìshù

固定修复体制作技术（manufacturing technique for fixed denture）

固定修复体是依靠粘接或固定装置与天然牙连接为一体的患者不能取戴的义齿。其制作技术包括贴面、嵌体、全冠、固定桥等的制作技术。

（张春宝　邓再喜）

tiēmiàn zhìzuò jìshù

贴面制作技术（manufacturing technique for laminate veneer）

贴面是采用粘接技术，对牙体表面缺损、着色、变色和畸形等，在保存活髓、少磨牙或不磨牙的情况下，用美容修复材料直接或间接覆盖，以恢复牙体正常形态或改善其色泽的方法。

按照制作方法分为直接贴面和间接贴面。直接贴面一般在口内由医生直接一次完成，多用于牙体缺损较小的个别牙，临床占用椅位时间长，树脂贴面适合于该方法。间接贴面是指临床医生制取模型，由技师在口外制作完成贴面，医生再进行粘接修复，牙形态、颜色等恢复得更好。树脂贴面与全瓷贴面均可采用间接贴面的方法进行制作。

树脂贴面与全瓷贴面的比较：①颜色效果：两者均能获得较好的颜色效果，但全瓷贴面颜色稳定，效果更佳。②长期效果：全瓷材料质地、机械性能好，抗磨损能力强，长期效果更佳，树脂贴面硬度稍低，容易色素附着。③修补：树脂贴面更容易修补，全瓷贴面折裂后一般需重做。树脂贴面制作方法见树脂成型技术。下面主要介绍铸瓷贴面。

器械及材料　主要有真空搅拌机、铸瓷炉、喷砂机、技工打磨机、烤瓷炉、蜡、包埋料、瓷粉等。

操作要点　①制作可卸代型：该步骤是贴面制作的难点，需要尽量保留模型邻接关系，减少对基牙的损伤。②制作蜡型：贴面最薄厚度约0.4mm，过薄时，操作过程中容易出现折裂。③包埋、压铸：蜡型铸道设置合理，确保贴面压铸完整。④堆塑饰瓷：由于贴面厚度较薄，在模型上修整容易脱落，一般铸瓷贴面采用整体压铸的方法制作完成，表面堆塑饰瓷的较少。对于颜色要求高、空间足够的患者，在铸瓷基底表面再堆塑饰面瓷，颜色效果更佳。⑤形态修整、上釉：形态修整时避免用力过大，使贴面折裂（图1，图2）。

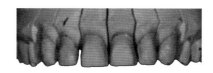

图1　贴面工作模型

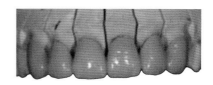

图2　全瓷贴面

常见问题　①边缘不密合、长短不合适。②颜色不美观：铸瓷材料的特点是通透性比较好，基牙的颜色容易影响最终贴面的修复颜色，制作时需根据基牙颜色选择相应的瓷块。③形态与天然牙不协调。④折裂：主要原因是有咬合早接触，需要消除原因后再进行修复。

（张春宝　邓再喜）

qiàntǐ zhìzuò jìshù

嵌体制作技术（manufacturing technique for inlay）

嵌体是嵌入牙体内部，用以恢复缺损牙体形态和功能的一类修复体。主要用于后牙修复，其优点是尽量保留牙体组织，修复体边缘线处于自洁区，长期效果好。

材料　嵌体根据使用的材料不同，分为金属嵌体、树脂嵌体、瓷嵌体。①牙体预备不同：由于材料的特性，金属嵌体牙体预备量最少，厚度最薄处需0.5mm以上，并且边缘可以预备为斜面；全瓷嵌体厚度最薄处需1.0mm以上，边缘不能为斜面；树脂嵌体可以为斜面预备。②制作工艺不同：金属嵌体通过铸造技术制作，树脂嵌体通过堆塑光固化成型，全瓷嵌体通过压铸或计算机辅助设计与制作技术（CAD/CAM）制作而成。③颜色效果不同：金属嵌体颜色与天然牙不同，树脂嵌体、瓷嵌体颜色与天然牙接近。

金属嵌体 制作金属嵌体的材料主要有贵金属和非贵金属两类，其中，金合金化学性能稳定，有良好的延展性能和机械性能，是制作后牙嵌体理想的修复材料，缺点是颜色与牙不同。其制作工艺采用精密铸造技术进行。主要流程有制作蜡型、包埋铸造、打磨抛光等（图1）。

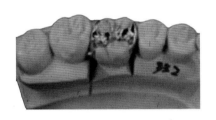

图1　金属嵌体

树脂嵌体 采用高强度的复合树脂堆塑、光照固化而成。具有比较好的颜色美观效果，虽然没有全瓷嵌体颜色美观，但与牙颜色比较接近。树脂嵌体与牙体组织粘接效果比较好，不仅有机械结合，还有化学结合。此外，树脂嵌体修补简单、快捷（图2）。

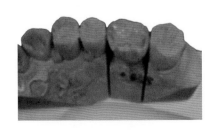

图2　树脂嵌体

瓷嵌体材料 其较脆，需要1.0mm以上咬合空间，容易发生折裂。瓷嵌体使用的材料类型主要有3种，其性能特点及制作工艺不同。①诊室CAD/CAM椅旁系统：临床医生在牙预备后，可以直接制取患者口内数字印模、计算机软件设计、精密机械设备自动切削、烧结上釉完成。该方法制作的瓷嵌体精度高、颜色美观、速度快，虽强度稍低，但能够达到临床的要求，是未来嵌体修复的发展方向。②技工室CAD/CAM系统：使用的材料是氧化锆，颜色通透性稍低，强度最高，对对𬌗牙磨耗较大。③铸瓷系统：强度介于两者之间，颜色通透性好，但主要是手工制作完成，主要流程有制作蜡型、包埋压铸、打磨上釉等（图3）。

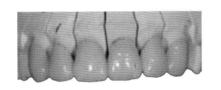

图3　瓷嵌体

器械 金属嵌体主要应用铸造设备制作，树脂嵌体主要应用光固化设备制作，瓷嵌体主要应用计算机辅助设计与制作技术（CAD/CAM）系统或铸瓷系统制作。

操作要点 ①制取精准的工作模型：模型是嵌体制作的依据，嵌体使用的材料不同，牙体预备的要求也不同，临床医生在严格的牙体预备的基础上，使用硅橡胶制取精细印模，灌注精准的工作模型。工作模型需边缘清晰、完整、无气泡。②保护好工作模型：在制作的整个过程中，避免工作模型受到损伤。③精细制作嵌体边缘：由于嵌体边缘线较长，制作过程中，模型的边缘很容易受损伤导致嵌体无法就位。制作时，在确定嵌体边缘线、嵌体就位、边缘修整等方面，需在放大镜下进行操作。

常见问题 ①无法就位：就位是嵌体制作的难点，影响嵌体就位的因素较多。首先，临床牙体预备不能有倒凹，需去除高尖、锐边等。其次，嵌体制作的过程中，如果模型发生损伤，嵌体很容易在临床上无法就位。②边缘不密合。③折裂：由于瓷嵌体较脆，其边缘、洞型等需一定的厚度，否则容易发生折裂。④脱落：金属嵌体、瓷嵌体与牙体组织主要依靠机械固位相结合，如果机械固位力不足，则容易发生脱落。

（张春宝　邓再喜）

quánguān zhìzuò jìshù

全冠制作技术（manufacturing technique for full crown）　全冠是覆盖整个牙冠表面的修复体。制作全冠的材料种类较多，有金属、树脂、金属与烤瓷、金属与树脂、全瓷等。其制作标准是全冠边缘密合、长短合适，恢复良好的邻接、咬合关系，烤瓷颜色、形态与天然牙接近。其使用的材料不同，相应的特点及制作工艺也不同。

制作全冠常用的金属材料有非贵金属和贵金属两类，非贵金属有镍铬合金、钴铬合金、纯钛等，贵金属有金合金、银合金等。常规采用精密铸造技术进行制作，主要流程有制作蜡型、包埋铸造、打磨抛光等。随着计算机辅助设计与制作技术（CAD/CAM）在牙科的不断发展，采用机械切削技术和激光烧结技术制作的金属全冠和金属烤瓷基底冠也逐步在临床应用。采用数字加工技术制作全冠速度快，精度高，受人为影响因素少，质量稳定性好，能够避免传统铸造过程中铸造缺陷、铸造不足等问题。然而相关的设备价格昂贵，前期投入较大。

金属全冠 金属全冠颜色与牙颜色不同，主要应用在后牙的修复。其中金合金具有良好的机械性能和延展性，长期修复效果好，是最好的金属修复材料，但价格较高。随着患者对美观要求的提高，金属全冠的数量在不断减少。

器械及材料 主要有真空搅拌机、振荡器、茂辐炉、铸造机、喷砂机、技工打磨机、蜡、包埋料、合金、磨头等。

操作要点 ①制作可卸代型。②制作熔模：熔模要求边缘密合、长短合适，恢复良好的邻接和咬合关系。制作最薄厚度在 0.5mm 以上。③包埋铸造。④打磨抛光。

常见问题 包括如下问题①就位不良。②边缘不密合、长短不合适。③咬合、邻接恢复不佳。④形态不美观。

金属烤瓷全冠 主要由金属基底冠和饰面瓷两部分组成。金属基底冠厚度约 0.3mm，饰面瓷厚度 1.5~2.0 mm。通过在金属基底冠上烧结瓷粉，不仅具有金属的强度，也有与天然牙色泽、形态相似的美观效果。饰面瓷分为遮色瓷、牙本质瓷以及釉质瓷。遮色瓷主要遮盖金属颜色，牙本质瓷与釉质瓷形成天然牙颜色效果。制作时根据临床比色及患者牙颜色，选择相对应的瓷粉材料进行堆塑、烧结。瓷粉堆塑是义齿制作中较难的技术，需同时掌握好牙形态和颜色的关系。为了保证足够的强度和颜色效果，最薄厚度应在 0.8mm 以上（图1）。

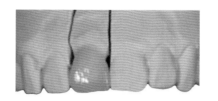

图 1 金属烤瓷冠

器械及材料 主要有铸造系统、喷砂机、烤瓷炉、技工打磨机、堆瓷工具、瓷粉等。

操作要点 ①金属烤瓷基底制作：制作工艺与金属全冠相似，要求边缘密合、长短合适，为饰面瓷预留约 1.5mm 空间，金瓷交界避开咬合接触点。②瓷粉堆塑：控制好瓷粉的水粉比例，掌握好不同瓷粉的用量和层次。瓷粉烧结时体积会发生 10%~15% 收缩，在掌握好牙形态的基础上，最大程度恢复牙颜色。保持工作区干净，避免杂质混入，避免出现气泡。③形态修整：根据预留牙、咬合关系等进行牙形态修整。④上釉抛光：按照比色要求，进行染色、上釉完成。

常见问题 包括如下问题①就位不良。②边缘不密合、长短不合适。③颜色、形态与余留牙不协调。④崩瓷。

全瓷冠 以陶瓷材料制作成的覆盖整个牙冠的修复体，具有良好的生物相容性和美学性能，正逐步替代金属烤瓷修复体，成为固定义齿修复的首选。全瓷材料种类较多，按照制作工艺分类，有粉浆类陶瓷、铸造陶瓷、切削陶瓷等，临床应用较多的全瓷有 E-max 铸瓷，强度约 400MPa，主要用于前后牙单冠修复。见陶瓷铸造技术。临床应用最多的是 CAD/CAM 自动机械切削的氧化锆全瓷。由于氧化锆完全烧结后强度很高，难以加工。通常，氧化锆先进行部分烧结，机械切削后再进行完全烧结（图2）。

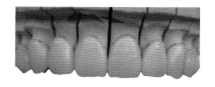

图 2 全瓷冠

器械及材料 主要有 CAD/CAM 系统、氧化锆全瓷、烤瓷系统等。

操作要点 使用扫描仪获取数字化模型，计算机软件设计修复体，选择氧化锆瓷块切削，氧化锆烧结，饰面瓷堆塑，上釉。随着氧化锆颜色种类的丰富及通透性提高，氧化锆表面也可不堆塑饰面瓷，而单纯采用全氧化锆制作。全氧化锆冠主要用于后牙的修复，缺点是硬度过高，对对殆天然牙的磨耗较大。

常见问题 ①边缘不密合、长短不合适。②颜色、形态与天然牙不协调。③全冠折裂、崩瓷。

（张春宝 邓再喜）

gùdìng júbù yìchǐ zhìzuò jìshù
固定局部义齿制作技术 （manufacturing technique for fixed partial denture） 固定局部义齿利用缺失牙间隙两端或一端的天然牙或牙根作为基牙，在其上制作固位时，并与人工牙连接成为一个整体，借粘接剂将固位体粘固于基牙上，患者不能自行取代的修复体。固定桥一般通过粘接的方法与天然牙连接在一起，患者不能自由取戴。主要由固位体、桥体、连接体3部分组成。使用的材料种类较多，与制作全冠的材料基本相同，有金属、金属与烤瓷、金属与树脂、全瓷等，材料不同，修复效果也不同（图1，图2）。

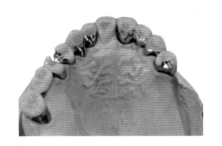

图1 金属烤瓷桥

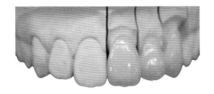

图2 全瓷桥

固定桥一般需要对粘接固位体的基牙进行预备，形成义齿的共同就位道，为固位体预留一定的厚度，这种预备会使基牙受到一定的损伤。随着种植技术的成熟，采用种植义齿修复缺失牙逐渐成为牙列缺损修复的趋势。

器械及材料 见全冠制作技术。

操作要点 固定桥的固位体与全冠基本相同，两者的要求、制作工艺基本相似。主要区别是固定桥增加了桥体的制作，修复的牙数较多，制作难度较大。固定桥桥体的基本要求：①恢复缺失牙的形态和功能。②具有良好的自洁作用。接触式桥体与黏膜接触密合，悬空式桥体与黏膜间预留足够间隙。③具有足够的机械强度。

常见问题 ①就位问题：影响固定桥就位的因素很多，对于金属冠桥、金属烤瓷桥，采用铸造技术制作时，合金在熔解、凝固过程中发生收缩在所难免，桥越长越容易发生变形。采用计算机辅助设计与制作技术（CAD/CAM）通过机械切削或激光烧结的方法，可以有效避免合金在铸造过程中的收缩。②强度问题：金属、全瓷等材料不同其强度不同，需根据患者的咬合间隙、桥体跨度等因素，选择合适的修复材料。氧化锆全瓷在修整时须在水冷却的条件下操作，若过热，氧化锆容易发生隐裂。③破损问题：固定桥戴用一段时间后，可能出现瓷折裂、崩瓷等现象，形成原因比较复杂。在制作方面，需要掌握好饰面瓷厚度与金属基底冠厚度的关系，饰面瓷不宜超过2.0mm。固定桥需恢复良好的咬合关系，避免出现早接触点。

（张春宝 邓再喜）

gùdìng-kězhāi yìchǐ zhìzuò jìshù

固定-可摘义齿制作技术（manufacturing technique for fixed-removable denture）

固定-可摘义齿是把固定、可摘两部分修复体通过附着体连接成为一体的义齿。通常由两部分组成，即阴性部分和阳性部分，一部分与固定修复体连接在牙冠、牙根或种植体上，另一部分连接在活动修复体上，两部分相互作用，使义齿成为一个整体，共同行使功能。附着体义齿种类繁多，分类方法不统一。临床上应用较多的有以卡抱力为主要固位力的球形附着体义齿，以摩擦力为主要固位力的栓道式附着体义齿，以机械锁为固位力的锁式附着体义齿，以磁吸引力为固位力的磁性附着体等。附着体义齿的特点：①修复效果好：利用附着体提供固位力，附着体义齿的固定部分、可摘部分充分发挥了固定义齿、可摘义齿各自的优点，是牙列缺损患者比较好的修复方法。②美观：不需卡环等金属固位体，没有金属外露，颜色更美观。③适用范围广：附着体种类较多，可以根据牙列缺损情况，选择合适的附着体进行修复。④制作工艺复杂：附着体义齿制作的精度要求较高，工艺流程较多，制作周期稍长。包括球形附着体义齿、磁性附着体义齿、套筒冠义齿的制作技术。

（张春宝 邓再喜）

qiúxíng fùzhuótǐ yìchǐ zhìzuò jìshù

球形附着体义齿制作技术（manufacturing technique for ball attachment denture）

球形附着体义齿是通过球形附着体把固定、可摘两部分修复体连接成为一体的固定-可摘义齿。附着体的阳性部分为球状结构，由金属材料制作，可连接在冠修复体外，或通过桩核连接于牙根，也可直接连接在种植体上。阴性部分为帽状结构，与活动义齿相连接。阴性部分有的包括弹性塑料垫或弹性金属环，并且带有一定的倒凹形态，弹性塑料垫具有不同规格，可以根据需要进行更换，弹性金属环则可以调节张开度调节固位力大小。球形附着体义齿的制作相对比较简单，价格较低，容易在临床开展应用。

器械及材料 主要有铸造系统、精密研磨仪、球形附着体等。

操作要点 ①制作附着体义齿的固定部分：附着体义齿制作一般分别制取两个模型，第一个模型制作义齿的固定部分，通过平行研磨仪把球形附着体义齿的阳性部分放在烤瓷冠或金属冠的熔模上，进行包埋、铸造、修整等。②制取第二个模型：义齿固定部分在口内试戴合适后，使用硅橡胶制取第二个模型。③制作附着体义齿的可摘部分：在第二个模型上进行金属支架制作、排牙，完成附着体义齿的可摘部分。④义齿阴性部分的粘接：在模型上或者由医生在口内将阴性部分粘接在球形附着体义齿可摘部分的相应位置（图1~3）。

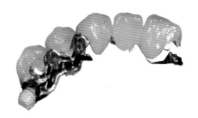

图1 球形附着体义齿
固定部分

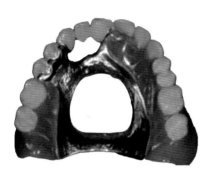

a 殆面观

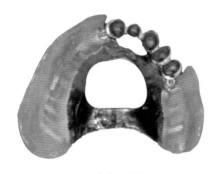

b 组织面观

图2 球形附着体义齿

常见问题 ①适应证的选择不当：球形附着体义齿在行使功能时，会对基牙产生一定的侧向力或扭力，因此适应证选择比较严格，一般要求基牙条件好，选择双基牙或多基牙，确保固定部分有足够的抗力和固位。同时，

缺牙区咬合间隙需8.0mm以上，为球形附着体预留足够的间隙。②固位力不足：球形附着体使用2年以后，阴性部分的固位力会有所下降，可以通过更换部件来保持良好的固位力。③缺牙区牙槽嵴吸收：一般情况下，球形附着体作为冠外附着体的一种，对基牙会产生一定扭力，数年后，基牙及缺牙区牙槽嵴会有所吸收，应定期复查，对义齿及时进行修理、重衬。

（张春宝 邓再喜）

cíxìng fùzhuótǐ yìchǐ zhìzuò jìshù

磁性附着体义齿制作技术

（ manufacturing technique for magnetic attachment denture ）磁性附着体义齿是利用磁性原理，采用磁性材料制作的附着体为主要固位形式的修复体。磁性附着体由磁铁和衔铁组成，磁体位于活动义齿的组织面，衔铁位于牙冠、牙根或种植体上。两者产生磁力使义齿得以固位，发挥功能。

特点 ①适用范围广：任何部位可保留的残根、残冠都适用，义齿能取得较好的固位和支持功能。②制作简单。③有利于基牙健康：磁性附着体义齿受到较大侧向力作用时，可以应力中断，有利于基牙健康。④易于取戴。

器械及材料 主要有铸造系统、烤瓷系统、义齿基托成型系统、磁性附着体等。

操作要点 ①制作衔铁熔模：按照固定义齿要求制作熔模，在熔模上预留衔铁位置。要求熔模包绕衔铁的强度足够，衔铁平面与殆水平一致。②包埋铸造：熔模常规包埋铸造。③衔铁粘接：把衔铁粘接到铸件的相应位置。④可摘义齿制作：重新制取带有衔铁的工作模型，在衔铁表面，预留磁体的位置，常规制作可摘

义齿。⑤粘接磁体：在模型上或在患者口内，把磁体粘接在可摘义齿相应的位置。粘接磁体时，可摘义齿必须完全就位（图1，图2）。

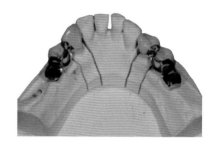

图1 磁性附着体义齿的固定
部分

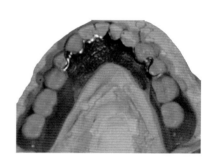

图2 磁性附着体义齿

常见问题 ①适应证选择不当：磁性附着体义齿的适应证较广，在保留的残冠、残根上都可设置磁性附着体，但颌间距离需达到8.0mm以上，以便有足够的空间放置附着体。②磁性固位力不足：磁性固位力与磁性附着体的数量有关，分散在颌骨两侧较好。制作时，衔铁平面尽量与殆平面一致。同时，义齿需远离磁场，避免磁铁磁力下降。

（张春宝 邓再喜）

tàotǒngguān yìchǐ zhìzuò jìshù

套筒冠义齿制作技术

（manufacturing technique for telescope denture）套筒冠义齿是通过内外冠间的摩擦力、吸附力等提供

固位力的固定-可摘义齿。由两层冠组成，内冠粘接在基牙或种植体上，外冠与义齿连接成为整体，义齿通过内外冠之间的相互作用产生固位力，使义齿获得良好的固位和稳定。套筒冠义齿基牙数量一般下颌在3颗以上，上颌在4颗以上可以达到比较好的固位和稳定。由于贵金属具有良好的延展性，以贵金属材料制作套筒冠内外冠固位效果好，特别是金沉积或Captek黄金外冠效果最佳，主要是内外冠良好的密合性以及唾液介质所形成的吸附力，使得套筒冠可以获得良好的固位效果。但贵金属材料昂贵，增加了义齿制作成本，使得义齿费用较高。

特点 ①可以有效保护基牙：套筒冠内冠覆盖于基牙上，可以减少基牙龋坏或牙周病的发生。②义齿美观舒适：套筒冠义齿可以减少金属暴露，在保证固位力的条件下，基托面积可以较小，患者配戴舒适。③基牙预备量较大：由于在套筒冠外冠上需要堆塑聚合瓷树脂以达到美观的效果，因此，对基牙需要大量的牙体预备，为外冠预留足够的空间。

器械及材料 主要有铸造系统、义齿基托成型系统、精密研磨仪、光固化树脂等。

操作要点 ①制作套筒冠内冠：先在基牙上堆塑研磨蜡，使用研磨仪按照2°~4°内聚角研磨，蜡型包埋、铸造后，使用精密研磨仪研磨完成套筒冠内冠。②制作金沉积外冠：利用内冠制作金沉积外冠，见金沉积技术。③制作金属支架：在重新制取的套筒冠内外冠模型上，制作完成金属铸造支架。④聚合瓷堆塑基牙外冠：把金沉积外冠与金属支架粘接后，在金沉积外冠上堆塑聚合瓷树脂牙冠。⑤排牙、基托成型：按照常规方法完成后期人工牙排列和基托成型。附着体义齿最好采用注塑方法进行基托成型，这不仅能够保护附着体义齿的固定部分不受到损伤，而且能够保护工作模型完整，有利于医技之间交流（图）。

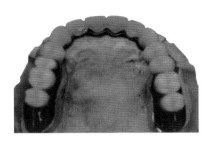

a 𬌗面观

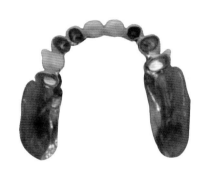

b 组织面观
图 套筒冠义齿

常见问题 包括如下问题。①义齿就位不良。②义齿颜色、形态恢复不佳。③义齿的固位力不足。

（张春宝 邓再喜）

zhòngzhí yìchǐ zhìzuò jìshù

种植义齿制作技术（manufacturing technique for implant-supported denture） 种植义齿是利用人工种植体获取义齿固位与支持的修复体。义齿通过与种植体上部的基台相连接，发挥良好的固位和稳定，是牙列缺损、缺失修复的重要方法，应用范围日益增多。种植体是种植义齿的基础，但不是目的，应根据患者的生理条件、修复需求、经济条件等多种因素拟定种植义齿的修复类型，确定种植体的数量、位置、方向等，最终实现患者牙列缺损或缺失的种植义齿修复。种植义齿按照固位方式分为种植覆盖义齿、种植固定义齿，种植固定义齿根据固位形式分为粘接固位种植义齿、螺丝固位种植义齿。

（张春宝 邓再喜）

zhòngzhí fùgài yìchǐ zhìzuò jìshù

种植覆盖义齿制作技术（manufacturing technique for implant-supported overdenture） 种植覆盖义齿是主要利用种植体提供固位，修复缺失牙、缺损组织的形态和功能，患者可以摘戴的修复体。根据使用附着体的类型，有球帽种植覆盖义齿、磁性种植覆盖义齿、套筒冠种植覆盖义齿、杆卡种植覆盖义齿等（图1~4）。前三者相关内容见固定-可摘义齿制作技术。

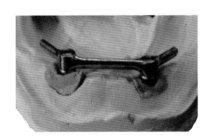

图1 种植杆

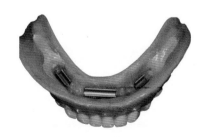

图2 种植杆卡义齿
（组织面观）

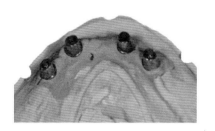

图 3 种植套筒冠内冠

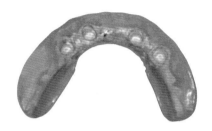

图 4 套筒冠种植覆盖义齿
（组织面观）

杆卡种植覆盖义齿的特点：①极大改善义齿的固位和稳定：只需植入 2~4 颗种植体，义齿就可以获得比较好的固位和稳定。②利于口腔自洁：患者可以自行取戴义齿，进行口腔和义齿的卫生维护。③体积较大：与种植固定义齿相比，义齿舒适感不如固定义齿。④制作工艺相对容易，价格相对较低。

器械及材料 主要有铸造系统、义齿基托成型系统、种植杆卡附件等。

操作要点 ①制作种植杆：种植杆制作方法多样，有成品纯钛金属杆通过焊接与种植基台连接；有使用树脂杆与树脂基台制作蜡型通过铸造完成的；有通过 CAD/CAM 机械切削完成的。②制作金属网状加强：把固位卡放在种植杆上，用石膏填补倒凹，采用连模铸造的方法制作金属网状加强，增加义齿的强度。③排牙、制作蜡型：按照常规方法进行人工牙排列、基托蜡型制作。④基

托树脂成型：采用注塑方法进行义齿的基托成型。

常见问题 ①适应证选择：由于杆卡式种植覆盖义齿的组成部件——种植杆、固位卡、金属网状、人工牙等需要一定的空间，一般从牙槽嵴顶到𬌗平面之间的距离至少应有 15mm。因此，在设计前，必须选择好适应证。②种植杆折断：种植杆主要承担、传递咬合力，强度必须足够。采用激光焊接的方法制作种植杆时，焊接处强度需足够，防止受力断裂。③固位力下降：义齿反复取戴后，固位卡的固位力会有所降低，可以适当调改或更换。

（张春宝 邓再喜）

zhòngzhí gùdìng yìchǐ zhìzuò jìshù

种植固定义齿制作技术 （manufacturing technique for implant-supported fixed denture）
种植固定义齿是采用粘接固位或螺丝固位的方式把义齿与基台连接成为一体的固定义齿。种植固定义齿与种植覆盖义齿相比，该类义齿患者不能自行取戴，义齿体积小巧，患者配戴舒适，固位及支持力强，咀嚼功能恢复更好，但种植体数量较多，义齿制作工艺复杂，精度要求高，价格偏高。按照固位的方式分为粘接固位种植义齿和螺丝固位种植义齿，其制作工艺与要求不尽相同，各有不同的优缺点。

（张春宝 邓再喜）

zhānjiē gùwèi zhòngzhí yìchǐ zhìzuò jìshù

粘接固位种植义齿制作技术 （manufacturing technique for cemented-retained implant-supported denture）
粘接固位种植义齿是采用粘接的方式把义齿与种植基台连接为一体的种植固定义齿。粘接固位种植义齿与常规的天然

牙固定义齿不同之处主要是种植义齿依靠种植基台进行固位，常规固定义齿的基牙则为天然牙。两者的制作方法基本相似，可以采用金属、金属烤瓷、全瓷等材料进行制作。由于种植体的位置、方向、数量及患者牙槽骨、牙龈的组织情况不同，使得种植义齿比常规固定义齿的制作要复杂。

种植义齿使用的种植基台种类很多，主要分为以下两种。①成品基台由生产种植体的材料公司提供，主要为纯钛材料。制作义齿前，根据种植体规格、牙龈的组织情况等选择相匹配的基台，基台可行适当的修整，以达到义齿的共同就位道，且为义齿预留足够的修复空间。②个性化基台使用的材料有铸造的贵金属基台，也有计算机辅助设计与制作技术（CAD/CAM）机械切削的纯钛、全瓷基台等。基台选择或制作完成后行种植义齿制作。

器械及材料、操作要点 见全冠制作技术、固定局部义齿制作技术（图 1，图 2）。

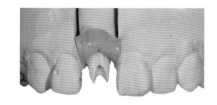

图 1 种植全瓷基台

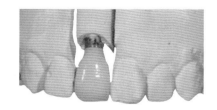

图 2 种植全瓷冠

常见问题 粘接固位种植义

齿与常规固定义齿出现的问题相似，有咬合不佳、烤瓷崩瓷等。不同之处：①美观问题：种植义齿修复后，会出现个别牙、牙龈修复不自然，牙位分配比例与天然牙不协调等，其原因与患者自身条件、种植的设计修复方案等有关，需要综合分析、解决。②种植体周围炎：种植义齿要求与基台的边缘密合，长短合适。个别种植基台的边缘在龈下过深，粘接剂去除不干净，也是种植体周围炎的潜在因素。③种植体及其附件的机械问题：种植体基台与种植体是通过螺丝固位连接在一起，如果受力过大，螺丝会出现松动或折断情况。

（张春宝　邓再喜）

luósī gùwèi zhòngzhí yìchǐ zhìzuò jìshù
螺丝固位种植义齿制作技术
（manufacturing technique for screwed-retained implant-supported denture）　螺丝固位种植义齿是采用螺丝固位的方式把修复体与种植体或种植基台连接成为一体的种植固定义齿。主要用于牙列缺损的或牙列缺失的种植固定义齿修复。种植义齿螺丝固位的方向有两种，一种是纵向螺丝固位，另一种是横向螺丝固位。横向螺丝固位的螺丝孔可放在舌侧，美学效果更好，但制作工艺复杂，需要设置横向螺丝固位装置，临床应用比较少。下面主要介绍纵向螺丝固位种植义齿。

螺丝固位种植义齿与粘接固位种植义齿区别主要是前者在义齿戴入口内后，余留有螺丝通道需要填封，稍影响美观，但该义齿可以由医生通过专用工具取出，利于种植体和义齿的维护；后者戴入口内后没有螺丝通道，比较美观，但医生无法把义齿取出。

多单位螺丝固位种植义齿采用传统铸造技术进行制作比较困难，主要原因是种植基台无法通过铸造的方法制作完成，且由于铸造存在收缩且工艺要求高，对于复杂的金属桥架制作难度较大。采用计算机辅助设计与制作技术（CAD/CAM），种植基台与桥架一体切削完成，精度较高，是比较好的制作方法。该类义齿的特点：①义齿美观、轻巧：通过计算机辅助设计与制作技术（CAD/CAM），能够比较简单、快捷地制作完成纯钛种植义齿桥架，其不仅精度高，且纯钛材料具有强度高、重量轻的特点，完成的种植义齿美观、轻巧。②利于维护：医生可利用工具把义齿从口内取出，进行修理、清洁及维护，有利于种植体的健康。③种植体方向要求高：螺丝固位种植义齿在戴入口内后，有螺丝通道不利美观，一般螺丝口位置前牙应在舌侧，后牙应在𬌗面中央窝。种植体之间的角度需在一定范围内，否则种植义齿就位困难。④义齿的就位精度要求高：螺丝固位种植义齿主要由螺丝提供固位力，种植桥架就位不佳时，螺丝受力较大，会产生应力，导致螺丝会出现松动甚至折断，要求种植桥架需实现良好的被动就位。

器械及材料　主要有计算机辅助设计与制作技术（CAD/CAM）系统、技工打磨机、光固化树脂材料、基托树脂材料、人工牙等。

操作要点　①暂时性排牙：在种植工作模型上，参考咬合、天然牙的情况，按照最终完成义齿的要求进行人工牙排列、蜡型制作。暂时性排牙的目的是为最终种植义齿的位置提供参考依据。②种植桥架设计：按照暂时性排牙的形态，预留人工牙、牙龈的位置空间以及后期义齿使用的材料，设计纯钛切削桥架的形状。③种植桥架切削：利用计算机辅助设计与制作（CAD/CAM）自动机械设备按照设计要求切削完成种植桥架。④牙形态恢复：种植桥架在模型上实现被动就位的情况下，使用聚合瓷或人工牙恢复牙、牙龈形态（图1~3）。

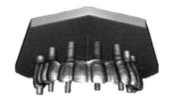

图1　纯钛种植桥架设计图

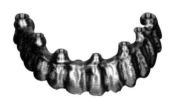

图2　螺丝固位CAD/CAM纯钛种植桥架

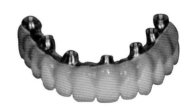

图3　螺丝固位种植义齿

常见问题　①种植义齿就位不佳：螺丝固位种植义齿戴入后需要拍X线片确定就位情况。种植体之间的角度过大、种植模型不准等都会造成种植义齿无法就位或就位不佳。②人工牙脱落或树脂折裂：主要原因是义齿咬合有早接触点，需要调磨。③螺丝松动或折断；如果种植义齿就位不佳，则个别螺丝会受力过大，容易出现螺丝松动或折断。

（张春宝 邓再喜）

kǒuqiāng yīxué shùzìhuà jìshù

口腔医学数字化技术（digital technology for stomatology）

以计算机技术为基本技术手段，集口腔医学、解剖生理学、数学、图形学、机器人学、光学、机械学、电子学、材料学、信息化技术、自动化技术、人工智能技术、虚拟现实技术、先进制造技术等为一体的高新技术群。是国际口腔医疗技术发展的主要方向之一，也是实现口腔医疗过程"微创""精确""自动""高效"最重要的技术手段和保障。

1983 年法国牙科医生弗朗索瓦·杜雷特（Francois Duret）的第一台牙科计算机辅助设计与辅助制作技术（CAD/CAM）样机问世，开创了以计算机技术为支撑的国际口腔数字化医学时代。20 世纪 80 年代末，中国一些口腔院校也开始追踪并研发相关技术，2010 年研发成功的口腔固定修复计算机辅助设计与制作技术（CAD/CAM）系统、全口义齿计算机辅助设计与制作技术（CAD/CAM）系统、口腔临床数字化牙体预备系统等，是中国自主研发、具有自主知识产权的原创性技术。

口腔医学数字化技术发展至今，已形成以下 6 个具有明显技术特征的共性技术领域：①口腔三维多源数据获取、重建与融合技术。②口腔疾病数字化辅助诊断技术。③口腔假体及诊疗辅助装置 CAD 技术。④口腔数字化制造技术。⑤口腔医疗机器人及手术导航系统。⑥人工智能专家系统和虚拟现实技术。此外，还有

一些数字化医疗技术，如嵌入式技术、无线技术、生物传感技术、射频技术等也正逐步渗透到口腔修复学、口腔正畸学、口腔颌面外科学、口腔种植学、牙体牙髓科学、牙周科学和其他各口腔医学分支学科，并且已初步形成了数字化修复、数字化正畸、数字化外科等相对独立的知识、技术体系。

数字化修复涵盖可用于各类口腔修复体（包括全冠、固定桥、嵌体、可摘局部义齿、全口义齿、精密附着体义齿和种植义齿）的口腔三维数据获取技术、口腔数字化设计技术、口腔数字化制造技术及修复体适合性定量评价技术、虚拟殆架技术、自动化牙体预备技术、牙列缺损诊疗方案专家支持技术、牙体预备虚拟现实操作训练技术、种植修复导板技术等。上述技术是全数字化口腔修复诊疗模式的技术基础。

数字化口腔正畸发展基于口内扫描、自动模型分析和个性正畸效果虚拟预测技术的隐形矫治、个性化舌侧矫治技术、托槽粘接定位导板、数字化记存模型、机器人弯制弓丝等技术。三维头影测量方法会成为正畸标准检查之一，对其他正畸诊断指标例如牙槽骨、牙列、颞下颌关节、面部形态等因素的量化分析均有更全面的帮助，提高治疗的成功率。

数字化颌面外科主要集中体现在个体化数字设计与快速成形技术两者的结合，以及手术导航的应用。

总之，口腔数字化医疗技术研究与应用是把数学的概念、表达方式引入口腔医学理论的过程，是口腔医学实现定量科学化、现代化的必由之路。

（吕培军）

kǒuqiāng sānwéi shùjù huòqǔ jìshù

口腔三维数据获取技术（oral three-dimensional data acquisition technology）

获得口腔各类软、硬组织三维表面形貌或三维空间体数据的扫描测量技术。

口腔三维数据获取技术源自于工业三维扫描技术，法国牙科医生弗朗索瓦·杜雷特（Francois Duret）最早于 1983 年研制出世界上第一套口腔修复计算机辅助设计与制作技术（CAD/CAM）系统——SophaDuret 系统，采用电子光学方法获取牙预备体光学印模。1985 年，德国研制的 CEREC 系统首次采用基于面结构光视觉测量原理的三维扫描技术，直接在患者口内获取光学印模。20 世纪末，国外陆续涌现出各种口腔三维扫描技术，如牙颌模型扫描技术、印模扫描技术等，发达国家同期先后研发出多套口腔修复 CAD/CAM 系统。中国在口腔三维数据获取技术方面的研究起步相对较晚，1999 年研制出首台具有自主知识产权的国产化牙颌模型三维扫描仪。

常用口腔三维数据获取技术可分为接触式扫描技术、光学扫描技术和影像学测量技术。根据扫描对象形式可分为直接式扫描技术（扫描对象为口腔解剖形态）和间接式扫描技术（扫描对象为临床印模、口腔石膏模型等）。

接触式扫描技术 通过球状或针状的机械探头，逐点接触探测口腔模型凹凸变化的表面，并计算接触位点的空间三维坐标值，从而获得被测模型的表面形貌数据。

光学扫描技术 常见技术主要有以下两种。

激光扫描技术 是基于三角测量原理（图），光源、电荷耦合器件图像传感器（charge coupled device，CCD）、物体三者构成一

个三角形，口腔模型表面不同位置的点在CCD上成像于不同的位置，求解三角形计算得到物体上对应点的深度信息，进而转换为物体上对应点的三维空间坐标。其扫描运动过程：点状或线状激光束投射到口腔模型表面，并同时被CCD拍摄，一次拍摄可以得到一点或一条线段上的三维信息，激光遍历物体表面，就可获得物体表面的三维形态数据。

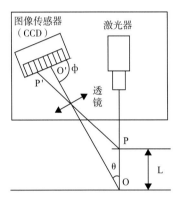

图　三角测量原理示意

结构光扫描技术　也称光栅扫描技术，同样基于三角测量原理。光源光线穿过平行等距直线的振幅光栅组件或干涉仪形成的直线干涉条纹，称为物理光栅；由计算机编程而产生的相移光栅图像，称为数字光栅。光栅条纹投射到口腔模型上，由于模型表面曲度或深度的变化使条纹变形，CCD拍摄到变形后的条纹形态，由光束的发射角度和光束在CCD上的成像位置，经几何计算，求得模型表面的三维形态数据。

立体摄影技术　模仿双目视觉的原理，用照相机或摄像机从两个或多个角度摄取口腔模型二维图像，对所拍摄的立体像对进行处理和综合，从而建立出三维立体形态模型。

影像学测量技术　常见技术有CT技术和MRI技术。CT包括医用大CT、锥体束CT、工业CT、Micro-CT等。口腔医学中常用的医用大CT和CBCT技术属于X线透射测量技术，原理是将X线投照人体颅颌面部组织，由影像探测器接收透射射线，接收到的图像信号经模拟/数字转换后可形成数字化的三维图像，获得口腔颅颌面软、硬组织模型的三维实体数据（见口腔三维体数据）。

口腔三维实体数据获取技术可从临床应用角度分为牙颌模型扫描技术、口内扫描技术、颜面部扫描技术和体层扫描技术，它们适用于不同的口颌面部软、硬组织。其中口内扫描技术、颜面部扫描技术和锥体束CT技术是近年来发展较快的口腔临床主流三维数据获取技术。①口内扫描技术：应用小型探入式扫描测头直接在患者口腔内进行牙体组织表面形态的获取，省略了临床制取印模、翻制石膏模型的过程，简化了操作流程，减轻了患者不适，无传统耗材、更加环保。②颜面部扫描技术：侧重于快速获取人颜面部瞬态三维形态，可为口腔颌面外科手术规划、口腔正畸疗效评价分析、颜面部赝复体制作等提供重要的参考依据。③锥体束CT技术：适用于口腔环境的小剂量X线投射测量技术，与传统CT相比，在大大降低对人体辐射剂量的条件下，可获得分辨率较高的口腔软、硬组织体层形态信息，并可借助影像学软件重建出口腔组织三维形态。

（王　勇）

kǒuqiāng yīxué sānwéi shùjù géshì

口腔医学三维数据格式（tree-dimensional data format in stomatology）　用于记录、存储和传输三维扫描、计算机辅助设计、计算机辅助制造的口腔医用假体或模型数据的文件格式。其中，口腔三维扫描数据包括牙颌模型三维表面数据、颜面部形态三维数据、口腔三维体数据、下颌运动轨迹数据以及其他数字化辅助诊断数据。口腔计算机辅助设计数据包括修复体、赝复体、种植导板、外科导板、个性化正畸托槽及其他口腔辅助治疗装置的CAD数据。计算机辅助制造数据包括数控加工与快速成型这两类工艺数据。

口腔医学三维数据格式按数据类型可分为三维散点数据、三角网格数据等5种常见类型。

三维散点数据　记录了三维空间散点的坐标信息，通常用来描述口腔模型的表面形态，是光学和接触式扫描技术获取的最原始的三维数据形式，常见格式为TXT、ASC等。

三角网格数据　将三维散点数据进行三角网格剖分处理后的网格曲面数据。三角网格剖分的过程是基于散点数据的顶点坐标，将相邻的顶点两两连接成三角形面片，构建出若干共边、共顶点的细分三角形集合，该三角形集合称为三角网格模型，常见数据存储格式为STL、OBJ、WRL等。STL格式的三角网格数据是口腔医学最常见、应用最广泛的三维数据格式，是各种牙科三维扫描设备、牙科CAD软件及牙科快速成型及数控加工设备通用的开放性数据格式。它具有较好的兼容性和可编辑性，其光照渲染后的视觉效果与真实物体相当。OBJ与WRL格式的三角网格数据不仅包含三维形态信息，还包含彩色纹理信息。

在逆向工程中，通过测量仪器得到的被测模型外观表面的海量点数据的集合，称为点云。上述三维散点数据与三角网格数据是点云数据的两种常见表现形式。

三维曲面数据 由参数曲面（如 Bezier 曲面、B 样条曲面、NURBS 曲面等）构造的三维模型数据，常见格式为 IGS。三维曲面数据是工业数控加工技术最常用的数据格式。三维曲面数据与三角网格数据的区别在于：前者为采用传统 CAD 技术正向构建的 CAD 曲面；后者是由逆向工程技术剖分空间散点构建的三角网格曲面，其本质仍是三维点云。

影像学数据 一种有序排列的断层灰阶图像集合，可记录口腔软、硬组织的三维体数据，常见格式为 DICOM、BMP、JPG 等。DICOM 意为"医学数字成像和通信"，是医学图像和相关信息的国际标准，它定义了一种可用于临床数据交换的通用医学图像格式，被广泛应用于放射医疗（X 射线、CT、锥形束 CT、磁共振等），在口腔医学应用较多。DICOM 格式数据包含的影像学信息包括患者信息、数据类型、层厚、层内分辨率、数据方向等。

口腔功能性数据 通过专用测量仪器获取的下颌、颞下颌关节、髁突运动等轨迹数据，常见为 TXT、ASC 格式的顶点轨迹文件。

以上介绍均为标准数据格式，各专业软件通常都有软件内部自定义的数据格式。如用于数据交换，应采用标准数据格式。

（王 勇 赵一姣）

yáhé móxíng sānwéi biǎomiàn shùjù

牙颌模型三维表面数据（tree-dimensional surface data of dental model） 利用光学或机械扫描技术获取的口腔内软、硬组织表面形态的三维数据。不包括物体内部的信息数据。以此数据

为基础可进行各类三维测量分析以及计算机辅助设计，实现数字化设计和治疗的目的。

牙颌模型三维扫描技术最早产生于口腔修复计算机辅助设计与制作系统的研制。1983 年，法国牙科医生弗朗索瓦·杜雷特（Francois Duret）将计算机辅助设计与制作技术用于口腔固定修复体的设计与制作，其首先必须解决的问题就是如何获取被修复牙的表面三维形态数据，并要求能真实再现缺损牙或缺失牙列表面复杂空间曲面形态的数据，以满足临床修复体制作的标准。

特点 牙颌三维数据通常采用点云数据格式。一种形式是海量的三维坐标点（可达 20 万以上）；另一种形式是网格化的三角面片数据（通常为 STL 格式）。后者的视觉效果与实物相当，是主流的数据格式。STL 格式是一种开放的数据格式，绝大多数三维软件都能读取、显示和处理。

分类及应用 根据数据采集方式的不同，牙颌模型三维表面数据可分为口腔印模三维数据、牙颌石膏模型三维数据和口内牙颌三维数据。

口腔印模三维数据 在口外使用三维扫描设备对利用传统印模材料采集的患者牙列印模进行扫描获取的三维数据。

牙颌石膏模型三维数据 采用三维扫描设备对患者牙列石膏模型进行扫描获取的三维数据，是口腔临床主要采用的方法，其技术实现相对容易。扫描时，将印模或石膏模型固定在扫描仪扫描仓内的底座上，针对不同牙位（预备体、邻牙、对𬌗牙）进行多次扫描过程，最终将多次扫描图像进行三维重建与拼合，获得所需牙列的数字模型。

口内牙颌三维数据 利用口内数字印模设备，直接在患者口腔内对牙列及软、硬组织进行扫描获取的三维数据。相比于口外采集方式需要进行传统的印模制取、翻制石膏模型等操作，口内扫描方式不但省却了大量繁琐的传统步骤，降低了材料和人工的消耗，更加低耗和环保；更重要的是，口内牙列三维数据直接获取了口腔组织形态数据，避免了因印模材料、石膏变形而产生的形态数据误差，提高了牙颌模型三维数据的获取精度，将口腔修复数字化诊疗推向了一个更高的水平，做到了真正意义上的无模化与数字化。

理论上，CT、锥体束 CT 等影像学设备扫描获取的牙颌三维体数据，通过数据分析和处理也可以获得三维表面数据。但其精度有限，应用场合较少，仅用于口腔三维数据配准、融合。

（王 勇 赵一姣）

yánmiànbù xíngtài sānwéi shùjù

颜面部形态三维数据（three-dimensional data of facial profile） 用于表示面部软组织表面形态的三维数据。常用光学扫描技术或影像学测量技术等口腔三维数据获取技术对面部软组织形态进行三维扫描，并且通过口腔三维数据重建技术获得面部形貌的三维数字模型。

对面部进行三维几何测量可追溯到古希腊时代，而采用光学的方法进行面部重建则起源于 19 世纪。由于法医学的需要，通过尸体解剖获得面部软组织的厚度，从而重建面部的立体塑像。19 世纪 70 年代，日本学者高崎（Takasakil）采用莫尔云纹法获得了人体的莫尔等高条纹，被应用于颜面畸形的计测和矫治等方面。

1989 年，英国学者摩斯（Moss）等将激光扫描技术应用于人头面部的形态测量，采用氦氖激光扫描获取了面部软组织的三维信息。用于面部软组织三维数据获取的常见方法有 CT 扫描、三维激光扫描和三维立体照相等。

特点　颜面部形态三维数据通常采用三角网格形式的点云数据格式（如 STL 通用格式）。其数据还可包含彩色的皮肤纹理信息，以 OBJ 与 WRL 格式较为常见。

分类及应用　面部软组织三维数据的主要应用领域包括颌面赝复体的计算机辅助设计与制作、面型预测、面部测量和形态学研究以及面部手术效果评价等方面。

颌面赝复体的计算机辅助设计与制作　一种基于面部软组织三维数据采用计算机辅助设计与制作技术（CAD/CAM）设计制作面部赝复体的技术，包含以下步骤：①采集并重建患者面部三维数字模型。②依据缺损区和健侧三维面部形态数据构建赝复体数字模型或阴模模型。③快速成型制作赝复体或打印阴模后装胶制作赝复体。④临床试戴。面部三维数据是赝复体设计制作的基础，其获取精度影响着赝复体的就位精度和边缘密合性。

面型预测　在正畸或整形手术前，对患者术后面型所进行的预测。面型预测可以让医生和患者直观地看到治疗后可能达到的效果，对制订治疗方案有重要意义。主要采用术前术后变换经验模型建立的面型预测系统，以及有限元分析进行面型预测。

面部测量和形态学研究　利用面部软组织三维数据建立的数字化模型，可以方便、快速、准确地对面部各特征进行分析测量，包括面部对称性分析、角度分析、面积分析、体积分析、比例分析及综合分析等。面部软组织三维数据本身也是重要的形态学数据资料。

面部手术效果评价　通过对术后面部软组织三维数据的测量和分析，可以对术后面部的对称性、比例协调性与美学标准的符合程度等做出评价；也可与术前的三维数据相比较，评价术后面部形态的改变情况。

（王　勇　赵一姣）

kǒuqiāng sānwéitǐ shùjù

口腔三维体数据（oral three-dimensional data）

颅颌面部软、硬组织经 CT、MRI、锥体束 CT 等扫描成像后，在三维空间中形成有等级序列的三维数据。这种等级的分布反映了受试组织的密度（它不仅包括物体内部的三维形态和密度信息数据，也包含物体表面的形态和密度信息数据）。

特点　医学体数据常见格式为 DICOM 即医学数字成像和通信，由美国放射学院和国家电气制造协会联合制定，1993 年发布的 DICOM 标准 3.0，已发展成为医学影像信息学领域的国际通用标准。

体素　体数据的基本单元为一个长方体区域，体素内部认为是均质的，物理属性相同，体素相当于二维空间中像素的概念。牙科常用的锥形束 CT 的体素是各向同性的立方体。在实际扫描过程中，会给出体素相邻间隔的数据描述，如 0.2mm 表示该体数据中相邻体素的间隔为 0.2mm。

体纹理　体数据另一重要概念，也称三维纹理，用于描述三维空间数据的色彩及图案信息，体纹理通过三维纹理坐标体现。

分类及应用　通过各种图形重建及显示算法将体数据转换成具有真实感的三维图形并显示出来的过程，称为三维体数据的可视化。根据图形绘制方式的不同，三维体数据的可视化可分为面绘制和体绘制两种形式。

面绘制算法　具有较快的处理速度，可以快速、灵活地进行旋转和变换光照效果，它适合于绘制表面特征分明的组织和器官，如皮质骨。对于形状特征不明显、有亮度变化特性的软组织、血管、腺体等精细组织或器官的三维显示，面绘制的效果不佳。另外面绘制算法不能保留体数据的完整性，仅显示为一个表面，没有实体，不适宜在医学诊断方面的应用。面绘制算法中光线投射算法最为常用。

体绘制算法　通常不要求对体数据做精确分割，它通过对体数据场中每个体素分别处理来合成图像，因此适合于形状特征模糊不清的组织和器官的三维显示。体绘制算法的另一显著特征就是可以显示体数据的内部信息和细节特征，有利于保留三维医学图像中的细节信息。但由于体绘制过程需要遍历每个体素因而计算量较大，图像生成速度较慢，实时性难以得到保证。尽管如此，体绘制技术还是以它不可比拟的优势成为医学可视化领域的研究热点。

阈值分割技术是一种从灰度级出发的图像分割技术，可实现对三维体数据感兴趣区域图像的分割，是影像学数据三维重建的基础。阈值分割算法按照灰度级对图像像素集合进行划分，得到的每个子集形成与真实人体组织相对应的区域，各个区域内部具有一致的属性。基于阈值分割后的各人体组织对应的像素集，可重建出人体组织三维数字模型，是医学诊断和研究的基础。

(王勇 刘怡)

xiàhé yùndòng guǐjì shùjù

下颌运动轨迹数据（mandibular movement data）

下颌运动中双侧髁状突、下颌牙列或下颌整体相对于上颌的运动轨迹点、曲线或构成该轨迹的关键数据。如髁道、切道斜度等。下颌运动轨迹数据是数字化口腔医学领域与口腔功能运动有关研究、疾病诊断和口腔修复体功能性咬合面设计的重要基础数据。

在三维数字化技术引入之前，下颌运动被分解为双侧髁状突、下颌中切牙切点和其他下颌牙解剖标志点的运动进行测量。1910 年，美国学者斯诺（Snow）发明了能记录下颌二维运动轨迹的哥特式弓，开启了下颌运动数据获取技术的研究。1975 年，美国学者杰克逊（Jackson）发明了第一代下颌运动仪 MKG。随着电子记录技术等三维运动跟踪技术的发展，下颌三维运动轨迹记录装置也逐渐得到了广泛应用。

特点 下颌运动数据的获取主要借助下颌三维运动轨迹记录仪实现。记录仪采用光、电磁、超声波等无线传感技术，实时记录个体下颌体相对于上颌的三维运动轨迹，主要体现为双侧髁状突的体表映射点和下颌前牙区标志点相对于上颌体基准坐标系的连续三维坐标数据。此类设备品种较多，包括磁钢式下颌运动轨迹记录仪、光电传感器式下颌运动轨迹记录仪、超声波式下颌运动轨迹记录仪。结合口腔三维数据获取技术中的口腔三维体数据获取技术（如 CT 技术），可获得更完整的下颌运动数据。

获取个性化的下颌运动数据时，不仅需要考虑物理方面的准确性，更需要考虑生理方面的合理性。测量时应不影响原有的殆接触关系，不产生明显的约束负荷、阻力等干扰，也应尽量避免受测者的身体不适或心理压力。下颌运动测量手段的发展趋势是越来越多地采用无接触测量技术，如采用光、磁场、超声、红外等信号源通过无线传送的方式传递信号数据，接收运动信号的传感器和固定于头部的各装置也应尽量减少体积和重量，从而实现在更舒适自然的状态下，更准确地测量接近于生理状态的下颌运动。

分类及应用 下颌运动轨迹数据的输出包括关键参数值、二维运动轨迹数据和三维运动轨迹数据。其中，三维运动轨迹数据可以采用 TXT 或 STL 格式存储，并可以导入计算机中的虚拟殆架软件，虚拟再现个体的下颌运动，用于颞下颌关节运动（包括髁突运动、切点运动、边缘运动）、语言运动、咀嚼运动和咀嚼肌运动的病理生理诊断，以及口腔修复体功能性咬合面形态的三维数字化设计。

(吕培军 孙玉春)

kǒuqiāng sānwéi shùjù chóngjiàn jìshù

口腔三维数据重建技术（oral three-dimensional data reconstruction technology）

将由光学扫描获取的三维散点数据或由影像学扫描获取的断层数据进行一系列的编辑与处理，创建口腔三维数字模型的技术。现有牙科扫描仪，其配套的扫描软件可自动完成对光学或接触式扫描原始点云数据的网格剖分与网格优化处理，实现三角网格曲面模型的重建；影像学断层数据可借助影像学建模软件，对序列断层灰阶图像进行编辑与处理，实现口腔组织的分割提取与三维建模。

分类及应用 按数据类型可分为以下两种技术。

影像学断层数据三维重建技术 基于影像学断层数据（包括通用 DICOM 格式与 BMP、JPG 等图像格式），通过对不同口腔软、硬组织影像学成像灰度值（也称阈值）范围的分析，利用影像学图像处理软件中的"阈值分割""区域增长"等功能算法，将指定阈值范围内的口腔组织信息提取出来，并重建出该组织三维数字模型的技术。影像学断层数据三维重建技术的核心是阈值分割技术。应用软件中的阈值分割功能通常采用设定上、下极限像素灰度值来定义阈值范围，再通过从序列影像学断层图像中提取出该阈值范围内的所有像素集，从而实现将这些像素集所代表的特定口腔组织图像从原始图像中分割出来，称为阈值分割（图 1）。阈值分割后提取出的特定组织图像，通过提取每层图像的内、外边界轮廓，再经逐层叠加，即可获得相应口腔组织三维数字模型。

光学扫描散点数据三维重建技术 基于光学扫描的三维散点数据（未经三角网格剖分的点云数据，如 TXT、ASC 等格式），通过对散点数据的降噪、采样等预处理，将处理后的散点数据进行三角网格剖分，创建三角网格曲面模型，实现三维数字模型的重建。光学扫描散点数据三维重建技术的核心是三角网格剖分技术。应用软件中的三角网格剖分功能通常采用将三维散点数据的相邻顶点两两连接构成三角形面片，从而重建出若干共边、共顶点的细分三角形集合，这个过程称为三角网格剖分（图 2）。这些三角形的每条边仅被共用一次，三角形的法向呈现一致性，这样的三

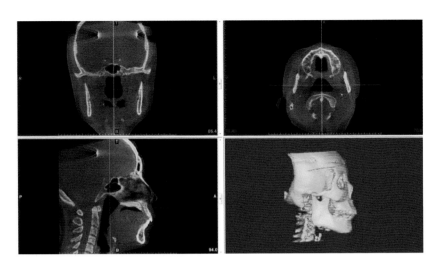

图1 影像学断层数据的阈值分割与三维重建

注：绿色区域为阈值分割后提取出的骨骼组织信息

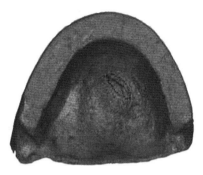
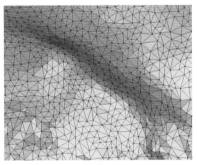

图2 光学扫描散点数据的三维重建

角形集合称为三角网格曲面模型。STL格式是口腔医学最常用的三角网格曲面模型格式。三角网格曲面模型的质量（即三角网格剖分的质量）与降噪、采样等预处理效果密切相关。剖分一个无序点云一般会重建出一个网格数量约为两倍点云顶点数量的三角网格曲面模型。

（王 勇 赵一姣）

kǒuqiāng jíbìng shùzìhuà fǔzhù
zhěnduàn jìshù

口腔疾病数字化辅助诊断技术（digital technology assisted in diagnosis of oral disease）

将各种数字化的检查、测量技术应用于口腔医学领域，用于辅助口腔疾病的诊断、治疗方案的设计，以提供数字化数据辅助医生进行临床决策的相关技术。

口腔医疗常用的数字化辅助诊断技术主要包括数字影像诊断技术、牙颌模型扫描诊断技术、数字化比色技术、数字化牙周诊断技术、数字化功能性数据诊断技术等。

数字影像诊断技术 从20世纪50年代开始，数字化X线机、计算机断层扫描、磁共振、血管造影、数字超声等医用影像学设备陆续出现，并被越来越广泛地应用于临床疾病的辅助诊断。口腔临床常用的数字影像诊断设备包括根尖片、曲面体层、CT、锥形束CT等，可用于牙体牙髓、口腔修复、颌面外科、种植、牙周等各个学科的疾病诊断。数字影像诊断设备还需结合专业影像学诊断软件来实现三维观测、三维测量等传统技术难以实现的功能。如传统的正畸头影测量是通过对X线胶片进行手工描图来实现诊断，而使用数字影像诊断技术（锥体束CT扫描数据与数字投影测量软件）可以从二维测量扩展到三维测量，且方便测量数据的对比及存储。

牙颌模型扫描诊断技术 借助口腔三维数据获取技术和口腔三维数据重建技术，可获得口腔牙颌模型的三维数字印模。基于数字化的三维牙颌模型，利用三维测量分析软件，可以从任意角度对三维牙颌模型进行观察和评价，并可精确获得模型上医生感兴趣区域任意长度、角度、面积、体积的测量值。此外，还可获得模型上任意截面（平面或曲面）形态、进行牙颌模型间的量化对比分析，辅助医生进行临床诊断、治疗方案设计及治疗评价。相对于传统的定性分析或游标卡尺测量分析，牙颌模型扫描诊断技术已被证实具有较好的精确性与可靠性，是发展较迅速的一项数字化辅助诊断技术。

数字化比色技术 比色仪是临床常用的数字化比色设备，它通过限定光源、电脑分析反射光线，可定位被检测的天然牙颜色在色彩空间中的位置，并获得其色度值信息。1997年，日本研发了测色仪型电脑比色仪，而常用的分光光度计型电脑比色仪，使用具有系列波长的光源替代测色仪型电脑比色仪的三色光源，可更有效地提高比色的测量准确性。

数字化牙周诊断技术 临床常用的数字化牙周诊断设备为佛罗里达（Florida）探针。佛罗里达探针是美国研发的第三代牙周探针，由探针、脚闸、数据转换器和计算机存储系统组成。使用该探针进行牙周探诊时，其探诊力量可控且恒定，探诊数据（如牙周探诊深度、附着丧失等）可由计算机系统自动记录并保存。

数字化功能性数据诊断技术

包括面部肌电图及下颌运动轨迹数据等。面部肌电图主要用于记录面部神经肌肉接受电刺激时的运动电位，下颌运动轨迹数据记录了颌骨运动的三维空间坐标等信息，这些数字化的功能性数据可用于口腔临床面神经诊断评估、咬合诊断评估及口腔修复功能性咬合设计等。

（吕培军 王宇光）

kǒuqiāng shùzìhuà shèjì jìshù

口腔数字化设计技术（digital design technology for dentistry）

基于计算机辅助设计技术，对各类口腔假体或口腔临床辅助诊疗装置的三维形态进行交互式或自动化建模的可视化设计技术。

1983年，法国牙科医生弗朗索瓦·杜雷特（Francois Duret）首次将工业计算机辅助设计技术应用于口腔全冠的数字化设计。随着计算机硬件技术及三维图形学技术的发展，口腔数字化设计技术可用于口腔基底冠桥、全冠桥、可摘局部义齿、全口义齿、个性化种植基台、种植导板、外科手术导板、个性化正畸托槽等的数字化设计，正逐步替代各种口腔假体和临床诊疗辅助装置的传统手工设计方式。实现口腔数字化设计过程的主要工具为计算机辅助设计（CAD）软件。

应用口腔数字化设计软件时，主要包括3个阶段：①三维扫描数据输入与预处理阶段：针对多源口腔三维扫描、重建和融合数据，利用数据降噪、孔洞修复、数据拼接、曲面重建等技术，获得完整、精确的口腔工作区的数字模型。②个性化设计阶段：通过输入设计对象的控制参数（如基底冠颈环的宽度），或用鼠标交互式操作，逐步完成口腔假体或诊疗辅助装置全表面三维形态的计算机辅助设计和建模过程。③数据封装与输出阶段：将通过三维扫描获取的设计对象组织面，与设计完成的功能面的边界进行拼接，形成一个无缝过渡的整体，并输出可用于数字化加工的标准格式数据（如STL、PLY等）。

开发口腔数字化设计软件时，需要先将设计对象三维形态相关的定性或半定量、多参照系、描述性为主的医学经典理论、专家经验"转换"成逻辑关系明确且充分必要的数学、几何、拓扑和三维图形学定量约束条件，然后用适宜的三维图形学算法函数进行建模，最后根据口腔医学知识、理论思维方式和临床医疗流程开发为向导式功能化软件。

此外，将个体下颌运动特征完整体现到口腔医用假体的CAD过程，也是口腔数字化设计技术的重要环节，可保证口腔功能的恢复或维持。基于智能色彩还原技术的医学美观区域的个性化颜色结构、梯度设计，基于数据挖掘技术的特定人群口腔特征参数在设计过程的深入系统应用，可不断提高设计对象的个体适宜性，以及设计过程的自动化、智能化等，均是口腔数字化设计技术的研究内容。

（吕培军 孙玉春）

qiàntǐ shùzìhuà shèjì

嵌体数字化设计（digital design for inlay）

借助计算机辅助设计技术，半自动或自动完成嵌体修复设计的技术。即通过各种口腔三维数据获取技术，获得修复单元的牙三维表面形态数据，再通过计算机智能化或人机交互辅助设计的方式，创建嵌体修复体的三维数字模型（图）。

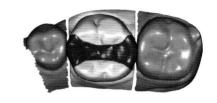

图 嵌体数字化设计

德国Cerec系统是世界上第一个商用嵌体数字化设计系统，该系统于1985年由苏黎世大学牙科学院学者摩尔曼（Mormanu）博士和布兰德斯蒂尼（Brandestini）博士研究开发。早期版本的Cerec系统尚不能进行咬合面的设计，需要医生手动调磨咬合面形态。发展至今，嵌体数字化设计系统已可精确构建嵌体形态，并在临床上获得越来越广泛的应用。

嵌体的数字化设计流程包括以下步骤。①数字模型准备：嵌体预备体数字模型可由口内扫描仪直接获得，或由牙颌模型三维扫描仪扫描石膏模型或硅橡胶印模获得。该部分数据通常包括3个部分：预备体数据、邻牙数据及咬合记录（或对𬌗牙）数据。②洞型边缘线提取：提取洞型边缘线时，通常都由软件自动对洞型边缘处的曲率变化最大点进行识别提取，将这些点拟合成曲线作为洞型边缘线，并可进行人机交互操作以对洞缘线进行调整。③组织面生成：提取数字模型洞型边缘线以内的模型数据，参考粘接剂厚度对此部分模型数据进行偏置和变形调整，完成嵌体组织面的构建。④外表面形态设计：结合剩余牙体组织的形态特征，主要采用以下几种构建方式：第一，利用牙体预备前完整的或充填形成的牙体表面形态三维数据，或者对侧同名牙牙体表面三维数据，与牙体预备后三维数据进行匹配，实现缺损区的几何重建。第二，利用数据库的标准冠数据，以及扫描获得的咬合记录数据，实现缺损区几何重建。第三，利用数据库提供的标准冠特征曲线，以及预备体洞型边缘线，构建缺损区几何重建。第四，根据剩余牙体组织信息，通过特定算法正向构建嵌体形态。⑤咬合及接触关系调整：通过计算嵌体外表面与对𬌗牙及邻牙表面形态的干涉程度，检测是否符合临床要求，并可通过局部形态修改进行咬合关系和接触关系的调整。

（吕培军　宋杨）

guānqiáo shùzìhuà shèjì

冠桥数字化设计（digital design for crown and bridge）

借助计算机辅助设计技术，虚拟设计基底冠、固定桥基底支架、全冠和全冠桥的组织面和功能面的技术。是口腔数字化设计技术最早实现的基本功能，应用也最为广泛。

1983年法国牙科医生弗朗索瓦·杜雷特（Francois Duret）首次用计算机辅助技术完成了一个全冠的数字化设计。各应用软件的冠桥设计功能从早期的基底冠、全冠、三单位桥，逐渐发展到连续全冠、多单位长桥、固定活动联合修复体的固定部分以及种植体支持的冠桥等复杂形态冠桥设计，基本覆盖了临床各类冠桥修复的需求。

冠桥数字化设计的技术平台为冠桥计算机辅助设计（CAD）软件，其基本工作原理和流程：①数据输入与预处理：将预备体石膏代型、近远中邻牙和对𬌗牙（或咬合记录）三维扫描数据（或口内直接扫描数据）输入计算机辅助设计（CAD）软件，通过数据降噪、孔洞修复、曲面重建等技术，获得完整、精确的冠桥修复工作区的数字模型。②提取颈缘线：提取预备体肩台在牙长轴方向上曲率变化的拐点，连接为封闭曲线，获得颈缘线。颈缘线提取是冠桥修复体数字化设计中比较关键的步骤，直接决定着修复体的边缘密合度。常见计算机辅助设计（CAD）软件一般采用半自动提取方式，表现为颈缘线自动"吸附"于肩台外缘线的效果，也可辅以交互式局部调整，弥补自动提取算法的局限。③组织面：软件先自动截取颈缘线内部的预备体表面，然后自动计算就位道方向、填倒凹、设置粘接剂层厚度等步骤，精确控制最小倒凹面积、倒凹去除比例及预备体不同部位的粘接剂层厚度。关键参数也支持个性化、交互式设置和调整。④功能面：均厚式基底冠功能面通常用数据偏置算法将组织面均匀增厚后获得；全冠功能面通常采用数据库法，先调用标准全冠数据库中对应牙位的参数化标准全冠模板，完成标准冠定位、形态调整、咬合/邻接关系调整等步骤，这些步骤最为体现个性化设计的特点。设计软件通常提供多套标准冠数据库，体现不同种族、年龄、性别的天然牙冠部三维形貌特征，各种整体、局部变形调整功能可模仿技师雕牙的过程，对标准冠模型进行个性化调改，并可量化检测咬合、邻接关系情况，提示操作者精细操作。解剖式基底冠的功能面，根据基底冠外部饰瓷（或树脂）厚度要求，对全冠功能面进行整体或局部虚拟回切后获得。⑤数据封装与输出：将提取的修复体组织面，与设计完成的功能面的边界进行拼接，形成一个无缝过渡、曲率连续的整体表面，并输出可用于数字化加工的标准格式数据（如STL、PLY等）（图）。

桥体的设计通常采用数据库法。连接体通常自动设计完成，但需要操作者根据修复材料的机械强度等要求，对其截面形态进行个性化调整和确认。

标准冠数据库是冠桥CAD过程的重要支撑条件。主流的CAD软件中，除个别软件可不调用标准冠数据，而是根据预备体、邻

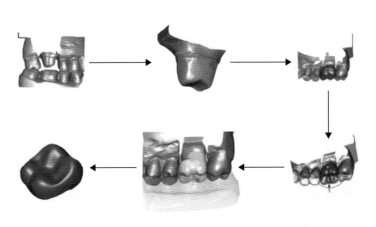

图 全冠数字化设计向导式流程示意

牙和对𬌗牙或咬合记录直接创建全冠功能面。其余均都需要标准冠数据库的支持来实现全冠桥和回切法基底冠桥的设计。标准冠数据库实际就是一种图形数据库系统，它与工程数据库系统的特点一样，由数据库和数据库管理系统组成。其中数据库管理系统主要用于建立、使用和维护数据库，而数据库则负责存储数据。标准冠数据库中包含有多套参数化的、具有统计学特征意义的标准牙冠外形数据，这些标准牙冠的图形数据可通过数据库管理系统被计算机辅助设计技术（CAD）软件调用，在计算机辅助设计技术（CAD）软件中通过调改图形上的特征来实现个性化的设计。

（吕培军　孙玉春）

kězhāi júbù yìchǐ zhījià shùzìhuà shèjì

可摘局部义齿支架数字化设计（digital design for removable partial denture framework）

借助计算机辅助设计技术，半自动交互式完成可摘局部义齿支架设计的技术。即通过各种口腔三维数据获取技术获得缺损牙列三维表面形态数据，再借助专业计算机辅助设计技术（CAD）软件设计功能，分别创建可摘局部义齿支架的各功能组件，并最终合并为完整的支架三维数字模型。

2004 年，英国学者应用触觉反馈设备结合配套软件在计算机中完成了模型观测、去除倒凹、创建缓冲等功能，并实现了包括支托、卡环固位臂及对抗臂、邻面板等组件的可摘局部义齿支架数字化设计。2005 年，北京大学吕培军等用中国自主开发的唐龙计算机辅助设计技术（CAD）软件，构建了包括卡环、支托、舌杆、加强网等组件的可摘局部义齿支架数字化设计模型（图1）。

针对可摘局部义齿支架的计算机辅助设计技术（CAD）软件，现有技术大多采用将支架结构拆解成各个功能组件分别设计，具体包括𬌗支托、卡环、舌杆、网状结构、大连接体（腭板）等，最后设计小连接体将各个组件连接起来的方式，完成可摘局部义齿支架数字模型的设计。对于支架各功能组件的设计，现有计算机辅助设计技术（CAD）大多采用在三维扫描的牙列模型上选取或勾勒组件的组织面形态，并按照口腔临床要求的各组件功能参数及其截面形态，生成磨光面形态的方式实现。全部设计流程采用人机交互方式实现为主。

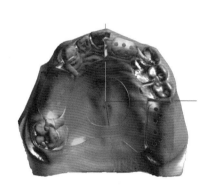

图　可摘局部义齿支架的数字化设计模型

可摘局部义齿支架的数字化设计技术难点：①支架结构复杂、组件繁多。②组件形态的数学提炼与表达较困难。③支架形式多样，自动化设计程度相对较低。

（吕培军　王宇光）

quánkǒu yìchǐ shùzìhuà shèjì

全口义齿数字化设计（digital design for complete denture）

借助计算机辅助设计技术，进行全口义齿人工牙列、基托三维设计的技术。20 世纪 80 年代北京大学吕培军等用函数生成排牙线，编制全口义齿机器手排牙程序，探索全口义齿数字化设计。

根据全口义齿设计理论开发的全口义齿计算机辅助设计技术（CAD）软件，是全口义齿数字化设计的技术平台。与冠桥等固定修复 CAD 软件比较，全口义齿 CAD 软件相对复杂。其基本工作原理和流程：①正中𬌗位无牙颌牙槽嵴、蜡𬌗堤三维数字模型获取。②模型分析，提取用于创建人工牙列、平衡𬌗、基托组织面和功能面的解剖标志点、线、面。③依据全口义齿平衡𬌗原则，采用数据库法创建人工牙列，设计个性化适宜的咬合接触关系和前牙丰满度。数据库中人工牙具有参数化特征，与每个人工牙对应的姿态坐标系可定量表达人工牙与𬌗平面之间的三维位置关系，与排牙线上各牙位的定位坐标系配准，可实现人工牙的自动定位。上颌前牙丰满度用上颌𬌗堤前牙区唇面扫描数据进行约束，软件自动调整前牙的空间位置、姿态。通过干涉检测实现邻接关系、咬合关系的自动调整，最终实现全口义齿平衡𬌗（图1），这个步骤是全口义齿恢复功能和美容的重要步骤。④设计牙龈、基托磨光面外形，与人工牙列之间衔接过渡。提取基托边缘线内部的模型扫描数据作为基托组织面。设计牙龈基托外形时应具备适合的基托厚度、基托边缘伸展度、基托边缘外形以及上颌基托仿生腭皱形态等基本美学要求。交互提取牙槽嵴区域数据作为基托组织面，应用数据偏置和构建形态控制线的方法构建基托磨光面，用半球形边缘将组织面与磨光面融合，完成全口义齿基托设计。设计完成的全口义齿 CAD 模型如图 2 所示。⑤数据封装，输出 STL 或 PLY 格式数据，用于人工牙列和

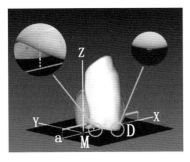
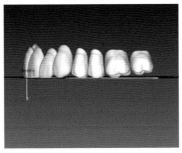
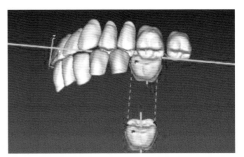

图1　基于坐标系配准和碰撞干涉检测的全口义齿平衡𬌗算法

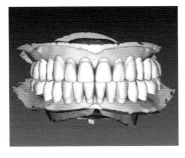
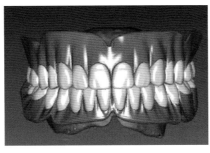
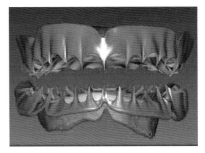

图2　全口义齿CAD模型

基托的数控加工。

（吕培军　孙玉春）

zhòngzhí dǎobǎn shùzìhuà shèjì

种植导板数字化设计（digital design for implant surgery guide）借助计算机辅助设计技术，半自动交互式地完成种植外科手术辅助导板设计的技术。是以最终修复体为导向的设计过程：根据修复设计，逆向进行种植外科和手术导板的设计。种植手术中借助数字化设计制作的手术导板，可使种植体实现理想的三维空间位置和姿态，以精确实现术前的修复设计和修复效果。

根据颌骨和虚拟修复体的三维数据，在软件中进行种植手术模拟，并将手术设计的种植体植入信息借助种植导板转移到实际手术中。种植导板的数字化设计流程包括三维数据获取、三维数据转换与手术设计、导板设计等步骤。①三维数据获取：颌骨三维数据的获取依赖于影像学技术的发展。1998年锥形束CT问世，因其单次扫描时间短、放射量较低，已成为种植治疗的常用辅助检查手段，也是颌骨三维数据获取的主要渠道之一。修复体的三维数据可以来自虚拟设计或扫描诊断修复体模型。②三维数据的转换与手术设计：基于颌骨三维数据，在专用软件中虚拟完成种植体植入过程，制订出最佳的种植修复方案。比利时的Simplant软件是最早的种植手术设计软件，它能将颌骨CT数据转换成颌骨三维模型，分析剩余骨量分布、下颌神经管走向等信息，从而进行虚拟交互式的种植手术设计，制订最佳的种植修复方案（图）。临床常见的种植手术设计软件包括Simplant软件、Nobel Guide & Nobel Procera软件等。③导板设计：种植导板是将术前的虚拟设计转移到术中实施的关键。根据虚拟手术设计的手术计划信息（选择的种植体尺寸，种植体植入位置、深度、角度等）采用正向与逆向设计相结合的方式，设计出种植手术导板模型。其中导板的导向孔可以实现术中对手术器械的导向作用；导板还需根据患者口腔实际情况设计为牙支持式或骨支持式的固位结构。设计完成的数字化导板可以采用数字化制造技术进行加工制造，用于临床手术治疗。

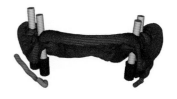

图　计算机辅助种植手术设计

数字化设计的种植导板，可充分利用剩余骨量降低手术风险，

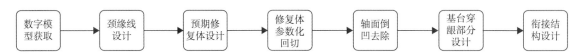

图1　个性化种植基台的数字化设计流程

有效提高种植体的植入精度，精准控制种植体的三维位置，使最终修复体达到理想的修复效果，使不翻瓣即刻种植即刻修复成为可能，这是传统种植技术无法实现的。

（吕培军　胡秀莲）

gèxìnghuà jītái shùzìhuà shèjì

个性化基台数字化设计 （digital design for custom abutment）

采用计算机辅助设计技术，进行种植基台的种植体连接面、修复体粘接面和软组织接触面三维个性化设计的技术。个性化基台计算机辅助设计技术（CAD）软件是其数字化设计的技术平台，其基本工作原理和流程如图1。

与常规修复体不同，种植基台的数字模型需要用专用的种植体空间位置姿态转移杆，通过扫描用螺丝固定在种植体或替代体上的转移杆，间接获得种植体与近远中邻牙、对𬌗牙、周围软组织的空间位置关系。然后，从种植体数据库中调入种植体三维数据，与转移杆扫描数据配准后，用于基台的计算机辅助设计技术（CAD）。颈缘线提取与冠桥计算机辅助设计技术（CAD）相同。基台与种植体的连接面可设计为种植体对应表面的共轭面。修复体粘接面的设计与回切法基底冠相同，但要去除就位道方向的倒凹。

设计仿生个体牙根形态的基台穿龈部分三维形态，可增强牙龈的红色美学效果，对边缘龈产生适度的支撑，减缓牙龈萎缩。设计时可将对侧同名牙牙根形态三维数据镜像于患侧，并利用基于边界曲率特征的双端扫掠曲面造型功能模块完成穿龈部分的三维曲面造型。有些设计软件开发的仿真基台模拟压迫导致的牙龈局部"缺血发白"现象，可以更加直观地帮助操作者对穿龈部分外形的控制。

计算机辅助设计技术（CAD）预先设计理想修复体的三维形态，通过计算机软件模拟蜡型回切过程，精确满足不同全瓷冠修复材料对三维厚度的定量要求，可实现基台的个性化设计，实现力学强度与美学的良好结合。个性化基台的设计流程中，依据种植区域预期修复体形态而设计基台的方法，体现了以修复为导向的基台设计理念。

（吕培军　孙玉春）

lúhémiàn shǒushù shùzìhuà shèjì

颅颌面手术数字化设计 （digital design for craniofacial surgery）

基于影像学检查获取的患者颅颌面三维数据，在计算机软件中模拟真实手术操作（如截骨、移动、假体植入等），观察虚拟手术效果，从而优选最佳手术方案的技术。又称虚拟手术或手术模拟。

采用计算机辅助技术对颅颌面外科进行术前虚拟规划的理念最早见于1985年，在已有的颅颌面手术设计软件中，比利时研发的 ProPlan 软件和德国研发的 BrainLAB 软件是较成熟的软件系统，并已被广泛使用。基本步骤包括三维重建、图像融合、图像分割、手术设计等。①三维重建：基于对象的多层二维数据，建立适合计算机表示和处理的三维数字模型。它是在计算机环境下对对象物体进行处理、操作和分析其性质的基础，也是在计算机中建立表达客观世界的虚拟现实的关键技术，如将CT数据的三维重建。②图像融合：将多种方法所采集到的关于同一目标（如患者）的三维图像数据经过计算机处理，最大限度地提取各种图像中的有价值信息，综合成高质量的三维图像，以提高三维图像信息的完

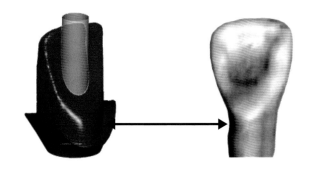

图2　个性化种植基台的 CAD 模型

注：基于个性化牙根CT重建的穿龈部分设计

整性、真实性、可靠性、利用率。如将CT的皮肤轮廓数据与三维照相机的皮肤纹理数据进行融合。③图像分割：把三维图像分成若干个特定的、具有独特性质的区域并提出感兴趣目标的技术和过程（如将骨骼组织从与其比邻的组织中分割、提取）。现有的图像分割方法分为基于阈值的分割、基于区域的分割、基于边缘的分割以及基于特定理论的分割等。④镜像技术：基于任意平面，将三维数据进行左右或上下翻转。该技术在临床中具有重要的应用价值。对于半侧缺损或畸形的患者，以正常侧为标准修复患侧形态是手术最快速、有效的方法。

（王 勇 刘筱菁）

lúhémiàn wàikē dǎobǎn shùzìhuà shèjì

颅颌面外科导板数字化设计

（digital design for craniomaxillo-facial surgical guide） 借助计算机辅助设计技术，基于影像学诊断数据，将颅颌面外科虚拟设计的手术方案进行信息的转换和传递，并在真实外科手术中得以实施的导板设计技术。

1995年，计算机辅助设计与制作技术（CAD/CAM）导板被引入口腔颌面外科，用于指导颌骨重建手术。2000年以后，正颌外科、修复重建、粒子植入导板层出不穷，已经成为数字外科技术不可或缺的组成部分。

手术导板的数字化设计是计算机虚拟手术设计的延续，口腔临床通常借助CAD/CAM或CAD/RP技术按手术实施需求完成各种类型手术导板的数字化设计与制作。外科导板形式多样，根据不同手术的需求可分为颌板、塑形导板和截骨导板等。数字化颌板可按正颌手术设计的颌位关系，在术中精确控制上下颌骨间的咬合关系（图1）；塑形导板用于人工材料或骨块的塑形，可实现按手术计划在术中精确复位或定位骨块（图2）；截骨导板可用于术中精确控制截骨位置及骨切除范围。

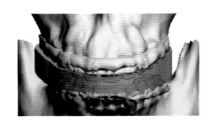

a

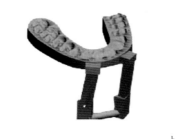

b

图1 数字化颌板

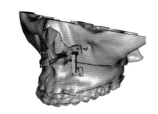

图2 塑形导板

（王 勇 刘筱菁）

zhèngjī gèxìnghuà tuōcáo shùzìhuà shèjì

正畸个性化托槽数字化设计

（digital design of customized orthodontic bracket） 借助计算机辅助设计技术，在计算机软件中基于数字化的牙、牙列三维模型解剖形态，进行个性化矫治器数字模型的设计。

个性化托槽的理念在舌侧矫治技术中最先得到体现。为了弥补牙体舌面巨大的解剖变异，舌侧技术使用较厚的粘接剂来填补牙面与托槽之间的间隙，从而达到舌侧托槽槽沟的线性化。这种技术可称为个性化定位，并非个性化托槽。美国研发的Insignia系统使用预成托槽（如自锁托槽、陶瓷托槽等）在三维模型的牙面上进行虚拟个性化定位，再利用转移托盘最终粘接在患者牙面，定位精度明显好于直接粘接。德国学者发明的个性化舌侧矫治系统是最具代表性且应用较成熟的个性化托槽设计系统。

设计步骤：①诊断性排牙。②模型扫描：借助口腔三维数据获取技术，对排牙后的牙列石膏模型行三维扫描，获得三维数字牙列模型。③个性化托槽设计：托槽的CAD设计分为底板、体部、结扎翼、附件等，各部位零件均可在软件虚拟环境中根据弓形、牙面解剖来调节位置及尺寸。底板完全适应牙面；托槽翼根据牙面倾斜调节，减少对牙龈刺激，且不影响结扎效果；排牙及矫治器设计的原则均需符合矫治设计。与传统正畸不同，矫治弓丝可采用机器人个性化弯制，托槽在设计时不需过度重视槽沟的线性化，托槽体积可设计得非常小，以减少舌体刺激、增加舒适度。

设计完成的个性化托槽数字模型，可采用快速成型技术制作为铸造用蜡型，之后失蜡铸造完成托槽制作。临床应用时，还常采用数字化设计与制作的转移托盘，将个性化托槽按软件中的设计位置还原定位和粘接。

（王 勇 刘怡）

zhèngjī yǐnxíng jiǎozhìqì shùzìhuà shèjì

正畸隐形矫治器数字化设计

（digital design for invisible orthodontic appliance） 借助计算机辅助设计技术，基于正畸数字模

型和虚拟排牙软件，在计算机中交互式完成正畸个性化隐形矫治器的设计。

正畸隐形矫治器是一系列透明膜片式的矫治装置，这种矫治技术的研发主要用于解决矫治过程中患者对美观和舒适的需求，特别适合成人病例的正畸治疗。1998 年，美国研发的 Invisalign 隐形矫治器是正畸隐形矫治器的典型代表。

基本流程包括以下步骤。①数字化牙颌模型获取：借助口腔三维数据获取技术，扫描临床制取的牙颌石膏模型、硅橡胶阴模及咬合记录，或口内直接扫描获取数字化的三维牙颌模型。②三维虚拟排牙设计：从数字化牙颌模型中分割出每一颗独立的牙，并根据矫治设计移动牙到目标位置，称为虚拟排牙。虚拟排牙过程可由技师或医生在排牙软件中设计完成。三维虚拟的牙颌模型诊断性排牙是矫治器数字化设计的关键步骤。诊断性排牙是正畸诊断的一个重要步骤，传统在石膏模型上进行分牙、排牙的过程比较繁琐，未能得到普遍应用；而基于数字化牙颌模型的牙分割与虚拟排牙技术，操作简单而直观，可以实现更为精确的牙定量移动和分步控制。③矫治器设计：设计软件将技师或医师设计的牙移动过程分成若干步骤，每一个步骤生成一个三维虚拟阶段模型，并且根据每一阶段模型设计出其阴型的透明矫治器模型。设计完成的隐形矫治器数字模型通常采用快速成型技术制作，临床使用时由正畸医生指导患者戴用，每隔 2~3 周更换下一个，6~8 周复诊一次，医生确认牙是否按预定步骤移动，直到最后完成矫治。

此技术增加了正畸美观治疗的选择可能，其适应证也在不断扩大，除了简单的不拔牙病例，也有少量复杂的骨性畸形、拔牙病例的报道。此外，可结合牙根数据进行虚拟排牙，是数字化设计技术优于传统方法的另一大优势。但相对于其治疗时间与精细程度，与固定矫治技术仍有一定差距。

（王　勇　刘　怡）

kǒuqiāng shùzìhuà zhìzào jìshù

口腔数字化制造技术（digital manufacture technique for dentistry）

以计算机技术为核心，应用计算机辅助制造技术加工制作口腔医学诊断模型或医疗装置（包括口腔修复体、颌面赝复体、各种手术导板、正畸矫治器等）的技术。也称为计算机辅助制造技术，具有高效、精确的工艺特点。其中的典型技术——数控加工技术，于 1983 年被法国牙科医生弗朗索瓦·杜雷特（Francois Duret）引入口腔领域，成功制作出后牙全冠修复体。其中，其口腔修复的治疗效果受修复体制作工艺和材料的影响较大；也是口腔数字化制造技术应用最早、最广泛的领域；其在数字化加工工艺与数字化加工材料方面发展迅速，已经成为各类修复体制作的主流技术。

主要包括口腔修复体切削成型技术、口腔修复体快速成型技术以及口腔数字化加工材料三个方面。

（吕培军　赵一姣）

kǒuqiāng xiūfùtǐ qiēxiāo chéngxíng jìshù

口腔修复体切削成型技术（cutting prototyping technique for dental prosthesis）

用数字信息控制坯料和刀具移动，应用工业铣削或磨削的加工方式，将已具一定形状的固体牙科坯料去除部分材料而形成所需口腔修复体形状的技术。也称减法加工技术、数控加工技术、NC 加工技术。数控机床的主轴运动和辅助动作均由计算机数控系统控制，机床的控制指令是根据修复体材质、修复体类型、切削设备特性、切削刀具特性等编制的。切削成型技术是口腔数字化制造技术的重要组成部分。

20 世纪 80 年代初，法国牙科医生弗朗索瓦·杜雷特（Francois Duret）将计算机辅助设计与制作（CAD/CAM）技术引入口腔固定修复体的设计与制作中来，首次应用切削成型技术制作出了后牙全冠修复体。1994 年，德国研制的 Cerec 系统首次采用双三轴联动的磨削加工方式制作口腔全瓷修复体。2002 年，德国研制的 Everest 系统引进了较先进的工业五轴联动铣削加工技术，设计了具有 3 个移动轴和两个旋转轴的牙科 CAM 设备，可制作出具有倒凹结构的口腔修复体，加工精度得到了较大提升。切削成型技术是各种商业口腔修复 CAD/CAM 系统最主要的加工方式。

商品化的口腔修复体切削成型设备，根据其数控系统可控制的运动轴数量，可分为三轴、四轴、五轴等设备。其中"轴"代表机床切削组件（包括主轴与工件夹持装置）可实现的自由度数（空间维度），自由度越多，灵活性越好，可加工模型的复杂程度也就越高。三轴、四轴切削设备适合批量加工倒凹面积小、形态相对规整的基底冠桥，加工精度为 20 ~ 30μm；五轴切削设备（图）适合加工精度要求较高、形态复杂的解剖形态冠桥、种植基台等，加工精度为 10~20μm。对于传统切削加工较为棘手的牙科硬脆材料（如硬质氧化锆、玻璃陶瓷等），应用超声辅助的切削成型技术是较好的解决途径。也有的加工设备采用磨削工艺，加工脆性材料。

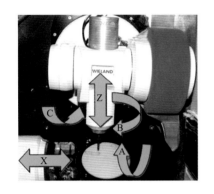

图　五轴数控加工设备
注：X、Z 为平移轴，A、B、C为旋转轴

　　口腔修复体切削成型技术可加工的牙科材料包括牙科金属（贵金属、非贵金属合金、纯钛）、陶瓷和复合树脂材料。在牙科金属及其合金材料的加工方面，切削成型技术可用来制作金属基底冠桥、覆盖义齿连接杆等；在陶瓷材料的加工方面，二次烧结的软质氧化锆材料是主要应用材料，可制作氧化锆基底冠桥、个性化种植基台、一体化桩核等；在玻璃陶瓷的加工方面，磨削成型一直是其唯一的加工方式，可制作嵌体、瓷贴面以及解剖式全瓷冠，是口腔修复椅旁 CAD/CAM 系统最常用的加工技术；此外，应用切削成型制作的暂时性或永久性牙科复合树脂修复体，可实现个性化的即刻修复体制作。

　　口腔修复体切削成型技术的优势在于，技术成熟、加工精度高、材料适用范围广，几乎可直接加工各种口腔常用牙科材料，

是个性化修复体制作的首选。除口腔修复体外，切削成型技术也可用于口腔其他辅助治疗装置（如正畸托槽、种植体等）的加工制作。这种技术的不足在于，减法加工技术对加工材料的浪费较多，导致修复体成本较高。主流 CAD/CAM 系统常采用将修复体集中拼合的饼料切削加工方式，可在最大程度上降低材料的消耗，但材料成本仍然是修复体切削制作成本的主要部分。另外，对于制作形态特别复杂的（如可摘局部义齿支架）模型，切削成型技术的加工效率也较低，甚至难以加工。

（吕培军　赵一姣）

kǒuqiāng xiūfùtǐ kuàisù chéngxíng jìshù

口腔修复体快速成型技术

（rapid prototyping technique for dental prosthesis）　基于"分层制造、逐层叠加"原理的口腔修复体加工技术，通过离散化过程将口腔修复体三维数字模型转变为二维片层模型的连续叠加，再由计算机程序控制按顺序将牙科材料层层堆积，最终制造出口腔修复体模型的技术（图）。简称口腔快速成型技术，也称口腔加法加工技术。口腔修复体快速成型技术是口腔数字化制造技术的重要组成部分。

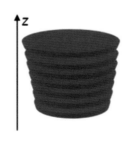

图　快速成型技术原理示意

　　美国麻省理工学院于 1988 年

推出了世界上第一台基于立体光固化成型技术的快速成型机；1990 年，快速成型技术开始应用于医学领域，被用来制作诊断模型以进行手术模拟。21 世纪初，快速成型技术开始应用于口腔医学领域，当时主要被用来批量制作金属基底冠、桥修复体等。快速成型技术最显著的特点是能够在较短的时间内快速制作出各种复杂形态的模型，这种特性特别适合各种复杂形态口腔修复体的制作需求。随着成型材料的不断扩展，快速成型加工正在逐渐成为各种口腔修复体、赝复体、手术导板及各类口腔假体制作的主流技术手段。2010 年以来，较先进的牙科树脂及蜡材的快速成型技术加工精度可以达到 16μm，牙科金属快速成型加工精度可以达到 30μm。

　　主流的口腔修复体快速成型技术包括以下几方面。①液态光敏树脂选择性固化技术：也称立体光固化成型技术，原理是基于液态光敏树脂的光聚合特性，使用特定波长和强度光源（激光、紫外光或可见光）分层选择性地投照液槽中的液态光敏树脂，使逐层固化堆积成型。该技术主要针对复合树脂类材料的特性而研制，主要应用包括基底冠桥蜡型、赝复体蜡型、种植导板、牙周夹板、可摘局部义齿树脂基托部分等的成型制作。②选择性激光熔融制造技术：原理是在工作台上逐层铺粉，激光束在计算机的控制下按照分层截面轮廓信息对实心部分所在的粉末进行熔融固化，逐渐形成各层轮廓，从而堆积成实体。该技术主要针对金属及其合金材料，装备有惰性气体保护仓的设备还可熔融烧结纯钛粉末，成型出致密度较高的纯钛制品，

很好地解决了纯钛铸造缺陷的问题。主要应用包括金属（包括纯钛及钛合金）基底冠桥、可摘局部义齿支架等的成型制作。③三维打印技术：原理类似于喷墨式打印机，采用逐点喷洒粘接剂来粘接粉末材料，或逐点喷洒树脂液滴并同步光固化的方式，最后逐层堆积成型。三维打印技术可成型的材料包括石膏粉末、部分金属粉末及光固化树脂材料。主要应用包括牙颌模型、全口义齿型盒、铸造蜡型、颜面部赝复体（义耳、义鼻、义眼）、手术导板等的成型制作。④熔融沉积制造技术：喷头在计算机控制下沿零件截面轮廓和填充轨迹做二维运动，丝材由供丝机送至喷头并在喷头中加热熔化，被选择性地挤出涂覆在工作台上，快速冷却后固化形成截面形态，逐层涂覆堆积形成三维实体。熔融沉积制造技术可成型的材料主要是热塑性的丝状材料，如 ABS、铸蜡、尼龙、人造橡胶等，它们具有加热后软化、冷却后迅速硬化的特性。主要应用包括铸造蜡型及术前规划用诊断模型的成型制作。

口腔修复体快速成型技术主要应用于金属基底冠的批量制作和各种铸造模型的三维打印方面，其最大的优势在于大批量制作的高效率和节约成型材料。

（吕培军 赵一姣）

kǒuqiāng shùzìhuà jiāgōng cáiliào

口腔数字化加工材料 （dental material for digital manufacture）

用于数字化制作各类口腔修复体、赝复体，以及手术辅助导板、研究模型等口腔医疗辅助装置的可数控磨削材料块或可快速成型的材料粉、液等材料。口腔数字化加工材料是口腔数字化制造技术整个系统的重要组成部分，核心技术是材料本身和加工工艺。

口腔数字化加工材料按成分可分为口腔陶瓷材料、口腔复合树脂材料、口腔金属材料。

口腔陶瓷材料 主要以数控加工为主，称为可切削牙科陶瓷材料。按加工工艺可分为一次烧结陶瓷和二次烧结陶瓷；按成分主要分为长石瓷、玻璃陶瓷、氧化铝陶瓷、氧化锆陶瓷、玻璃渗透复合陶瓷等。以氧化锆为代表的致密陶瓷可直接加工出解剖形态的全氧化锆陶瓷修复体。

口腔复合树脂材料 一种颗粒增强型聚合物基复合材料，是由有机树脂与无机填料组成的混合物，适用于制作无金属修复体、临时修复体、传统修复牙冠等。口腔复合树脂按成型工艺可分为可切削复合树脂和快速成型复合树脂两类。

可切削复合树脂 与口腔临床常用的充填复合树脂相比有以下特点：①通常先预制成一定固态形状，在体外快速切削形成所需要的修复体，用于间接修复。②在口外固化后以修复体的形式应用于口内，树脂的聚合收缩发生在材料的工业化制作过程中而不是发生在口内，不存在因聚合收缩造成的临床问题。③通过特定的工业化方法聚合固化的，易达到较高的且均匀一致的聚合程度。

快速成型复合树脂 用于快速成型加工制作复合树脂修复体、临床手术导板以及诊断模型，通常以离散形态（如粉状、液态）存在。其中，复合树脂修复体多用于诊断或铸造模型；诊断模型可简化临床石膏模型制备、模型邮寄流程；手术导板（如种植导板）可提高手术操作的准确性。

口腔金属材料 主要包括镍铬合金、钴铬合金、金合金、含钛合金以及纯钛等。口腔金属材料的切削成型加工是较为成熟的工业技术，精度较高。纯钛是较适宜口腔修复要求的一种金属材料，其切削成型加工需要考虑散热和氧化的问题。

金属材料的快速成型加工是其数字化加工的一个重要方向，直接对离散的金属粉末进行加法加工成型各类口腔修复体或部件，其优点是效率极高、精度较高、稳定性高、材料理化性能好、远期成本低且单次可加工多达数百颗修复体。选择性激光熔融制造是主要的金属快速成型加工技术之一，能制成非常致密的金属部件，强度达到甚至超过常规铸造或锻造方法生产的修复体。

口腔复合树脂和金属材料都可用于切削成型加工和快速成型加工，其材料性能大致相当，各自适应于不同的临床应用场合。大体来说，切削成型加工技术精度较高，效率相对较低；快速成型加工技术精度稍低，但效率相对较高。

口腔蜡材 可用于切削成型或快速成型加工制作蜡修复体模型，与口腔复合树脂材料类似，可用于制作诊断、方案设计或铸造用模型，数字化加工精度和效率较手工高。

（王 勇）

kǒuqiāng yīliáo jīqìrén

口腔医疗机器人 （medical robot in stomatology）

用于口腔医学领域进行疾病诊断、治疗、康复和功能辅助等用途的机器人。机器人是具有独立的自动控制系统、可以改变工作程序和编程、能模仿人体某些器官的功能完成某些操作或移动作业的机器。

1985 年，美国学者首次将工业机器人 Puma560 应用于医学领域，在 CT 的引导下辅助进行外科手术，完成了脑组织活检中探针的导向定位。1990 年，美国学者发明了全球第一个外科手术机器人 RoboDoc，并于 1992 年成功完成了第一例全髋置换临床手术。1995 年，机器人开始应用于口腔医学领域，辅助进行口腔颌面外科手术。口腔医疗机器人能代替口腔医生进行某些高精细、重复性的临床操作，被广泛应用于口腔颌面外科、口腔种植、口腔修复、口腔正畸等领域。

口腔医疗机器人按功能可分为颌颌面手术辅助机器人系统、口腔按摩机器人、口腔种植手术辅助机器人、全口义齿排牙机器人、正畸弓丝弯制机器人系统等。

口腔按摩机器人通过计算机控制机器人的两个六自由度手臂，操纵球形橡胶塞依据力量反馈信息，沿着规划的路径按摩面部组织（如颞下颌关节、腮腺及导管等），达到治疗颞下颌关节紊乱病及舍格伦综合征的目的。日本东京早稻田大学研制的 WAO-1 机器人为此类口腔医疗机器人。

口腔种植手术辅助机器人是基于患者上、下颌的三维 CT 数据，通过计算机设计软件来确定牙种植体的位置和方向，控制多自由度机器人手臂把持钻孔导板来引导医生在牙槽骨上进行打孔操作，并可在手术过程中进行实时监控，引导医生按照术前设计的最理想的方向和深度将种植钉植入骨内。

全口义齿辅助排牙机器人用三维扫描测量系统获取无牙颌形态的几何数据，根据全口义齿排牙数学模型，计算出人工牙列中每一颗牙对应的空间位置和姿态。用机器人语言编制机器人排牙控制程序，控制多自由度机器人手臂辅助排列全口义齿人工牙列。

（吕培军 王 勇）

颅颌面手术辅助机器人系统
（robotic system for craniomaxillofacial surgery assisting） 将颅颌面数字化设计的结果在手术中辅助手术者实施的机器人系统。与颅颌面外科导板目的一致。医用机器人的组成主要包括医生控制台、床旁机械臂系统和成像系统 3 个部分。手术辅助机器人与真正的自动化机器人有所区别，它们不能独立进行手术，可向手术者提供非常有价值的帮助。这些机器人仍然需要外科医生来操作。这些手术机器人的控制方法是远程控制和语音启动。机器人辅助手术的优势在于机器人能够实现较人手更为精准的手术操作。2014 年，已在临床医疗实际运用的机器人系统包括达芬奇手术系统、ZEUS 机器人手术系统和 AESOP 机器人系统。

使用机器人进行口腔颌面外科手术的理念始见于 1997 年，采用手术辅助机械臂进行截骨、磨削、定位等操作。口腔颌面外科手术的辅助机器人诞生于 1998 年，用于颌骨修复重建中骨瓣位置的固定。

颅颌面手术辅助机器人按工作原理可分为以下两类。①主动控制机器人：机器人系统自主完成动作。如辅助定位机器人，其机构由导航系统和路径控制系统组成，通过实时获取特定物体的空间位置以及该物体的目标位置自动规划路径，将该物体送达目标位置，完成手术。②主从控制机器人：机器人系统在医生或技术人员的控制下完成动作。如达芬奇手术机器人。它由外科医生控制台、床旁机械臂和成像系统组成。医生通过控制器对机械臂的运动进行遥控，通过放大医生操作与机器人实际动作之间的比例来提高机器人控制的精度。

（王 勇 刘筱菁）

正畸弓丝弯制机器人系统
（robotic system for orthodontic arch wire bending） 实现正畸过程中所需个性化弓丝弯制的自动机器人系统。该机器人系统在虚拟排牙、个性化托槽设计的基础上设计个性化的弓丝形态，之后通过机器人手臂准确弯制弓丝。

1998 年，美国率先研发出了 Suresmile 正畸弓丝弯制机器人，其弓形设计基于传统托槽粘接，槽沟的位置相连构成的弓丝形态的主体，最终由两只机械手臂完成个性化弓丝的弯制。随着数字化正畸矫治技术的发展，个性化弓形的设计已不拘泥于传统矫治的标准几何形态，可以是不规则的椭圆形。个性化的矫治装置无论唇侧还是舌侧，均需要个性化的弓丝弯制以达到最终治疗目标。

正畸弓丝弯制机器人系统由两部分组成：弓形设计软件系统和弓丝弯制硬件系统。弓形设计与矫治器的设计相辅相成，弓形设计决定了矫治器的位置、形态，矫治器的设计也反过来影响弓形的设计。个性化的弓丝弯制需要与个性化矫治器配套使用。

弓丝弯制需要通过机器人手臂来完成，商业化的典型弓丝弯制机器人系统由两只多自由度机械手臂组成，一只主动臂、一只从动臂，主动臂实现弯制动作，从动臂用于持握并定位弓丝。其他一些系统的机器人形式各有不同，但原理基本相同。

正畸常用的弓丝材质有镍钛类和不锈钢类，尤其是镍钛类的弓丝种类多、力学性能差异较大。弓丝弯制机器人系统应能根据弓丝性能的不同，自动调整弯制的工艺参数，精确实现弓丝的弯制形变。

(王勇 刘怡)

lúhémiàn shǒushù dǎoháng xìtǒng

颅颌面手术导航系统（cranio-maxillofacial computer assisted navigation system，CANS）

通过光学、红外线、超声等将患者术前或术中影像数据和真实患者以及手术器械关联至同一三维坐标系下，手术中能跟踪手术器械并将手术器械的位置在患者影像上以虚拟器械的形式实时显示，从而使医生能够实时了解操作部位比邻的解剖结构以及手术操作与术前设计的空间位置关系，提高手术的精确性和安全性的跟踪系统和软件处理系统。手术导航系统是术中辅助技术（如手术引导板、术中影像获取、辅助机器人等）的一种，它源于欧美国家，20世纪90年代初开始在临床应用。

原理与流程　导航系统工作流程包括以下步骤。

术前设计　见颅颌面手术数字化设计。

安装头架　在患者身上安装跟踪装置，手术中跟踪系统（如红外摄像机）通过这一装置实时获取患者头颅坐标系的位置，并不断与事先获取的图像进行匹配。头架与患者之间必须是刚性固联，两者的位置关系一旦发生改变，则需要重新标定患者头颅坐标系。

患者注册　建立实际患者与导航工作站中"数字"患者坐标系之间关联的过程。这一过程采用图像处理方法，在手术开始前获取患者面部的特征数据，并与导航工作站中已有的患者数据对应部位进行关联。

注册验证　将探针置于患者头、面部特定点，并在导航界面上观察探针指示的位置与这些点是否重合。这些点可以是天然的解剖标志点，也可以是人为标记的点。验证通过后方可开始手术导航。

手术引导　手术中通过探针或其他已注册手术器械实时了解操作部位比邻的解剖结构或手术操作与术前设计的关系，完成手术操作的过程。

分类与应用　导航系统按照跟踪信号来源，可以分为磁定位、红外线定位、可见光定位、机械定位等；按照跟踪方式可以分为主动式跟踪和被动式跟踪；基于CT、MRI、B超等不同影像学数据来源分类。口腔颌面外科领域常用的导航系统为基于CT数据的红外线被动式导航系统，其组成部分包括红外发射及接收装置、导航图像工作站、激光扫描手柄、标定组件等（图），机械精度可达到0.1mm，临床操作精度在1~2mm之间。

(王勇 刘筱菁)

kǒuqiāng réngōng zhìnéng xìtǒng

口腔人工智能系统（artificial intelligence system in stomatology）

将人工智能方法和技术应用于口腔疾病的诊断、治疗方案的设计、具体治疗方法的分析，以提供临床支持，帮助医生进行临床决策的系统。临床决策支持系统是医学人工智能的一大主题，也是口腔人工智能主要的发展方向之一，具体体现为口腔专家系统。

20世纪70年代初，美国斯坦福大学研制的MYCIN系统是第一例应用于医学的专家系统，用于帮助医生对住院的血液感染患者进行诊断和选用抗生素类药物进行治疗。1977年，中国研制的"肝病诊断治疗专家系统"是世界上第一个中医专家系统，作为医生诊断、治疗的辅助工具。20世纪90年代，北京大学口腔医学院吕培军建立了用于铸造支架可摘义齿设计的专家系统，该系统采用分层组建知识库的思想，将义齿设计过程按逻辑关系分成不同层次，从而使该专家系统能较真实地模拟口腔高级修复专家的临

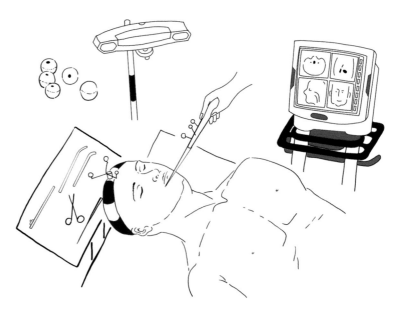

图　颅颌面手术导航系统组成示意

床检查、诊断，并给出修复前治疗计划和最终的义齿修复方案。

口腔专家系统是口腔学科与计算机学科交叉的应用。专家系统不同于传统的程序设计，因为其问题通常没有算法去求解，而是依靠推理来获得一个合理的解决方法。专家系统主要由人机交互界面、知识库、推理机、解释模块和数据库等部分组成，知识库和推理机尤为重要，是专家系统的核心。知识库包含有为推理机得出结论而使用的专业知识。专家系统的知识来源：①公认的教科书或专著。②权威专家的知识及经验。③客观实际发生的特殊案例。这些知识通过知识工程师长期地与相关专家进行沟通获得。

专家系统根据其知识表示方式主要分为基于规则和非基于规则两大类。①基于规则的产生式系统：实现知识运用最基本的方法，不采用静态的断言来表示知识，而是以多个规则的方式说明在不同的情况下有什么样的结果。一个基于规则的系统包括"IF…THEN"规则、事实和一个解释器，该解释器根据知识库中的事实来决定哪条规则被激发。②非基于规则的产生式系统：20世纪80年代，人工神经网络的发展使得专家系统有了新的方法，它基于人脑处理信息的方式，求解问题的模型是通过训练在网络中相连的模拟神经元取得。此外，贝叶斯网络、遗传算法、因果概率网络等也有所应用。

（吕培军）

kǒuqiāng xūnǐ jiàoxué xìtǒng
口腔虚拟教学系统 （virtual denture training system） 基于计算机数字化技术建立虚拟化的三维口腔环境，模拟典型口腔手术操作流程，用来对口腔专业学生进行教学和训练的软硬件系统。主要功能包括：通过三维可视化展示和虚拟漫游帮助学生熟悉口腔内解剖结构，通过建立病变数据库辅助学生认识和诊断不同类型的病变，通过力觉和视觉反馈引导学生学习手术器械的基本操作要领、熟悉不同手术的基本操作流程、体验手术中器械和组织间的作用力变化、掌握不同手术操作动作产生的诊疗后果等。通过上述功能辅助学生进行各类口腔疾病的诊断和治疗训练。

1999年，美国哈佛大学研制了 VRDTS 系统，可以模拟龋齿探诊、龋损组织去除和龋洞充填等操作。2003年，北京大学口腔医学院与北京航空航天大学合作研制了教学用听觉、视觉融合反馈的虚拟口腔手术模拟系统 iDental。2008年，美国研发了 Simodont 系统，可模拟去除龋损、窝洞充填和牙体预备等操作，并能模拟牙科手机在不同转速下的声音，钻牙速度由真实脚踏板控制。

口腔虚拟教学系统涉及口腔医学影像学、口腔生物力学、计算机科学、机器人学和控制科学、人机交互心理学等多个交叉领域。关键技术包括口腔组织的三维数字化建模、手术器械运动跟踪技术、器械与人体组织作用力计算模型、实时图形逼真绘制技术、触力觉交互设备、虚拟手术实时仿真软件系统等。

根据口腔虚拟教学系统的应用领域，可分为以下两类。①导航评估系统：采用光学运动传感器测量操作者手持工具的运动及姿态，计算机对运动数据进行分析，并与专家运动数据库进行比较，给出操作水平评估。典型系统如以色列的 DentSim 牙科培训系统，组成包括仿头模、牙颌模型和牙科器械。②手术模拟系统：给被训练者提供虚拟环境，体验手术操作过程的力觉、视觉等实时信息。国外典型系统包括哈佛大学口腔医学院的 VRDTS 牙科培训仿真系统、美国爱荷华大学的 IDSS 系统、美国 UIC 大学的牙周科模拟系统、英国伦敦国王学院口腔医学院的 hapTEL 牙科手术培训系统，以及荷兰的 Simodont 系统等。这些系统具有不同侧重，可模拟去除龋损、窝洞充填和牙体预备等口腔临床操作。北京大学口腔医学院和北京航空航天大学联合研制的视听触觉融合反馈的虚拟口腔手术模拟系统，可模拟牙周袋深度探诊、牙石刮除、窝洞制备等操作，过程中用户可选择不同牙科器械，体验双手作用力随操作动作的精细变化，并可通过立体眼镜看到口腔组织的三维场景、听到牙科器械与人体组织的交互声音反馈等。

与传统采用多媒体课件、仿头模、患者实习等方式进行的口腔医学操作技能培训相比，虚拟教学系统有如下技术优势：①系统交互性增强：学生不仅可以看到口腔内部组织的多视角三维结构，更可以体验到手术器械和口腔组织之间的作用力，为训练学生的手感和精细操作技能提供了新途径。②可模拟稀有病例：通过医学影像进行三维重建，可以储存和模拟各类特殊和稀有病变，丰富了学生的学习体验。③安全性提高：避免了学生或实习医生在患者口腔内练习存在的潜在风险。④训练过程规范化：学生手术的所有过程数据（如三维运动和相应的力数据）通过传感器测量并保存，能够进行回放和分析，为教师量化评价和考核学生的技能演化提供了客观和规范的基础。

⑤缓解了师生比例悬殊的矛盾：学生可以自己在虚拟教学系统上训练，训练的全过程数据可以通过网络传递给教师，教师可事后进行点评和意见反馈，不需教师在现场全程监督。

（吕培军　王党校）

lǎonián kǒuqiāng yīxué

老年口腔医学（geriatric dentistry）

研究口腔组织结构与生理功能衰退的发生、发展规律及老年口腔疾病的诊断、治疗、预防以及老年人口腔医疗保健的学科。是老年临床医学、口腔医学的重要组成部分。

简史 1909 年，"老年医学"一词首先由奥地利内科医生纳希尔（Nascher）提出。老年医学是随着老龄化社会的到来应运而生的一门独立的新兴学科。老年牙科教育最早开始于 20 世纪 70 年代初，直到 20 世纪 80 年代，常规的老年医学教育项目才开始急剧增加。1974～1979 年，美国开展老年口腔医学教育的牙科院校的比例从约 50% 升至 100%。1982 年，老年牙科学杂志创刊。1985 年，国际牙科研究学会老年口腔研究组成立。国际老年牙科学会于 1984 年成立，在巴黎召开了第一届国际老年牙科学术会议。1986 年，日本老年齿科协会成立。1987 年，美国牙科学院（校）和协会做出以下定义：老年牙科学是牙科学的一部分，是研究老年人口腔医疗保健所需要的特殊知识、态度和操作技能的学科。1990 年欧洲老年牙科学会成立，由 22 个成员国组成。

中国老年学和老年医学的研究，早在 20 世纪 50 年代已经开始。1986 年在武汉召开了第一届老年口腔医学学术会议，成立了中华医学会口腔医学专业委员会老年口腔医学学组。1990 年召开第二届老年口腔病学术交流会，研究内容涉及老年口腔医学各个领域。1999 年中华口腔医学会老年口腔医学专业委员会成立，并召开了第三次全国老年口腔专业学术会议。到 2000 年为止，中国已开设老年口腔医学专业门诊的医院有 50 余所，建有 4 所较具规模的老年口腔医学研究室。2001 年创办《中华老年口腔医学杂志》。2001 年《老年口腔医学》专著出版。

中国的老年口腔医学包括老年口腔基础与临床医学，在老年牙体、牙髓、牙周、口腔修复及人工种植、颞下颌关节研究等方面均取得突出成绩。虽然中国老年口腔医学在总体水平与国际领先水平还有差距，但已形成了自身发展的特色和规模，在某些领域已处在国际先进行列。近年来，中国有数十家口腔医院和综合医院建立了独立的老年口腔病专科或专业组，针对老年口腔特点，广泛开展医疗、教学、科研和保健工作，集中牙体、牙髓、牙周病、黏膜病、口腔修复、口腔外科等多学科的医务人员为老年人开展口腔病诊疗工作。随着学科的发展，老年口腔医学逐渐受到了重视，中国许多院校在设立专科的基础上，专门开设了研究生课程和研究课题，培养了专门的老年口腔医学的硕士、博士及博士后。

研究范围 几乎涉及口腔医学的各个学科，还涉及老年学、老年医学、衰老生物学、衰老生理学、衰老和免疫、骨的衰老、老年人的用药、衰老心理学、环境和社会对衰老的影响、行为科学、人口学及哲学等方面。包括老年口腔解剖、组织、生理的增龄性变化，老年口腔组织增龄性改变与全身衰老的关系，老年人

的牙体牙髓病变、口腔黏膜病变、牙周病变以及口腔颌面部炎症、外伤、肿瘤、颞下颌关节病等疾病的发病机制和防治特点，老年口腔修复的特点等内容。老年口腔医学的学科内容包括老年口腔基础医学、老年口腔临床医学、老年口腔预防医学和老年口腔流行病学。随着年龄的增长，口腔颌面部组织的结构和功能发生的一系列增龄性改变（图 1，2）。

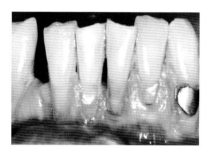

图 1　老年人牙龈退缩，根面牙骨质暴露，牙周附着丧失

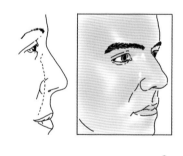

图 2　口腔颌面部组织增龄性改变

a. 年轻面容，眼睑短，中面部为单凹，鼻唇沟浅；b. 衰老面容，眼睑长，中面部为双凹，鼻唇沟深

包括口腔颌面部增龄性变化、口腔黏膜退行性改变、牙槽骨失用性萎缩、颌骨骨质疏松、根管钙化和口腔衰老标志物。

与邻近学科的关系 老年口腔医学与老年学、老年医学、衰老生物学、衰老生理学、老年心理学、衰老行为科学、公共卫生学（人口学）和社会学（社会服务、环境和社会对口腔组织衰老的影响）相互影响、相互作用、联系紧密。

（郭 斌）

kǒuqiāng hémiànbù zēnglíngxìng biànhuà

口腔颌面部增龄性变化（oral and maxillofacial age-related change）

口腔颌面部组织结构随年龄增长发生的改变。增龄是一个生理学和形态学上缓慢、自然的衰老过程。许多组织变化随着年龄的增长而发生，部分或全部失牙是老年口腔的特点，牙周疾病的发病率也随增龄而上升，大多数老年人口腔黏膜有色素沉着，特别是牙的形态和颜色也可发生变化，整体改变包括由于磨耗和磨损造成的形态改变，继发牙本质的形成，色素沉着以及光线折射不同造成的颜色改变。老年人口腔组织结构的增龄性改变又常伴有疾病的因素，如老年牙体的增龄性变化又必然受到牙磨耗的影响、牙周组织的增龄性改变及受到牙周病变的影响。

牙体硬组织 随着年龄增长，牙釉质的渗透性下降，脆性增大，唾液成分是影响渗透过程的重要因素，增龄使釉质水含量和有机成分降低，氟含量增加。由于牙骨质终生不断形成，老年人牙骨质比年轻人明显增厚。这种增厚导致根尖末端至牙本质牙骨质界面的距离增大、根尖孔变小。牙本质增龄性变化的特征是不断形成继发性牙本质及修复性牙本质，从而使冠髓腔和根髓腔不断变小，牙本质小管逐渐闭塞。这些增龄性改变的生理意义在于保护牙髓、降低组织敏感度以及补偿因磨耗所致的缺损，但导致牙髓治疗的难度加大。

牙周组织 包括牙周膜厚度不断减小、牙龈上皮变薄、角化程度降低、钉突减少。龈沟底位置由附着在釉质，随增龄渐向根方移动，中年后多附着在牙骨质上。牙龈点彩消失，伴有水肿，组织变脆而易受损伤。结合上皮附着水平缓慢向根方移动达牙骨质表面。牙槽嵴高度减少，出现生理性骨质疏松，骨密度减低，骨吸收活动大于骨形成。这些增龄性改变易导致老年人发生根面龋、牙周创伤、食物嵌塞。

牙髓组织 老年人牙髓纤维成分增多而细胞数量减少，牙髓活力降低，发生退行性变。血管明显减少，出现钙化、粥样硬化，周缘神经纤维明显减少。髓腔变小，髓角变低或消失，根管及根尖极狭细乃至完全堵塞，根管走向复杂，管周牙本质增加和硬化牙本质形成，牙髓钙化，脆性增加，使得牙髓治疗难度加大。

口腔黏膜 常表现为口腔黏膜色淡、干燥。增龄使口腔黏膜上皮萎缩变薄、棘层减少，角化丧失或角化程度降低。菲薄而萎缩的黏膜对刺激的抵抗力较差，对义齿的负重和摩擦抵抗力也降低。同时黏膜感觉功能下降，小涎腺萎缩。因此老年患者中易出现口干和味觉异常。

口腔软组织 因牙槽骨的不断吸收，与之相连的软组织也相应发生位置变化，唇颊系带与牙槽嵴顶距离变短，甚至平齐，唇颊沟及舌沟间隙变浅，造成口腔前庭与口腔本部无明显界限。唇颊部失去硬组织的支持而向内凹陷，上唇丰满度消失，面部皱褶增多，鼻唇沟加深，口角下陷，面下1/3距离变短，面容出现明显衰老表现。牙列缺失造成舌伸展扩大，如不进行义齿修复，可造成舌形态改变和功能失常，且可导致舌与颊部内陷的软组织接触，使整个口腔为舌所充满。

颞下颌关节 常因咬合改变造成功能减退而变形。一般发生下列适应性变化：髁突变细、变小，表面圆钝，关节窝加深或关节结节变平。关节盘变薄，关节结节钙化。颞下颌关节韧带松弛度增大，咀嚼肌张力失常，临床易发生关节半脱位和脱位。

（储冰峰）

gēnguǎn gàihuà

根管钙化（root canal calcification）

牙髓组织对龋病、创伤、牙髓根尖周病及牙周病等刺激的反应，或牙髓组织的增龄性变化，使继发性或修复性牙本质不断形成，导致根管变细小，甚至完全闭锁的症状。

发生机制 继发性牙本质随年龄增长不断沉积，或各种刺激导致牙髓细胞变性或坏死，钙盐沉积是导致根管钙化的主要因素。①牙本质-牙髓复合体的增龄变化：随着年龄增长，成牙本质细胞不断形成继发性牙本质，髓腔体积逐渐变小，根尖孔缩小，根管变细甚至完全堵塞。牙髓组织中的细胞成分逐渐减少，胶原和纤维在牙髓内堆积使牙髓出现纤维变性。牙髓组织中血管减少，进入根尖孔的动脉数量减少，引起牙髓组织萎缩，发生营养不良性钙化。②创伤：外伤、慢性咬合创伤或正畸矫治力导致牙髓血液循环障碍，牙髓组织因营养不良而发生变性或坏死，钙盐沉积，形成钙化物质堵塞根管。③病理性刺激：龋病、磨损、楔状缺损等病理性刺激，可导致牙本质暴露，在相应的髓腔处形成修复性牙本质，使髓腔逐渐变小，根管钙化。牙髓根尖周病及牙周病变，也能促进根管钙化的形成。④医源性因素：氢氧化钙盖髓术或活髓切断术常可诱发和加速牙髓组织钙化，出现根管钙化性闭塞。

鉴别诊断　当牙髓的血液循环发生障碍时，会造成牙髓组织营养不良，出现细胞变性、钙盐沉积，形成微小或大块的钙化物质。牙髓钙化有两种形式：①结节性钙化：又称髓石。髓石为大小不等的钙化团块，可游离于牙髓组织中，也可附着在髓腔壁上，一般不引起临床症状，个别情况出现与体位有关的自发痛，与温度刺激无关。②弥漫性钙化：牙髓内沉积数量较多的细小钙盐颗粒，可造成整个髓腔闭锁，多发生在外伤后的牙，也可见于氢氧化钙盖髓治疗或活髓切断术后的病例。

处理原则　根管钙化伴有牙髓病和根尖周病时应首选根管治疗。由于根管钙化会阻碍根管治疗的顺利进行，处理不当时容易出现根管偏移、台阶、根管壁侧穿等并发症。根管钙化的处理涉及X线检查、牙科手术显微镜及显微器械的应用、超声器械的应用、化学根管预备技术等诸多方面。①术前明确诊断：X线检查结果为重要的诊断依据。根管钙化X线片表现为髓腔或根管系内有弥散性的阻射影像，或根管透射影像不清或根管细小。术前应根据X线片了解根管的钙化程度、位置、根管的弯曲度、牙位等信

息。锥形束CT也可用于诊断根管钙化的发生部位和程度。②钙化根管口的定位：钙化根管在开髓后无法探及根管口或根管不通。在手术显微镜的放大和照明下，容易区分钙化根管和正常牙本质之间颜色和质地区别：修复性和继发性牙本质颜色较暗，呈黑色或褐色；钙化度较高的组织一般颜色较正常牙本质透明。利用牙髓探针DG16探查根管口，也可用染色法对髓室底进行染色，以寻找钙化根管口。③钙化根管的疏通：开髓后在显微镜下仔细探察辨别钙化根管和正常牙本质，避免破坏健康牙本质结构。高倍放大时通常可见细小的根管，使用小号K锉、C⁺锉或C先锋锉可直接疏通根管。若根管完全钙化，可在显微镜下用小号球钻或超声工作尖，沿根管方向逐步去除钙化组织。治疗过程中需配合使用根管锉探查并行X线检查，防止器械偏离根管长轴，如此反复操作直至根管疏通。④螯合剂的使用：乙二胺四乙酸是阳离子螯合剂，能络合羟磷灰石中的钙离子使得钙化组织溶解，软化和润滑根管壁。通常使用的浓度为17%的溶液或凝胶制品。⑤根管外科：对于重度钙化、无法疏通的根管，可选择根管外科手术。

（范　兵）

kǒuqiāng niánmó tuìxíngxìng gǎibiàn
口腔黏膜退行性改变 （degenerative change of oral mucosa）　口腔黏膜随着年龄增长而出现的一系列结构和功能的变化。或称口腔黏膜增龄性变化，可分为口腔黏膜结构的增龄性变化和口腔黏膜功能的增龄性变化。许多健康老年人口腔黏膜的临床表现和年轻人口腔黏膜的临床表现无明显差别。然而，长期的口腔

黏膜创伤史（如咬颊）、口腔黏膜疾病史（如口腔扁平苔藓）、口腔不良习惯史（如吸烟）和唾液腺疾病史（如唾液腺功能减退）可改变老年人口腔黏膜的临床表现和组织学特点。这些改变可使口腔黏膜更易受创伤和被感染，尤其在戴用义齿和唾液腺功能减退时。年龄因素是否对口腔黏膜的外观和功能具有明显的不良影响尚不清楚。然而伴有黏膜增龄性结构和免疫改变的口腔黏膜疾病、局部创伤、系统性疾病、药物和不良营养状态的共同作用可导致老年人口腔黏膜发生显著变化。老年人口腔黏膜可出现萎缩、变薄、光滑、苍白、干燥、弹性降低、唾液分泌减少、组织通透性增大、组织脆性增大及局部免疫力下降等变化，同时伴有味觉异常等主观症状，但不同个体或同一个体口腔的不同部位之间受年龄影响的程度不尽相同。

口腔黏膜结构增龄性变化
①上皮层的变化：上皮层的厚度随年龄的增长而逐渐变薄，细胞密度减小，细胞层次减少，棘层减少，角化丧失或角化程度降低；基底膜变平坦，上皮钉突变短且不明显。胞核体积和胞质比减小，细胞膜完整性降低，通透性增大。上述变化主要发生于颊部和舌侧缘，唇部黏膜的变化则较小。随着年龄增长，朗格汉斯细胞数量减少，这可能是细胞免疫衰退的结果。各种舌乳头中的味蕾萎缩，数量减少，导致味觉不同程度退化。②结缔组织的变化：随着年龄的增长，固有层和黏膜下层中的细胞成分减少，成纤维细胞体积缩小、数目减少。不溶性胶原纤维增多且紧密交联，弹性纤维直径增大，还可出现胶原变性断裂等现象。成纤维细胞蛋白质合

成量下降，而蛋白分解量无显著变化。口腔黏膜如唇黏膜的小唾液腺出现明显的萎缩，导管扩张，纤维组织、脂肪组织增多，炎症细胞浸润灶明显增多，唾液分泌减少。血管的改变可表现为动脉变性（如硬化）伴毛细血管网减少和管腔变小，唇和颊可出现血管痣，舌腹可出现静脉曲张性小结，与患者心血管疾病无关。唇、颊黏膜处的皮脂腺也可增多，是相当小的突起物，颜色偏向白色，但无重要的临床意义。

口腔黏膜功能增龄性变化

①免疫屏障功能的变化：口腔黏膜构成了一个动态屏障，防止潜在的病原体进入和定植。上皮细胞的脱落和更新以及被分泌到唾液中的多种杀菌和抑菌物质控制了上皮表面的细菌数量。老年人口腔黏膜上皮更新减慢。此外，老年人口腔黏膜上皮的膜型黏蛋白 MUC1 表达减少，而 MUC1 参与非特异性免疫的第一、二道防线，从而使老年人的黏膜免疫力下降。上述口腔黏膜屏障功能的增龄性变化可能导致老年人口腔黏膜对外界刺激因素的抵御能力下降，受损伤后的愈合修复功能降低，增加了发病的可能性。②感觉功能的变化：在口腔黏膜各种感觉功能的增龄性变化中，味觉功能的变化尤为受关注。老年人群化学感受器的刺激阈值较青年人群明显增高，导致味觉灵敏度降低，对各种味觉特别是咸味和苦味的感觉功能明显减退。所以，老年人常出现味觉异常（味觉敏感度下降，老年人食物味道不如从前）等。上述变化不仅与老年人味觉乳头和味蕾的减少萎缩有关，也可能与其饮食变化、咀嚼效率的改变以及大脑中枢味觉核的敏感性下降有关（但味觉减退究竟是由增龄引起还是由其他外源性因素引起尚存在争议）。另外，老年人的本体感受器数量减少、灵敏度降低，导致其黏膜的空间感觉能力和两点辨别能力减退，在口腔不同部位这种变化的程度不同。老年人的颊、切牙乳头、舌缘、舌背黏膜的触觉阈值显著高于年轻人的相应黏膜的触觉阈值，即口腔黏膜的触觉敏感性随着年龄增长而降低，而颊、腭黏膜的疼痛阈值低于后者。腭部疼痛阈值受腭部义齿影响。③口腔黏膜其他功能的变化：唾液分泌减少，出现口干、口腔自洁作用低下等，影响食物团的吞咽。弹性减低、菲薄而萎缩的黏膜对刺激的抵抗力差，对义齿的负重和摩擦的抵抗力也降低。

（郭 斌）

yácáogǔ shīyòngxìng wěisuō

牙槽骨失用性萎缩 （disuse atrophy of alveolar bone）

因偏侧咀嚼、牙列缺损或缺失等原因导致咀嚼功能降低或丧失，牙槽骨咬合应力下降，牙周组织长期处于失用状态的疾病。骨吸收大于骨形成，进而导致骨量减少，这种因缺乏功能刺激而导致牙槽骨骨量减少的现象属于生理状态下的骨改建。

病因 正常的咀嚼运动对牙槽骨是一种生理性刺激，咬合力传至牙槽骨，可刺激骨生长，调节骨吸收与再生，使其保持相对平衡。从广义上来讲，随着人类的进化和发展，牙槽骨在不断地发生失用性萎缩。与过去相比较，现代人类的饮食结构及食物的性状发生了很大变化，单位重量的食物所能提供的营养及能量增加，食物越来越精细，致使所需食物的量和咀嚼运动的量逐渐下降，对颌骨的刺激逐渐降低，人类颌骨的骨量及牙槽骨骨密度均随之而降低。我们通常所说的牙槽骨失用性萎缩多指长期偏侧咀嚼、牙列缺损或缺失后，咀嚼刺激减少，牙槽骨出现不同程度的失用性萎缩，并随着时间的延长而逐渐加重，给后期义齿修复及维持口腔颌面部的平衡和稳定带来困难。通常牙列缺损或缺失后，上下颌骨的改变主要是牙槽嵴的吸收。随着牙槽嵴的吸收，上下颌骨逐渐失去原有形状和大小。骨组织的改变在不同个体、同一个体的不同部位吸收程度也不尽相同。牙槽嵴吸收的速度主要与缺失牙的原因、持续时间及骨质密度的程度及遗传因素等有关。

发病机制 ①咬合应力的作用：牙槽骨的结构与机体其他部位的骨一样，是由骨组织和矿化的基质组成。当牙存在咬合功能时，牙槽骨通过合理排列的骨小梁而感受应力。而牙丧失咬合功能后，整体咬合应力下降，使牙槽骨发生吸收，这属于一种低转换型的骨改建，也是生理状态下的骨改建。②生长因子在牙槽骨吸收与改建过程中的作用：骨组织是由胚胎发育时期的间充质发育而来，有两种形成方式，即膜内成骨和软骨内成骨。当适当的应力作用于牙槽骨时，局部生长因子（如 TGF-β、IGF、PDGF 等）的活性剂释放水平发生改变，通过一系列的信息传递促成骨细胞的增生和分化，使牙槽骨的吸收和形成保持动态平衡。而在发生牙槽骨失用后，由于咬合关系改变，咬合力分布不均，髁状突移位以及咀嚼肌不同程度的萎缩，导致整体咬合应力下降，此时成骨细胞发育相关因子的水平下降。③成骨细胞及破骨细胞的作用：当应力作用于牙槽骨时，骨基质中的组织液发生流动，骨细胞作为这种液压变化的感受器，其基因表达水平及活性发生改变，通过信息的传递和转导，趋化大量破骨细胞聚集于骨基质中，破骨细胞相互之间及其与成骨细胞之间通过各种细胞通道和缝隙连接相互传递信息。其中最重要的分子为 OPG/RANKL/RANK 系统和骨桥蛋白。成骨细胞分泌类骨质，并被其包埋成为骨细胞，继而类骨质钙化成骨基质形成骨组织。破骨细胞由于骨内环境的改变被激活，骨组织代谢呈负平衡，骨密度逐渐降低，骨小梁细小，骨髓间隙增大。骨桥蛋白是一种骨基质蛋白，在骨组织中主要由骨细胞、成骨细胞分泌。骨桥蛋白可作为一种趋化因子引导前体破骨细胞迁移至骨表面，并介导与破骨细胞表面整合素的结合从而增强骨吸收。牙槽骨的吸收最先发生于牙槽突，整个颌骨的骨小梁排列方向也发生变化，矿物质密度降低，骨质变得疏松。牙槽骨失用性萎缩是一个慢性、持续性、不可逆转的累积过程。

临床表现 ①硬组织改变：临床上多发生于无牙颌及肯氏Ⅰ类、Ⅱ类牙列缺损患者，表现为牙槽骨高度降低、宽度变窄，严重者甚至呈刀刃状改变。上颌骨外侧逐渐缩小，切牙乳突、颧弓根与牙槽嵴顶的距离逐渐接近甚至平齐，下颌牙弓逐渐变大。一般下颌前牙区改变较大、吸收较快，而后牙区、上颌结节、下颌磨牙后垫的改变较少。②软组织改变：前牙区牙缺失，唇颊部可出现不同程度向内凹陷，上唇丰满度差，鼻唇沟加深，口角下陷，面下1/3距离变短。若牙列缺失，还可造成黏膜组织变薄、变平，敏感度增加；舌体组织增大，导

致舌和内陷的颊部软组织接触。偶有患者可出现味觉异常和口干等现象。

影像学检查 牙槽骨萎缩程度，可通过 X 线片来观察。可见骨密度降低，骨小梁细小，骨髓间隙增大，牙槽骨表面出现不规则的破骨陷窝，潜掘性吸收多见。

防治措施 ①早期宣教：加强口腔保健意识及养成良好的口腔卫生习惯，牙缺失后应及时进行修复治疗。②去除致病因素，及时采用正确的修复方法恢复咀嚼功能。③牙周护理及治疗：牙周病作为引起牙列缺失和缺损的重要原因，应定期进行相关的检查及治疗，如牙周洁刮治术等。④结合 X 线检查，了解牙槽骨萎缩的程度，以帮助判断本病的预后。⑤运用骨组织工程再生技术、牙槽嵴增高术、植骨术等来预防及提高牙槽骨的高度及宽度。

(李鸿波　刘洪臣)

hégǔ gǔzhì shūsōng

颌骨骨质疏松 （jaw osteoporosis）

由于颌骨的增龄性变化或骨骼疾病导致骨量减少和（或）骨组织微结构破坏的疾病。

病因与发病机制 颌骨密度由骨质的获得和骨丢失两方面共同决定，多种内源性和外源性病因可影响颌骨骨质获得和丢失的速率，引起骨量减少、骨组织微结构破坏。①骨代谢局部调节因子调控机制障碍：骨组织细胞通过自分泌和旁分泌效应对前成骨细胞的增生、分化及成骨细胞和破骨细胞的活动有重要调节作用。调节机制障碍可造成骨形成-骨吸收丧失平衡，出现骨吸收增加，导致颌骨骨质疏松。②内分泌紊乱：雌激素缺乏可使颌骨骨松质迅速丢失，雌激素低下的妇女伴有肠钙吸收减少。降钙素通过抑

制破骨细胞形成及其功能来发挥抑制骨吸收的作用。随着年龄的增长，人体的降钙素分泌减少，骨吸收亢进，导致颌骨骨质疏松。甲状腺素促进蛋白质分解，增加尿钙排泄，甲状腺素过多时可引起负钙和负氮平衡，长期骨骼脱钙可致颌骨骨质疏松。③营养障碍：蛋白质供给不足可能引起颌骨生成障碍，但摄入过多的蛋白质亦使尿钙排出增加，导致负钙平衡。低钙饮食可能通过继发性甲状旁腺激素分泌增多导致颌骨吸收加速。磷水平的过高或过低对颌骨骨基质合成和矿化均不利。④颌骨密度也受到遗传因素的影响。⑤不良生活习惯：嗜酒会干扰维生素 D 的代谢和促使皮脂类固醇分泌过多，影响骨代谢，导致颌骨骨质疏松。吸烟减少肠钙吸收并通过抗雌激素机制干扰雌激素代谢，引起颌骨吸收。运动量减少、缺乏光照、胃肠吸收功能和肾小管重吸收能力减退等因素也与颌骨骨质疏松有一定关系。

临床表现 局部无痛，无热，偶尔并发病理性骨折，表现为局部肿胀、压痛、牙松动，牙相继被拔除。

实验室检查 ①血清钙：正常值成人 2.1～2.55mmol/L。正常状态下，人体内血钙维持稳定。当各种原因导致血钙水平出现波动时，胃肠道、肾脏及骨骼可通过各种调节机制进行调节。骨质疏松症者血钙一般可维持在正常范围之内。甲状腺功能亢进症、肾上腺皮质功能减退症、维生素 D 摄入过量可使血清钙升高；维生素 D 缺乏、佝偻病、软骨病、骨质疏松症、甲状旁腺功能减退症、慢性肾炎、低钙饮食及吸收不良可使血清钙降低。②血清磷：

正常值成人 0.87 ~ 1.45mmol/L。磷在骨骼代谢过程中起重要作用，可促进骨基质的合成和无机盐的沉积。甲状旁腺功能减退症、急性肾功能不全、骨折愈合期可使血清磷升高；甲状腺功能亢进症、佝偻病、骨质疏松症可以使血清磷降低。③血清镁：正常值成人 0.65 ~ 1.05mmol/L。镁是构成人体重要的矿物质，是多种酶的辅基，对骨的代谢有重要的生理作用。肾上腺皮质功能减退症、肾衰竭、佝偻病可使血清镁升高；甲状旁腺功能亢进症、骨质疏松症、过量使用维生素 D 可使血清镁降低。④血清碱性磷酸酶：正常值成人 20 ~ 110U/L。血清碱性磷酸酶与骨化有直接联系，是骨形成和骨转化的指标之一。在骨形成过程中，碱性磷酸酶起催化作用。碱性磷酸酶与骨密度呈负相关，碱性磷酸酶升高时，骨密度则降低，说明碱性磷酸酶与骨质疏松症有直接关系。但老年性骨质疏松症患者，血清碱性磷酸酶一般在正常范围内。⑤血清骨钙素：正常值成人 4.6 ~ 10.2μg/L。血清骨钙素是由成骨细胞产生和分泌的一种蛋白质，其主要功能是维持骨组织的矿化，是反映骨形成的特异指标。在骨质疏松症的状态下，血中骨钙素的含量会明显升高；慢性肾功能不全、甲状腺功能亢进症、甲状

旁腺功能亢进症也可使血清骨钙素升高；甲状腺功能减退症、甲状旁腺功能减退、长期使用糖皮质激素等患者血清骨钙素降低。⑥血浆抗酒石酸盐酸性磷酸酶：正常值成人 3.1 ~ 5.4U/L。抗酒石酸盐酸性磷酸酶主要由破骨细胞释放，反映了破骨细胞活性和骨吸收状态。骨质疏松症患者该磷酸酶水平升高。⑦尿钙：正常值成人 2.5 ~ 7.5mmol/24h。尿钙也反映了体内钙代谢的变化，是监测骨质疏松症及骨骼变化的重要指标。甲状旁腺功能亢进症、维生素 D 摄入过多、肾小管性酸中毒时尿液钙升高；甲状腺功能减退症、慢性肾功能不全、骨质疏松症、维生素 D 缺乏可使尿钙减少。⑧尿羟脯氨酸：正常值成人 114 ~ 330μmol/24h。羟脯氨酸是人体胶原蛋白的主要成分。尿中羟脯氨酸 50% 来自骨骼，所以，尿中排出的羟脯氨酸能够反映骨吸收和骨转化的程度。当出现骨质疏松症时，骨基质大量分解，血和尿中羟脯氨酸的含量会增加。⑨I 型前胶原羧基端前肽：正常值成人 50 ~ 200μg/L。I 型前胶原羧基端前肽反映成骨细胞活动和骨形成，绝经后骨质疏松症患者经雌激素治疗后，血清中 I 型前胶原羧基端前肽水平明显降低。⑩活性维生素 D_3：正常值成人 1,25 - 二羟维生素 D_3 25 ~ 45pg/

ml。1,25 - 二羟维生素 D_3 是肠钙、磷吸收和骨矿化所必需的。生理剂量下，可刺激成骨细胞活性、促进骨基质形成；大剂量时，是破骨细胞成熟的主要激活因子，能诱导前破骨细胞成熟，具有明显骨吸收作用。原发性甲状腺功能亢进症、高钙血症型类肉瘤病可使 1,25 - 二羟维生素 D_3 升高；尿毒症、骨质疏松症、原发性甲状腺功能减退症可使 1,25 - 二羟维生素 D_3 降低。

影像学检查 当颌骨矿物质丢失 >30% 时，普通 X 线片上可观察到颌骨骨质疏松的影像，包括颌骨的细微结构，骨皮质的厚薄与密度，骨小梁的数量、粗细和分布。严重颌骨骨质疏松可出现皮质骨变薄、哈弗管增宽，表现为髓腔增宽、骨皮质内膜面小梁化、内膜扇贝状改变、皮质内隧道征和纵行条纹改变。骨膜下骨吸收时可见骨表面不规则。在颌骨骨质疏松初期，骨小梁的减少开始于非承重性、靠近髓腔部分，从而使承重的骨小梁显得尤为突出，且残存的承重骨小梁可发生代偿性增厚，而成典型的放射学特征。随着颌骨骨质疏松的进展，骨量丢失逐渐向皮质侧扩展。

鉴别诊断 与颌骨纤维性骨炎鉴别诊断见下表。

治疗 ①消除诱因：摒弃不良的生活方式，消除导致颌骨丢

表　颌骨骨质疏松症与颌骨纤维性骨炎鉴别诊断

	颌骨骨质疏松症	颌骨纤维性骨炎
组织学改变	骨基质缺乏矿化正常	骨基质矿化不足，骨基质被吸收，由纤维组织充填
生化改变	钙磷正常	钙磷乘积降低，钙增高，磷降低（原发）
	ALP 正常	ALP 增高，钙不高，磷增高（继发）
X 线片改变	骨皮质变薄，与骨软化相似	轮廓不清，可见骨膜下骨吸收，骨小梁稀少，排列紊乱
特殊 X 线片	无骨骼弯曲变形	表现骨结构毛玻璃状，双侧对称假骨折，继发或伴发其他疾病时可见囊肿的影像学改变（规则密度减低区）

失加速的疾病，使用药物调整骨代谢，减少颌骨丢失。②改善颌骨骨强度：全面、适量、均衡的营养摄入以改进颌骨骨密度。③增加或保持颌骨骨量：促进峰骨量累积，延缓骨量丢失，恢复丢失的骨量。④及时治疗口腔疾病并维持牙列的完整性，以维护牙的功能运动，并对颌骨骨质代谢的有利刺激作用。⑤防止颌骨骨折发生。

（刘洪臣　李鸿波）

kǒuqiāng shuāilǎo biāozhìwù

口腔衰老标志物 （oral aging marker）

存在于口腔组织器官或其分泌物如唾液或龈沟液中，以单一因素或多因素组合的方式，在无疾病的情况下，能比时序年龄更好地预测机体功能状态的生物学参数。

尚无公认的标准来定义衰老。衰老伴随着机体生物学系统进行性退化、不良改变不可逆性积累、患病易感性增加、最终死亡的改变。衰老生物学标志的一个比较正式的定义最早由美国学者贝克（Baker）和斯普罗特（Sprott）于1988年在《实验老年医学》专刊中提出，即以单一因素或多因素组合的方式，在无疾病的情况下，能比时序年龄更好地预测机体晚年功能状态的生物学参数。衰老生物学标志是生物学年龄的测量变量，是生物学年龄的具体表现，在许多情况下，两者常可以相互替代。

尽管学者提出了很多候选衰老生物学标志，但没有一个能真正地反映机体的衰老过程，衰老生物学标志必须满足一定的标准。衰老生物学标志的标准甚至根据研究者的不同或研究者的研究兴趣不同而不同。虽然有很多学者提出了筛选衰老生物学标志的标准，但尚没有国际公认的标准。其中，较早的一个标准是由贝克和斯普罗特在美国学者雷夫（Reff）和施耐德（Schneider）的基础上于1988年将衰老生物学标志的标准补充完善为以下6点：标志物的变化速度反映机体生命后期可以预测的可测量参数；反映一些基本的衰老生物学过程，而不是患病易感性或代谢异常；种间生物学年龄与时序年龄的比较具有高度可重复性；各标志物的随龄变化应互不影响；衰老标志物的测定不会导致动物死亡，且对人类的创伤最小；在比动物寿命相对短的时间内标志物的变化应可以重复，且可测量。最近的一个标准是由美国衰老研究联合会于2011年在信息衰老指南中提出衰老生物学标志的标准：必须能预测人体的生理、认知和身体功能的随龄变化；必须能简便地测量，且对受试者无创；不仅能反映人体衰老程度，而且也要能反映其他动物的衰老程度。然而，目前口腔衰老标志物的筛选尚无标准，因此在筛选口腔衰老标志物时主要是依据全身的衰老标志物标准。

人体衰老过程十分复杂，从而使衰老生物学参数在种类和数量上具有多样性的特点。衰老生物学参数随研究者及其研究领域以及研究设计的不同而异，包括呼吸系统（如肺功能）、泌尿系统、神经肌肉系统、内分泌系统（如激素水平）等方面的指标。学者们主要是根据前面提及的衰老生物学参数选择标准和各类参数性质，选取相应的统计学方法，综合一定数量和种类的参数来计算生物学年龄。但尚未见口腔衰老标志物方面的报道。直至2010年才开始有研究表明，老年人唾液中的衰老标志物显著高于青年人，如丙二醛、晚期糖基化终产物和晚期氧化蛋白产物。唾液丙二醛、晚期氧化蛋白产物、晚期糖基化终产物的检测有望代替血液中的这些衰老标志物检测，成为筛选衰老的生物学标志物。

口腔衰老标志物产生于人体衰老过程中，衰老机制就是口腔衰老标志物的形成机制。衰老是一个极其复杂的、多因素介导的过程。研究人员已经提出了300多种衰老理论，最具代表性的理论如下：①氧化应激理论（见丙二醛和晚期氧化蛋白产物）。②非酶糖基化衰老理论（见晚期糖基化终产物）。③端粒理论：1973年，苏联理论生物学家奥罗弗尼克夫（Olovnikov）提出假设，当人类染色体末端即端粒在缺乏某种酶时无法完全复制其DNA，且端粒会随着细胞分裂次数的增多而缩短。1990年，加拿大生物化学家哈利（Harley）等的体外试验证明衰老细胞的端粒缩短。后续研究证明了端粒酶的存在。端粒酶存在时，端粒长度未缩短，敲除端粒酶编码基因后，端粒缩短，进一步证明了端粒假说的科学性。④线粒体损伤理论：美国老年生物学家哈门（Harman）在1972年首次提出线粒体可能是衰老的生物钟，线粒体的氧消耗速率决定线粒体损伤积累的速率。1980年，西班牙老年医学家米克尔（Miquel）等提出细胞衰老的线粒体假说，认为线粒体的损伤是细胞衰老和死亡的分子基础。⑤基因调控理论：衰老由基因决定。生物学年龄和长寿具有可遗传性，遗传比例为27%~57%。随着年龄增长，遗传变异在长寿中发挥的作用显著增大。在某种程度上，衰老过程可以理解为一系列基因的协调变化。致癌基因（如 RAS）的激活、抑癌基因（如 P53）的突变等也参与衰老过程的调控。但除了癌基因的激活外，还需要其他事件的共同参与，如与细胞衰老和肿瘤形成有关的事件。此外，有证据表明基因和环境间的相互作用与长寿相关。随机性衰老理论得到研究人员的广泛认可和深入研究，它是氧化应激和非酶糖基化有机结合成的一种理论。

人口老龄化是 21 世纪人类面临的一个重大问题，为了有效地延缓衰老，就必须在分子水平了解衰老的机制。随着对衰老机制的广泛而深入的研究，衰老生物标志物的发现逐渐增多。研究人员通过检测机体各种衰老标志物如细胞、组织、血液中的标志物等来评估健康状况、相关疾病的发生发展以及治疗效果。

（郭　试）

bǐng'èrquán
丙二醛（malondialdehyde, MDA）

脂质过氧化反应的终产物。分子式为 $OHC-CH_2-CHO$，分子量为 72.0634。MDA 可引起蛋白质、核酸等生命大分子的交联聚合，具有细胞毒性。它可改变细胞周期的进程，抑制细胞增生，导致细胞凋亡。机体内大分子物质如蛋白质、脂质等的氧化损伤随年龄不断增长是机体衰老的原因之一。有研究指出，人体内 MDA 水平是神经退行性病变的一个重要衡量指标。MDA 在人体内的含量反映了机体脂质过氧化损伤的程度，从而可间接探究器官、组织和细胞脂质过氧化损伤的程度和衰老程度。老年健康人群血液、肾脏、肝脏组织中 MDA 水平显著高于年轻机体相应组织的 MDA 水平。血浆是最常用于测定 MDA 的体液。血浆样本加入硫代巴比妥酸中，经高效液相色谱法分离，最后通过荧光法测定 MDA 的水平。MDA 的检测简单、快捷和经济，且具有高度可重复性。因此，体内 MDA 的水平是评估机体脂质过氧化状况的最有价值的参数之一。60 岁以上人群的唾液 MDA 含量也显著升高。唾液中 MDA 可作为人类步入衰老的年龄指征及初筛衰老的生物学标志物之一。唾液中 MDA 的检测更为简单、快捷和经济。

唾液中 MDA 产生的一般机制为氧化应激衰老理论。1956 年有学者在分子生物学研究的基础上首先提出自由基学说，后发展为氧化应激理论。自由基是人体内参与氧化还原反应的重要反应成分，体内的自由基主要通过酶促反应和非酶促反应产生，许多物质均可以产生自由基。最常见也是研究得最广泛的自由基是氧产生的自由基即氧自由基。机体中最重要的电子受体是氧，根据其接受的电子数目不同而形成不同的产物。生物体系主要的氧自由基有超氧阴离子自由基、羟自由基、脂氧自由基、二氧化碳自由基和一氧化氮自由基。自由基产生过量能引起细胞的毒性和瞬时的不可逆性损伤。通常正常机体的自由基的产生和清除处在平衡中，一旦这种平衡遭到破坏，过多的氧自由基诱发脂质过氧化。脂蛋白中的脂质成分包括甘油三酯、甘油磷脂和胆固醇酯。脂质成分在氧自由基的氧化作用下生成脂质氧化中间产物如过氧化物和醛类及其同源家族。醛类包括含烷烃侧链的醛类（如 4-羟基壬烯酸）和含有 α-羟基、α，β-不饱和键和 4-羟基不饱和基团的活化醛类（如 MDA）。醛类中的羰基和蛋白质（常见的为红细胞膜蛋白、血浆蛋白、有核细胞内膜和细胞外胶原等）中的赖氨酸残基反应，形成 MDA-蛋白质加成物，即席夫（Schiff）碱加成物。Schiff 碱加成物分为两种，一种为 MDA 加合到蛋白质赖氨酸残基 N 末端氨基上；另一种为 MDA 与蛋白质中两个赖氨酸残基加合形成的 bis-Schiff 碱二亚胺交联产物，后者进一步发生蛋白分子内或两个蛋白分子间交联。MDA-蛋白质加成物不稳定，在碱性条件下或还原态时才能稳定存在。因此，还原态 MDA-蛋白加合物和 MDA-蛋白交联加合物的含量被应用于 MDA 的定量测量中。

（郭　试）

wǎnqī yǎnghuà dànbái chǎnwù
晚期氧化蛋白产物（advanced oxidative protein product, AOPP）

主要由血浆清蛋白经氧化反应生成的含双酪氨酸的蛋白交联氧化应激产物。蛋白质晚期糖基化概念最初由食品和营养生物化学家提出。1996 年，AOPP 首次由研究人员在慢性尿毒症患者的血浆中检测出来。AOPP 含有丰富的双酪氨酸、二硫桥和羰基。双酪氨酸基团可与其他蛋白发生交联。血浆 AOPP 存在两种形式：高分子量型 AOPP，约 670KD，主要为经二硫键连接和（或）双络氨酸交联形成的清蛋白聚合物；低分子量型 AOPP，约 70KD，主要是以单体形式存在的清蛋白和其他血浆蛋白的氧化产物。它是一种重要的新型氧化应激蛋白产物，反映机体氧化应激的程度。AOPP 是一种炎症介质，可刺激单核细胞合成和释放 TNF-α、IL-6 和 IL-1 以及其他黏附分子和细胞因子。它可刺激细胞产生过量的活性氧自由基，参与微炎性反应、动脉粥样硬化、冠心病等心血管病变过程，导致免疫功能的失调。AOPP 被认为是蛋白质，特别是清蛋白，高度氧化的衡量指标。晚期氧化蛋白产物在老年人以及与老化相关疾病的患者血液中的含量明显升高。除了在慢性尿毒症患者体内发现 AOPP 水平升高外，在其他一些疾病和病理状态下也有发现，如缺氧早产婴儿、冠状动脉疾病、1 型和 2 型糖尿病、系统性硬化症等。因此，AOPP 作为氧化应激标志物具有可行性。有学者发现唾液 AOPP 水平表现出增龄性变化。唾液样本的获取具有无创、方便和无痛等优点。唾液 AOPP 检测有望代替血液 AOPP 检测，成为一个可筛选衰老的生物学标志物。

唾液中 AOPP 产生的一般机制基于氧化应激衰老理论。氧化应激造成机体的氧化损伤，主要包括 DNA/RNA、蛋白质、脂类等大分子物质的氧化，引发 DNA 损害、蛋白质和酶变性、生物膜脂质过氧化等变化。生物体在生理和病理状态下都会产生氧自由基，氧自由基会导致蛋白质发生氧化损伤。蛋白质尤其易受到氧自由基等的氧化应激损伤。蛋白质受到氧化损伤时，首先是一级结构发生变化，水解敏感性大大增加。然后，二级结构、三级结构发生显著的变化；氧化作用可使蛋白质分子直接断裂，或先使蛋白质变性及其疏水性增加后发生蛋白质的共价交联（聚合）或断裂，从而易于被胞内酶系统水解。氧自由基作用于蛋白质，使氨基酸如赖氨酸、精氨酸、脯氨酸和组氨酸结构发生变化，形成羰基结构。羰基可作为氧化蛋白损伤的早期标志，具有产生较早、相对

稳定等优点。蛋白质羰基部分在含氯氧化剂（主要是次氯酸和氯胺，由活化中性粒细胞产生的髓过氧化物酶产生）的作用下，形成含双酪氨酸的交联蛋白产物，即晚期氧化蛋白产物。蛋白质如血浆清蛋白等氧化损伤引起蛋白质结构改变，清蛋白以二硫键和（或）双酪氨酸交联的形式聚集，或清蛋白和其他血浆蛋白质被氧化后仍以单体形式存在，其半衰期相对较长，因此是一个非常好的氧化应激标志物。机体受到严重氧化应激损伤后，氧化蛋白的溶解能力退化以及非折叠蛋白的不断累积可能是机体衰老的原因或衰老的结果。AOPP 是评估机体衰老过程中蛋白质氧化应激程度的可靠标志物。

（郭 斌）

wǎnqī tángjīhuà zhōngchǎnwù

晚期糖基化终产物（advanced glycation end product, AGE） 在无酶条件下，糖类如葡萄糖与蛋白质和（或）脂蛋白的氨基酸基团结合，经一系列反应（非酶促糖基化反应）生成的不可逆蛋白质终产物。其结构和化学性质还不十分清楚，主要结构成分是羧甲基赖氨酸、戊糖素、3-脱氧葡萄糖酮酸、咪唑啉酮、吡咯素、乙二醛、交联素等，戊糖素和羧甲基赖氨酸是迄今研究最广泛、常作为 AGE 代表的产物形式，羧甲基赖氨酸是迄今已知含量最高的 AGE 产物形式。AGE 呈棕黄色，具有荧光特性、不可逆性、交联性、不易被降解、结构异质性等特性。其清除主要是通过单核巨噬细胞的吞噬作用经肾脏排出体外。随着年龄的增长，AGE 在晶状体、皮肤等组织中的生成和积聚增加。组织蛋白上 AGE 的过度积累是正常衰老发生

机制的一部分。血清和唾液中的 AGE 含量随年龄增长而增加。AGE 主要通过三种机制对机体造成损害：①与蛋白质、脂质、核酸等大分子物质直接交联结合，破坏其结构和功能，如蛋白质交联 AGE 可进一步引起结缔组织胶原的交联。②改变对信号转导途径的影响和酶的活性，如通过化学反应使一氧化氮活性丧失。③与多种细胞表面的 AGE 受体相互作用，引发生物学效应。有学者研究结果表明，不同年龄段人群血清和唾液中的 AGE 含量随着年龄的增长而升高。唾液中的 AGE 水平有望代替血清中的 AGE 水平，成为检测衰老的口腔生物学标志物之一。

唾液中 AGE 产生的一般机制基于非酶糖基化衰老理论。晚期糖基化反应是组织蛋白翻译后修饰的一条主要通路。体内葡萄糖等还原糖的醛基与蛋白质（包括许多氨基酸、肽、蛋白质如血红蛋白、清蛋白和胶原蛋白中的氨基酸基团）、脂质、核酸大分子的游离氨基在无酶条件下，通过亲和加成反应，形成可逆的席夫（Schiff）碱，然后再经过阿马多里（Amadori）结构重排形成相对稳定但可逆的 Amadori 类早期产物，这些早期糖基化产物进一步降解（脱氨基作用、水解反应）形成继发性产物，如许多含不饱和羰基的化合物（如乙二醛、丙酮醛、脱氧葡糖醛酮，类似于脂质氧化产物，且其活性也与脂质氧化终产物相似），后者与蛋白质中的氨基酸基团及核酸交联、聚合，最终形成不可逆的形状各异的褐色生物垃圾、荧光团等，这些产物总称为晚期糖基化终末产物，包括嘧啶、二氢化吡咯、戊糖素、N-羰甲基赖氨酸以及这些

物质形成的复合物等。生成 AGE 有两种途径：①两分子阿马多里直接缩合而成。②由阿马多里产物与阿马多里产物衍生物——3-脱氧葡萄糖醛酮反应，形成咪唑基或吡咯基与葡萄糖衍化蛋白交联的 AGE。此外，酮胺和酮亚胺可经氧化、水解等反应形成二羰基产物，进一步生成 AGE。非酶糖基化衰老理论是目前较被认可的衰老理论。

（郭 试）

kǒuqiāng měixué

口腔美学（esthetic stomatology）

以口腔医学为基础，以美学为导向，维护、修复和塑造口颌系统健与美的学科。又称口腔医学美学。口腔美学着重研究牙及其周围组织的色泽、形态、大小、质地、排列、咬合及其与容貌结构的协调关系，最大限度地使异常状态恢复正常，同时运用医学和美学相结合的手段增进患者的美感，满足其对功能、美观和心理上的多重需要。与传统的口腔医学相比，口腔美学不仅仅包括治疗疾病、消除症状、减轻疼痛、恢复功能，而且更强调治疗设计和过程中的审美效应及治疗结果的美学评价，使疗效和患者的满意度达到一个更高、更新的层次。美学牙医学、美学牙科学、美容牙科学等概念，在西方国家常交互使用，未严格区分其内涵和外延。日本称为齿科审美学、微笑牙科或幸福牙科，但在国际会议或正式场合多统一使用"美学牙医学"一词。口腔美学与美学牙医学的研究角度、手段与目标是一致的，只是在研究范围上，口腔美学不仅仅关注牙，而且扩大到口腔器官、口颌系统，这是中国在该研究领域的一大特色。

简史 现从国内外两方面来介绍。

国外概况 美学牙医学在 20 世纪初形成并引起牙医学界普遍关注，应该归功于美国著名口腔医师查尔斯·平卡斯（Charles L. Pincus）。1928 年，好莱坞电影公司因塑造银幕形象的需要，请平卡斯帮助解决以下几个问题：增强影星口面部的摄影效果，通过某种矫治器帮助影星完成不同角色的表演，修复体不影响颊舌运动和演技的发挥。平卡斯解决了众多难题，其中最成功的是瓷贴面，被称为"好莱坞贴面"。在与电影界的合作中，平卡斯发现了许多牙科美学原理，而这些原理为取得一系列美学上的成果起到铺垫作用。在平卡斯的发起和组织下，1975 年美国率先成立了美学牙医学学会。

美国佐治亚大学教授戈德斯坦（Goldstein）1976 年编著《牙医学中的美学》，全面论述了美学牙医学的基本理论、患者审美心理、牙科美容技艺、牙与面部美学的关系和其他学科对美学牙医学的作用等。1984 年，戈德斯坦又著《改变您的微笑》，将牙科医疗中的美学问题与微笑的视觉效应和心理的美感体验结合起来，从理论上加以拓展和升华，并向微观和实用靠拢，大幅度地提高了美国公众对美容牙科的认识，从而使美容牙科从影视界走向市场，面向全社会，进一步推动了这一学科的发展。

以后，意大利、加拿大、日本、新加坡、韩国、法国、巴西、印度、俄罗斯等国纷纷成立美学牙医学会，美容牙科开始走向世界。1988 年，美国和加拿大共同创办了国际性学术刊物《美学牙医学杂志》。1994 年 4 月 29 日召开第一届国际美学牙医学学术大

会，同时成立了国际美学牙医学联盟。国外较有影响的牙科美学专著有英国《牙美学》，瑞士《牙科美学基本原理》，美国《美学牙医学》，法国和美国学者合著的《前牙固定修复美学》等。国外牙医学院不仅把美学理论，而且将医学美容技能训练，包括绘画（特别是人体素描和透视学）、视觉能力训练、测比色实验等列为必修课。

中国概况 从牙医学逐渐发展到口腔医学，中国一直在引进、消化各有关学科的最新理论和技术，然而一门与之密切相关的"美学"却长期被忽视。20 世纪 80 年代中期，中国口腔科医生意识到口腔医学与美学相互结合的重要性，把口腔医学与美学的结合当作一门学问去研究，发表论文，出版专著，创办杂志，开设口腔医学美学课程，并系统地提出了新兴边缘学科——口腔审美学的基本理论和学科体系结构。1987 年安徽医科大学口腔医学系为学生和青年教师举办了《美学与口腔医学》《容貌美学初探》《口腔修复临床中的审美问题》等专题讲座。1988 年起，口腔医学与美学相结合的学术论文开始出现在专业杂志上。1989 年安徽省医学美学研究会及其口腔美学学组在合肥成立，在本次学术大会上，安徽医科大学学者提出了"口腔审美学"的概念、研究对象、学科体系、建构模式及其与相关学科的关系。1990 年，中华医学会医学美学与美容学分会口腔审美学学组在武汉成立。中华医学会医学美学与美容学分会口腔审美学学组的成立及《美学与口腔医学美学》《口腔医学美学》两部专著的问世，促进了中国口腔审美学创建进程。1994 年 10

月，全国第一次口腔医学美学美容学术大会在青岛召开，这是中国口腔界首次将口腔医学中的美与审美问题作为一个专题进行学术研讨。《中国口腔医学年鉴》从第七卷（1996 年）正式开设"口腔医学美学美容学"专栏，对相关论文进行归类、精选和述评。部分高校口腔医学院（系）和中专增设口腔审美学课程。这一时期，除了学术研究特别活跃外，还有两个特点：一是口腔科医生在实践中真正体会到了美学对口腔医学的功能，不仅在宏观方面具有指导、启迪作用，而且微观上的可操作性特征越来越明显地突现出来，甚至成为解决临床上某些技术难题的方法之一，从而使人们对口腔美学的临床应用前景充满信心；二是学术活动由当初的封闭状态走向开放。2000 年全国第二次口腔医学美学美容学术大会召开。在此阶段，口腔美容的临床建制受到重视，不少口腔医院组建美容牙科中心，美容牙科逐步确立为口腔医学的亚专科，即三级专科。国家医师资格考试对口腔科医师增加了美容牙科学的内容。《中华口腔科学》设口腔医学美学篇；《美容牙科学》正式列入全国高等医药院校美容医学专业五年制本科教学计划，成为卫生部规划教材。规范美容牙科市场和学科定位的《美容牙科技术操作规程》《美容牙科医师培养标准与方案》在国家有关部门的组织下制定和实施。2015 年中华口腔医学会口腔美学专业委员会在上海成立。这一阶段，口腔审美学的理论体系日渐清晰，基础研究和应用研究向纵深发展，口腔科医生的美学思维和临床审美行为经历了从宏观到微观、从抽象到具体、从分散到系统、从理念到运用、从共性到个性、从医学到艺术的融合和提升，使口腔医学与美学的结合彰显出自然、密切和逐步成熟的趋势。美学界长期研究和积累的成果，被广泛应用于全口义齿与烤瓷冠桥修复、错𬌗畸形矫治、牙体牙周美容治疗、口腔颌面外科手术设计与操作之中，以提高治疗水平和美容效果。面对越来越多的美学原因就诊的患者，口腔科医生开始自觉地关注患者的求美动机、沟通审美观、疏导美容心理障碍，对减少临床美学失败、提高患者满意度起到积极的作用。

研究范围 口腔美学要自成体系，必须有独特的研究角度和空间，角度是强调从美学的角度，而不是其他角度；空间是位于口腔医学与美学交叉点或结合面上的空间。

理论研究 是把口腔医学审美实践经验加以高度概括和总结，上升到理论，又回到实践中去检验或指导实践。口腔审美学理论研究的主要内容：口腔审美思想的历史起源，口腔医学美的本质、形态、规律、特征及属性，口腔审美学的研究对象、研究方法、逻辑起点、体系建构以及与相邻学科的关系，口腔美容医学专科建设的模式，口腔科医生的美学知识体系，口腔医院美学管理等。

审美心理研究 随着口腔医学临床实践的审美化趋向，口腔科医生愈来愈多地接触到患者一系列的心理问题，其中多数属于审美心理范畴。这就自然而然地涉及口腔科医生如何运用审美心理学的原理和方法去对待疾病和指导患者等问题。审美心理研究的主要内容：口腔医学美感的直觉性、愉悦性和功利性特征，口腔美容患者的心理教育、心理咨询和心理治疗，正颌、整复外科病员和正畸、修复患者求医动机和心理障碍的分析与调整，口腔医学审美心理的共性与个性，格式塔心理学理论在口腔美学中的运用和价值等。

基础研究 口腔美学的基础研究有两个特点，一是研究对象侧重于美貌人群；二是从美学与人体解剖学、生理学、生物化学等基础学科的结合上去研究口腔颌面部的审美标准。其主要内容：美貌人群牙、颌、面结构的定量参数及其数学依赖关系，颌面部皱纹线与朗格线的组织学研究，各种艺术疗法机制的实验室研究，有关黄金分割律及形式美法则在口腔颌面部的解剖学特点和生理学功能的基础研究，唇、牙、鼻、颊、颏的美学评价及其相互关系的审美标准等。

应用研究 是口腔美学的重点，即口腔美容医学。从主观上说，研究口腔美学的根本目的并不是在于发展美学，而是充分挖掘口腔医学中美的规律，并利用这些规律去指导口腔医学的临床实践，满足患者对功能与美观的双重需求。可以说，这是口腔美学的"硬件"部分，也是核心部分，而其他"软件"部分在某种程度上都是为"硬件"服务的。当然也有别于传统口腔医学的纯技术应用，具有明显的"艺术性"特征。由于口腔颌面部处于人体特殊而重要的解剖位置，这就决定了口腔医学的所有分支学科几乎都与美容有关，但是从临床应用的美感效应和患者求美心态出发，就不难发现其程度是有差别的。口腔美学应用研究的重点范围是正颌外科美容和口腔颌面整复外科美容（有人将两者归属于美容外科）、口腔正畸美容、口腔修复美容、口腔种植美容和牙周美容等。

研究方法 口腔审美学的研究方法最基本的是沟通法、观察法和人体测量法，随着科技的进步，又出现了模型测量、X线头影测量、云纹影像测量、电子计算机测量等方法，各具特点、各有用途。

沟通法 口腔美学面对的是为增进美感而就诊的患者或求美者，心理状况十分复杂，审美观差别较大，有必要将医患沟通作为一种研究方法予以强调。

观察法 采用直观形式感知口颌系统结构变化。除了目测外，还通过拍摄正侧面照片进行观察分析，照片容易获得，方法简单，软组织结构显示清晰，包括正面像、侧面像、微笑像、口内像等。

活体测量法 采用测量工具进行直线、弧线、角度、弧度、面积等测量，获得美貌人群颜面结构特点及各器官间的比例关系，为错𬌗畸形矫治、口腔修复、正颌外科、面部整复外科提供参考数据。

模型测量法 牙列存在于口腔中，难以用直接法测得精确数据。通过石膏模型测量牙的长宽度、牙弓弧度、牙拥挤状况、牙量与骨量间的协调程度、上下颌牙比例关系及覆盖、覆𬌗等。

X线头影测量法 通过X线头影分析技术揭示口腔颌面部硬组织的形态及其相互关系，了解矫治过程中各部位的变化规律。方法包括正位片、侧位片、咬合片和口腔全景片。

云纹影像测量法 又称立体测量、光测量，其原理是根据光线汇聚、折射、透过光栅，投射到面部三维组织表面，观察云纹变化。本法为非接触性测量，方便而迅速，也便于信息储存和再测量。

电子计算机测量法 利用电脑研究面部及牙列状况，进行可修改式手术设计，同时也让患者在屏幕上参与分析，预知术后，设计草稿，供患者选择符合自己审美要求的一种方案，以达到医患双方共同满意的美容效果。

与邻近学科的关系 口腔美学的特点是从美学、美容、美观角度塑造口颌系统的健康，与口腔颌面外科学、口腔正畸学、口腔修复学、口腔种植学、口腔技术工艺学、牙体牙髓病学、牙周病学等临床学科是渗透与交叉的关系，还与基础美学、循证牙医学、口腔材料学关系密切。

基础美学 研究人的审美理念，并通过审美活动而产生愉悦的学科。又称大美学。它不仅对口腔医学实践有宏观上的指导作用，而且许多美学原理具有可操作性特征，一些原本是美学界研究的课题，已经作为一种手段在一定程度上解决了传统口腔医学难以解决的问题。

循证牙医学 由循证医学而产生的循证牙医学，要求口腔科医生明确、明智地利用最好的论据决定不同患者的诊治措施。随着口腔美容理念成为医生和患者的共同思维方向，有必要建立各种口腔美容技术的标准化模式，而不仅仅是散在于临床上的少量报道，这就需要更多的基于循证医学的文献支持和检验。

口腔材料学 口腔美学与口腔材料学明显地存在着相互促进和相互依赖的关系。美容牙科随着口腔材料美学性能的研究和开发而发生巨大的变化，口腔修复材料要满足生物相容性、生物安全性、生物功能、生物质感等要求，以人体相应组织为参照的仿生材料对提高义齿的逼真性和美学效果带来新的突破。

（孙少宣）

kǒuqiāng měixué jīchǔ lǐlùn
口腔美学基础理论（esthetic basics in stomatology） 美学原理、审美法则、审美心理和微笑审美等内容是口腔美学学科形成及其发展的基础理论，也是提升口腔医疗质量、减少美学失败的基础。由于口腔医学的诊疗范围位于人体的颜面部，口腔医学需要美学的介入和融合，从而使口腔美容医疗成为国际牙医学界公认的治疗模式。随着人们对口腔颌面部审美关注度的增加，美及美学的概念已变得像纯粹的咀嚼功能一样重要。事实上，在前牙美学区和一些高微笑线的病例中，追求美学效果甚至比功能需求更迫切，它直接影响着治疗方案的设计和选择。口腔美学基础理论包括微笑审美、微笑重建、口腔美容心理、口腔颌面结构美、口腔视觉美、口腔色彩美、口腔模糊美、义齿形式美、义齿仿生美、义齿个性美、美容牙科美学原理、美容牙科诊疗常规等。

（孙少宣）

wēixiào shěnměi
微笑审美（smile esthetics） 对微笑表现的鉴赏。是微笑设计的准备，是微笑美学重建的第一步。完好生命微笑能即时产生美。生命是开放的，微笑是完好生命的重要开放形式。微笑美是动态的、静态的和动静态之间的美。微笑美对容貌的影响就像容貌美对一个人自我体像的影响一样重要。牙科就诊的患者中，约50%是为美而来，其目的是使自己的微笑更具魅力。微笑的主体愉悦来自于一个完整而又有美感的牙列。美国佐治亚大学教授戈德斯坦（Goldstein）认为，牙科医生的任务之一就是在不影响功能的情况下，通过牙科处理来保存、修复或创造一个美的微笑。

微笑起源　微笑或抬起口角显露牙首先被用于防御，因这样能将牙尤其是尖牙暴露给敌人。人类早期唯一的自然防御就是暴露牙列，后来使用这种动作和眉毛的闪动进行部落成员之间的沟通和识别。没有其他灵长目动物可以产生人类这一独特的示意动作。婴儿的微笑一般不会早于出生后第3个月，但也不会晚于第5个月。婴儿微笑标志着人最初思维过程的开始，是婴儿对于"期待中需求得到满足"的信号，这种信号也为整个一生的微笑和大笑提供了意义。人类的微笑能力同说话能力一样是先天具有的，但以何种特定的文化方式来微笑是后天学得的。

微笑分类　①隐牙微笑：即微笑时不暴露牙，隐牙微笑的审美主要是容貌整体审美，但隐牙微笑对于美容牙科来说，意义不大。②显牙微笑：显牙微笑即微笑时暴露牙，根据上颌中切牙的暴露量又分低位、中位、高位微笑3个亚类。低位微笑，上颌中切牙显露的面积小于牙面的75%；中位微笑，上颌中切牙显露的面积为牙面的75%～100%，能见到牙龈乳头；高位微笑，上颌中切牙显露100%及与之连续的牙龈也显露。调查表明，中国成人63.69%为中位微笑，26.19%为低位微笑，10.12%为高位微笑。微笑类型具有显著的性别差异，男性主要表现为低位微笑，其发生率为女性的2.4倍；而女性主要表现为高位微笑，发生率是男性的2倍。

微笑牙-面构成要素　有唇、牙列、阴性空隙、牙龈和舌。

唇　唇的长短决定了牙暴露量的多少，唇形态和颜色审美也很重要。唇是牙-面构成的框。低唇线可掩盖牙的缺点，而高唇线微笑则会暴露大量牙龈组织，后者会给人一种侵略性很强的感觉。当上颌前突或眶下肌肉太强时，这种视觉效果就更加明显，而对于不美观上唇线的矫治是有限的。正颌手术与临床效果并不成比例，采用肌肉再训练经常失败，因为它们并不能减少眶下肌肉的收缩，而对于相关肌肉进行手术，效果也令人失望。正畸压入或手术延长牙，再将牙冠减短效果较好。上唇曲度决定了牙列暴露后的视觉形态。微笑时，上唇缘应位于上颌中切牙间龈缘，上唇应从此位升至口角。上唇的形态依赖于微笑展开时面部肌肉收缩顺序和程度。有些人上唇较直，肌肉强度将口角拉向两边；有些人可能下垂，影响微笑的魅力。微笑训练有助于建立美观的上唇曲度。

牙列　牙的大小、形态、颜色和排列均与微笑时牙列构成个性的表达有关。①牙的颜色：应该能给人一种联想，并能产生相应的视觉效应。②牙暴露量：微笑审美另一个重要因素。微笑时牙暴露量有赖于多种因素，如表情肌收缩、软组织水平、骨骼特点、各种修复元素的设计、牙形态或牙磨耗。③牙列对称：对称只有在假想中点或中线存在的情况下才会被察觉。仔细观察牙列构成的对称就能决定中线的位置。水平对称时牙列中线与面中线是否重叠并没有什么重要意义。放射性对称自动将牙列中线置于中切牙之间，从而有助于中间接触线的识别，牙列中线和面中线的

重叠对放射性对称的微笑来说意义重大。水平性对称是合力，放射性对称是分力。放射性对称因给视觉构成带来动感而被专业界认同。近距离观察微笑时，牙列构成是微笑的主要元素。当稍微远一点观察时，牙列构成会逐渐失去它的细微特征，而感知到的只是牙列像。水平性对称时，意识集中在面部其他特征上。微笑对称可以在牙-面或面部构成框架中被欣赏，对它的感觉主要依赖于观察距离。面中线或牙列中线因观察距离不同，具有轮流承担中线的功能。④微笑线：沿着4个上颌切牙切缘画的一条假想线。微笑线是产生愉悦微笑最重要因素之一，该线在微笑时需与下唇内缘同位或平行。女性的微笑线多与下唇曲线重合，曲度较大。男性微笑线多呈直线型，展现较强的形态心理学像影。两线的平行增加了合力。观察发现，女性的微笑线曲度比男性明显。倒切线或不正常下唇位会减少合力，因而会严重影响微笑的美。牙的修复和正畸能够帮助建立完美的微笑线。⑤拾线：观察时应把拾线当作牙列构成、牙面构成和面部构成中的视觉部分，而不仅仅作为牙列构成中的重要线条。

阴性空隙　在微笑或张口时存在于上下颌之间、上下颌与颊部软组织之间以及牙与牙之间的黑色空隙。分为切缘间空隙、颊侧空隙或颊侧走廊、牙间隙和牙内（假性）空隙4部分。阴性空隙是连续的、流动的，与面构成中的孔隙一起对微笑的形式审美起决定性作用。牙是白色，阴性空隙是黑色，阴阳颜色对比，对视觉的冲击力最大。阴性空隙赋予牙列构成个性。微笑时，当两

侧有相似的黑色空隙位居上颌牙唇颊面与口角之间时，会引发美感。这些侧阴性空隙因上颌牙弓宽度和微笑宽度不同而形成，有人认为应与前面微笑段成黄金比。侧阴性空隙的正确恢复可使微笑在符合个性的情况下特征化。尽管大众很少提到阴性空隙，但它在观察者对形态的潜意识感知中的重要性不容低估。阴性空隙不仅是微笑和谐的一个关键因素，而且也是微笑和其他面部特征是否谐调的关键。当违背了基本的美学原理或出现畸形时，阴性空隙更加容易被察觉。

牙龈 牙龈形态与色彩与微笑审美关系紧密，而龈线就更加重要了。龈线有较美观的龈线类型与不太美观的龈线类型。

舌 舌的大小、形态与颜色在微笑的不同阶段作用不同。

微笑形成的牙-面部特点 微笑通过面下 1/3 唇周肌肉运动和眼睛的明亮来表达，微笑需要复杂肌肉协同作用。在牙-面部的正面观，微笑起于生理休息位。最早的微笑提示是双侧口角分别向两侧及向后运动。随着微笑变宽变广，上下唇分开，口角向后，而且向上呈弧形。肌肉运动抬起口角，不同程度地暴露牙列。大多数人只是上颌牙暴露，一部分人暴露下牙，另一部分人上、下牙均有暴露。当微笑非常宽广时，上颌牙列的整个唇面一直到第一磨牙，下颌一直到第二前磨牙或第一磨牙都可见到。此时，牙唇面、阴性空隙和切端轮廓开始进入视觉构成。牙切缘间空隙、牙外形和位置及牙釉质的反光面一起形成单个牙和牙-面部构成的特性。正常情况下，一般微笑不会暴露牙龈组织，但短唇、唇活动度极大和上牙槽骨明显前突者的

微笑例外。出现这种情况时，牙龈外展隙加入微笑的审美，对微笑能否产生愉悦性起一定的作用。此时微笑可能终止，返回生理休息位，也可能进入大笑状态。进入大笑时，阴性空隙的审美作用就更加强有力。

微笑形式美 任何形式都要传达一种远远超出形式本身的意义，微笑的形式也不例外，它应传达一种生命整合的力量，微笑形式的个性应是生命个性的外化。通过系统地研究微笑的概念、逻辑和抽象的普遍性，进而创造微笑的个性和具体的普遍性。微笑的形式能否引发美感在于微笑构成是否是开放的、延续的、饱含对立并具特性的整体。微笑审美与容貌审美关系密切，前者属于后者，后者包括前者。微笑美独具特点，可以深化、升华、诗化容貌美。对微笑的形式进行审美主要通过视觉感知。"明眸皓齿"就是眼睛和口腔的阴阳对比视觉作用的结果。容貌中的阴阳包括形态和色彩两个方面。形态阴阳有上下、左右、前后、凸起和凹进、形与影；色彩阴阳有黑色和白色。

微笑愉悦感 微笑形式的牙-面构成能否引发愉悦感，与下列因素直接相关：牙和牙龈的质量，牙和牙龈是否符合结构美原理，微笑时牙和唇部的关系，微笑是否和谐融入面部构成。较为完美微笑的牙-面构成应具备以下特点：中度齿唇线关系，上颌切牙紧贴下唇上缘，上唇向上弯曲，相对于瞳孔连线在面中线两侧口角对称排列，阴性空隙与上颌前牙段呈一定比例，牙-面构成符合基本美学原理，微笑和谐融入面部构成。

（王光护）

wēixiào chóngjiàn

微笑重建 （ smile reconstruction） 对微笑进行美学重新设计的技术。要求医生能够在微笑重建的技术实施阶段贯彻医生和患者沟通时达成的美学上的目标。微笑技术重建前有必要对微笑进行设计，进行微笑设计非常困难，因为人体不像塑泥，可让研究者随意捏塑；而随着电脑影像系统日益成熟，美容牙科临床可以在电脑里做各种模拟、分析和设计，然后选择最佳方案，这既节省临床时间和费用，又可降低失败率。微笑重建主要包括微笑分析、微笑设计和微笑的技术实施。

微笑分析 临床上，一些患者诉说不敢笑，但又不知道问题在哪里。患者可借助微笑分析表对自己的微笑进行评价，了解微笑与牙的关系，熟悉一些牙科基本的审美原则。微笑分析既可以作为一种记录，又可以成为医生和患者沟通的起点。微笑分析表最早由哥德斯坦在 1976 年提出，并在美容牙科临床上广泛应用。后有中国学者王光护在歌德斯坦微笑分析表基础上设计了新微笑分析表。

微笑设计 包括以下两种。

利用电脑设计微笑 电脑影像将美学沟通的水平和精确性提到一个高度，利用电脑影像系统进行微笑设计是微笑重建的重要步骤。①当患者的概念和意见模糊或语言局限时，影像技术有助于患者说出其愿望。②除医生和患者可以直观地看到问题及其解决的办法，第三者也能共享资料，如其他医师、家人、朋友和技工。③影像技术使得医生和患者成为共同诊断者和治疗者。电脑影像比较人性化，它可以清楚地告诉患者哪些可为，哪些又不可为。

④电脑影像在收集信息和处理信息方面特别突出，在展示各种手术方法和帮助患者选择手术时简单、快捷、有效。

诊断蜡模设计微笑　诊断蜡模是比较直观的，能帮助确定二维影像设计在临床上的可行性。如果省去，电脑影像将会误导患者和医生。诊断蜡模应用的基本美学原理如下：中切牙的显性原理；对称性原则；黄金比；牙长轴倾向远中原则；外展隙从中切牙到尖牙逐渐变大原则；加入适当线角，并使之与牙长轴平行原则；牙的表面质地和切端外形的美学影响；牙龈高度原则。

技术实施　微笑构成中，唇作为框架存在。然而因为软组织生理上的局限性，很难随意对不美的唇做出改变。微笑重建的主要任务是对牙、阴性空隙及其周围组织病变的治疗和视觉畸形进行矫治。但唇部的化妆对微笑美有重要影响。①口腔修复与微笑重建：口腔修复主要是对牙及其周围组织的缺损或缺失进行修复，对微笑重建作用大。②口腔正畸与微笑重建：在正畸临床中，和谐的微笑是重要的治疗目标。研究患者正畸治疗前后的微笑，通过对微笑时上前牙转矩、前牙宽度以及侧貌的打分后，肯定了正畸治疗可以改善微笑，但不同医生的治疗结果并不相同。③美容外科与微笑重建：美容外科技术可对容貌和面下的组织结构做出较大的改变。如在鼻小柱重建的美容手术中，通过改善鼻尖突度，张开鼻唇角，减小鼻翼间距离，来改善患者的容貌和微笑。④牙周美容术与微笑重建：牙周美容术是微笑重建近期特别受重视的技术。只有牙、牙周和唇形态均处于协调状态时，微笑才更加动

人。⑤异常阴性空隙的重建：主要是通过对牙及其周围组织的改变来调整微笑时异常的阴性空隙。⑥微笑的心理重建：指去除阻止微笑的心理障碍。

变老微笑　美容牙科对于保持年轻的微笑有很大帮助，而年轻的微笑又可使容貌年轻。如果苍老面容有一个有魅力且健康的微笑也不失为有感召力的形象。但是能创造有魅力和年轻微笑的牙医学往往不被深刻理解、作用被低估。如果微笑时露出磨耗、变黑、缺失、崩裂和畸形的牙，创造的年轻面容即刻消失。越来越多的牙科医生认识到，创造有魅力的微笑是美容牙科最重要的内容之一。

变老微笑的特点　①由于上前牙切端磨耗，上唇开始下垂，面容变老。随着年龄的增长、磨耗的加剧，上颌中切牙开始与侧切牙平齐，上唇下垂又覆盖更多的上颌牙，因此上颌牙暴露得越来越少。②下唇肌肉张力也减小，下颌也开始露出更多的牙。③有牙磨损的人因为牙釉质快速丧失，往往看上去比实际年龄大些。牙磨耗使阴性空隙减少，可将微笑破坏掉。

创造年轻微笑的主要技术使用美容牙科方法轻度改变牙可使自我体像产生很大的改观。①微笑训练：让微笑年轻的方法。②变色牙：可使人显老，漂白、树脂或瓷贴面是比较简单的解决方法。③美学修形术：改变牙的形态、大小和质地，就可以改变微笑的个性。美学修形改善微笑既省时间又便宜，而且极少有副作用。具体方法就是选用合适的磨头重新塑造上颌切牙的形态，通过视错觉使其看上去长些。牙修磨的同时，阴性空隙随之增加。

④粘接术：通过粘接术可在几个小时内使微笑年轻。在很多的牙磨耗病例中，采用复合树脂粘接术是比较合适的方法。粘接术可使磨耗的牙变长，同时能再造阴性空隙的形态，创造微笑的个性。⑤全冠技术：冠套是解决变老微笑比较好的方法。对于大面积牙磨耗，要对微笑进行最大的改变，当首推全冠。它可以通过几个步骤将咬合恢复到以前的面貌和功能。⑥活动义齿：如果天然牙缺失较多，用其他修复体无法重建年轻微笑时，可以使用活动义齿。从美学角度来说，牙列缺损和义齿恢复之间的时间间隔越短越好。牙丧失后，出现面部塌陷下沉，严重影响容貌的年轻。上颌区肌肉下垂时，鼻与颏部之间的距离缩短，面貌会苍老许多。下陷的皮肤出现较深褶皱，岁月的痕迹全部刻在脸上。

变老微笑的预防　积极的生活态度，尽量保存天然牙，阻止牙的非自然磨耗，避免牙龈及牙槽骨的丧失，及时替换充填物，处理变色牙，尽快替换磨耗的冠桥修复体，尽快修复缺失牙，矫正不良咬合。

（王光护）

kǒuqiāng měiróng xīnlǐ

口腔美容心理（cosmetic psychology in stomatology）

在口腔颌面外科、口腔正畸、口腔修复等涉及颜面美容的诊治过程中，医患双方存在着一定的审美关系，这种关系可划分为3个阶段。第一阶段：患者提出对口腔颌面部的美学要求，医生做出初步诊断并进行沟通，力求达到一致。第二阶段：医生根据达成的共识，设计具体方案，实施临床操作。第三阶段：患者对结果做出满意和不满意的判断，这3个环节中

不同程度地接触到患者的心理问题。对于口腔美容临床医生来说，对患者心理和人格的把握，远比对其缺陷的了解重要。同样，对其心理障碍的疏导也不亚于对其形态上的纠正来得简单。因此，临床上进行预见性心理干预十分重要。

心理类型 口腔美容受术者的心理状态和求医动机千差万别，一般说来与畸形原因、性别、年龄、个性、修复、社会环境、文化程度等因素有关，且错综复杂，归纳起来有3大类型。

普通心理型 又称一般心理型，占就诊者的大多数，这类患者存在着牙、颌、面的缺陷，但求治目标明确，有正常的治疗愿望和心态，能正视自己的美中不足，无自卑感，容易认可医生的治疗计划和设计方案，并给予积极配合，能理解治疗预后和效果评估。

期望过高型 多为美学原因而就诊的患者，对美容效果的期望值很高，抱有不切实际的幻想，希望通过美容手术改头换面。临床实践证明，外形缺陷越轻，手术效果越难达到他们的满意，是医疗纠纷的潜在因素。他们缺乏基本的医学知识和人体解剖生理常识，认为医学可以随心所欲地改变一切。医生要深入了解他们的求美动机，使其有一个与自身客观条件相符合的心理定位，要做好解释和安抚工作。

人格障碍型 人格障碍是人格特征显著偏离正常，使患者形成了特有的行为模式，通常表现在情感、警觉性、感知和思维方式明显与众不同。这类患者就医时，检查结果往往与主诉不符，对缺陷的描述过分夸大，在医患沟通中优柔寡断、疑虑重重，对治疗过程和效果有过多的挑剔，高度敏感，或伴有精神创伤史。这种心理状态与因缺乏知识而要求过分者不同，需要与精神科医生、心理科医生合作，进行必需的心理治疗或精神治疗，待症状改善后方可实施手术或直接拒绝手术。

心理表现 口腔颌面部的轮廓、形态和特征是人体美的聚集点，集中了多个暴露性的容貌性器官，任何缺陷、缺损或畸形都比身体其他部位敏感，对人心理健康的影响也更为突出。

口腔颌面外科美容心理 口腔颌面部软组织和颌骨发育异常，因外伤、肿瘤、炎症所致的获得性畸形，通常需要外科手术予以治疗。这既要用外科手术恢复其解剖形态和生理功能，又要以美学原则为指导，以期提高容貌美的效果。①术前心理反应：求治心切和疑虑是术前的普遍心态，患者常因容貌的缺陷、畸形或外伤受到议论而迫切要求尽快治疗。会不厌其烦地询问是否痛苦、疗程长短、术后效果、是否有反复等。此时，医患之间的信任和充分沟通是手术成功的基础，应让患者参与制订手术方案，并对术中和术后可能出现的问题做详细解释。②术后情绪反应：普通外科手术结束后患者有因解除疾病而轻松愉快的感觉，美容外科手术则不然，不少患者在术后1周内，由于还不能确定术后容貌究竟如何，常伴有焦虑、忧心忡忡的情绪。不过，这段时间是短暂的，作为医生应对此有充分认识和理解。此外，美容手术同其他手术一样，都会有不同程度的组织水肿等，尤其像下颌角截骨磨削术、颧骨过突矫正术等改变脸型的纯美容手术，由于面部血运丰富，组织反应会更明显。美容手术后的患者即使认定手术是成功的，也会因容貌发生突然改变而产生一段情绪恍惚的特殊心理过程，即丧失反应，如果医生在术前缺乏对患者的心理支持，这种丧失反应就越明显。

口腔正畸美容心理 口腔正畸是通过对牙的三维方向的移动，矫正牙、牙列、咬合及颌骨发育的畸形，尽可能地改善和美化个体的美学特征。这是患者内心的渴求，也是口腔正畸的主要目标之一。①乳牙期：此时患儿幼小，尚无审美意识，家长的态度决定了孩子能否及时治疗。对前牙反𬌗、后牙反𬌗、开𬌗、严重深覆𬌗等，早期矫治是必要的。②替牙期：即6～12岁，乳牙和恒牙处于替换状态，此时情况复杂、判断难，主要矫治颌骨发育异常和妨碍生长发育的错位牙。这个年龄段的孩子已具备爱美之心，但面临学习压力，是否能坚持矫正取决于家长态度。③恒牙期：12～18岁，牙、颌、面畸形已经明确，患者处于青春生长高峰期，是最有利的矫治时期。此时患者的心理发育趋于成熟，爱美欲望较强烈，对容貌的美丑开始敏感，同时也会受到同学中矫治者的影响，具有明显求治心理，与医生的配合也会相当默契。此时各种错𬌗畸形均应得到积极矫治。④成人正畸：传统意义上的正畸治疗范围得到极大的扩展，为成年人追求容貌美带来福音。成人正畸患者具有治疗主动、迫切、配合好的优势，但是由于牙移动和骨性改建速度较儿童缓慢，所需时间相对较长；有些患者因对金属矫治器美观上的排斥，多选择隐形矫治器、半隐形矫治器和舌侧保持器。对于错过所谓黄金矫治期的成人正畸患者，有的患者则选用修复性正畸，即制作全瓷冠（俗称美容冠）来快速地改变个别牙的错位。

口腔修复美容心理 修复体作为患者口腔内的人工器官，恢复了口腔形态和功能，对容貌美的衬托是十分奏效的。从美学角度就诊的患者越来越多，其心理状态和审美动机与许多因素有关，针对不同心理类型采取相应的处理方法，有助于提高修复质量。①前牙缺损或缺失：前牙，开唇即现，如有缺损或缺失，患者往往不愿启齿说话，会伴有不同程度的心理负担，一般都会主动就诊。随着生活水平的提高，在义齿种类上多选择二氧化锆、铸瓷等材料的固定修复方法，其形态、色泽、生物相容性等性能优良，有以假乱真的美学效果，而且不会导致日后龈缘变色，也不会影响磁共振等检查。经济承受力较差的患者多选择隐蔽性好、无金属卡环的弹性义齿。附有金属基托的活动义齿则用于缺牙较多的患者。②全口牙列缺失：多见于中老年人，由于唇颊部缺少牙的支撑而内陷，面下 1/3 距离变短，下颌前伸，口周皱纹增多，面部显得苍老。这类患者一般都有制作全口义齿恢复咀嚼功能和面容美观的要求。老年人口腔黏膜和颜面软组织的弹性较差，韧性减少，对人工义齿的适应性降低，给取模、颌位关系确定及试戴都带来不便。此外，老年人思维退化，有的还伴有听力障碍，给医患沟通带来困难。因此医生更要真诚地同情和关心老年患者，制作高质量的全口义齿，以满足其对功能和美观的双重心理需要。

（吴尚龙）

kǒuqiāng hémiàn jiégòuměi

口腔颌面结构美 （oral and maxillofacial structural esthetics）

研究口腔颌面部各器官及其相互关系的美学参数和结构特点的美学理论。口腔颌面部是美容医学的基础和核心。面部由不同大小、不同形状的器官组合而成，其匀称协调、极尽微妙与完美、且变化无穷。

颌面美学参数 包括以下几种参数。

头骨的美学参数 头骨在颜面轮廓审美和头形审美中具有重要意义。由头骨和头部肌肉组成的头颅，可以概括为 4 块几何形状：①前额连接着头顶骨呈方形。②对称的颧骨呈扁长方形。③由上下颌骨和口部周围肌肉形成一个竖立的圆锥体。④下颌骨呈马蹄形。这 4 块几何形体彼此穿插、衔接，形成头部的立体关系和结构上的均衡，这是观察和塑造人体头面部特征的重要依据。颅面骨的形态是构成人容貌的框架和基础，尤其是颌骨的发育形态，不但影响面型，也制约着牙体、牙弓的形态和咬合关系。上颌骨被称为容貌结构的"钥匙"。

头部的骨骼结构，除了穹顶式的头盖骨支配头的上部外，控制头的中部和下部的还有 3 个关键结构：突出的颧骨、上颌骨和下颌骨。这 4 部分结构总是凸出来的，并因此确定整个头面部大体相貌。因此，头部骨骼特征可以用"4 个弓形"刻画出来：第一弓形在眉处环绕面部，并随前额突出来，这是眉弓形；第二弓形从一侧外耳孔到另一侧外耳孔环绕面部，顺着脸侧的颧突移动，滑入脸部正面的颧骨上，这是颧弓形；第三弓形是上颌弓形；第四弓形是下颌弓形。我们还可以从这四个弓形的半径，即弓弧线段的长短中找出规律：颧弓形>眉弓形>下颌弓形>上颌弓形。如果 4 个弓形结构紊乱，则视为不美或畸形。因此，个性的特征和相貌是建立在弓形间的相互关系和弓形内部变化的基础上的。

眉的美学参数 眉位于上睑与额之间的眶上缘，呈弧形。眉能阻挡由额头流下的雨水、汗滴和飘落的灰尘，避免浸渍眼球。皱眉动作可以遮蔽部分向眼射来的强光，起着保护眼睛的作用。男性的眉较粗密，"剑眉"体现阳刚；女性的眉较细疏，"柳眉"是女性的美型眉。眉毛的内 1/3 与眼水平线呈 70°～80°，中外侧为 10°～30°。

眼的美学参数 外界的感觉信息有 90% 通过眼睛而获得，眼睛也是表情器官，其微妙的变化可表达各种心情、个性和品行。眼裂的长度、宽度、倾斜度及单睑、眼袋等都会影响人的容貌。一般眼裂宽度为 30～34mm，内眦间距为 30～36mm，眼裂上下径 10～12mm，角膜直径 12～14mm，角膜露出率 50%～80%。睫毛排列呈半弧形，能显示眼睛的轮廓，增添眼睛的神韵。睫毛为黑色，微微上翘为美。

鼻的美学参数 与鼻部美容整形有关的结构主要是外鼻。外鼻长为颜面的 1/3，其左右对称性和轮廓形态很大程度上决定着面部的均衡。外鼻分为三类五型：三类是向上、水平、向下，五型是波状型、钩状型、直线型、凹曲型和凸曲型，国人以水平直线型和水平凹曲型多见。鼻长一般为 60～75mm，鼻宽相当于鼻长的 70%。鼻高度、鼻面角、鼻唇角、额鼻角对面部的美观影响较大。鼻尖正常形态为半球形，其曲率半径为 8～12mm。

鼻上端有眉、眼，下端通过人中与口唇相连，左右与颧颊毗邻，鼻翼由鼻唇沟维系，因此鼻在面部起着承上启下、联系左右的作用。从额至鼻连接的纵线，与鼻根至耳孔的横线相交成直角，是外鼻在面部的基本定位，如果违反这个定位，人的面部轮廓乃至整个容貌就会受到破坏。

唇的美学参数 口唇在容貌美学中的优势首先是色彩。由于唇的移行部红唇皮肤极薄，没有角质层和色素，所以能透过血液的颜色；加之该处血运丰富，表现为色彩红润、敏感而显眼。口唇是面部器官中活动能力最大的软组织结构，由于它与面部表情肌密切相连的特点，使口唇不仅具有说话、进食、呕吐、吸气、吹气、亲吻和辅助吞咽等功能，而且具有高度特化的表情功能。上唇正中有一条纵形线沟——人中，是人类特有的结构。

口角位置相当于两眼平视时瞳孔中点向下延伸的垂线上，在上颌尖牙和第一前磨牙之间。口唇自然放松时，一般外露上颌切牙 1～2mm，微笑时可暴露牙冠的 1/4～1/2，大笑时可显露上颌牙龈。男性唇高一般为 20～26mm，女性唇高一般为 18～22mm。唇高：口裂至颏唇沟：颏唇沟至颏底＝1：1：1，这一关系参数广泛应用于颌面美容外科领域。从正面观，上唇太长、太厚，无弓形曲线，缺乏红唇结节；从侧面观，下唇突出于上唇，这些都是口唇美容手术的适应证。

颏的美学参数 一个微微突出、上翘的颏，是美丽面容的主要标志之一，颏能体现年龄，显示力量；甚至可以把颏的形态及突度与人的个性特征相联系：后

缩的、发育不足的颏象征胆怯、优柔寡断；而发育良好的颏象征勇敢、果断和刚毅。微微前突的颏被称为"现代人类美容特征"。颏的位置在面部软组织侧貌的美学研究中，成为评价正畸效果的指标之一。在面下 1/3 范围，上唇高（鼻底到口裂）与下唇颏高（口裂至颏底）的比例关系为1：2。颏微向前突，接近从鼻根点至眶耳平面的垂线。

颊的美学参数 颊位于鼻唇沟外侧区域，上界颧弓，下界下颌骨下缘，前界鼻唇沟，后界咀嚼肌前缘。面颊在医学中的地位已为人们所共知，然而在评价人的相貌时，最易忽略的就是颊部。其美学意义：①参与面部表情功能，协助口唇表达笑意。②辅助语言、吸吮及咀嚼功能。③面颊形态及丰满度在很大程度上决定着面型的优劣。④颊部活动能为微笑平添魅力。在颊部相当于笑肌的位置，即外眼角向下垂线与口角水平线的相交处，有些人有笑窝出现，能让女性显现美感，这个相交点就是笑窝成形手术的参考依据。

耳的美学参数 耳由外耳、中耳、内耳构成，影响美容的主要是外耳，耳郭形态最为重要。耳郭的功能不仅仅限于收集声波、配戴眼镜和穿戴耳饰，中医临床把耳郭作为视诊和针刺治疗的部位。耳郭位于头颅两侧，左右对称，与颅侧壁构成30°角。一般耳长 62～65mm，耳宽 30～33mm。耳长轴与鼻背基本平行，外耳上缘位于眉水平，下缘与鼻小柱基底连线平行。耳郭的美学特点在人体差异性较大，即使同一人左右亦不完全一致。轻度差异不会引起观者的注意，因为人们不可能同时对比地观察双耳，而且非

对称率在 10% 内肉眼不宜察觉。已有统计学资料证实一个论点——没有标准耳存在。因此，耳的美学意义与颜面部其他结构比较，相对次之。

牙的美学参数 牙的形态、颜色及排列很大程度上会影响面容美观。根据牙形几何学说，上颌前牙唇面外形的倒立与人的面型接近。前牙冠长与冠宽之比，接近黄金分割比值。正视一个人微笑时露出的牙列，由于牙弓转位对牙体的部分遮盖，从中线开始，每颗牙都是前面那个牙近远中径的60%，或者说接近黄金律0.618比，这个微笑会给人以愉悦的美感。在自然光线下，前牙唇面可分为高光区、透明区、辅光区、动感区，从而全方位地体现牙的美学价值。

眉、眼、鼻相互关系的美学参数 用 3 条审美线可定位眉、眼、鼻的相互关系。A 线：眉头与鼻翼外缘的连线是一条垂直向下的直线。B 线：平视时，眉峰、瞳孔外缘和鼻翼外缘是一条斜向外方的直线。C 线：眉梢、眼外眦点和鼻翼外缘也是一条斜向外上方的直线，其斜度比 B 线稍大。这 3 条审美线可为颜面美容外科手术设计与评价提供重要参考。

鼻、唇、颏相互关系的美学参数 鼻、唇、颏相互关系中存在两个审美平面，是评价侧貌美丑的重要参数。①立克次（Ricketts）审美平面：将鼻尖点和颏前点设一假想平面，正常验成人上唇离开此平面的距离，男性为0.4mm，女性为 0.6mm；下唇距此平面的距离，男性为 1.8mm，女性为 0.9mm。②斯坦纳（Steiner）审美平面：鼻尖部至上唇的 S 形中点和颏前点设一假想平面，正常验时成人正好接触上下唇最

突点。

眼、鼻、口、颏相互关系的美学参数 ①口角的位置相当于两眼平视时瞳孔中点向下延伸的垂线上，这对口唇美容术和唇裂修复术有指导意义。②瞳孔与口角的距离等于鼻底至颏底的距离，这是确定全口义齿面下1/3高度（垂直距离）的重要参考。

眉、牙相互关系的美学参数 正常𬌗牙列的咬合面并非平面。从下颌尖牙到最后磨牙的所有颊尖连线成一曲线，形成曲度，这个曲度紧贴以眉间点为中心、10.16cm为半径的球面，上下颌的𬌗面曲度相互吻合。此参数为全口义齿排牙的重要参数。

眼、牙相互关系的美学参数 ①上颌6个前牙总宽度∶瞳孔间距∶外眦间距＝1∶$\sqrt{2}$∶2。②单眼虹膜宽度∶上颌两个中切牙宽度∶上颌6颗前牙总宽度＝1∶$\sqrt{2}$∶4。因此，临床上常采用外眦间距÷2的商数或虹膜宽度×4的积数，作为选择人工牙大小的依据，方法简单易行。

颌面美特点 包括以下几点。

"三停"规律 ①大"三停"：发缘点至眉间点、眉间点至鼻下点、鼻下点至颏下点，将颜面分为3个基本相等的部分。这是根据比较稳定的表面解剖标志而定的，因此在临床应用时须有一定的条件保证。例如面上部要依靠头发的完整性，面下部要依靠牙列的完整性。②小"三停"：即面下部的"三停"。鼻底至口裂点、口裂点至颏上点（颏唇沟正中点）、颏上点至颏下点，将面下1/3区域又分为3个基本相等的部分。③侧面"三停"：以耳屏中点为圆心，耳屏中点到鼻尖的距离为半径，向前画圆弧。此法可以一目了然地观察人的侧貌形态。

美貌的人，其发缘点、鼻尖点、颏前点均与圆的轨迹吻合。还可观察颏的前伸后退位置，颏最突点恰好落在圆弧上，称为美容颏，又可较精确地判断鼻背线的高低曲直。

颜面对称形式 与"和谐"相比较，"对称"是较低层次的审美标准，在某种情况下，虽具有对称特征，但同样有缺陷，也使容貌不美，如对称性单睑、对称性眼袋、对称性鼻翼肥大、对称下颌骨发育不足的面容等。然而对称性作为口腔颌面美观的特征之一，大多数情况下仍以对称性为美。

镜像对称 对称双侧具有高度的一致性，犹如镜面中反射出的物像与现实的物体完全相同。人类的容貌构造，双眉、双眼、双耳、口唇、外鼻等均是对称的。容貌镜像对称的破坏，在很大程度上会破坏人体美，如一侧眉高一侧眉低、两眼裂大小不等、双耳形态不一、鼻梁明显偏斜等，均为人体缺陷，其根本问题在于失去平衡。

点状对称 这是对称的另一种形式，如英文字母S、Z、N显示的曲线，几何学中的正弦曲线，以及自然放射状曲线均为点状对称，同样会给人一种平衡感。容貌结构中前额、眼睑、口唇周围就存在着这类放射性线条。

非对称率 所谓对称性，是一个相对的概念。世界上没有一个人的容貌是绝对对称的，问题在于客观存在的大量微小的不对称，往往不会被人目测判断而发现。非对称率的公式 $Q = \dfrac{G-K}{G} \times 100\%$

注：Q：非对称率，G：左右结构或等高纹距离中线的较大值，K：左右结构或等高纹距离中线的

最小值。

对称率＝1−非对称率（%）。

颜面不对称的原因：①胎儿在子宫内发育阶段受压。②后天发育不协调。③牙萌出异常。④咀嚼习惯及表情肌的作用异常。⑤先天遗传因素。⑥覆盖于骨骼的软组织厚薄不均匀。不对称畸形的判断往往需要定量参数，以便把视觉不易分辨的不对称排除在外。

（孙少宣）

kǒuqiāng shìjuéměi

口腔视觉美（visual esthetics in stomatology） 将视觉理论及其规律移植于口腔医学临床实践的美学理论。在口腔医疗的实际工作中，尽管医生费尽心机、一丝不苟，严格按专业要求完成技术操作，但由于缺乏基本的视觉知识和技巧上的指导，治疗结果总达不到理想的视觉效果。提高口腔科医生的视觉敏锐力，科学地利用视觉原理，是口腔美学的一个重要内容。口腔视觉美学包括以下特点。

视觉直觉 人看到某个物体时，头脑立即会得出一个最简单的印象与事物相匹配，这就是人类视觉中最基本的直觉原理。根据视觉直觉原理，医生对人工牙选择的"第一印象"比较准确。为人工牙选色时，最好在牙体预备前进行，即医生未感到视疲劳时进行。

图-底关系 眼睛看到的三度幻觉空间的中心，称为视觉中心。图-底关系中的"图"，就是指在视域中那些从背景中突出来的构成视觉中心的形，视觉中心以外的形则留在背景中作为"底"。至于究竟哪些形构成图，哪些形构成底，一方面取决于外部事物的结构特征，另一方面取决于观察

者的视觉判断力。对口腔颌面部的观察，同样遵循图-底关系原理。当你观察一个人的微笑时，唇齿成了主体形象，整张脸退后做了背景；再深入观察，前牙或口腔黑暗空间便成为"图"，而整个微笑又后退成了"底"。同时牙、牙列和口腔黑暗空间又互为图-底关系。这里所说的黑暗空间即负性空间，是牙列后面的黑色间隙，在微笑构成中有着不可取代的地位。有人在画微笑时并不逐一画出牙的形状，而是画出不同形状的暗色带，以反衬出牙的形状和个性。正确而合理地处理好牙的负性空间，将会给美容牙科增添各种奇妙的美学效果。根据图-底关系原理，国外牙医学院开设美学技能实验课，用来训练学生的视觉辨别力和目测准确性。

参照环境 物体所处的环境，对它带给人的大小感觉有很重要的作用。就色彩而言，也存在着参照环境的学问，上、下、左、右的环境是色彩感觉中重要的参考框架。在牙科医疗中，周围的背景不同，颜色的视觉评定也不同。患者的肤色、口红、面部化妆、治疗巾色彩、医患服装，甚至诊所墙壁颜色、有色光源等，都直接影响着比色的准确性，所以医生不应局限于修复牙的"本色"上，还要考虑整个环境。

后像作用 对黑色的图案看较长时间（60秒以上），然后移开视线再迅速看白纸空白处，会发现有一个与图案同样的但呈白色的图形。它的出现是在真正的视线接触以后留下的印象，称后像作用，又称后像效应。在色彩视觉中同样存在这种现象，只不过出现的是此刺激消失后感官上的补色而已，这一现象产生的原因是成像细胞在回复原来状态时

的延续。这一原理提示口腔医生，比色时间不宜太长，否则会影响比色效果。

边界对比 当两个以上的色带接近时，其相邻的边缘颜色发生变化的现象。规律是与深色带相邻的边缘显得明亮，与淡色带相邻的边缘显得黯淡，而且看的时间越长，这种作用越明显。同样，口腔中黄白色的牙与红色的牙龈及口周组织接触相邻，也会产生这种现象。所以无论用什么材料做桩冠、全冠修复时，牙颈部近龈处应使用暗黄色的材料，以补偿边界对比引起的色变感觉。

轮廓对比 在一张白纸上画两个同样的圆，在其中一个圆的外边画上一圈窄的阴影，二者对比之下，即不难发现四周有阴影的圆显得特别突出。这种视觉幻觉在几千年前的东方绘画和陶器上就有发现，用来加强物体的明亮度十分奏效。这一原理的临床应用：①利用这种"白显近，黑显远"原理，可适当改变人工牙排列位置的视觉效果，即选择稍白的人工牙或烤瓷冠，可使牙显得前移；反之选择稍暗人工牙或烤瓷冠，可使牙显得后缩。②利用"白显大、黑显小"原理，可适当改变人工牙大小的视觉效果，即要使牙变"窄"，选择稍暗的人工牙；要使牙变"宽"，选择稍白的人工牙。巧妙地利用这种规律可适当改变牙的视觉位置和视觉形状，从而有意识地去纠正别的方法无法完成的人工牙在排列和色彩上的缺陷。

视错觉 又称视觉差，其产生的原因非常复杂，有审视时的特殊心理因素；有眼睛生理结构的因素，如眼球的运动，感官信息和输入信息的相互矛盾；还有按正常视觉习惯判断而忽视了特

定条件下的"逆反规律"，以及当前知觉与过去经验的矛盾和思维推理上的错误等。视错觉千变万化，但万变不离其宗，可归纳为形象错觉和色彩错觉两大类。前者包括面积大小、角度大小、长短、远近、分割、宽窄、高低、位移、对比、残像、幻觉等；后者包括色的对比和大小、色的温度、重量、距离、光渗和色的疲劳错觉等，如白色给人以扩散感，黑色有收缩感；同样大小的白色物体感觉似乎大些，黑色物体感觉小些；暖色有扩大、前移的感觉，而冷色有缩小、后退、远离的感觉。多年来，人们对视错觉的评价有褒有贬，因为视错觉能歪曲形象而造成差错或事故，这是有害的一面；但从另一方面看，若善于认识和掌握视错觉的规律并加以矫正和利用，反而会收到意想不到的效果。矫正，就是克服错觉来达到预期目的；利用，就是"将错就错"，甚至将其加以夸张。

义齿的美，在医生、技工和患者的视觉中产生，视觉具有思维的本领，也同时存在视错觉的欺骗性。因此，口腔科医生可以有意识地利用视错觉原理，结合自己的审美经验，来掩盖修复体的人工痕迹，达到逼真的效果。对缺隙过大的前牙，在进行活动修复或固定修复时，若按常规方法处理，不仅使过宽的牙冠与同名牙不协调，更重要的是破坏了前牙造型所特有的长宽比例"黄金分割美"。根据立体物因受光多少的不同可造成视觉上大小差异的原理，采用修钝轴面角、加大唇面突度的方法，利用光渗现象增加折光度，即缩小正面受光面积，使唇面中部的亮面减小，近远中暗面增加，从而造成形象错

觉，使人感觉该牙并不太宽。另外，由于眼外肌解剖生理特点，同样长的线，竖线使人感觉长，横线感觉短，因此在过宽的切牙唇面将纵形发育沟适当加深，使其明显，能让人感觉该牙变窄。反之，修复缺隙窄的前牙时，应该让唇面平坦、光滑、减小暗面，并适当增加颈缘的弧形发育沟。对于𬌗龈径短的前牙间隙，在唇面颈部突度上做一相应调整，也可达到"骗人"的视觉效果。上述原理可以在光固化树脂和烤瓷冠修复前牙形态中得到广泛应用，即利用视错觉使牙体变"阔"、变"窄"、变"长"、变"短"。

视觉平衡 是前牙修复的重要原则。所谓视觉平衡就是支点两侧视觉重量的平衡，而视觉重量又不同于一般物体的实际"称重"，它与心理感受程度成正比。视觉重量有以下特点：动的比静的重；在淡色背景上，深色比浅色重，而在深色背景上，淡色比深色重；离支点（画面中心）距离远的比离支点距离近的重。将上下唇画入一个长方形中，长方形的对角线之交点为画面中心，即视觉支点，它重叠于两个中切牙的对称轴。正常𬌗成人左右两个上颌中切牙形态、大小一致，显现视觉平衡。如某侧视觉重量大于对侧，会导致口腔前庭出现旋转感，这种不稳定趋势易造成视觉的不悦，影响审美效果。

性别视觉 ①性别特征在前牙上的视觉特点，可在牙的轮廓线上表现出来。男性应选用方型中切牙，女性应选择圆曲型中切牙。社会上较普遍的观念是希望男性是刚强、有力的化身，而希望女性是温柔、娴静的代名词。从线条的"性格"来看，曲线的"速度"比直线的"速度"慢，

具有和缓的"流动感"；同时圆缓角表明邻面与切缘的连线是连续的，没有交点，不形成视线的停滞，具有缓延柔和之感。因此，曲线和圆缓角的这种类似的感觉，易与女性的性格特征相联系。与曲线相比，直线有迅猛、急促之感，尖锐角可看作是两直线相交的结果，让人的视线迅速地由两条直线过渡到两线之交点，并造成视线在两直线（近、远中边线与切缘线）交点（切角点）处产生"视觉停顿"，有骤起骤止的感觉，这种富有快节奏的心理感受与男性的性格特征相吻合。②性别特征还可表现在排牙方面。一侧中切牙牙颈部稍向舌侧，另一侧稍向唇侧，显得自然优雅，适用于女性；两侧中切牙远中面向唇侧扭转呈轻微外翻，感觉强而有力，适用于男性。侧切牙小而不明显，与中切牙部分重叠或近中向唇侧扭转，能展现女性魅力；相反，近中面向舌侧扭转，则显男性气概。

性格视觉 牙型应与人的性格相协调。要体现一个人性格的视觉特点，实现义齿的个性化，确非易事。4型性格体现义齿形态，可供临床参考：①温柔娴静型以"柔"为特点。切牙切缘较圆滑，不可有锐角或钝角，近远中面的线条宜柔和，唇面突度呈圆弧状，切缘微向内缩，整个视觉感受以贝壳状圆形为宜。②折冲沙场型以"刚""猛"为特点。切牙应呈方形或方尖形，远中切角和近中切角呈锐角或直角，切缘平整锐利，唇侧丰隆，由牙颈部到切缘有明显角度的转折点，近远中面呈直线。③温文儒雅型以"柔""猛"相间为特点。切牙的外形不要有太多的直线、锐角，切缘的远中角不要太锋锐，

唇面丰隆不宜太直。④慈祥和蔼型。主要表现出老年人牙变化的特征，体现老人慈祥、庄重的性格特点，一般以温文儒雅型的特征选出人工牙，再将其近远中触点磨改成面的接触，由牙颈部到近远中两边修成尖形，在切端修出磨耗的痕迹。

年龄视觉 随着年龄的增长，釉质因磨耗而变薄，并产生细微的裂纹，继而由于染色物的存积使裂纹成为有色的细纹。由于人工牙制作技术的发展，目前已能生产具有裂纹和色斑的义齿，修复后令人真假难辨。对老年人行义齿修复时，不妨采用这种体现年龄视觉特征的"老龄义齿"。切嵴与牙尖虽然并不构成一条实线，然而大脑的近似和简化功能将这些点虚构成有一定强度的线条和形态，进而使人产生线条协调或冲突的心理效应。下唇缘线又称微笑线，人们在微笑时口角上提，使下唇缘线由前向后逐渐提高。年龄的视觉体现主要从切缘的人工磨耗和微笑时下唇缘线形态去研究。随着年龄的增长，切缘磨损应在人工牙上体现出来，能给人视觉上的真实感和老年面容的协调感。在一个美的微笑中，上颌4个切牙切缘形成的曲线应与下唇缘线基本吻合，而下唇缘线弧度随年龄增长和面部表情肌张力的下降而逐渐变小，即青年人的下唇缘线弯曲程度大，老年人渐趋平直，所以应使中切牙和侧切牙切缘至𬌗平面的距离（一般为1mm）符合患者年龄特征。此外，特意磨改个别人工牙（前磨牙）呈牙颈部楔状缺损状，或增加临床牙冠长度，以显示牙龈萎缩，也是表现年龄的手法。年龄的视觉体现不能千篇一律地应用，因为人的生理年龄与心理年龄往

往存在差距，有些老年人希望通过义齿修复来保持自己年轻时的形象和个性，因此临床应用时应征求患者本人意见。

（孙少宣）

kǒuqiāng sècǎi měi

口腔色彩美（color esthetics in stomatology）

将色彩学理论、原理及其规律移植于口腔医学临床实践的美学理论。色彩研究是口腔医学不可或缺的部分，如果修复体颜色出现偏差或不匹配，即使很轻微，这个失误也会一目了然。色彩具有个体差异的情绪特征，它有赖于人的内心和情感感受，有高度的主观性。人们识别色彩的过程不仅受物理因素（光线、背景）的影响，观察者的生理因素（双眼视觉差、视疲劳、年龄）也影响对色彩的解读。

色彩美学基本概念 包括以下几点。

色彩表达 将修复体与天然牙匹配时，会发现颜色是多维的，包括明度、色相、彩度，除此之外，还有半透性因素。①明度又称亮度，指色彩的明暗程度，即人眼对物体的明亮感觉，由彩色物体表面的光反射率决定的。光反射率越高，明度越高，看上去越感明亮。②色相又称色调，不同波长光谱的辐射在视觉上表现为各种色别，它是彩色彼此相互区别的基本特征，用于描述牙或修复体的颜色。③彩度又称饱和度，指彩色的纯净程度。可见光谱的各种单色光是最饱和的色彩。④半透性：所有的光线透射定义为透明；而光线被反射或吸收定义为不透明，半透性介于两者之间。天然牙的切端就是半透性，半透性的误差会极大影响修复体的自然美观。

颜色匹配 将两种颜色调节到视觉上相同或相等的方法，强调人工牙的颜色尽量与天然牙颜色相近或相同，就涉及颜色匹配的许多学问。临床上多通过加法混色或减法混色来改变色彩的明度、色相和彩度这 3 种特征，达到匹配的要求。①互补色：混合后能产生白色或灰色的两种颜色为互补色，如红与绿、蓝与黄等。对变色牙行烤瓷修复时，利用互补色原理，使患牙成为中性的灰色，可避免使用遮色剂，从而保证修复体的半透性，使修复后的牙逼真美观。②混合色：两种非互补色混合后得到的即混合色。这两种颜色量的比例，决定了混合色的色相，两色在"色环"上的距离，决定其彩度；两色明度之和，又决定了混合色的明度。根据这一原理，在烤瓷牙修复中可调制成各种颜色，以满足临床需要。

一个能描述所有口腔内牙颜色的系统需要 800 种颜色，而且存在着人种、地区、性别、年龄、牙位，甚至同一牙不同部位上的许多差异，了解牙科色彩学基础知识，有助于医生和技工对牙颜色的识别、度量、理解、交流和复制。

天然牙色彩美学特点 包括以下几点。

天然牙组织学特征 ①牙釉质：牙釉质无色，半透明，具有蓝宝石的光学特点。牙釉质调节牙的明度，亦影响牙的品质，其厚度和颜色决定如何吸收、反射和折射来自牙本质的光。切 1/3 牙釉质较厚，因而更透明，中 1/3 变薄，颈 1/3 更薄，更易透出牙本质色。如在牙釉质基质形成期摄入过量氟，会产生牙釉质发育不全；而成熟期钙摄入量不足，则导致牙釉质钙化不全，这些均会影响甚至破坏牙釉质的透明度。

②牙本质：牙本质决定了牙颜色的基调。牙本质的本色色谱较窄，多为黄色、浅棕色或深棕色。牙本质复杂的结构可致入射光线的散射，因而赋予牙本质一定的不透明性。继发性牙本质呈鲜艳的黄色或透明的灰色，不规则继发性牙本质常会有黑色斑块出现。牙本质在形成时如摄入过多四环素，则形成低明度的黄色、橙黄色或棕色的四环素牙。③牙骨质：牙骨质是环绕牙根部的薄层钙化组织，呈暗黄色。④牙髓：牙髓占据整个牙髓腔，随着年龄的增长，髓腔逐渐变小，为修复体的牙体制备提供必需的美学空间。

天然牙形态对色彩的影响 ①牙的形状、大小、排列和其表面结构，均会影响个别牙和整个牙列的光学效果，而牙颜色又可反向影响牙的整体视觉。②近远中向观察上前牙时，会发现许多规则的嵴、沟和一些不规则的表面结构；切向观察也有一些水平的凸起、沟和凹陷；而唇舌向观察时，可见不规则的切端或整齐的切缘。所有这些，均会产生独特的光的反射效果，即自然、生动的形态学和光学效果。当牙表面非常光滑时，由于反射光均匀，牙就显得特别明亮。③切牙唇面近中和远中均有垂直的凹陷。尖圆形牙的远中凹陷较宽；方圆形牙因中部有一明显凸起嵴，嵴的近远中各有一条较窄和不明显的沟；卵圆形牙中央嵴很明显。中切牙在牙列中的位置、大小和颜色决定了它是微笑的视觉中心，认真处理好其形态和颜色间的关系，可以保证双重的美学效果。

天然牙荧光效应 荧光是一种发光形式，天然牙可以发出蓝白色的荧光，其荧光物质是羟基磷灰石矿物质复合物和有机物基质，当这些物质吸收能量以后，经过百万分之一秒的延迟，能释放出一种较长波长的能量，当刺激消失后，荧光随即消失。天然牙的这种特殊效应，使其栩栩如生，人们无论怎样雕刻人工牙形态和再现纹理，无论如何提高着色技术，人工牙和天然牙之间还是存在差别，但减少这种差别是口腔美学研究的内容。鉴于天然牙的荧光效应，临床上应该采取荧光比色，以尽可能地矫正比色误差。

天然牙色彩变化规律 ①种族差异：黄种人比白种人的牙冠颜色分布略窄，色较浅。②性别差异：女性比男性牙明度为高，而彩度较淡，色相更偏黄。③年龄差异：牙色彩的增龄性变化主要表现在透明度降低，颜色加重。其原因首先是牙本质通透性的变化，其次是牙本质细胞萎缩，细胞突起消失而高度矿化。此外，切端进行性磨损，各种色素侵入牙本质内，亦导致颜色的变化。伴随着年龄的增长，牙从年轻人的白色，过渡到中年人的黄色，再过渡到老年人的偏红色。随着这些变化，牙的明度减少，牙龈逐渐萎缩，修复设计时应注意冠根交界处的色彩和形态特点。④牙位差异：就明度而言，中切牙最大，侧切牙次之，再次是尖牙。从彩度上看，尖牙最大，中切牙和侧切牙接近。从色相上比较，中切牙比侧切牙和尖牙更偏黄。上下前牙比较，上前牙偏黄，下前牙稍白。⑤左右差异：左右同名牙没有色差已成定论，因此对某侧缺失牙修复时，必须参照对侧同名牙比色选色。⑥部位差异：从明度上看，牙中部最大，龈端和切端相近。彩度方面，牙颈部最大，其次是中部，切端因半透明增加，彩度最低。色相上，切端和中部偏黄，颈部因受牙龈影响而偏红黄色。由于切端和颈部均易受周围影响，因此牙体中部的颜色最具代表性。⑦牙髓活力差异：活髓牙半透明程度明显，明度高于死髓牙，而死髓牙彩度大，色相偏于红黄。天然牙切端1/3的色彩变化十分重要，因为言语、微笑时，牙的切1/3会自然暴露。中1/3色彩变化，实际上是连接颈1/3和切1/3色彩的桥梁色带，起着过渡色彩的作用，任何年龄都有这种变化。

色彩美学临床应用 包括以下方面。

天然牙测试 ①目视法：是现今临床上普遍采用的方法，简单易行。根据孟塞尔颜色系列的顺序，制作若干色卡，再与牙色比较，用肉眼观察，以确定牙的色相、明度和彩度等。这一方法有利于综合全部信息，做出正确判断。目视法辨别颜色的过程：物体－人眼－大脑，即外界光刺激－色感觉－色知觉。色知觉度量较为复杂，受视觉适应性、年龄、身体状况和眼的光谱响应差异等诸多因素的影响，因此具有一定的主观性。②仪器法：利用分光色差计、分光光度计等仪器测定牙颜色，可避免主观性。但牙的唇面并不平坦且面积小，加上牙各部位颜色有差异，因而给仪器测试带来一定困难。已发明适用于口内操作的光导纤维分光光度计来测试牙冠颜色，更为精确。

比色法 包括以下几点。

注意事项 ①调整椅位：使患者的口唇与医生的眼睛在同一水平，距离以30～40cm为宜，视觉方向与牙面成45°。②选择光源：尽量选择自然光源，以日出后3小时和日落前3小时北侧窗户的自然光最佳，如达不到此要求，可代之以 D_{65} 光源。③背景颜色：为排除或减少比色环境中其他物体对光的反射而影响比色，以中性色绿色为背景色比较理想。④选色时机：临床上不少医生备牙后才选色，这样不妥，因备牙后眼睛易疲劳，影响选色效果，故宜在牙体制备前选色。⑤比色时间：比色宜迅速，不宜超过5秒，且第一印象更重要。比色前，有条件者应先凝视一下蓝色卡片或绿色治疗巾，可提高眼睛对牙颜色的敏感性。

影响因素 ①口唇颜色的影响：口唇较红润，但并非纯红，常带有棕色或略带紫色，而经过化妆后，口唇常呈鲜红色。由于口唇与义齿直接相邻，在视觉上形成色泽的对比，义齿的颜色和口唇颜色通过光互相影响，使义齿多少带上口唇的颜色。红和黄混合得橙，红和白混合为粉红，这种现象在唇和义齿相交接处产生。如果口唇非常鲜红且有光泽，为配合口唇在面部视觉中的地位，可选择偏黄的人工牙，义齿的黄色在鲜艳的口唇影响下偏橙色，视网膜对此色的敏感性较强，故能产生鲜明的印象，使明度相对增大，并且由于义齿的黄白极富调和性而产生美感。②口唇厚度的影响：义齿的明度不仅受材料性质及义齿表面光洁度的影响，而且也受光线的影响，入射光越强，义齿反射光也越强，其明度也就越大。口唇较厚者常由于口唇遮掩光线，使义齿表面光的入射量下降，义齿明度自然偏暗。为弥补这一不足，可选择较明亮的人工牙。③面部皮肤的影响：黄肤色和粉红肤色的协调性较好，义齿颜色偏白、偏黄均可；白肤色者，如再选择偏白人工牙，虽然两者能融合，但缺乏对比度，缺乏生气，此时应选偏黄一点的牙；黑肤色者，可不必强调其协调性，大胆采用偏白的牙，使之与脸色产生强烈对比，能显得有活力。年龄的不同，皮脂腺分泌功能也不同，年轻者较旺盛，因而面部有光泽，应选择明度偏亮的牙。老年人皮脂腺功能下降，皮肤出现皱纹，面部光洁度降低，为了与之协调，应选择明度较暗的牙。④职业的影响：经常在舞台上亮相的文艺工作者，由于光线高度集中在头面部，其义齿接受反射的光线量较大，应设法降低义齿的明度，避免产生高光点。因此，在其他因素许可的范围内，可以选择明度偏暗的牙，并做到义齿表面不太光滑，以形成漫反射面。

比色方法　①Vita 比色板比色：Vita 比色板是国际上通用的牙科材料比色工具，中国绝大多数牙科医生均以此为选色依据。该板将天然牙的颜色从色相上分为 A（蓝色）、B（黄色）、C（灰色）、D（红色）4 个系列的色调。中国使用此比色板的牙医选用 A 系列色调的占总数的 64.47%，B 系列色调占 15.87%，C、D 两系列仅占 19.68%。16 种色标按比色频率排列，由多到少的顺序为 A_2、A_3、B_2、A_1、$A_{3.5}$、C_1、D_2、D_3、C_2、B_3、C_3、B_1、A_4、D_4、B_4、C_4。可见，中国人牙色主体在棕红色调，且分布在 Vita 比色板颜色较浅的部分（高明度、低饱和度）。如果前牙修复选用不同色调（如中切牙和侧切牙选 A_2，尖牙选 A_3），会使牙列更具立体感，修复体更加自然、逼真。然而，常用的 Vita 比色板尚存在不少缺陷，如比色板的颜色分布区域仅有 9～25 种，远比天然牙颜色范围小，不能对牙的颜色进行完整的表达。其次，比色片的排列缺乏逻辑性和系统性，影响比色的准确性。再者，比色片表面的光泽、生长线和发育沟等与天然牙不完全一致，对比色效果也有一定影响。②电脑比色仪比色：电脑比色仪是一种比较先进的比色方法，其特点：不受外界环境或医生经验技巧的影响，取色精确；以数字显示天然牙所具有的明度、色相、彩度 3 个参数，代替视觉估计，对牙颜色的描述准确，可避免误差和失真；操作简单，将探头对准牙冠离牙龈 2mm 处，按开关 3～5 次，1 秒后所有资料自动打印，从而使完成的修复体与测色体具有完美的颜色匹配和非常近似的反射光谱曲线。

色彩信息转达　临床比色和选色依赖于医生的生理功能和心理素质，要求选色者没有色觉缺陷，要全面掌握色彩理论知识，还依赖于医生、技工、患者 3 方面的沟通与合作，才能取得满意的比色效果。一个完美的比色结果还有待于色彩的记录、转达和复制技术。色彩的转达包括两方面内容，一是临床医生对颜色的理解和准确的判断，并仔细地记录在案。临床上采用的九区颜色转达法，能系统地传递牙颜色的所有信息。此外，颜色的转达还应与形态和功能方面的信息相结合。二是技工对临床医生记录的颜色能正确理解，并进行精细加工，方能再现逼真和令患者满意的天然牙色彩。因此，有人建议技工参与比色，并按他们自己熟悉的方式记录比色结果。

配色训练　作为口腔科医生，要为患者制作高水准、高质量的美容修复体，不仅要从美学角度认识牙的形态，提高色彩感觉能力，利用比色板进行比色，选择合适色调的充填材料，并且要学会将各种色彩的信息准确地传达给牙科技师。除了专业色彩研究人员以外，牙科医生、牙科技师、患者和口腔医学院（系）学生之间对色彩感觉能力无明显差别，而且人们所具备的这种能力尚未充分发挥出来，仅是含糊的判断。如果医患之间对色彩感觉相同或相似，那么临床上一般不会因色彩问题而发生纠纷。然而在患者中也有对色彩感觉敏锐或从事色彩工作的专业人员，比照这些患者，牙科医生对色的感觉能力就相对低下。这就需要进行配色训练，提高对色彩的辨别、感觉能力。配色训练常用方法：二点识别训练、比色板训练、表达指标训练、不同距离彩色判断训练、不同修复面积色彩判断训练、不同颜色橡皮障做底色的训练、不同形态的色彩判断训练。

（孙少宣　王光护）

kǒuqiāng móhuměi

口腔模糊美（fuzzy esthetics in stomatology）

将模糊论原理及其规律移植于口腔医学临床实践的美学理论。模糊论于 1965 年由美国学者扎德（L. A. Zadeh）提出，用以表达事物的不确定性。从美学角度看，同一审美对象在朦胧或模糊时，比清晰时具有特别的审美价值，因为它不是一览无余，而是留给欣赏者以想象的空间，模糊美可以扩大审美对象的意境容量，具有延伸审美感受的功能，于是"模糊美学"应运而生。随着医学美学的发展，口腔模糊美学开始进入口腔医学研究领域。

口腔颌面外科模糊美特征

①口腔颌面部的美学标准，为颌面整复外科、正颌外科、美容外

科各个分支学科所必需。中国临床上使用的有关美学参数，不论是沿用国外的，还是国内的标准，多是以抽样方式调查，采用统计学方法完成，这就不可避免地出现标准数值以外的正常人。②人体面部形态美的标准，并非一成不变，许多美学参数只是个大致的范围或称其为近似值，它以种族、地域为背景，受国情、民俗所制约，甚至某一历史时期，某一阶层或某一年龄段都有各自相对稳定和比较公认的标准。也就是说，人体面部美学参数实际上存在一个允许变化的幅度，标准的应用只能因人而异。③人的容貌不管存在着何种程度的个体差异，总是由一些单个器官组成的，然而给人直觉上的美感并不是这些单个器官，而是它们的"整体功能"。如果撇开整体，单看某一器官，其美感必将大为逊色。因此，任何美容手术，都非常强调局部与整体之间的"和谐""自然""匀称""适度""恰到好处"，但这些本身就是非常模糊的问题。

口腔修复模糊美特征　口腔修复临床与技工工艺中存在着大量的模糊美学现象。①潜在的义齿间隙是一个隐性的不规则的多面体，它受口腔内部骨骼、肌肉、韧带和黏膜多方位、多层次活动的影响，造成人工牙、颊、舌位置的不确定状态和磨光面形态的多样化特征。无牙颌息止颌位受患者体位、肌张力及情绪等因素的影响，而"长正中"又随着年龄、殆型的变化而变化，因此在咬合重建时难以用精确的方法来准确定位。然而运用模糊学理论，将对象的模糊性做精确化和量化处理，则提升了临床效果。如以肌功能整塑法确定全口义齿中立

区，从而确定人工牙排列位置和磨光面形态；应用肌监控仪、下颌运动轨迹仪、电子下颌记录系统，评价髁状突定位，判定无牙颌的最适颌位。②全口义齿基托上牙根突度、腭皱襞和切牙乳头的再现，上前牙唇面发育沟和后牙沟、窝、尖、嵴的雕刻，前牙颈部至切缘的色彩过渡等，都存在着模糊审美问题。如果雕刻或过渡得非常生硬，界限过分明显，则失去逼真感，反而显得不美观。只有那种过渡平缓、似现非现的朦胧状态，才能产生寓动于静的美学效果，以唤起审美主体（这时医、患双方都是主体，义齿是客体）瞬间的美感，称为全口义齿的"模糊效应"。模糊效应的实现及其程度，取决于操作者审美能力和雕塑工艺技巧。③颌面赝复体的色彩效果应力求与患者健康皮肤颜色一致。但即使运用最先进的技术，要做到绝对一致也是不可能的，何况人的面色随情感、心绪而变化。客观地说，只要达到肉眼观察下能趋于接近也就满意了，若将两者的颜色波长进行精确确定，反而画蛇添足。④理论上要求全口义齿前牙切缘显露于上唇下缘 2mm 为美，但对于上唇过短或过长的患者，则应根据患者的实际情况适当调整这一审美标准，否则会与面下 1/3 高度的形态美相悖。

医患沟通模糊美特征　①口腔颌面部美容手术是一种保健手术，不同于一般治疗手术，它包含着患者较高层次的审美需求，尽管患者的经历、修养、年龄、病情不同，但追求美是主要动机。其中存在着两个方面的"模糊心理"，值得医生重视。一是希望医生能以高度的审美力和凝练独到的艺术匠心，为其重新恢复或塑

造美丽的面容，同时又担心手术一旦出现意外，会弄巧成拙而后悔莫及。二是对美容手术的具体要求或预期达到什么样的标准，患者本人也说不清楚。这就提示医生对受术者，尤其是"期望值"过高的患者，将审美标准客观存在的模糊性在术前就和受术者沟通，将手术设计和可能达到的预后，取得患者的认可，力求统一认识；术前留照相资料保存，作为手术效果评价的客观依据。否则当手术结束后，医生认为成功，受术者认为失败或不满意，必然会造成人为的矛盾。可见，医生在术前的心理疏导中，具备一点模糊学观念是很必要的。②模糊语言的应用。所谓模糊语言，并非含糊其辞、表达不清，而是医生根据实际需要，在回答一些答案不确定、又无重要影响的问题时，主动运用的一种表达方式。如患者询问烤瓷牙会不会坏、是否能使用终生、各种修复体的具体使用年限等，医生回答时应采用模糊语言，否则容易产生不必要的纠纷。

（孙少宣）

yìchǐ xíngshìměi

义齿形式美（form esthetics in denture）　将线条、形态、色彩等形式因素及其规律体现于义齿结构中的口腔修复美学理论。美，不仅具备本质和形态，而且有规律。所谓形式美规律，是指各种形式因素有规律的排列组合，并显示出共同的审美特征——单纯齐一、对称均衡、对比协调、比例和谐、节奏韵律、多样统一。全口义齿是无牙颌患者的口腔修复体，属假体生物工程的载体之一。一副完美的全口义齿，不仅恢复患者的咀嚼功能、发音功能和面容美观，其本身也是视觉艺

术作品，其中许多形式美规律是直观的、可感的、形神兼备的。深层次地看待全口义齿的形式美规律，对提高全口义齿修复的临床效果至关重要。

单纯齐一 全口义齿人工牙借助基托附着在牙槽嵴上，成为一个整体。人工牙一个接一个地有规律地排列成与颌弓形态一致的牙列，无论从唇（颊）侧、舌（腭）侧和𬌗面观，都很有条理，体现整齐有序。而各牙的形态又不完全相同，前牙、前磨牙、磨牙均有各自的解剖形态，就是前牙之间、前磨牙之间和磨牙之间也存在一定的差别。因此，全口义齿并不单调，给人一种既单纯又有变化的感觉，使"齐一"和"变化"统一起来，从而增加了形式美感。

对称均衡 人体美的一个重要特征就是对称，口腔中的牙也是如此。模拟自然牙列的全口义齿，也充分体现了对称和均衡。从𬌗面看，如果通过两个中切牙之间做一条中轴线，两侧人工牙在三维空间里是对称排列的。两侧的同名牙除了大小对称、形态对称、色泽一致外，前牙从𬌗龈向、唇舌向、近远中向及转位4个方向都是对称的，后牙则是从离𬌗面的距离、离中线的距离、近远中向倾斜度、颊舌向倾斜度4个方向也都是对称的。这些对称的排列，形成了3条对称的弧线：前牙切缘与后牙中央沟构成的自然弧线，上后牙颊尖构成纵向的补偿曲线，由上颌同名后牙颊舌尖连成的横𬌗曲线。

全口义齿均衡的主要表现：①上牙列和下牙列之间的关系。上颌与下颌的各个人工牙并非完全一致，但可以说是上下对应的，完全一致的只是上下牙数，都是14个。牙的名称也一样：中切牙、侧切牙、尖牙、第一前磨牙、第二前磨牙、第一磨牙和第二磨牙。而在牙的形态和排列上既相似又不相同，下颌人工牙普遍比上颌人工牙小；上下颌人工牙的形态有明显的区别：下颌人工牙排成的弓形比上颌牙弓略小，形成一定的超覆𬌗关系；上下牙不是尖对尖、窝对窝，而是尖窝相对；在正中𬌗时，上下尖窝又能相互扣锁，从而保证了正中𬌗平衡。②全口义齿在行使咀嚼功能过程中，又能同时保持前伸𬌗和侧方𬌗平衡。无论是三点面式平衡，还是多点或完善的接触平衡，均可以理解为均衡。全口义齿的对称与均衡，都具有衬托中心（指中线）、加强稳定、富有动感的美学意义。

协调对比 协调是指两个相近的形式因素的并列，如黄色和白色。对比则是把两个明显不同的形式因素并列在一起，如红色与白色。全口义齿在颜色方面恰恰也具备了协调对比的形式美。人的牙以白色为主，"洁白如玉"常被用来形容牙的洁净。但细看人的牙并不是单一的白色，而是从切端到龈端，颜色由透明至白色、黄色过渡得很自然，看不到明显的界限。白色与黄色两者本身就是协调色彩，加之过渡得自然，从而体现协调。全口义齿的基托是粉红色，属于暖色，人工牙的黄白色属于中间色，两者间形成了对比，红白分明。此外，荧光性人造牙，是以稀土氧化物作为荧光剂，当停止照射时，这种光线会随之消失，这充分体现了协调的美学原则。在牙托粉中加入微细纤维，模仿牙龈中的毛细血管，使两色对比更鲜明、更逼真。在人工牙的形态上还有

大小、宽窄、凹凸（𬌗面上的尖窝沟嵴）的对比、排列高低等对比、使全口义齿造型更富形式美的特征。

比例和谐 恰当的比例就是和谐。人工牙的大小与面部的比例关系是容貌美的重要标准。上中切牙的近远中径宽与两颧突之间的面宽比例为1∶16；中切牙宽度与瞳孔间距的比例为1∶6.5；中切牙的宽度等于面部人中的宽度；上中切牙的宽度等于下中切牙宽的1.5倍。参照这些数据选择人工牙的大小，可使全口义齿牙列与患者的面部和谐一致。不仅是牙与面、牙与牙之间有一定的比例关系，就是同一个人工牙，它的长与宽也有一定的比例关系，前牙牙冠的宽与长接近黄金分割比值0.618，尤其是侧切牙。临床上有人试图用黄金比来分配人造牙的水平空间。正是这些恰当的比例关系，构成了全口义齿的整体和谐美。

节奏韵律 全口义齿人工牙的排列和唇颊面、舌面、𬌗面以及颈缘的形态，是高低起伏、沟窝尖嵴相互间隔交错的。这些形态既符合生理功能的需要，又符合形式美的节奏规律。下颌运动也有节奏，咬切食物时，下颌下降、前伸、上提至下切牙与上切牙相对，切断食物的同时，下颌又回到正中𬌗，然后再进行第二、三个前伸咬合循环。后牙做研磨运动时，下颌侧移，工作侧上下人工牙呈同名尖相对，平衡侧上后牙舌尖与下后牙颊尖相对，继续侧移少许，下颌下降，向反方向移动，上提至正中𬌗。如此周而复始，循环往复，形成了下颌运动时全口义齿随之运动的节奏，这是全口义齿发挥咀嚼功能的重要前提。龈乳头所形成的曲线，

是由各人工牙的颈缘和基托牙龈缘形成的拱形构成。从正面看，每个拱形从高点至两脚，从高到低，波浪起伏，富有明显的节奏感。同时由于透视关系，从前向后，每个拱形的近段所见量比远中所见量有所增加，又形成了形态变化的韵律。如果某一拱形过高或过低，违背了上述规律，就会破坏这种形式美感。

多样统一 全口义齿不是由单一的色彩构成的，而是将基托制成了模拟黏膜的粉红色，将代替真牙的人工牙制成了白色，白色与粉红色统一在全口义齿之中。全口义齿人工牙的形态和大小不完全一致，而形态和大小的差别又不太显著。两颗中切牙不经过180°的翻转，两者不能吻合，这是两个中切牙间不同之处。人工牙有切牙、尖牙，又有前磨牙和磨牙，形态各异，无论从哪个面看都形成了有高有低的沟窝尖嵴，这些不同大小、形态的人工牙统一在一副全口义齿之中，其整体布局具有"参差中求整齐"的美学原则。全口义齿的人工牙不像士兵列队似的排成一条直线，而是排成若干条曲线，如殆面观的牙列弓形曲线、侧面观的补偿曲线和冠状面观的横殆曲线，而各牙颈缘线连成一条波浪线。这些曲线、波浪线都是从三维方面上统一在一副全口义齿上的。可以看出，形式美基本法则中的最高形式——多样统一，都在全口义齿的造型中得到体现。全口义齿还要建立在正确的垂直距离和正确的正中关系位基础上，使得全口义齿既能恢复功能，又能维护、修复和塑造颜面美。

全口义齿的形式美没有独立的价值，它必须依赖功能美而存在。个性全口义齿就是以不影响

功能为前提，在人工牙颜色、形态的选择、排牙方式等，有意识地显示微小缺陷，追求逼真、自然，这是在整体上体现"多样统一"规律的更高境界。

(孙少宣)

yìchǐ fǎngshēngměi

义齿仿生美（bionic esthetics in denture）

利用生物仿生学原理和工艺美术技能，使义齿达到自然逼真的口腔修复美学理论。个性义齿注重表达年龄、性别和性格等因素，体现个性特征；仿生美学则偏重于形体、颜色及功能等因素，体现艺术和形象效果。以个性修复的思维方式完成修复的整体设计，再以仿生修复的工艺手段完成修复体的制作过程，这种修复体必然具备人工器官与艺术品的双重价值。

烤瓷冠仿生 口腔烤瓷修复体是迄今为止应用仿生修复工艺来改善修复体形态、颜色及光泽等外观特征最理想的修复体，在恢复咀嚼及发音等生理功能上也具有较好的临床效果。具体地说，就是应用仿真效果瓷材料，采用一些特殊的烤瓷技艺，在修复体上模仿出年龄特征、性别特征、钙化不良、色斑、隐裂、磨耗等牙体唇面和切端的自然形态，这样就会使修复体达到神形兼备、自然逼真的程度。在制作以上特殊颜色与形态特征时，一定要注意将牙的解剖形态、功能特征及个性特点三者结合起来，并要注意邻牙与对殆牙的上述特点，力求修复体与邻牙、对殆牙的特征一致，模仿出的磨耗程度及色斑现象要如出一辙、相互和谐。

塑料牙仿生 在塑料人工牙的选择上，对皮肤较白的女性，要选择珠白、浑圆形、色泽鲜亮的人造牙；对淑女型的女性应选

择有薄细感的平坦人造牙；对男性要选择稍黄的、丰隆而有棱角的人造牙；对年老及肤色深或嗜烟者，要选择偏黄的暗色人造牙；对魁梧端庄的男性，要选择丰隆厚实的大号人造牙，并磨改得棱角分明、刚劲有力。此外，还应参照患者的体型与头型，丰满的体型要选择浑圆厚实的牙，纤细瘦弱的体型要选择狭窄细长的牙。为了表现患者的年龄特征，还可人工调磨切缘与颈部，制造出"楔状缺损与咬合磨耗"的岁月痕迹。为了表现嗜好与职业特征，如对喜食瓜子并且原牙有切痕者，也可在修复时为其还原，或参照其天然对殆牙之切痕予以还原。对有些职业习惯所造成的特征，如木工常用侧切牙与尖牙间隙咬钉子，久之则形成切迹，修复时也可予以还原，从其职业特征来凸现仿生艺术，以达到"体积语言"的潜在效果。

基托仿生 人工牙牙颈雕刻出牙龈缘自然形态，应注意表现龈缘的波浪形曲线，并凸现出牙根的基本突度所形成的起伏美感，以及牙龈缘处时隐时现的朦胧美感。还应根据患者年龄、性别等综合条件，设计并仿制牙龈退缩现象、牙根暴露状况及牙颈磨损、切缘磨损、初期龋损及牙体脱矿或钙化不良等情况。同时，还应注意恢复与仿制牙龈乳头的自然形态，牙龈乳头必须呈现丰隆与舒展有力的外形。刻画老人牙龈乳头时，可使其附着龈的点彩消失，突出牙龈失去弹性与萎缩的外观特征。义齿上牙根突度的雕刻成形和隐约可见的微血管仿生树脂的应用，不仅给基托赋予了活性，而且为患者和修复体本身注入了情感之美。

腭皱襞仿生 上颌全口义齿

的组织面的主要标志，即上颌前部由腭中缝向两侧呈辐射状发生的软组织横嵴，称之腭皱襞。准确的印模可使腭皱襞阴型完整再现，也有助于上颌义齿腭皱襞原位仿制，这样既可增加义齿的逼真美感，又有利于全口义齿的固位与发音。

（孙少宣　白天玺）

yìchǐ gèxìngměi

义齿个性美（individual esthetics in denture）

模拟天然牙常见的不整齐状态或微小缺陷，体现患者个性特征的口腔修复美学理论。个性义齿主要体现性别（sex）、个性（personality）、年龄（age）三大要素，又称 SPA 排牙法。修复过程中，同时参考患者的个人气质、体型、面型、牙弓型、肤色、唇色、龈色和原有天然牙的特点，在义齿的许多方面强化个性。个性义齿的优点在于它突破了千人一面的格局，不拘泥于刻板的修复方式，通过人工牙形态、大小的个性选择、排列位置的变换、牙颜色追求逼真，使义齿含美于造型之中、溢美于造型之外，要求修复体在有效恢复患者咀嚼和发音功能的同时，又能体现出一种质朴、真实、自然和生动的美感。就个性义齿的修复范围而言，已经不再局限于全口义齿，而是向可摘局部义齿、固定义齿和种植义齿等修复领域延伸。

表现形式　个性义齿颠覆了传统的口腔修复理念，可根据患者的特殊要求，参照缺牙前的照片，遵循不影响功能的原则选择表现形式。

翻转式排牙　①外翻式：上颌两个中切牙对称性近中舌侧扭转，呈"蝶形"，不大影响视觉美观。②内翻式：两个中切牙呈对称性远中舌侧扭转，美观效果较差，如患者无迫切需求，慎采用。

重叠式排牙　①两侧中切牙舌侧磨薄，稍向唇侧排列，远中边缘重叠于侧切牙之唇侧，但不宜过分前突而影响美观。②两侧中切牙、侧切牙、尖牙依次呈梯形重叠，转位视觉效果较好。③单侧中切牙前突，重叠于同侧的侧切牙 0.5mm 左右，此为非规范性重叠。④双侧或单侧尖牙整体前突，形似"虎牙"，具有生动逼真的效果，但牙尖部不宜外翘，否则给人以粗野的感觉。

间隙式排牙　①中缝式：中切牙间留少量空隙，此法美学风险大，要因人而异。②等间隙式：前牙区多个牙间留少许间隙，适用于原牙体过小的患者，应注意不要影响后牙咬合关系。③非等间隙式：两侧间隙大小和多少不对等，看上去自然，可参考患者失牙前照片。

个别牙错位式排牙　体现个别牙唇侧移位、舌侧移位或扭转错位，以满足患者"找回自我"的心态和要求。此法应提前制作错位排牙的蜡型，让患者试戴，修改至满意。

变色牙式排牙　将个别前牙模仿成变色的死髓牙或染成烟斑、氟斑牙状。"变色牙"个性突出，视觉冲击力较强，易造成全牙列都是天然牙的错觉。

修复体式排牙　在已完成的全口义齿某人工牙上制作金属开面冠或 3/4 冠，特意显露金属边缘。甚或在人工牙上制备洞型，用银汞合金充填，在视觉上达到"骗人"的效果，给人的感觉是只有这个牙是假的，其余都是真的。

错觉与修饰性排牙　适用于特殊面型的患者，如"马脸""尖嘴猴腮"或面部畸形者。通过调磨切角边缘，修整唇面突度，雕刻发育沟来改善牙体过大、过小、过宽、过窄、过长、过短的视觉效果。

两副义齿现象　同时制作两副全口义齿，根据心境和场合更换戴用，一副是复旧而显示个性的，另一副是整齐洁白的。前者在日常工作和生活中使用，以便在同事和家人中有亲切感；后者在比较庄重或生疏环境中配戴，以提升自身形象和自信。

原则　包括以下方面。

功能原则　口腔修复中任何审美的要求都必须建立在使义齿具有良好功能的基础上。全口个性义齿要保证后牙的广泛接触的正中𬌗关系，前牙位置的调整不应形成牙列的早接触点，以保证至少具备三点接触的前伸𬌗平衡和侧方𬌗平衡；前牙切端磨耗显示年龄，应有适当的覆𬌗和覆盖，防止影响切割和发音功能；临床上可以按照传统法先排好整个牙列，然后结合个性特点或特殊要求，调整前牙位置，义齿完成后再仔细地进行临床选磨，以保证义齿的功能效果为前提。

沟通原则　人对牙的审美极具主观性，同时受家庭、社会和文化的影响，患者和医生对牙的美学标准有时相同，有时完全相反。在个性义齿的临床实践中，存在着大量医学以外的因素，如何在患者权利和医生职责之间找到平衡点，成为许多医生经常遇到的问题。因此术前沟通十分重要，它包括医生和患者之间的沟通，医生和技工之间的沟通。术前思想工作要细致，应充分尊重患者在个性表现上的选择，必要时征求其家属的意见。个性义齿修复前，应在蜡型上排牙后，常规让患者试戴，当面修改，直至医患双方满意为止，并充分尊重患者的隐私权。

美学原则 包括以下意义。

"齐中之不齐"的美学原则 典型排牙法的最大特点是千篇一律地将左、右同名牙按照严格的标准对称排列，结果就出现一种现象，不管年龄、性别、性格、肤色、面部特征和个人偏爱，都是一口整齐洁白的牙，从而暴露了它在审美价值上的缺陷：单一而无个性，而且让人一眼就认出是"义齿"，称为托牙相。长期以来，人们已经习惯于"戴义齿必然显示义齿"的"义齿面容"，医者和患者几乎都认为这是天经地义之事。殊不知，从美学角度去研究，还有一种"戴义齿又看不出假牙"的口腔修复领域，追求的是体现"齐中之不齐"的更高的美学原则。

"局部残缺衬托了整体真实"的美学原则 人类的牙和牙列难免没有一点瑕疵，而这些瑕疵能恰到好处地使牙形象富有特征、个性，并和容貌的整体形象融合在一起。个性义齿之所以受到患者的欢迎，正是体现了"局部残缺衬托了整体真实"的美学原则，在"逼真"这一深层次上体现美学价值。

"多样统一"的美学原则 个性义齿虽然是常规义齿表现手法上的一种"逆反"，但并不违背义齿的形式美规律，反而更加贴近了形式美的最高法则——多样统一，美的牙列构成应是变化中的统一和统一中具有多样性。个性义齿正是将构成牙美感的六大要素（大小、形态、颜色、质地、排列、咬合）和患者的个性统一为整体，再现逼真、自然和立体感。

"物我同一"的美学原则 个性义齿修复成功的关键还在于使

静态规则的美富有动感。这种由医学家利用有限空间为患者再造的人工器官，蕴含着"有形的体积和无形的语言"，使义齿真正拥有"人工器官＋艺术珍品"的荣誉。这种超越直觉，凭借情感和理性深入到修复体内部而获得的高度美感，只有具备一定艺术修养和特定审美心境的人才会产生。

患者心理分析 个性义齿作为一种新颖的口腔修复体，是对传统修复方法的挑战。它常常涉及功能与审美、实用与特殊需要的矛盾，常常伴随着一系列复杂的心理学问题，临床医生必须以心理学的眼光去思考、去判断。患者对个性义齿的认识有以下心态：①原有天然牙较整齐者，多数要求按常规法对称排牙，他们不大可能降低自身牙的美学标准去盲目追求个性。②原有天然牙有畸形者，其中一部分人希望摒弃原有的牙列缺陷，排成整齐的牙列，以借助义齿改善容貌，尤其女性；有一部分人则视失牙前的微小缺陷是自己的容貌特点，有留念之情，愿意保留原牙列的排列方式，通过个性义齿唤起对天然牙的回忆，激发对健康和自尊情感的追求。

个性修复是医患双方在较高审美层次上达成的共识，是灵活运用排牙原则模仿自然牙列的一种创造，其中借用了美学的许多研究成果，如气质学说、透视学原理、色彩学原理、视错觉原理、形式美法则、体像学理论、格式塔理论、全息律理论、三维空间概念及仿生艺术原理等。个性义齿美学潜能的发挥，能否表达出患者千差万别的气质、容貌及心理特点，很大程度上取决于医技人员的美学修养。

(孙少宣 白天玺)

měiróng yákē měixué yuánlǐ

美容牙科美学原理 （esthetic principle of cosmetic dentistry）在美容牙科的临床审美实施中，应遵循框架与参考线、比例与理想状态、对称与多样性、透视与视错觉的美学原理。牙之美，不可孤立评判，对它的诊断和治疗应以容貌、唇、牙龈、牙和阴性隙之间的相互关系为基础。容貌美来自面部构成之间的总体平衡与对称。

框架与参考线 框架是赋予形态的构造系统；参考线是测量或建构的参照标准。容貌的整体框架形态有方圆形、卵圆形和尖圆形。除容貌框架外还有唇、龈和牙形成的前庭框架。只有综合考虑整体框架和前庭框架，才能有效进行美容牙科临床治疗。有时要获得比较理想的美学效果，还需要配合正颌外科或美容外科手术。

水平参考线 平行产生和谐。瞳孔连线、口角连线和眉毛连线平行，会增强整个面部的和谐。诊断时，不应只考虑一个线条，应整体考虑。①瞳孔连线：瞳孔连线被用来评价切平面、龈线和上颌的方向。从牙的角度来看，上颌前牙的切平面和牙龈的边缘连线应与瞳孔连线平行，而眉毛连线和口角连线可以作为辅助参考线。微笑时下唇线与切牙平面平行可加强协调效果。尽管临床上不严格要求它们平行，但应该知道这些线条是否存在冲突。轻度上颌偏斜并不易察觉，而且也几乎不需矫正；中度偏斜则赋予牙列构成一种不规则，要想获得愉悦的感觉，有时需要调整牙龈水平以获得中切牙的对称美；重度偏斜时，则需要综合处理，如手术、正畸和冠修复。②唇线：

根据上中切牙与上唇的关系，可将上唇线分为高唇线、中唇线和低唇线。上唇线用来评价休息和微笑时上颌切牙的长度和牙龈缘的垂直位置。下唇线用来评价上颌切牙切缘的唇舌向位置和切平面的弧度。唇的长度和曲度严重影响牙在功能状态和休息状态时的暴露量。如丰满凹形的上唇常暴露大量的上牙。在各种微笑位，唇线还被用来评价牙龈的暴露量。中度微笑时，牙龈从没有暴露至暴露 3mm，当大于 3mm 时则可诊断为露龈微笑。让美容就医者进行各种微笑，包括紧张微笑，以进一步确证初始印象。上中切牙牙龈的不对称在不同的唇线中需不同的处理。低唇线时，不需矫正；中唇线和高唇线时，明显的不对称就需要手术或正畸矫正。而临床上一般不强求侧切牙和尖牙的牙龈对称。③切平面：一般情况下，切平面与瞳孔连线平行，或轻度偏斜，重度偏斜较少见。轻度偏斜的切平面只需稍微调整或完全不做处理；中度偏斜者则需要部分或全部调整。关键是解决中切牙的偏斜，若中切牙矫正后，即使尖牙排列异常，对微笑的影响也不会太大。当上颌切平面严重倾斜，就医者又要求全面调整时，则需要咨询正畸和正颌外科医生。临床上可将切平面相对分成美观和欠美观两型。美观切平面型有中凸型（中切牙到尖牙切端排列呈中间凸出，即切平面是一个凸面）、鸥翼型（中切牙和尖切牙排列呈一平面，但侧切牙较短，即切平面似海鸥翅膀）与混合型（切平面一侧呈中凸型，另一侧为鸥翼型）3 种。欠美观的切平面有年轻人和中年人切平面过度平坦型以及反微笑线与重度中凸切面型。④龈线：龈线主要是指上颌前牙双侧同名牙牙龈高点的连线。龈线与切平面平行会增加切平面的视觉效果；当切平面与瞳孔连线平行时，中切牙龈线的平行、对称和适当高度亦显得非常重要。Ⅰ类𬌗龈线多水平对称，侧切牙龈线较中切牙龈线低，尖牙龈线则稍高。Ⅱ类和假性Ⅱ类𬌗侧切牙龈线多高于中切牙龈线。临床上，可将龈线相对分成美观和欠美观两种。美观龈线有 A 型（尖牙龈线稍高于中切牙龈线，侧切牙龈线低于中切牙和尖牙的龈线）、B 型（尖牙龈线稍高于中切牙龈线，侧切牙龈线高度介于中切牙龈线和尖牙龈线之间）、AB 型（A 型与 B 型的混合，其侧切牙龈线一端低于中切牙和尖牙龈线，另一端则介于两者之间）和 C 型（龈线一侧同 B 型的一侧，而侧切牙和尖牙龈线另一侧明显升高，且自中切牙至尖牙牙龈高点的连线呈较陡的坡度，即侧切牙明显高于中切牙，尖牙又明显高于侧切牙）。欠美观龈线也有 A 型（侧切牙龈线高于中切牙和尖牙的龈线）、B 型（侧切牙和尖牙龈线正常，但中切牙因过度萌出，龈线低于侧切牙和尖牙龈线）与 C 型（侧切牙和尖牙龈线正常，但中切牙龈线一端正常，一端低位）。

垂直参考线　①面中线：面中线和瞳孔连线所形成的 T 形效果对容貌审美非常重要。面中线被用来评价牙列中线的位置、牙长轴的方向和近远中的位置。②牙列中线：完全垂直的牙列中线可加强组织感和秩序感；但同时又产生机械感。一般认为，牙列中线应与面中线重叠。而实际上，只有 70.4% 的人牙列中线与面中线重叠。两条线的位置和方向也常常不一致。美学上，牙列中线与面中线分离如果不是很严重是可以接受的，而且易于产生自然牙列效果，除非牙列中线明显偏斜或偏向一侧。在临床上，牙列中线的垂直比它的近远中位置更重要。牙列中线与瞳孔连线是否垂直是确定容貌美的一个重要特征。微笑重建时，也不一定要求将牙列中线绝对放在面的中部，因为这样会产生呆板的面像。相反，如果其他面部结构出现不对称，牙列中线与面中线的重叠将会减轻这种不对称。牙列中线与面中线轻度不一致时，一般不需处理。重度不一致则需正畸和（或）修复处理。

矢状参考　侧貌分析中，上下唇的外形是牙位置重要美学参考指标。侧貌分析的方法有软组织分析和头影测量分析。而视觉审美主要是软组织分析。①上唇突度：上唇突度在一定程度上是由上颌牙的位置决定的。牙位置对薄且突出的唇的突度影响最大。在 70% 的人群中，决定上唇突度的主要是上颌切牙颈 2/3 而不是切 1/3。②下唇位置：上颌切牙切端对下唇的关系可用来综合评价切端的位置和长度。上颌切牙切端应接触下唇的唇红，即处于 F 或 V 位。前牙修复体最多见的错误是切端常常接触到唇的皮肤区。③𬌗平面：𬌗平面是牙切端与𬌗平面构成的平面，正常情况下与耳鼻平面平行。切平面与后牙𬌗平面有时不在同一平面上，尤其当前牙过度萌出时。如果后牙𬌗平面与耳鼻平面平行，则容易诊断切牙的长度是否异常。

语音参考　3 个以下不相关的参考音有助于诊断。①"M"音：用"M"音获取松弛的休息位。慢速重复发此音时，发音间隔中可以见休息位的切牙暴露量。

②"F"或"V"音：用"F"或"V"音判定上颌中切牙切1/3的舌向倾斜度和长度。③"S"音："S"音被用来判定言语时的垂直距离。在S位时，上下前牙的切端几乎接触，因而决定了前牙言语空隙。但在后牙，言语空隙则随着下颌的前凸量的不同而有变化。在Ⅰ类和Ⅱ类𬌗关系中，后牙言语空隙大于前牙言语空隙，因而在𬌗间距离重建中有较大的弹性空间。而Ⅲ类𬌗关系中后牙言语空隙与前牙言语空隙几乎相同，所以𬌗间垂直距离重建的弹性较小。

比例与理想状态　比例是指构成各部分之间或各部分与构成整体之间在大小、量或度上的比率。理想状态是指牙或其他构成的完美状态。比例与理想状态均只是手段，而非目标，它们是牙科医生发挥自由想象的指导。在美容牙科中，比例和理想状态被用来判定上颌中切牙的最佳尺寸，以及上颌中切牙、侧切牙和尖牙之间的最佳关系。

上颌中切牙　①长度：中切牙的切缘是微笑的基石。一旦切缘确定，牙的比例和牙龈的水平就比较容易确定。决定中切牙长度的基本因素包括就医者的年龄和性别、上唇的长度和弧度、就医者的喜好。辅助决定因素包括后牙的𬌗平面和上颌中切牙牙冠的长度平均值。②侧影：上颌天然中切牙的愉悦性在于显著的唇面弧度，因为弧度使唇面对光的反射多姿多彩。唇面过于垂直是修复中常见的错误。唇面平坦产生单调无味的光反射。纠正这个错误在临床上有一定的难度，因为既要恢复原有的美观，又要能维持舒适而又无限制的切道斜度。中切牙侧影肥大在修复中非常常见。中切牙侧影肥大的诊断可采取下述几种方法：肉眼直接观察、观察在"F"或"V"发音位中切牙与下唇的关系、评价切端的厚度、评价唇舌向厚度。中切牙中1/3和切1/3交界处厚度平均值为2.5~3.3mm，当值大于3.5mm时就可以诊断为中切牙侧影肥大。③比例：中切牙的比例是指临床牙冠的宽和长之比。当比值在75%~80%时，牙比较美观；当比值低于65%时，牙显得太窄，如种植牙和牙周手术后的牙；当比值大于85%时，牙显得太短太方，如磨耗牙。在临床上，为受术者确定中切牙的理想比例的方法有以下几种：①参考统计学数据：牙宽和长的比值平均值为0.74~0.89，有建议雕刻时使用0.8。②参考面型：选择牙形时，面形只是一个参考因素，而非精确的决定因素。③医生和受术者的喜好：有研究指出，受术者喜欢0.8这个比例，而医生和牙科学生更喜欢0.66接近黄金率的这个比例，即喜欢长而窄的牙。④参照解剖特点：一些研究发现上中切牙的大小和各种解剖特点间有一些联系，然而并无足够证据显示上颌中切牙与面部一些显著标志之间的关联有多少。确定上颌中切牙的理想尺寸，很多时候主观比例占上风，主观认为愉悦的比例为0.75~0.8。

上颌前牙之间的关系　中切牙、侧切牙和尖牙之间的最佳关系就是在它们之间体现出显性和韵律。①上颌中切牙和侧切牙之间的理想比例：若上颌中切牙与侧切牙之间呈黄金比，意味着它们的近远中的宽度比为0.618。而实际上，天然牙的比例为0.75~0.79。只有当侧切牙扭转时，比例才会落在0.60~0.70。

临床上并没有绝对理想的中切牙和侧切牙比例，但选择比例前提是中切牙必须呈显性。②上颌中切牙的显性因素：中切牙是构成微笑牙列的主导性显性因素，即增强微笑牙列美的主要因素。同时，在此构成中，自中切牙至第一前磨牙中的每颗牙之间的视觉比例依序重复排列十分重要。一般认为，依序重复的比例为60%较和谐，因为60%是黄金比的近似值，如中切牙比侧切牙视觉宽60%，侧切牙又比尖牙近中部的视觉宽60%等。

对称与多样性　对称是指在牙排列中的规则性或平衡性。对称可用来定义在牙列构成中需要多少规则性和容许多少不对称性。多样性是指偏离规则的变化。

对称　牙列对称有水平性对称和放射性对称。前者指将形态、颜色几乎相同的牙排列在牙列中线两侧较直的切平面上来获得平衡的微笑；后者则指将牙排列在牙列中线两侧稍突出的切平面上，左右牙互为镜像。临床上根据不同的条件，适当地选用对称和不对称。①以下情况可选择对称：牙列中线垂直，微笑线与下唇突曲平行，中切牙对称，中切牙的龈缘对称，从中切牙到尖牙切外展隙逐渐加深，切平面呈一定曲度，牙向近中倾斜比向远中倾斜美观。②以下条件可选择不对称：牙列中线轻度偏离面中线，中切牙切端排列不齐，牙排列三维中的一维可不对称，中切牙轻度重叠或一侧中切牙唇侧扭转，一侧中切牙的近中倾斜度较大，双侧中切牙的远中切角不对称，双侧侧切牙在形态、倾斜度、磨耗和扭转方面不对称，尖牙唇舌向倾斜轻度不对称。

多样性　变化中有统一和统

一中具有多样性是美观牙列构成的必要条件，统一、比例和对称共同赋予牙列构成秩序和意义。统一是构成的必要条件，微妙的多样性是自然构成的必要条件。自然的微笑是在理想和变化中取得平衡。对称与统一接近，但过度的对称则显得呆板。获得协调自然的容貌特征，其一是接近中线强调对称，而远离中线可强调变化。微笑重建时应注意中切牙的对称，而侧切牙和尖牙可予变化处理。

视觉与透视 视觉因物体颜色、形态和线条的对比而产生。有效地控制光线的反射和颜色的对比能改变牙的视觉大小。透视是在平面或曲面上表现各种物体空间关系的技术或过程，美容牙科临床中利用透视来改变对每个牙的形态感知，体现美学构成中各元素的相互影响。

（王光护）

měiróng yákē zhěnliáo chángguī

美容牙科诊疗常规（diagnostic routine of cosmetic dentistry）

对牙及周围组织各类缺损或畸形进行信息采集、分析、诊断，通过医患沟通，进而设计合理而科学的治疗方案。美容牙科技术实施的目的是增进和改善牙的外形和外观，手术的实施对象是牙及其周围组织，手术的所有步骤都是为了矫正就医者感受到的畸形。美学手术的效果赖于病历的选择、手术质量和受术者的期望。如果手术不能完全满足就医者的初始美学要求，医生应告诉受术者其他的或替代性手术方法。医师也有义务和责任在追求美学目标时不超越受术者的生理极限。医患充分沟通有助于手术的主客观评价和手术的选择，也会降低风险/利益比率。

主诉与病史 主诉是患者感受到的牙及其周围结构的主要畸形，也是就诊的最主要原因。但很多时候患者不能清楚地描述自己的主要诉求。有时，畸形是他人发现的，因此自初诊起医生就应与患者建立良好的关系，取得患者的信任。除了了解一般病史和口腔病史外，还需要患者提供牙美容史。牙美容史对于医生制订下一步的治疗方案和最后达到预期的效果至关重要。首次求美，医生可以初步判断患者的"牙美容智商"。患者以前感受到畸形但未求医，医生需要知道其未求医的原因。再次求美，医生需要了解上次手术失败的原因。如反复美容，反复失败，需要考虑患者是否适合美容。若患者抱怨所有的美容牙科医师，医师应考虑拒绝该患者的要求。

心理社会状况 美容牙科临床将患者分为相对理想患者、需要拒绝的患者和特别注意的患者。

相对理想患者 ①一般来说，受过一定教育，能够清楚理解美牙方法的优缺点者，或对自己牙问题有较清楚的认识，适当地关心而不是神经质地关心的患者，是比较理想的患者。②有幽默感的患者比抑郁、焦虑的患者能更好地成为美容牙科患者。③畸形严重，但对畸形关注度低的患者，这类患者极少。

需要拒绝的患者 ①解剖、生理上不适宜者。②情绪不稳定者。③畸形少，但极度关心自己的患者。④期望值过高者。

需要特别注意的患者 ①要求过分的患者。②不成熟的患者。③自以为很重要的患者。④惧怕和不信任医生的患者。对美牙治疗效果不满意的患者常有以下特点：单身、不成熟、男性、期望

过高、自恋症等。患者求美动机的强或弱也是医生考虑的重点。

美学评价 准确识别患者的美学问题，做一个详细全面的美学评价是必要的。美学评价的重要性不可忽视。即便心中已有治疗方案，但也应对患者进行细致的美学评价，一方面强化已有的治疗思想，另一方面可以发现患者一些新的生理和心理问题。美学评价包括一般评价、面部评价、牙面评价和牙评价4个项目。①一般评价：指种族、性别、年龄、个性、体型等。患者自我评价信息非常重要，医生有效的提问有：你对面部何处不满意？您觉得面部何处最漂亮？您的家人和朋友的意见呢？您喜欢媒体微笑还是自然微笑？您有以前的微笑照片吗？②面部评价：面型、瞳孔连线与切平面、牙列中线与面中线、唇的对称性，上下唇的突度及颜色质地，中切牙的暴露量，侧貌分析有鼻唇角、美学平面。③牙面评价：切平面、唇线、上下唇关系及唇齿关系、暗间隙、语音。④牙评价：牙型，上颌前牙的牙长轴方向，前牙比例、对称，中切牙长宽比、本色、牙釉质透明型，牙龈炎症、退缩、增生、对称、龈线。

资料记录 ①X线检查：根尖片、曲面体层片、头影测量片。头影测量片是牙美容中一项非常重要的检查和诊断分析。②诊断模型：研究模型除有助于诊断外，还可进行术后效果模拟和模型外科。③影像：光学照相、幻灯片、数码照相、数码录像。④图表及会诊资料。

医患沟通 美容牙科患者的期望值偏高，参与意识强，美容效果认同差异较大，因此，良好的医患沟通显得更为重要。

美容牙科适应证 ①牙大小异常。②牙形态异常。③牙颜色异常。④牙质地异常。⑤牙排列异常。⑥牙间隙。⑦牙体缺损，牙列缺损，牙列缺失。⑧修复体不美观。⑨患者对美有特殊要求。⑩因牙原因导致的发音异常。

美容牙科风险因素 ①审美的局限：医生易将患者身体、文化和心理特点与自己先入的标准进行比较，导致理想与现实的差距。②患者的局限：患者需要支付医生所投入的工作时间、技术价值和使用的材料等费用；患者的心理限制是因患者先入的审美知觉或艺术鉴赏力引起的，这是非常难处理且又非常重要的因素。患者有系统疾病、牙周疾病、根管治疗后的并发症、牙体组织过少、牙槽骨异常等。③医生的局限：医生的知觉水平、艺术欣赏水平以及对技术水平，包括对材料的了解和技艺的掌握。

美容牙科治疗有利结果 美观得到改善、面部高度得到恢复、积极的心理社会反应、良好的适应性、牙及其周围组织的功能得到改善、愉悦的微笑。

美容牙科并发症 ①患者有适应不良的反应、变态反应。②语音改变，但因手术而不可逆。③患者对术后美观无法接受。④患者因期望过高而不满意。⑤因材料原因手术失败。⑥口腔功能受到限制。⑦颞下颌关节和（或）口面肌肉功能异常。⑧牙疼痛及牙髓、牙周并发症。⑨正畸导致的牙松动、牙根吸收、牙釉质脱矿。⑩口腔黏膜溃疡或损伤。

（王光护）

kǒuqiāng měiróng jìshù

口腔美容技术（cosmetic technology in stomatology） 以美观为主要目的，采用医学与美学相

结合的手段实施的口腔临床技术。

按国家教委和国务院学位委员会的学科分类，口腔医学属于医学门类的一级学科，又分为口腔基础医学和口腔临床医学两大二级学科。而口腔临床医学又分为口腔内科、口腔颌面外科、口腔修复科和口腔正畸科4大主干学科，这四大主干学科均与口腔美容有密切关系。①口腔内科中有洁牙术、牙美白术、前牙复合树脂粘接术、水晶牙饰、牙龈切除术、牙龈成形术、牙冠延长术、牙周引导组织再生术、牙周翻瓣术、牙周骨手术、根尖向复位瓣术、侧向转位瓣术、双乳头瓣移位术、冠向复位瓣术、自体游离龈瓣移植术、口腔前庭开窗术等手术。②口腔颌面外科中除了有正颌外科的各类手术，还有牙外科正畸术、先天性唇腭裂修复术、前牙种植术、上唇过长整形术、上唇过厚整形术、大口畸形矫正术、小口畸形矫正术、重唇矫正术、人中整形术、酒窝成形术、红唇成形术、唇系带矫正术、面瘫美容整形术、颏下脂肪袋整形术等手术。③口腔修复科中有各类材质的全瓷冠、全瓷固定桥、瓷贴面、个性义齿、仿生义齿、隐形义齿、牙饰技术、临时冠技术、柔性义龈、牙美学修形术等手术。④口腔正畸科的患者，多数是从美容角度出发提出矫治的，其中接受全隐形矫正、半隐形矫正、舌侧隐形矫正的患者，不仅追求矫治目标，而且对矫治过程与手段的美观也有一定要求，所以又称美学矫正技术。

（孙少宣）

yǐnxíng yìchǐ

隐形义齿（invisible denture） 利用与牙龈颜色协调的弹性树脂制作、戴入口内不易觉察的可摘

式义齿。又称弹性义齿。隐形义齿属可摘局部义齿中的美容修复体，由美国 Valplast 公司于20世纪90年代研制成功，现已广泛应用于美容牙科临床。弹性树脂材料具有较好的弹性、柔韧性和半透明性，可耐287℃高温，其化学性能与物理性能远非现有的高分子化合物甲基丙烯酸甲酯所能比拟，可制作成超薄的义齿基托和卡环。

优点 ①改善美观：义齿上无金属附件，基托和卡环有半透明性，能透出牙龈和牙体色泽，外形逼真、自然，起着隐蔽性效果，与人交往时，义齿不易被发现。②固位稳定：隐形义齿的卡环实际上是基托向基牙侧的延伸部分，通过进入基牙侧凹区及牙槽嵴区，与基牙产生环抱力，由于呈面的接触，义齿固位可靠。基托材料富有弹性和柔韧性，与牙槽嵴黏膜贴合紧密，义齿稳定性好。③恢复功能：隐形义齿在咀嚼时由基牙和牙槽嵴共同承受外力，形成对牙周组织的间歇性压力，起着生理性的缓冲和按摩作用。基托薄而小，异物感小，基本上不影响发音，戴用舒适。④保护口腔组织：隐形义齿的牙龈封闭良好，不易食物嵌塞，有利于保护基牙和牙槽嵴健康。对松动基牙还有夹板固定作用。⑤取戴方便：材料的弹性作用，加上唾液的润滑，隐形义齿的就位和摘取都很顺利。⑥制作简单：制作工艺中无金属支架，采用压力灌注一次完成，减轻劳动强度。⑦价格低廉：制作成本低，适合于大众消费。

缺点 ①传导殆力性能较差，不能恢复较高的咀嚼效率，因此后牙隐形义齿适宜做过渡性修复或半永久修复。②义齿基托与人

工成品牙的结合力较低，人工牙容易脱落。③弹性材料容易老化，使树脂卡环固位力减小，一般使用年限为两年左右。④隐形义齿使用一段时间后，因牙槽嵴的吸收而松动，由于两种树脂材料性能不同，不易用常规法重衬，只能重做。

适应证 ①少数前牙缺失、临床牙冠长、基牙倒凹大者效果更佳。②多个牙间隔缺失，并有共同就位道者。③个别后牙缺失，需增加金属𬌗支托或塑料𬌗支托。④后牙游离缺失，需设计全卡，并适当增加基牙数和基托面积。⑤可用于制作义龈、牙周夹板、食物防塞器、𬌗垫和矫治保持器。⑥作为临时义齿，用于拔牙后立即戴入的过渡性修复体。⑦对无牙颌患者，适用于牙槽嵴较丰满的患者。唇侧和上颌结节有明显倒凹者，设计为锚卡固位。

禁忌证 ①缺牙间隙过小，义齿强度不够，难以恢复美观效果。②基牙为锥形或倒凹过小，义齿无法获得足够的固位力。③口腔黏膜溃疡和牙周炎患者，不宜使用隐形义齿。④唇侧牙槽嵴过于丰满者，会让唇面部更加突出，隐形效果不佳。⑤精神病或生活不能自理者，易将隐形义齿误吞。

组成 ①基托：由于弹性树脂具有优良的机械性能，故基托厚度只有1mm左右，基托覆盖范围和缓冲区等要求与传统义齿相同。②卡环：卡环类型有网卡、壁卡、锚卡、分裂卡、叶状卡、杆状卡和间隙卡，均无金属色，美观自然。③支托：隐形义齿主要采用黏膜支持式，一般修复前牙缺失不用支托，而后牙缺失为防止义齿下沉，应设计𬌗支托。铸造𬌗支托对缺失牙间隙的基

有机械性分离作用，容易造成隐形义齿近远中向折断。弹性树脂支托无此缺点，但体积应比金属支托稍厚。④人工牙：有普通树脂牙、三层色牙和塑钢牙3种，其耐磨性从前向后依次增强。由于人工牙不能与弹性材料形成化学结合，必须采用机械固位方式，在人工牙上做"T"形孔道，让基托树脂充满而形成栓道，将人工牙锁结于基托上。

制作工艺 隐形义齿的制作工艺与传统甲基丙烯酸甲酯义齿的不同之处，是蜡形完成后包埋于专用型盒内，去蜡后将熔化成胶汁状的弹性树脂在一定压力下注入型盒形成义齿。

制备工作模 ①牙体预备时对基牙缺隙的近远中尽量保留些倒凹，以利固位。后牙缺失需预备基牙𬌗支托凹。②取印模后翻制成硬石膏模型。③龈缘、腭皱襞处用蜡稍做缓冲。

制作蜡型 ①用裂钻从人工牙组织面向𬌗方打垂直孔道，从近远中方向打一个贯通孔道，成"T"字形，以利树脂注入形成栓道固位。②人工牙组织面与缺牙区模型组织面留少量空隙，以让树脂顺利通过，前牙因考虑美观问题可不留空隙。③蜡型厚度一般为1mm左右，下颌后牙游离缺牙时前牙区舌侧蜡型应有1.5mm厚度。

装型盒 蜡型完成后适当修整石膏模型，去除蜡型内石膏牙尖即可装下层型盒，应将蜡型靠近型盒上的注道口。待型道石膏凝固后用红蜡片制作总注道和分注道，先后安装，并与蜡型相连。注意注道应粗细均匀，需紧贴石膏表面。然后涂分离剂，常规装上层型盒。

去蜡灌注树脂 去蜡程序同

常规义齿，去蜡后将上下型用螺丝固定，移入树脂灌注机。将电烤炉预热，并设定温度为287℃，预热时将树脂套筒一并放入电炉。待树脂完全熔化加压灌入型盒内，维持压力3分钟。20分钟后树脂冷却开盒，打磨抛光，临床试戴。

复诊常见问题及处理 ①疼痛：基牙和软组织疼痛是由于接触太紧，受力过大引起，应局部调磨以缓冲进入倒凹的基托。②固位差：多由基牙牙冠过短或形态异常引起，在设计时可增加基牙倒凹和数目，增强固位力。初期固位好，使用一段时间固位差，主要因树脂老化或基托太薄，可将隐形义齿放入热水中浸泡1分钟，取出用手捏紧富有弹性的基托，会改善固位效果。③人工牙脱落：因人工牙组织面打孔过小，固位孔无倒凹，材料未完全注入固位窝洞内，此时应重做。对于𬌗龈距过低，咬合过紧，伴有深覆𬌗的患者应慎用隐形义齿。

（孙少宣）

róuxìng yìyín

柔性义龈（flexible gingival epithesis） 用热固化橡胶材料制作，修复因牙龈退缩而造成牙间隙的柔性假牙龈。又称柔性牙龈赝复体。牙龈退缩是口腔临床常见体征之一，不仅严重影响美观和发音，而且导致牙根外露、临床牙冠增长、牙间隙增大、牙颈部过敏、嵌塞食物等。对于牙龈退缩的治疗，以往主要采取消除致病因素，阻止牙龈继续退缩，但解决不了根本问题，因为其病因除了病理性因素外，还有生理性因素。柔性义龈问世前，经历了硬质可摘式牙龈贴面和增塑可摘式牙龈贴面两个发展阶段，前者需附加卡环，长期使用会损伤牙龈，导致溃疡；后者虽然加入大量增

塑剂使其柔软化，但增塑剂在唾液中会析出，最终使贴面失去弹性变硬。20世纪90年代出现的热固化型氟硅橡胶柔性义龈，成为治疗牙龈退缩的牙美容技术。

优点 ①生物相容性好。②色泽稳定、逼真，仿真性极佳。③富有弹性，取戴时不会造成牙龈损伤。④依靠牙间隙固位，不需附加卡环。

适应证 ①各种原因引起的牙龈退缩，影响美观者。②牙间隙过大，说话时溢唾或漏气，影响发音者。③金属烤瓷修复后，颈部出现金属黑线而影响美观者。④种植义齿基桩周围的义龈修复。⑤口腔内大面积软组织缺损或骨缺损的赝复。

禁忌证 ①牙周治疗尚未完成者。②口腔卫生状况较差者。③患龋率较高者。④对硅橡胶材料过敏者。

术前准备 ①完成龈上洁治术和龈下刮治术。②有食物嵌塞或创伤𬌗者，应先进行调𬌗等治疗。③牙松动者，应先行光固化夹板治疗。④完成义龈范围内的义齿修复。⑤如牙间隙过宽，失去邻接关系，应先关闭间隙，然后进行义龈修复。

制作方法 ①取印模：一般采用个别托盘的两次印模法，取二次印模时用弹性好、强度大的硅橡胶材料，能准确反映出牙龈间隙，且脱模时不易折断。②用超硬石膏灌制工作模型。③蜡型制作：蜡型在颈缘处较厚，向前庭沟方向逐渐变薄，由于义龈材料不能磨改抛光，完成后的蜡型应具备美学效果。④装盒、冲蜡操作步骤与常规义齿相同，强调用无污染的沸水冲蜡。⑤充填硅胶：柔性材料为可塑性面团状，有深色和浅色两种，深色为粉红

牙龈色，不透明；浅色为淡粉红色，有一定的透明性。充填时先将深色胶料填入牙间隙内及釉牙骨质交界线处，形成第一层，然后在其上充填覆盖浅色胶料。⑥热处理：目的使胶料固化，成为橡胶状弹性物体。⑦修改试戴：以患者在戴入义龈后牙没有受力感为原则，对其组织面进行磨改，而唇颊面绝对不可打磨抛光。

（孙少宣）

yǐnxíng jiǎozhèng

隐形矫正（invisible orthodontics） 使用透明材料，借助计算机设计制作，戴在口内不易觉察的错𬌗畸形矫治技术。又称无托槽矫治技术。20世纪90年代在美国发明，开辟了美学正畸的又一个新技术体系。隐形矫治器是一种牙套式的活动矫治器，其原理是利用矫治器和牙颌上相应牙位置的差别而形成的回弹力，实现对错𬌗畸形的矫治。根据每例患者的具体情况，通过计算机辅助三维诊断，个性化设计和数字化成型技术，量牙定制系列化连续微加力的透明牙套，经患者按时佩戴、定期更换，直至达到矫治错𬌗畸形的目标。

分类 由于职业、年龄、美观等原因，多数错𬌗畸形患者不希望戴用矫治器被他人发现，即在矫治过程中不影响外在形象，因此"美学正畸"的客观需求越来越迫切。随着口腔正畸学的进步和电子计算机技术的发展，隐形矫正应运而生。广义的隐形矫正包括全隐形矫正、半隐形矫正和舌侧隐形矫正三大类别，狭义的专指全隐形矫正。①全隐形矫正：用弹性透明的医用高分子材料制作全牙弓牙套，厚度1mm左右，可摘式、轻薄、光滑、美观、舒适。②半隐形矫正：使用的材

料是白色的陶瓷托槽，近乎透明，相对于金属托槽，隐蔽性较好，减少了患者对矫治美观方面的顾虑，但弓丝仍为金属。③舌侧隐形矫正：矫治装置位于牙弓舌侧，由舌侧金属托槽、磨牙舌侧管和弓丝组成，由于唇侧无矫治装置，看上去像没戴矫治器一样。此法的力作用点位于牙冠舌侧，生物力学与唇侧矫治器存在较大差异，技术难度大，对医生的操作技能要求高。

优点 ①美观：这是成人患者选择隐形矫正的主要动机，因为传统固定矫治器给人以"铁嘴钢牙"的感觉，在一定程度上影响工作和生活。隐形矫治器如同牙的"隐形眼镜"，几乎完全隐蔽，戴用时美观自信。②舒适：矫治器质地晶莹，表面光滑，异物感小，摩擦力小，对牙周及口腔黏膜组织刺激和不适感降至最低。③卫生方便：矫治器可自行取戴，不影响刷牙、进食、社交，口腔清洁易于维护，不必担心牙龈炎、牙脱矿、变色等问题。④治疗时效：减少复诊次数，无需粘接托槽和调整弓丝的繁琐工序，椅旁时间短。⑤可预测：能预先看到通过计算机模拟的动态矫治过程和结果。⑥不影响口内现有的修复体，如烤瓷牙；还可同时进行其他辅助治疗，如牙美白等。

缺点 ①适应证较窄，主要用于轻、中度错𬌗畸形的成人患者，对复杂错𬌗畸形的矫治能力有限。②戴牙套初期对发音有一定影响。③费用相对较高，限制了患者群。

适应证 ①单颌小于4mm的散在间隙。②单颌小于6mm的拥挤。③单颌小于3mm的唇颊侧扩弓。④前牙牙性反𬌗。⑤正畸后复发。⑥正颌外科的术前术后矫

治。⑦舌侧矫治末期的精细调整。⑧牙列缺损修复前的间隙调整。⑨牙种植前的间隙调整。⑩与普通活动矫治器联合应用。

操作流程　①拍摄正面静息像、正面微笑像、左右侧面像、口内正面像、口内侧方咬合像、口内𬌗面像和口腔全景 X 线片。②根据错𬌗畸形的具体情况去釉或拔牙。③制取硅橡胶印模，灌注硬石膏模型，取咬合记录。④用计算机设计制作矫治动画，及时反馈给临床医生。⑤加工制作系列透明矫治器数副，注明排序编号。⑥患者在临床医生指导下佩戴第一副矫治器，以后由患者每两周自行更换下一副矫治器。

注意事项　①除了进食、刷牙、使用牙线时摘下矫治器，每天需坚持佩戴 20~22 小时。②每天要定时对矫治器用牙刷清洁，不能用热水浸泡。③需要移动的牙在初始 3 天左右会有轻微痛感，其他牙无疼痛。④矫治期长短视畸形程度而定，一般为 9~18 个月，每个牙弓大约需更换 20 个矫治器。⑤矫治结束后，仍需戴用保持器一年左右或更长时间，以免复发。

（孙少宣）

yáměixué xiūxíngshù

牙美学修形术（esthetic tooth contouring）　通过对天然牙的形态改变来达到牙美容的技术。在所有牙美容方法中，美学修形术最古老、最有价值和最经济。牙经修形后，求美者除了得到美学好处外，很多时候功能和健康也得到了改善。改变错位牙的形态并对之进行抛光还可以增加其自洁作用和减少牙折断的可能性。

一个最常见的错误是很多人认为美学修形只是"锉牙"，其实这只是美学修形的一部分，它还包括近远中和唇舌侧的修形。美国牙医研究发现，美学修形术对 40% 的病例来说是理想的美牙方法，而超过 95% 的病例可以通过修形得到改观。美学修形是患者最欣赏的一种方法。当其他方法太贵时，美学修形在很多场合是极佳的折中方案。

优点　①费用较低。②效果永恒。③问题解决得快。④治疗时间最短。⑤一般无痛。⑥一般不需麻醉。⑦修形与抛光可减少有缺口的牙切端发生另外的崩裂。

缺点　①牙的位置未改变。②改变美观时，因考虑功能所以受到一定限制。③对髓腔大的青少年要慎重。④颜色无法改变等。

适应证　①牙结构的改变：折断、有缺口、伸长或重叠牙均可通过修形使其重新恢复愉悦外观，美学修形术多应用于此类病例。②牙发育畸形：形态怪异的牙，如发育叶融合不良，其切端可通过修磨来达到美观的目的。③替代冠套：美学修形术常被用来替代冠套来修复前牙。美学修形术尤其适应于经济上比较困难的牙美容患者。④可以一定程度解决一些正畸问题：如拥挤牙、过度萌出或伸长牙等。⑤去除色斑：修形可使光线反射偏斜，因而能使某些病例的色斑弱化。如果无效，可以采用酸蚀树脂粘接术。⑥牙周问题：破坏性𬌗力损害牙周组织时，一定要对牙冠进行修磨。如果出现严重损害，如牙松动、移位或骨丧失，应马上寻找是否存在特殊干扰点。⑦夜磨牙：夜磨牙会使前牙太平齐而显得很假。如果是女性，可以对中切牙和侧切牙修形，使其看上去更温柔些，尤其是由于磨耗切外展隙几乎消失的情况。切端牙釉质的磨耗使切端更加有棱角，

更有男性特征。

禁忌证　①髓腔大：牙髓腔太大的年轻人最好不做修形，因为极可能引起术中的不适和术后的敏感。如绝对必要，则需先脱敏。修形也应尽量保守，有时需要进行局部麻醉。②牙釉质太薄：对于重叠牙，近中和远中的修磨会减少透明分布或会暴露牙本质，因此使用修复方法较好。牙釉质比较薄时唇侧磨除太多，牙本质颜色容易透出；邻切角磨得太多时又易引起将来牙再次折断。③深处色斑：牙钙化不全或其他深处色斑不宜采用修形术，应该采用修复方法，也可用酸蚀树脂粘接技术。④𬌗干扰：有时牙结构改变会引发咬合不平衡，尤其在尖牙抬高的咬合中。如果磨短尖牙又未考虑尖牙升高，将会改变整个𬌗关系，此属禁忌。应时刻注意正中、侧向和前伸𬌗。只要不干扰𬌗平衡，美学修形术是可行的。⑤牵涉牙周：很多病例牙要借正畸改变位置。修正切端形态有时只会延长理想的治疗时间。多数情况下，美学修形术只是一种妥协治疗，需向患者解释清楚。⑥易患龋者：磨去太多牙组织极易发生龋损。因此特别强调修形后需要抛光和术后用氟。⑦不良心理反应：一般来说，患者潜意识害怕改变。美学修形术甚至能改变一个人的微笑，但应事先与患者解释清楚，如形象可能会改变。有时患者配偶的意见需特别考虑。⑧大块树脂修复体：大块树脂修复体限制了修形量。修得太多时，剩余牙结构会非常脆弱，最终极易崩裂。

术前准备　①取研究模型，分析在何处和如何调磨牙结构。最好是多灌一副模型，调磨可先在复制模型上进行。另外，患者

也能真切地看到最终的效果如何，医生也会有完整的术前记录。②拍牙片可以了解近中和远中的牙釉质厚度、牙髓腔的大小和形态。③准备器械材料：铅笔、绿色磨头、钨钢或金刚完形车针、各种颗粒的氧化铝磨头、金刚砂片、瓷染色剂。④计划如何创造牙整齐的视错觉。让患者坐或站立观察，观察光学错觉来自于哪个角度。使用铅笔标记牙的重叠和伸长部分，如此可以清楚向患者显示最终的效果如何产生。

调磨方法 ①切牙正面改变：为清楚起见，把被模仿的牙称作"样板牙"，被改变的牙称为"相关牙"。操作步骤如下：用铅笔画出样板牙的正面轮廓；从切角开始检查相关牙以确定其颊舌尺寸；使用绿色磨头、钨钢和金刚完形磨头，或粗砂片将相关牙的唇面突度磨至样板牙的前突水平；用铅笔在相关牙上画出样板牙的正面；用绿色磨头、钨钢和金刚完形磨头，或粗砂片修磨正面边界外的邻面，紧接着用较细的金刚砂片和氧化铝砂片修磨。如果不能进行修磨，可将修复体正面的边缘区涂暗。如果是瓷修复体，可以使用表面染色。如果是复合树脂，可以使用明度较低或彩度较高的树脂。②尖牙的正面法则：在处理从后到前的牙时，视觉面概念就更加重要了，从正面观察时，只是尖牙和后牙的一部分可以看到。尖牙的视觉面以近中过渡线角、颈部过渡线角和中部唇嵴为边界，尖牙的远中部分一般看不见。左侧和右侧远中部又不能同时见到，因此重要性降低。将形态不良的尖牙融进微笑，需要做以下4步：从正面用铅笔画出样板牙的视觉面；然后在相关牙上也画出样板牙的视觉面；利用这些线条将相关牙的中部唇嵴移向近中或远中，以使近中部接近样板牙的近中部；侧面观察时，如果中部唇嵴移向近中，则近中半变小，此时尽量使远中过渡线角与近中过渡线角对称。方法是将远中过渡线角移向中部。

注意事项 ①在进行基本的调磨之前，有一点医患双方均需注意，那就是天然牙列在说话和微笑时与唇部的关系，若这点关注不够极易导致不必要的调磨。另外，调磨时尽量少牵拉口唇，以保持牙列和唇部之间的自然关系，显现唇部对牙列的影响。②美学修形时应牢记𬌗平衡。无论任何时候都不应损害𬌗平衡，通常情况下，引发不美观的因素多半会引发𬌗的不平衡。美观改善了，𬌗也就跟着完美了，因此患者得到双重好处。③下颌前牙一系列薄而对称的切端接触应该建立，这些接触应能产生在牙周支持之内的垂直力。如果唇侧与上颌接触，亦应调磨使之尽量接近切端。建立下颌切端水平有几个目的：建立最佳的切端接触而又不引起𬌗创伤；切端和唇舌曲度不平整，不仅会导致不美观，也会导致𬌗创伤；应建立对称性的切端接触。④建立上颌前牙正中和前伸𬌗位置和运行的最佳接触。其目的为减少这些位置的破坏力、去除不良接触。最佳接触是指𬌗和美观均接近理想的情况下最多的牙接触。既然下颌切端水平应首先建立，以此为目标的其他调磨当然就在上颌牙了。⑤有时调𬌗和美观会出现冲突，到底牺牲何者，则赖于𬌗功能异常程度、美观的重要性和牙这一器官的最终的健康。⑥调磨下颌前牙直至前伸时应保持良好的接触。牙的磨耗面会减损牙的美观，这些牙可以通过修磨使其均匀分布𬌗力和重新恢复美观。⑦调磨时，尽量使用高速的细颗粒金刚磨头，因为粗颗粒金刚磨头的划痕很难去除。细颗粒金刚磨头使用一段时间后还可以用于调磨后的抛光。使用完形金刚磨头一次牙釉质的磨去量较少，因而可以避免磨除过多的牙体组织。金刚磨头不像钨钢磨头容易磨损，前者还可以做得很细，用于外展隙处的修磨。

（王光护）

yáměibáishù

牙美白术（tooth whitening technology） 将化学氧化性漂白药物放在牙表面或内部，与牙发生化学反应使牙本身的颜色变白，或将修复体粘附在牙表面遮盖牙本色，使牙颜色变白的技术。造成牙变色的原因种类较多，总的可分为外源性着色和内源性变色两个方面。外源性着色由外部因素引起，常发生于牙表面，消除外部因素后，一般都能使牙颜色还原，治疗方法相对比较简单。变色牙则是由牙本身的内部因素引起的，常常和全身性疾病相关，在胚胎时期牙变色就已经开始，且发生在牙本质层，因此治疗周期长、疗效差，为达到较为理想的美学效果，常常需要借助美学修复手段，如嵌体、贴面、冠等。临床上有时极难区别牙变色和着色的原因，因此需要耐心地询问患者的既往病史和现病史，完整的病史有助于对牙变色和着色原因的判断和分析。

牙外源性着色治疗 外源性着色是指牙冠表面有外来的色素沉积。着色性质及着色部位与年龄、性别、口腔习惯、饮食习惯等都有直接关系。外着色牙的预防及治疗与其着色性质有密切关系，由于属外源性着色，因此，通过局部机械处理（如刮治、磨光、抛光），保持良好的刷牙习惯等可对部分着色达到治疗目的。由产色菌引起的菌斑着色容易去除，通过保持口腔卫生即可防止其复发。乳牙列的黑色着色和棕色膜性着色附着牙面较牢，通常需行洁治术及磨光术。对龋病等牙体硬组织疾病所导致的着色需治疗方可达到目的。由修复材料等引起的着色一般只有通过更换治疗材料或重新修复方可去除病因，达到治疗的目的。

变色牙脱色治疗 牙内变色的治疗比外着色要复杂得多，大多需要经过多次脱色漂白或贴面、全冠等修复技术来达到恢复美观的目的。变色牙漂白是治疗变色牙的一种基本技术，它具有损伤小、不破坏牙体硬组织、可反复实施等优点。但根据牙变色性质的不同，采用的漂白方法也是多种多样的。

活髓牙漂白术 主要针对具有牙髓活力的变色牙，因此，漂白时只能从牙表面进行，漂白剂通过与釉质接触而产生效果。

过氧化脲中的漂白活性成分是过氧化氢。10%过氧化脲与3.3%的过氧化氢大致相当。过氧化氢是氧化剂，分解时，尤其在过氧化氢酶和过氧化酶存在时产生气泡，释放出新生态氧。氧化剂有外层轨道不配对电子的分子云，具有与其他电子形成电子对作用的强烈趋向性。过氧化氢分解时产生多种超氧化物自由基，它们作为强氧化剂通过链式或链式支链反应增大氧化剂的作用。漂白过程中，这些氧化剂可能与色基（决定一种物质颜色的基团）结合、反应，从而达到改变牙釉质及牙本质的颜色和漂白目的。

根据不同的使用方法，分为诊室内漂白、家庭漂白及预成托盘漂白。

诊室内漂白术 包括加热美白及冷光美白，为临床上比较常用的漂白方法，已沿用多年。①加热美白：基本步骤为隔湿、涂漂白剂、加热。方法一：临床上最常用的是将10%～35%的过氧化氢溶液涂布于牙面上，将加热仪的温度控制为45～60℃，距牙面20mm左右，持续30～60分钟，每周1～2次。应用热源加速过氧化氢漂白反应，并促进其向硬组织渗透。方法二：用35%过氧化氢溶液作为漂白剂，用红外线灯在适当距离局部照射20～30分钟，间隔1周，进行第2次治疗，直至取得满意效果。方法三：用氦氖激光治疗机照射贴有30%过氧化氢溶液棉纸的变色牙面，持续10～30分钟，每周2～3次。方法四：用30%过氧化氢溶液，通入电极，进行离子导入法漂白，持续30～60分钟，每周1～2次。方法五：由粉、液两种组分构成光固化、化学固化双重激活漂白系统，应用时将粉液混合，调成凝胶样，迅速敷于患牙表面，氧化反应在混合后即开始，化学固化需7～9分钟，光固化可加速漂白反应，2～4分钟即可反应完全，漂白剂由绿色变为乳白色，根据病情复诊1～2次。②冷光美白：将波长介于480～520nm之间的高强度蓝光，经由光纤传导，通过两片30多层镀膜的特殊光学镜片，再经过特殊光学处理，隔除一切有害的紫外线和红外线，将过氧化氢和直径为20nm的二氧化硅等为主体的美白剂，快速产生氧化还原作用。透过牙本质小管，去除牙表面及深层附着的色素，从而达到美白的效果。属于化学漂白的一种，其对于牙釉质的伤害较大，容易令牙本质失去必要保护而出现冷热敏感，故不适用于16岁以下人士、孕妇或伴有釉质缺损的变色牙。多用于外源性色素粘染、内源性色素沉着、氟斑牙以及先天性色泽不均等。因具有快速、安全、持续时间长、效果显著等优点，已被广泛应用。操作基本步骤：比色，照相存档，牙面清洁抛光，戴护目镜、开口器，抹护唇油，牙龈涂屏障树脂，牙面上漂白剂，光照。一般重复2～3次，做完后再次比色、拍照存档。均匀的浅黄、浅灰或棕黄色的变色牙漂白能取得满意疗效，切缘1/2较颈1/2易脱色，在脱色前先酸蚀牙面或在漂白液中加入36%盐酸对较深色有效，漂白效果随次数增加提高。

家庭漂白术 由于这项技术不仅大大缩短了患者就诊时间，而且可以同时漂白多颗患牙，减少加热漂白对牙的刺激等优点，在临床上的应用越来越广泛。患者经过医生的指导，将漂白凝胶和特制的托盘带回家中，夜间临睡前将放有漂白凝胶的托盘戴入口内，第2天清晨取出，1～2周为一疗程。漂白剂由于能够长时间与牙表面接触，缓慢释放出有效成分，达到漂白变色牙的目的。大多数漂白凝胶的活性物质是过氧化脲，也有一部分是6%或10%的过氧化氢。漂白凝胶的黏稠度与漂白效果直接相关。如果过氧化脲与唾液混合，过氧化物被稀释的同时，唾液中的过氧化物酶也使过氧化物失去活性。此法对普遍的变色活髓牙均有效，效果随使用时间增加相应提高。

预成托盘漂白术 指通过佩戴置有美白剂的预成托盘达到牙美白的方法。此法无需取模，无需做模型，不占技工时间，配戴舒适，安全无副作用，不同人上下牙弓都可以轻松就位，称为"专业OTC（超市）类产品"，对外源性色素如烟渍、茶渍、咖啡等着色及生理性黄牙有效。

注意事项如下。①美白术后牙很容易再染上有色物质，必须避免饮用茶、咖啡、可乐、红酒等饮料，避免使用有色牙膏、漱口水或食用深色食物，对于有吸烟习惯的求美者，最好戒烟。②建议使用美白牙膏，可减轻美白后牙的再着色。③注意口腔卫生，早中晚注意刷牙漱口，保持口腔清洁。④定期检查牙和洗牙能维持牙美白效果。

无髓牙漂白术　一般使用髓室内漂白法，即在髓室中置漂白剂直接漂白牙本质。多用于死髓牙或为达到漂白的目的而进行根管治疗的牙。

与活髓牙漂白原理是相同的。

根管治疗方法如常规，但要将根充物降低至唇颈下2~3mm。根管治疗后，由舌侧扩大髓腔至牙颈部，用粘固粉封闭根管口以免漂白剂沿根管损伤根尖组织。方法一：将含30%过氧化氢溶液或加75%乙醚的小棉球放入髓腔及患牙唇面，光照加热至70℃，维持5分钟，去除棉球，吹干。重复上述步骤4~6次，每次更换新棉球，共20~30分钟。若一次效果不满意可再次复诊。完成漂白时，被漂白牙应较相邻健康牙更白一些，一段时间后则变得相接近。方法二：用含30%过氧化氢溶液的棉球或用过氧硼酸水化物与足量30%过氧化氢溶液混合制成漂白糊剂，以粘固粉封入预备好的髓腔内，5日复诊。若不理想，重新封入漂白糊剂。取得满意效果后，去除棉球或糊剂，

用氯仿彻底擦拭髓腔，酸蚀后涂树脂粘接剂，吹气加压以保证封闭剂进入牙本质小管及釉质微孔中，用浅色复合树脂充填。

注意事项如下。①洞形制备：前牙在舌侧，前磨牙在𬌗面开髓，洞形大小、形态要合适，要适当磨除部分染色牙本质，但不能切割过多牙体组织，以免术后牙折断。②根管扩挫：粗于扩孔钻4号均不需扩大，不到4号需扩大至4~5号。③垫底：应选用耐酸耐碱的垫底材料，以免时间久后垫底材料溶解，过氧化氢通过根管壁微缝隙渗出，刺激根尖部，引起疼痛。垫底位置一定要在根管口下2mm，以保证牙颈部能充分漂白脱色，基底至少应有1mm厚度，并与根管壁严密贴合。④口腔软组织的防护：漂白剂是强苛性药剂，要注意口腔软组织的防护。

（王光护）

línshíguān jìshù

临时冠技术（temporary crown technology）　以恢复面容美观为主要目的，在固定义齿完成前制作临时性修复体的技术。固定义齿牙体制备后，应常规制作和粘固临时冠，除了美观需要外，还有保护牙髓、牙周等一系列功能，尤其是处于美学区的前牙固定义齿，要使美容修复获得成功，临时冠的质量是一个关键。临时冠是最终修复体的镜像，唯一不同的是材料。

优点　①美观作用：固定义齿备牙后，牙体变短、变小，尽管只需7~10天即能戴上最终修复体，但明显影响美观。临时冠不仅可恢复牙的外形，也维持了唇颊组织正常的丰满度。②保护牙髓：活髓牙牙体制备后牙本质暴露，易引起过敏症状，临时冠

可保护牙髓免受机械、温度、化学及呼吸时气流的刺激，防止牙髓炎症的发生。③稳定作用：防止牙体制备后牙龈组织增生、移位、覆盖预备体边缘，以确保最终修复体的精确度。还能防止对𬌗牙伸长，维持轴面和邻面修复间隙，稳定咬合关系。④恢复功能作用：临时冠可具有一定的咀嚼功能和发音功能，为患者恢复完整的牙列。⑤诊断信息作用：临时冠作为制作原型，可提供形态、大小、突度、位置、颜色、共同就位道等一系列美学信息，为最终修复体取得最佳美学效果做预见性评估，起着验证美观和生物性完美整合的作用。⑥自洁作用：牙冠制备后形态改变，临时冠可保持牙冠良好的自洁效果。但要求临时冠边缘密合无悬突，表面高度抛光。

缺点　①材料强度较差，易折断。②后牙临时冠只能承受一般的咀嚼压力。③材料颜色单调，只有偏白、偏黄和介于两者之间的常用色供选择，与邻牙易产生色差。

适应证　单冠和桩冠的临时冠套、牙缺失固定修复的临时桥、临时贴面、临时嵌体、前牙区种植牙临时冠。

操作步骤　包括以下几步。

直接法制作　①选择大小、形状、颜色合适的成品预成冠，用白色自凝树脂在口内重衬，初步硬固后取出打磨、抛光、暂时粘固。②树脂牙片成形：选择合适的成品牙片，用白色自凝树脂至糊状期时置于患者的唇（颊）、舌和邻面，雕塑成形。③3M临时冠桥树脂材料：分别为基质和催化剂的两管膏剂，混合后置于患牙上直接成形，方便快捷。④印模成形：牙体预备前先取印模，

以备使用。将自凝树脂注入印模患牙的牙位上，准确复位于口内，待树脂基本硬化后取出印模中的临时冠，经加工后粘固。

间接法制作 牙体制备后取印模，灌注石膏模型，涂分离剂，用自凝树脂在模型上制作临时冠，打磨抛光后用暂时粘接水门汀粘固。间接法虽然较为费时，但质量较高，更适用于缺失较多需要共同就位道的固定义齿。

临时冠粘固 临时冠经口内试戴、调改、抛光后需暂时粘固于预备牙体上。对粘接剂的要求，一是易于拆除，二是对牙体有良好的安抚、镇痛和封闭作用。临床上多选择氧化锌丁香酚水门汀。

（吴尚龙）

yáshì jìshù

牙饰技术（dental veneer technology）

将水晶体等装饰品，通过口腔粘接技术安装于天然牙唇面或人工义齿上，以提升美感为目的的牙科美容技术。考古学家在两千多年前玛雅人头骨的前牙唇面上发现了玛瑙饰品，一千年前高丽人头骨上前牙镶嵌六颗圆形钻石。史料证明，这些无任何功能、纯属装饰性质的牙饰行为古已有之。

水晶牙饰 水晶牙饰源于20世纪60年代的美国，是水晶体制造商与美容牙科医生合作经营的牙装饰技术，经过半个世纪的推广流行，成为别具一格的美牙方式。由于它能够提升女士们的"美丽度"和"幸福感"，同时还能满足追求新潮、刺激和个性化审美的心理需要，而对牙本身的健康又无影响，使"牙饰"成为继耳饰（耳环、耳钉）、颈饰（项链）、指饰（戒指）、腕饰（手镯）等之后又一种人体器官的装饰品。

种类 水晶贴面有多种形状，如圆形、卵圆形、星形、菱形等，其表面结构也各有不同。其中基底部为圆形，中间凸起，表层为8个折光面的"钻石型"尤为夺目，它可以从不同方向反射光泽，且异物感小，于是"钻石水晶"由此而得名并一直主导着美容牙科市场，成为人们首选的水晶贴面。钻石水晶的规格有直径为1.8mm、2.0mm和2.5mm 3种，颜色有白色（钻石色）、黄色、橙色、粉红色、浅蓝色、浅绿色和七彩色多种。贴水晶的部位则根据求美者的喜好，但大多数选择侧切牙的远中，也有选择在尖牙的近中面，如果贴在中切牙上则显呆板，且过于直观、夸张。水晶体的数目，从1个到多个不等，有两侧对称的，但单侧者更富有动感，显得活泼。水晶体的光泽和附着力一般可维持1～5年，如果想取下，只要用一种特殊的牙科器械即可撬起。水晶体的背面有网纹状结构，可采用牙釉质粘接技术将其固定在天然牙上。

要使水晶美牙真正达到衬托人的整体美感的效果，牙科医生的美学知识和审美能力至关重要。水晶颜色、形状及贴面的牙位和数目多少等应根据求美者天然牙的色泽、牙排列状况、微笑时上唇的唇形曲线、口角的弧度、面部肤色、面型乃至人的气质等个体差异综合考虑，才能指导求美者正确选择。在操作技巧上也有较高的要求，如橡皮障隔湿技术、牙釉质酸蚀技术、牙科粘接技术等，并非一般人都能胜任，必须由专业牙科医生进行，否则极易脱落。水晶牙饰适合于各个年龄段的女士，随着年龄的增长，贴水晶的牙位向后推移，如贴在第一双尖牙上，符合中老年人含蓄内敛的求美心理。

禁忌证 水晶牙饰是"锦上添花"的牙科行为，并非每个人都适合。其一是牙排列严重不齐、扭转、前突、内倾、反𬌗，伴有牙周病和牙龈萎缩，以及氟斑牙、四环素牙、牙釉质发育不全、死髓变色等的人群，如贴上闪光的水晶，更易让牙的缺陷显露，其效果适得其反。其二是口腔卫生不良、衣冠不整、不修边幅等个人素质较差的人，也不适宜做水晶牙饰。

粘接技术 ①牙饰配套粘接技术：粘贴材料由厂家随水晶体提供。隔湿后将牙面酸蚀、冲洗、吹干；表面涂粘接剂；点一小滴流动树脂在粘接剂上；饰品放在流动树脂上，压紧后从各面光照。②用粘接正畸托槽的粘接技术：牙面酸蚀、冲洗、吹干；调匀釉质粘合剂液体A、B和糊剂A、B，先后置于牙面上；将水晶饰品放在粘合剂上，轻压固定。③光固化粘接技术：酸蚀步骤同前；将粘接剂液体和光固化膏剂调成糊状置于牙面；将水晶饰品放上后用探针压迫，使多余糊剂包围饰品周边，垂直光照。④3M纳米树脂自酸蚀粘接技术：酸蚀剂与粘接剂为单瓶液体，一次性同步完成，涂布牙面，吹干，水晶体置入后光照，其快速简便，不易脱落，并降低牙敏感度。

原则 ①黄金分割原则：牙位多选择侧切牙是因为它位于两口角连线的黄金分割点上，可获得理想的视觉效果，人的这种潜意识的审美观同时也体现了"黄金律"的特点。单个水晶贴在唇面的具体位置，也应遵循"黄金分割"原则，将牙的𬌗龈向画两条横线，三等分𬌗龈径，再向近远中方向画两条竖线，三等分近远中径，靠近切缘的横线上两个交叉点即"近中黄金点"和"远中黄金点"，水晶体宜贴在这两个黄金点上。②曲线吻合原则：多个水晶体分别贴在某一侧不同牙位上，应让水晶体在渐变高度从前向后逐渐升高，使形成的"水晶曲线"与微笑时上唇下缘曲线以及上颌牙列的纵殆曲线吻合，富有柔化造型的艺术效果。③牙长轴一致原则：多个水晶体分别贴在同一个牙的上下方，应使"水晶柱"与该牙长轴的倾斜度一致，看上去比较协调。④前浅后深原则：颜色不同的多个水晶体贴在某一侧不同牙位上，应使水晶体色彩由浅色逐渐向后过渡到深色，与微笑时口腔的阴性空隙协调，能增加美感。⑤前大后小原则：大小不同的水晶体贴在某一侧不同牙位上，应使水晶体的直径由 2.5mm 到 2.0mm，再到1.8mm 变化，使"闪光点"的大小与牙弓转位形成的视觉渐变规律保持一致，更富魅力。⑥色彩一致原则：人体装饰品多集中于面颈部，为获得色彩装饰上的统一性，应将耳钉或耳坠、项链坠的颜色尽量保持一致，追求靓化容貌的整体效果。

天然牙其他装饰 ①镶嵌式：在天然牙釉质层制备洞型，将钻石等打磨加工成与洞型匹配的形状，用口腔粘接剂固定。饰品一般与牙唇面平行或稍低于唇面。②文齿式：是由文眉、文眼线、文唇引发而来的牙装饰方法。方法是用细车针在牙釉质唇面雕刻出求美者喜好的文字或图形，染上不易脱落的颜色，用透明粘接剂覆盖，光照固定。

义齿装饰 在活动义齿上安装饰品或通过固定在天然牙上的修复体，显现文字或图案。

可摘义齿装饰 根据求美者的特殊要求，将钻石、宝石、玛瑙等雕磨成个人偏爱或具有特定意义的形状，镶嵌于可摘义齿前牙的唇面。特点是可同时制作多副不同颜色、不同形状饰品的义齿，根据心境和场合自由取戴，一般也备用一副普通的可摘义齿。本法适用胶托义齿、弹性义齿和全口义齿。

固定义齿装饰 ①开面式：按瓷贴面或全冠的临床要求常规制备牙体，在修复体制作完成后，于唇面画上求美者需求的各种图形，用车针磨空。或者事先与义齿加工厂沟通，直接完成开面冠修复体，以配套口腔粘接剂固定，以显示出牙体本色的阴阳图案。个别求美者甚至用贵金属材料制作开面冠，以满足其独特的心理需求。②文图式：在烧瓷完底瓷上用色彩绘制图或文字后再焙烧外层的透明瓷，让图形显示在底瓷和透明瓷夹层，刷牙和进食时不改脱落。此法的技术关键是夹层中的颜色必须选择耐火性能的，以免在焙烧过程中颜色被削弱。

（孙少宣）

kǒuqiāng yīxué měiyù

口腔医学美育（esthetic education of stomatology）

从口腔医学对美学的需要、美学基本知识、美学素质及美学修养方面对口腔科医生和口腔医学生实施的审美教育活动。口腔临床医疗中一系列与美学有关的新概念、新技术已经超越了常规的诊疗范围。因此，对口腔科医生进行审美教育是适应新时代口腔医学发展的必然趋势。倘若把大多数医生停留在经验阶段的美学审视，上升到理性高度，将无意识的或介于有意和无意之间的一种朦胧状态的医学审美活动进行规范，再把美学的可操作性运用到临床技术之中，无疑对口腔医学的现代化进程是一种推动。

需求 包括如下几点。

临床需求 美学界数百年的研究成果为人类积累了丰富的知识宝库，其中许多美学原理口腔医学可以借鉴，这不仅能提升技术水平和临床效果，还可作为一种治疗理念和方法，实现常规医疗手段难以解决的问题。光子白牙、水晶牙饰、组织工程基因牙等美容牙科新技术的涌现，极大地延伸了口腔美学的应用范围。

科研需求 口腔正畸、前牙修复、颌面美容外科学术研究的本身涉及大量的美与审美问题，口腔医学发展过程中，也会产生许多新的审美客体，需要"以美启真"。关于人类牙弓曲度及其表示方法的研究成果和球面板排牙法成果，就是受"圆"的形式美启发。

心理需求 随着美学的发展，因美学原因而就诊口腔科的患者越来越多，社会人群对口腔审美的要求越来越高，医患双方进行美学沟通显得十分重要。人的审美观复杂多变，存在明显差异，有时甚至相反，需要口腔科医生掌握足够的美学知识，进行术前疏导。

法学需求 医患关系日趋紧张，举证倒置法规出台，医生面对医疗纠纷尤其是临床上的医学美容病例日益增多，医生需要深厚的美学理论功底和审美经验以提高自身的应对能力。

消费需求 随着生活水平不断提高，医疗市场细化、档次拉开，美学牙科的服务方式更能贴近高层次的消费要求。

教育需求 口腔医学教育实践证明，口腔医学人才的培养已由"单一型"向"复合型"、由"技能型"向"艺术型"、由"匠人型"向"文化型"转变。因此，要培养口腔医学高学术水平、高临床技能、高综合素质的专业人才，美学课必不可少。

美学知识 面对医学模式的转变和新的医学观念，面对患者形形色色的特殊心理要求，口腔科医生应该认真审视自己的知识结构，充实和完善自身的知识体系。美学知识，按照由浅入深、循序渐进的原则，分为基础美学知识、医学美学知识、口腔审美学知识3个层次，也是口腔科医生应该了解（基础美学知识）、熟悉（医学美学知识）、掌握（口腔审美学知识）的3种深度。无论从事口腔医学的何分支专业，或属于何层次技术水平，上述知识可以说是口腔科医生的"美学底线"。

基础美学 通过美学理论、美学发展史、美学原理的学习，启迪和建立积极有序的美学思维，健全艺术审美观；通过对美的感悟、认知和品鉴，激发口腔科医生运用美和创造美的能力。基础美学知识的了解，是深入学习医学美学和口腔美学的前提，主要内容包括美的产生背景，美的本质，美的特征，美的美学含义与日常含义，美学的建立与分类，美学与审美学的趋同与联系，中外美学发展简史，美学的主要学派及其观点，审美形态（自然美、社会美、艺术美和科学美）和形式美的概念及其规律，美感的特征及构成要素，审美主体与客体的概念，审美主体的条件，审美的统一性和差异性，美学的特殊领域（丑的美学、残缺美、非对称美）等。

医学美学 引导口腔科医生探索口腔医学与美学的结合点及其内在联系和规律，对运用美学原理提高操作水平具有直接的指导意义。主要内容包括医学美学与美容医学的概念及其相互关系，求美者的心态与人格，消极体像与体像错觉，求美动机与心理需要，医学人体美与艺术人体美，医学人体美与曲线美、黄金律，容貌结构的解剖学特征和美学意义，容貌美的格式塔特征、全息律特征、动态美特征及多视角特征，医学审美创造的思维结构、特点及制约因素，医学审美评价的作用、标准和方法等。

口腔美学 涉及口腔医学临床审美的理论和应用，具有较强的可操作性，是提高诊治水平和美容效果的手段，也是口腔美学教学的目标和主体。

美学素质 包括以下3点。

外在美素质 指医生本人的容貌、形体、风度、气质、举止和语言等。因为口腔美容医疗实际上就是一种医学审美活动，一方面，医生把就医者作为审美对象，另一方面，口腔疾病患者也同样把医生作为审美对象。如果医生自己在容貌或形体方面有明显缺陷，或不修边幅，缺乏一名医生应具备的职业形象，会使患者心理上产生不良影响，造成不安全和不信任感。

口腔科医生的外在美具有4种功能：①增强患者及社会人群对医生的信赖。②促进患者采取与医生合作的态度。③有利于避免医疗差错和减少事故发生。④有助于提高医疗效果。

内在美素质 内在美主要表现为高度负责的品质、认真踏实的工作态度、忘我的献身精神和精益求精的医疗作风。内在美俗称"心灵美"，从医学伦理学的角度看，就是高尚的医德。求美者是一部分特殊群体的"患者"，他们主要是为了改善形态上的某些微疵或缺陷，增添一定程度的美感而求医的。口腔美容既能给患者带来美的享受和美的满足，也可能适得其反，增加患者的痛苦与烦恼。

技能素质 即动手能力。口腔美容医疗，实质上是运用医学技术手段在人体进行"艺术加工和创作"，完成后的每一项美容手术或精心制作的每个修复体，相当于一件件"作品"，要求很强的技术性和技巧性。口腔科医生除了应具备一般医学操作技能外，还应加强以下几种特殊能力的培养和训练。①审美能力：审美能力作为人的一种能力素质，在整个智力结构中占有相当重要的地位。因为它具有一种潜在能量，能改善人的形象思维和灵感思维，帮助人领悟审美对象的深层内涵，铸就高层次的审美心理结构。②目测能力：训练准确的目测能力，对提高医疗效果是有帮助的。美容外科手术操作、固位体的共同就位道、基牙预备轴壁的角度、人工牙排列的对称性和弧度、𬌗平面平行参数的准确性等，基本上都是靠目测确定，不允许有过大误差。③透视能力：透视包括平行透视、成角透视、斜面透视。颌面部是立体的，而且是不规律的多维度立体，远比三维（长、宽、高）物体要复杂得多。从多维度来看中切牙在牙列中的位置，实际上存在着六维关系：一维是近中邻面紧靠中线（近远中向位置），二维是唇面距切牙乳突中点8~10mm（唇舌向位置），三维是切缘位于𬌗平面上（𬌗龈向位置），四维是牙长轴略向远中倾斜，五维是牙颈部略向腭侧倾斜，六维是顺牙弓弧度转位。立体性是物体的基本特征之一，也是医学审美的特征之一，医生要准确地把握立体性，并且能够从平面图形中感悟明显的立体空间感，就必须借助透视规律。④素描能力：素描是视觉艺术的基础，包含比例、结构、轮廓、体面、光影等一系列塑造形体的规律和技术，容纳着深刻的美学思想。广义的素描，是对形体客观认识加上在光线条件下的视觉领悟；狭义的素描，是指用铅笔、木炭、钢笔等工具进行基础训练的单色绘画（俗称白描）。在很多场合下，口腔科医生要亲自绘图，进行颌面部美容手术或修复体的设计，用线条来表现形体的结构、层次、立体感和质感纹理；至少能看懂一些复杂的医学图谱，理解素描图中大小、疏密、虚实、松紧、黑白的对应关系。美容技法本身与素描"三要素"（比例、形体、色调）存在着共性规律，素描的许多法则可以供医生借鉴。素描将物体的明暗关系分为"五大调"，即亮部、次亮部、交界部、暗部和反光部，虽然美容对象并非都要表现出这五大调，但各种美容手法都是在这些基础上的概括和运用。素描具有突出的具象性特征，能轻松地达到语言、文字所达不到的目的，在口腔医学教学和学术交流中占有独特的地位。有些问题用语言难以说清，但只要描绘一个简单图形稍加提示，问题便迎刃而解。结合"即兴素描"讲课，往往得到事半功倍的效果。素描可以调整和完善医生的空间知觉能力，引导其从"形"的认识转入"体"的认识，然后重新认识"形"的表达意义。而对于人体这种不规则的多面体来说，具有质感、量感、光感、动感、立体感、轮廓线和雕刻度

等特征。尤其是颌面部，要求口腔科医生具备空间知觉能力是很必要的。素描训练还可以提高视觉记忆能力。所谓视觉记忆，就是把视觉印象保存在意识中的能力，口腔科医生的技术操作才能，在一定程度上取决于其视觉记忆能力。⑤雕刻能力：雕刻能力与口腔医疗技术的关系更为贴近。对颌面部美容手术切口的走向及深浅的把握，运刀力度分寸感的控制，义齿形态、突度的技法运用等，都要十分准确、细微、恰到好处。美容技艺就像绘画一样，有时"作品"看起来似乎差不多了，但即使差一笔，也是败笔。训练出精雕细琢的能力，不仅可以提高"作品"的质量，而且可以培养全面的视觉感受，建立空间概念，造就用可视形象传递信息的能力。此外，雕刻训练是培养辨别物体立体位置能力的重要手段。

美学修养　口腔科医生应着重加强美学和艺术的修养。艺术修养包括美术修养、音乐修养和文学修养等。

（吴尚龙）

kǒuqiāng shèbèixué

口腔设备学（equipment in stomatology）

研究和探讨口腔医学设备的发展、制造、使用、维护、运行和管理的相关理论和技术的口腔医学与相关工程技术学科结合并在实践中逐步发展形成的口腔应用技术学科。

简史　口腔设备学是在口腔医学、口腔医学设备和相关工程技术学科基础上形成和发展起来的学科。

20世纪60年代初期，四川医学院口腔系（华西医科大学口腔医学院前身）为了帮助口腔医学生正确使用口腔医学设备，由修造室技师为学生讲授口腔综合治

疗机、牙科椅及牙科手机的结构原理和操作保养方法。1986年始，医学院决定由设备科为口腔本科生开口腔设备讲座，给学生讲解综合治疗机、涡轮机、台式电动牙钻机、牙科手机的原理结构与操作保养知识，并让学生拆卸、组装实习。改革开放以后，随着先进口腔医学设备与技术的引进，各口腔医学院、口腔医学设备生产企业和设备经销商通过各种方式举办新设备、新技术学习班，推动了新型口腔医学设备的普及，促进了我国口腔医学事业的发展。先进设备和技术的普及应用促进了口腔医学的发展，同时又对口腔医学教育和口腔从业人员的知识更新提出了更高的要求。口腔医疗水平的大幅提升、口腔医疗规模的急剧增加，对口腔医学设备的知识要求大幅增加，促进了口腔医学设备学的发展。

1990年，由华西医科大学口腔医学院牵头，组织了北京医科大学、上海第二医科大学、空军军医大学、湖北医科大学、白求恩医科大学口腔医学院的专家、教授和口腔设备管理人员，召开口腔设备管理研讨会，与会代表讨论了口腔医学设备在口腔医学和口腔医学教育中的地位和作用，中国口腔设备研发、使用和管理现状，尤其是口腔医学教育和口腔医疗服务的发展需求，一致认为有必要设立口腔设备学课程，并逐步使用统一教材。

1994年张志君、沈春主编《口腔设备学》教材。

1995年华西医科大学口腔医学院率先在口腔医学生中开设《口腔设备学》必修课。此后北京大学、中山大学、武汉大学、上海交通大学、首都医科大学、同济大学等近20所口腔医学院校及

专科学校相继成立了"口腔设备学"课程组或教学组，开设了该课程。《口腔设备学》修订版和第三版先后出版发行。2002年中华口腔医学会口腔医院专业委员会装备管理学组成立，张志君作为学组组长。

经过20年的发展，口腔设备学初步形成了自身知识体系，成为口腔医学的重要组成部分。

研究范围 主要研究口腔医学设备相关理论、技术、产品等；口腔医学设备与口腔医学的关系；口腔医学设备与相关工程技术学科的关系；口腔医学设备在大医学大科学中的位置关系；口腔医学设备学的学科结构等内容。

研究方法 ①综合运用系统方法、决策理论和计算机技术等现代科学技术的知识和手段，从医学、经济、科学、技术、管理、教育等各环节间的内在联系入手，开发口腔医学需求、研究口腔医疗和健康管理行为、研究口腔医学资源配置及设备装备发展、研究口腔医学设备学知识体系，都可以采用软科学的研究方法与手段，研究其规律性，从而找出解决这些问题的各种方案，建立相关的理论和知识体系，为口腔医学和口腔医学设备学的发展、策略、规划设计和组织管理等提供研究依据。②利用系统学方法和手段，将一些或一类口腔医疗设备视为技术系统加以研究。从医疗需求的提出提炼、技术解决方案的提出、技术产品的形成，到临床装备医疗服务能力的实现与系统优化，通过系统化的研究，形成系统化的产品和技术体系。这种研究对提高口腔医学设备和装备的整体技术水平是至关重要的。③对于需求与解决方案确切的设备研发，通常采用一般设备设计、研制、试用、改进的研究开发方法，研究成型的设备产品还需要经过设备可制造性、可靠性、可用性、可维修性、经济实用性等工程方法的测试评估和改进，形成一个基本成熟的技术设备。④对于工业开发出来的技术设备，交予临床进行临床实用研究，使用临床设备技术评价体系，对该设备的可用性、可靠性、安全性、可装备性和其他医疗设备系统的可协同性进行临床应用评价，这是口腔医疗设备重要的研究方法与关键技术环节。

与邻近学科关系 口腔医学设备学是口腔医学的重要组成部分，口腔医学设备学与口腔医学临床学科、口腔材料学、口腔技工工艺学、口腔生物力学、口腔生物医学工程学相关，是口腔医学与基础医学相结合、与临床技术相结合、与工程技术相结合的产物。

口腔医学 为口腔医学设备学提供了人类口腔的解剖学、生理学、行为学、病理学和临床学的理论、知识和技术需求，口腔医学设备学根据这些理论与需求，建立解决口腔医学问题的理论、技术和知识体系，构建口腔医学设备学的学科系统。口腔医学设备学是为口腔医学问题与需求提供解决方案和设备与装备系统的学科。

相关工程学科 机械、电子、材料、系统工程、生物医学工程、数字技术、制造技术等工程技术学科是口腔医学设备学的工程技术基础，通过将这些学科与口腔医学的理论和需求结合，建立口腔医学设备学的理论与技术方法，研究相应的设备系统，提供临床应用，构成口腔医学设备学的主要理论与知识内容。口腔医学设备学是口腔医学与工程技术学科群连接的桥梁。

大医学 正如口腔医学是大医学的一个组成部分一样，口腔医学设备学也是大医学设备学的一个组成部分。在和大医学的关系上除了发展口腔医学专有的理论与技术之外，更注重口腔医学设备与生命整体的关系，注重融合采用大医学关于生命系统的医学理论、信息理论、人机关系、人与社会关系的理论方法和最新进展，使口腔医学设备学的发展更多地体现对生命的敬畏、关怀。口腔医学设备学是大医学整体生命理论与技术向口腔医学的延伸。

（张志君 刘福祥）

kǒuqiāng yīxué shèbèi

口腔医学设备（stomatological equipment）

在口腔医学中使用的、具有显著口腔医学专业技术特征的用于医疗、预防、教学、科研的设备。国际上称为牙科设备。但用于口腔医学的病理、外科手术和放射等设备不在此范畴。包括口腔临床设备、口腔修复工艺设备、口腔影像设备、口腔消毒灭菌设备、口腔实验教学设备、口腔基础设施与设备。口腔医学设备是一个功能的整体，主要有两大类设备系统构成。①以口腔疾病的诊疗为核心的口腔临床设备：区别于其他医疗设备，口腔临床的诊疗设备以口腔综合治疗台为中心，将患者、医生、助手、护士和诊疗设备整合为一个有机整体，保证患者安全高效地接受治疗，医护人员得到最有效的人机工程学的保护和工作效率，且诊疗设备的相对集中（如一个诊所或一所医院布局多个口腔综合治疗台），可以提高临床医疗设备的诊疗使用效率和对支持设备的共享使用效率。②为口腔临床诊疗与诊疗设备服务的辅助类设备系统：由口腔修复工艺设备、口腔医学影像设备、口腔消毒与灭菌设备及为口腔临床集中提供的电力、医疗用水、口腔医疗用集中供气和负压系统等构成的口腔临床支持和辅助系统。这些设备系统与临床诊疗系统的相对分离，一方面有利于提高效率和系统可靠性、减少系统干扰、降低成本，还将为口腔医疗行业的社会分工提供技术基础。口腔修复工艺设备和由此构成的口腔治疗器件（义齿、矫治器、种植导板、颌面外科导板）制作系统也将从口腔医疗机构分离，并成为专业的服务机构为口腔临床诊疗服务。口腔实验教学设备具有训练口腔医学生和口腔临床医生的功能，这类原来只存在于大学教学实验室的设备会作为专业的训练设备进入到口腔医学服务第一线，广大口腔医生可经常利用这类设备学习新技术，不断提高自身的业务水平。

（张志君　刘福祥）

kǒuqiāng línchuáng shèbèi

口腔临床设备（dental clinical equipment）

安装在口腔临床各科室、由口腔临床医生操作使用，用于口腔疾病的检查、诊断和治疗的设备。典型的设备是口腔综合治疗台及其他在口腔门诊使用的临床设备，如口腔内镜、根管显微镜、口腔用激光治疗机、光固化机、超声洁牙机等；用于口腔颌面部疾病（如肿瘤、外伤、畸形及颞下颌关节疾病）的诊断和手术治疗的设备有超声骨刀、颌骨手术动力系统等。

（张志君　柴茂洲）

kǒuqiāng zōnghé zhìliáotái

口腔综合治疗台（dental unit）

由口腔综合治疗机和牙科椅组成，对口腔疾病患者实施口腔检查、诊断、治疗的口腔临床设备。又称牙科综合治疗台。口腔综合治疗台与牙科手机及相配套的空气压缩机、真空负压泵组成口腔综合治疗系统。

口腔综合治疗台诞生于20世纪30年代，经历了从原始的生活座椅加简单的器械台到机、椅及相关设备器械一体化集成，从机械低速牙钻、自然采光到气动高速牙钻、光纤照明，从简单的手工操作到自动化、智能化控制，从患者的固定体位、医生的强迫体位到可随意调整的舒适安全体位的过程。

结构　主要由口腔综合治疗机及其联动的牙科手术椅两部分组成（图1）。

口腔综合治疗台的基础配置为高速手机2支、低速手机1支、三用枪2支、强吸引器1支、弱吸引器1支。在基础配置的基础上，还可集成光固化机、超声洁牙机、内镜、高频电刀等治疗设备。

口腔综合治疗机　由地箱、附体箱、器械盘、冷光手术灯及脚控开关等部件组成。①地箱：是口腔综合治疗台的水、气、电、下水、负压等管道与外部提供的水、气、电、下水管道阀的交接处。②附体箱：固定安装在牙科手术椅的左侧，是冷光手术灯、器械盘的基础机座，附体箱内装有水杯注水器、漱口水加热器、吸唾器强负压发生器，外部有三用枪、强吸器头、吸唾器头、痰盂、水杯注水器喷嘴等。③器械盘：主要用于吊挂或放置高速手机、低速手机及三用枪等器械，盘侧有控制面板，设有各种功能键，盘面上可放置治疗所需的常用药物和小器械。器械盘的边缘装有观片灯，器械盘的下部装有牙科手机的水、气路接口和牙科手机工作压力表。④冷光手术灯：光照度可用无级或分级的方式调节，灯罩内反光镜的镀层可透射发热的红外线，而仅反射色温与日光接近的可见光，从而保证医生可观察到患者口内组织的真实颜色。⑤脚控开关：具有控制面

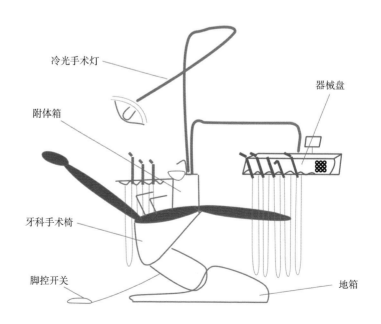

图1　口腔综合治疗台结构示意

板上各种功能键的功能，可控制水、电、气阀开关及牙科手机的运转等动作。

牙科手术椅 又称口腔手术椅、口腔治疗椅，简称牙科椅或牙椅，是口腔综合治疗台的重要组成部分。主要由底座、椅身、电动机（或电动液压机）、电子控制线路、手动及脚控椅位调整控制器、限位开关系统、椅座升降和背靠俯仰传动装置等组成。其设计符合人机工程学原理，外形平滑，便于清洁和消毒。普遍采用自动控制程度较高的电动牙科手术椅。

工作原理 包括以下方面。

口腔综合治疗台 主要是以气控制水、电工作，内部有气路、水路和电路 3 个系统（图 2）。①气路系统：口腔综合治疗台主要以压缩空气为动力，通过各种控制阀体，供高速手机、低速手机、三用枪、气动洁牙器，以及器械臂气锁和气流负压吸唾等用气。口腔综合治疗台使用的压缩空气要求清洁、无水、无油。②水路系统：口腔综合治疗台水源以净化自来水为宜，供牙科手机、三用枪用水及患者漱口、冲洗痰盂及吸唾。有的使用独立蒸馏水罐，只供牙科手机和三用枪用水。③电路系统：口腔综合治疗台采用交流电，电压 220V、频率 50Hz。控制电压一般在 36V 以下。

电动牙科手术椅 主要靠电动机运转驱使传动机构工作使其椅座或椅背向所需的方位运动。当椅位达到所需合适位置时，手或脚离开开关，主电路立即断电，电动机停止转动，椅位固定。椅位调整的实现有机械传动式和液压传动式两种。如果手或脚不离开控制开关，牙科椅达到极限位置时，因升、降、俯、仰均设有限位保护装置，限位行程开关动作，断开动力主电源，牙科椅自动停止。以微电子控制为核心的控制电路，可实现多种预置位设置，以满足多种治疗椅位的预设。只要轻触一键，便可使治疗椅自动调整到预设的椅位。一般至少可以预设 4 个椅位。工作原理如图 3 所示。

临床应用 在口腔诊疗活动中，口腔综合治疗台是最基本的设备，它使患者处于安全、舒适的体位，为医生提供各种必需的检查、诊断和治疗设备，使医生、护士、患者和器械处于优化的空间位置关系，使得医疗过程快捷、高效、准确、无误。口腔综合治疗台在口腔各类疾病诊治中均发挥着重要作用。

操作常规 包括以下几种。

口腔综合治疗台的操作 口腔综合治疗台采用芯片控制，所有系统功能已事先设定，各功能按钮均设置在控制面板上或采用脚控开关控制。控制面板上，以各种符号表示，包括牙科手机旋转及电动马达正反转、手术灯开关、漱口杯注水、观片灯、辅助功能键开关等。医生通过简单的按钮操作，实施对全机及各系统的控制。具体操作时，首先打开空气压缩机电源开关，产生压力为 0.5～0.7MPa 的压缩空气，之后打开地箱上的总控制开关，接

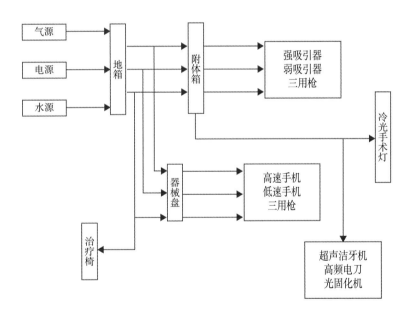

图 2　口腔综合治疗台气路、水路、电路示意

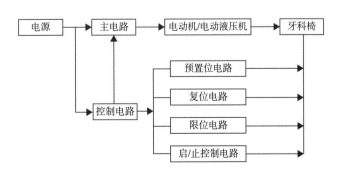

图 3　电动牙科手术椅电路示意

通电源、气源和水源，然后进行各部分操作。

电动牙科手术椅的操作 按键可控制牙科手术椅升或降、椅背俯或仰，可自动到达预设位置，椅位存储记忆键可自动复位。口腔诊疗操作时，待患者坐上牙科手术椅后，医护人员根据诊疗需要调整手术椅，设定患者体位，调节患者扶手，调整头枕至合适位置。

注意事项 ①定期检查电源、电压、水压和气压必须符合口腔综合治疗台工作要求，管路必须畅通。②吸唾器和强吸引器在每次使用完毕，必须吸入一定量的清水（至少两杯），以清洁管路、负压发生器等组件，防止其堵塞和损坏。下班前拔出吸唾过滤网，倒掉污物，清洗干净后装好，防止漏气。③每天治疗完毕都应用洗涤剂清洗痰盂。打开冲盂水阀，用清水清洗痰盂及下水管道。不得使用酸、碱等具有腐蚀性的洗涤剂，以防止损坏管道和内部组件。定期清洗痰盂管道的污物收集器。④使用涡轮手机前后，应将其对准痰盂，转动并喷雾，以便将牙科手机尾管中回吸的污物排出。⑤器械盘的设计载荷重一般为 2kg 左右，切记勿在器械盘上放置过重的物品，以防破坏其平衡，造成器械盘损坏或固位不好。⑥冷光手术灯在不用时应随时关闭。⑦保持口腔治疗椅外部清洁，防止硬物、水或其他液体掉入椅内，以免造成卡位或损坏传动部件或电器系统短路、烧毁电子元件。⑧使用中如发现有异常应立即切断电源，由专业维修人员检查维修。⑨工作完毕，应将椅位放至最低位，以防相关部件长时间受压而产生故障。

(范宝林 张长江)

yákē shǒujī

牙科手机 （dental handpiece）

安装在口腔综合治疗台水气电管路上，用气动或电动马达驱动车针或磨削器械高速或低速旋转，对牙体组织进行切割、钻磨的口腔临床设备。包括气动涡轮手机、气动马达手机和电动马达手机。

(张志君)

qìdòng wōlún shǒujī

气动涡轮手机 （dental air turbine handpiece）

以压缩气流驱动涡轮高速旋转对牙体硬组织进行切削、钻磨的牙科手机。又称牙科高速涡轮手机。是口腔科临床工作中最主要的治疗设备之一。

分类 按内部结构不同，分为滚珠轴承式涡轮手机和空气浮动式涡轮手机两类。①滚珠轴承式涡轮手机具有转速高（30万~50万 r/min）、切削压大、速度快、车针转动平稳、使用方便等特点。②空气浮动轴承式涡轮手机，因无滚珠的机械摩擦，转速更快，更平稳，机芯使用寿命更长。但其噪声较大和扭矩较小，已经极少使用。

结构 主要由机头、手柄和手机接头构成（图1）。①机头：由机头壳、涡轮转子、后盖组成。机头壳是手机固定涡轮转子的壳体，其前端中心处有一通孔，夹轴从此伸出，通孔四周有一个或多个水雾冷却孔，具有冷却效果，并可清洗车针黏附物。涡轮转子是机头的核心部件，由轴承、风轮和夹轴组成。常用的轴承有金属滚珠轴承和陶瓷滚珠轴承两类，陶瓷轴承比金属滚珠轴承运行震动低，运转过程噪声小。②手柄：是手机的手持部位，为一空心圆管，内部有手机风轮驱动气管和水管，光纤手机还装有光导纤维、灯泡、灯座和电线，已开发出自发光手机，即将一微型发电机装在手柄内部，在手机运转过程中发电，前端配有 LED 光源，不需安装光导纤维。部分手机还装有回气管、过滤器、防回吸装置和气体调压装置。③手机接头：是手机与输气软管的连接体，推动手机风轮旋转的主气流和产生雾化水的支气流、水流，分别通过管路进入手机接头的主气孔、支气孔、水孔通向手机头部。手机接头有两种结构：螺旋式——用紧固螺帽连接；快装式——插入后用锁扣连接。

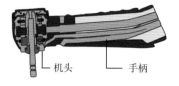

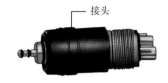

图1 气动涡轮手机结构示意

工作原理 涡轮手机转动原理与风车相似，压缩空气沿主进气管进入进气口，高速气流对风轮片产生推力，使风轮带动夹轴高速旋转。连续而稳定的压缩空气气流使得风轮不停地匀速转动，余气从排气管排出手机外。车针装于夹轴内，夹轴又固定于风轮轴芯，故风轮的转动带动了车针同步转动（图2）。

临床应用 用于切割牙体、制备洞型、修复体的修整打磨等。牙科涡轮手机大大提高了口腔临床治疗的效率和效果，具有高速、轻便、切割力强等优点，但存在着扭矩不足、速度和力量不能控制、噪声大、振动强及回吸易造成医源性感染等问题，需要进行压力蒸汽灭菌。迷你型涡轮手机适用于儿童及张口度较小的患者治疗；45°角涡轮手机适用于第三磨牙拔除术，也适用于对靠后的牙的远中颊侧治疗。

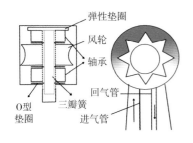

图2 气动涡轮手机原理示意

操作常规 ①将快插接头和综合治疗台手机连接管连接。②将涡轮手机和快插接头连接。③用脚踩动综合治疗台脚踏开关，检查手机头是否输出气和水。④调节水量和气压旋钮至合适值。⑤将车针插入机头涡轮转子夹轴内。⑥用一次性口杯接半杯清水，将涡轮手机头放置水中空转10秒，排空机腔内残余杂质并开始临床治疗使用。

注意事项 ①压缩空气必须无油、无水、无杂质；须经常检测额定气压，驱动气压应在0.2~0.22MPa，以免压力不足或过大造成手机不能正常工作或者缩短手机轴承使用寿命。②两支高速手机交替使用。③每次使用前给手机注油，让手机轴承处于润滑状态。④运转中请勿按下车针按钮，装卸车针必须在夹簧完全打开的状态下进行，以免损坏夹轴。⑤必须使用符合规格的车针（1.59~1.60mm），严禁使用弯曲、有裂纹、变形的车针，以免损伤夹轴。⑥未安装车针严禁空转手机，以免夹簧在松弛状态

下高速旋转受损。⑦避免手机碰撞、跌落造成损坏。⑧为预防交叉感染，每位患者诊疗结束必须进行清洗消毒、养护注油、打包封口和预真空压力蒸汽灭菌。

（周建学）

qìdòng mǎdá shǒujī

气动马达手机（dental air motor handpiece） 由气动马达驱动并对牙体硬组织进行切割及低速钻磨的牙科手机。是牙科低速手机之一，同气动涡轮手机成为口腔综合治疗台的标准配置。

结构 由气动马达、直机头和弯机头组成（图）。①气动马达：由定子、转子、轴承、滑片、滑片弹簧、输气管、调气阀、消音气阻及空气过滤器组成，转速为5000~20000r/min。②弯机头：由夹持系统、传动系统、联轴节构成。③直机头：由轴芯、轴承、三瓣夹簧、锁紧螺母及外套组成。轴芯由两个轴承夹固在机头壳内，轴芯内前端装有锥度三瓣夹簧，转动锁紧螺母，可使三瓣夹簧在轴芯内前后移动，以放松或夹紧车针。

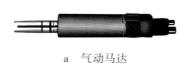

a 气动马达

b 直机头

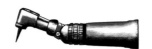

c 弯机头

图 气动马达手机

工作原理 高压空气沿马达定子内壁切线方向进入缸体内部，

形成旋转气流，借助滑片推动马达转子旋转，转子通过联轴叉带动直机头或弯机头工作。

临床应用 气动马达手机运用广泛。弯机头适用于牙体牙髓科的去腐治疗、桩核预备、牙体切削以及修复抛光等，减速弯手机对根管可进行扩大治疗，直机头适用于调𬌗及修复体的打磨等。

操作常规 ①将气动马达和综合治疗台手机连接管进行连接。②将直机头或弯机头与气动马达连接。③将金刚砂车针或技工磨头插入机头轴芯内，向下搬动卡板以卡住车针，或者转动锁紧螺母，以夹紧车针。④用脚踩动综合治疗台脚踏控制开关，检查手机头是否输出气。⑤开始操作。

注意事项 ①检测工作气压，应为0.3MPa（4孔）、0.25MPa（2孔）。②压缩空气保证无水、无油、无杂质。③手机在使用时，马达和直机或弯机头要插接牢靠，手机工作时不能按压马达连接卡扣，以免手机脱落。④选用合格的磨石和车针，车针柄直径过大或过小都会损坏机头。⑤为预防交叉感染，除气动马达不能热清洗外，每位患者诊疗结束必须进行清洗消毒、养护注油、打包封口和预真空压力蒸汽灭菌。

（周建学）

diàndòng mǎdá shǒujī

电动马达手机（dental electromotor handpiece） 由电动马达驱动并对牙体硬组织进行切割、钻磨的牙科手机。

结构 由电动马达、直机头或弯机头和控制电路组成（图）。①电动马达：按结构分为有碳刷马达和无碳刷马达两种，有碳刷马达又分为有铁心马达和无铁心马达。有铁心马达由定子（永磁铁）、转子（绕组和磁钢）、碳

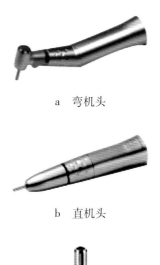

a 弯机头

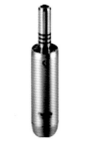

b 直机头

c 电动马达

图 电动马达手机

刷、控制电路板（内置或外置）和联机等组成。无碳刷电动马达由转子（永磁铁或磁钢）、定子（绕组）、控制电路板组成。②直手机：由主轴、卡簧、轴承、锁紧螺母、连接叉和外壳等组成。变速直手机装有变速齿轮盘、齿轮杆。按变速比分为1:1常速和1:2增速，1:1常速直手机一般额定转速为40000r/min，内水道为双孔喷雾，水、气分开，更有利于水雾的形成。1:2增速直手机为外喷水类型，转速为40000～80000r/min。③弯手机：由带齿轮的夹轴、轴承、连接叉、头壳和外壳等组成，有的还配有光纤。变速弯手机加装有变速齿轮盘、齿轮杆。按变速比可以分为等速、增速和减速。等速1:1弯手机的转速与电动马达转速相同，为1000～40000r/min。增速弯手机有1:2、1:3、1:5等多

种转速，从40000 r/min增至200000r/min，4～6点喷雾。减速弯手机有4:1、10:1、16:1、20:1、32:1、64:1、128:1、256:1、1024:1等多种转速。

工作原理 ①有碳刷铁心马达：通过电刷将电能输送到转子上，在转子绕组上产生电磁力，此电磁力与定子的永磁力总是保持一个相位差，依磁力的"异性相吸"原理，电磁力与永磁力即可推动转子旋转。无铁心马达的工作原理与有铁心马达相同，但马达的结构有较大的差别。②无碳刷电动马达：在马达的后端固定有传感器，用来检测转子的相位，并将相位信号传送给控制主机，主机根据相位信号，决定某组线圈通电，某组线圈断电，从而产生不断变化的电磁力，推动转子磁钢运转。直手机、弯手机通过连接叉装置和马达连接，马达的动力传导到轴芯，带动卡簧上的钻头旋转。

临床应用 根据不同的使用需要，选择不同变速比的直手机、弯手机。①常速直手机：用于椅边治疗和修复操作。②增速直手机：主要用于拔除第三磨牙、骨移植和根管治疗等。③等速弯手机：可进行银汞抛光，大面积去除腐质；去除悬突，固位钉钻孔和合金修复体抛光等操作。④增速弯手机：电动马达如果配上1:5增速弯手机，转速达200000r/min，使用高速车针，可进行牙体硬组织切割及钻磨而代替高速手机，同时还可以应用在固位沟预备、烤瓷修复体打磨、冠桥成形、窝洞精磨和边缘成形等操作。⑤减速弯手机：进行低速操作如根管扩大、牙种植等。根据治疗需要进行选择：根管治疗可选择32:1，转速为500～600

r/min；镍钛根管针用64:1、128:1减速弯手机；种植手术可选择16:1或20:1的减速弯手机，这样即可以避免高转速对根管组织及种植创面的烧伤，同时有利于增加扭矩；抛光用4:1和16:1的减速弯手机。有的品牌手机，机头内装有卫生机头系统，以防止回吸。

电动手机以扭矩大、速度和力量可有效控制、低噪声、低振动、可变速、高性能、寿命长、无回吸可避免医源性感染、经久耐用、便于维护等优势，有可能取代一部分气动马达和高速涡轮手机。

操作常规及注意事项 ①将直手机、弯手机装上钻针后与电动马达连接；检测工作气压，应为0.3MPa（4孔）、0.25MPa（2孔）；压缩空气应该保证无水、无油、无杂质。②钻针的直径应该符合ISO标准。等速和减速弯手机及直手机选用CA型低速车针（2.35mm），增速弯手机则选用FG型高速车针（1.6mm）。③手机在使用时，马达和直机或弯机头要插接牢靠手机，未装钻针或未与马达可靠连接，严禁启动马达。④有碳刷电动马达应根据实际情况，定期更换碳刷和清除积碳。⑤为预防交叉感染，除马达不能热清洗外，每位患者诊疗结束必须进行清洗消毒、养护注油、打包封口和预真空压力蒸汽灭菌。

(张志君)

zǎoqī qǔchǐ zhěnduàn shèbèi

早期龋齿诊断设备（diagnostic equipment for incipient caries）利用牙体硬组织物理、生物、化学等方面的特性，采用激光诱发荧光和电阻抗等技术，检测牙体硬组织脱矿程度，以诊断早期龋病的口腔临床设备。包括激光龋

齿检测仪、电阻抗龋齿检测仪及定量光导荧光龋齿检测仪等。

（尹 伟）

jīguāng qǔchǐ jiǎncèyí

激光龋齿检测仪（laser caries detector）

利用激光诱发荧光原理，用固定波长的光波照射牙，检测牙体硬组织及细菌产物产生荧光的能力，判断牙体硬组织龋损程度的早期龋诊断设备。

结构 由主机、传输光导纤维、检测手柄和探测头组成。主机包括中央处理器、液晶显示屏、光源等。其中光源通常由一激光二极管提供。探测头由蓝宝石材料制成，质地坚硬不易损坏，其外形包括圆锥形、平面形和楔形等多种，分别用于窝沟、光滑面和邻面检测。

工作原理 不同龋齿荧光检测仪的工作原理相似。激光二极管发出波长为 655nm 的脉冲光，经过中心光导纤维传输至牙面，当遇到牙脱矿程度不同的部位时，可激发产生不同波长、不同强度的荧光。随着牙脱矿程度的加重，激发出的荧光波长也随之增加。探测器可收集这些荧光，经中央处理器内的电子系统处理后在液晶屏上以数字方式显示，依据此数值判断牙体检查部位的矿化状态，以确定龋坏的程度，其值范围 0~99。工作原理如图所示。

临床应用 与传统视探诊断方法相比，激光龋齿检测仪可敏感、定量、客观地评价龋损。大量的组织学研究评价显示，其荧光信号数值的大小能确定牙目前的矿化状态和龋损深度，以便采取不同的治疗措施。参考标准：0~10，健康；11~20，釉质浅龋；21~30，釉质深龋；30 以上，牙本质龋。选择不同外形的探测头，包括圆锥形、平面形和楔形等，分别用于窝沟、光滑面和邻面检测，具有较广的实用性。

操作常规 龋齿荧光检测是一个"校准-零基线-检测"的过程。①校准：开启系统后按压 CAL 按钮，将探测头放置于黄色校准瓷块处完成校准。②零基线确定：将探测头置于健康牙（上前牙）唇侧中 1/3 位点，压下检查手柄前端灰色环，保持 2 秒。显示屏出现"SET 0"后松开灰色环，即确定零基线值。③牙检查：视探诊检查确定可疑病损，清洁牙面，去除菌斑、牙石，并干燥。将探测头轻放在待检牙面上，保持探测头指向待检部位，并缓慢调整其角度和位置，最终达到的最高值即为测量值。

注意事项 ①消毒与清洁：探测头可用压力蒸汽（135℃）灭菌；其余部分使用 75% 乙醇进行表面消毒，忌与水接触，也不可用腐蚀性液体。②设备需使用标准 AA 电池，安装时确定电极方向。电量不足应及时更换电池。如果长期不用，应取出电池，以免发生漏液而损伤设备。③由于设备精巧、灵敏，检查手柄和探测头易碎，其安装和拆卸时尽量用旋转力，忌用暴力，并小心使用；光导纤维应防止折叠、弯曲。

（尹 伟）

diànzǔkàng qǔchǐ jiǎncèyí

电阻抗龋齿检测仪（electrical caries monitor，ECM）

基于牙组织导电性，采用电阻抗法，测量牙表面到髓腔间的电阻值，来判断牙体硬组织龋损程度的早期龋诊断设备。

结构 主要由主机、电极元件、电源、气源、脚控开关和蜂鸣器等部分组成。测量电极包括测量探针和手柄两部分。测量探针为一个弯曲不锈钢小管，其尖

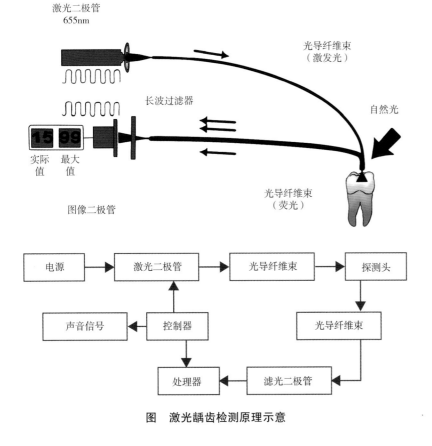

图 激光龋齿检测原理示意

端有两种外形，较尖锐者适用于窝沟检测，方形较钝者适用于光滑面检测。参比电极的手柄由镀铬铜构成，其表面粗糙，以保证与被检者手部形成良好的接触（图1）。

工作原理　健康釉质是电的不良导体。患龋病过程中，硬组织脱矿使得晶体间的孔隙增大，充满来自口腔环境的富含离子的液体，导致硬组织的电导性增加，电阻下降，其下降的程度与其脱矿程度成正比。

使用电阻抗龋齿检测仪检测牙体组织电阻时，形成了电流环路（频率 21.3Hz、电流 < 0.3mA）：参比电极 → 手（< 50kΩ）→ 体液（<5kΩ）→ 牙根端组织（< 10kΩ）→ 牙髓（< 5kΩ）→釉质和牙本质→测量电极。该环路中除牙体硬组织以外，其余部分电阻值很小且基本恒定。因此，该环路所测电阻值显示所测对象的真实电阻值，范围为1kΩ 至 10GΩ，在 10kΩ 至 100MΩ 其误差约为 1%（图2）。

临床应用　ECM 所测电阻值显示所测对象的真实电阻值，以此判断病损的严重程度。ECM 技术在检查窝沟龋、根面龋以及早期龋等方面适用性更广。

根据探针电极同待检牙面接触方法与媒介不同，具体测量方法有点特异法及面特异法两种。前者选取𬌗面若干个点并测量其电阻值，通过这些点的电阻值间接了解整个牙龋损状况。后者选用导电介质测量整个𬌗面窝沟系统的电阻，判断龋病发生情况。

操作常规　①正确连接电阻抗龋检测仪各电极、气路，接通电源，系统即自动开机并自检，随后进行气流和电阻功能性检测。②选择清洁、消毒的测量电极探针

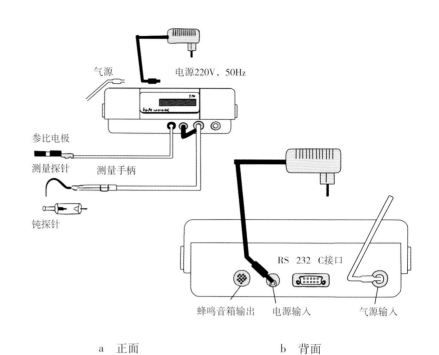

图1　电阻抗龋齿检测仪正面示意

a 正面　　　　　b 背面

和参比电极，正确连接系统，选择需要的测量模式。③清洁待测牙面，包括牙石、菌斑等，保持待测牙面湿润。④被检者手握紧参比电极。⑤将测量电极垂直置于待测牙面，保持轻微接触直到检测结束，屏幕将显示稳定的测量结果，即测量值。⑥记录数据或者通过软件系统输出检测结果。

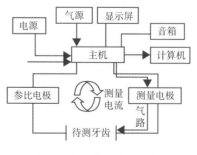

图2　电阻抗龋齿检测仪工作原理示意

注意事项　①工作环境应保持温度 1~40℃、湿度 3%~85%。②不宜暴露于水和任何其他液体，一旦发生，应立即断开气路和电

源。③只能使用非侵蚀性液体清洁外壳、显示屏及底座。④每检测完一名患者，应对设备进行消毒并更换测量探针。测量探针可用压力蒸汽灭菌，测量电极的手柄表面使用 75% 乙醇清洁，内部管道使用特殊液体清洁、消毒。

（尹 伟）

dìngliàng guāngdǎo yíngguāng qǔchǐ jiǎncèyí

定量光导荧光龋齿检测仪

（caries monitor with quantitative light-induced fluorescence）　基于牙组织的荧光现象，利用定量光导技术和数字信号处理技术，检测龋损组织矿化状态的早期龋诊断设备。

结构　定量光导荧光龋检测仪有多种样式，大多将光源、检测镜头以及传感器等元件整合于相当于口镜大小的手柄上，手柄通过 USB 数据线与计算机系统相连。手柄中的光学元件和电荷耦合装置获取荧光图像，并转换为电信号通过 USB 线传输到计算

机，并经软件显示和分析。

工作原理 牙体硬组织的荧光由牙本质发出，釉质是其传导通路。龋损组织脱矿时，釉质的光传导性下降，荧光辐射减少，与釉质健康者相比显示为暗区，其变化程度与脱矿程度具有高度相关性。细菌代谢产物（卟啉）在同样检测条件下发射出红色荧光，这是牙菌斑和感染牙体组织的表现。

光源提供峰值波长约 405nm 的蓝紫光，传输至牙面激发产生荧光。电荷耦合元件照相机收集处理后的荧光信号（波长 > 520nm），运用数字信号处理技术获得高分辨率的牙表面荧光光谱图像。定量光导荧光龋检测系统利用图形重建原理对早期龋病病损进行定量分析，可以获得病损面积和荧光丧失量。荧光丧失量与病损区矿物丧失量有高度相关性，是反映龋损状态、检测龋损变化的主要指标。QLF 系统的工作原理如图所示。

临床应用 定量光导荧光龋检测仪通常在荧光图像诊断基础上可以提供 3 种模式：诊断模式、治疗模式和白光模式。①口腔健康教育：定量光导荧光龋检测仪与常规口腔内镜类似，通过采集高分辨率的数码照片图像，向患者展示牙面菌斑、病损的状态，使其对口腔健康状况有直观明确的认识，从而对其健康行为和态度产生影响。②龋病诊断和监测：诊断模式显示健康釉质的绿光和潜在病损的绿色荧光暗区或红色荧光，对原发性釉质龋、继发龋，甚至极早期的釉质脱矿病损均能显示出来。通过自动图像分析获得龋病病损面积和荧光丧失量指标，依据指标纵向变化，能够敏感地发现病损的动态变化，评价防治措施的效果。③辅助治疗模式：将突出显示病损区，为去尽龋损的感染牙体组织提供参考。

操作常规 ①正确安装并连接设备，开启电脑系统，运行软件。②清洁牙面：去除食物残渣、软垢、菌斑及牙石等，干燥待测牙面。③图像摄取：调节 CCD 照相机（或者改良式口镜）的距离、角度等，直到电脑屏幕上显示清晰的牙图像，确定并且存储图像。④图像分析：系统软件能够自动显示病损范围和严重程度，检查者通过分析软件可以识别病损。

注意事项 ①手机部分需表面消毒，通常用 75% 乙醇擦拭。②系统各组成元件有一定工作电压范围，为避免突然停电或者电压异常对设备造成损伤，应该配备不间断电源。③注意电脑系统的常规维护保养。④所有图像、数据应及时备份。

（尹 伟）

kǒuqiāng chāoshēng zhìliáojī

口腔超声治疗机（ultrasonic wave therapeutic apparatus for dentistry）

利用超声波机械能进行口腔疾病治疗的口腔临床设备。临床上按其功能分为单功能治疗机及多功能治疗机。单功能治疗机主要用于洁牙；多功能治疗机通过配置不同的手柄、工作头及冲洗液，用于龈上洁治、龈下刮治、牙周袋冲洗、根管治疗、喷砂、去渍以及修复体拆除。

结构 主要由超声波发生器、超声换能器、可转换刀具的工作头以及脚控开关组成。

工作原理 电子振荡器产生电脉冲经功率放大后馈入手柄中的超声换能器，换能器将电能或磁能转换成微振幅机械振动，驱动工作头产生同频率的超声振动，振荡频率一般在 28～32kHz，振幅 0.02mm。从手柄喷至工作头的水（或冲洗液），受超声振动产生空爆效应，空爆效应产生的巨大瞬时压力可迅速击碎牙石，松散牙垢，去除坏死牙体组织及杀灭细菌，破碎粘接剂摘取冠桥等（图）。

临床应用 作为口腔临床治疗的基本医疗设备，在临床上有广泛的应用。

牙周洁治及刮治术 作为牙周预防保健和疾病治疗的重要手段，牙周洁治及刮治术可去除牙石、牙菌斑以及烟垢和色斑，从而减小因牙石、牙菌斑等不良环境引起的炎症反应。超声波洁牙与传统的手工洁牙相比，效率高、速度快、创伤轻、出血少，单功能洁牙机及其洁治术已在基层口腔医疗单位普及。

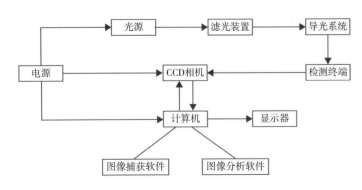

图　定量光导荧光龋齿检测仪工作原理示意

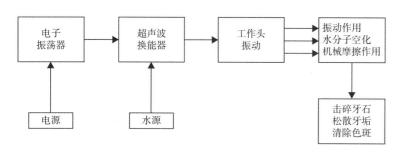

图 口腔超声治疗机工作原理示意

根管治疗术 在单功能治疗机上配置不同根管手柄或不同类型的根管锉，可进行以下操作：①根管扩大、冲洗、感染根管的消毒和灭菌。②根管充填物输送、取出根管内异物，如折断的根管治疗器械。③取出根管充填物如粘固粉、银针等。

金属修复体的非破坏性拆除 因治疗或再修复需要拆除桩、冠桥、嵌体等金属修复体，传统方法是用牙钻除去修复体周围的粘固剂或破拆修复体，不仅费时费事，还易造成牙体组织损害，取下的修复体亦不能再用。用超声波治疗机配合其拆除器，可以快速非破坏性拆除金属修复体，对牙体组织的损伤也较小。

操作常规 ①在治疗机压力水瓶内加入蒸馏水。②将消毒的工作刀具旋入手柄。③接通并打开电源。④调节水量旋钮和输出功率旋钮至合适值。⑤踩下脚控开关，直至水从工作头喷出成雾状即可，开始临床治疗使用。

注意事项 ①工作刀具与手柄须按要求旋紧。②不能在踩下脚控开关或工作时拔下手柄。③工作刀具和手柄应进行压力蒸汽灭菌消毒。④带有心脏起搏器的患者慎用。

（张志君 柴茂洲）

guānggùhuàjī

光固化机（light curing unit）

用于聚合光固化复合树脂修复材料的口腔临床设备。20世纪70年代开始，研制出了新型的可见光复合树脂材料，它具有理化性能好、色泽美观、表面光洁、有相当的硬度和韧性、便于成形及抛光等优点，这种材料必须在可见光范围内，在特定波长的光照射下才能固化，光固化机即是为照射这种材料提供特定波长的冷光设备。根据不同的发光原理，将其分为卤素光固化机和LED光固化机两种类型。

结构 ①卤素光固化机：由电子线路主机和集合光源的手机两大部分组成。主机包括恒压变压器、电源镇流器、电子开关电路、音乐信号电路、电源线及手机固定架。手机包括钨线卤素灯泡、光导纤维管、干涉滤波器、散热风扇、定时装置、手动触发开关及主机连接线。②LED光固化机：主要由发光二极管、电子开关电路、音乐信号电路、光导纤维管、定时装置、充电器、锂离子电池、变压器、整流器等组成。

工作原理 卤素光固化机接通电源，主机电子开关电路进入工作状态，并输出一个控制信号，同时风扇运转，冷却系统散热。按动手机上的触发开关，光照触发，卤素灯泡发光。光波通过干涉滤波器，将不同频率的红外线光和紫外线光完全吸收，再通过光导纤维管输出均匀且波长范围为380~500nm的无闪烁光，使复合树脂迅速固化。定时结束，音乐电路报警，卤素灯熄灭，完成一次固化动作。LED光固化机发光二极管是一块电子发光的半导体材料，其核心部分是由p型半导体和n型半导体组成的晶片，在p型半导体和n型半导体之间有一个过渡层，称为pn结。在某些半导体材料的pn结中，注入的少数载流子与多数载流子复合时会把多余的能量以光的形式释放出来，从而把电能直接转换为光能。这种利用注入式电子发光原理制作的二极管称为LED发光二极管（图）。

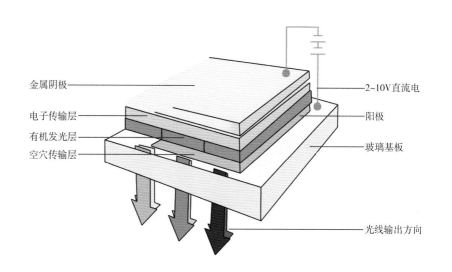

图 LED发光二极管工作原理示意

临床应用 经过光固化机的照射可以达到以下临床效果。①树脂充填术：牙体充填时对粘接剂及复合树脂材料照射使其固化，修整外形及抛光后恢复牙的外形及功能。②局部固定术：邻近松动牙表面处理后覆盖纤维绷带及复合树脂材料的固化，达到松动牙局部固定的作用。③托槽固定术：正畸托槽玻璃离子水门汀的固化，达到固定托槽的作用。④义齿粘接术：齿修复过程中根管纤维桩、全瓷冠的粘接固定。

操作常规 ①接通电源，将光导纤维管插入插口。②根据需要选择光照时间，将光照定时开关旋至选定的档位。③医生戴上护目镜，手持手机，将光导纤维管头端面靠近被照区，其间距保持在 2mm。按动触发开关，工作端发出冷光，进行光照固化。④固化时间的选择：按照设备说明进行操作。

注意事项 ①保持光导纤维管输出端清洁，防止污染，工作时不可接触牙及树脂材料。若被污染，应用棉球擦净后再使用，否则将影响光输出效率。②光导纤维管应避免碰撞或挤压，以防折断。③为避免灯泡过热，要注意间歇性使用。④临床上应用的大多数复合树脂材料的光敏剂为樟脑醌。有少数复合树脂的光敏剂为苯基丙酯，其吸收波长敏感区为 400nm 以下，此类复合树脂不适合使用 LED 光固化机固化。⑤随着锂离子电池充电次数的增多，每次充电后使用时间缩短。电池寿命约为 1 年。

（宋 鹰 李 轶）

yázhōu yālì tànzhēn

牙周压力探针（periodontal pressure probe） 通过测量牙周袋深度和附着水平评价牙周组织损坏程度的口腔临床设备。牙周炎的发病率非常高，临床上辅助检查方法较多，如生物学检查、X线检查、龈沟液检查等，而牙周压力探针是最为常用的方法。

结构 主要由压力探针、探测手柄、光学解码器、数据转换器、脚控开关及计算机存储系统等组成（图）。

工作原理 工作头由钛金属制成，其压力受探针手柄中的弹簧控制。根据需要设定压力，可以保证探诊时压力恒定。正常情况下探针压力设定在 15 g，可以有效避免探诊时压力不同而造成误差，牙周袋深度值可以精确到 0.2 mm。当套筒放置到牙龈缘时，探针探至牙周袋底，探针内部的传感装置会将得到的信息传至手柄末端的光学解码器，并通过与探针相连的数据转换器到达计算机存储系统。根据临床需要，其软件可以进行牙周危险因素的记录和评价。

临床应用 ①探针可自动测量患者牙周袋深度、附着水平、附着龈宽度，并记录全口牙列情况、牙松动度、牙龈出血与化脓、根分叉病变、菌斑分布等，可反映牙周疾病程度及预后指标。②系统风险因素评估功能可有效地对患者进行病情风险评估，有助于医生客观地为患者制订有针对性的治疗计划。③为医生及患者提供直观的治疗效果对比图。④系统可提供病例报告和口腔卫生知识宣教短片，有助于让患者直观地了解病情并积极配合医生进行有效的治疗。

操作常规 ①按说明书将探针手柄、光学解码器、数据转换器、脚控开关、计算机连接。②点击牙组织工具栏校准探针键，跟随向导完成激活。③将探针安装到牙周探针手柄上，并校准。④根据需要从菜单中选择深度模式、萎缩模式、松动模式、菌斑模式等。⑤选择深度模式，将套筒放置到牙龈缘处，探针插入牙周袋，确认到达袋底后，踏下脚控开关两侧的踏键记录数据。⑥如选择其他模式，则将临床检查结果通过脚控开关确认相关数据。⑦如需保留、打印，则选择相应操作键。

注意事项 ①在检查未经过

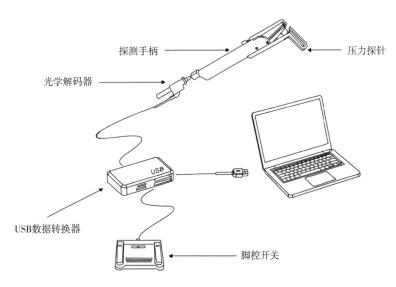

图 牙周压力探针结构示意

治疗的牙周时，若探针触到牙石，系统会误认为探针已到达袋底，会造成错误读数，应予注意。②若按下手柄上探针将不再按照设定的压力进行滑动，其功能将变为普通牙周探针而导致计算机显示错误读数。③手柄适于用压力蒸汽消毒，不能使用化学消毒或干热消毒。④光学解码器不建议用压力蒸汽消毒或喷洒消毒剂，应使用一次性塑料套加以保护。

（宋鹰 李轶）

yíngǒnghéjīn tiáohéqì

银汞合金调和器（silver amalgam dispenser）

用于口腔龋病治疗中调合银汞合金材料的口腔临床设备。银汞合金调和器包括胶囊式银汞合金调和器和组份式银汞合金调合器两种类型，胶囊式使用较多，可防止银汞调和时汞扩散造成污染。

结构 胶囊式银汞合金调和器由永磁直流电动机、胶囊摆动夹头、时间调整装置、启动装置、显示装置等部件构成。

工作原理 生产厂家将银合金粉及汞两种材料按一定比例做成不同规格的胶囊状物，医生根据临床治疗需要，选择合适规格的胶囊放置于摆动夹头上，设置合适的调和时间，按下启动键，永磁直流电动机转动，并带动夹头摆动，使胶囊内银合金粉及汞均匀调和。摆动停止，取下银汞胶囊即可用于临床治疗。其工作原理过程如图所示。

临床应用 调和银汞合金材料，用于龋病治疗中窝洞的充填，修复牙体缺损。

操作常规 ①开启电源，根据需要设置合适的调和时间，一般为 20～30 秒。②根据临床治疗需要，按需充填的牙体窝洞大小，选择合适规格的胶囊。③打

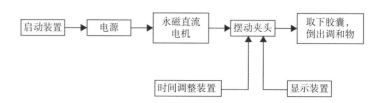

图 胶囊式银汞合金调和器工作原理示意

开防护罩，将胶囊放入调和器夹头间夹紧，合上防护罩。④按下启动键，夹头开始摆动调和，停机后从夹头取下胶囊倒出调和物，即可用于充填窝洞和临床治疗。

注意事项 ①设备应安放在通风良好、坚固的平台上，底部应垫上防震材料。②电源插座必须可靠接地。③保持工作环境的干燥及清洁，定期清理工作环境的残留物。④工作时胶囊必须牢固地安放在夹头上，以免摆动时脱落，自动停机后，由于惯性原因，夹头摆动未完全停止时，不能强行制动。

（李朝云）

kǒuqiāngyòng nèijìng

口腔用内镜（endoscope in stomatology）

利用内镜技术对口腔组织、鼻咽部以及颞下颌关节疾病进行检查、诊断和治疗的口腔临床设备。包括口腔内镜、根管镜、牙周袋内镜、涎腺镜、鼻咽镜、颞下颌关节镜等。

（张志君）

kǒuqiāng nèijìng

口腔内镜（dental endoscope）

利用医学内镜技术拍摄口腔内软、硬组织动态图像或静态图片的口腔临床设备。又称口腔内摄像系统。

结构 主要由装有摄像头的手柄、照明系统、影像接收和成像系统、图像处理及显示系统组成。摄像镜头为定位镜头或可变焦镜头，能做 90° 旋转，10～40 倍放大。

工作原理 在照明系统（LED或光纤）照射下，被照射物体的反射光线通过成像系统中的光学透镜将物像投射到电荷耦合器件或互补金属氧化物半导体接收板上，接受板将光影像转换成电子信号，再经信号处理器即影像处理卡处理后输送至显示设备进行显示及存储（图）。

临床应用 口腔内镜可以实时逼真的影像显示口腔内牙体、牙周及黏膜组织的病变和治疗情况，并可储存和打印。主要用于医患之间的交流与沟通，进行口腔卫生宣传教育与临床教学等。

操作常规 ①开启设备开关。②采用握持高速涡轮手机的方式，

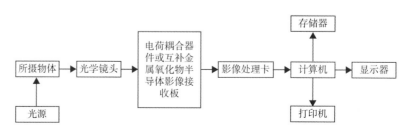

图 口腔内镜工作原理示意

选择有利的支撑点，以便减少抖动，使影像更清晰。③手动操作或脚踏板操作控制图像的选择和存贮。

注意事项 ①由于口腔内镜使用高清晰度的玻璃等易磨易碎元件，使用中应避免磕碰。②有些口腔内镜使用光纤传导图像，应防止折断。③必须使用自带光源照明，应避免连续长时间使用，以延长光源的寿命。④及时更换一次性塑料防护套避免交叉感染。

（张志君　柴茂洲）

gēnguǎnjìng

根管镜（root canal endoscope）　利用内镜技术，增强口腔根管治疗领域照明和放大视野的口腔临床设备。又称根管纤维镜、根管内镜。

结构　根管镜由可移动机座、光源及摄像机控制台、光导电缆及摄像机手柄、内镜探头、监视器、图像采集系统等组成。

工作原理　光源通过光导电缆传输到探头，照到被摄根管，电荷耦合元件图像传感器将图像传送到监视器和图像采集系统。通过监视器的显示，可以观察到被摄根管的清晰影像，全程观察检查和手术过程。检查和手术的资料通过图像收集系统进行录制、保存和调用。与计算机技术或计算机网络系统相连，可以对图像进行处理、分析、加工、储存以及远程会诊、教学和资源共享（图）。

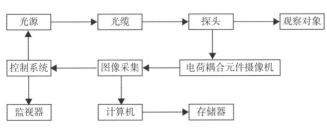

图　根管镜工作原理示意

临床应用　①用于根管的检查和根尖手术治疗，医生更准确地进行治疗操作；能够识别定位根管壁隐裂；移除根管内折断器械和碎屑等阻塞物。②通过监视器进行临床教学，以利于学生观察手术进程。

操作常规　①将光导电缆连接到控制台上。②将监视器、图像处理系统等正确连接。③选择内镜探头，与摄像机手柄连接。④插上电源插座，打开后背板上的电源总开关。⑤按下电源开关按钮，接通电源。⑥按下面板上的灯光按钮，打开光源。⑦调整图像：按下白平衡按钮，调整白平衡；按下窗口按钮，调整窗口，使图像变清晰；调整图像定格、放大、反向等功能。⑧图像采集和保存。

注意事项　①内镜的摄像镜头和探头要保持清洁、干燥，并注意防霉、防碰撞以及其他损伤。②摄像机镜头要防止液体或异物掉入，如有液体或异物掉入，应立即切断电源，将摄像机及电缆从控制器上拆下，由专业人员维护。③摄像机头清洁维护时，断开电源拆下，可以用专用清洁剂和软布清理，也可用蘸乙醇的棉球清洁，但不能使用有棱的工具或刷子来清洁镜头。机头外部可以用湿布清洁。④更换灯泡应关闭电源。用布、纸或塑料等物接触灯泡，不要让皮肤直接接触到玻璃罩和反光镜。

（胡　民）

yázhōudài nèijìng

牙周袋内镜（periodontal pocket endoscope）　利用内镜技术和显微技术，增强牙周病治疗区域照明和放大视野的口腔临床设备。根据其成像构造，主要有光导纤维镜和电子镜两类。

结构　分述如下。

光导纤维牙周袋内镜　主要由光学观察系统、照明传输系统和支架构件组成。此外还有供水系统、控制系统及特制牙科探针。①光学观察系统：由聚焦成像的物镜组，传输物镜组所成图像的传/转像组和目视观察用的目镜或电荷耦合元件转接镜构成。②照明传输系统：由照明光源（LED光源或卤素灯冷光源等）和混编排列的多束导光纤维构成。③支架构件：由支撑、包裹光学观察系统和照明传输系统的医用金属和（或）有机材料构成。④控制系统：由控制面板及芯片组成，主要控制供水流量及照明强度。⑤特制牙科探针：经特殊设计制成，除具备普通探诊功能外，还可悬挂照明使视线清晰、明亮，并对牙周袋进行清洗。

电子牙周袋内镜　结构与纤维镜构造基本相同，主要是由电荷耦合元件耦合镜代替纤维镜光学观察系统中的光导纤维传像束。

工作原理　光导纤维牙周袋内镜的主体是纤维导光束、导像束，导光束将光源产生的光线传导到被观测的牙周袋表面，将被观测物表面照亮；照明系统照射下，内镜内的导光纤维将光导入牙周袋内表面及根面，导像束或电荷耦合元件耦合镜接受受检部位反射来的光，并将光影像转换成电子信号，再经信号处理器

（即影像处理卡）处理后输送至显示设备进行显示及存储。

临床应用　为临床医师提供可视和放大的牙周袋术区视野和环境，直接观察根面和牙周袋包括根面凹陷、牙周袋底、根分叉和肉芽组织等病变情况，进行龈下刮治及根面平整操作，提高治疗效果。降低牙周手术的概率和牙周基础治疗的并发症。

操作常规　①将光导纤维从保护鞘内取出，正确安装在镜鞘内。②然后安装特制的牙科探针。③启动电源。④调节照明度和水流量。⑤握持特制探针远端深入牙周袋内。⑥根据需要进行相应的观察和操作。⑦手动操作或脚踏板操作控制图像的选择和存贮。

注意事项　①将光导纤维安装在镜鞘内时，如遇到阻力，请勿用力，否则可能会损坏纤维束。②将光导纤维安装在镜鞘内时，其工作端应消毒。③禁止过度弯曲镜鞘，避免光导纤维断裂，出现黑点。④经常性检查电源电缆，如有损坏及时更换，避免触电。⑤请勿在使用可燃性麻醉剂的情况下使用设备，避免爆炸。

（张志君　柴茂洲）

xiànxiànjìng
涎腺镜（sialoendoscope）　采用光学原理和内镜技术及介入技术，对涎腺疾病进行检查、诊断和治疗的口腔临床设备。又称涎腺纤维镜、涎腺内镜。

结构　由光源控制器、光导电缆、监视器及图像采集系统、纤维镜系统、手术器械等组成。

工作原理　光源通过光导电缆送到纤维镜照射涎腺管内被摄物体，同时摄像机将图像传送到监视器和图像采集系统。通过监视器的显示，可以清晰地全程观察检查和手术过程。检查和手术的资料，可以通过图像收集系统进行录制或传送到电脑保存，并可以随时调用。涎腺镜的工作原理如图。

临床应用　主要用于慢性涎腺炎诊断和治疗、涎腺结石的摘除等。

操作常规　①开机前准备：将光导电缆与控制器连接；将摄像头及纤维镜与光导电缆连接；将监视器、图像采集系统等正确连接；连接电源，打开电源开关及光源开关。②穿刺前准备：穿刺前准备包括涎腺管口局部消毒、局部麻醉、探针探查涎腺导管口及扩管、套管针穿刺等。③涎腺镜的导入：将水等液体回路与套管针的一个通道连接，将涎腺镜从另一通道缓慢导入。④检查和技术：通过监视器观察，调整光的亮度和图像的清晰度以及窗口的大小。在检查和手术的过程中，可以将所需的图像资料存入电脑和录像机中。⑤术后处理：检查和手术后，将涎腺镜抽出，关闭光源和电源，将摄像头和纤维镜

卸下并消毒备用。

注意事项　①涎腺镜的摄像镜头要保持清洁、干燥，并注意防霉、防碰撞以及其他损伤。②涎腺镜和手术器械在手术前、后应按国家卫生机构内镜消毒标准进行消毒处理。③涎腺镜和手术器械在手术前、后应检查设备状态是否良好，图像是否清晰，有无隐患。纤维镜不要弯折以免损坏。④涎腺镜的光照较强，不要对着患者和医生的眼睛，以免损伤眼睛。⑤灯泡的更换需在断开电源的情况下进行。在换灯泡之前，须让灯泡冷却，以免烫伤。更换灯泡时，通常用布、纸或塑料等物接触灯，不要让皮肤直接接触玻璃罩和反光镜。因为皮肤上的油渍会沉积在玻璃上，使灯泡受热不均匀，导致灯泡损坏或玻璃爆裂。

（胡　民）

bíyānjìng
鼻咽镜（nasopharyngoscope）　利用内镜技术，直视观察鼻咽部的结构、形态并协助诊断、治疗的口腔临床设备。

鼻咽镜经历了从硬性光学内镜、光导纤维内镜到电子内镜的过程。纤维鼻咽镜是鼻咽喉部疾病常用的重要诊治手段之一，已在临床上得到广泛应用。电子鼻咽镜采用数字化影像计算机处理的内镜技术，是集微电子、光学、传感器、微型机械等于一体的高科技医疗设备。它正在逐步取代传统的纤维内镜系统，更广泛地应用于临床检查、诊断和治疗。

结构　分述如下。

纤维鼻咽镜　由光学观察系统、照明传输系统和支架构件组成。①光学观察系统：由聚焦成像的物镜组、传输物镜组所成图像的传/转像组和目视观察用的目

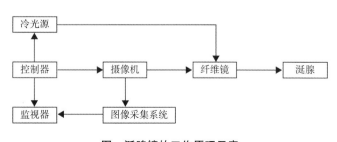

图　涎腺镜的工作原理示意

镜或电子耦合元件转接镜构成。②照明传输系统：由混编排列的多束导光纤维构成。③支架构件：由支撑、包裹前述系统并设有手术和（或）冲洗孔道的医用金属和（或）有机材料构成。

电子鼻咽镜　主要由电子耦合元件耦合内镜、腔内冷光照明系统、视频影像处理系统、显示系统、水及气供给系统和附属设备组成。附属设备包括内镜电刀、微波治疗仪、电脑远程会诊、彩色打印系统、录像设备等。

工作原理　分述如下。

纤维鼻咽镜　主体是纤维导光束、导像束，由数万根光学纤维（简称光纤）构成。医用纤维内镜所用光纤为玻璃光纤。拉制的玻璃纤维由两层组成，外层为折射率较低的被层，即光绝缘物质；内层为折射率高的芯层。由于内层为光密介质而外层为光疏介质，当光线由光密介质进入光疏介质而入射角大于临界角时，发生全反射。照射在内表面的光线被反射到对侧的内表面，经过反复的全发射，使光线不泄露地

由纤维的另一端射出。成束玻璃纤维在一起时，因为相邻介质可以发生光泄漏，所被覆的低折射率介质能减少光传导的损失。当纤维被弯曲时，反射角发生变化，但光线仍以全反射形式传导。因此由导光纤维排列组成的圆柱形导光管将冷光源所提供的光束传导到观察部位，利用光在玻璃光纤中传导遵循全内反射原理，纤维内镜中每一根玻璃光纤传导一个独立的像素，相互间无折射光干扰，达到光无损失，光线可随纤维的弯曲而弯曲，能在任何位置上看到从任何方向射来的物体反光。利用此原理，将各玻璃光纤两端位置正确地对应排列，使整束玻璃光纤两端成一平面形式，在任何一端平面上造成影像，从而获得高精细度、高清晰度的逼真图像。其工作原理如图所示。

电子鼻咽镜　冷光源对所检查或手术部位照明后，物镜将被测物体成像在电子耦合元件光敏面上；通过装在内镜先端的光电耦合元件将光能转变为电能，由电缆传输至图像处理中心，再经

过图像处理器"重建"高清晰度的、色彩逼真的图像显示在监视器屏幕上。

临床应用　鼻咽镜的镜管末端能弯曲并调节方向，可直达病变部位；镜头亮度强，放大倍数高，视野广且清晰，可以通过真实放大的鼻咽喉部图像，客观显示相应区域的解剖形态和周围结构，便于发现隐蔽、微小的病灶和病变的细微变化；还可以随时抽吸鼻咽部分泌物，动态观察鼻腔及鼻咽部的全貌，为临床诊断提供客观依据；另外，配合相应的手术器械，能在直视下准确切取活检。

鼻咽镜在口腔颌面外科疾病的诊疗中同样发挥着重要的作用。对于软腭瘫痪、腭裂、肿瘤、外伤等各种原因所致的腭咽闭合不全，通过鼻咽镜可以直接观察腭咽口的闭合形式及闭合程度，并通过外部摄像设备进行同步影像资料采集，协助临床医生评估腭咽功能，分析腭咽闭合不全的原因，鉴别结构性腭咽闭合不全、功能性腭咽闭合不全和学习性腭咽闭合不全，为手术方案的选择、术后效果的评价和后续治疗计划的制订提供客观依据。对于因腭咽部手术、外伤或肿瘤等造成的阻塞性睡眠呼吸暂停低通气综合征，鼻咽镜可以协助观察引起气道狭窄的结构，为评估上气道的截面积提供参考。鼻咽镜结合吸引器和活检钳，可应用于口腔颌面外科在明视下进行口咽腔后份微小、隐蔽病灶的观察和准确钳取活体组织；对于口咽部细小异物滞留，如果其位置较深在、隐蔽，加上某些受检者咽反射明显或者配合欠佳均难以被发现，而在鼻咽喉镜下行异物取出，则能取到很好的效果；鼻咽镜能协助

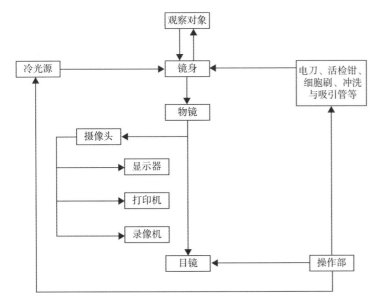

图　鼻咽镜工作原理示意

解决因巨大颌面部肿瘤或者严重的颌面部粉碎性骨折等造成的全麻手术插管困难；协助抽吸分泌物、疏通呼吸道、灌注药物等。

操作常规 ①受检者取坐位，检查前擤鼻涕。②先用1%麻黄素溶液收敛鼻腔黏膜，扩张鼻道，用1%丁卡因喷雾表面麻醉鼻腔及咽喉部。嘱受检者勿将药液吞下，以免导致丁卡因中毒。③开启冷光源，调节好光源亮度。④用屈光调节环调节视野清晰度。⑤根据受检者体位，检查者可立于其头后部或对面。通常用左手握持镜体操纵部。左手拇指拨动角度调节钮，调节远端弯曲部的弯曲方向和角度（向下），使插入管末端略向上向前伸，以适应鼻腔的弧度。右手握持镜体的远端进行操作。窥清下鼻甲，从一侧鼻腔经下鼻道或中鼻道轻轻插入镜身，边导入边观察鼻腔及鼻咽部，适时调节内镜先端部的角度。⑥将鼻咽喉镜软管经鼻腔直入鼻腔、咽、喉部，嘱受检者全身放松并用鼻呼吸，根据需要进行相应的观察和操作。⑦使用完毕退镜。

注意事项 ①弯曲部禁止过度弯曲，如果导光束、导像束的玻璃光纤断裂，镜面出现黑点，其使用寿命将缩短。②保管场所必须保持清洁、干燥、通风、温度适宜。气候潮湿的地区，存放内镜的房间应备有除湿机。内镜的存放柜保持清洁、干燥，注意防霉。③经常对使用的内镜进行测漏检查，检查内镜是否密闭好，一旦发现有漏点，就应立即停止使用，送专业维修站检修。

(李　杨)

nièxiàhéguānjiéjìng

颞下颌关节镜 （temporomandibular arthroscope）

利用内镜技术，对颞下颌关节进行腔内检查、成像、诊断和治疗的口腔临床设备。又称颞下颌关节内镜、颞颌关节内镜。比传统临床和放射影像检查更为直观，具有检查准确、创伤性小、诊断治疗共用的优势。

结构 由检查系统、手术器械、影像记录系统、监视器及图像打印机5部分组成。①检查系统：包括穿刺套管、透镜系统、光导纤维束、冷光源、目镜及摄像头等。②手术器械：是通过穿刺进入关节腔的套管，进入关节内（术区）进行手术操作的专用手术器械。分为手动和电动两类：手动型如活检钳、直剪等；电动型以微型电动机为动力，驱动不同规格与形状的刨刀、打磨钻头，对病变关节组织面进行刨削、打磨。配有数字显示动力/速度/方向控制的TPS系统（total performance system，TPS），自动探测接驳的手机头类型，并精确地显示手机头的工作转速、方向等指标。TPS系统可以选配专用TPS脚控开关，对脚控开关的各控制功能可自行编制程序，并且其工作状态亦可显示在监视器上。③影像记录系统及监视器：利用控制系统调整白平衡并自动调节图像颜色，在专业监视器上实时显示操作和观察结果，同时可以将结果转换为数字影像文件，进行多种媒体介质的复制与保存。图像打印机将选定的观察结果打印为图像输出。

工作原理 光源通过穿刺导管内的纤维镜，照射到颞下颌关节术区，进行检查和手术操作，同时摄像机将图像传送到监视器显示，可全程观察检查和手术过程（图）。

临床应用 ①对颞下颌关节滑膜、软骨面及关节盘的直观检查，可发现早期亚临床病变并加以记录。②利用穿入关节上下腔的套管通路，对关节腔内的纤维粘连、絮状物等进行剥离松解和灌洗，可以同时钳取病理标本做活体组织检查，或吸取滑液做相关分析。③对病变的关节腔内各组织面进行刨削、打磨。

操作常规 ①穿刺前准备：局部麻醉下，关节腔内注射生理

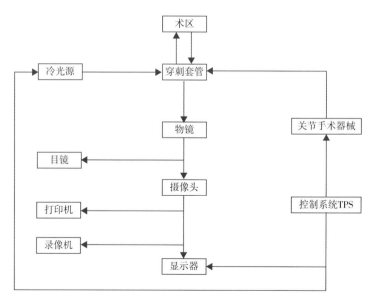

图　颞下颌关节镜工作原理示意图

盐水，扩张关节囊，使套管穿刺时容易进入，并减少损伤和防止出血。②关节腔穿刺：选择穿刺点，将尖头穿刺针插入套管后，按关节上、下腔选择相应穿刺方向。穿入关节腔内后，换钝头穿刺针，使外套管进入适当深度。③接通液体灌流回路：用玻璃接管连接输液管，接在关节镜外套管侧方管开口处，并连接三通开关及注射器，加压灌洗。灌入液体经穿刺进入关节腔的注射针头流出。④置入关节镜进行检查、治疗和记录：取出钝头穿刺针，置入关节镜。关节镜末端与冷光源连接。对关节腔内病变情况进行直接观察；或对病变关节组织面进行刨削、打磨及钳取活体组织等操作；通过连接的专用摄像头可将图像输出至监视器，并同步保存数字影像文件。根据需要截取图像后，可采用打印机输出图像。⑤检查后处理：检查完毕后，在取出内镜前用抗生素、生理盐水对关节腔进行冲洗，并通过灌洗针注入少量醋酸可的松等激素，从而减少术后炎症反应。继而将内镜及外套管取出。关节镜穿刺点可以缝合一针，亦可不缝合。穿刺区外侧加压包扎，5~7天即可完全愈合。

注意事项　①关节镜手术器械使用前、后应采用高压蒸汽消毒，其他精密部件应采用环氧乙烷气体消毒或戊二醛液体浸泡消毒。②使用时注意各组设备之间的连接是否正确，关节镜镜头不应在套管外接触其他物体，使用后及时放入设备盘内。③手术器械及关节镜在使用与存储时均应避免过分震动损伤内部结构。④导线日常应环绕存放，环绕直径>30cm，以防止内部光导纤维折断。⑤由于关节镜手术中灌注液多为林格液或生理盐水，术后应清洗管路，避免因盐晶析出而导致锈蚀。⑥定期全面检查，及时消除隐患，保证机器正常工作。

（陈　刚）

gēnguǎn jíbìng zhěnzhì shèbèi

根管疾病诊治设备（diagnosis and treatment equipment for root canal disease）

采用光学、电力、热力、超声等原理，对牙根管疾病进行检查、诊断、扩大和充填的口腔临床设备。包括根管显微镜、根管长度测量仪、根管扩大仪、热牙胶充填器等。

（张志君）

gēnguǎn xiǎnwēijìng

根管显微镜（root canal microscope）

采用光学原理对牙体牙髓、根管疾病进行检查、诊断和治疗的口腔临床设备。又称口腔显微镜。

结构　由底座、支架、控制箱、悬臂、镜头支架和镜头及操作手柄等组成。根据需要可配助手镜、摄像机或照相机、电脑视频处理系统等辅助设备。镜头是手术显微镜的主要工作部分，包括物镜、目镜、助手镜（图像采集接口）和调整旋钮等。①物镜：分为固定工作距离物镜和可变工作距离物镜。②目镜：广角，倾角可调，双目镜筒为12.5倍或10倍广角目镜，可调节观察角度和调节瞳距，配可调眼罩。③助手镜：又称第二观察镜，便于观摩学习和四手操作，由双筒目镜和分光器组成，供主镜和助手镜使用。④主镜座：用于安装主镜、助手镜等，主镜座应可大范围倾斜，以保证医生在治疗时保持舒适的体位。⑤摄像系统：摄像系统分为内置式和外置式，内置式体积小，不影响医生的操作；外置式体积大，但可以自主选配清晰度更高、更满意的摄像系统。⑥电脑视频处理系统：可将检查治疗过程录制下来，作为教学、交流等资料保存。

工作原理　主要是光学原理，卤素灯发出的冷光源通过光缆送达分光镜、物镜和被摄物体，而被观察的物体经物镜通过分光镜送到目镜和摄像系统（或助手镜），通过调节焦距和放大倍数看清观察物体，锁定镜头，即可开始检查和治疗。配置助手镜或摄像系统，可供教学或留存资料（图）。

临床应用　主要用于牙体牙髓、根管的检查和治疗。根管显微镜可以清晰、准确地观察到根管口的位置、根管内壁形态、根管内牙髓清除情况，根管的预备、充填等

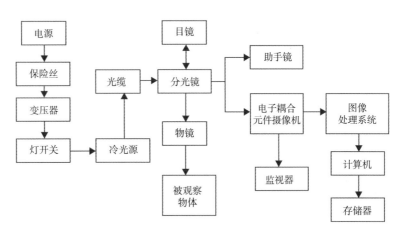

图　根管显微镜工作原理示意

状态，取出根管内折断的器械，进行根尖周手术操作及牙周病的检查、治疗等。

根管显微镜为医生提供较好的检查和治疗手段，有利于提高诊断水平、治疗效率和质量；有利于医生诊断、治疗时的姿势，降低医生的劳动强度，保护医患健康。

操作常规 ①取下防尘罩，接通电源，打开光源。②将镜头移向被观察物体，调整焦距、放大倍数、光强度及光斑。③被观察物体成像清楚后，锁定镜头，进行检查和治疗。④使用完毕关闭光源，盖上防尘罩，待散热风扇停止工作后，关闭总电源。

注意事项 显微镜是光学设备，应按光学设备的要求进行维护、保养。①注意保持显微镜的清洁和镜头的干燥，镜头应使用专用镜头纸或清洗液擦拭，使用完后及时盖上防尘罩。②开机后先检查光源，如灯不亮，可检查灯泡和保险丝。③使用过程中如遇灯泡损坏，可按自动切换开关，使用备用灯泡，手术完毕及时更换。④关机前将亮度调到最小，关闭光源，待充分散热后关闭电源。

（胡　民）

gēnguǎn chángdù cèliángyí

根管长度测量仪 （root canal length meter）

用电阻抗原理测量根管工作长度的口腔临床设备。又称根测仪。

结构 由唇夹、扩大针夹、芯片控制单元、变压器、连接线等组成。

工作原理 根管长度测量仪一端通过扩大针和患牙的牙髓腔相连，另一端通过唇夹与口腔黏膜相连，形成一个电流回路。主机同时发出 2 组不同频率电流，并收集扩大针尖接触的牙体组织的电阻和阻抗数据反馈，经微电

脑单元分析，来精确定位根尖孔，以此方式测量根管预备的工作长度。人体不同组织的电阻和阻抗不同，如果根管长度测量仪上的扩大针通过根尖孔到达牙周组织时，电阻和阻抗有明显的变化，通过芯片处理后在显示屏上显示，或由声音提醒，发出 2 组不同电流测量电阻和阻抗，提示根尖孔的位置。如果根管内有液体，也能准确测量根尖孔的位置（图）。

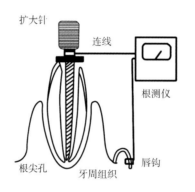

扩大针　连线　根测仪　根尖孔　牙周组织　唇钩

图　根管长度测定仪工作原理示意

临床应用 测量根尖孔的定位是根管预备的重要环节，通过根测仪的指引精确定位根尖孔，以此确定根管的工作长度。比传统的 X 线片预测法更可靠、更安全、更准确和方便。根管长度测量是否准确，直接影响根管扩大和根管充填的效果。根管长度测量仪能准确测量根管工作长度，利于根管扩大和充填，还可以随着扩大针向根尖孔移动，精确地测量出扩大针离根尖孔或超出根尖孔的距离。

操作常规 ①唇钩挂连线一端插入根管长度测量仪的相应接口上；扩大针连线一端插入根管长度测量仪的相应接口上，然后打开电源开关。②将唇钩挂在患者嘴唇上，确定唇钩与唇部口腔黏膜直接接触，显示屏上显示正

确位置。③根据患者情况挑选合适的扩大针，然后放入连线上的扩大针夹，缓慢插入根管中，显示屏上有相应显示；当扩大针尖距离根尖孔 2mm（有些品牌是 3mm）时，根管长度测量仪的显示屏上开始显示离根尖孔的具体距离，并发出声音。④当显示扩大针距离达到操作医生的要求时，扩大针在根管内的长度即为根管工作长度。

注意事项 ①注射了可燃性麻醉剂后不可马上使用此设备。②带有心脏起搏器的患者不能使用此设备。③确保唇钩接触患者的口腔黏膜。④牙髓腔中有过多的液体应先用纸尖干燥髓腔。⑤患牙的牙周槽骨或牙周韧带缺失以及有金属修复体，可影响测量结果。⑥各连线和唇夹、扩大针等避免接触电源。

（孙　竞）

gēnguǎn kuòdàyí

根管扩大仪 （root canal expander）

利用气动或电动马达驱动镍钛扩大针进行根管扩大成形的口腔临床设备。又称机扩仪。国际上推出的根管治疗及测量一体机，可在同一设备上完成根管测量及治疗，设有根管治疗自动控制程序，每个程序可根据设定根管长度指标进行工作。

结构 主要由马达、治疗手机、控制器和脚控开关等部件组成。①马达：有电动马达和气动马达，气动马达加速直机和减速弯手机与口腔综合治疗台连接使用。②电动马达与减速手机（18∶1，16∶1，64∶1 等）：组成根管治疗手机。减速手机由齿轮、变速齿轮盘、齿轮杆、连接叉、头壳和外壳组成，手机速度可根据治疗需要调节适合的车针转速和扭矩。③控制器：由微电

脑控制，主要由电源开关、手机减速选择键、马达转速增减键、扭矩大小增减键、保护模式选择键、马达正反转选择键和显示屏幕等部分组成。④脚控开关：整机的开关可通过脚控开关来控制，当脚控开关不能工作时可通过主机控制面板的开关来控制。脚控开关只控制输出电源的通断，不能调节速度。

工作原理 主要通过变速齿轮盘将马达的高转速变成根管预备手术所需的低转速，同时获得较大的切削扭矩，再进一步通过调速电路在此范围内增加或减小转速及扭矩，使根管预备高效、安全。速度和最大扭矩可选择，并一直由扭矩传感器控制。同时带有自动保护模式，以防止车针折断（图）。

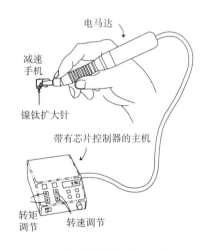

电马达
减速手机
镍钛扩大针
带有芯片控制器的主机
转矩调节
转速调节

图　根管扩大仪原理示意

临床应用 根管扩大仪在根管治疗中的使用越来越广泛，与根管扩大仪配合使用的镍钛扩大针有高弹性、大锥度等特点。可于狭窄和（或）弯曲的根管中取得良好的切削效果而不易折断；而大锥度可以使医生可以使用更少型号的镍钛扩大针，节省时间。根管扩大仪可以提供持续而精确

的转速和扭矩，比手动旋转镍钛扩大针的转速高、扭矩高，且可以和手动旋转一样，扭矩过大时停止切削并回旋。随着口腔材料及设备的进一步革新，镍钛扩大针和根管扩大仪基本上能够胜任各种形态的根管、各种位置的牙的根管治疗。

根管扩大仪与手用根管器械治疗相比，大大提高了根管扩大的效率和质量，节省时间，减轻医生的疲劳，特别适合手动锉针难以预备的弯曲细小根管。根管扩大仪具有稳定的速度和扭矩预设功能，可减少根管器械在根管中折断和卡榫，使治疗更加安全。

操作常规 不同品牌的镍钛扩大针有不同的切削角度设计，不同的根管扩大仪有不同的转速范围和扭矩范围。操作之前应当先向镍钛扩大针厂商了解建议的转速和扭矩，并确定建议的转速和扭矩在根管扩大仪的转速和扭矩范围内。各个镍钛旋转器械系统根管扩大有不同的操作细节，但操作要领相同：建立流畅的直线通路、充分冲洗润滑、保持器械流畅运动、保持根尖通畅、精修锉不要使用提刷动作。使用较广泛的操作技术为冠根向深入技术，此技术减少了将感染和坏死物带至根尖的可能性，并使冲洗针头早期就能进入根管深部。

注意事项 ①根管扩大过程中注意充分清洗及消毒。②镍钛扩大针如果出现解螺旋的情况应更换。③机用镍钛扩大针在根管扩大过程中禁止在根管内停留2秒以上。④每次更换不同型号的镍钛扩大针时，需使用15号不锈钢锉进行根管疏通，去除根尖1/3软、硬组织阻塞。

（孙　竞）

rèyájiāo chōngtiánqì

热牙胶充填器 （warm gutter-percha obturation apparatus） 利用加热原理将牙胶加热软化、熔融后注入根管，用以替代传统的冷牙胶侧方加压充填的口腔临床设备。

热牙胶充填设备种类较多，包括注射式热牙胶充填设备、垂直加热加压充填设备及固体载荷插入充填设备等。为方便医生的临床操作，现已推出了三维热牙胶根管充填系统，将垂直加热加压充填技术和热牙胶根充式注射技术整合为一台仪器，同时提供根尖热牙胶封闭功能和根管上部的回填功能，大大提高了工作效率、降低了成本。

结构 不同的热牙胶充填系统有不同的结构。①由芯片控制器、加热手柄、加热手柄/实心加热针组成，先将根管充填材料在根管内放置到位后再用加热针加热加压。②其组成与第一种系统类似，区别在于加热枪/空心输送针管取代了加热手柄/实心加热针，充填材料在加热枪中加热软化后通过空心输送针管注射入根管。③结合了前两种系统的优点，有2个加热装置，一个加热手柄装载较细的实心加热针，用于加热近根尖处的根管充填材料；另一个加热枪装载空心的注射针管，将加热软化后的充填材料注入根管内，充填近冠向的根管。④将专用的牙胶包裹在输送针上，在体外专用牙胶加热软化炉加热软化后充填入根管。

工作原理 不同的热牙胶充填系统，工作原理都一致：对牙胶进行温度可控并温度精准的加热，使其软化并具有可塑性，充填后达到严密封闭整个根管系统的目的（图）。

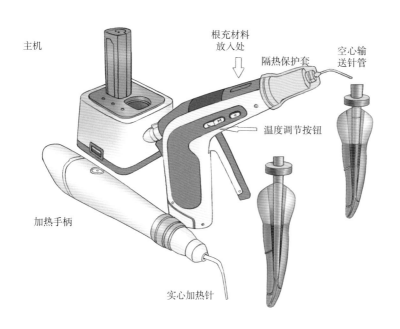

主机

根充材料放入处

隔热保护套

空心输送针管

温度调节按钮

加热手柄

实心加热针

图　热牙胶充填器原理示意

临床应用　热牙胶充填设备在根管治疗中应用广泛，临床应用中发展出不同的热牙胶充填技术：垂直加压充填技术、连续波垂直加压充填技术、侧方垂直联合加压充填技术等。

热牙胶充填技术与传统的冷挤压充填技术相比，热牙胶充填技术具有充填严密，不仅能充填主根管，而且能充填侧、副根管和根尖部位的分支、分叉及管间交通支等根管附属结构，也更适合不规则根管的充填，真正达到了三维致密的充填效果，提高根管充填质量。

操作常规　以常用的连续波垂直加压法为例：①加热笔尖与主牙胶尖的锥度一致，加热笔尖放置于根管内的卡止点处，该卡止点距生理根尖孔大约5mm。②调整加热笔尖橡胶片至咬合面最高参照点处，加热笔尖可进行轻微预弯，以便适应弯曲的根管。③干燥根管。④涂一薄层根管封闭剂于根管壁上，将试好工作长度的主牙胶尖尖端切除0.5～1mm后插入根管。⑤用加热笔尖将根管口处的牙胶尖烫断，再用大号的垂直加压器在根管口向根方加压。⑥将加热笔尖放置于根管口处牙胶尖上，触压加热开关，同时向根方平稳加压。⑦将加热笔尖压至卡止点上3～4mm处，松开加热开关，停止加热10秒后再加热1秒取出。⑧继续向根方加压，将加热笔尖压至距卡止点1mm处，继续持续加压10秒，防止牙胶由热变冷时产生的收缩。⑨继续向根方加压的同时，触压加热开关1秒，松开加热开关，停顿1秒后，迅速将加热笔尖拔出根管。⑩拔出加热笔尖后，迅速使用垂直加压器压实根尖处的牙胶。⑪充填好根尖1/3后，再用加热枪空心输送针管充填根管剩余2/3：将牙胶注射针插入根管内，并使牙胶注射针与根尖1/3处的牙胶相接触，加压注射牙胶，缓慢向冠方移动并保持反向推力有助于防止气泡的产生，每注射一定量的牙胶，立即用相适应的垂直加压器压实，最终将牙胶注射充填至根管口处，立即用大号垂直加压器在该处压实。

注意事项　①更换不同的加热尖时，必须等加热尖冷却后更换或用器械夹持更换。②有些热牙胶专用充填材料含有天然橡胶或其他致敏源，使用前仔细阅读说明书，对此过敏者禁用。③加热枪放置根管充填物处不能用消毒液消毒。④加热针应轻柔地放入根管内。⑤空心输送针管加热后放入髓腔的时间不能过长，必须参照生产商的指导手册。

（孙　竞）

jìsuànjī kòngzhì júbù mázuìyí

计算机控制局部麻醉仪（computer assisted local apparatus anesthesia）　由计算机控制并结合动态压力传感技术，对口腔局部组织注射麻醉剂的口腔临床设备。

结构　由计算机控制主机、一次性带针手柄、带有输气管的脚闸、与手柄配套的不同规格的针头等组成。

工作原理　设备的核心是一台受中央微处理器调控的电子机械发动机，与测力-压力传感器相连接发挥注射功能。测力-压力传感器负责检测系统阻力，通过数学算法计算出瞬间的流体"出口压力"实时测量值，测量出的压力数据转变为反馈信号，然后被转换成音频与视觉图像，操作者就可以不间断地获悉遇到的组织密度。

临床应用　配有不同型号的注射针头适用于牙科局部麻醉剂的皮下或肌内注射，提高麻醉准确率和效果，同时促进了如腭部的韧带内注射等新型牙科注射技术的发展，解除了医生由于腭部组织的注射阻力而产生的肌疲劳。患者在麻醉注射过程中感觉舒适、无疼痛感、周边部位无麻木感，亦大大降低了患者特别是儿童对注射器及针头的恐惧。

操作常规 ①开启驱动装置：从无菌包装中取出针头，紧握注射手柄。将针头插入手柄，旋转针头，将针头牢牢固定在手柄上。②将药筒（有金属带环）的隔膜端滑入药筒盒内，将药筒推入药筒盒内，并逆时针旋转 1/4 转，药筒盒内的穿刺针穿透了药筒的橡胶隔膜。③将药筒盒与驱动装置连接，系统装置将自动排出导管及针头中的空气，针头插入待麻醉牙的牙龈沟内，踩下脚踏控制器，轻轻且缓慢地将针头深入到牙龈沟内，系统不断提供视频和音频反馈信号，指引针尖进入牙周韧带内。④当踩下脚踏控制器时，设备将开始感应，当听到"Cruise（可开始巡航功能）"语音时，将脚从踏板上移开，即可启动巡航控制功能，麻醉剂开始注射。

注意事项 ①在实施韧带内注射时，轻微的针头移动能导致压力瞬间减弱。操作者须取出针头并重新调整位置，以确定有效的牙周韧带位置。②超压力状态的出现可能是施加于手柄的手部压力过大的结果，也可能是针头阻塞或堵塞所致，须重新定位针头。③在回吸循环期间，为防止麻醉剂溶液反喷至患者的口中，应在中途将针头从韧带内取出。④不可用于静脉注射及患有活动性牙周疾病的韧带内注射。⑤使用时应与其他电子医疗设备间隔30cm以上距离，避免相互干扰。

（宋鹰 李轶）

kǒuqiāng xiàoqì zhèntòng zhènjìngyí

口腔笑气镇痛镇静仪（dental nitrous oxide anesthesia apparatus）

利用氧化亚氮吸入体内后快速产生镇痛作用的口腔临床设备。氧化亚氮（N_2O）又称笑气。

结构 由气体供给回路、控制模块、安全装置组成。①气体供给回路：即笑气吸入镇静机。储存在外接专用接口规格气瓶（灰色为 N_2O，蓝色为 O_2，两种气瓶接口不能互换以避免出现差错）内的氧气与笑气，分别经减压后输入氧气模块和笑气模块，再由模块根据预置氧气与笑气的混合比例范围（氧气为 100% ~ 30%，对应笑气为 0% ~ 70%），控制两种气体进入混合室均匀混合，然后进入压力缓冲容器，减少由气体模块脉动进气所产生的压力波动。混合室和压力缓冲容器间连接有安全阀，可防止气路压力过高。②控制模块：压力缓冲容器和流量控制器之间的流量传感器，将测得的实际流量信号送入主控板，根据其与预置流量值之间的误差信号，控制流量控制器的步进电动机转动，改变补气通道口管径大小，将实际流量调整至与预置流量值一致。③安全装置：笑气与氧气流量计之间设有联动装置，当单独打开氧气流量计开关时，笑气流量计开关处于关闭状态；而单独打开笑气流量计开关时，氧气流量计开关则联动开放，以确保必要氧浓度，防止窒息。反之，在笑气和氧气流量计开关同时打开的状态下，单

独减小氧气流量，则笑气流量也联动减小，以确保输出混合气体的氧浓度保持不变。快速纯氧阀用于必要时能够迅速提供100%氧，以避免窒息。紧急空气阀用于气体供应回路故障导致气流中断时，能够自动提供环境空气，以避免窒息。

工作原理 采用流量传感器与气体比例控制模块、流量控制器配合，较为精确地对循环气路中的氧气和笑气流量进行调整，较精确地控制输出的笑气与氧气混合比例与气体分压，控制笑气产生的麻醉及镇痛作用（图）。

临床应用 口腔临床工作中，在对患者生命体征进行监测的条件下，使用笑气镇痛镇静仪能够达到良好的抗焦虑和镇痛效果，患者保持清醒、无疼痛感，能配合治疗，同时有利于避免心脑血管疾病患者因为紧张导致血压升高而影响治疗，避免并发症。且操作简便、易于控制。

笑气吸入辅以局麻药，可在清醒和放松状态下，实现补牙、拔牙、洁牙、镶牙备牙、种植牙等一般口腔治疗和小手术。

操作常规 ①调整患者体位：综合治疗台上保持上身微仰，腿稍抬高；手术床上则用枕头垫高头部。②选择尺寸型号合适的面罩或鼻罩，连接至管路。检查确

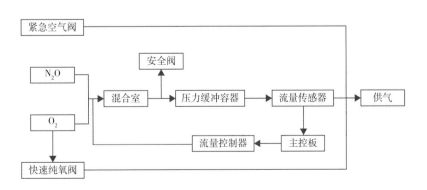

图　口腔笑气镇痛镇静仪工作原理示意

认所有连接部件在压力性连接下无泄漏后，依次打开笑气和氧气的气瓶阀门及流量开关、流量计主开关。③开始笑气滴定，以防止镇静过度。初始浓度为 10% 或 1L，按 5% 或 0.5L 的梯度，间隔 60 秒以上逐步增加。待镇静显效后，根据镇静的强度和患者的反应调整笑气到需要的水平。两次给药的时间间隔应在 3 分钟以上，防止剂量累加导致镇静过度。④总气流量成人从 6~7L/min 开始，儿童从 4~5L/min 开始，逐渐调整至适宜水平，在整个治疗持续过程中保持稳定。⑤监测患者基本生命体征（血压、脉搏、呼吸）并记录在镇静记录表单上。⑥打开排气系统，清除废气。

注意事项 ①开始使用笑气前和结束后均需要给患者吸入纯氧。尤其治疗后应保证至少 5 分钟的术后氧化，并进行严密监护。②患者感觉恢复到完全正常后，才可直接呼吸室内空气。如果患者感到嗜睡、头晕、眼花或头痛，应再持续给氧气，直至恢复正常。③使用鼻罩时，患者应用鼻呼吸，完全吸入笑气与氧气混合气体，以利于医师准确评估镇静深度。如患者未完全鼻呼吸或言语过多，然后再转入鼻呼吸，可能因笑气浓度过高发生镇静过度。同时，口呼吸或言语也是室内空气污染的一个主要源头。④在临床使用过程中，应经常保持机器各部件的清洁、干燥。贮气囊表面需要消毒。不能用压力蒸汽灭菌的部件可用表面活性剂消毒或用保护膜覆盖。

（陈　刚）

kǒuqiāng jīguāng zhìliáo shèbèi

口腔激光治疗设备（dental laser therapy equipment）

利用激光治疗口腔软、硬组织疾病的口腔临床设备。其种类较多，包括脉冲 Nd：YAG 激光治疗机、Er：YAG 激光治疗机、CO_2 激光治疗机和半导体激光治疗机。

结构及工作原理　分述如下。

脉冲 Nd：YAG 激光治疗机　即掺钕钇铝石榴石激光器，由三氧化二钇（Y_2O_3）和三氧化二铝（Al_2O_3）按 3：5 的比例合成，因晶体外形很像石榴石，被称为石榴石，然后再掺入三氧化二钕（Nd_2O_3）就形成了 Nd：YAG 晶体，由该晶体为工作物质的激光器称为掺钕钇铝石榴石（Nd：YAG）激光器。由脉冲激光电源激光发生器、指示光源、导光系统、控制与显示系统、能量闭环检测系统、故障诊断及显示系统、安全互锁及报警系统等组成。

脉冲 Nd：YAG 激光治疗机接通电源后，储能电容器充电。其充电电压达到预置值后，使脉冲氙灯放电。氙灯产生的光能通过聚光腔反射，汇聚到激光晶体上。激光晶体吸收光能，产生粒子数反转，激光上能级向激光下能级跃迁，产生激光信号。后者经过光学谐振腔的多次反射，通过激光晶体时产生受激辐射；光得到迅速放大，从输出镜输出激光。该激光通过聚焦透镜，会聚耦合到光导纤维内，通过光导纤维的内反射，传输到光导纤维末端输出激光。激光对被照射的组织产生热效应、压强效应、光化效应和电磁效应，从而达到治疗目的。脉冲 Nd：YAG 激光治疗机的工作原理如图。

Er：YAG 激光治疗机　即掺铒钇铝石榴石激光器，是在 YAG 晶体中掺入铒元素，其结构与 Nd：YAG 结构相仿。Er：YAG 激光治疗机和脉冲 Nd：YAG 激光治疗机均属于固体激光。也是由脉冲激光电源、激光发生器、指示光源、导光系统及控制与显示系统组成。两者的不同之处主要有以下两个方面：①激光发生器不同：两者的激光工作物质分别为 Er：YAG 和 Nd：YAG，激光波长分别为 2940nm 和 1064nm。激光谐振腔和聚光腔分别针对波长为 2940nm 和 1064nm 进行设计。②导光系统不同：Er：YAG 激光治疗机目前的主要传输方式为与激光发生器的连接部分为中空波导管，手机末端通过很小的一段光导纤维，激光先通过中空波导管，再经过末端的光导纤维输出到治疗区域。而脉冲 Nd：YAG 激光治疗机的激光传输完全由光纤来完成。

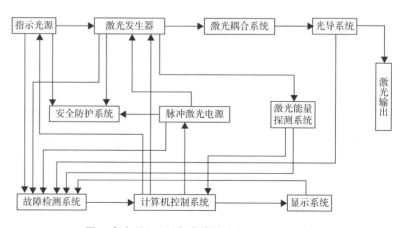

图　脉冲 Nd：YAG 激光治疗机工作原理示意

Er：YAG 激光治疗机和脉冲 Nd：YAG 激光治疗机的工作原理类似，产生激光的原理相同。在激光传输上，Er：YAG 激光通过激光发生器输出后，先通过波导管，在其内部管壁进行内反射，在末端通过聚焦耦合到输出光导纤维内，通过光导纤维的全内反射，传输到光导纤维末端，输出治疗激光。

CO_2 激光治疗机　是气体激光器，波长 $10.6\mu m$。CO_2 激光属远红外光，不可见光。CO_2 激光治疗机从功率上分为小功率便携式激光治疗机（$3\sim10W$）、较大功率激光治疗机（$10\sim30W$）和大功率激光治疗机（最高可达 650W）。CO_2 激光治疗机不能像其他激光治疗机那样有成熟的光纤传输，而采用关节臂传输，其弯曲半径 50cm。因 CO_2 激光为不可见光，指示光常用 He-Ne 激光和半导体激光同光路红光指示。其由放电管、全反射镜、部分反射镜、水冷管、电极等组成。放电管用玻璃或石英材料制成。

当放电管电极两端加上直流（或低频交流）高电压时，放电管产生辉光放电，产生高能量电子，把 CO_2 分子激励到高能级，待高能级累积一定数量的粒子后，向低能级跃迁，产生波长为 $10.6\mu m$ 的激光。经过全反射和部分反射镜放大输出激光。

半导体激光治疗机　工作物质有砷铝化镓（GaAlAs）、砷化镓（GaAs）、砷化铟（InSn）、锑化铟（InSn），输出波长大多在可见光的长波到近红外之间。医用波长最短 650nm，常见波长850nm、980nm 等。是由一个 P-N 构成，天然解理面构成了谐振腔的反射面（有的经研磨而成）。通过激励，在半导体物质的能带或者半导体物质的能带和介质之间，实现非平衡载流子粒子的反转分布，当处于粒子反转状态的大量电子与空穴复合时，便产生了受激辐射现象。不同类型的物质及不同的结构，采用不同方式的激励，构成不同种类的半导体激光器，均为注入式激励，通过谐振腔，发射固定的激光波长，一般是多模震荡，发射角大，方向性差。半导体激光可分为两类：一类为低功率的理疗性质的激光，输出功率为毫瓦级。另一类为大功率级，用数千个芯片排列，输出功率可达 60 瓦，体积小、重量轻，耗电少，但单色性差。

临床应用　主要用于去除龋损组织、根管消毒、牙体脱敏、牙体倒凹的修整、牙周手术、口腔黏膜病治疗、颌面外科手术、颌面美容等。Er：YAG 激光治疗机的激光波长为 2940nm，是红外不可见光，适宜对牙周、种植、根管等区域口腔软、硬组织疾病的治疗。

与传统的治疗方法相比，激光疗法具有操作方便、精确度高、易于消毒、对周围组织损伤较轻、手术时间缩短、手术视野清晰、出血少或不出血、患者痛苦轻等特点。

操作常规　以 Nd：YAG 激光治疗机的操作常规为例。①接通电源：将钥匙插入锁开关，沿顺时针方向旋至"开启"状态（I），冷却系统启动，自动预燃。治疗机进行自动检测，确定一切正常后，进入待机状态（STANDBY），窗口显示"0.00"瓦，待机指示灯亮。②根据需要，设置脉冲频率（PPS）和激光功率（POWER）等参数值。确认无误后按指示光（AIMING）键，将有红色指示光输出。按准备（READY）键，治疗机进入激光准备发射状态。③将光纤末端对准患者待治疗的部位，使用脚踏开关控制治疗激光的输出，进行照射治疗。④治疗完成后，按待机（STANDBY）键，使治疗机进入待机状态，相应指示灯亮，再次使用时可重复上述操作步骤。⑤关机前，先按待机（STANDBY）键，然后将钥匙开关旋至断开状态，切断电源，拔下电源钥匙。⑥取下光纤，将 SMA 光纤插头套上防尘帽，将激光窗口的防护盖拧上，将仪器罩套上。

注意事项　以 Nd：YAG 激光治疗机的操作常规为例。①使用前，操作人员必须经过有关操作培训及临床培训，必须认真阅读使用说明书，严格按照说明书的操作步骤操作。②检查光纤，确认无破损，中间无断裂。治疗机的工作区或其防护包装的入口处，应挂上相应的警告标志。应防止意外的镜面反射。③操作者和患者必须戴好激光防护镜，患者闭上眼睛，不许他人旁观。使用过程中如遇到异常，应立即按下急停开关，关机，待查明情况并正确处理后再开机操作。④光纤末端是激光的最终输出窗口，严禁指向人（治疗部位除外），不工作时，使其出口光路低于人眼以下，避免误伤。⑤功率及频率的组合设定应严格按临床验证的数据进行，严格控制参数，严禁违规操作。⑥治疗间隔时间较长时，可将治疗机置于待机状态或关机。⑦脚控开关是激光准备发射状态下唯一的控制开关，严禁误踏。⑧保持室内环境及治疗机的清洁，不用时将治疗机罩上。⑨保持SMA 插头的光纤端面洁净，不用时将防尘帽套上。

（张志君　胡　民）

yǎohélì fēnxīyí

咬合力分析仪 (computerized occlusal analysis system)

利用牙咬合力感应原理和计算机技术，精确、实时、动态地记录并分析上下牙或义齿咬合状态和变化的口腔临床设备。又称咬合力计。

结构 主要由咬合力感应器、信号转换器、计算机及咬合力分析软件及外部设备组成。①咬合力感应器：是超薄电阻薄片感应器，由约2500个独立的压力感应单元组成，精确性高，一致性强。②信号转换器：处理咬合力感应器采集的数据，将电信号转换为数字信号。③计算机及咬合力分析软件：收集、分析、储存数据。④外部设备：主要包括打印机等，对结果进行打印。

工作原理 采用一次性电阻薄片感应器对咬合力进行感应，将患者咬合过程与咬合状态转变为电信号，并传递至信号转换器，信号转换器再将动态、实时的咬合情况及变化过程转变为数字信号，传递至电子计算机，利用电子计算机对咬合数据进行记录和分析，并以2D或3D的形式直观、形象地反映出来，精确测量咬合平衡信息。正确连接系统后，通过专用的咬合力分析软件，对咬合状态及过程进行分析和储存，并通过屏幕显示或打印机输出（图）。

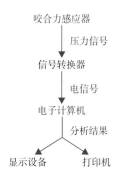

图 咬合力分析系统示意

临床应用 咬合力分析仪可以定量记录咬合状态（包括咬合位点、咬合力和咬合时序及其之间对应关系）的变化，实现了在下颌功能运动过程中实时动态观察咬合位点和咬合力随时间的变化情况，提供了正中、侧向、前伸、习惯性咬合模式，医生可根据患者牙切端近远中宽度建立个性化的牙弓图像，操作简便，并通过对患者𬌗关系的诊断、分析，精确地发现咬合力异常大的分布点和早接触点，最终指导医生更加准确地进行临床诊治。应用于义齿、口腔种植、颞下颌关节病和牙周病治疗、口腔正畸、正颌外科、患者教育和学生教学等方面。

操作常规 ①运行电子计算机，正确连接咬合力仪。②启动分析软件，输入患者基本信息，建立咬合记录窗口。③将咬合力感应器放入患者口中，启动咬合记录，嘱患者做咬合运动，系统实时记录患者的咬合情况。④利用分析软件对患者的咬合数据进行浏览和分析。⑤保存患者的咬合记录和分析结果或打印输出。

注意事项 ①确保系统安放牢固，连接正确，切勿碰撞，防止损坏。②根据患者情况，选择大小合适的咬合力感应器及其托架。③咬合力感应器禁止多个患者交叉使用，发现破损时应及时更换。④根据患者咬合力的大小，调整感应器的敏感度，保证最佳的记录效果。⑤临床应用时，需配合咬合纸检查，以确定具体的牙位和咬合接触点。

(杨 璞)

xiàhé yùndòng zhěnduàn xìtǒng

下颌运动诊断系统 (mandibular movement diagnostic system)

将下颌运动描记仪、肌电图仪、关节震颤分析仪配合软件整合，对颞下颌关节疾病进行诊断的口腔临床设备。

结构 由硬件和软件两大部分组成。

硬件 标准构成由计算机、彩色监视器、打印机3部分构成。①电子下颌轨迹描记系统：采用头架式轻量高灵敏度传感器阵列，通过读取和感知来自下颌运动传感器阵列的资料，准确地记录下颌的位置、下颌运动速度及下颌的运动轨迹，在通过线性度表示出来的同时，通过贴附在下颌切牙牙龈上的磁体测量下颌的垂直向、前伸、后退运动以及侧向运动，并显示出下颌的力矩。②8通道肌电描记系统：采用高质量双极性表面电极，实时采集肌电前放大器的肌电信号，可以同时检测面部4对肌肉运动的协调性、一致性和时序。③关节震颤分析系统：采用头戴式装置，通过灵敏的声音（震颤）传感器，实现双侧同时采集、描述、分析颞下颌关节振动（声音）数据，辅助临床准确地判断颞下颌关节的状态。

软件 包括 Windows 程序、下颌运动诊断系统程序、系统备份程序。整个软件系统使得临床操作便捷。软件还包含有详细的患者病史、主诉、临床口内及口外特征，在应用中可以通过彩色图形将收集到的多种信息重叠后清晰地显示出来，能够建立和备份资料数据库。所有的程序都允许进行修订或增减。

工作原理 由传感器阵列收集到的下颌运动轨迹电磁信号、肌电前放大器收集到的肌电信号和声音传感器收集到的颞下颌关节声电信号，通过与计算机的连线输入计算机，由下颌运动诊断系统程序进行处理，并将处理结果显示在屏幕上或通过打印机打印出来。诊断系统的工作原理如图所示。

临床应用 通过下颌运动诊断仪三维追踪、显示并精确记录下颌运动；测量下颌开闭口速度和幅度；多位点肌电活动监控；同时测量、显示及记录来自双侧颞下颌关节声音（震颤）数据的设备系统，为颞下颌关节疾病、口腔正畸、口腔修复等患者的诊断及治疗前后的评估提供重要的分析数据。

操作常规 ①根据临床需要，将下颌运动诊断系统的3个组件分别、依次同患者连接。②打开计算机，进入下颌运动诊断系统。③根据屏幕指示，获得系列功能。④记录相应资料。⑤在系统内对当前资料进行描述性分析、轨迹评价。⑥在屏幕上演示并进行患者健康教育。

下颌运动诊断系统的系列功能扫描通常包括16种模式，通过不同模式的轨迹扫描分析，可以反映张闭口期间下颌是否偏斜，判断肌肉、颞下颌关节和牙列的功能状态；通过记录肌肉放松前后下颌运动到正中𬌗位的三维空间运动，反映姿势位的稳定性，辅助临床对咬合重建的判断；识别是否为咬合状态下的正常吞咽或异常吞咽；显示咀嚼过程中的下颌三维空间运动；记录并显示患者治疗前后的下颌三维运动范围；记录肌肉放松前后的肌电图原始资料；记录和分析咀嚼和息止状态下的肌电状态；记录、分析张闭口期间左右侧颞下颌关节的关节声音震动，评价颞下颌关节的功能状态。

注意事项 ①对系统进行部分或完全备份。②系统在使用之前应该预热10分钟以达到其理想的工作温度。③为了防止交叉感染，磁铁在每个患者用后应进行消毒。④最好使用ESG粘接盘以便保证传感器接触到患者皮肤，以消除传感器与皮肤摩擦产生噪声。⑤患者在扫描任何轨迹时，至少离开显示器0.76m。⑥避开强的无线电波，以免对测试造成干扰。

（杨 璞）

yázhòngzhíjī

牙种植机（dental implant machine） 进行口腔种植手术时，制备种植体植入床或骨开窗，同时兼具种植体旋入、旋出功能的口腔种植专用设备。

结构 牙种植机主要由控制系统、动力系统、冷却系统3部分组成。①控制系统：主要由单片机组成控制电路，通过对手机马达的供电电流和电压进行调节，实现对手机转速和输出力矩的调节、控制，同时可以实现手机转向控制；通过对冷却蠕动泵马达转速的调节，改变术区供水量，以实现术区冷却。②动力系统：主要由种植手机、手机马达构成。手机马达采用小体积、无级变速、高输出力矩的专用马达，转速从0~40000r/min连续可调；种植手机常常采用机械减速手机（如转速为1∶1，2∶1，8∶1，16∶1，20∶1，32∶1，64∶1等）实现高力矩输出。③冷却系统：由灭菌水源、蠕动泵、供水管道构成。其主要作用是消除钻削时摩擦产热造成的对种植床骨壁的热灼伤，根据供水方式又分为外冷却和内冷却两种方式，内冷却方式深部冷却效果较好。

工作原理 通过调节手机驱动马达的工作电压调节手机转速，通过调节手机驱动马达的工作电流有限补偿输出力矩。为了达到低转速高扭矩工况，通常采用减速手机降低转速提高扭矩输出。通过改变蠕动泵驱动马达的转速调节冷却水输出量，实现在生理允许的温度范围高精度地制备种植床。牙种植机的工作原理如图所示。

临床应用 主要用于制备种植体植入床或骨开窗；此外，由于其转速和力矩稳定，也常用于

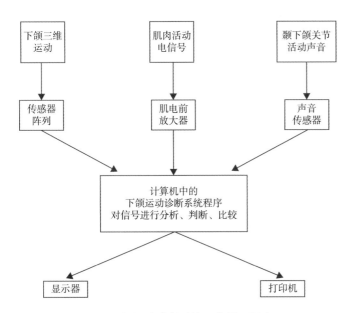

图 下颌运动诊断系统工作原理示意

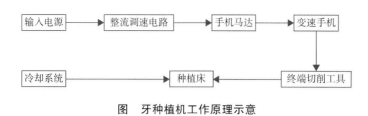

图 牙种植机工作原理示意

牙断根拔除术及阻生牙拔除术。

种植体植入床或骨开窗是通过电动手机马达驱动机械钻具切割骨组织形成的，应具备钻头降温功能，避免对骨组织的热灼伤；还应具备低转速、大扭矩功能，以制备尺寸精确的植入床；此外，种植体是在无菌条件下植入骨组织的，接触手术区的种植手机、手机马达和管线应能高温高压灭菌，种植机降温用水应该独立供水，使用独立分装的医用生理盐水以保证术区冷却效率和无菌。

合理选择种植机及其所配套种植床成型刀具，是减少骨损伤、提高种植体与种植床的配合度、建立良好骨整合的重要措施，对种植体的精确植入及加快种植体骨愈合具有重要意义。

操作常规 ①接通电源，按序连通水冷却系统（临床上采用的水冷却系统是无菌的，安装时注意无菌操作）。②选择适当的减速比手机，并连接手机马达。③调节手机减速比按键，使其与所选手机的减速比一致。④调节手机输出转速、力矩和冷却水输出量至预想状态。⑤装入选定的切削钻具，进行口外试车。⑥口外试车一切正常后，置入手术区开始工作。

注意事项 ①各部件连接必须正确可靠。②改变马达转向必须在停机后再换向，否则容易损坏马达。③严格按照手机及其线缆所要求的消毒条件进行消毒。

④要使用合格的切削钻具。

(刘福祥)

gāopín diàndāo

高频电刀 （ high frequency electrotome）

利用高频电流进行生物组织切割与凝血的口腔临床设备。

结构 按高频电刀产生高频电流的原理，将其分为集成电路高频电刀、氩气增强电刀和火花式高频电刀。集成电路高频电刀由主机和相应的附件包括手控刀柄、单极刀柄、手控开关、脚控开关、电极板、电源线、接地线、双极线、双极电凝镊子及电刀刀头等组成。集成电路高频电刀具有以下特征：①计算机控制，切割与凝血自动转换，功率设置可调。②浮地输出，声光报警，数字显示。③具备单极电刀纯切、混切、单极电凝和双极电凝等功能。④具有射频隔离、板极监测、单项输出等各项安全措施。⑤可选配各种不同形状的电刀头，以满足不同手术的需要。⑥具备手控和脚控两种方式。

工作原理 当整机接通电源，电子线路振荡器产生高频震荡电信号，经逐级放大后，电子信号从电子线路末级输出到工作头，以满足治疗工作的需要。集成电路高频电刀的工作原理如图所示。

临床应用 主要用于口腔颌面外科以及种植、牙周等各类手术。高频电刀与传统的手术刀相比，具有功率高、组织出血少、

可缩短手术时间等优点，是理想的外科手术设备之一。

操作常规 包括以下步骤。

开机前准备 ①将模式调节旋钮、电切强度调节旋钮及双极强度调节旋钮置于"0"位，接地报警选择开关置于"开"位；机器要有良好的接地，接地电阻小于或等于0.4Ω。②接好电源和脚控开关导线，接通电源，电源指示灯亮，极板报警灯亮，并伴有音响报警，将电极板一端插入极板插孔内，极板报警即消失。

单极电切和电凝的使用 单极电切和电凝均可用手控或脚控输出。若用手控刀柄，则将其插头一端插入手控刀柄插座，按下黄色按钮，电切指示灯亮，且有声音指示。调节模式调节旋钮或电切强度调节旋钮至合适的输出功率。在中间位置起始，沿顺时针方向调节旋钮，可增强电切效果；沿逆时针方向调节旋钮，则增强电凝效果。沿顺时针方向调节电切强度调节旋钮，可增加输出强度。一般在使用电切输出时，模式调节旋钮刻度放在近中间位置，这样在电切的同时又兼有电凝效果。按下蓝色按钮，电凝指示灯亮，主要是止血功能。手控刀柄和单极刀柄两者不能同时插入相应插座，只能将需要的一件刀柄插入。电切时，踩下黄色脚控开关，并由模式调节旋钮调节输出功率；电凝时，则踩下蓝色脚控开关，并用电凝强度调节旋钮调节输出功率。

双极电凝的使用 将双极线一端插头插入双极插座内，双极镊子钳尾部插入双极线插套内，根据手术需要将双极输出选择按钮开关置于低或高位置。踩下绿色脚控开关，双极指示灯亮，并伴有不同于电切和单极电凝的声

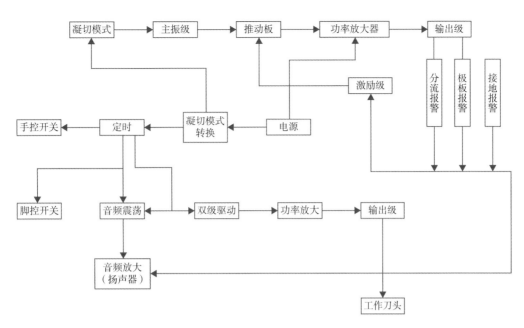

图　高频电刀工作原理示意

响。缓慢调节双极强度调节旋钮，直至凝血满意为止。启动脚控开关或手控开关后，功率输出能持续25秒左右，之后需重新启动开关。25秒内若不需要输出，只要放开脚控开关或手控开关。电刀有功率输出时不可调节各种旋钮。

注意事项　①使用过程中，若发现切割或止血作用减弱时，可清除刀具上的污物或检查极板是否接触好。在清除刀具上的污物时，请勿接通脚控开关和手控开关。②工作时，刀尖与极板、机壳、双极镊尖不可随意接触，以免损坏刀具。③若有报警信号出现，应立即停止使用。针对不同的报警信号排除故障后，方可恢复使用。④放置导线时，应避免与患者或其他导体接触。⑤患者同时使用高频手术设备和生理监护仪器时，任何没有保护电阻的监护电极应尽可能地远离手术电极，此时一般不采用针状监护电极。⑥操作者不能随意调节面板上的平衡电容器。

（胡　民）

chāoshēng gǔdāo
超声骨刀（piezosurgery devic）

利用超声频段的机械能和超声空爆效应对硬组织的破碎能力，进行骨及牙体等硬组织切割的口腔临床设备。具有软、硬组织识别功能，可同时采用冷切割模式，确保手术过程中最大的精确性与安全性，适于切割硬组织、保护软组织的手术。

结构　主要由主机、手柄、工作尖、冷却系统等组成。①主机：安装有电源组件、超声波发生器组件、控制与显示组件、无菌冷却组件，以及手柄、电源、脚控制器等接口。②手柄：由易于握持与操作的外壳、内部的超声换能器组件与连接线缆构成，工作尖则是由专为各种临床操作设计的超声工作头组成。③冷却系统：包括灭菌水源、蠕动泵、供水管道。

工作原理　超声波是指频率高于20 kHz的声波。超声骨刀利用调频技术将电源的工作频率调制到超声波频率范围，将该高频电流加载到手柄中的压电陶瓷换能器上，通过压电效应，电流使压电陶瓷换能器上的压电陶瓷环产生形变，陶瓷环的位移引起增幅器轴向振动，增幅器可将压电陶瓷环发生的振动放大。该换能器将高频电能转换成超声震荡机械能，紧密连接在换能器上的工作尖由此产生高频纵向振动（超声骨刀模式的振幅为30～60μm），由此产生切割、破碎硬组织的能力（图）。

临床应用　超声骨刀是一种具有往复、直线切割方式的外科设备，广泛用于上颌窦手术、下牙槽神经移位术骨切开、牙槽嵴骨切开、局部取骨、牙槽骨修整、微创拔牙、种植手术；应用于根尖囊肿刮治术、牙根表面修整、种植体保养或松动、牙间隙洁治等领域。超声骨刀对软组织没有切割破坏作用，适于切割硬组织、保护软组织的手术。超声振荡和空爆效应能减少术中出血；超声骨刀切割的骨组织创面骨细胞不受切割损伤，保持活性，组织愈合快。

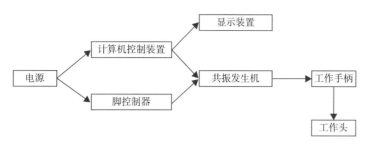

图 超声骨刀工作原理示意

操作常规 ①接通电源。②按顺序连接无菌生理盐水、管道、蠕动泵及手柄，并与主机连接好。③根据手术选修工作尖，并连接在手柄上。④通过脚控制器启动超声骨刀工作。⑤工作结束后，按顺序拆下部件，按规范进行必要的清洗、保养和灭菌。

注意事项 ①术前要注意选择工作尖和操作模式。②手术时要检查工作尖是否磨损，工作尖的有效部分变钝后必须更换，以免影响手术。③手术中避免施加较大压力，增加压力会妨碍工作尖振荡。

(刘福祥)

hégǔ shǒushù dònglì xìtǒng

颌骨手术动力系统（mandibular surgical power system）

以电或压缩空气为动力源，输出高功率/高转矩的机械能量，通过微型手柄与机头，精确可控地对颌骨进行切割操作的口腔颌面外科设备。具有高度专门化设计和高精度结构。依照其动力源可分为电动、气动、超声换能等类型。

结构 由控制器、电动机及电子控制电路、手机、骨钻/骨锯/骨锉等配套手术器械组成。①控制器：用于控制和调整电动机的启动、停止、转速和旋转方向，由电源、电子电路、调速手柄、指示灯、正反转控制开关及恢复按钮、各种功能开关、TPS系统等组成。功能开关用以控制颌骨动力系统，常用脚控开关或手控开关。TPS系统全面调节控制系统各种参数的人机对话界面平台，除具有上述控制器所具有的全部功能外，尚可自动探测所接驳的手机类型，并精确显示手机的转速、方向等技术参数。可由不同操作者设定各自的工作程序，并将参数显示在屏幕上。②电动机：有单相串激式电动机、无碳刷微型电动机。③手机：分为直手机、弯手机和反角手机3种，根据操作需要，夹持各种型号的钻针或锯片。④钻针及锯片：完成切骨功能，钻针主要包括旋转切骨钻和圆钻，锯片主要包括往复锯、摇摆锯和矢状锯。

工作原理 变压器将220 V交流电变成30 V和15 V两组交流电。30 V交流电经整流滤波后，由电子控制电路控制调整，输出直流电源供给电动机使用。15 V交流电则为用于控制电路工作的电源。电子控制电路由晶体管保护电路和可控硅调速电路组成。晶体管保护电路自动控制供给电动机的电流和稳定电压，并保护电动机在大电流、过热或超负荷时能及时切断电源，使电动机免遭损坏。可控硅调速电路是通过改变可控硅的导通角度来调节输出的直流电压，从而改变电动机的转速。由于输出电压可无极调节，电动机的转速亦可无级调节，再经传动换向机构，产生各种方向的运动，带动机头上的钻针或锯片、骨锉进行钻孔或各种方向的截骨操作。

临床应用 主要用于口腔颌面外科各类正颌外科手术、颌骨骨折内固定以及肿瘤手术中的骨切开与截骨操作，并且保证了实施切骨的精确性和可控性。特别适用于颌面部显露与止血困难、窄而深的术野腔隙中进行复杂切骨操作。

操作常规 ①将手机导线插在控制器上，接通控制器电源。②选择电动机旋转方向和控制方式，即手控或脚控，若选择脚控则将脚控开关与控制器连接。③选择直手机、弯手机或反角手机，并将其与电动机连接。选择钻针或锯片，将其安装在机头上。④打开控制器电源开关，转动控制器调速手柄，选择适宜转速。若使用可调速脚控开关，则可直接用脚控制速度。

注意事项 ①经常保持手机和电动机的清洁和干燥，每次使用前后均应用润滑清洁剂清洗直手机和弯手机，以延长其使用寿命。②在使用过程中，手机与主机间的电缆或传动轴应避免过度折弯。使用后应将其清洁后盘好保存。③使用时用力要求均匀，应沿骨切割线均匀运动，避免局部深入，且压力不宜过大。④电动机和手机停止工作后，均应放置在电动机架上，防止碰撞或摔落。电动机不能加油。

(陈　刚)

kǒuqiāng xiūfù gōngyì shèbèi

口腔修复工艺设备（equipment for dental prosthesis）

用于制作各类牙体缺损、牙列缺损及牙列缺失修复体的工艺设备。

口腔医学不同于其他医学的一个重要内容是口腔失牙的假体——义齿是由口腔医生自己设计制作的。随着口腔医学的发展，这部分工作逐渐分离形成了制作义齿的专业机构——义齿制作技工室或加工中心。此分工把在患者口内的义齿安装的工作交给了医师，义齿制作的工作交给了技工室，分工简化了诊疗环节、提高了效率和治疗水平。因此用于制作义齿的设备也成为一个专业系统。按照制作工艺过程可分为成模设备、胶联聚合设备、金属铸造设备、焊接设备、瓷修复设备、打磨抛光设备、数字化扫描加工设备等，种类较多，不同类型的设备其功能也不同。

（岳 莉）

chéngmó shèbèi

成模设备（molding equipment）

用于模型制作、修整的口腔修复工艺设备。包括琼脂搅拌机、石膏模型修整机、真空搅拌机、模型切割机、种钉机等。

（岳 莉）

qióngzhī jiǎobànjī

琼脂搅拌机（agar mixer）

采用电阻丝加热搅拌溶解琼脂弹性印模材料，复制各种模型的口腔修复工艺设备。是带模铸造复制铸模必备的设备。

结构 由搅拌电动机、搅拌锅、加热器、温控调节系统及冷却风机等组成。

工作原理 用不锈钢不粘锅，采用附着在锅外的电阻丝加热带均匀加热，锅内均匀搅拌，避免局部高温，具有高低温双温控数字温控器，并可在低温进行长时间保温，在琼脂凝固临界点以上的附近温度释放琼脂液进行浇铸，以获得低气泡的铸模。工作原理如图所示。

临床应用 主要用于带模铸造技术中复制耐火模型。在制作活动义齿整铸支架时，采用了失蜡铸造技术，但为保证修复体复杂外形的高精度，常采用带模铸造技术，即需将患者石膏模型，复制成耐火模型，在耐火模型上制作义齿支架蜡型，蜡型进行耐火材料的包埋，失蜡形成铸型腔后，再将熔化的金属浇铸入铸型腔内，利用耐火材料良好的热膨胀性能补偿铸造金属的收缩，形成精度极高的铸件。

操作常规 ①接通电源。②将切成小块的琼脂倒入锅内。③开启加热搅拌开关。④检查温控器预定温度是否合理；设定温度以2~3℃/min上升，大约加温30分钟。当温度显示为91℃时，加热停止，冷却风机启动，降温开始。⑤大约经过1小时的降温，浇铸温控表指示51℃时锅内琼脂处于待浇铸状态。⑥将准备好的型盒放在料口下，启动开关，浇铸琼脂。⑦浇铸完成后，先关闭搅拌开关，再关电源开关。

注意事项 ①该机属于有电源加温式医疗器械，注意防电、防烫。②必须严格按说明书规定的方法进行操作。③当锅内有冻结的固体琼脂时，功能开关应置于解冻位置，不能处于搅拌位置，否则将因强制搅拌被冻结的琼脂，叶片发生损坏或导致电动机过载，而出现烧坏电动机等故障。为加

快解冻，应取出较多的固体琼脂，并将锅内固体琼脂切成碎块，待锅内琼脂开始解冻时，再分次加料，转入正常工作。④本机工作时，锅内所加的琼脂不得少于规定值，否则会发生糊锅现象，更不允许干烧以防损坏电器设备。对上限设定温度，绝对不允许超过92℃。⑤每次开机重新工作后，必须检查上、下限温度设定值是否正确。⑥定期清洁仪器。

（岳 莉）

shígāo móxíng xiūzhěngjī

石膏模型修整机（plaster cast trimmer）

对石膏模型修整、打磨的口腔修复工艺设备。又称石膏打磨机。可分为湿性和干性两种类型，有的机型还具有修整石膏模型外侧和内侧的功能。口腔临床使用最多的是湿性石膏模型修整机。

结构 由电动机及传动部件、供水系统、砂轮（磨轮）及模型台4部分组成。砂轮直接固定在加长的电动机转轴上，外壳一般为铝合金铸造，并接有进水管及排污管道。

工作原理 电源接通后，电动机转动并经传动部件带动砂轮转动，供水系统同步供水。石膏模型在模型台上与转动的砂轮接触，从而起到修整作用。水喷到转动的砂轮上，随时将打磨后的石膏粉渣冲洗并经排水孔进入排污管道。其工作原理如图所示。

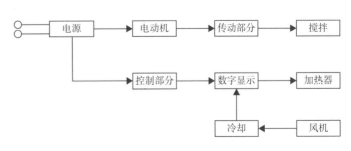

图 琼脂搅拌机工作原理示意

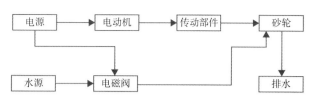

图 石膏模型修整机工作原理示意

临床应用 主要用于对患者模型的边缘进行打磨、修整，获得外形光洁整齐模型，以便完成义齿制作。

操作常规 ①接通水源。②打开电源开关，电动机转动。③待砂轮运动平稳后，将石膏模型与运转砂轮接触，即可进行石膏模型的修整。

注意事项 ①应安装在有水源及排水装置的地方。②使用前应检查砂轮有无裂痕及破损。③未通水源前不能进行操作，以防石膏粉末堵塞砂轮上的小孔。④操作时切勿用力过猛，以免损坏砂轮。⑤砂轮磨损严重，应及时更换。⑥每次使用完毕，必须用水冲洗砂轮表面附着的石膏粉渣，以保持砂轮锋利。⑦设备长期不用，应定期通电，避免电动机受潮，更不能将水或腐蚀性液体漏进电动机内。

(李朝云)

zhēnkōng jiǎobànjī
真空搅拌机（vacuum mixer）在密闭真空环境内对石膏或包埋材料与水的混合物进行混合搅拌的口腔修复工艺设备。

结构 主要由真空发生器、搅拌器（变速电动机）、料罐自动升降器、程序控制模块等部件组成。通过程序控制模块可对真空度、搅拌时间、搅拌速度进行自动和半自动控制。

工作原理 在设定搅拌时间和真空时间，并添加好拟混合的粉液后，按下启动键，程序控制模块会根据控制程序启动搅拌器中的变速电动机并自动调整转速（≤500r/min），同时启动真空发生器中的真空泵自动调整真空度（0.85Pa），搅拌器桨叶在电动机的带动下反复进行圆周运动，进而带动搅拌罐中石膏或包埋材料处于真空环境中，被搅拌混合达到均匀细腻、无气泡的效果；程序模块据设定的真空时间对真空发生器进行控制，当达到搅拌器所设定时间，搅拌停止（图）。

临床应用 主要用于口腔灌注模型时石膏的调拌和铸件包埋材料的调拌，使灌注的模型或包埋铸件精确度更高。

操作常规 ①开启电源开关，电源开关指示灯及空气压力指示灯亮。②设定搅拌时间和真空时间。③向搅拌罐中放入一定比例的粉和液，手动搅拌15～30秒，待均匀后，将搅拌罐放置于搅拌平台上，搅拌罐的指示线放置在正中位置。④将真空发生器上的控制真空吸管与搅拌罐上的真空管连接。⑤打开开始键，搅拌平台上升，真空指示灯亮，开始抽真空。3秒后搅拌机高速转动，到达搅拌器所示时间，搅拌停止。搅拌平台下降恢复原位。取出搅拌罐，拔下真空管，搅拌结束。

注意事项 ①抽真空前，必须确定搅拌罐内被搅拌物完全处于湿润状态，以免桶内粉体被抽出，造成管道堵塞，也影响真空泵使用寿命。②搅拌罐内的被搅拌物不宜装得太满，避免抽真空时被搅拌物进入真空吸管的连接口，造成管道堵塞。③定期清洁真空管的过滤丝网。④注意用电安全。

(张志君)

móxíng qiēgējī
模型切割机（cast cutting machine）利用电动原理对石膏模型、包埋材料及塑料等材料切割的口腔修复工艺设备。

结构 主要由切割机主体和调节轴、激光装置、旋转臂、基台、照明系统、吸尘装置等组成。

工作原理 接通电源后，控制器进行激光引导，模型通过激光引导调整方向，同时电动机转动经传动部件带动砂片转动，切割模型。工作原理如图所示。

临床应用 主要用于固定义齿可卸代型制作技术。为了保证固定义齿边缘的适合性，常需要制作可卸代型模型。制作可卸代型时，将模型从基牙的两个邻面分割开，被分割的基牙代型能复原位，可采用工作钉、固位形等方式保持其位置的正确性。用石

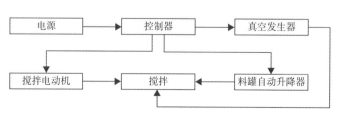

图 真空搅拌机工作原理示意

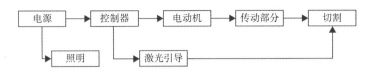

图　模型切割机工作原理示意

膏模型切割机代替人工锯刀切割模型，效率和精确度都得到明显提高。对于任意材料都可以选择适宜的转速和切片，确保高效、精确地切割。

操作常规　①调节配重。②安装切割盘，连接吸尘系统。③将模型固定到模型台上。④根据激光引导和切割方向调整并固定模型台。⑤调节光源。⑥调节最低制动点。⑦根据切割材料选择需要的转速。⑧切割（双手操作保证工作的安全性）。

注意事项　①高速切割机是一种台式装置，安装时一定要保证机器处于水平位置，并且有足够的稳定支撑。②只有当断开电源，切片停止旋转后才可以更换工具。因切片锋利，安装时不要将手靠近正在旋转的切片。③每次使用前应确认切割盘是否紧密固定。④砂片磨损或破裂时应及时更换。⑤检查切片的位置，以避免眼和手受伤。⑥保持电动机干燥并定期清洁除尘，定期给轴承加油。⑦一定要遵照厂家提供的对工具的使用要求进行操作，如最大转速、切割速度、所需的工作材料。

（岳 莉）

zhòngdīngjī

种钉机（stud welding machine）

利用电动和激光引导原理制备固定义齿可卸代型的口腔修复工艺设备。

结构　主要由电动机及钻头、激光发生器、工作台、直线轴承及底座组成。

工作原理　接通电源后，控制器进行激光引导，以确定模型打孔位置，电动机转动带动车针为模型打孔（图）。

临床应用　主要应用于固定义齿可卸代型制作技术，用于模型精确打孔。制作可卸代型时，为了分割的基牙代型能复原位，可采用工作钉、固位形等方式保持其位置的正确性。其制作技术为先将模型打孔一定深度，然后把金属钉一端粘接在孔内，一端与模型底座连接。通过工作钉，代型与模型底座既可分离又可精确复位。

操作常规　①打开电源开关，钻头转动，激光发生器射出激光。若激光与工作台的钻头中心位置不重合，调节激光射出旋钮，使激光正对钻头中央。②调整钻孔深度：利用转动调节手轮调整钻头与工作台间的上下相对位置。③打孔：将石膏模型置于工作台上，使激光与拟钻孔位置重合。双手压住石膏模型，保持相对位置不变，垂直缓慢地向下压工作台，钻头即在模型上钻出所需的孔，利用向下压工作台的距离控制打孔深度。

注意事项　①为确保安全，手不能放在工作台中心小孔附近。②激光对准石膏模型打孔的中心位置后，双手扶住使模型与工作台的相对位置保持不变，只有这样，才能钻出理想位置的孔。③钻头变钝后，应及时更换。④应注意防湿防潮，小心轻放，并保证种钉机水平放置。⑤当激光器发出的激光暗淡时，应该及时更换电池，以免损坏激光器。⑥应定期卸下工作台板，清除收料室内的石膏碎渣。

（岳 莉）

jiāolián jùhé shèbèi

胶联聚合设备（cross linking equipment）

用于人工牙、基托树脂材料聚合成型的口腔修复工艺设备。包括压膜机、冲蜡机、加热聚合器、光聚合器、隐形义齿注塑机等。

（岳 莉）

yāmójī

压膜机（laminator）

利用真空吸塑原理，对热塑性材料进行热塑成型，制作正畸及修复用部件的口腔修复工艺设备。按其热塑性产品成形时的气压特点，分为正压型和负压型压膜机。热塑性产品包括正畸保持器、牙弓夹板、脱色牙套、临床个别托盘等。

结构　主要由材料夹持装置、加热装置、真空装置、冷却装置和相关控制和辅助部件组成。①材料夹持装置：是在对热塑性

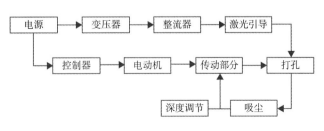

图　种钉机工作原理示意

材料片材加热和成形时，将其夹紧和固定的装置。②加热装置：是在热塑性片材成形的过程中，让片材软化可塑的装置。③真空装置：真空装置由真空泵、储气罐、阀门、管路及真空表等组成。④冷却装置：为方便脱模和提高工作效率，热塑性片材成形后往往进行冷却，口腔压膜机通常采用风冷模式。⑤相关控制和辅助部件：包括控制和连接设备等。此外，某些品牌和型号的压膜机带有压缩空气装置，无需外接空气压缩机。

工作原理 采用真空吸塑成型工艺，将一定尺寸的热塑性材料片材加热软化，借助片材两面的气压差，使其变形并贴覆在特定的模具轮廓表面，待冷却定型、脱模、修整后，完成开口壳体制作。真空吸塑成型由于成功率高，便于掌握和控制，是临床广泛应用的热成型方法（图）。

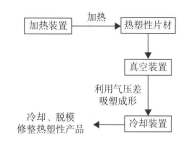

图 压膜机工作原理示意

临床应用 作为口腔临床的辅助医疗设备，在临床工作中被广泛应用，临床通常采用方形或圆形热塑性材料片材。可制作用于正畸治疗结束后为了巩固错𬌗畸形矫治疗效的保持器、颞下颌关节矫正𬌗垫、运动护齿牙套、牙周病牙弓夹板、进行氟化防龋治疗托盘及牙美白中个性化脱色牙套等。

操作常规 ①取患者牙颌印模、灌注石膏，干燥后磨除硬腭和舌底，修整模型边缘，使模型呈"U"形，并填补倒凹区，然后将模型放置于真空室基座的中央。②打开电源，去除热塑性材料膜片表面的保护膜，将膜片放置并固定于夹持装置上。③设置合适的加热时间和冷却时间，打开加热装置，加热膜片。④到达预定加热时间后，移开加热装置，操控设备使真空室密闭，并形成真空状态，利用负气压或正气压将软化膜片充分贴附于模型表面，并保持一段时间。⑤待冷却后，打开真空室，取下模型，分离模型与膜片。⑥修剪膜片，并抛光边缘，完成制作。

注意事项 ①由于压膜机加热装置可产生高温，因此压膜机放置应距墙面、壁柜及其他设备至少15cm以上，以避免影响散热和引发火灾。②不要堵塞排气孔。③封闭真空室时应确保真空室边缘无碎屑。

（杨 璞）

chōnglàjī

冲蜡机（wax perfusion apparatus） 利用电加热原理去除型盒内的蜡质，制作塑料基托活动义齿的口腔修复工艺设备。

结构 主要由加热装置、压力泵、喷淋装置以及温控器组成。

工作原理 利用电加热，以沸水冲尽型盒内蜡质，获得干净有效的型腔。工作原理如图所示。

临床应用 应用于制作塑料基托活动义齿。活动义齿基托蜡型完成后，将蜡型包埋于型盒内，以沸水冲尽型盒内蜡质，形成型腔，以使用塑料替换蜡型。

操作常规 ①开始工作前，在水箱内注水至标注刻度线。②打开电源开关，加热开始，达到设定温度时加热停止。③将型盒放于框架上，开启喷淋器开关。④手拿喷淋头，变换多个方位，冲尽型盒内的蜡质。

注意事项 ①可根据需要选择喷淋器的控制杆，以调节水柱大小。②使用喷淋器时应特别小心，以免烫伤。③关闭设备后，水中的蜡质凝固并移至表面，重新使用设备前应除去固体蜡；定期清洁换水，水可以通过设备的排水阀排出，设备底部的石膏残留也应除去。④若要彻底清洁设备内部，必须用三氯乙烯替代品或高硫高等级抛光钢清洁，框架只能用高硫高等级抛光钢清洁。

（岳 莉）

jiārè jùhéqì

加热聚合器（heating polymerizer） 利用电加热原理，将型盒内的甲基丙烯酸树脂进行热聚合成型的口腔修复工艺设备。热处理的目的是使甲基丙烯酸树脂在一定压力和温度下完成聚合，固化坚硬，使义齿成型。

结构 主要由加热装置、温度控制装置两大部分组成。

工作原理 利用电加热原理，将型盒内甲基丙烯酸树脂在温水

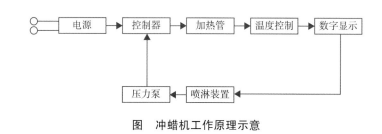

图 冲蜡机工作原理示意

中慢慢加热，经 1~2 小时升至沸点，使树脂聚合成型，完成义齿制作。工作原理如图所示。

临床应用 应用于制作塑料基托活动义齿。甲基丙烯酸树脂塑料应用于人工牙和基托以后，热处理技术成为制作义齿，特别是可摘局部义齿的常规技术。按照传统成型的工艺步骤，经过蜡型、装盒、充填塑料步骤后，甲基丙烯酸树脂在型盒内完成热聚合成型。

操作常规 ①开始工作前，在水箱内注水至标注刻度线。②打开电源开关，预设时间和温度，开始加热，达到设定温度和时间后加热器自动关闭。

注意事项 ①加热聚合时，加热型盒所需水温和时间由塑料的特性决定。②在加热型盒过程中，不要打开设备盖，以免烫伤。③定期换水，水可以通过设备的排水阀排出。④定期彻底清洁设备内部。

（岳 莉）

guāng jùhéqì

光聚合器（photo polymerizer）

利用光聚合的原理，对聚合瓷（超微填料树脂的光固化牙色材料）进行聚合固化的口腔修复工艺设备。其聚合强度高，聚合速度快。

结构 主要由电源、控制部分和光源部分组成。①电源：主要包括变压器、电源整流器、电子开关电路。②光源部分：包括卤素灯泡、滤光片、光导纤维管、散热风扇、定时装置、触发开关等，另应有挡光装置。光聚合器常由大小两件聚合器组成，大件主要由 4 个高能量的卤素灯组成；小件又称临时固化器，主要由一个高能量卤素灯组成。开关为手触式。

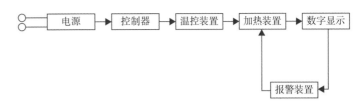

图 加热聚合器工作原理示意

临床应用 用于固定桥、种植体上部结构等修复体制作时的材料固化。

工作原理 采用热离子发光原理，用卤素灯进行光照时，利用加热的方法使卤素分子电离，发出高强度的全频谱光，经过滤光片，过滤掉不需要的红外光和紫外光，最后经导光棒将蓝光导出，利用光辐射原理，使瓷聚合体在辐射能量作用下迅速固化。

操作常规 ①首先打开主开关。②打开主机舱门，将所需光照物件置于直立在转盘平台的金属支架上，平台可根据修复体的需要提升或下降。③选定照射时间：可有 1 分钟，3 分钟，5 分钟。④光照结束取出支架。

注意事项 ①待冷却风扇停转后方可关闭主开关。②更换卤素灯泡时，注意不可用手触摸灯泡表面。

（岳 莉）

yǐnxíng yìchǐ zhùsùjī

隐形义齿注塑机（elastic denture injection molding machine）

利用电加热和加压原理，对树脂进行加热熔化和加压注塑成型隐性义齿的口腔修复工艺设备。隐形义齿属活动义齿类，于 1995 年从美国引进。因其采用弹性树脂卡环，位于天然牙颈缘，位置隐蔽、美观性能好，故得此名。

结构 主要由加热系统、注塑型盒、固定器、送料器及压力器组成。

工作原理 借助螺杆的推力，将熔融状态的树脂以高压快速注射入闭合好的模腔内，固化后定型获得隐形义齿。注塑成型的过程定量加料、熔融塑化、施压注射、充模冷却、启模取件。工作原理如图所示。

临床应用 隐形义齿注塑机可注塑普通树脂、弹性树脂、不碎胶等义齿材料。树脂注塑成功率高，可一次性完成制作局部活动义齿、上下全口义齿。不仅操作简便，节约时间，还解决了传统义齿制作过程中可能发生的如咬合增高、石膏压缩变形、基托密度不均等问题。

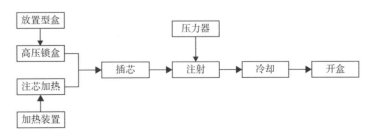

图 隐形义齿注塑机工作原理示意

操作常规 ①先接通气源把已备好的型盒放置在压注机工作台上固定。②用毛刷将隔离油均匀涂在加热进料筒内面，设置温度287℃，时间为11分钟。③打开加热炉电源，至少预热20分钟，在预热时，超过预设温度（287℃）属正常现象，无需调整。④当温度稳定后（若显示温度与预设温度误差在10℃内属正常），用毛刷将隔离油涂在弹性义齿材料铝筒和铜垫表面，然后将其放入加热套筒内，先放入铜垫，然后放入义齿材料铝筒（卷边端朝外），义齿材料放置于加热进料筒中后，打开时间控制开关。⑤加热炉加热11分钟，蜂鸣器发出指示声后，右旋气压开关进行压注，保压2分钟后左旋气压开关退回压注杆。⑥取下型盒（限全自动气压机），开盒，打磨抛光义齿。

注意事项 ①该设备装有接地保护装置，在使用时必须采用接地电源。②预设温度的高低可通过温控器的调谐旋钮调节。③压注材料后，进料筒内的剩余材料可稍加热后用压力器顶出。④隐形义齿装盒前，应先抹上一层脱模剂或脂类，以便注塑后坚硬的石膏从型盒中脱模。⑤开盒时应保护型盒，避免损坏。

（岳　莉）

jīnshǔ zhùzào shèbèi

金属铸造设备（metal casting equipment）

采用工业加工铸造金属制品技术和方法，对各种义齿，如整铸支架式义齿、嵌体、冠、固定桥以及支架等金属铸件进行铸造的口腔修复工艺设备。包括箱型电阻炉、高频离心铸造机、真空加压铸造机、钛铸造机、全电力沉积仪等。

（岳　莉）

xiāngxíng diànzǔlú

箱型电阻炉（pit-type electric resistance furnace）

利用电阻加热原理，对口腔修复件铸圈进行预热的口腔修复工艺设备。又称预热炉或茂福炉。它与高频离心铸造机或真空加压铸造机配套使用。

结构 由炉体、炉膛、发热元件组成。使用时必须与温度控制器和热电偶连接。

工作原理 电源接通后，发热元件开始升温，温控系统中的热电偶将热能转变成电子信号，使磁电式表头的可动线圈流过电流，根据电磁感应原理，此电流产生的磁场与表头永久磁场相互作用产生力矩，驱动指针偏转，至一定角度被游丝扭转产生的力矩平衡，指针指示感温元件所对应的温度值，达到控制电阻炉温度的目的。到达设定温度后，发热元件的电源自动断开，加温过程结束。工作原理如图所示。

临床应用 主要用于对整铸支架式义齿、嵌体、冠、固定桥以及支架等金属铸件的铸圈进行加温预热。

操作常规 ①将热电偶从炉顶或后侧的小孔插入炉膛中央。②按设备的标注符号将箱型电阻炉、温度控制器用相关的连接线连接。③检查接线无误后，将毫伏计的设定指针调至所需工作温度，接通电源，此时温度控制器绿灯亮，继电器开始工作，箱型电阻炉通电，毫伏计上显示读数，电炉的升温和定温分别以红绿灯指示，绿灯表示升温，红灯表示定温，红灯亮后，即可从箱型电阻炉的炉膛内取出被加热部件。

注意事项 ①电阻炉应放置在平台上，便于操作，温度控制器应避免振动，其放置与电阻炉不宜太近，以免过热导致电子元器件不能正常工作。②电阻炉长期停用后再次使用时，必须先进行烘炉，200~600℃烘4小时。使用时炉温不得超过最高温度，以免烤坏电热元件。③使用场所相对湿度不得超过85%，环境温度限于0~50℃。④保持设备的清洁、干燥，定期检查电阻炉和温

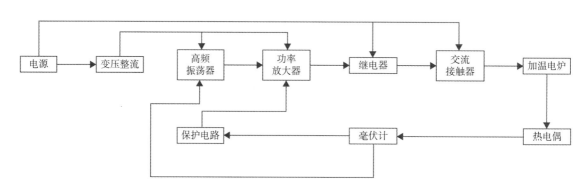

图　箱型电阻炉工作原理示意

度控制器各接头连接是否良好，毫伏计有无卡针现象，如存在问题请专业维修人员及时排除。

（李朝云）

gāopín líxīn zhùzàojī

高频离心铸造机（high frequency centrifugal casting machine）

利用熔金和铸造原理对各类牙科合金进行熔解铸造的口腔修复工艺设备。是获得各类牙托支架、嵌体、冠桥等牙型铸件的精密铸造设备。按冷却方式可分为水冷式和风冷式两类，水冷式控制电路复杂，操作繁琐；风冷式控制电路简单，操作方便，已被广泛应用。

结构　由高频振荡装置、铸造室及滑台、箱体系统组成。全机组装成柜式，带有脚轮，便于操作、移动及检修。

工作原理　高频离心铸造机熔化金属的原理为高频电流感应加热原理。高频电流是频率较高的交变电流（1.2～2.0MHz），它所产生的电磁场称为高频电磁场。把固态金属材料置于高频电磁场的作用范围内，由于电磁感应，固态金属受高频电磁场磁力线的切割，会产生感应电动势，从而将电能转化为热能，使金属材料发热，从固态变软，直至溶解成为液态金属，再通过离心实现铸造。工作原理如图所示。

临床应用　高频离心铸造技术属精密铸造技术，可用于包括除钛合金外，从低熔的银合金到高熔的钴铬合金、镍铬合金、金合金等各种金属铸造材料的铸造，制作冠、固定桥、嵌体、基底及支架等固定修复体。

操作常规　①检查电源线的接地端和设备接地端接地是否良好，其接地电阻不得大于4Ω。②用水平仪调整其脚轮平衡，使其保持平稳。③根据合金种类，选择并且调整好熔金选择旋钮。④接通电源总开关，预热5～10分钟。⑤将加温预热的铸圈模型放在V型托架上，调整铸造臂中心位置及平衡，并锁紧。⑥将滑台对准电位电极刻线，以便接通控制高压电路，否则不能熔解金属。⑦关好机盖，按动熔解按钮，熔解指示灯亮，约1.5分钟后固态金属慢慢变软而后呈液态，铸金崩塌呈镜面。⑧镜面破裂时立即按动铸造按钮，滑台转动开始铸造，将被熔金属倒入铸圈浇铸口，根据不同熔金要求控制铸造时间，一般设计为3～10秒。⑨按动停止按钮，全部熔铸完成。⑩离心滑台停止转动后，打开机盖取出铸圈模型，随即将滑台对准电位电极刻线，使工作线圈充分冷却，以待用。若不再使用设备，冷却5～10分钟后关闭电源。

注意事项　①设备安装位置离墙壁应大于20cm距离，以保持良好的通风和散热。②使用设备的环境温度为5～35℃，相对湿度小于75%，保持设备的清洁、干燥，每次铸造后必须清扫铸造仓，去除残渣。③若需连续熔解，每次应间歇3～5分钟，并使滑台对准电位电极刻线，以保证感应线圈充分冷却，连续熔解5次后，应风冷间歇10分钟。④旋转的电极套及嵌入的电极均应保持清洁，定期清洗磨损的电极碳粉，为防止高频短路，必要时可更换石墨电刷。⑤熔解过程中，不要拨动熔金选择旋钮，以防止发生放电现象，并注意观察熔金的沸点出现，不得超温熔解，以防止烧穿坩埚。⑥定期检查指示仪表是否有卡针和零位不准现象，3个月检查一次设备电路绝缘状况，6个月给振荡盒风机加注润滑油一次。⑦铸造停止，但滑台因惯性继续转动时，禁止拨动溶解按钮，以防止电击损坏设备。

（李朝云）

zhēnkōng jiāyā zhùzàojī

真空加压铸造机（vacuum casting machine）

利用熔金和铸造原理，对各类牙科合金进行熔金铸造的口腔修复工艺设备。该机由计算机控制，可自动或手动操作。按熔金和铸造原理分直流电弧加热离心铸造及高频加热加压吸引铸造两类。因真空加压铸造机是在真空加压及氩气保护下完成合金的熔化和铸造的，所以避免了合金成分的氧化和偏折，

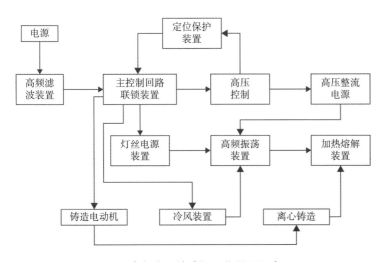

图　高频离心铸造机工作原理示意

使铸件的理化性能稳定，铸件质量高。

结构 主要由真空装置、氩气装置、铸造室和箱体系统组成。

工作原理 常见为直流电弧加热。在真空条件下，通入惰性气体氩气保护，将合金材料直接用直流电弧加热、熔融、离心铸造。该设备具有熔解速度快，合金成分无氧化、无气泡等优点，可提高铸件的理化性能。工作原理如图所示。

临床应用 失蜡铸造技术是口腔修复最重要的技术。真空加压铸造机采用精密铸造技术，可用于包括除钛合金外，从低熔的银合金到高熔的钴铬合金、镍铬合金、金合金等各种金属铸造材料的铸造，制作冠、固定桥、嵌体、基底及支架等固定修复体。

操作常规 ①设备安放位置应与周围物体有一定距离，以利设备通风。②应检查氩气管供端与铸造机后部氩气连接器的连接是否良好以及氩气流量表和压力表是否正确指示。③脚轮应锁住，以防设备滑动。④根据合金种类，选择自动操作或手工操作。通常，设备已有种类或已设定好的合金的铸造可用自动操作，而未用过的合金则用手工操作。

自动操作方法 ①接通电源开关键，指示灯亮，选择自动键，风机冷却系统工作。开机后预热5~10分钟再进行铸造。②调整铸臂平衡锤，使铸圈处于平衡位置。③选择所用合金对应的铸造程序。④将坩埚放入坩埚槽中。⑤把合金块放入坩埚底部，并沿顺时针方向旋转氩气孔使其位于坩埚之上。⑥解开锁片，使铸圈固定在支槽片和锁片之间。⑦关闭铸造室。⑧按压开始键，当真空完成后，通氩气，数字显示器将显示合金的实际温度。⑨当铸造完成后，铸臂停止转动，铸圈可从铸臂上取下。

手工操作方法 ①按压电源开关，指示灯亮，选择手工操作键。②调整铸臂平衡锤，使铸圈处于平衡位置。③选择坩埚并放在铸臂的坩埚槽中。④调整熔圈升降开关，充分抬高熔圈。⑤沿顺时针方向旋转氩气孔，直至该孔和坩埚对准。将铸圈槽固定于锁片和支撑片之间。⑥关闭铸造室。⑦按熔化键开始抽真空，完成后通氩气熔化合金，一旦数字显示的温度或操作者观测到的温度达到了要求的合金铸造温度，此时按保持键，以便保持铸造温度。⑧按铸造键，铸造工作开始。⑨若铸造完成，按停止键，将铸圈从铸臂上拿下。

注意事项 ①坩埚内无合金，禁止开机工作。②当铸臂处于不平衡位置时，禁止开机运行。③当氩气孔未对准坩埚或氩气表无指示时不要工作。④若连续铸造时每次应间隔2~3分钟。⑤更换氩气瓶时应注意氩气标志，切勿用错。

(岳 莉)

tài zhùzàojī

钛铸造机（titanium casting machine） 专用于对金属钛进行精密铸造的口腔修复工艺设备。钛铸造机根据浇注方式不同分为差压式铸造法（加压或负压吸引形成压力差）、离心铸造法以及压力吸引离心式铸造法。早期的钛铸造机大多采用离心式铸造或差压式铸造，钛铸件内部经常出现气孔和边缘缺陷，成功率不能令人满意。压力吸引离心式铸造法是将离心、加压、吸引3种方式结合起来，以提高铸钛件的成功率。临床实践也证明，三合一的铸造方式效果比其他两种浇注方式效果好。

结构 主要由离心旋转体与金属熔融部分、动力部分、供电系统、真空与氩气系统及电控系统组成。①离心旋转体与金属熔融部分：内部为熔融室和铸造室，两室被隔盘分开，由铸模、坩埚、电极及配重组成。②动力部分：包括电动机、飞轮、离合器、定位装置等。③供电系统：包括直流逆变电源、电极装置等。④真空系统：包括真空泵、高真空截止阀、真空表、管道等。⑤氩气系统：包括氩气源减压阀、截止阀、安全阀、压力表、管道等。⑥电控系统：包括程序控制器、各种电器元件、显示器等。

工作原理 在真空环境和氩气保护下，直流电弧对坩埚中的钛金属加热，使之熔融，在铸造力（离心力、差压力、吸引力）

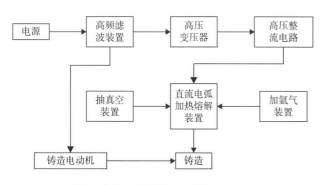

图 真空加压铸造机工作原理示意

作用下熔融钛合金充满铸腔，完成铸造。①抽真空：将钛料和铸圈分别放在熔解室和铸造室内。两室隔开且均与大气隔离，两室同时抽真空。②充氩气：给熔解室内充氩气，铸造室继续抽真空，维持约5秒，熔解室铸模腔内的残留空气可通过包埋材料进一步被清除。③引弧熔解：采用非自耗电极电弧加热的凝壳熔铸法，以高频电引弧、直流电弧加热，大电流通过被电离的氩气和钛锭，使钛料熔化。④铸造：当钛料全部熔化，瞬时停止充氩气（铸圈内接近真空），电弧未停，立即启动离心铸造。⑤飞轮储能释放：飞轮提前储能，当离合器结合时，旋转体突发性转动，熔化的钛液高速射入铸腔，充满铸模腔内。⑥氩气加压：当钛液进入铸道模腔尚未凝固前，即以0.3MPa的氩气加压；而铸模腔外部仍在抽气，通过包埋材料的透气性吸引钛液，减少腔内的余气和包埋材料受热发生的气体，防止铸件发生气泡（图）。

临床应用　钛具有生物相容性、耐腐蚀性、良好的机械性能、比重小、强度高等优点，是理想的新型口腔修复材料。但是由于钛的熔点高（1668℃），高温下化学性能活泼、极易氧化，且熔化后的钛液流动性差、惯性小，铸造性能不良。钛铸造机则是针对

金属钛铸造时所需特殊条件而研制的铸造设备，主要应用即为口腔修复用钛铸件的铸造。

操作常规　①打开氩气瓶气阀旋钮并调整氩气瓶的压力至0.31MPa。②打开电源。③按下启动键，保护窗自动打开，铸造臂旋转至水平位置，照明灯点亮。④按照使用说明进行真空检测、加压检测。⑤铸腔内检查。⑥根据不同的铸造金属，选择不同的电流挡和石墨坩埚，并装入适量金属。⑦调整电极棒，直至所需位置，固定旋钮。⑧安置铸圈。⑨按下密封检测键进行密封性检查。⑩按下铸造开始键，保护窗关闭，铸造开始运行。⑪铸造完成后取出铸圈及耐底铸圈。关闭保护窗氩气压力阀和氩气瓶总阀、变压装置电源和铸造机主体电源。

注意事项　①设备安装应符合安装要求。②氩气压力应保持在0.3~0.5MPa，否则会损坏设备。③连续铸造的时间间隔应参照厂家说明书。④铸造结束，应在真空表和压力表复位后才能开启铸造室。⑤禁止在未装铸模和密封垫的情况下通入氩气，防止氩气进入真空系统损毁真空仪表。

（刘福祥）

jīn diànlì chénjīyí

金电力沉积仪（gold electroplanting apparatus）　利用电解沉积原理，对翻制带有基牙模型的预

备体表面进行金元素沉积，形成具有一定厚度的牙科纯金修复体的口腔修复工艺设备。又名电镀仪，简称金沉积。

结构　主要由电源、电子智能控制系统和电镀组合槽两部分组成。①电源和电子智能控制系统：是提供电镀仪进行电镀工艺时所需的电流并控制电镀时间、加热温度、电磁搅拌速度、余金回收的部件。电子智能控制系统由液晶显示控制屏、整流板块、时间控制板块、加温控制板块、电磁搅拌控制板块和余金回收控制板块等组成。进行电镀工艺时，需根据电镀件的大小和沉积的厚度选择电流的等级和电镀时间。②电镀组合槽：由烧杯、正极/热电耦、负极镀头、电磁搅拌组成。

工作原理　涂有导电银漆的石膏代型在电解液中处于负极，中央热电耦圆柱棒为正极。烧杯内一定量纯金电解液（亚硫酸铵金复合物），在电场中电流的作用下，经热电耦加温和电磁搅拌，金离子（正电离子）定向地向负极泳动并沉积下来，均匀而致密地沉积在悬挂在那里的涂有导电银漆的石膏代型上。在代型形成一层厚度均匀的金沉积层，厚度为0.2~0.3mm，纯金度可达99.9%。电解液中余金量与操作前计算使用的电解液量有密切关系，最后进行余金回收处理。工作原理如图所示。

临床应用　用于制作嵌体、高嵌体、单冠、固定桥、种植体等。该工艺制成的修复体具有极高的精确性和生物相容性。

操作常规　①制作嵌体、高嵌体、单冠、固定桥、种植体等修复体代型。②安装导电铜丝，在预备体代型的底座用裂钻（0.1cm）距肩台边界大约1mm处

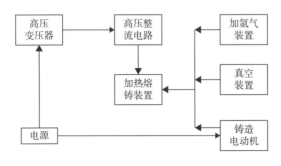

图　钛铸造机工作原理示意

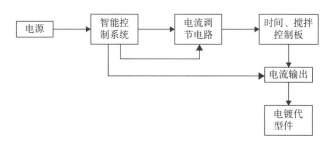

图　金电力沉积仪工作原理示意

钻一长 2~3mm 的孔，AGC 导电铜丝与预备体代型孔内用粘接剂粘牢。③涂布导电银漆：将预备代型需要电镀部位、导电铜丝与代型连接 1cm 处涂布导电银漆，两者之间涂布连接点。④安装收缩橡皮管；在导电铜丝上套入收缩橡皮管，用吹风机加热使橡皮管收缩。⑤确定电流等级、沉积厚度及纯金电解液用量：根据代型所沉积面积大小，对照"7 等级三维参照表"进行比较，确定纯金电解液用量、电流等级及沉积厚度（按照电镀仪要求配套使用电解液和增亮剂）。⑥打开电源总开关，使机器处于待命状态。向上拉动电镀头及正极和电热耦至止动部。⑦配备组装电镀头、电解间隔键和橡胶封闭圈，铜丝穿过相应插孔，预备体代型应该按规定的高度和箭头指示方向排列。⑧烧杯内放入磁棒，倒入计算好用量的电解液和增亮剂。将电镀头归位，输入参数，按动开始键。电解液达到工作温度时，仪器可自动开始进行电镀过程。⑨电镀结束后，向上拉动电镀头，电镀部件滴尽水滴，然后剪断铜丝，取出代型。⑩电镀过程结束后，按时间显示键取消所有输入值，回收余金。

注意事项 ①了解和掌握电镀仪的性能和操作方法。②保持仪器干燥、清洁和工作台整洁。③确保电源电压稳定，并与电镀仪要求的电压一致，建议使用 USV 供电器。④注意使用前的检修，工作时要随时注意显示屏的提示。

（岳　莉　孔庆刚）

hànjiē shèbèi

焊接设备（dental melding equipment）　用于固定修复体固位体和连接体的焊接、铸件缺损修补的口腔修复工艺设备。通过焊接提高了铸件的适合性和质量。包括牙科点焊机、激光焊接机、气体焊接机等。

（岳　莉）

yákē diǎnhànjī

牙科点焊机（dental spot welder machine）　利用电流通过金属时产生的电阻热熔焊原理，对义齿金属件和矫治器等金属材料进行焊接的口腔修复工艺设备。

结构　牙科点焊机外观为箱型，箱外是点焊电极和控制开关，箱内为焊接电路。焊接电路主要由可控硅调压器、储能电容及电子电路组成。电极又称电极棒，由两个组成一对电极组，分别接在两个电极座上；点焊机有 4 对电极，适用于不同焊件的需要；如有特殊要求还可以自制电极。电极座用于安装和调整电极的角度，两组电极座互相垂直，并可以在水平和垂直方向自由旋转定位；电压调节旋钮用于调整焊接电压；在电极座的连杆上有调节螺母，可以调整电极与焊件的距离和机械压力。点焊机通过调节电压值和机械压力，从而达到焊接不同的金属焊件目的（图1）。

工作原理　点焊属于电阻焊类型，是利用电流通过金属时产生的电阻热来熔焊。连接件的点焊过程是通过电极在焊件的局部先加压再通电，焊件内电阻和接触电阻发热，熔化局部表面金属后断电，冷却凝固，形成焊点，

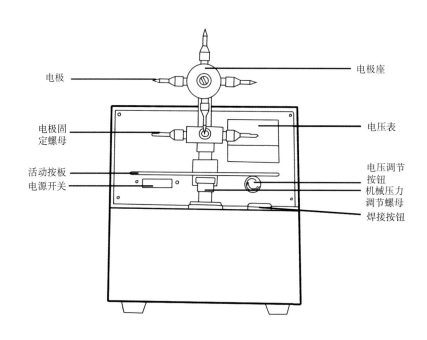

图1　牙科点焊机结构示意

除去压力，焊接完成。工作原理如图2所示。

临床应用 牙科点焊机主要用于义齿金属件和矫治器的金属焊接。它是正畸科技工室的必备设备。

操作常规 ①首先检查电源是否符合设备要求的电压。②接着检查电极是否完好，保证焊接时接触良好。③然后打开电源开关，调节焊接电压。④按下按板，将焊件放入两电极间，缓慢松开按板，使上下电极压紧工件，注意调整两极对焊件的压力。⑤最后按下焊接按钮或踩下脚控开关，电表上的数值降至"0"时焊接完成。

注意事项 点焊机应放置在平稳、干燥的工作台上，要经常保持设备清洁。焊接前要检查电极是否完好，如有氧化现象，可用细砂纸将电极磨光。停止使用时必须切断电源，并将电极转至非定位位置，避免电极损坏。检修设备时，应将储能电容放电后再进行，以免触电。

（胡 民）

jīguāng hànjiējī

激光焊接机（dental laser welding machine）
利用激光熔焊合金原理，对义齿金属件和矫治器等金属材料进行焊接的口腔修复工艺设备。是现代口腔制作室的必备设备之一。激光焊接技术不同于传统焊接方式，系无焊接剂焊接，生物兼容性高，利于环保。

结构 主要由脉冲激光电源、激光发生器、工作室以及控制显示系统组成。①脉冲激光电源：具有单一或连续脉冲两种形式，为氙灯和激光发生器提供电源。常用最大脉冲能量为40～50J，脉冲宽度为0.5～20ms。②激光发生

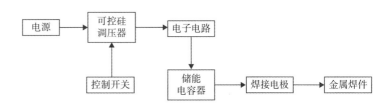

图2 牙科点焊机工作原理示意

器：由激光棒、光泵光源、光学谐振腔和冷却系统组成。③工作室：由固定架、放大目视镜、激光发射头以及真空排气系统或氩气保护装置等组成。④控制显示系统：可选择焊接面焦点直径和脉冲时间并显示；也可选择合金种类等，并可编程。

工作原理 通电后，脉冲激光电源工作，使脉冲氙灯放电，激光发生器产生脉冲，激发激光棒发出激光，再通过光学谐振腔谐振后输出激光。该激光在导光系统和控制系统作用下，以一定焦点直径、能量聚焦于焊点上，熔融合金产生焊接（图）。

临床应用 激光焊接机主要用于贵金属、非贵金属及钛合金间的焊接，常用于长固定桥的固位体与桥体间的焊接、RPD活动架间焊接、精密附着体焊接、铸造空洞修补以及整铸义齿支架的修补等。

操作常规 ①接通水源和电源。②选择经常焊接的合金种类的预编程序或人工选择焦点直径或脉冲时间。③用手将焊接物放入工作室并固定。④按下触发开

关，直视下焊接。

注意事项 ①仪器应接地线，工作时不要打开机箱，以免触电发生意外。②注意冷却系统或真空排气系统工作是否正常。冷却水为蒸馏水，每月换一次。③每次工作后工作室内应清洁。④直视放大镜应保持干净。⑤氩气喷嘴应对准焊点。⑥若无自动护眼装置应配戴激光防护镜。

（张志君）

qìtǐ hànjiējī

气体焊接机（dental gas welding machine）
利用可燃性气体在氧气的条件下发生剧烈燃烧所产生的大量热量，使焊料熔化，并与被焊金属融合在一起，凝固后成为一个不可拆卸的整体的口腔修复工艺设备。最常用的热源是汽油加压缩空气火焰，其次有煤气吹管火焰、氧-乙炔火焰等。根据使用可燃性气体的不同，其燃烧温度有较大差异：煤气-空气（1050～1100℃），熔化中低熔合金；煤气-氧气（1100～1700℃），乙炔-氧气（1200～2500℃），熔化高熔合金。以下介绍以汽油加压缩空气火焰的汽油焊接机为例。

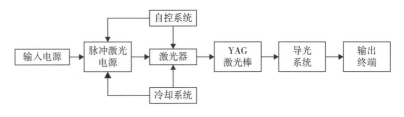

图 激光焊接机工作原理示意

结构 油汽混合物作燃料的汽油焊接机主要由气泵、三通阀、带预热装置的贮气箱、配气调节阀、贮油箱、焊炬等组成，以上部件之间由耐热、耐油管连接。

工作原理 利用压缩空气，将汽油加以雾化和增加汽油气雾中的含氧量，使汽油完全燃烧。焊炬的火焰由内向外可分为未完全燃烧带、燃烧带、还原带和氧化带。还原焰呈淡蓝色，火焰尖端为最热点，可以快速熔化合金（图）。

临床应用 用于熔化各类中低熔合金，包括金属联冠桥、金属烤瓷冠、桥基底的焊接以及铸造缺陷的修补性焊接等。

操作常规 ①点火：先把燃气阀门略微打开，再开氧气阀门即可点燃火焰。若有放炮声或者火焰点燃后即熄灭，应减少氧气或放掉不纯的燃气，再进行点火。②调节火焰：开始点燃的火焰是碳化焰，随后逐渐开大氧气阀门，调成中性焰。③右手握焊炬，左手拿焊丝。开始焊接时为了尽快地加热和熔化被焊金属形成熔池，焊嘴的倾角应为 80°～90°。正常焊接时，焊嘴倾角一般保持在 40°～50°，将焊丝有节奏地点入熔池熔化。④熄火：焊接完成熄火时，应先关闭燃气阀门再关闭氧气阀门，以免发生回火和减少烟尘。

注意事项 ①启用焊接之前必须检查调试，包括检查贮油箱是否密封、有无裂痕，如有禁用。

②加油时应添加合格的油品，如果是在焊接中途需要加油，应先熄火，待焊炬冷却放气后，才能加油，严禁带火、带气拆卸。③点火时应在避风避人的地方点燃引火物。④不能将正燃烧的焊炬随意卧放在地上或其他物体上；关闭进油阀门熄火，待焊炬冷却后存放。

（岳 莉）

瓷修复设备（ceramic prosthetic equipment） 用于制作金属烤瓷和全瓷修复的口腔修复工艺设备。包括烤瓷炉、铸瓷炉、全瓷玻璃渗透炉、电脑比色仪、瓷沉积仪等。

（岳 莉）

烤瓷炉（porcelain furnace） 用于制作烤瓷修复体的口腔修复工艺设备。包括金属烤瓷和瓷坯烤瓷。口腔科常用的烤瓷及其烧结过程具有以下特点：①临床常用的烤瓷熔点为 1090～1260℃（中温烤瓷）和 871～1066℃（低温烧瓷）。②由于瓷不易传热，烧结时若加热过快，瓷体易发生破裂。烧结完成后，若冷却过快，瓷体易产生裂痕。③瓷粉中含有一定的水分，在烧结过程中，瓷体有一定的收缩性，同时可放出二氧化碳气体。④瓷在熔化时可产生气泡，使烧结后的瓷体内形成空洞。为了遮盖瓷体表面的微孔使瓷面光滑，需在瓷面上釉。临床上一般采用的上釉方法有两

种，即自行上釉（将烧好的瓷体在高于体瓷烧熔温度 10～20℃下保持数分钟）和分别上釉（将涂有低温釉粉的瓷粉加热到 871℃，使之熔化形成表面釉层）。

为了达到满意的烤瓷效果，要求真空烤瓷炉具备以下功能：①烤瓷炉的最高温度应能达到中温烤瓷的温度。烤瓷应具有控温设备。对烧结过程中的各项参数应设有观察窗。②烤瓷炉应具有真空功能，并要控制真空度，以提高烤瓷质量。

结构 由炉膛（有垂直型和水平型两类）、产热装置、电流调节装置、调温装置及真空调节装置组成。

工作原理 烤瓷炉多采用电脑程序控制，功能完善。其控制电路主要包括温度传感器、压力传感器、单片机、只读存储器（ROM）、输入输出接口及显示器等。ROM 中一般储存有上百组应用程序，以满足不同烤瓷过程的需要。此外，程序中预定的内容，如升温速度、最终温度及真空烤瓷等均可由程序键进行更改。将温度传感器和压力传感器检测到炉膛内的温度和压力信息，通过输入输出接口送到单片机处理。启动信号（由启动键控制）送到单片机时，单片机即按 ROM 中相应的程序控制电流调节装置和真空装置自动进行工作，使整个烤瓷过程达到所规定的要求。不同的烤瓷炉其结构、功能和程序设计均有差异，但由单片机控制的烤瓷炉均设有显示窗、键盘及功能接口。工作原理如图所示。

临床应用 用于金属-烤瓷修复技术、全瓷修复技术的饰面瓷烧结。

金属-烤瓷修复技术 起源于20 世纪 50 年代，在真空条件下，

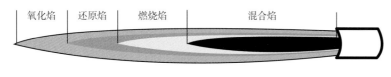

图　气体焊接机工作原理示意

高温将堆塑成型的饰面瓷熔化并熔附结合在金属基底冠或者桥架上，经研磨修整外形后，上釉形成金属烤瓷修复体。金属烤瓷修复体同时具备陶瓷的美观、生物相容性好及金属强度高的优点，是常规的修复方式之一。其制作流程中饰面瓷烧结和上釉都利用烤瓷炉进行。

全瓷修复技术 一般采用多层次的制作方法，即先用粉浆涂塑技术和全瓷玻璃渗透技术、热压铸瓷技术、CAD/CAM切削加工技术等形成高强度的全瓷基底冠或者桥架，再分层堆塑饰面瓷，经烧结形成全瓷修复体，外形修整与上釉后，完成全瓷修复体的制作。全瓷修复体具有更好的美学性能，已得到广泛应用。全瓷修复制作流程中，全瓷玻璃渗透、饰面瓷烧结和上釉都可利用烤瓷炉进行。

操作常规 烤瓷炉的操作主要包括程序内容的更改和程序的运行。①程序内容的更改：调出所要更改的程序、选择所要更改的内容、利用数据键更改此项内容。②程序的运行：根据烤瓷需要，调出适当的程序，使用手控键将炉膛降到底位；利用启动键，使烤瓷炉开始工作；工作完成后按动手控键，使炉膛升至封闭状态，最后关闭总电源。

注意事项 ①经常保持烤瓷炉的清洁，每次使用完后应罩上防尘罩。②烤瓷炉的机械系统如出现运转不灵或噪声大，可加少许润滑油。③在烤瓷过程中不能使瓷与炉膛内壁接触，否则可能发生粘连。

（岳 莉）

zhùcílú

铸瓷炉（programat press furnace） 用于铸造瓷块的口腔修复工艺设备。可完成全瓷冠、桥的铸造成型。该机铸造的陶瓷修复体具有牙体密合度好，硬度、透明度、折光率与釉质类似的优点，达到了全瓷修复体在物理学和美学上的要求。有的产品功能更加完善，既可铸瓷也可以烤瓷。

结构 主要由瓷炉基座、铸瓷室、炉盖、彩色触摸屏、压力装置、控制系统、温度自测装置、冷却装置、真空泵等组成。

工作原理 通过真空泵产生真空，铸瓷室被加热至设定温度，通过压力装置完成瓷块铸造。工作原理如图所示。

临床应用 铸造全瓷技术是最常用的全瓷修复技术，铸瓷炉是铸造全瓷技术必需设备。可应用制作铸瓷单冠、嵌体、贴面、三单位前牙桥等。

操作常规 ①选择所需程序。②用相应键打开瓷炉罩。③将预热好的铸圈、瓷块用推杆装入炉膛。④按开始键，程序自动进行。⑤铸瓷程序完成后，炉盖自动打开，并有提示音。

注意事项 ①使用设备前必须仔细阅读说明书。②在操作中不要将手伸入炉盖下，这是相当危险的，并有可能发生火灾。③在操作中不能碰铸瓷杆。④包埋圈或烧结盘不能放在烧结台的周围，以免炉盖下降时被戳破。⑤不要将任何物品放在炉盖上，通风口应随时保持干净并无障碍物，炉盖的通风装置不能受到任何阻碍，否则将有铸瓷炉过热的危险。⑥烧结盘必须正确安放在炉膛内，烧结盘未到位时，不能直接操作压力旋转圈。⑦用柔软的干布清洁外壳和键盘。⑧每天使用设备前，用柔软干布或清洁刷清洁石制衬圈、瓷炉罩的密封圈和烤瓷炉基座。⑨定期检查和校准瓷炉温度。

（岳 莉）

quáncí bōli shèntòulú

全瓷玻璃渗透炉（glass-infiltrated porcelain furnace） 利用电加热原理，进行全瓷坯体焙烧及玻璃陶瓷材料渗透的口腔修复工艺设备。

结构 由加热器、炉膛、炉门、炉门固定手柄、热电偶、冷却风扇、电源开关、温度控制器、操作面板等组成。

工作原理 根据额定功率要求，选择符合电源功率要求的电

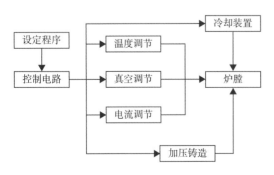

图　烤瓷炉工作原理示意

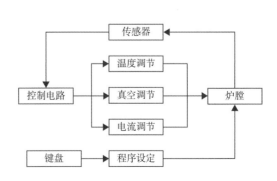

图　铸瓷炉工作原理示意

源配置。电源接通后,闭合电源开关,电源指示灯亮。根据烧结要求选择符合要求的程序;按启动键开始加温,显示程序设置的温度与时间以及炉腔内的实际温度。当程序完成后,蜂鸣器发出蜂鸣声,程序结束。

临床应用 用于粉浆涂塑的全瓷修复技术,可用于制作冠、桥、嵌体和贴面等玻璃渗透陶瓷固体修复体。具有牙体密合度好、抗弯强度高、硬度、透明度、折光率与牙釉质类似的优点,达到了全瓷修复体在物理学和美学上的要求。

操作常规 以粉浆涂塑全瓷修复技术为例。①将涂好料浆的坯体放在焙烧板上,打开炉门,将焙烧板放置在炉腔工作区内,关上炉门。②接通电源,合上电源开关。根据烧结要求,选择烧结程序。③检查程序数据、参照面板操作要求并对照产品烧结温度曲线,对选择程序的温度曲线进行核对。如发现数据有误,可根据面板操作要求进行更改。④按启动键,指示灯亮。温度升到150℃时,观察渗透炉的冷却风扇是否正常运转。⑤程序运行结束,蜂鸣器发出蜂鸣声。查看显示器炉腔实际温度,在低于300℃时方可打开炉门。戴上手套,用出炉钳将物取出。

注意事项 ①电源应插在有可靠接地的电源上。②按启动键前必须将炉门关好。③程序在运行过程中,不要打开炉门,更不要进炉腔取物。④程序运行结束后,不要急于打开炉门,要求炉温降到300℃以下方可打开。⑤长时间不用,再使用时应设缓慢升温程序使炉腔干燥。这样既能保证瓷修复体的烧结质量,又能减少设备故障。⑥全瓷玻璃渗透炉

专为全瓷冠材料烧结配套设计,不能烧结其他材料,以免污染炉腔、腐蚀加热体、影响测温精度。⑦冷却风扇一般在显示温度大于或等于150℃时自动启动,低于150℃时自动关闭。瓷炉工作期间,注意检查冷却风扇。如发现炉腔温度达到200℃,冷却风扇没有启动,应按停止键停止程序运行,及时检修或更换,在保证冷却风扇正常运转时方可使用。⑧炉腔温度进入高温或保温时,不要碰炉门表面,避免烫伤。⑨保持设备清洁,清理炉腔杂物,保持炉腔干净,便于材料烧结。⑩发现故障及时与厂家联系维修。

(岳 莉)

diànnǎo bǐsèyí

电脑比色仪 (computer-aided colorimeter)

采用电脑控制辨识系统对自然牙、烤瓷修复体和牙漂白前后颜色进行比色的口腔修复工艺设备。

结构 主要由测量单元、打印机单元、校准头、交流适配器和交流电源线等组成。测量单元又由脉冲光源、束光器、传感器、光电转换器、CPU芯片、液晶显示器等组成。

工作原理 如图所示。

临床应用 电脑比色仪对自然牙、烤瓷修复体和牙漂白前后颜色进行比色、数据分析、提供瓷粉的技工制作配方,从而准确地将颜色以数字形式传递给技工。

电脑比色仪不受外界环境或

比色者技巧、经验的影响,通过量化自然牙色所具有的色彩三维结构——色相、色度、明度的数值,科学地判断肉眼不能完全表达在数值表上的细微差距,能分辨出208种颜色。内置的计算机可对数据进行分析使修复体对牙颜色的还原效果达到最理想。

具有4种应用方式:"牙方式"用于测量天然牙;"瓷料方式"用于金属陶瓷牙;"增白方式"用于测量增白程度;"分析方式"可全方位移动,无线测量,随时比色,不依赖于特定地点。

操作常规 ①打开电源开关,接通测量单元的电源开关。液晶显示器显示"初始菜单""正常菜单"和"分析菜单"。"正常菜单"中将显示牙、瓷料、增白、传送和设置5种方式;在"分析菜单"中将显示分析、传送和设置3种方式;按选择"牙""瓷料"或"增白"方式,然后按确定选择方式。②校准显示器上显示校正,将校准头放在接头座上并按下测量开关1次,在校准过程中,确保校准头始终与测量单元接触。当正确执行完校准时(3声蜂鸣声),闪光灯闪3次并在显示器上显示"OK!",表示校准已完成。③校准完毕后,将显示牙位置,用功能键选择要测量的牙,并按设定开关。④测量:选择牙位置后,在显示器下部显示"READY:1"。将接触头正确定位到要测量牙的正确部位(离牙

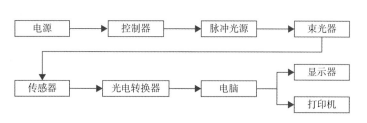

图 电脑比色仪工作原理示意

龈的距离是牙颈部中心上 2.0~4.0 mm），按下 MEAS（测量）开关，通过闪一次光进行第一次测量，3 秒后，出现蜂鸣声和显示屏上显示"READY：2"，用相同的方法继续第二次和第三次测量。从 3 个读数可以获得测量结果，并用这些测量结果的平均值计算出测量数据，测量结果显示在显示器上。⑤确认测量结果：选择不同的测量方式（牙方式、瓷料方式、增白方式），测量后在显示器上显示出不同种类的测量信息。⑥处理测量数据：用功能键选择处理数据的方式，并按下设定开关确定，显示器将显示"数据传送菜单"：显示传输+打印、传送、保存和删除 4 种，根据测量方式进行选择；关闭电源开关，测量数据处理后，将电源开关按至"OFF"。按下电源开关达 2 秒以关闭测量单元。

注意事项 始终保持校准头清洁，防止灰尘和污染；定期清洗校准头内部，不用时应将校准头存放在打印机单元校准头座上或保存在运输箱中；不要将设备放在有强磁场（如扬声器、电视或收音机）的房间，防止产生干扰；为防止医源性感染，每一位患者使用前应更换接触头，接头夹应用乙醇消毒；当测量单元不使用时，将它放到打印机单元的充电部件进行自动充电。

（张志君）

cíchénjīyí

瓷沉积仪（electro phoretic deposition，EPD） 采用电泳沉积技术，用氧化铝、氧化锆及尖晶石等粉末状材料，制作陶瓷底冠的口腔修复工艺设备。瓷沉积技术是将瓷材料直接电泳沉积在工作代型上，无需翻制耐火代型，避免了翻制、切削等过程中可能

出现的误差；修复体与基牙边缘密合度高；底冠厚度由预设程序控制，通过电泳沉积形成，瓷层密度及厚度均匀；具有操作简便、修精度高、速度快、美观逼真等特点。

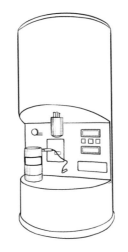

图 1 瓷沉积仪结构示意

结构 由电泳装置、电流控制电路和数据处理单元组成。①电泳装置：主要由电泳槽、电极、升降结构组成。②电流控制电路：主要由整流电路、恒流电路、电流放大输出电路等组成。③数据处理单元：由激光扫描器、设置面板及显示装置等组成（图1）。

工作原理 电泳沉积（EPD）是一项应用于多种陶瓷材料制备工艺的技术。电泳沉积包括电泳和沉积两个过程：带有效电荷的

粒子在黏性介质中受电场作用定向移动即电泳；粒子在电极上聚集成较密集的质团即沉积。陶瓷的电泳沉积就是把陶瓷颗粒分散在介质中形成悬浮的胶体粒子，后者在电场作用下定向移动，在电极上沉积形成致密均匀的瓷层。瓷沉积系统利用该原理，将石膏代型处理成为导体后作为电泳的电极，在电场作用下瓷颗粒均匀致密地沉积在石膏代型上形成厚度均匀的瓷底冠（图2）。

临床应用 适用于多种全瓷修复体的底冠制作，可用于制作 3~4 单位的固定桥、前、后牙单冠、种植桥以及各种种植体瓷基台。因边缘密合度高，适宜制作复杂外形修复体。对基牙预备无特殊要求。粘接简便，可使用常用的全瓷粘接材料。

操作常规 ①调制瓷浆。②代型导电处理，正确放置预备好的代型。③选择程序，设定参数：牙位（前牙、后牙、桥）、沉积厚度（0.3~3mm）、浸没深度。④启动程序。⑤程序完成，代型自动升起，取下夹持器，在代型上去除冠边缘以下多余的材料。

注意事项 ①严格按照使用要求操作。②柔软的干布清洁外壳和控制面板。③使用设备后及时清理。④避免在潮湿和强电场环境中使用。

（岳 莉 贺 平）

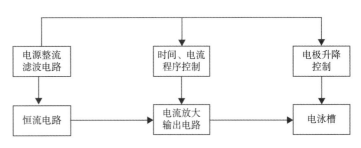

图 2 瓷沉积系统工作原理示意

shùzìhuà sǎomiáo jiāgōng shèbèi

数字化扫描加工设备（digital scanning and processing equipment）

将光电子技术、计算机信息处理和自动控制加工技术，综合用于口腔修复体设计与制作的口腔修复工艺设备。包括椅旁口腔修复计算机辅助设计与制作系统、牙颌模型扫描仪、口内扫描仪、口腔用数控加工设备、三维快速成型机等。

（刘福祥）

yǐpáng kǒuqiāng xiūfù jìsuànjī fǔzhù shèjì yǔ zhìzuò xìtǒng

椅旁口腔修复计算机辅助设计与制作系统（chair-side computer-aided design and manufacturing system for dental prosthesis）

以计算机辅助设计与制作技术（CAD/CAM）为核心的口腔修复体的设计与加工制作的口腔修复工艺设备。

结构 主要由以下 3 部分组成。①数字印模采集处理系统：主要有口内照相式扫描仪和模型激光 3D 扫描仪获取修复区的 3D 数据，二者均为非接触扫描工作模式，扫描精度较高，可达到 20μm，能够满足修复体设计与制作精度要求。锥体束 CT 机也可以输出口腔颌面部的 3D 数据，但该数据的精度较差，一般是印模或口内扫描仪扫描精度的 1/10，大约为 100μm 量级，不能用于修复体设计和制作，可用于设计制作颌面外科和种植导板。随着各种扫描仪输出数据格式的标准化，扫描仪可以作为口腔颌面部和口内扫描数据采集的标准设备，使用者可以根据自身的具体需求选择相应的扫描仪。②计算机人机交互设计系统：主要由计算机、修复设计软件和数据输入输出接口组成，通常使用较强计算能力的通用计算机完成此项工作。以义齿修复为例，根据从扫描仪获得的患者修复区的数据，在屏幕上仿真显示患者口内的真实情况，由医生根据修复学原则和患者口内的具体情况设计数字修复体，直至满意，将设计结果形成加工机所需的数据格式下传给加工机加工修复体。③数控加工单元：主要有两大类，一类是加法加工模式的 3D 打印机，可打印模型蜡材料、树脂材料、金属材料，以适应不同材质加工件的需求。另一类是减法加工模式的多轴精密切削机床，不仅可以加工蜡、树脂和金属材料，还可以直接加工修复用陶瓷材料，直接制作修复体，简化工作程序，更适合临床要求。无论哪类加工机，能接受标准格式的设计数据，使之更适合于不同的设计系统，便于组建口腔修复用 CAD/ACM 系统。

工作原理 包括以下内容。

口内扫描 开启口内扫描系统后，将口内光学探头置于修复区（预备牙体和周围组织结构或相应代型）上方规定距离，开动扫描头工作，适当速度移动扫描头逐帧获取扫描图像，扫描时观察计算机屏幕上图像的形成，初期生成多个不连续或连续但不完整的图像碎片，经多次扫描和计算机内部的图像整合最终生成一个完整连续的修复区扫描图像，扫描数据采集过程完成。

模型扫描 将被扫描模型置入模型扫描台固定，关闭舱门开启扫描，系统完成激光扫描及形成完整图像显示在计算机屏幕上，完成扫描过程。用修复体设计程序，在屏幕显示的修复区图像上编辑设计生成数字修复体，直至满意，产生数字修复体数据集，传输到数控加工机，加工出相应修复体，完成修复体的计算机辅助设计与制作。工作原理如图所示。

临床应用 ①可在临床口腔综合治疗台旁即刻完成所需的修复体设计和制作，也可在制作室或义齿大型加工厂完成相应修复体的设计和制作。②对修复区的数据采集可以经口内直接扫描或

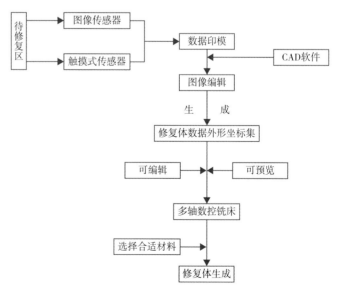

图 计算机辅助设计与制作系统工作原理示意

模型扫描，其加工的材料包括复合树脂材料、陶瓷材料和金属材料。临床可用于嵌体、贴面、多面嵌体、全冠、固定桥和种植义齿上部结构制作，头面部和牙颌模型制作，种植手术导板、颌面外科手术导板以及个性化外科内固定板的制作。随着加工材料的进步和发展，CAD/CAM 也在不断发展、完善。

操作常规　①接通电源启动系统。②将光学探头置于预备体之上一定位置，或用触摸式传感器按一定顺序，采集预备体数据印模，并于显示器上生成正确图像。③人机对话在预备体图像上设计修复体的外形参考点，并最终生成修复体数据。④自动或人工选择加工块的材料、颜色和大小，置于加工单元并固定，启动加工，同步显示进度。⑤完成后取出修复体并试戴。

注意事项　①CAD/CAM 的电源应稳定，波动小于 10%，连线应牢固，有条件可配稳压器或使用净化电源。②采集印模不清楚，切勿进行下一步。③未生成修复体数据实体者不要启动加工步骤。④启动系统时整个系统应固定稳定，不能有滑动。⑤多次加工时每次加工应间隔规定时间。⑥光学探头切勿碰撞，应安放牢固。

（刘福祥）

yáhé móxíng sǎomiáoyí

牙颌模型扫描仪（dental cast scanner）　根据口内真实形态印模后灌注成各种工作模型，配合扫描软件对印模或者石膏模型扫描，可间接得到口内牙颌形态数字三维信息的口腔修复工艺设备。根据扫描后获取的数字三维信息，后续可以进行计算机辅助设计制作修复体。牙颌模型扫描仪常采取非接触式扫描的方法

来扫描各种模型。非接触式扫描仪主要是基于光学、声学、磁学等领域中的反射-接收等基本原理，将时间、距离等物理量通过各种算法转换为物体的空间坐标信息。

结构　主要由扫描仪主机、软件、计算机三部分组成。其中，扫描仪主机的组成部分有箱体、3D 传感器、扫描底座、加密狗、校准工具。3D 传感器部分是硬件的核心，包括光源和光栅元器件组成的发射装置和由 CCD 传感器组成的接收镜头。

工作原理　非接触式扫描通常采用光学三角法，根据发射并接收待扫描物体表面反射回来的光的位移来确定扫描物体的空间信息，再通过 A/D 转换器将模拟数据转化为计算机可处理的数字数据。发射光束（点、线、面）并经过透镜实现光束的汇聚后，投射在物体表面形成漫反射光斑；作为传感信号，用透镜成像原理将收集到的反射光聚到成像透镜的聚焦平面上，聚焦后利用 CCD 感光，将光信号转变为电信号。当漫反射光斑随被测物体表面起伏时，成像光点在 CCD 上做相应的移动。根据像移距离的大小和传感器的结构参数可以确定被测物体表面的位置量，及被测表面测点的位置（图1）。

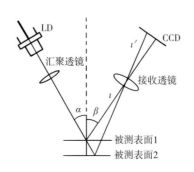

图1　光学三角法测位移示意

临床应用　可用于口腔修复、口腔正畸等领域的临床、教学、科研中的牙颌模型数据获取以及测量。

在固定修复中，应用牙颌模型扫描仪能实现磨牙金属全冠、全瓷冠的三维重建。在可摘局部义齿修复中，利用牙颌模型扫描仪可以获取牙列缺损三维数据，从而重建牙列缺损的三维数字模型，用于完成对可摘局部义齿支架的加工处理。在全口义齿修复中，通过牙颌模型扫描仪获取无牙颌石膏模型及殆堤表面的三维数据，从而为全口义齿计算机辅助设计与制作（CAD/CAM）奠定基础。

在口腔正畸领域，通过对患者牙颌模型进行扫描，可以将患者不同阶段牙颌模型中牙、牙弓、腭及基骨形态位置等信息电子化，一方面为错殆畸形诊断和矫治设计提供依据、用于观察不同治疗阶段矫治进展情况，另一方面也可进行模型保存、提取、分析、输出、网上传送等操作，相比传统石膏模型占用大量存储空间及调取、测量上的不便，具有显著优势。

操作常规　①打开计算机，插入加密电子狗。②运行系统：输入患者信息、操作者信息，设定义齿的类型，设定扫描模式。③模型扫描：按照说明书放置模型，通过橡皮泥或专用工具将模型固定于扫描底座上，根据不同的扫描类型在软件中设置各种扫描参数，如扫描高度、肩颈线高度等，圈定扫描范围，设置好之后运行扫描仪。④生成扫描数据：若扫描数据有空洞则进行补扫，根据需要进行初扫、精扫、上下颌配准等操作后，生成模型点云。⑤对点云数据进行处理，利用 CAD 软件进行各种设计（图2）。

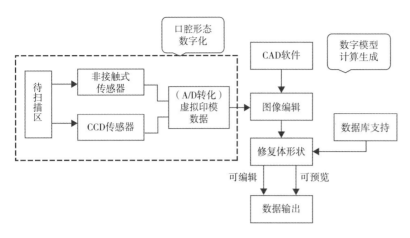

图2 牙颌模型扫描仪工作流程示意

注意事项 ①牙颌模型扫描仪需放置在干燥、密闭的房间中使用，避开窗户及强光直射部位。②平稳放置，台面承重能力达标。③按照说明书步骤操作。④扫描过程中不要打开扫描舱门。⑤待扫描模型的高度不得超过对应扫描仪的限高。⑥不使用牙颌模型扫描仪时及清理扫描舱时需关闭电源。

(范宝林)

kǒunèi sǎomiáoyí

口内扫描仪（intraoral scanner） 采用激光或可见光，三角测量抽样法等扫描原理，直接扫描患者口腔内即可获取三维信息，配合相应的软件，直接获取口内及牙颌三维数字形态的口腔修复工艺设备。也称电子印模扫描仪。口内扫描仪是椅旁实现口腔形态数字化的直接方法，可利用设计软件在椅旁直接进行计算机的辅助设计。口内扫描仪的应用颠覆了临床制取印模、翻制石膏模型的传统操作流程，无需石膏模型和技工室辅助，省却了大量繁琐的传统步骤，同时降低了材料和人工的消耗，且简化了临床操作流程。

结构 通常由主机、口内相机（扫描手柄）、显示屏等部分组成（图），底座配备万向轮，便于在不同诊疗区域移动。口内相机是用于实时采集牙三维几何数据的手持式高速视频相机。显示屏用于显示采集到的三维几何模型；有的触摸显示屏可以实现用户与系统软件的交互，比如输入患者信息、诊断数据等。主机承担着影像数据处理、存储和信息交互等功能。

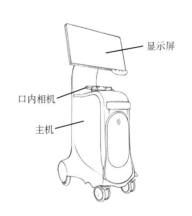

图 口内扫描仪结构示意

工作原理 口内扫描仪获取数字印模包括扫描获取局部图像数据及图像数据融合重建两个过程。不同口内扫描系统采用的光源为激光或可见光，扫描原理主要有三角测量抽样法、动态波前抽样法、超快光学分割法及激光平行共聚焦法等；扫描图像重建方法有逐帧扫描拼接重建法及动态摄影扫描实时重建法。

口内扫描仪需要配合扫描软件使用。可通过扫描软件设定扫描仪的触发方式，并对扫描后获得的数据进行基本的处理和显示、测量等操作。扫描仪输出的数据类型为点云数据，是通过扫描仪获取的具有待扫描物体的空间信息的点数据的合集。

临床应用 口内扫描仪与传统取模相比的优点是快速、精准、舒适度好。口内扫描仪多作为椅旁计算机辅助设计与制作（CAD/CAM）系统用于口腔修复领域，以能实时显示预备体细节及咬合空间预备量，便于医师精细调整；修复体带入阶段几乎无需调改接触点和咬合、边缘密合性完美。

在口腔种植领域，可以将口内扫描数据与头颅CBCT数据相拟合，在种植治疗前设计最佳方案并生产相应种植导板指导种植体精准植入；种植体愈合后置入一次性扫描模块进行口内扫描，即可评估种植体植入方向并通过计算机辅助设计与制作（CAD/CAM）技术生产个性化种植基台及修复体，为患者及医师提供便利。

在口腔正畸领域，口内扫描仪可用于正畸计算机辅助设计与制作（CAD/CAM），进行治疗设计、治疗效果模拟、精确托槽定位及间接粘接托盘生产，可节省粘接时间，减少弓丝弯制及治疗中调整，快速达到预期治疗效果。口内扫描数据与CT数据整合，可用于隐形矫治器制作，患者体验好，能缩短印模上传时间。

操作常规 口内扫描仪常分为两种，一种需配合口腔科光学喷粉进行口内扫描，另一种则无需喷粉。①扫描前准备，接通电源，显示器开机。在牙体上均匀地喷涂一层喷粉（若需要）。②打开口内相机的电源按钮，待扫描头预热后即可开始扫描。③明确扫描范围。④将口内相机的探头部分伸入患者口内并定位于待扫描区域的上方；按下扫描启动按钮，系统开始三维扫描并在软件界面中部出现实时三维数据模型；缓慢连续移动相机扫描直至所有需要扫描区域的三维数据完成采集。⑤扫描完成后，关闭相机电源，系统结束实时扫描并对已采集的数据进行后处理；后处理完成后生成完整的高清三维模型，用户可对通过缩放、平移、旋转等方式来查看扫描的三维模型。

注意事项 ①扫描时需按要求制备牙体才可获得良好的成像效果。②喷粉均匀（如需要）。③扫描时动作连贯，操作稳定，尽量保证预备体肩台及以上区域数据完整，邻牙的邻接触区数据完整。④移动或运输设备后，出现取像效果重影或不清晰等情况时，需对摄像头进行校准。⑤每完成一个病例后，必须对口内相机的前端进行消毒。⑥口内相机需要轻拿轻放，跌落、碰撞等情况均会导致口内相机内的精密光学部件受到损害，影响三维扫描的结果；不可将口内相机置于高温、高湿环境中。⑦注意散热，使用时保证散热口不被遮挡；定期对出风口及散热口的灰尘进行清洁。⑧定期对口内扫描仪的触摸显示屏和推车用软布进行清洁。

（范宝林）

kǒuqiāng yòng shùkòng jiāgōng shèbèi

口腔用数控加工设备（oral numerical control processing machine）

针对牙科材料特性和制作精度的要求，采用铣和磨的加工方式以制作嵌体、贴面、部分冠、固定桥等修复体的口腔修复工艺设备。可加工的材料包括陶瓷材料、复合树脂材料、金属材料等。

结构 主要由数据控制装置、切削研磨部件、辅助装置三部分组成。数据控制装置是核心；切削研磨部件是主体，由工作台、主轴、伺服电机、刀具等组成；辅助装置是重要组成部分，包括冷却系统、废料收集系统等。切削研磨部件可自动改变主轴转速、进给量和刀具相对工件的运动轨迹及其他辅助功能，连续对工件各表面进行多道工序的加工。整个加工过程，最大限度地降低了人工操作的干预，大大提高了口腔假体的制造精度和生产效率。口腔数控加工设备主要分为桌面式数控加工设备（诊室为主用）和数控加工中心两大类。

工作原理 数控加工是用数字信息控制零件和刀具位移的机械加工方法。现有商品化的牙科数控设备，根据其切削主轴的运动特性，可进一步分为三轴、四轴、五轴等设备。这里轴的概念是指切削主轴的自由度数，主轴的自由度越多，灵活性越好，可加工模型的复杂程度也就越高。三轴数控设备适合批量加工倒凹面积小、形态相对规整的牙科模型（如基底冠桥）；四轴与五轴设备更适合加工精度要求高的复杂形态牙科模型（如解剖形态冠桥、种植基台、正畸托槽等）。

五轴联动加工设备大多数是3+2的结构，即由X、Y、Z三个直线运动轴加上围绕X、Y、Z旋转的A、B、C三个旋转轴中的两个旋转轴组成（图），其可以完成五个面的加工。由两个旋转轴的组合形式来分：大体上有双转台式、转台加上摆头式和双摆头式三种形式。五联联2加工设备同时还需要高档的数控系统、伺服系统以及软件的支持。

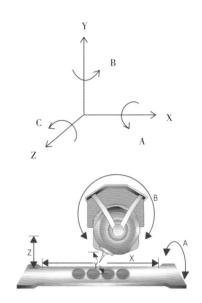

图 五轴数控加工原理示意

临床应用 口腔数控加工设备在口腔修复、口腔种植、口腔正畸等领域均有应用。金属材料方面，口腔数控加工设备可用于制造金属基底冠桥、覆盖义齿连接杆、正畸个性化托槽等；氧化锆材料方面，口腔数控加工设备可用于制造基底冠桥、个性化种植基台、一体化桩核等；玻璃陶瓷方面，口腔数控加工设备可用于制作嵌体、瓷贴面、全冠等。

操作常规 ①打开设备电源。②打开控制电脑及显示器。③打开控制程序并将设备恢复初始设置，选择需加工材料类型，选择合适的刀具。④打开设备舱门，放入工件并紧固。⑤关闭设备舱门。⑥启动加工程序。⑦加工结束后，取出工件，并将设备恢复初始设置。

注意事项 ①设备在使用前及使用后应恢复初始设置。②正确放置工件并将其紧固。③在启动加工程序前必须关闭设备舱门。④长期不使用设备时，应将刀具从刀具座中取出。⑤定期更换加工刀具。⑥冷却水应定期更换。⑦不得使用任何酸碱性清洗剂清洗设备。⑧使用前和使用后及时清理碎屑，保证工作台的清洁、润滑。

（范宝林）

sānwéi kuàisù chéngxíngjī

三维快速成型机 （three-dimensional rapid prototyping machine）

融合了计算机辅助设计和计算机辅助制作、数控技术、激光技术、精密伺服驱动技术、新材料技术等，制作出具有石膏、树脂、金属、蜡等属性的产品模型的口腔修复工艺设备。又称三维打印机，它是数字化制造设备之一。

结构 基于三维打印技术的三维快速成型机主要由成型室、喷头组（含喷头、滚筒、固化系统）、材料存储及输送装置、运动系统、数控系统等组成，另外还有喷头清理装置、废料处理系统、环境控制装置等附属部分。

工作原理 在口腔医学领域的3D打印技术是基于牙科CT或者螺旋CT等影像成像设备获得的大数据，通过数据转换至3D打印机系统，然后使用不同的材料打印出所需要的各种形状的物体，并且可以在临床上使用。

不同种类的三维快速成型机因所用成形材料不同，成形原理和系统特点各异，但基本原理都是"分层制造、逐层叠加"。常见的快速成型原理有光固化成型、选择性激光烧结成型、熔丝堆积成型、三维打印等。其中，粉末材料的三维打印工作原理为铺粉装置在加工平台上精确地铺上一薄层粉末材料，喷头在每一层铺好的粉末材料上有选择地喷射粘接剂，喷有粘接剂的地方材料被粘接在一起，其他地方仍为粉末。做完一层，加工平台自动下降一个截面层的高度，储料筒上升一个截面层的高度，滚筒由升高了的储料桶上方把粉末推至工作平台，并把粉末推平，再喷粘接剂，如此循环直到把一个零件的所有层打印完毕，即可得到一个三维实物原型。打印材料为液体时的工作原理类似，也是逐层固化、堆叠成型。下图为三维打印原理示意。

临床应用 在口腔种植、口腔修复、颌面外科、口腔正畸等领域的用途越来越广泛。①与传统种植导板制作方法相比，三维快速成型机可以快速准确地将电脑中的种植导板模型加工成实物，使得牙种植体的植入更为精确，复杂牙列缺损及牙列缺失患者的即刻种植修复得以实现。②在口腔修复领域主要用于金属基底冠桥、修复体蜡型、赝复体蜡型及其阴模的制作。③在口腔颌面外科领域，三维快速成型机可以打印树脂材料的颅骨模型，用于术前规划与手术模拟，从而提高术前诊断设计的准确性、节约手术设计时间、方便医患交流、提高手术精度。另外，还可以制作口腔颌面部赝复体（义耳、义鼻、义眼）蜡型或阴型，间接制作植入假体。④在口腔正畸领域，三维快速成型机可以制作隐形矫治器及个性化托槽和带环。

操作常规 三维快速成型机制作模型是一个"建模-载入-加工-后处理"的过程。①建模：打开计算机，进行数据准备，包括三维模型的CAD、STL数据的转换、制作方向的选择、分层切片以及支撑设计等。②载入及加工：将制造数据传输到成型机中，启动快速加工。③后处理：成型后的模型大多需要清洗、支撑去除、后固化、表面处理等操作，最终获得性能优良的模型。

注意事项 ①注意电源的开关顺序。②保持加工平台清洁。③成型机工作时不要打开机器外壳，避免眼睛受伤。④皮肤不要直接接触未固化的材料，以防皮肤过敏。⑤有高电压或高温标识的地方不要碰触，避免触电、灼伤。⑥选择三维快速成型机时需要综合考虑制作精度、制作速度、设备成本、成型材料、运行成本、后处理耗费的时间、后处理的难易程度等问题。

（范宝林　王　勇　赵一姣）

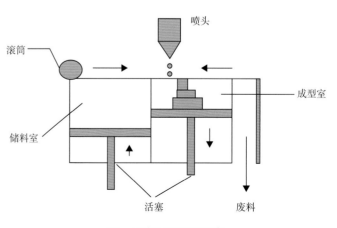

图　三维打印原理示意

dǎmó pāoguāng shèbèi

打磨抛光设备（grinding and polishing equipment） 用于金属铸件、瓷修复体、义齿树脂基托等的切割、磨削和抛光的口腔修复工艺设备。包括平行观测研磨仪、技工用微型电机、技工打磨机、金属切割磨光机、喷砂抛光机、电解抛光机、超声清洗机和蒸汽清洗机等。

（岳 莉）

píngxíng guāncè yánmóyí

平行观测研磨仪（parallel milling machine） 牙科技工为在各类桥基牙、基桩、内冠、桩核、精密附着体间获得共同戴入道，对这些实体进行平行度观测、研磨、钻孔等操作的口腔修复工艺设备。

结构 由底座、垂直高度调节杆、水平移动臂、研磨工作头、万向模型台、工作照明灯、控制系统及切削杂物盘等部件组成。①底座：是设备的基座，在其上安置垂直高度调节杆、控制系统、万向模型台、数字显示表、电源，以及所有操作部件、开关及工作照明灯。②垂直高度调节杆：垂直安装在底座上，在其上刻有垂直高度标尺，以标示水平移动臂的工作高度。③水平移动臂：安置在垂直高度调节杆上，可以绕垂直高度调节杆做圆周移动、沿垂直高度调节杆长轴方向移动、沿移动臂方向移动并锁定在空间的任意位置，以保证安装在其末端的研磨工作头能有效覆盖模型工作区全部范围。④研磨工作头：可以夹持平行观测杆、研磨电动机、电蜡刀等工具。⑤万向模型台：通过模型台固定装置由强磁力固定在底座上，接通电磁开关，便可把模型台紧固在基座上，关闭电磁开关，模型台又可以在基座平面上自由移动。⑥工作照明灯：采用高亮度的卤素光源，为工作区提供照明。⑦控制系统：由电源、电源开关、电动机控制、电蜡刀控制器、数字显示表板、照明工作灯及万向模型台固定开关等组成，控制电动机的转速、切削力矩、电蜡刀的工作温度、照明及万向模型台的磁力固定。⑧切削杂物盘：安装在基座平板四周，收集切削废弃物，防止切削碎屑散落在仪器周围，回收贵金属，亦可以作为手臂支架（图1）。

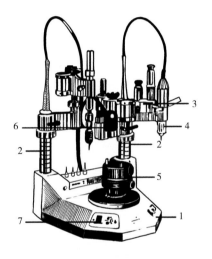

图1 平行观测研磨仪结构示意
1. 底座；2. 垂直调节杆；3. 水平摆动臂；4. 工作头；5. 万向模型台；6. 工作灯；7. 控制系统

工作原理 电动机提供所需交流变频电源，并通过反馈信号显示电动机实际工作状态，如转速、负荷、转向、阻转保护等，以便进行精确加工，并提供安全保护。通过调节电蜡刀工作温度以利加工蜡代型，其温度调节可以用数字显示。在电磁控制的万向模型台上，电磁铁为模型在任意倾斜角度下定位提供了固位力，使定位快捷、方便、稳固，并容易解除锁定。底座、垂直高度调节杆、水平移动臂保证了模型工作头在模型工作区的三维空间中任意移动、调节、定位并始终保持与Y轴平行，观测标尺使定位准确。精密的机械结构保证了对模型的观测和加工高精度、准确可靠、方便快捷。脚控制器仅用于控制工作电动机。工作原理如图2所示。

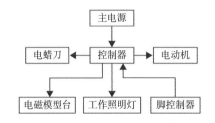

图2 平行观测研磨仪工作原理示意

临床应用 研磨工作头可以夹持平行观测杆、研磨电动机、电蜡刀等工具。使用平行观测杆可以研究模型牙的平行度，描绘牙冠的最大周径线，确定义齿的共同戴入道；使用夹持在研磨电动机上的车针可以预备模型牙冠、精密附着体、种植牙桩核，以形成共同戴入道；平行电蜡刀是平行观测研磨仪的另一组附件，由加热体和蜡刀头组成，平行电蜡刀通电后被加热，调整到适当温度，可以在蜡型上加工，调整蜡型的平行度。

操作常规 ①接通电源。②调整、锁定模型。③调节工作头高度。④调节和固定移动臂中的标尺高度，调节标尺卡盘。⑤根据需要在工作头上夹持平行观测杆、研磨电机或电蜡刀等工具进行加工工作。

注意事项 ①高度调节固定螺丝必须始终与水平移动臂相接触，以防水平移动臂滑落。②当进行金属、塑料或蜡研磨时，应戴上防护镜。③长头发的技工应将长发束起并戴上发网方可进行操作。④若在最大温度下使用电蜡刀，应注意防止皮肤烧伤。

（刘福祥）

jìgōngyòng wēixíng diànjī

技工用微型电机 （laboratory handpiece）

用微型电机驱动打磨器械对修复体进行切削、打磨的口腔修复工艺设备。又称微型技工打磨机。

结构 由微型电动机、打磨手机和电源控制器组成。①微型电动机：由定子和转子构成，并且分有碳刷和无碳刷两种。有碳刷的电机：电流通过碳刷和整流环，送到线圈上，在磁场的作用下转动，其特点是效率低、易发热、转子惯性大、不易制动，在进行精细雕刻、打磨时不方便；无碳刷微型电机：结构与有碳刷的大致相同，只是取消了碳刷，改由霍尔电路来承担碳刷的作用，其特点是电机没有因碳刷引起的火花和摩擦，避免电磁干扰，电机效率高、不易发热、重量轻、转子惯性小、转矩大等。②打磨手机：结构是在一根空心主轴内装有弹簧夹头（亦称三瓣簧），用于夹持打磨车针和砂石针；主轴前后装有轴承，并装有强力弹簧，靠它拉紧、松开弹簧夹头。主轴后部装有联轴叉，与微型电动机相连接。③电源控制器：用于控制微型电动机的启动、停止、转速和旋转方向。控制器由电源控制电路、脚控开关和各种功能开关等组成（图1）。

工作原理 如图2所示。

临床应用 主要用于技工义齿修复加工过程中，打磨、切削、研磨。清除残留物，提高表面光洁度，使义齿符合口腔的解剖生理特征以及外观要求。是口腔修复工艺设备中打磨抛光设备之一。技工微型电机的发展，提高了工作效率和义齿加工质量。

操作常规 ①将微型电动机电源插头插在控制器上。②接通电源。③选择微型电动机的旋转方向。④选择车针或砂石针并夹持到打磨夹头上，针柄的粗细应符合国际标准（针柄直径为2.35mm）。⑤选择控制方式，若用脚控则将脚控开关与控制器连接。⑥将电源开关拨至"ON"位。⑦调整转速，每次启动时一定要从最低速开始。⑧打磨时用力要均匀，且不宜用力过大。

注意事项 车针或砂轮杆若有弯曲切勿使用，否则在高速旋转时会产生剧烈抖动，影响打磨工件的质量和缩短手机轴承寿命。

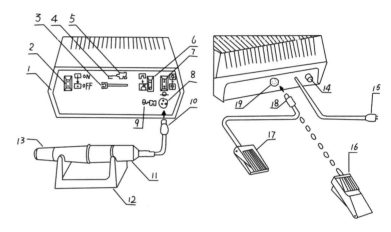

图1 技工用微型电机结构示意

1. 控制器 2. 电源开关 3. 调速手柄 4. 电源指示灯 5. 速度显示灯 6. 手、脚控选择开关 7. 正、反转选择开关 8. 微型电机电源插座 9. 恢复按钮 10. 微型电机电源插头 11. 微型电动机 12. 微型电机托架 13. 打磨机头 14. 保险装置 15. 电源插头 16. 可调速脚控开关 17. 脚控开关 18. 脚控开关插头 19. 脚控开关插座

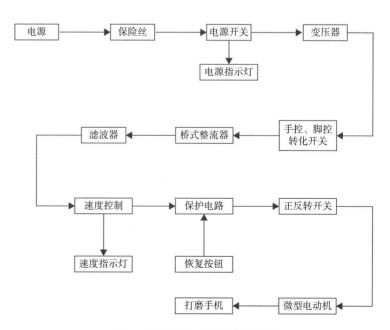

图2 技工微型电机工作原理示意

使用大直径的砂轮时，一定要降低电动机的转速，以免发生砂轮杆弯曲、砂轮飞裂、打磨工件质量下降等现象，并会影响轴承使用寿命。经常保持打磨手机的清洁和干燥。定期用压缩空气清洁夹头。定期清扫微型电动机内碳粉，防止电动机短路。间歇使用，避免发热损坏电动机。防止碰撞和摔打微型电动机。不要在夹头松开状态下和未夹持车针的状态下使用电动机。

（胡　民）

jìgōng dǎmójī

技工打磨机（dental laboratory lathe）

利用电动马达带动打磨器械对修复体进行打磨和抛光的口腔修复工艺设备。

结构　由打磨机主体和附件构成。①主体：是动力源，是双速双伸轴异步电动机，电动机由转子（双伸轴）、定子、启动电容器、离心开关和速度转换开关等组成，提供打磨时所需的旋转动力。②附件：是用于安装打磨抛光用砂轮、布轮、车针、砂石针等工具，供技工选择使用。附件有机臂支架和三弯臂打磨机头，带绳轮锥形螺栓和锥形螺栓，车针轧头和砂轮夹头（图1）。

工作原理　双速双伸轴异步电动机通电后定子线圈产生旋转磁场，在旋转磁场的作用下，转子得到启动转矩而开始转动。当电动机的转速达到额定转速的70%以上时，离心开关断开，启动绕组停止工作，电机启动过程结束，电动机在运行绕组的作用下继续运转。电动机转子采用的是双伸轴，用于安装各种附件和传递扭矩，增加使用功能。外伸轴两端为圆锥形，便于快速装卸附件。打磨机的转速分快速和慢速两挡，采用变极调速方法变速，由旋转式速度转换开关控制（图2）。

临床应用　主要用于牙科修复体的打磨和抛光，是技工室基本设备之一。

操作常规　①技工打磨机应放置在平稳牢固的工作台上，电源应采用三孔插座，要有良好的接地保护。②按工作需要正确选择和安装抛光轮、砂石轮等附件。必须注意左旋螺栓应安装在左轴上，右旋螺栓应安装在右轴上，否则在使用过程中会自行脱落。③仔细检查砂轮有无破损和裂纹。安装砂轮的正确方法是将砂轮平稳放入砂轮夹头上，用起子均匀拧紧夹头螺丝，不可用力过猛，以免损坏砂轮。④安装附件时，要先将端轴擦拭干净，将附件的内孔正对着端轴插入，在距安装到位还差10mm左右时，使用快速冲击力将其装入，使之不易松脱。卸下轴上的附件，只需将打磨机两端带有手柄的螺母旋转退出与附件接触，然后用力退出手柄，使其附件松脱卸下。切不可用其他工具敲击附件或轴，以免损坏附件和轴。⑤速度转换开关应按顺时针方向旋转。若使用慢速时，亦应先按顺时针方向旋转到快速挡，待电动机启动运转正常后，再按顺时针方向旋到慢速挡使用。切忌直接用慢速档启动，否则电动机不能正常启动和运转。

注意事项　①经常用干燥的棉纱或布擦拭打磨机的表面，使其保持清洁。②注意保持端轴的光洁度，常用含微量轻质润滑油的棉纱擦拭两轴及附件的内孔，防止生锈。③每月向打磨机左右两侧的加油孔内各注入4~5滴轻质润滑油。新购的打磨机在第一次使用前也应加注润滑油。每次加完油后，盖紧孔上的盖或塞，防止粉尘进入，影响打磨机的使用寿命。

（胡　民）

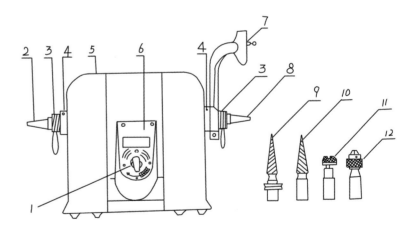

图1　技工打磨机结构示意

1. 调速开关　2. 左伸轴　3. 螺母　4. 加油孔　5. 机身　6. 铭牌　7. 机臂支架　8. 右伸轴　9. 右旋锥形螺栓　10. 左旋锥形螺栓　11. 砂轮夹头　12. 车针轧头

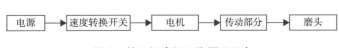

图2　技工打磨机工作原理示意

jīnshǔ qiēgē móguāngjī

金属切割磨光机（metal cutting and polishing machine）

用电动机驱动打磨器械对金属铸件及义齿等修复体进行切割、打磨和抛光的口腔修复工艺设备。良好的金属切割磨光机应具有性能稳定、噪声低、体积小、振动小、防尘好及操作简便等特点。

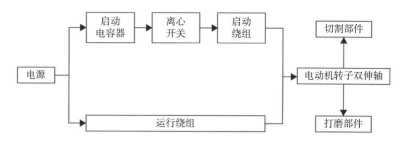

图　金属切割磨光机工作原理示意

结构　由电动机主机部分、切割部分和打磨部分组成。①电动机主机部分：包括双伸轴单相异步电动机及机座、电源线和主机开关。金属切割磨光机的电动机按其功能可分为固定转速电动机和无级变速电动机。固定转速电动机转速调节范围为 1450～2900r/min，无级变速电动机转速调节范围为 0～10000r/min。电动机的功率为 120～180W，一般不超过 1kW。电动机的双伸轴的一端可安装切割砂片构成切割区域，另一端安装各类形态的砂轮构成打磨区域。②切割部分：包括防护罩、砂片和固定砂片的夹具。③打磨部分：包括砂轮、止推螺母、连接套和钻扎头等。

工作原理　双伸轴单相异步电动机通电后定子线圈产生磁场，在旋转磁场的作用下，具有双伸轴结构的转子开始旋转，从而带动切割砂片及其他附件同时旋转，达到切割和打磨的目的。当电动机的转速达到额定转速的70%以上时，离心开关断开，启动绕组停止工作，电机启动过程结束，电动机在运行绕组的作用下继续运转。工作原理如图所示。

临床应用　主要用于义齿铸造件的切割、打磨和抛光等。是技工室的专用设备之一。

操作常规　①将机器平稳放在工作台上，并有良好接地。②操作前检查砂片是否有裂纹，是否安装牢固，是否与其他物体有擦碰，然后再启动电动机。③接通电源，拨动电源开关。④切割金属时不可用力过猛或者左右摆动，以防止砂片折断或破裂；由于电机旋转速度较快，在离心力的作用下，砂片易发生飞裂事故，操作者不能面对旋转切割砂片操作，以免发生意外。

注意事项　①砂片使用一段时间后，容易磨损或破裂，应及时更换。②砂片厚度应大于定位轴套台阶长度 0.5～1.5mm，便于紧固螺母将砂片牢固压紧。③砂片两面必须垫上软垫板（石棉纸或有一定厚度的橡皮），防止砂片被压断裂。④使用钻扎头时，首先要擦净电动机轴端锥度面和钻扎头锥孔，然后再用木槌轻拍钻扎头，使之紧固，不用时，扳动止推螺母，利用螺母旋转力把钻扎头退出卸下，以便下次使用。⑤应保护好电动机锥面，防止锈蚀、划伤或撞弯等。保持电动机干燥，不得有水浸入绕组。每半年拆卸电动机保养一次，注意给轴承加油。⑥切割、打磨抛光及模型修整操作时，均应采用吸尘器收集砂灰，以防环境污染，保护操作人员健康。

（胡　民）

pēnshā pāoguāngjī

喷砂抛光机（sand blaster）

用压缩空气将金刚砂粒对各类牙型铸件进行打磨、抛光的口腔修复工艺设备。与各类铸造机配套使用。

结构　由空气滤清器、调压阀、电磁阀、压力表、喷嘴、吸砂管及空气压缩机组成；具有自动喷砂功能的喷砂抛光机还包括转篮及定时器两个部件。喷砂抛光机的结构部件组装成一个箱体，箱体正面有视窗口，内部有照明灯泡，可随时观察工作情况，箱体背面配置有过滤布袋，可防止粉尘外溢。

工作原理　电源接通后，电磁阀工作，具有一定压力的压缩空气将金刚砂粒沿吸砂管吸附，从喷嘴射出，到达对铸件表面再进行打磨、抛光。工作原理如图所示。

临床应用　主要是对各类铸造机所铸牙型铸件（包括冠、桥、支架、卡环等）进行打磨抛光，

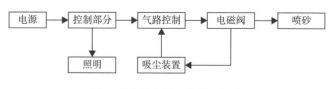

图　喷砂抛光机工作原理示意

提供光洁度高的修复体，以满足临床治疗需要。

操作常规 ①接通空气压缩机的输出气管与喷砂抛光机输入管路。②接通电源。③向工作仓砂池内装入金刚砂。④调整喷砂压力至 0.4~0.7MPa。⑤将铸件放入箱体内，密封机盖，接通吸尘开关。⑥启动工作开关，使铸件对着喷嘴，从不同角度抛光打磨铸件表面，至光洁度满意为止，最后关闭电源。

注意事项 ①定期清除滤清器中的水和油，过滤袋中的粉尘。②喷嘴长期使用会磨损降低效率，应及时更换。③保持金刚砂粒干燥、干净，以防堵塞吸管和喷嘴，定期更换新砂粒，以提高工作效率。④及时更换观察视窗玻璃，以保证良好的观察效果。

（李朝云）

diànjiě pāoguāngjī

电解抛光机（electrolytic polisher） 利用电化学腐蚀原理，在不破坏金属铸件物理性能及几何形状的情况下，去掉金属铸件表面粗糙物，提高铸件光洁度的口腔修复工艺设备。

结构 由电子电路及电解抛光箱组成。其中电子电路包括整流电路、时间控制电路、电流调节电路、电流输出电路。电解抛光箱由电解槽、电极和控制面板组成。

工作原理 被抛光件浸泡在电解液中处于正极，电解槽处于负极，在电场的作用下，电解液表面产生气泡，金属铸件粗糙部分被电解液腐蚀，达到化学抛光目的。工作原理如图所示。

临床应用 主要用于对各种牙型铸件（如托牙支架、嵌体、冠桥等）进行电解抛光，以获得光洁度很高的牙型铸件，满足临床医疗之用。

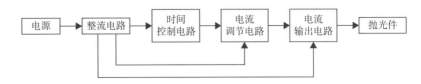

图 电解抛光机工作原理示意

操作常规 ①将电解液倒入电解槽内，加热至 20~25℃，然后放入抛光机内，将时间调节旋钮和电流调节旋钮调至最小，接好电极并用不锈钢丝挂牢铸件浸泡在电解液中。②打开电源开关，根据铸件的大小和电解液的性能，调节抛光电流和时间，当电流表有指示数据，电解液表面有气泡，即表明抛光正在进行。③电流表指针返回零位，抛光时间终止，抛光结束。若抛光效果不佳，可重复上述操作进行再抛光。

注意事项 ①电源电压要稳定，并与抛光机要求的工作电压一致。②经常检查电解槽有无破裂现象，若有破裂禁止使用。③在工作时，随时注意铸件与正极的连接是否良好，定期检查接线柱情况。④工作完毕，应将电解液从电解槽内倒出，并清洗电解槽。

（李朝云）

chāoshēng qīngxǐjī

超声清洗机（ultrasonic cleaner） 利用超声波空化冲击效应，对口腔器械或口腔精密铸造修复体进行清洗的口腔设备。由于电子技术的发展，原来笨重的电子管超声波发生器被小巧的晶体管和集成电路所取代，超声清洗机也变得轻便且操作简单，已经被广泛应用于口腔医院和口腔诊所的清洗、消毒。

结构 主要由箱体和清洗槽组成，箱体内有超声波发生器和电子电路等。清洗槽由不锈钢制成，换能器固定在清洗槽底部。电子电路由电源变压器、整流电路、振荡及功率放大电路、输出变压器等构成。

工作原理 主要利用超声波空化冲击效应进行清洗。超声清洗机在使用过程中发出的超声波会产生无数细小的空化气泡，空化气泡破裂而产生的冲击波现象称为空化现象。这种空化气泡附着在清洗物体表面，气泡破裂可形成超过 1000 个大气压的瞬间高压，连续不断地产生瞬间高压就像一连串小"爆炸"，不断地冲击物件表面，使物件表面及缝隙中的污垢迅速剥落，包括穿透到被清洗物的另一侧表面。同时，超声波还有乳化中和作用，能更有效地防止被清洗掉的油污重新附着在被清洗物件上。工作原理如图所示。

临床应用 主要用于口腔器

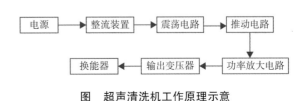

图 超声清洗机工作原理示意

械和小型手术器械的清洗，通过加酶或添加专用清洗液，可以有效清除血渍、污渍；也可以用于口腔修复体，如烤瓷、金属冠等几何形状复杂的高精密铸造件的清洗。

操作常规 ①检查注水量和电路连接是否正常。②按比例加入酶或清洗液。③打开电源开关，机器进行3秒自检。④按启动按钮开始空载除气，除气完成，按要求放入所需清洗物件。⑤设置清洗溶液温度（一般不超过45℃），按启动按钮开始加热。⑥加热完成，用设置选择键设置超声时间，按启动键进行超声清洗。⑦排水，用清水清洗物品。⑧取出清洁物品。

注意事项 ①不能使用易燃的溶液及发泡洗涤剂，只能使用水溶性的洗涤剂；使用清洗酶时要做好防护，酶会伤害人体皮肤和组织。②加入清洗液至水位线，不宜过满，最高在清洗槽的2/3处。③物品必须装在篮筐里面进行清洗，离超声清洗机底部应有一定距离。④只能清洗金属物品，机洗之前应先手工粗洗，不要将杂质带到清洗槽内。⑤排水时应通过排水管，不要将设备倾斜倒水。⑥精细的器材如牙科手机、气动或电动马达和镀铬的器械不易使用超声清洗机清洗；有螺丝钉的器械在清洗过程中可能松动，清洗后应注意检查，并予以紧固。

(胡 民)

zhēngqì qīngxǐjī
蒸汽清洗机（steam cleaner） 利用蒸汽对修复体金属铸件和金属打磨工具进行清洗以保持清洁的口腔修复工艺设备。

结构 主要由蒸汽机主机和水容器组成。

工作原理 如图所示。

临床应用 在义齿制作中用于半成品及成品的清洁，应用最广泛的是固定义齿金属底层冠的清洁。为保证金-瓷结合界面的干净，增强金-瓷结合强度，在金属底层冠打磨、喷砂后，必须对金属底层冠彻底清除金属碎屑、铸件残渣、油污等，然后进行上饰瓷前的除气预氧化。

操作常规 ①开始工作前，在水容器内注水至标注刻度线。②打开主开关，自动加热开始，指示灯亮。蒸汽压力在15分钟后达到预设状态，指示灯熄灭。③调节压力。④启动喷枪手动开关或脚控开关，释放蒸汽对物件进行清洗。

注意事项 ①蒸汽喷嘴只能对准被清洗的物体，防止烫伤。②处于加热及升压状态时不能往水容器内加水。③水容器内的水不应该充得太满，应按规定补充蒸馏水或软化水。④水容器内无水，加热器仍在工作，不应往水容器内注水（有引起烧伤的危险）。应在机器处于冷却状态时，向水容器内注水至标注刻度线。

(岳 莉)

kǒuqiāng yǐngxiàng shèbèi
口腔影像设备（oral imaging equipment） 利用X线、磁共振、核医学以及光学扫描等技术手段拍摄和记录牙及牙列、牙周组织、颌面及颞下颌关节等口腔颌面部形态结构及病理改变的影像学设备。包括用于牙体、牙列、颌面及颞下颌关节疾病检查诊断的X光设备，用于精确记录牙、牙列和颌面部三维形态数据的扫描设备。临床常用的口腔影像设备包括牙科X线机、数字化牙科X线机、口腔曲面体层X线机、口腔颌面部锥形束CT、口腔颌面部3D扫描仪、牙科X线片自动洗片机等。此外500mA的DR、螺旋CT以及磁共振成像等也在口腔临床使用，B超和心电图也属于影像类设备。口腔医学影像设备正在向数字化方向发展。

(王 虎)

yákē X xiànjī
牙科X线机（general dental X-ray machine） 拍摄牙及牙周围组织X线片的口腔影像设备。简称牙片机。牙科X线机具有体积小、安装简便、机头转动灵活、使用方便、使用固定阳极X线管及图像清晰度高等特点。分为壁挂式、座式和附设于综合治疗台的牙科X线机3种类型。

结构及工作原理 主要由机头、活动臂及控制系统3部分组成。①机头：包括X线管、变压器和冷却系统。X线管是以钨丝为负极、钨靶为正极的真空玻璃管。变压器分高压变压器和低压

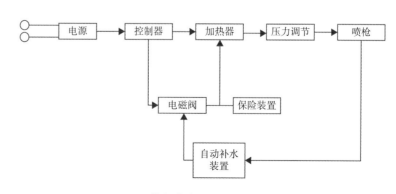

图 蒸汽清洗机工作原理示意

变压器两种：高压变压器是将 220V 电压升到 40~70kV 的高压，供 X 线管阳极使用；低压变压器是将 220V 电压降到 6~12V，供 X 线管阴极灯丝使用。灯丝加热后产生电子，在阳极高压作用下，电子加速撞击钨靶，产生 X 线。②活动臂：由数个关节和底座组成。③控制系统：是对 X 线管的 X 线产生量进行调节和限时的低压系统。控制系统元件安装在控制台内，控制台内装有电源电路、控制电路，以及高压初级电路的自耦变压器、继电器和电阻等，控制台面板采用数码显示部件，按牙位键电脑可以自动选择曝光时间。

临床应用　在临床上应用广泛，主要通过拍摄根尖片、咬合片和咬翼片来显示牙、牙周组织以及部分颌骨的正常结构及病理改变。

根尖片拍摄　作为最常用的口腔影像检查手段之一，根尖片可以显示整个牙体、牙周组织以及邻近的颌骨结构影像，包括切牙孔、腭中缝、上颌窦底、颧骨、喙突、上颌结节、颏孔、下颌神经管等。也常常用于龋病、根尖周疾病以及根管治疗的不同阶段的长度测试以及牙槽骨吸收、牙根折裂、多生牙等疾病的诊断，也可以应用于阻生牙的定位等。

咬翼片拍摄　主要用于一次显示上下颌多颗牙的牙冠部分，常用于邻面龋、髓石、髓腔形态、颌面填充物边缘情况、牙槽嵴顶破坏情况等的检查。

咬合片拍摄　使用 6cm×8cm 的咬合片，可进行不同部位的拍摄。①上颌前部咬合片：可以显示上颌前部全貌，包括切牙孔、鼻中隔、上颌窦、鼻泪管、上前牙以及腭中缝等结构。②上颌后

部咬合片：显示被照侧上颌骨后部牙及对应骨质影像改变。③下颌前部咬合片：常用于观察下颌颏部骨折及其他骨质改变。④下颌横断咬合片：常用于观察下颌骨体颊舌侧膨胀、骨折移位、异物以及下颌下腺结石。

操作常规　①接通外接电源。②打开牙科 X 线机电源开关，绿色指示灯亮，调节电源电压到所需数值。③根据拍摄部位，在控制面板上选择曝光时间。④按拍摄要求在口腔内放好牙片，X 线管对准投照部位后按曝光键直到提示音消失后方可松开曝光键。⑤曝光完毕，将机头复位，冲洗牙片。⑥下班前，关闭牙科 X 线机电源开关，关闭外电源。

注意事项　①X 线管在使用时应有一定的间歇冷却时间，管头表面温度应低于 50℃，防止过热烧坏阳极靶面。②使用牙科 X 线机时，应该避免碰撞。③发现有异常现象，应该立即停机，避免发生意外，再请专业人员来检查修理。

（王　虎　游　梦）

shùzìhuà yákē X xiànjī

数字化牙科 X 线机（digital dental X-ray machine）　用数字化的影像装置及普通牙片机拍摄牙及牙周围组织 X 线片的口腔影像设备。

结构与工作原理　由牙科 X 线机和电子计算机系统组成，可分为有线连接（图）和无线连接两种。以下主要从有线连接数字图像处理系统（直接数字化，DR）、无线连接数字图像处理系统（间接数字化，CR）以及牙科 X 线机 3 个方面对其结构及工作原理进行阐述。

有线连接数字图像处理系统　由传感器、光导纤维束、电荷耦合元件（CCD）摄像头、图像处理板、计算机及打印系统等构成。①传感器：简称探头。其面积如牙片大小，中间或边缘有一连接线。传感器的边缘圆钝、光滑，可避免口腔黏膜的损伤。传感器是接收 X 线的部分。敏感区内闪烁体将 X 线信号转变为光信号。②光导纤维束和 CCD 摄像头：位于连接线内的光导纤维束

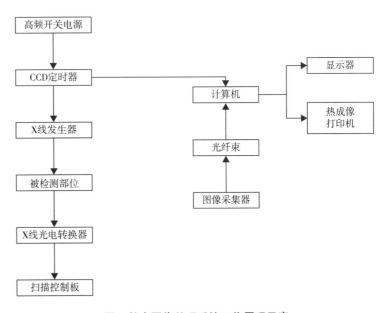

图　数字图像处理系统工作原理示意

紧贴闪烁体，将可见光信号传输给纤维另一端的 CCD 摄像头，CCD 将光信号转换为电子信号，后者沿导线输入计算机内的图像处理系统。③图像处理：处理由 CCD 传送来的信号，经过 A/D 转换器转换成图像信号，使图像立即在电脑屏幕上显现出来。④计算机及打印系统：完成图像处理、储存、管理和输出。并可通过计算机网络将图像直接送到医生诊疗室，也可将图像打印出来。

无线连接数字图像处理系统　由图像板、扫描仪等构成。①图像板：厚度和面积与牙片相似，不能弯曲，由包埋于聚合体结合剂中及位于合成树脂表面的磷颗粒构成，没有连接线连接。经 X 线投照后，被照物体的影像储存于图像板上，不能直接在屏幕上显示。可以弯曲的图像板改变了以往不能弯曲的状况，其放入口腔拍摄时与胶片一样，而且用扫描仪扫描速度非常快。②扫描仪：用激光进行扫描的仪器。将图像板放入扫描仪内，使整个图像在屏幕上显示出来。数字图像处理系统的工作原理如图所示。

牙科 X 线机　与临床常用的机型相同，但必须具备有多个曝光时间的机型。

临床应用　数字化牙科 X 线机与普通牙科 X 线机的临床应用类似，但由于传感器或者图像板有效面积大小的限制，多用于根尖片的拍摄，主要用于观察牙及牙周组织。①可立刻获得图像，极大地缩短了患者的就诊时间。②增加摄影条件的宽容度，通过计算机调节图像的亮度和对比度以满足临床工作的需要，扩大诊断范围和能力。③降低 X 线照射剂量。④完整保存患者的 X 线资料，有利于病情的追踪，病例资

料的总结、分析与查询，医患之间的交流更方便、快捷。⑤不需要胶片及冲洗药水，可避免环境污染等优点。

操作常规　①接通外电源，打开数字图像系统和牙科 X 线机开关，使电压稳定在所需数值。②将传感器或图像板放入配置的小塑料袋内，然后放入口腔内所需拍摄的部位，选择相应的曝光时间。有线连接的图像可以直接在监视器上显示；无线连接数字化系统则将图像板放入扫描仪中扫描。③患者的信息可以直接从医院 HIS 系统中获取，使用刷卡器或者工作表获得。④拍摄完毕，将获得的图像保存并传输到医院的 PACS 系统，根据需要用相应的纸质材料打印屏幕上的牙片图像。⑤关闭机器电源及外电源。

注意事项　①每一名患者使用前都要更换套在传感器或图像板上的塑料袋，以防止医源性感染。②患者图像资料应及时存盘，以防停电或其他原因造成资料遗失。③操作时应该轻柔，避免连接线或图像板断裂或损坏。④出现故障时，应及时停机检查或请专业人员维修。⑤保持机器的清洁和干燥，定期检查。

（王　虎　游　梦）

kǒuqiāng qūmiàn tǐcéng X xiànjī

口腔曲面体层 X 线机（dental panoramic tomography X-ray machine）

利用体层摄影和狭缝摄影原理，设计、拍摄口腔、颌面部 X 线的口腔影像设备。又称全景 X 线机。

结构　由 X 线球管、电路系统、控制面板和机械部分组成（图 1）。①X 线球管：球管内装有 X 线真空管、变压器和冷却油。早期的曲面体层 X 线机只有 1 个

窗口，20 世纪 90 年代以后的机器可以有 2 个或者更多窗口。拍摄曲面体层 X 线片时，X 线管窗口前为一个狭窄呈矩形缝隙的金属板即限域板，限制 X 线只能从裂缝处呈近似直线束向外射出。为了获得清晰图像，隙缝应较小，一般为 2mm。在拍摄头颅定位 X 线片时，X 线管窗口前为一个方形的限域板。②电路系统：包括电源电路、控制电路、高压初级电路、灯丝变压器初级电路、高压次级电路、管电流测量电路和曝光量自动控制电路。③控制面板：为电路控制和操作部分，其面板上有电源电压表、时间/电压调节器、程序调节、机器复位和曝光开关键等。④机械部分：包括头颅固定架、底盘、立柱、升降系统和头颅定位仪等。头颅固定架由颏托板与头架组成，并连接在立柱上，可上下移动调节高低位置。以前颏托板能前后移动和固定，现在的机器多采用咬合板或固定的颏托板。头颅固定采用光标定位。立柱是承受和支持整个机器的主体，固定于墙壁和地面。在立柱上增设一个长的支臂，支臂上设有头颅定位仪，头颅定位仪上有耳塞和眶点指针。

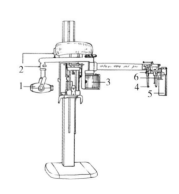

图 1　口腔曲面体层 X 线机结构示意

1. X 线球管 2. 全景与定位拍片选择钉 3. 控制台 4. 胶片夹 5. 耳塞 6. 胶片架

工作原理 根据口腔颌面部下颌骨呈马蹄形的解剖特点，利用体层摄影和狭缝摄影原理设计的固定三轴连续转换，进行曲面体层摄影（图2，图3）。

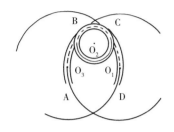

图2 曲面体层摄影基本原理示意

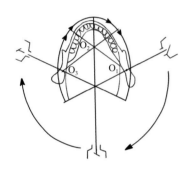

图3 三轴连续转换曲面体层摄影原理示意

临床应用 可拍摄下颌骨、上下颌牙列、颞下颌关节、上颌窦等，增设有头颅固定仪，可做头影测量X线摄影，进行定位测量分析，确定治疗方案，观察矫治前后头颅和颌面部形态变化及其疗效。其主要用于拍摄曲面体层片（全景片）和头影测量正侧位片。①曲面体层片：可以在一张图像中显示全口牙、双侧上下颌骨、上颌窦、颞下颌关节等。用于观察颌骨肿瘤、外伤、炎症、颌骨畸形等病变。②头影测量正侧位片：常用于正畸、正颌术前分析以及术后效果评估，包括正常及

错𬌗畸形患者牙、颌、面形态结构分析，颅面生长发育记录等。

操作常规 ①接通电源，指示灯亮，调整电源电压到所需数值。②选择曲面体层或头颅定位拍摄程序，根据需要调整患者的体位。③在控制台上调整管电压、电流和曝光时间或选择"Auto"挡。④曝光完毕，关闭电源。

拍摄曲面体层X线片 接通电源，调整电源电压值到所需数值，安放好胶片盒；在控制面板上调整到曲面体层X线片摄影程序上，然后按下复位键，使机头复位；让患者进入拍摄的区域，颏部放到颏托板上，调整头部的位置，用光标定位，调整管电压值或放到自动曝光挡，准备完毕后，持续按下曝光开关，曝光指示灯亮，X线产生；待机器转动到位后，自动切断曝光，曝光指示灯熄灭；按下复位键，机器自动复位。曝光时间一般为16秒。选择自动曝光挡时，X线机可自动调整曝光参数。

拍摄头颅定位X线片 选择头颅定位片拍摄的程序，按复位键使球管与头颅定位片位置一致；让患者进入拍摄的区域，调整拍摄高度，将耳塞放到患者双侧外耳道内，眶点指针放到鼻根点；准备完毕，持续按下曝光开关；若采用自动拍摄，需放到"Auto"挡，自动选择条件，只要按下曝光开关，自动选择曝光量；若用手动挡，则需根据患者的情况调整管电压、管电流和曝光时间，然后再开始曝光，按住曝光按钮到所选时间后自动停止曝光；曝光完毕将机器复位。

注意事项 ①使用时应预热，两次曝光之间要有一定的间歇时间。②防止碰撞X线管。③患者的手应握住扶手杆，以保持稳定。

④保证机器处于水平位置，使其运行平稳；保证双耳塞对位良好，发现错位应及时调整。⑤保持机器表面洁净，经常检查活动部件，加油或固定等。定期进行安全检查，主要检查接地装置。

（王 虎 游 梦）

shùzìhuà qūmiàn tǐcéng X xiànjī

数字化曲面体层X线机（digital panorama tomography X-ray machine）

采用传统的X线扫描和电荷耦合元件成像技术获得图像，直接在屏幕上显示的口腔影像设备。其成像快捷方便，能扩大诊断范围和提高诊断能力。

结构 由曲面体层X线机、传感器和计算机系统组成。曲面体层X线机的结构与普通曲面体层X线机相同，也包括球管、电路系统、机械部分和控制部分，所不同的是没有片盒夹而使用传感器。

工作原理 当X线照射时，传感器接收来自X线的信号，通过计算机自动储存。拍摄头颅测量片时，可通过交换插入同一个传感器而获得X线图像，也可以在全景和头颅测量分别安装2个传感器；计算机系统根据曲面体层和头颅测量片的不同要求，利用鼠标选择不同的界面框实现各种功能。

临床应用 临床应用与普通曲面体层X线机基本相同。可以利用机器自带的软件进行图像处理，不需要冲洗胶片。其优点：①可立即获得X线图像，将图像传输至各个终端，大大提高诊断速度和减少患者的就诊时间。②由于图像的可调节性，扩大诊断范围，有利于疾病的准确诊断。③无需X线胶片和暗室冲洗，有利于环境保护。④可降低辐射剂量。⑤数据库和网络的建立，资

料的保存和查询更方便、快捷，实现资料共享和远程会诊。

操作常规 ①接通外电源并打开机器开关。②调整电源电压到所需数值，根据患者情况选择曝光因素或调整为自动曝光挡。③调整患者体位：拍摄曲面体层片时，嘱患者上下前牙咬住定位板的小槽中或颏部放在颏托板上，光标竖线正对矢状线，横线正对鼻翼耳屏线；拍摄头颅测量片时，把耳塞放入患者的外耳道内，框针放在鼻额缝处，嘱患者后牙咬在牙尖交错位，两眼平视前方，然后进行曝光。曝光过程中必须保持头颅的稳定，曝光完毕，关闭机器电源。④把图像储存在计算机内，然后通过局域网发送到PACS系统供临床科室使用。⑤在屏幕上根据需要选择不同的界面框，用鼠标操作，可进行图像放大、局部显示、骨密度测定、头颅定位测量等。⑥操作完毕，关闭机器电源和外电源。

注意事项 ①保持机器的清洁和干燥。②定期检查机器的各个部件。③如发生故障，应及时请维修人员进行维修。④应按照操作规程进行操作。⑤图像资料及时存盘，防止因停电或其他原因导致资料遗失。

(王 虎 游 梦)

kǒuqiānghémiànbù zhuīxíngshù CT

口腔颌面部锥形束 CT （oral and maxillofacial cone beam computed tomography）

利用锥形束成像技术获得牙科三维数据的影像设备。这种成像技术可以获得比普通二维影像更多的三维影像信息和更高的空间分辨率，其影像更直观，可满足目标空间定位的需求，结合种植、正畸及正颌外科软件等可进行术前计算机测量或者模拟，提高了手术的

准确度和安全性，也使整个治疗过程更加快捷、手术效果更加理想。

结构 由 X 线机、数字化传感器及计算机系统组成。①X 线机：结构与普通口腔曲面体层 X 线机相同，包括球管、机械部分、电路系统、控制部分。②数字化传感器：当进行 X 线曝光时，数字化传感器接收 X 线信号，通过计算机储存，曝光结束后，计算机重建三维影像。根据传感器类型，可分为影像增强器和平板探测器两类。平板探测器是最新的传感器技术，直接收集影像信号。其优点是体积小巧、图像无失真、寿命长、易维护。影像增强器使用影像增强管汇聚加强影像，末端是电荷耦合元件（CCD）摄像机。这样较大面积的影像汇集到较小面积的 CCD 传感器上，可以提高对比度和亮度，无需大面积的传感器，降低成本。这种技术的优点是技术成熟、价格低廉、视野更大；缺点是体积大、图像有失真、寿命短、维护成本较高。根据传感器面积，口腔颌面部 CT 又可分为大视野和小视野类。大视野机型的成像区域包括整个上下颌骨甚至头颅，影像质量比小视野机型略差，但视野大，可用于颌面外科、正畸科等临床应用；小视野机型的成像区域为单颗或者几颗牙，影像清晰，对比度高，细节突出。③计算机系统：口腔颌面部 CT 配套的计算机系统一般包括影像重建工作站及影像数据存储服务器。影像重建工作站将传感器接收到的 X 线信号经过特殊算法重建出三维影像，一般使用特殊操作系统及软件，用户无需进行操作和管理。影像数据存储服务器一般基于 Windows 平台，使用厂家专用的影像处理软件进

行影像的管理。用户使用中所接触到的就是这台计算机，它可进行影像的存储、调用、图像处理、虚拟计划等工作。还有一类计算机称为影像客户端计算机，它们通过局域网与影像数据存储服务器相连，通过网络传输影像资料，用户可就近使用客户端计算机完成除储存以外的其他影像处理、诊断及管理工作。

工作原理 与传统 CT 比较如图所示。传统 CT 球管发出的 X 射线为一个扇形面，传感器为线性探测器，接收一条线的 X 线信号。经过一个圆周或半周扫描，可以重建出一个体层的影像。当扫描一个体积的时候，扫描平面与目标物体需要进行相对移位，一般采用螺旋形运动的方式以提高扫描效率，最后将多次圆周扫描所得的体层影像排列起来，得到目标的三维影像体。

口腔颌面部 CT 的成像原理：口腔颌面部 CT 球管发射的 X 射线为锥形体射线，传感器使用平面传感器，接收一个面的 X 线信号，经过一个圆周或半周扫描即可以重建出整个目标体积的影像。它只需 180°～360°扫描即可完成重建信息的收集。扫描时间一般少于 20 秒，依靠特殊的反投影算法重建出三维影像。

临床应用 包括以下方面。

牙及牙周疾病的影像诊断 锥体束 CT 可以提供三维影像信息，有更好的空间分辨率，影像更加清晰，能帮助确定龋病破坏范围、辅助疑难根管治疗、了解根管数目、评估牙周病引起的牙槽骨及根分叉部位骨质吸收情况及根尖周病的炎症破坏范围，完成阻生牙的三维定位及与周围重要解剖结构间的关系评价，辅助外科拔牙术前计划的确立。

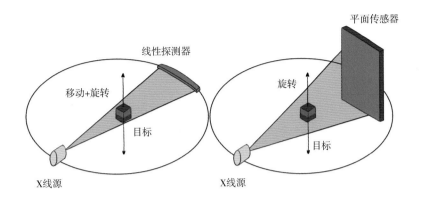

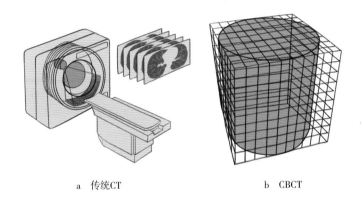

图　传统 CT 与口腔颌面部 CT 工作原理比较示意

颌面部囊肿及肿瘤的影像诊断　CBCT 能从三维的角度更加精确地显示囊肿或肿瘤性病变的具体边界范围、边缘骨质情况、病损密度、内部结构及与周围结构的关系等重要的影像学特征，因此有利于颌面部囊肿、肿瘤的术前诊断、鉴别诊断、外科手术术式的确立及术后评估和追踪。

颌面部骨折的影像诊断　CBCT 提供的三维影像信息以及良好的空间分辨率可以帮助诊断复杂的颌面部骨折，而 CBCT 的三维重建功能更能结合各种软件辅助进行术前的模拟手术，帮助患者更好地恢复面型。

牙种植手术的应用　CBCT 可以在术前提供更多、更加精确的关于种植区骨质骨量以及周围重要解剖结构（如上颌窦、下牙槽神经管等）的信息，帮助医生确定手术方案；CBCT 还可以用于种植术后评估以及效果追踪。此外，可以结合种植相关软件模拟种植体植入的方向和选择种植体的大小，利用 CBCT 的数据制作种植导板，极大地提高种植手术精确率和成功率。

颞下颌关节疾病的影像诊断　CBCT 对硬组织影像的良好显现为颞下颌关节疾病（包括颞下颌关节紊乱、关节强直、炎症以及肿瘤等）的诊断以及治疗效果评估提供了更好的检测手段，CBCT

可以清楚地显示颞下颌关节的三维结构以及形态、关节间隙、骨质的改变情况，从而辅助临床诊断以及确立治疗方法。

操作常规　①接通外部电源，打开口腔颌面部 CT 机器电源，并启动影像重建工作站及影像数据存储服务器。②启动影像数据存储服务器中对应程序，并根据要求完整输入患者信息。③设定相应投照程序，调整曝光参数（电压、电流）。④患者入位：根据不同机型有站立、坐姿、卧姿 3 种拍照方式。患者入位后，放置头颅于中间位置，调整颏托前后位置使颏部平稳放在颏托上，并用相应的头颅固定带固定患者的头部，然后根据激光束进行患者定位，与数字化曲面体层 X 线机成像相似。⑤可选预拍程序，预先拍摄正位及侧位二维投影片各一张，然后通过电脑端点击准确的目标区域对患者位置进行微调。⑥曝光。⑦电脑操作，重建三维影像，调整对比度和亮度，寻找目标区域并重新切片，随后可进行测量及标注工作。⑧导出 DI-COM 影像至本地硬盘、CD 或 PACS 网络，启动种植计划或外科修复计划软件（模块）进行三维图像的进一步应用。⑨操作结束，保存影像，关闭所有机器电源及外部电源。

注意事项　①保持机器的清洁和干燥。②定期检查机器各部件。③定期进行校准，影像增强器机型为每月进行一次，平板探测器机型为每年进行一次。④严格按操作规程操作，避免违章操作，以防止机器损坏。⑤影像资料定期备份，防止电脑系统问题导致的数据丢失。⑥如发生故障，应及时请专业维修人员修理。

（王　虎）

kǒuqiānghémiànbù 3D sǎomiáoyí
口腔颌面部3D扫描仪（oral and maxillofacial three-dimensional scanner）

用于面部形貌信息的采集，能够生成结构准确的面部3D表面图形，并结合其他手术模拟软件实现个性化手术方案设计的口腔影像设备。用于口腔正颌外科、唇腭裂、创伤后畸形矫正、颌骨重建患者，是口腔数字化医用设备之一，其不仅取代传统的2D医疗/牙科摄影，还为医生/牙医提供一套功能强大的治疗计划和分析工具，从而使患者诊疗标准发生根本性的提升。

结构 由镜头组、闪光系统、灰阶传感器镜头、千万像素纹理传感器、带硬件间传输接口的计算机工作站、3D图像生成软件、图像校对板及支架等组成。

工作原理 通过在单次捕获中同步的12或15台视觉相机和一套工业级闪光系统进行360°头部图像捕获，然后对每帧头部影像依次进行图像合成，获得颌面部的3D图像。采用医疗级机器视觉相机和工业级闪光系统来确保患者的捕获速度在1.5毫秒之内，曝光时间大于4毫秒时，人体的微小移动将导致图像模糊。这种同步能力使口腔面部3D扫描仪的软件能够将整个几何图形作为一个连续的点云来处理，因此可以生成全面覆盖的单个原始数据集（无拼接）。

临床应用 ①为患者提供了一个数字化诊断平台，可以轻松地评估患者颌面部情况、计划并仿真治疗和手术、监控进度并评估结果。可以通过功能强大的多用户数据库系统进行安全同步，并在诊疗过程中了解患者的颌面部形态的变化，所有团队成员都可以随时访问患者颌面部数据。②利用获得的数据，重建患者面型，实施各种口腔颌颌面虚拟手术如骨体旋转、平移、截骨、固定等操作，记录骨块移动的距离、旋转角度、截骨位置等数据，以便指导临床操作。对于颅面骨缺损病例，通过健侧镜像法构建缺损侧的数据，通过差值得到修补体的数据；对于需要植入自体骨或人工材料的病例，对现有曲面进行编辑，使最终曲面符合患者要求，之后利用差值法求得植入体数据，输出手术用植骨骨体的3D图像（图）。

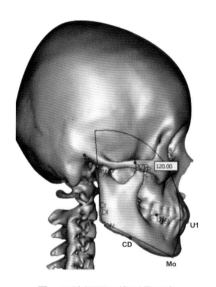

图 口腔颌面三维测量示意

操作常规 ①打开计算机，运行软件，进行数据准备。②软件和硬件通电和进行各种校准（软件系统自带）。③在测量区域内放入模型。④打开软件点击开始扫描模型。⑤检查模型是否完整，如果不完整对缺失区域进行二次扫描。⑥导出扫描完的模型。

注意事项 ①翻开扫描仪开关时，扫描仪发出反常响声。这是因为有些类型的扫描仪有锁，其意图是为了锁紧镜组，避免运送中异动，因此在翻开扫描仪电源开关前应先将锁翻开。②扫描仪接电后没有任何反响。有些类型的扫描仪是节能型的，只要在进入扫描界面后灯管才会亮，一旦退出后会主动平息。③扫描时显现"没有找到扫描仪"。此表象有可能是因为先开主机，后开扫描仪所致，可重新启动计算机或在设备管理中改写即可。

（张金宁 任晓敏）

yákē X xiànpiàn zìdòng xǐpiànjī
牙科 X 线片自动洗片机（automatic dental X-ray film processor）

冲洗牙科 X 线胶片的口腔影像设备。简称牙片洗片机。它分为牙片专用洗片机和混合型洗片机两种。

结构 分机械部分和电器部分。机械部分包括齿轮、传动杆、显影槽、定影槽等；电器部分包括加热器、电动机和控制系统等。

工作原理 洗片机是靠两个传动杆夹着胶片向前运行，经过显影、定影、漂洗和干燥4个程序，从输出口获得干燥胶片。

临床应用 主要用于牙科 X 线胶片的自动冲洗，包括牙片、曲面体层片和头颅定位 X 线胶片。相比手工冲洗，具有以下优点：①冲洗时间短，1.5～7 分钟。②节省人力，有利于提高胶片质量。③冲洗胶片可在明室内进行。④自动恒温，减少了温度对冲洗胶片的影响。⑤混合型洗片机可以自动补液，当显、定影槽液面降到一定位置时能自动补充液体。⑥自动干燥。

操作常规 ①接通电源，使药液加温。一般 10～15 分钟达到所需温度，然后自动保持恒温。②打开自来水开关，使水洗部分形成循环水。③使用前应先将干燥温度、驱动时间、补液时间和药水温度等固定在一定数值上。④分为手动和自动两种类型，使用自动时，在输入口处有光敏接收器，可在放入胶片时自动启动驱动电动机，直至胶片从输出口送出后自动停机；使用手动时，无论是否冲洗胶片，驱动电动机均在转动，在驱动电动机启动的同时，水源和烘干系统也开始工作。⑤在明室内将手伸入遮光罩，在罩内拆去牙片包装，取出牙片，将其放入输入口，传动系统自动启动，输片指示灯亮，红玻璃窗外看见胶片是否进入机内，胶片在传动杆带动下进入机内，经过显影、定影、水洗和干燥4个程序后从输出口送出，传动系统则自动停止工作。在输片口同时能输入6张牙片，第一片道输入后，输第二片道，直至第六片道，如此反复进行，但不能将2张以上的胶片同时放入同一片道，以防止胶片重叠。若输片指示灯亮，表示此输片通道禁止再输片，待输片指示灯熄灭后，方可再输入胶片。

注意事项 ①混合型洗片机冲洗咬合片或定位片时，同样从输入口输入，但不能连续进入，应有间歇时间。②定期更换显、定影液，每7～15天更换1次，根据拍片的数量具体而定，使用普通药液或快速药液均可。③保证管道畅通，防止液体溢出，以免损坏电器元件。④更换药液时，不能将定影液混进显影液，以免产生化学反应。⑤要保证显、定影液的正常安全排放，避免环境污染。⑥定期清理显影槽、定影槽、水洗槽以及传动系统内生成的沉淀。⑦若长时间使用机器，风机和电阻丝周围会存积许多灰尘，应及时清除，以免影响胶片的干燥。⑧定期检查接地装置，防止机器漏电。

（王 虎）

kǒuqiāng shíyàn jiàoxué shèbèi
口腔实验教学设备（experimental teaching equipment in stomatology）

用于口腔医学专业实验室中模拟临床工作环境、患者颌面部及口腔形态、结构，以及临床诊治过程的教学设备。可供口腔医学生进行临床专业技能训练和口腔医学执业医师继续教育培训。主要包括口腔模拟实验教学设备、口腔数字互动形态学教学设备和临床型实验教学设备。临床型实验教学设备为学生进入临床前的教学设备。其包括所有临床工作中所需设备，包括牙体牙髓及牙周病学、口腔颌面外科学及牙种植学、口腔修复工艺学、口腔影像学等使用的相关设备。可让学生了解临床各科设备的结构、工作原理、应用功能、操作技能和维护保养知识，进行临床前培训及专业相关设备操作技能的训练，为进入临床实习奠定基础。

（柳 茜）

kǒuqiāng mónǐ shíyàn jiàoxué shèbèi
口腔模拟实验教学设备（simulation experimental teaching equipment in stomatology）

模拟临床环境及条件，对口腔医学生进入临床实习前进行专业实验教学、临床前培训及专业训练的口腔实验教学设备。包括实物型口腔模拟实验教学设备和虚拟型口腔模拟实验教学设备。

实物型口腔模拟实验教学设备 以仿真人头模、牙科综合治疗台为核心的仿真模拟教学设备。操作对象主要是模型和人体口腔组织器官替代品。

结构 由仿头模、口腔综合治疗机、技工桌及数字化互动教学软件4部分组成。

仿头模 主要由头体、人工颌骨模具、活动颞下颌关节、可卸仿真牙、人工面颊部、仿真上身等组成。①头体：由特殊高强度工程塑料制成，用于支撑固定上、下颌模具和人工面颊部。头体与仿真上身（躯干）相连，并能在一定范围内相对仿真上身自由腹背向、左右两侧运动和定位。②人工下颌与活动颞下颌关节：由金属制成，用于固定下颌模具并与头体共同模拟颞下颌关节的运动。③上、下颌模具：固定于人工上、下颌，能取下更换或调整仿真牙牙位等。模具通常由硅树脂制成，覆盖有仿真牙龈黏膜。④仿真牙：由特殊工程塑料制成，硬度接近天然牙体，可逼真模拟临床环境，增强学生手感。可在仿真牙上进行洞形制备、开髓、根管治疗、修复备牙等各种临床牙体手术操作训练。有条件的实验室也使用处理后的离体牙与石膏共同灌制的牙列模型。⑤人工面颊部：由特殊橡胶制成，具有特定的弹性，能较好地模拟正常面颊部组织。⑥仿真上身：由金属和工程塑料制成。内部装有仿头模的气动、机械系统，可调节上身的高度、倾斜度。

口腔综合治疗机 包括高速涡轮机、低速手机、三用喷枪、内镜设备、吸唾器、观片灯、光固化灯及支架、手机脚控开关、中央负压排唾设备、活动手术器械盘、手术灯、自动气刹系统、医生椅等。

工作原理 与普通口腔综合治疗台基本相同，只是临床患者及椅位用上部躯体型或头颈型仿头模替代。头模能模拟临床患者体位及头部根据治疗所需的各向运动，模拟下颌运动，具体采用手动、气动或电动式，可对仿头模的位置、高度进行精确调节；

颞下颌关节除能根据需求以正常角度进行滑动运动（模拟口腔开闭活动）外，也能做适度的侧方运动（模拟口腔咀嚼运动）。在实际学习使用过程中，应根据具体练习项目如备洞或根管预备、牙体预备、洁治、取模等，相应调节人工颌骨模具和颞下颌关节的位置。在调整过程中，应考虑下颌骨模具与头体、上身之间的相对位置。可卸仿真牙的牙𬌗面模拟正常成人牙体𬌗面的纵𬌗曲线和横𬌗曲线，对理解颞下颌关节运动以及学习半口、全口牙列缺失修复有积极意义。

临床应用　模拟临床环境，训练临床思维，掌握医生及患者的体位调整原则、支点运用，运用口镜进行镜像操作，熟练掌握各类治疗设备和器械的使用，按治疗原则模拟处理临床病例，配以多媒体教学及评价设备，可进行交互式教学。作为口腔实验教学的基本设备，在实验教学中广泛应用，包括牙体窝洞制备及充填、牙髓病治疗、牙体修复、龈上洁治术和龈下刮治术、松牙结扎固定术、拔牙术、颌面部局部麻醉、无牙颌转移颌位关系、嵌体基牙预备与制作、全冠基牙预备与制作、桩冠根管预备与制作、固定桥基牙预备与制作、可摘局部义齿设计与制作、固定矫治技术以及口腔种植基本操作、窝沟封闭等。

操作常规　①根据仿头模动力原理移动、调整仿头模到合适位置与体位。②安装人工面颊部。③安装人工上、下颌模具。④调节人工下颌与颞下颌关节，使张口度大小适合操作。⑤口腔综合治疗机操作见口腔综合治疗台。

注意事项　①保持仿头模系统的外部清洁。②定期清洗空气过滤网。③操作轻柔，避免损坏。特别是仿头模的人工面颊部，避免暴力操作。④应按照操作规程操作。⑤定期加注润滑油。⑥使用中发现故障应及时请专业人员维修；每年定期进行专业保养。⑦使用完毕，应将仿头模置于休息位，取下口内的模具和人工下颌。⑧避免用尖锐物和有机溶剂接触人工面颊。

虚拟型口腔模拟实验教学设备　以计算机虚拟技术为支撑的虚拟型口腔模拟教学设备。操作对象为虚拟图像，通过专用设备能在虚拟图像上进行操作，并获得临床操作的真实感受。

结构　由主机、虚拟机、管理程序以及座椅组成。虚拟机由3D眼镜、虚拟器械柄、脚控装置组成。

工作原理　以计算机虚拟现实技术为支撑，利用飞行训练设备，学生通过虚拟机互动大屏幕选择模型或病例，3D眼镜观看操作屏幕，使用特殊设备模拟备洞、备牙全过程，并获得真实体验，该虚拟设备的特点为屏幕所见模型或病例并非真实存在，但在屏幕下进行相关操作时基本与临床手感一致。具有无粉尘、无污染、无噪声、低损耗的特点。

临床应用　作为口腔实验教学的高端设备，在实验教学中应用还比较有限。可以模拟多种形状的训练模型、临床病例，训练临床思维，进行支点运用训练，掌握运用口镜进行镜像操作，选择使用备洞及备牙所需的器械，按治疗原则模拟临床操作：如牙体窝洞制备、全冠基牙预备与制作等。由于有同步操作过程数据显示，可量化，也可以用于操作考试。

操作常规　打开电脑主机，打开虚拟机，根据账号进入训练模块，在电脑训练模块界面中点击训练对象，点击操作工具，戴上3D眼镜，握持虚拟器械柄（可根据需要设置为高速涡轮机、口镜、洁治器、刮治器等），观看操作屏幕，启动脚控装置，即可进行相关训练和评价。

（柳 茜）

口腔教学数字化评测系统（digital teaching evaluation system in stomatology）　利用空间定位的原理，结合口腔仿真模拟头颅模型，对口腔医学教学进行引导、评估等操作，并能实时地输出结论数据，客观地评测操作的规范性和完整性的口腔实验教学设备。

结构　由空间定位装置、计算机处理系统、仿真头模、口腔治疗设备单元组成。

工作原理　定位装置探测到固定端头颅模型、活动端的高速涡轮机手柄的标定点的空间坐标。运用空间定位原理，计算机系统快速准确地推算出两者坐标的差异数据，并高精度地模拟出活动端的运动轨迹。通过与标准化的空间坐标或运动轨迹进行比对，系统测量出本次操作与原设定好的治疗规范标准之间的差异大小，将数据量化并输出得出评测分。

应用　用于口腔医学临床操作包括各步骤的考试评分，如牙体洞型预备、修复备牙、种植钉植入、麻醉药注射等，凡是可以规定出治疗标准的都可以进行模拟操作并加以引导、训练及评测。特别是可以进行单项操作的评分，使之成为考核的客观指标。

注意事项　①打开电源，按照操作要求摆放好仿真头模的位置。②调整定位系统，使之能探测到固定端和活动端的所有标定点。③校准坐标系统，使得所有标定点都处于原始坐标系内。④选择计算机系统内设定好的操作菜单，确定评估项目。⑤调整仿头模到合适体位，安装上下颌模具。⑥开始训练和评估。⑦输出结果。

（邝 海）

kǒuqiāng mónǐ huànzhě jīqìrén

口腔模拟患者机器人 （simulate patient robot in stomatology）

采用人工智能技术综合地模拟真实患者，提供给口腔医学生进行临床实践操作的口腔实验教学设备。一直以来以仿真头模为基础的技能操作训练主要把重点放在操作技术上，很少考虑患者的感受和情绪，与实际有一定的距离。现开发出具有与人体相似的外观和反应（表情、动作、会话）的患者机器人，以及各种临床实习程序构成的对话型临床实习教育模拟系统。并且，因为能记录、播放、评价实习生一系列的实习状况，所以能客观地反馈实习信息，提高实习生基本技能和交流能力。

结构 由模拟患者机器人、口腔治疗设备单元组成。牙科综合治疗台，与临床使用的口腔综合治疗台以及完整的周边设备完全相同。模拟患者的机器人，完全模拟患者外形，具有感受和反应能力（包括面部表情、声音反射、体位动作）。模拟机器人还具备上下颌牙颌模型，各种感受器（包括声音感受器、压力感受器、温度感受器等），安装在各个角度的电荷耦合元件摄像机，计算机硬件及 GUI 软件系统。

工作原理 模拟机器人主要依靠各种感受器实现对每个操作要点的细节进行采集，这些感受

器安置在口腔内的牙、牙龈、颊黏膜等软硬组织内，也有安置在躯体的各部位，并通过人工智能的处理后运用发声、机械运动等模拟真人的各种反馈动作。

应用 在口腔医学生临床技能实习的最后阶段，学生除了熟练掌握各项操作技能外，还应该掌握包括人文关怀在内的全部治疗要素。模拟患者机器人具有类似真人的体积、容貌、皮肤弹性以及口腔内正常结构，以及包括疼痛、呕吐等生理反射。机器人同时具有避闪、呻吟和语言等交互能力。可以通过编程模拟各种口腔疾病的典型特征和治疗过程中各个阶段的各种反应，包括治疗完成后的反应和礼仪等功能。

操作常规 ①开启操作电源。②选择教学程序。③调节治疗椅位到合适的治疗状态（见口腔综合治疗台）。④最后进行全交互式的训练。

注意事项 ①常规维护综合治疗台和各种辅助设备。②使用之前要初始化机器人各种感受器和调节摄像机机位。③定期更换机器人面部皮肤，保持清洁。④维护各种感受器，并在使用前校准感受器的灵敏度。⑤维护机器人的反射动作，包括眨眼、呕吐、疼痛反射以及发声功能。⑥每次使用完成要将上下颌模型取出，清洁并恢复到初始状态（带芯片的上下颌模型）。⑦定期进行软件校准。

（邝 海）

kǒuqiāng shùzì hùdòng xíngtàixué jiàoxué shèbèi

口腔数字互动形态学教学设备 （digital interactive morphologic teaching equipment in stomatology）

以数码显微镜及计算机网络和相关程序为基础组成的，

进行口腔形态学包括口腔组织病理学、口腔微生物学等的口腔实验教学设备。可使学生和教师多向语音问答及交流互动。

结构 由显微镜设备、计算机软件设备、图像处理设备以及语音问答设备等组成。其特点是显微数码设备内置式、多画面实时显示、可选择式多向语音问答设备以及交谈式显微镜 LED 指针设备。

应用 包括以下方面。

图像采集、处理与管理 对图像静态、动态或自动捕捉采集，对任一动态图像进行录像；对图像自动曝光、白平衡、区域预览、除噪声、背景平衡、动态滤波、校准与测量；对图像进行分割和分割设置，并对分割结果进行自动计算、选取目标、目标腐蚀、目标扩展、填充孔洞、去除噪声、目标内轮廓、目标外轮廓、目标梯度和 8 种颜色分割等处理；对图像文件进行新建、编辑、保存、打印报告及相册管理（含图像合并）专业自动拼图，数字切片等管理。

生成实验报告 图像处理后通过程序进行储存、打印，并可导出数据生成实验报告。

师生互动 学生可借助语音问答设备随时向老师提问，老师可以选择通话模式与学生进行交流。真正实现一对一、一对多、多对一和多对多的可选择无障碍沟通模式。学生学习中对显微镜切片图像的留存需要，可通过学生端的拍照按键，在经教师许可后，将图像自动存储在教师机的独立存储空间中，制成每个学生的个性化组织学相册。

实验测验与考试 为实验测验与考试提供了新的形式和手段，使教学质量得到较大提高。

图片远程共享和远程教学数码互动形态学教学设备可以实现图片的远程共享和远程教学功能，最大限度地应用现代信息技术放大本设备的多种功能，实现课堂资源共享。

操作常规 ①打开总电源，再打开电脑主机电源；打开投影仪电源，放下投影屏幕。②在教师电脑桌面点击进入软件。③打开教师显微镜电源开关（底座后面），用10倍物镜，在不放切片情况下，将光源调到舒适的位置。视度补偿：调节目镜双筒找到自己的瞳距，此时两眼睛下的图像重合在一起，横拉板上的数字（如"64"其中一格是2）就是自己的瞳距，然后将两只目镜外侧的刻度线调整到瞳距数字（如"64"其中一格是1）的位置。如果此步骤操作不正确，绿色光标将出现重影现象。④在软件中切入"教师通道"，再点击"自动曝光"和"白平衡"按钮。⑤放上切片，调节适合的观察亮度，再调焦获得目镜下观察清晰图像。再点"自动曝光"按钮以获得好的电脑显示器图像。⑥调整软件"伽马值"、饱和度，红、蓝等调节功能，直至得到真彩色，即电脑图像与镜下图像很接近。⑦进入高级按钮，曝光方式选择"自动调整曝光"。⑧开始用教师显微镜示教，遇到细节结构，应用"区域预览/恢复"进行放大预览。

注意事项 ①为了确保仪器各指标的稳定性，延长仪器的使用寿命，仪器应存放在干燥、阴凉、无尘和无腐蚀性气体的地方。②所有物镜均经校正，不得自行拆装。③使用100倍油镜时，应在物镜与标本之间、标本与聚光镜之间充满显微镜用油。④不得在载物台上放置过重物体，以防

载物台变形。⑤目镜、物镜、聚光镜长期不用，宜放入干燥缸内，以免生霉、生雾。⑥仪器不用时，应加防尘罩并切断电源。

(柳茜)

kǒuqiāng xiāodú mièjūn shèbèi

口腔消毒灭菌设备（dental disinfection and sterilization equipment）

采用化学、热力、电力技术对可重复使用的口腔诊疗器械和器具进行清洗、消毒和灭菌的设备。口腔消毒灭菌设备主要包括清洗设备、养护设备、包装设备和灭菌设备。常用的有热清洗消毒机、牙科手机注油养护机、器械灭菌袋封口机、口腔灭菌设备等。

(张志君)

rèqīngxǐ xiāodújī

热清洗消毒机（washer-disinfector）

采用机械化热清洗方式去除可见污垢、组织碎片、血渍的全自动器械清洗、消毒设备。

结构 热清洗消毒机由内水循环系统、框架喷淋系统、进排水系统、多重过滤系统、清洗剂供给系统、润滑系统及微处理控制系统等组成。口腔用清洗消毒机内设置牙科手机专用清洗框架，能直接洗净器械表面及内腔，确保彻底、安全、有效地清洗、消毒中空器械（图）。

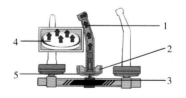

图 清洗舱内手机清洗示意
1. 牙科手机 2. 硅胶密封圈
3. 加压热水管 4. 过滤片放大
5. 陶瓷过滤片或金属过滤片

工作原理 热清洗消毒机通

过5种要素——水、化学试剂、机械力、清洗温度和时间的优化配合达到清洗消毒的目的。清洗消毒机可根据器械种类和污染程度的差异设置不同的清洗消毒及干燥程序，包括凉水预洗、加医用洗涤剂升温清洗、漂洗、终末清洗（去洗涤剂残留）、高温消毒、润滑上油、热风干燥等程序。具有清洗过程全封闭、全自动、标准化、运行安全、卫生；换水系统确保每个清洗及漂净阶段更换新水；93℃加热消毒可对各类细菌进行彻底消毒。

应用 可用于各种耐湿且可耐受90℃以上温度的器械物品的清洗消毒。全自动机械热力清洗消毒机作为口腔器械清洗消毒的设备，现在越来越得到广泛应用。这类设备由于容积和体积偏大，多用于专科口腔医院或门诊、综合性医院消毒中心供应（室）。台式清洗消毒机配有牙科手机专用清洗框架，多用于牙科手机的清洗、消毒。其建立机械化、标准化、有效、方便、快速的清洗和消毒流程，确保设备、器械和物品的安全有效运转。与手工刷洗相比，既确保了清洗效果，又减少了医务人员意外受伤的机会，是消毒灭菌质量的基本保证。根据其容积和构型分为立式和台式，立式又分为单门清洗消毒机、双门清洗消毒机。

操作常规 ①检查水电连接是否正常。打开电源开关，开门。②装载器械和物品。牙科手机需要插在专用的手机座上，其他器械如拔牙钳、根充治疗器械、不锈钢弯盘等根据要求放置，关门。③选择相应的程序，按开始键后，程序全自动运行。④运行结束后程序有提示音，清洗、消毒完成。⑤打开门取出器械。开门时应防

蒸汽烫伤。

注意事项　①清洗消毒机不可安装在有爆炸危险或极冷的环境中。②清洗消毒机供电需接地线并符合当地的和国际的有关规定，遇到损坏时要立即关掉电源。③清洗消毒机需用软化水和纯水，对于软化水要定期检验，水的硬度在 4mmol/L 以下，纯水导电率 ≤15μs/cm 符合使用要求。④有血痕的器械或粘有牙黏合剂或汞合金的器械应先预清洗后再放入清洗消毒机。⑤位于清洗舱底部的粗、细过滤器应每日检查并清理。⑥清理时应戴手套，注意安全，小心划伤。⑦对于结构比较特殊和复杂的器械，应使用有针对性的清洗层架，按正确的方式装载，并采用经验证的清洗消毒程序，以保证清洗消毒的质量。牙科手机及其他器械的放置应符合要求，具有关节的器械要打开关节。插牙科手机时，垂直向下用力；拔取时垂直朝上用力，不能旋转。手机插口内置的陶瓷过滤片变黄应及时更换。⑧每天使用前选用预洗程序对清洗消毒机空载预洗一次，定期检查并及时添加专用清洗剂。

（张志君）

kǒuqiāng mièjūn shèbèi

口腔灭菌设备（sterilizer in stomatology）　采用压力蒸汽、过氧化氢等离子等技术对口腔器械、牙科手机和布类等物品进行灭菌的设备。主要包括压力蒸汽灭菌器和过氧化氢低温等离子体灭菌器。由于口腔诊疗器械涉及带管腔的器械，如牙科手机，因此口腔医疗机构宜选用预真空压力蒸汽灭菌器或正压排气式压力蒸汽灭菌器（卡式压力蒸汽灭菌）。凡耐高温、耐湿的物品首选压力蒸汽灭菌器，不耐湿、耐高热的物品选用低温灭菌器。

（曾淑蓉）

yālì zhēngqì mièjūnqì

压力蒸汽灭菌器（pressure vapour sterilizer）　采用压力蒸汽灭菌技术对口腔诊疗器械等物品进行灭菌的口腔消毒灭菌设备。根据其工作原理可分为排气式及预真空脉动式，排气式压力蒸汽灭菌器分下排气式及正压排气式。正压排气式主要是指卡式压力蒸汽灭菌器。预真空脉动式压力蒸汽灭菌器根据灭菌器的大小和构型可分为台式和立式两种，台式多用于牙科手机灭菌。由于口腔诊疗器械涉及带管腔的器械较多，因此口腔医疗机构宜选用符合欧盟 B 级标准，抽 3 次预真空的脉动压力蒸汽灭菌器。压力蒸汽灭菌是安全、有效、经济的灭菌方法，凡是耐高温、耐湿热的物品应首选压力蒸汽灭菌法进行灭菌处理。

结构　台式及立式压力蒸汽灭菌器由控制系统、管路系统、冷却系统、蒸汽发生器、真空泵、数字显示屏以及灭菌舱、夹套和附件等组成。

工作原理　应用温度、压力和容积的波-马定律，利用机械抽真空的方法，使灭菌舱内形成负压（最高真空度达-92Pa），饱和蒸汽得以迅速穿透到物品内部，

尤其是中空器械（如牙科手机）。饱和蒸汽作为热传递的媒介，将热量快速传递到器械的各个部位，杀灭芽胞和病毒等病原微生物。到达灭菌时间后，抽真空使灭菌物品迅速干燥，器械剩余湿度小于 2%。工作原理如图所示。

临床应用　适合对医疗器械、器皿、药物、培养基和织物等进行灭菌。具有可靠性高、灭菌彻底、工作效率高、节约能源、被灭菌物品损耗小、操作简便等优点。由于卡式压力蒸汽灭菌器体积小，灭菌循环所需时间较短，适用于门诊量不大的口腔科室、诊所、门诊部等机构。立式压力蒸汽灭菌器由于体积和容积偏大，多用于专科口腔医院、综合性医院消毒供应中心、药厂等。已有计算机程序控制脉动真空蒸汽灭菌柜产品问世，自动完成灭菌控制过程。

操作常规　①检查蒸馏水桶内有无足够的蒸馏水，电源是否正常。②打开设备电源开关，设备进入预备状态。③打开门开关，将需要消毒灭菌的物品均匀地放在托盘上，装入灭菌腔。④关闭门开关，如警告信息提示门未关严，需重新操作。⑤根据灭菌物品选择灭菌器的应用程序。⑥确定使用的程序后，按启/停健，程序即自动运行，"进程"自动显示

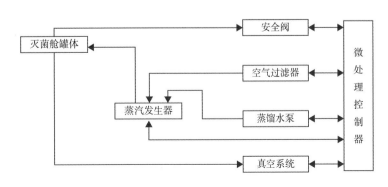

图　压力蒸汽灭菌器工作原理示意

在显示屏上。⑦程序结束时有音响提示，如果开启了打印机，则其自动打印出所有的状态参数。⑧灭菌结束，即可打开滑动门锁，开门取出灭菌物品和器械。

注意事项 ①每日工作完毕，关闭水源和电源。②用75%酒精或湿布擦拭舱门的密封圈和舱门的边缘，以保持良好的密封。③灭菌器所需蒸馏水一周更换一次，并保证吸水管浸没在液面下。④经常检查自来水进水口处的过滤网，清除水管中异物造成的堵塞。⑤门的密封圈会老化，半年或1年进行更换。⑥检查空气滤清器是否连接可靠，空气过滤器需要半年或1年进行更换。⑦疏水阀应3个月清理一次，进气与进水管路上的过滤器，半年清理1次，以防杂质堵塞。⑧停止使用3天以上时，再使用前，应重新清洗1次。⑨定期对灭菌器及灭菌效果进行监测。

（曾淑蓉）

kǎshì yālì zhēngqì mièjūnqì

卡式压力蒸汽灭菌器（cassette pressure vapour sterilizer）

利用正压排气进行蒸汽灭菌，不需要对器械或牙科手机进行打包封装，将需灭菌器械直接放入卡式灭菌盒内进行灭菌的口腔消毒灭菌设备。

结构 由主机、蒸汽发生器、卡式灭菌盒、电脑控制器、蒸汽冷凝及废水排出装置等组成。

工作原理 机器启动后，蒸汽发生器加热，将泵入的蒸馏水转化为蒸汽注入灭菌盒，迫使灭菌盒内空气不断地被排出。反复多次直至达到灭菌参数，灭菌盒内空气残存量在0.014%以下，温度控制在134～135℃，持续3.5分钟后完成灭菌过程；或将温度控制在121℃，持续15分钟。前者整个灭菌过程约为6分钟，干燥过程另计时间。工作原理如图所示。

临床应用 与传统的预真空压力蒸汽灭菌设备相比，具有灭菌时间短、周转快、对器械损伤小等特点，适用于口腔科器械和牙科手机、眼科器械及内镜的灭菌。它特别适用于门诊量不大的口腔科室、诊所、门诊部等机构使用。

操作常规 ①检查蒸馏水储备量，打开电源。②将装载物品的灭菌盒插入主机，选择其中一个灭菌程序。③按开始键，机器开始运行，机器屏幕显示全部运行过程。④灭菌程序完成，灭菌结束，机器自动停止运行，取出灭菌盒，关闭电源。

注意事项 ①每周用无味液体皂给灭菌盒的密封圈润滑1次。②灭菌工作结束后，将液体皂涂在灭菌盒盖内显露出来的密封圈部分和盖后部的接口处。③再次使用前，将灭菌盒盖上所有的肥皂残痕冲洗干净，不装器械让机器运转一个循环，以延长密封圈的使用寿命。④只能使用杂质少于5mg/L或导电性低于10μs/cm的蒸馏水，不能使用脱离子水或脱矿物质水以及过滤水，严禁使用自来水。⑤因无包装，卡式盒内使用器械不能超过4小时。

（张志君）

guòyǎnghuàqīng dīwēn děnglízǐtǐ mièjūnqì

过氧化氢低温等离子体灭菌器（hydrogen peroxide low temperature plasma sterilizer）

用过氧化氢作为灭菌介质，通过预热、预排气、过氧化氢与热空气注入、再排气、等离子化等过程进行灭菌的口腔消毒灭菌设备。

结构 主要由等离子发生器、电源系统、控制系统、真空系统、注射系统、气动控制系统转换部件等组成。①等离子发生器：是通过低频能量发生器产生、传递能量至灭菌舱，使舱内过氧化氢等离子化。交流电源系统分配、控制各部件需要的交流电。②控制系统：包括CPU核心控制电路、软件、信号接口等。转换部件是整个灭菌系统的控制枢纽。③注射系统：是过氧化氢液体传递和汽化系统。④真空系统：使灭菌舱按灭菌流程处于不同的真空负压状态。

工作原理 采用高精度的低温低频等离子发生器，在灭菌舱

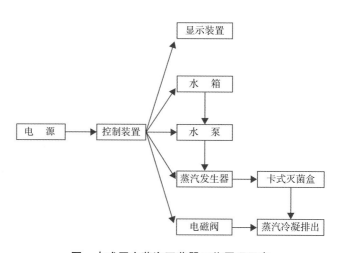

图 卡式压力蒸汽灭菌器工作原理示意

内生成持续、稳定、活性极强的过氧化氢等离子体。等离子体是继固态、液态、气态以外的新的物质聚集态，即物质第四态，主要由电子、离子、原子、分子、活性自由基及射线等组成。离子化过程赋予灭菌舱内过氧化氢气体分子更大能量，使其更活跃，穿透力更强，最大限度发挥过氧化氢的灭菌效能，同时在舱内生成紫外线和大量活性极强的自由基，进一步强化灭菌效能。离子化过程将灭菌舱内、器械表面及管腔内剩余的过氧化氢分解成水和氧气，并排出舱外，确保器械表面及管腔内无过氧化氢残留，保证医护人员及患者安全。过氧化氢低温等离子体可杀灭各种微生物，包括细菌繁殖体、芽胞、分枝杆菌、病毒、真菌、立克次体和支原体等。

临床应用 过氧化氢低温等离子体灭菌技术适用于不耐热、不耐湿的医疗器械，如电子仪器、光学仪器等医疗器械，实心物品或结构较为简单的物品易于过氧化氢气体穿透，灭菌效果较好。不适用于可吸附过氧化氢的物质如纸、棉线、液体、粉剂等，阻碍过氧化氢穿透的材料如油剂，某些可加快过氧化氢分解的金属材质。灭菌对象的材质、形状、污染状况和包装等因素直接影响灭菌效果。凡是接触过氧化氢的包装材料需耐过氧化氢腐蚀，且不导致过氧化氢质量的降低。

操作常规 过氧化氢低温等离子体灭菌应当在专用的灭菌器内进行，应选择有卫生许可批号和质量可靠的灭菌产品，使用时应严格遵循生产厂家的使用说明书进行操作，根据灭菌物品种类、包装、装载量与方式不同，选择合适的灭菌温度、过氧化氢浓度和灭菌时间等灭菌参数。

注意事项 ①彻底清洗、充分干燥：过氧化氢低温等离子体灭菌对物品的清洁度和干燥度要求非常高，故在灭菌前，需将灭菌对象彻底清洗干净，并充分干燥，特别是管腔类物品的管腔内部，必须保持干燥。②合理包装：灭菌物品的包装应选择低温等离子体灭菌专用包装，尺寸根据需要而定，包装应一次性使用，不可重复使用，不可随意使用布类或纸类进行包装。③规范摆放：摆放时物品间应留有相应空隙，避免物品触及灭菌舱的壁、门及排气口。④灭菌结果监测：等离子体强度还没有简便可行的测定方法，灭菌效果也无法直接判定，需通过灭菌效果指示物进行间接判定，可供选择的指示物有化学指示物和生物指示物。

（苏 静）

yákē shǒujī zhùyóu yǎnghùjī

牙科手机注油养护机 （dental handpiece cleaning and lubricating device） 对牙科手机进行注油养护的全自动设备。注油养护是对牙科手机器械维护保养的重要环节。牙科手机的注油养护包括全自动注油养护机和喷罐注油养护，两者相比，全自动注油养护机具有效果稳定、可靠，对环境污染小等优势。其他口腔器械的注油养护多在热清洗消毒机内完成。

结构 由储油罐、活塞泵、定时器、油污过滤器、喷嘴及转接口等组成，有的配有清洗罐，外接无油、干燥、清洁过滤的压缩空气。

工作原理 利用活塞泵精确控制注射清洗液和注油量，压缩空气一方面带动高、低速手机低速旋转，同时驱动清洗液对内部冷却水、雾化气管路及风轮进行喷射清洗，在吹干残留清洗剂后，再驱动润滑油进入内部管道、风轮和轴承注油润滑，再吹去多余润滑油，完成养护过程（图）。

临床应用 主要用于牙科手机的注油养护，全自动注油养护机越来越被广泛使用。

操作常规 ①打开空气压缩机或中心供气阀门。②注油前吹干牙科手机内腔管路水分。③选择适配的转换插头，将牙科手机与转换接口连接，插在喷嘴上。④最后盖上保护盖，按下按钮并保持 2 秒，清洗、注油过程全自动运行，全部过程只需要 35 秒。

注意事项 ①通过液位指示管检查清洗剂和润滑油的量，注意最低液面和最高液面，需要添加时注意清洗液及润滑油的标识。②注油养护机需正压、无油、干燥压缩空气带动，气源压力为 0.3～0.6MPa。③插拔牙科手机时，不要左右旋转，注意保护插座上的"O"形密封圈。定期更换排气过滤器。④经常检查进气管过滤器有无堵塞，一般一年更换一次，如有堵塞应及时更换。

（曾淑蓉）

qìxiè mièjūndài fēngkǒujī

器械灭菌袋封口机 （sealing device for instrument sterilizing bag） 利用热合原理将纸塑包装材料对牙科手机和口腔器械进行

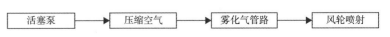

图 牙科手机注油养护机工作原理示意

封装，以便放入灭菌器中进行灭菌的设备。是在牙科手机和器械注油养护后进入灭菌前的必备程序。按使用方式可分为手动及电动两种类型；按密封方式可分为脉冲型封口机和连续型封口机。可根据实际使用情况选择单层密封或多层密封。

结构　由热导轨、按压手柄或传动带、滑动刀片等组成。

工作原理　利用加热溶化原理对包装袋进行封装。纸塑包装袋一面是医用纸质，一面是塑料材质，同时加压使塑料和纸面粘贴到一定强度，达到密闭封装的目的。工作原理如图。

临床应用　用于口腔诊疗器械及牙科手机单个封袋。部分封口机带有打印功能，可将需要的信息如密封时间、有效期、使用科室、操作人员编号等打印在纸塑包装袋表面。

操作常规　①接通电源，打开电源开关。②设定封口温度，高温（170~180℃）灭菌，低温（120℃）灭菌。③预热，达到设定温度后，将已装入器械的纸塑包装袋放到热导轨上，塑料面朝上，按下手柄并保持2~4秒，抬开手柄封口即完成。如为全自动封口机，则纸塑包装袋随着传动带的移动，自动完成封口。④封口结束后，降低封口机设定温度，温度降低后再关闭电源。

注意事项　①每日擦拭，保持封口机清洁无尘。②封口温度按要求设定，既不能过高，也不能过低。过高影响封口机性能，过低不能保证封口安全。③封口距离应调整适当，封口处到包装器械的距离应大于30mm，避免损坏被封装器械及封口机。封装较厚的器械应保留较大的距离，或采用专用包装袋，以保证封口安全。④封口机在使用前应进行封口性能测试，检查参数的准确性和闭合完整性。⑤封口结束，温度降低后再关电源。

（曾淑蓉）

kǒuqiāng jīchǔ shèshī yǔ shèbèi

口腔基础设施与设备　（dentel infrastructure and equipment）

为口腔医疗业务提供服务与支持的基本设施与设备。主要包括集中供水、供气、负压吸引设备以及相应的管网系统，此外还包括供电与信息网络系统。口腔医院医疗业务主要是在口腔综合治疗台上进行，而集中供水、供气及负压吸引系统是为口腔综合治疗台提供支持。随着医疗条件的改进，一些医院还在供水供气系统上安装了消毒灭菌设施及相关设备，以保证医院治疗用水用气的无菌化，减少医院感染。

口腔基础设施与设备是口腔医疗业务正常进行的前提和重要保障，其功能的先进性、合理性、系统性以及持续性直接关系到医院的整体发展、综合效益，因此必须依据医院整体发展进行科学的规划和严密的管理。

（万呼春　柴茂洲）

kǒuqiāng zōnghé zhìliáotái jízhōng gōngqì yǔ fùyā xìtǒng

口腔综合治疗台集中供气与负压系统　（central gas supply and vacuum suction system for dental unit）

由集中设置的压缩空气源和负压吸引源通过铺设的管道连接多台牙科综合治疗台，为其提供压缩空气和负压吸引的设备系统。简称口腔集中正负压系统。

口腔综合治疗台集中供气与负压系统主要为多台口腔综合治疗台提供压缩空气和负压吸引，压缩空气用以驱动牙科手机、为三用枪供气，集中负压吸引主要作用为吸除口腔诊疗中患者口腔的液体和诊疗产生的水雾和污染气溶胶。

集中设置的正负压系统具有压缩空气质量和负压吸引质量好、设备性价比高、可靠性高，无噪声、振动干扰和空气污染，对环境影响小，易于管理和维护等优点，适合大型口腔门诊、口腔医院及综合医院的口腔中心设置和使用。

集中供气系统　由集中设置的压缩空气源通过管道为多台口腔综合治疗台提供压缩空气，驱动牙科手机和三用枪工作的系统。由空气压缩机、储气罐、冷冻或热干燥机、过滤器、压力调节系统、供气控制系统、输气管道等构成。

口腔综合治疗台集中供气系统一般从室外自然环境采集清洁空气，经粗过滤，在空气压缩机中压缩，注入压缩空气罐，再经精过滤滤除粉尘，并经油水分离器分离压缩空气中的水汽、油污，通过空气干燥机（冷冻干燥或热干燥）形成清洁干燥的压缩空气，调压后，经输送管道将清洁干燥压缩空气送至口腔综合治疗台以备驱动牙科治疗手机，为三用枪提供压缩空气。

口腔供气系统的供气能力根据口腔诊疗设备用气总量确定。压缩机组数量一般采用2+1工作模式，即按两套机组交替工作、一套机组备用的方式配置，以提高供气的可靠性。用"供气系统控制器"实现对供气系统的自动控制、自动排水，机组故障时自动切换至备用机组等功能。

供气管道应使用不锈钢管，管径大小根据受气设备的台数和供气管道的长度决定。管路距离较长，在管路较低的位置应设排污口，以方便杂质排放、防止阻塞，保证气压、流量和流速。

一般情况下，牙椅的供气压力为 0.45～0.50MPa，单台牙椅的供气量为 110～130L/min（含正气负压系统）。集中供气室的平面布局如图 1 所示。

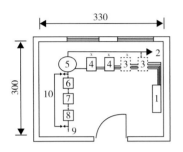

图 1　集中供气系统平面布局示意

1. 电控箱；2. 供气管；3. 可以增加的空气压缩机；4. 现有的空气压缩机；5. 储气罐；6. 油水分离器；7. 冷冻干燥机；8. 调压系统；9. 出气口；10. 旁路管道

集中负压吸引系统　由集中设置的负压吸引源通过铺设的管道连接多台牙科综合治疗台为其提供负压吸引的系统。主要由负压（真空）泵、气水分离罐、过滤器、重金属分离器、连接管道等组成。该系统经过级联可以供数台至数百台牙科口腔治疗台使用，图 2 所示为集中负压室的平面布局图。

集中负压吸引系统通过真空泵产生负压，从患者口腔吸出气、液、固体颗粒混合物，进入分离罐分离，液态污染物排入污水处理池；气态污染物经过过滤、消毒和无害化处理达到排放标准后，排到室外大气；沉淀的固体污染物可经固体物排放口专门排放；负压回吸液体中的银、汞等金属，经重金属分离器收集集中处理。集中负压系统在电控系统控制下

协同各设备工作，也可断开某一机组电源和管路以检修维护。集中负压吸引系统的管道多采用聚丙烯、聚氯乙烯塑料管或不锈钢管。管道布局设置中应尽量减小管道对气液混合物的阻力，如不用直角弯头，多用 45°的三通弯头等。负压吸引器应安装在污水处理设备附近，把负压抽吸分离的液体直接排放到污水处理池。离居民较近的集中供气和负压吸引设备应选择低噪声设备，并做好设备机房的防噪声处理。集中负压吸引系统一般根据口腔综合治疗台的数量和实际工况，选择真空泵的总功率。采用双机组交替工作方式，提高系统的可靠性。集中负压吸引系统按工作方式可分为湿式和干式系统。

湿式系统　负压吸引机连接气液分离罐，并通过管路连接治疗台。患者口腔中的液气混合物通过管道直接回吸至气液分离罐，在罐内气体与液体分离分别排出。在湿式系统中口腔综合治疗台端没有过多的部件。这种方式分离效果好，回吸污物容易控制，但在管路低处常会有液体潴留。

干式系统　气液分离罐设在口腔综合治疗台地箱内，分离出

的液体直接通过其下水道进入污水处理池。管道中仅回吸气体，管路中相对干燥。这种方式去掉了体积较大的集中气液分离罐，系统体积小。但其分离效果较差，含有牙石、血凝块等固形物的液体容易导致机内分离罐出现堵塞故障。

口腔集中供气和负压吸引系统应具备防污染和减菌灭菌能力。口腔集中供气应为临床医疗提供减菌、灭菌的压缩空气，防止交叉感染。负压吸引系统应减少治疗中口腔液体对治疗的污染、减少污染水雾和气溶胶扩散，回吸后的污染物排放前应做无害化处理，防止系统与环境污染。

（刘福祥）

kǒuqiāng zhìliáoyòng jízhōng gōngshuǐ xìtǒng

口腔治疗用集中供水系统

（centralized water supply system for dental treatment）　由市政供水管网、医院蓄水池、水净化消毒装置、水泵电机、变频器、医疗用供水管网等组成的恒压供水系统。是为口腔医疗业务提供服务与支持的基础设施系统。市政供水通过市政供水管网进入医院蓄水池，净化沉淀后，再经医疗

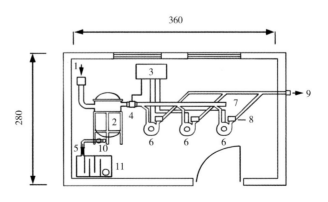

图 2　口腔负压吸引系统平面布局示意（单位：cm）

1. 吸引口　2. 气水分离罐　3. 电控箱　4. 传感器　5. 自动排水口　6. 真空泵　7. 可以增加设备的延伸管　8. 空气过滤消毒　9. 终排气口　10. 重金属分离器　11. 污水处理池

用水净化消毒装置处理后，由水泵电机、变频器等设备泵入医疗专用供水管网，最后进入综合治疗台、洁牙机等终端设备或其他使用点（图）。

口腔综合治疗台是进行口腔医疗业务的必备设备，具有集电子、机械、水、电、气等为一体的特征。口腔治疗用集中供水系统主要是针对口腔综合治疗台设计的。设计时应根据综合治疗台的用水点数量、用水点额定流量、用水点同时使用系数、水净化消毒装置季节差异、增加水泵功率等多参数进行统一考虑。

口腔治疗用集中供水系统具有水流稳定、水质质量高、系统稳定及维护管理方便等诸多优点，能避免因使用分散的、小规模的供水系统所带来的水质差、消毒及检测管理难度大等各种弊端，已成为专科口腔医院、综合医院口腔科及大型口腔诊所建设的必备基础设施之一。

（刘福祥　柴茂洲）

kǒuqiāng zhìliáo yòngshuǐ-yòngqì xiāodú yǔ mièjūn xìtǒng

口腔治疗用水用气消毒与灭菌系统（water-air supply sterilization system for dental treatment）

采用特定的设备和方法，对口腔治疗用集中供水、供气以及综合治疗台内部水路、气路所进行消毒灭菌的系统。对口腔治疗用水用气进行消毒灭菌，能有效消灭系统中的病原微生物，防止医院交叉感染。

口腔综合治疗台内部水路与牙科手机、三用枪相连，其中牙科高速手机回吸造成的内部污染是口腔综合治疗台内部水路最主要和最特殊的污染传播途径；而水路管道狭窄、水的滞留和水中细菌在管道内壁附着生长是集中供水管路中产生生物膜进而造成污染的主要原因。由于集中供水管路与综合治疗台内部水路相通，单独地对综合治疗台内部管路或集中供水管路消毒都不能完全解决管路污染问题。口腔治疗用水的消毒灭菌方式主要有3种。①配置独立的供水系统：安装净化水或酸性电位水装置，专供治疗台牙科手机及三用枪用水。酸性电位水是利用离子隔膜技术，电解氯化钠稀释溶液（0.05%），在阳极得到的酸性水，其具有高氧化还原电位、低pH、低浓度有效氯的特性。已证实酸性电位水对供水管道已形成的生物膜细菌有较强的杀菌作用。②对未安装净化水或酸化水装置的集中供水管路和治疗台内部水路可进行次氯酸钠、过氧化氢等化学液消毒。③滤膜过滤：在每台牙科综合治疗台的地箱内进水孔安装滤膜，但该方式对来自手机和三用枪回吸形成的生物膜无效。

压缩空气是口腔综合治疗台进行口腔业务治疗时必不可少的动力源，也是消毒前冲洗牙科手机内管路的气源。压缩空气来源于大气，在其中存在许多细菌等微生物，且压缩后细菌等微生物密度变大，同时由于空气相对湿度提高，有利于病原微生物的生长繁殖，当压缩气体进入患者口中可能造成条件致病菌感染。口腔综合治疗用气灭菌方式主要有3种。①对进入压缩机前的空气采用高强度紫外照射，进行一级消毒。②对压缩后的空气采用135～160℃高温灭菌。③高强度紫外线与高温联合消毒。

（万呼春　柴茂洲）

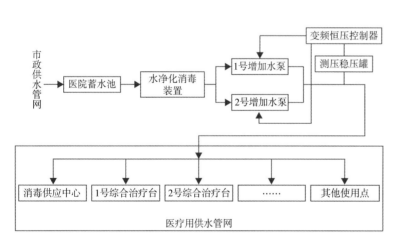

图　口腔治疗用集中供水布局示意

索　引

条目标题汉字笔画索引

说　明

一、本索引供读者按条目标题的汉字笔画查检条目。

二、条目标题按第一字的笔画由少到多的顺序排列，按画数和起笔笔形横（一）、竖（丨）、撇（丿）、点（、）、折（乛，包括丁乚乙等）的顺序排列。笔画数和起笔笔形相同的字，按字形结构排列，先左右形字，再上下形字，后整体字。第一字相同的，依次按后面各字的笔画数和起笔笔形顺序排列。

三、以拉丁字母、希腊字母和阿拉伯数字、罗马数字开头的条目标题，依次排在汉字条目标题的后面。

四　画

五 画

条 目 外 文 标 题 索 引

G

H

I

J

L

内 容 索 引

说 明

一、本索引是本卷条目和条目内容的主题分析索引。索引款目按汉语拼音字母顺序并辅以汉字笔画、起笔笔形顺序排列。同音时，按汉字笔画由少到多的顺序排列，笔画数相同的按起笔笔形横（一）、竖（丨）、撇（丿）、点（丶）、折（乛，包括丁乚㇈等）的顺序排列。第一字相同时，按第二字，余类推。索引标目中夹有拉丁字母、希腊字母、阿拉伯数字和罗马数字的，依次排在相应的汉字索引款目之后。标点符号不作为排序单元。

二、设有条目的款目用黑体字，未设条目的款目用宋体字。

三、不同概念（含人物）具有同一标目名称时，分别设置索引款目；未设条目的同名索引标目后括注简单说明或所属类别，以利检索。

四、索引标目之后的阿拉伯数字是标目内容所在的页码，数字之后的小写拉丁字母表示索引内容所在的版面区域。本书正文的版面区域划分如右图。

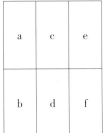

a	c	e
b	d	f

本卷主要编辑、出版人员

执行总编　谢　阳

编　　审　邬杨清

责任编辑　吴翠姣　张　宇

索引编辑　赵　健

名词术语编辑　陈丽丽

汉语拼音编辑　王　颖

外文编辑　景黎明

参见编辑　杨　冲

绘　　图　北京心合文化有限公司

责任校对　李爱平

责任印制　陈　楠

装帧设计　雅昌设计中心·北京